实用麻醉理论与操作

韩丰阳　等 主编

黑龙江科学技术出版社

图书在版编目(CIP)数据

实用麻醉理论与操作 / 韩丰阳等主编. -- 哈尔滨：黑龙江科学技术出版社，2021.8

ISBN 978-7-5719-1066-2

Ⅰ. ①实… Ⅱ. ①韩… Ⅲ. ①麻醉学 Ⅳ. ①R614

中国版本图书馆CIP数据核字（2021）第169368号

实用麻醉理论与操作

SHIYONG MAZUI LILUN YU CAOZUO

主　　编　韩丰阳 等

责任编辑　孔　璐

封面设计　宗　宁

出　　版　黑龙江科学技术出版社

　　　　　地址：哈尔滨市南岗区公安街70-2号　邮编：150007

　　　　　电话：（0451）53642106　传真：（0451）53642143

　　　　　网址：www.lkcbs.cn

发　　行　全国新华书店

印　　刷　山东麦德森文化传媒有限公司

开　　本　889 mm×1194 mm　1/16

印　　张　25.75

字　　数　824千字

版　　次　2021年8月第1版

印　　次　2021年8月第1次印刷

书　　号　ISBN 978-7-5719-1066-2

定　　价　168.00元

编委会

BIAN WEI HUI

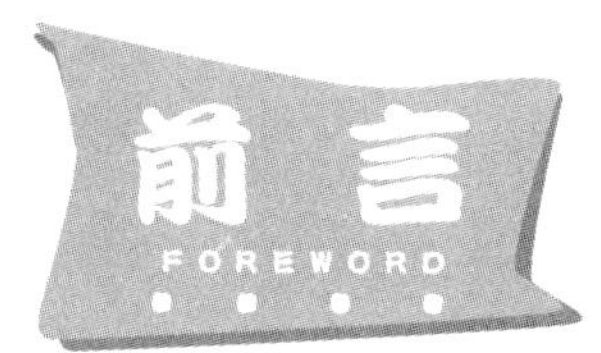

麻醉学是运用有关麻醉的基础理论、临床知识和技术以消除患者手术疼痛，保证患者安全，为手术创造良好条件的一门科学。现在，麻醉学已经成为临床医学中一个独立的学科，主要包括临床麻醉学、急救复苏医学、重症监测治疗学、疼痛诊疗学和其他相关医学及其机制的研究，日渐成为一门研究麻醉、镇痛、急救复苏及重症医学的综合性学科，其中临床麻醉是现代麻醉学的主要部分。麻醉医师承担了整个围术期为患者生命保驾护航的任务，必须有过硬的学科能力和娴熟的操作技术，更需要超强的应变能力及强烈的责任心，因此工作压力是巨大的。为此，我们特组织了一批具有丰富临床经验的专家、学者，反复查阅相关资料，并根据临床实践不断地进行修改和总结，从而编写成《实用麻醉理论与操作》一书。

本书内容结构由简入深，先介绍了临床麻醉的常用方法、临床麻醉的常用药物、超声引导神经阻滞联合麻醉操作技术的相关基础知识；然后再深入探讨了普外科、泌尿外科、神经外科、胸外科、心血管外科、妇科、产科、儿科、骨科等临床科室常见手术的麻醉操作；最后对器官移植手术麻醉操作、心脏病患者施行非心脏手术的麻醉和神经阻滞镇痛疗法做了简要论述。全书条理清晰、图文并茂，秉承理论和实践相结合的原则，突出各种麻醉技术的实施要点，是一本实用性很强的麻醉学著作，可作为麻醉医师科学、规范、合理进行麻醉操作的参考用书。

由于水平有限，再加上当今医学发展迅速，麻醉方法和技术日新月异，书中难免存在不足之处，敬请广大读者予以批评指正，提出宝贵意见，以便再版时修正。

《实用麻醉理论与操作》编委会

2021 年 6 月

目录
CONTENTS

第一章　临床麻醉的常用方法

第一节　全身麻醉

一、静脉全身麻醉

静脉全身麻醉是指将药物经静脉注入，通过血液循环作用于中枢神经系统而产生全身麻醉作用，静脉麻醉下患者安静入睡、对外界刺激反应减弱或消失、应激反应降低。静脉麻醉有许多独特的优点，最突出的就是不需要经气道给药和无气体污染。国内在20世纪90年代前，长达40多年普遍应用静脉普鲁卡因复合麻醉。80年代末期越来越多的新型静脉麻醉药产生，如短效的静脉麻醉药（丙泊酚）、麻醉性镇痛药（瑞芬太尼）和肌肉松弛药（罗库溴铵）等；以及新的静脉麻醉给药方法和技术的诞生，如计算机辅助静脉自动给药系统，使静脉麻醉发生了划时代的变化。

静脉麻醉的给药方式包括单次给药、间断给药和连续给药，后者又包括人工设置和计算机设置给药速度。理想的静脉麻醉的给药方式应该是起效快、维持平稳、恢复迅速。本节将分别介绍不用气管插管和气管插管的静脉麻醉方法。

（一）不用气管插管的静脉麻醉

1.适应证

不用气管插管的静脉麻醉用于不要求肌肉松弛的短小手术、门诊和日间诊疗手术（手术时间一般在30分钟以内），如体表肿块切除、活检，无痛人流、取卵、无胃痛肠镜等。必要时可应用声门上装置控制气道。给药方式和用药种类包括分次注入和持续输注（恒速、变速和靶控输注）。可仅用一种麻醉药，也可联合应用两种或两种以上药物。联合用药的优点是：①麻醉效果增强（协同作用）；②各种药物的用量减少；③不良反应降低；④达到全麻镇静、镇痛和控制应激反应等目的。

2.注意事项

（1）麻醉前禁食禁饮，使用适当的术前药。

（2）严格掌握适应证和禁忌证，根据手术选择作用时间适宜的药物和给药方案。

（3）注意药物间的相互作用，选择药物以满足手术为主。

（4）保持呼吸、循环稳定。

（5）严密的监测并备有急救措施。

3.常用静脉麻醉

（1）丙泊酚静脉麻醉。

1）适应证：短小手术与特殊检查麻醉及部位麻醉的辅助用药。

2)禁忌证:①休克和血容量不足;②心肺功能不全者慎用;③脂肪代谢异常者;④对丙泊酚过敏患者。

3)用法:①短小手术麻醉先单次静脉注射丙泊酚 1~3 mg/kg,随后 2~6 mg/(kg·h)静脉维持,剂量和速度根据患者反应确定,常需辅以麻醉性镇痛药;②椎管内麻醉辅助镇静,一般用丙泊酚 0.5 mg/kg 负荷,然后以 0.5 mg/(kg·h)持续输注,当输注速度超过 2 mg/(kg·h)时,可使记忆消失;靶控输注浓度从 1~1.5 μg/mL 开始以 0.5 μg/mL 增减调节;③作为颈丛阻滞前预处理,可抑制阻滞迷走神经和颈动脉压力感受器所致的心率增快、血压升高。

4)注意事项和意外处理:①剂量依赖性呼吸和循环功能抑制,也与注药速度有关;②注射痛,给丙泊酚前先静脉注射利多卡因 20 mg 可基本消除;③偶见诱导过程中癫痫样抽动;④罕见小便颜色变化;⑤丙泊酚几无镇痛作用,椎管内麻醉辅助镇静时应保证镇痛效果良好,否则患者可能因镇痛不全而躁动不安。

(2)氯胺酮静脉麻醉。

1)适应证:①简短手术或诊断性检查;②基础麻醉;③辅助麻醉;④支气管哮喘患者。

2)禁忌证:①血压超过 160/100 mmHg,禁用于脑血管意外、颅高压、眼压增高、开放性眼球损伤患者;②心功能不全;③甲亢、嗜铬细胞瘤;④饱胃或麻醉前未禁食者;⑤癫痫、精神分裂症。

3)用法:①缓慢静脉注射 2 mg/kg,可维持麻醉效果 5~15 分钟,追加剂量为首剂 1/2 至全量,可重复 2~3 次,总量不超过 6 mg/kg;②小儿基础麻醉 4~6 mg/kg 臀肌内注射,1~5 分钟起效,持续 15~30 分钟,追加量为首剂量的 1/2 左右;③弥补神经阻滞和硬膜外阻滞作用不全,0.2~0.5 mg/kg 静脉注射。

4)注意事项及意外处理:①呼吸抑制与注药速度过快有关,常为一过性,托颌提颏、面罩吸氧即可恢复;②肌肉不自主运动一般不需要治疗,如有抽动,可静脉注射咪达唑仑治疗;③唾液分泌物刺激咽喉部有时可引发喉痉挛,严重者面罩给氧或气管插管,术前应常规使用足量阿托品;④血压增高、心率加快对高血压、冠心病等患者可能造成心脑血管意外;⑤停药 10 分钟初醒,30~60 分钟完全清醒,苏醒期延长与用药量过大、体内蓄积有关;⑥精神症状多见于青少年患者,一般持续 5~30 分钟,最长可达数小时表现为幻觉、谵妄、兴奋、躁动或定向障碍等,静脉注射咪达唑仑可缓解,预先使用咪达唑仑可预防精神症状的发生。

(3)依托咪酯静脉麻醉。

1)适应证:①短小手术;②特殊检查包括内镜、心脏电复律等。

2)禁忌证:①免疫抑制、脓毒血症及紫质症及器官移植患者;②重症糖尿病和高钾血症。

3)用法:单次静脉注射 0.2~0.4 mg/kg,注射时间 15~60 秒,年老、体弱和危重患者药量酌减。

4)注意事项及意外处理:①注射痛和局部静脉炎,预注芬太尼或利多卡因可减少疼痛;②肌震颤或肌阵挛,与药物总量和速度太快有关,静脉注射小量氟哌利多或芬太尼可减少发生率;③防治术后恶心、呕吐。

(4)硫喷妥钠静脉麻醉。

1)适应证:短小浅表手术或操作,如切口引流、骨折脱臼复位、血管造影、心脏电复律、烧伤换药等,以前也用于小儿基础麻醉。

2)禁忌证:①饱胃患者;②严重心血管和呼吸系统疾病;③严重肝肾功能不全;④早产儿、新生儿,妊娠、分娩、剖宫产;⑤全身情况低下,如营养不良、严重贫血、低血浆蛋白、恶病质;酸中毒、水、电解质紊乱、严重糖尿病、高龄等;⑥涉及上、下呼吸道的操作,包括口、鼻、咽喉、气管及食管手术或操作;⑦肾上腺皮质功能不全,长期服用肾上腺皮质激素;⑧紫质症、先天性卟啉代谢紊乱。

3)用法:①2.5%溶液,5 mL/10 s 注射,眼睑反射消失、眼球固定后开始手术操作,据患者反应追加 2~3 mL,青壮年总量<1 g。②控制抽搐、痉挛、局麻药中毒反应、破伤风、癫痫、高热惊厥等,2.5%溶液 3~4 mL静脉缓慢注射,效果不佳 2 分钟后可重复。

4)注意事项及意外处理:①注药速度过快易引起呼吸、循环抑制,应立即给氧、静脉注射麻黄碱 10~30 mg;②注药后前胸、颈、面等部位有时可出现红斑,一般很快消失;③有时出现肌张力亢进和肢体不自主活动、咳嗽、打喷嚏、呃逆或喉痉挛,术前用吗啡和阿托品有预防作用;④喉痉挛严重者面罩吸氧,紧急时静脉注射琥珀胆碱气管插管;⑤目前除控制惊厥外,临床已少用硫喷妥钠静脉麻醉。

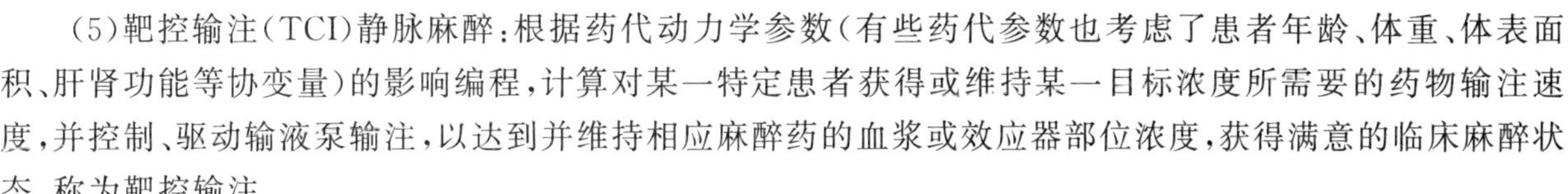

(5)靶控输注(TCI)静脉麻醉:根据药代动力学参数(有些药代参数也考虑了患者年龄、体重、体表面积、肝肾功能等协变量)的影响编程,计算对某一特定患者获得或维持某一目标浓度所需要的药物输注速度,并控制、驱动输液泵输注,以达到并维持相应麻醉药的血浆或效应器部位浓度,获得满意的临床麻醉状态,称为靶控输注。

1)TCI的基本结构:根据不同药物的药代动力学特点和大量循证医学数据编制的、获得目标浓度并控制微量输注泵的计算机软件。通过相关的信息传递协议(例如RS232接口、连接线)等辅助装置,应用计算机控制的微量输注泵给予患者静脉药物。

2)药物TCI浓度:95%患者入睡的丙泊酚浓度为5.4 μg/mL,但不使用气管插管时,建议起始浓度为2~3 μg/mL;联合用药(阿片类药、咪达唑仑等)时,丙泊酚靶浓度显著降低。不用气管插管静脉麻醉时,药物靶浓度建议根据小手术或自主呼吸的靶控浓度设定起始值,同时参考是否合并用药,酌情降低。

3)TCI麻醉注意事项:①靶控浓度只是理论上的浓度,临床实测浓度与TCI系统预测浓度完全吻合是不可能的,可接受的实测-预测浓度误差是30%~40%。②理论上,只要药代学符合线性特点(即药物剂量加倍浓度亦加倍),均可以选择靶控输注给药,但临床应用需谨慎。根据其药代学特点,芬太尼、硫喷妥纳不适合靶控输注,恒速输注瑞芬太尼达稳态时间很短,大部分情况下不需要靶控输注。③实际应用根据合并用药及麻醉医师的经验设定初始浓度。④TCI给药开始阶段,存在药物超射现象,即短时间给予较大剂量药物以使患者快速达到血药浓度,但对于危重、体弱、老年患者,建议靶控输注开始时,采用浓度逐步递增的方法给药,以减少不良反应。⑤美国食品和药物管理局(FDA)尚未批准TCI临床应用,但在亚洲、欧洲等地可合法使用。

(6)静脉麻醉药联合应用。

1)咪达唑仑+芬太尼:咪达唑仑2~5 mg(0.04~0.1 mg/kg)缓慢静脉注射,患者入睡后给予芬太尼25~75 μg,有潜在呼吸抑制的危险。

2)咪达唑仑+瑞芬太尼:瑞芬太尼0.05~0.1 μg/(kg·min)用于不插管静脉麻醉与咪达唑仑2~5 mg联合应用可提供有效镇静和镇痛。咪达唑仑剂量依赖性增强瑞芬太尼的呼吸抑制作用。

3)咪达唑仑+氯胺酮:咪达唑仑0.1~0.5 mg/kg静脉注射,患者入睡后给氯胺酮0.25~0.5 mg/kg。

4)咪达唑仑+丙泊酚+阿片类:咪达唑仑1~3 mg+丙泊酚0.5~1.0 mg/kg负荷量,继以25~50 μg/(kg·min)持续输注+芬太尼负荷量1~2 μg/kg,具体根据患者反应、循环和呼吸功能而定。

5)丙泊酚+氯胺酮:1%丙泊酚缓慢推注直至患者入睡,继以氯胺酮0.5~1 mg/kg静脉注射,随后缓慢静脉注射或持续输注丙泊酚维持麻醉状态。

(7)监测:①呼吸,密切观察胸部活动度、呼吸频率、心前区听诊及储气囊的运动情况。②氧合,常规使用脉搏血氧饱和度仪监测。③循环,监测血压、心率和心电图。④镇静水平,手术要求不同镇静水平。目前常用的镇静评分方法有White和Ramsay评分系统、镇静/警醒评分(OAA/S)。⑤脑电图,双频指数预测结果与OAA/S评分吻合相当好,可作为客观指标评价意识状态,防止镇静过度,帮助调整镇静催眠剂量。

急救措施:建立静脉通路、给氧、吸引器、通气道、面罩、喉罩、呼吸囊、咽喉镜、气管内导管、心肺复苏药品等。

(8)药物过量的拮抗。

1)常用拮抗药物:①氟马西尼,选择性拮抗苯二氮䓬受体。剂量0.1~0.2 mg,最大1 mg。对通气和心血管系统无不良影响。②纳洛酮,0.2~0.4 mg(最大4 mg)静脉注射可特异性拮抗阿片类产生的嗜睡、镇静和欣快反应。不推荐常规预防性应用。

2)拮抗注意事项:①氟马西尼拮抗苯二氮䓬类药物最常见的不良反应是头晕(2%~13%)和恶心(2%~12%),拮抗时可发生“再镇静”,偶可诱发心律失常或癫痫/惊厥,有癫痫病史者避免使用。②纳洛酮的不良反应包括疼痛、高血压、肺水肿,甚至室性心动过速和室颤,因而嗜铬细胞瘤、嗜铬组织肿瘤或心功能受损患者应避免使用。

（二）气管插管或放置喉罩的静脉麻醉

创伤较大的、时间较长的、需要应用肌松药的手术多需要在给予肌松药后，行气管插管或放置喉罩，并给予机械通气支持。此类麻醉也称为全凭静脉麻醉（TIVA），和以上提及的小手术不同，由于此类手术往往刺激较大，故药物使用品种更多，剂量更大。因此需要更好地理解药物的作用原理和药物相互间的作用，以尽可能地减少药物的不良反应。

1.麻醉诱导

麻醉诱导是气管插管或喉罩全身麻醉的开始，通过开放的静脉通路，顺序给予静脉药物，以使患者短时间内失去意识，肌肉松弛，对疼痛应激无反应。无论采用单次给药，连续给药还是 TCI 的给药模式，诱导都需要注意到：患者从清醒进入麻醉状态，生理条件会发生巨大的变化。

如果药物用量不足，可能产生肌松不完善、插管时有意识、应激反应强烈等不良事件；但给予药物过量，同样会时患者循环波动，引起相关但不良反应。同时，多个静脉麻醉药物联合使用，可以减少单一药物的不良反应，但不同药物的达峰时间各不相同，这就要求给药时机需要保证药物峰浓度出现在刺激最强的插管时刻，其后至切皮应激较小的情况下，循环也不会受到过大的抑制。表 1-1 给出一些静脉常用麻醉药物的峰效应分布容积和作用达峰时间。根据药物稳态分布容积可以大概计算出给予药的总量，达峰时间则可以指导插管时机。麻醉医师在计划诱导方案时，需要结合镇静药、镇痛药和肌松药的达峰时间及药物药代药效学特点，以使患者循环和内环境平稳。

表 1-1 药物达峰分布容积和作用达峰时间

药物	达峰分布容积（L/kg）	达峰时间（min）
丙泊酚	2～10	2.0
依托咪酯	2.5～4.5	2.0
咪达唑仑	1.1～1.7	2.0

2.麻醉维持

麻醉维持需要根据手术和患者的状态不同，调节连续输注或 TCI 给药的参数。相对于吸入麻醉药，静脉给药会有一定时间的延后效应，这需要麻醉医师实施静脉麻醉时可以预判相关的时机。

和麻醉诱导一样，全凭静脉麻醉维持目前多采用复合给药，如丙泊酚＋瑞芬太尼 0.2～2.0 μg/(kg・min)＋肌松药或丙泊酚＋阿芬太尼＋肌松药。

由于肌松药的作用，患者多处于制动状态，但药物给予不当时易引起术中知晓。除了改进用药方案外，有条件时进行镇静深度测定有助于减少术中知晓的发生。

手术结束前，很多医师会习惯性地提前停止药物输注，以期患者尽早苏醒拔管。但目前临床常使用的药物瑞芬太尼和丙泊酚停药后药物代谢很快，这就会造成患者切口闭合前醒来或转运途中苏醒，特别是瑞芬太尼快速代谢，若没有良好的镇痛措施，会使患者立即处于剧痛中，影响患者术后恢复质量。针对这一情况，临床上可以提前 15 分钟使用镇痛泵或术毕前 20～40 分钟，给予小剂量阿片类药物或非甾体抗炎药物；或采用逐步降低镇静镇痛药浓度，维持在最低镇静镇痛水平，转运后停药。

二、吸入麻醉

吸入麻醉为将麻醉气体吸入肺内，经肺泡进入血液循环，到达中枢神经系统而产生麻醉的方法。全身吸入麻醉具有患者舒适药物可控性强，能满足全身各部位手术需要等优点。

（一）吸入麻醉方法的分类

1.无重复吸入法

无重复吸入法是指系统中所有呼出气体均被排出的一种麻醉方法，这种麻醉方法也就是传统所称的开放麻醉，现在几乎不采用。

2.部分重复吸入法

部分重复吸入法是指系统中部分呼出混合气仍保留在系统中的一种吸入麻醉方法，这种麻醉方法是当今最普遍采用的麻醉方法。根据新鲜气体量大小又将这种麻醉方法分为高流量(3～6 L/min)，中流量(1～3 L/min)，低流量(1 L/min 以下)，最低流量(0.5 L/min 以下)。前者也就是传统意义上的半开放麻醉，其更接近于开放麻醉，而后者也就是传统意义上的半紧闭麻醉，更接近于完全紧闭麻醉。

3.完全重复吸入法

完全重复吸入法是指系统中没有呼出气排出的一种麻醉方法，这种麻醉方法也就是传统意义上的全紧闭麻醉，即现在所指的定量麻醉。循环回路中的气流经过 CO_2吸收装置，可防止 CO_2重复吸入，但其他气体可被部分或全部重复吸入，重复吸入的程度取决于回路的布局和新鲜气流量。循环回路系统根据新鲜气流量/分钟通气量的不同，可分半开放型、半紧闭型和紧闭型。在临床麻醉中，3 种技术均有应用。

大多数医师麻醉诱导时使用高流量的新鲜气流，此时循环回路为半开放型；若新鲜气流量超过分钟通气量，则无气流被重复利用。麻醉维持时，一般会降低新鲜气流量，若流量低于分钟通气量，则部分气流重复吸入，此时称之为“半紧闭麻醉”。重复利用的气流量与新鲜气流量有关，仍有部分气流进入废气回吸收系统。继续降低流量，直至新鲜气流量提供的氧等于代谢需氧量水平(即患者摄氧量水平)，此时的循环麻醉回路系统称为“循环紧闭麻醉”。这种情况下，回路内气流重复呼吸，无或几无多余气流进入废气回收系统。

(二)吸入麻醉的实施和管理

1.吸入麻醉诱导

(1)肺活量法：预先作呼吸回路的预充，使回路内气体达到设定的吸入麻醉药物浓度，患者(通常大于6 岁)在呼出肺内残余气体后，做一次肺活量吸入 8%的七氟烷(氧流量 6～8 L/min)，并且屏气，患者在20～40 秒内意识消失。肺活量法诱导速度最快，且平稳。缺点是需要患者的合作，不适合效能强的吸入麻醉药(如氟烷)。

(2)浓度递增诱导法：适用于成人或合作患儿。麻醉机为手动模式，置可调节压力释放阀于开放位，调节吸入氧浓度，新鲜气流量 6～8 L/min，选择合适的面罩给患者吸氧，嘱其平静呼吸。起始刻度为 0.5%，患者每呼吸 3 次后增加吸入浓度 0.5%，直至达到需要的镇静或麻醉深度(如能满足外周静脉穿刺或气管插管)。在患者意识消失后注意保持呼吸道通畅，适度辅助呼吸(吸气压力<20 cmH_2O，避免过度通气)。适合于效能强的吸入麻醉药(如氟烷)，以及外周静脉开放困难，静脉麻醉诱导可能造成循环剧烈波动和预测为气管插管困难的成年患者。

(3)潮气量法：一般使用高浓度七氟烷进行诱导或用于术中快速加深麻醉。新鲜气体流量 8～10 L/min，七氟烷浓度 8%(诱导前管道预充七氟烷起效更快)。逐渐降低收入浓度，同时行辅助或控制呼吸。潮气量法诱导速度快，过程平稳，较少发生呛咳、屏气和喉痉挛等不良反应，是吸入诱导最常用的方法。

2.影响吸入麻醉药诱导的因素

(1)血气分配系数小，组织溶解度低，缩短诱导时间。

(2)新鲜气流量越大、吸入浓度越高，分钟通气量越大，麻醉诱导越快。

(3)同时应用高浓度和低浓度气体，低浓度气体在肺泡浓度和血中浓度上升速率加快，即第二气体效应。

(4)当肺循环血流快或心排血量大时，吸入麻醉药肺泡内分压上升缓慢。

(5)联合使用静脉麻醉药、阿片类药或麻醉辅助药(如右美托咪定、咪达唑仑等)也能缩短诱导时间。

3.吸入麻醉维持

单独使用吸入麻醉药，其浓度通常要达到 1.3～1.4 最低肺泡有效浓度(MAC)，方可满足抑制手术应激的需要。临床常联合应用其他麻醉药。在没有脑电监测麻醉镇静深度条件下，吸入麻醉药复合麻醉性镇痛药和肌松药时，一般采用中流量气体(1～2 L/min)，麻醉药物吸入浓度设定为 1.0～1.5 MAC。

4.苏醒期管理

(1)适时关闭吸入麻醉,通常在手术结束前10～15分钟关闭挥发罐。随后以丙泊酚2～8 mg/(kg·h)输注维持适宜的麻醉深度。该法可达到苏醒期平稳,患者无躁动,恶心呕吐发生率减少的目的。

(2)完善术后镇痛。

(3)拮抗肌松。

(4)适当深麻醉下拔管,即在患者意识尚未完全恢复时拔管。优点是拔管过程中循环功能稳定,不诱发恶心呕吐,不会引起心、脑血管并发症。深麻醉下拔管主要标准是自主呼吸、通气功能恢复良好,循环稳定。

(三)低流量麻醉

1.低流量麻醉的分类

(1)部分重复吸收系统:指系统中部分呼出混合气仍保留于系统的吸入麻醉方法,有3个特点。①CO_2吸收剂将呼出气中的CO_2滤除;②新鲜气流量低于分钟通气量、高于氧摄取量;③新鲜气流中的麻醉气体浓度高于吸入气中浓度(诱导、维持阶段),是目前最普遍的吸入麻醉方法。根据新鲜气体流量又分为高流量(3～6 L/min)、低流量(<1 L/min)和最低流量(<0.5 L/min)。

(2)完全重复吸入系统:指系统中没有呼出气体排出。特点是:①O_2新鲜气流量等于O_2摄取量;②N_2O新鲜气流量等于N_2O摄取量;③吸入麻醉药用量等于摄取量。这样的吸入麻醉方式即全紧闭麻醉或现在所指的定量麻醉。

2.低流量麻醉实施

常规检查麻醉机,回路漏气量应<50 mL/min。起始阶段,持续1～20分钟,高流量新鲜气流4～6 L/min去氮。七氟烷设置6%～8%,快速达到麻醉深度,随后调回所需浓度。整个回路系统中充入所需气体成分,新鲜气体流量必须满足个体摄氧量的需求。随后将流量减少到小于1 L/min,维持过程中应保持一定的麻醉深度并保证安全的氧浓度。当新鲜气流量非常接近患者氧摄取量时必须监测气道压、分钟通气量、吸入气氧浓度、吸入气麻醉药浓度等呼吸参数以及常规生命体征监测包括$PETCO_2$。

定量吸入麻醉需专用的Drager Phsio Flex麻醉机实施。吸入麻醉药通过伺服反馈进入麻醉回路而非通过挥发罐调节;输入回路的新鲜气流量也是通过伺服反馈自动控制。因此,定量吸入麻醉将颠覆传统理念,通过计算机伺服反馈控制。

3.优点和注意事项

(1)优点:减少麻醉气体消耗,降低费用;减少环境污染;提高吸入气体的温度和湿度,改善控制呼吸的特性。

(2)注意事项:当机体因手术、失血等影响而引起代谢改变时,有可能导致缺氧、高碳酸血症或麻醉过深。因此实施麻醉时,必须严密监测。当流量低于1 L/min时,必须增大挥发罐浓度,因为此时实际输出浓度比刻度值小。维持期调整挥发罐浓度,为加快平衡可暂时开大新鲜气体流量。麻醉维持时,如怀疑缺氧,可停止吸入麻醉药并开放回路予纯氧通气。麻醉时间较长者在手术结束前保持低流量关闭挥发罐,麻醉还可维持10～20分钟。拔管前应增加气流量4～5 L/min,将麻醉气体洗出。为安全起见,低流量麻醉期间必须严密监测生命体征以及各项相关的呼吸参数。

三、静吸复合麻醉

静吸复合麻醉常用药物有:①静脉麻醉药,如咪达唑仑、丙泊酚、依托咪酯。②吸入麻醉药,如N_2O、异氟烷、七氟烷和地氟烷。

麻醉方法包括:①静脉诱导+静吸复合维持。②吸入诱导+静吸复合维持。③静吸复合诱导+静吸复合维持。

实施方法遵循全麻四要素,即镇静、镇痛、肌松和抑制应激反应。严格掌握所使用的静脉麻醉药和吸入麻醉药的禁忌证。药物的浓度和剂量应个体化、协调配合。有麻醉气体和氧浓度监测系统。

(一)麻醉诱导

(1)静脉麻醉诱导:诱导迅速、平稳,临床最常使用。

(2)静吸复合诱导:诱导前将面罩轻柔的罩于患者面部,经静脉注入静脉麻醉药或镇静催眠药,静脉麻醉药可采用丙泊酚 1.0～1.5 mg/kg 或咪达唑仑 0.03～0.06 mg/kg,患者意识消失后经面罩持续吸入麻醉药(常用 N_2O,七氟烷)。该法可减少刺激性吸入麻醉药所致的不良反应,使麻醉诱导更为平稳。

(3)吸入麻醉诱导:不宜采用静脉麻醉、难于开放静脉通路的小儿或不愿接受清醒静脉穿刺小儿的麻醉诱导,吸入麻醉可维持自主呼吸。通常采用浓度递增法、潮气量法或肺活量法。

(4)小儿吸入诱导方法:小儿诱导期间较成人更容易缺氧,也常出现躁动、喉痉挛和喉水肿等并发症。诱导期要求平稳、快速,无疼痛等不良刺激。小儿吸入诱导常用七氟烷,呼吸回路预充麻醉气体能够加快诱导速度;诱导方法采用肺活量法或潮气量法,不能配合的小儿使用后者,意识消失后置入口咽通气道辅助通气并及时开放静脉。

(5)气管插管:需辅助小剂量的阿片类药(芬太尼 1.5 μg/kg 或舒芬太尼 0.1～0.2 μg/kg)和非去极化肌松药。

(二)麻醉维持

(1)常用方法:①吸入麻醉药-阿片类药-静脉麻醉药;② N_2O-O_2-阿片类药-静脉麻醉药;③吸入麻醉药-N_2O-O_2-阿片类药物。

(2)吸入方法:①间断吸入,麻醉减浅或不宜/不能迅速用静脉全麻药加深时,短时间吸入挥发性麻醉药;②持续吸入,维持低浓度吸入挥发性全麻药,静脉麻醉药的用量适当减少。

(3)吸入麻醉药浓度:①异氟烷 1.0%～2.5%;②七氟烷 1.5%～2%;③地氟烷 2.5%～8.5%;④合并使用 N_2O 的浓度为 50%～60%。

(4)静脉麻醉给药:持续输注丙泊酚、咪达唑仑或靶控输注。给药速度丙泊酚 2～3 mg/(kg·h)开始,根据手术刺激强度以 1～2 mg/(kg·h)增减。靶控浓度从 2 μg/mL 开始,以 0.5 μg/mL 增减;咪达唑仑 0.03～0.06 mg/(kg·h),靶控浓度从 600 ng/kg 开始,以 200 ng/mL 增减,老年人减半。

(5)注意事项:①需要时可加用肌松药和镇痛药;②无论何种复合方法,吸入氧浓度不得<25%新鲜气体,流量大于 500 mL/min;③根据临床表现调节药物浓度,协调配合;④手术强刺激时可适当增加某一组分或所有组分浓度或速度;⑤应强调麻醉深度监测的重要性;⑥为确保患者安全,实施静吸复合麻醉时必须行气管内插管。

(三)麻醉深度判断

麻醉深度监测可以减少因麻醉医师根据患者心率、血压变异等经验性地增减药物而致的术中知晓,是取得良好的静吸复合麻醉效果的重要保障。

(四)静吸复合麻醉苏醒期

(1)手术结束前 10～15 分钟先停吸入麻醉药,并手控呼吸,尽量洗出肺内挥发性麻醉药,此时可维持使用丙泊酚 2～8 mg/(kg·h)。

(2)麻醉变浅,应密切观察患者,注意预防血流动力学急剧变化等不良反应。

(3)肺内残留的挥发性麻醉药及苏醒期疼痛可能增加术后躁动,可以右美托咪定术前或术中应用,加之充分的术后镇痛可能有所帮助。

(4)肌松拮抗药可在前次给药后 30～45 分钟给予,若有肌松监测,则应在肌松恢复 20～30%时给予。

(5)使用 N_2O 麻醉时,术后保证充分氧供,严防弥散性缺氧。

(6)拔管条件自主呼吸恢复、节律规则、呼吸频率正常、吸入空气时脉搏氧饱和度(SpO_2)>95%、$PETCO_2$ <40 mmHg且曲线正常、循环功能稳定。满足上述条件也可在“深麻醉”下拔管,拔管后应置入通气道防止舌后坠等呼吸道梗阻的发生。

(7)相对于全凭静脉麻醉(TIVA),吸入麻醉或静吸复合麻醉术后疼痛较轻,但仍应重视疼痛的处理,以减少因疼痛所致的恢复延迟。

(韩丰阳)

第二节　椎管内麻醉

椎管内麻醉是将局麻药注入椎管内的不同腔隙，使脊神经所支配的相应区域产生麻醉作用，有蛛网膜下腔阻滞和硬膜外阻滞两种方法，后者还包括骶管阻滞。

一、椎管内麻醉的解剖和生理

（一）椎管内麻醉的解剖基础

1.椎管的骨结构

脊椎由 7 节颈椎、12 节胸椎、5 节腰椎、融合成一块的 5 节骶椎以及 4 节尾椎组成。成人脊椎呈现 4 个弯曲，颈曲和腰曲向前，胸曲和骶曲向后。典型椎骨包括椎体及椎弓两个主要部分，椎弓根上下有切迹，相邻的切迹围成椎间孔，供脊神经通过，位于上、下两棘突之间的间隙是椎管内麻醉的必经之路。

2.椎管外软组织

相邻两节椎骨的椎弓由 3 条韧带相互连接，从内向外的顺序是：黄韧带、棘间韧带及棘上韧带。

3.脊髓及脊神经

脊髓上端从枕骨大孔开始，在胚胎期充满整个椎管腔，至新生儿和婴幼儿终止于第 3 腰椎或第 4 腰椎，长度为 42～45 cm。93%成人其末端终止于 L_2，终止于 L_1 及 L_3 各占 3%。出生时脊髓末端在 L_3，到 2 岁时，其末端接近成人达 L_2。为避免损伤脊髓，穿刺间隙成人低于 $L_{2\sim3}$，小儿应在 $L_{4\sim5}$。脊神经有 31 对，包括 8 对颈神经、12 对胸神经、5 对腰神经、5 对骶神经和 1 对尾神经。每条脊神经由前、后根合并而成。后根司感觉，前根司运动。

4.椎管内腔和间隙

脊髓容纳在椎管内，为脊膜所包裹。脊膜从内向外分 3 层，即软膜、蛛网膜和硬脊膜。硬脊膜从枕大孔以下开始分为内、外两层。外层与椎管内壁的骨膜和黄韧带融合在一起，内层形成包裹脊髓的硬脊膜囊，抵止于第 2 骶椎。因此通常所说的硬脊膜实际是硬脊膜的内层。软膜覆盖脊髓表面与蛛网膜之间形成蛛网膜下腔。硬脊膜与蛛网膜几乎贴在一起两层之间的潜在腔隙即硬膜下间隙，而硬脊膜内、外两层之间的间隙为硬膜外间隙。蛛网膜下腔位于软膜和蛛网膜之间，上至脑室，下至 S_2。腔内含有脊髓、神经、脑脊液和血管。脑脊液为无色透明的液体，其比重为 1.003～1.009。

（二）椎管内麻醉的生理学基础

1.蛛网膜下腔阻滞的生理

蛛网膜下腔阻滞是通过脊神经根阻滞，离开椎管的脊神经根未被神经外膜覆盖，暴露在含局麻药的脑脊液中，通过背根进入中枢神经系统的传入冲动及通过前根离开中枢神经系统的传出冲动均被阻滞。因此，脊麻并不是局麻药作用于脊髓的化学横断面，而是通过脑脊液阻滞脊髓的前根神经和后根神经，导致感觉、交感神经及运动神经被阻滞。

2.硬膜外阻滞的作用机制

局麻药注入硬膜外间隙后，沿硬膜外间隙进行上下扩散，部分经过毛细血管进入静脉；一些药物渗出椎间孔，产生椎旁神经阻滞，并沿神经束膜及软膜下分布，阻滞脊神经根及周围神经；有些药物也可经根蛛网膜下腔，从而阻滞脊神经根；尚有一些药物直接透过硬膜及蛛网膜，进入脑脊液中。所以目前多数意见认为，硬膜外阻滞时，局麻药经多种途径发生作用，其中以椎旁阻滞、经根蛛网膜绒毛阻滞脊神经根以及局麻药通过硬膜进入蛛网膜下腔产生“延迟”的脊麻为主要作用方式。

3.椎管内麻醉对机体的影响

（1）对循环系统的影响：局麻药阻滞胸腰段（T_1～L_2）交感神经血管收缩纤维，产生血管扩张，继而发生一系列循环动力学改变，其程度与交感神经节前纤维被阻滞的平面高低相一致。表现为外周血管张力、心率、心排出量及血压均有一定程度的下降。外周血管阻力下降系由大量的容量血管扩张所致。心率减慢系由迷走神经兴奋性相对增强及静脉血回流减少，右房压下降，导致静脉心脏反射所致；当高平面阻滞时，更由于心脏加速神经纤维（$T_1 \sim T_4$）被抑制而使心动过缓加重。

(2)对呼吸系统的影响：椎管内麻醉对呼吸功能的影响，取决于阻滞平面的高度，尤以运动神经阻滞范围更为重要。高平面蛛网膜下腔阻滞或上胸段硬膜外阻滞时，运动神经阻滞导致肋间肌麻痹，影响呼吸肌收缩，可使呼吸受到不同程度的抑制，表现为胸式呼吸减弱甚至消失，但只要膈神经未被麻痹，就仍能保持基本的肺通气量。如腹肌也被麻痹，则深呼吸受到影响，呼吸储备能力明显减弱，临床多表现不能大声讲话，甚至可能出现鼻翼翕动及发绀。一般麻醉平面低于 T_8 不影响呼吸功能，若平面高达 C_3 阻滞膈神经时，导致呼吸停止。

(3)对胃肠道的影响：椎管内麻醉另一易受影响的系统为胃肠道。由于交感神经被阻滞，迷走神经兴奋性增强，胃肠蠕动亢进，容易产生恶心呕吐。椎管内麻醉下导致的低血压也是恶心、呕吐的原因之一。

(4)对肾脏的影响：肾功能有较好的生理储备，椎管内麻醉虽然引起肾血流减少，但没有临床意义。椎管内麻醉使膀胱内括约肌收缩及膀胱逼尿肌松弛，使膀胱排尿功能受抑制导致尿潴留，患者常常需要使用导尿管。

二、蛛网膜下间隙阻滞

将局麻药注入蛛网膜下腔，使脊神经根、背根神经节及脊髓表面部分产生不同程度的阻滞，常简称为脊麻。

(一)适应证和禁忌证

1.适应证

(1)下腹部手术。

(2)肛门及会阴部手术。

(3)盆腔手术包括一些妇产科及泌尿外科手术。

(4)下肢手术包括下肢骨、血管、截肢及皮肤移植手术，止痛效果可比硬膜外阻滞更完全，且可避免止血带不适。

2.禁忌证

(1)精神病、严重神经症以及小儿等不能合作的患者。

(2)严重低血容量的患者此类患者在脊麻发生作用后，可能发生血压骤降甚至心搏骤停，故术前访视患者时，应切实重视失血、脱水及营养不良等有关情况，特别应衡量血容量状态，并仔细检查，以防意外。

(3)凝血功能异常的患者凝血功能异常者，穿刺部位易出血，导致血肿形成及蛛网膜下腔出血，重者可致截瘫。

(4)穿刺部位有感染的患者穿刺部位有炎症或感染者，脊麻有可能将致病菌带入蛛网膜下腔引起急性脑脊膜炎的危险。

(5)中枢神经系统疾病特别是脊髓或脊神经根病变者，麻醉后有可能后遗长期麻痹，疑有颅内高压患者也应列为禁忌。

(6)脊椎外伤或有严重腰背痛病史者，禁用脊麻。有下肢麻木、脊椎畸形患者，解剖结构异常者，也应慎用脊麻。

(7)败血症患者，尤其是伴有糖尿病、结核和艾滋病等。

(二)蛛网膜下腔穿刺技术

1.穿刺前准备

(1)麻醉前用药：应让患者保持清醒状态，以利于进行阻滞平面的调节。一般成人麻醉前半小时肌内注射苯巴比妥钠 0.1 g 或咪达唑仑 3～5 mg。

(2)麻醉用具：蛛网膜下腔阻滞用一次性脊麻穿刺包，包括：22G 或 25G 蛛网膜下腔穿刺针，1 mL 和

5 mL注射器，消毒和铺巾用具，以及局麻药等。尽可能选择细的穿刺针，24～25G较理想，以减少手术后头痛的发生率。

2.穿刺体位

蛛网膜下腔穿刺体位，一般可取侧卧位或坐位，以前者最常用。侧卧位时，双膝屈曲紧贴胸部，下颌往胸部靠近，使脊椎最大限度地拉开以便穿刺。女性通常髋部比双肩宽，侧卧时，脊椎的水平倾向于头低位；反之男性的双肩宽于髋部，脊椎的水平倾向于头高位。穿刺时可通过调节手术床来纠正脊椎的水平位。

3.穿刺部位和消毒范围

蛛网膜下腔常选用腰3～4棘突间隙，此处的蛛网膜下腔最宽。确定穿刺点的方法是：取两侧髂嵴的最高点作连线，与脊柱相交处，即为第4腰椎或腰3～4棘突间隙。穿刺前须严格消毒皮肤，消毒范围应上至肩胛下角，下至尾椎，两侧至腋后线。消毒后穿刺点处需铺孔巾或无菌单。

4.穿刺方法

(1)直入法：用左手拇、示两指固定穿刺点皮肤。将穿刺针在棘突间隙中点，与患者背部垂直，针尖稍向头侧作缓慢刺入，并仔细体会针尖处的阻力变化。当针穿过黄韧带时，有阻力突然消失"落空"感觉，继续推进常有第二个"落空"感觉，提示已穿破硬膜与蛛网膜而进入蛛网膜下腔。如果进针较快，常将黄韧带和硬膜一并刺穿，则往往只有一次"落空"感觉。此时拔出针芯，有脑脊液慢慢流出。穿刺针越细，黄韧带的突破感和硬膜的阻力感消失越不明显，脑脊液流出也就越慢。连接装有局麻药的注射器，回抽脑脊液通畅，注入局麻药。

(2)旁正中入法：改良旁开正中线于棘突间隙中点旁开0.5～1.0 cm处作局部浸润。穿刺针与皮肤成30°角对准棘突间孔刺入，经黄韧带及硬脊膜而达蛛网膜下腔。本法可避开棘上及棘间韧带，特别适用于韧带钙化的老年患者或脊椎畸形或棘突间隙不清楚的肥胖患者。

(三)常用药物

1.局麻药

与脑脊液的比重相比，可将局麻药分为低比重、等比重和重比重3类。低比重局麻药由于比较难控制阻滞平面，目前较少使用。常用0.5%丁哌卡因10～15 mg，或0.5%～0.75%罗哌卡因15 mg，也可用0.5%丁卡因10～15 mg，推荐局麻药用5%～10%葡萄糖液稀释为重比重溶液。局麻药的作用时间从短至长依次为：普鲁卡因、利多卡因、丁哌卡因、丁卡因。

2.血管收缩药

血管收缩药可减少局麻药血管吸收，使更多的局麻药物浸润至神经中，从而使麻醉时间延长。常用的血管收缩药有麻黄碱(1∶1000)200～500 μg(0.2～0.5 mL)或去氧肾上腺素(1∶100)2～5 mg(0.2～0.5 mL)加入局麻药中。

(四)影响阻滞平面的因素

许多因素影响蛛网膜下腔阻滞平面，其中最重要的因素是局麻药的剂量及比重，椎管的形状以及注药时患者的体位。患者体位和局麻药的比重是调节麻醉平面的两主要因素，局麻药注入脑脊液中后，重比重液向低处移动，轻比重液向高处移动，等比重液即停留在注药点附近。

1.局麻药容量

局麻药的容量越大，在脑脊液中扩散范围越大，阻滞平面则越广。重比重药物尤为明显。

2.局麻药剂量

局麻药剂量越大，阻滞平面越广，反之阻滞平面越窄。

3.注药速度

注药速度缓慢，阻滞平面不易上升；当注药速度过快时或采用脑脊液稀释局麻药时，容易产生脑脊液湍流，加速药液的扩散，阻滞平面增宽。一般注药速度1 mL/3～5 s。

4.局麻药的特性

不同局麻药，其扩散性能不同，阻滞平面固定时间不同。如利多卡因扩散性能强，平面易扩散。普鲁

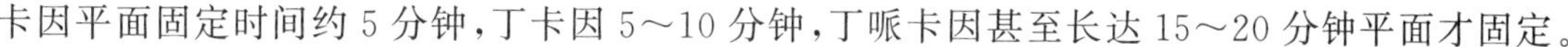

卡因平面固定时间约5分钟，丁卡因5～10分钟，丁哌卡因甚至长达15～20分钟平面才固定。

5.局麻药比重

重比重液一般配成含5%葡萄糖的局麻药，使其相对密度达到1.024～1.026，而高于脑脊液，注药后向低的方向扩散。等比重液一般用脑脊液配制，在脑脊液中扩散受体位影响较小，如加大剂量，对延长阻滞时间的作用大于对阻滞平面的扩散作用。轻比重液用注射用水配制，但由于难以控制平面，目前较少应用。腰椎前凸和胸椎后凸影响重比重局麻药向头端扩散。

6.体位

体位是影响阻滞平面的重要因素。结合局麻药比重，利用体位调节平面需要在平面固定之前进行。如超过时间(15分钟左右)，平面已固定，则调节体位对平面影响不大。

7.穿刺部位

脊柱有4个生理弯曲，平卧时腰3位置最高，如果经腰2～3间隙穿刺注药，药液将沿着脊柱的坡度向胸段移动，使麻醉平面偏高；如果经腰3～4或腰4～5间隙穿刺注药，药液会向骶段移动，使麻醉平面偏低。

8.疾病

腹腔内压腹内压增高如妊娠妇女、腹腔积液患者，下腔静脉受压使硬膜外静脉血流量增加，脑脊液的容量减少，药液在蛛网膜下腔容易扩散。

(五)操作注意事项

1.穿刺针进入蛛网膜下腔而无脑脊液流出

应等待30秒然后轻轻旋转穿刺针，如仍无脑脊液流出，可用注射器注入0.5 mL生理盐水以确保穿刺针无堵塞。缓慢稍退针或进针，并同时回抽脑脊液，一旦有脑脊液抽出即刻停止退或进针。否则需重新穿刺。

2.穿刺针有血液流出

穿刺针有血液流出，如血呈粉红色并能自行停止，一般没问题。如果出血呈持续性，表明穿刺针尖位于硬膜外腔静脉内，只需稍稍推进穿刺针进入蛛网膜下腔便可。

3.穿刺针进入蛛网膜下腔出现异感

患者述说尖锐的针刺或异感，表明穿刺针偏离中线，刺激脊神经根，需退针，重新定位穿刺。

4.穿刺部位疼痛

穿刺部位疼痛表明穿刺针进入韧带旁的肌肉组织。退针后，往中线再穿刺或再行局部麻醉。

5.穿刺困难

穿刺中无论如何改变穿刺针的方向，始终遇到骨骼，应重新正确定位，或可改为旁正中法或更换间隙穿刺。

(六)麻醉中及麻醉后发症处理

1.血压下降和心率减慢

蛛网膜下腔阻滞平面超过胸4后常出现血压下降，多数在注药后15～30分钟发生，同时伴心率缓慢，严重者可因脑供血不足而出现恶心呕吐、面色苍白、躁动不安等症状。其主要原因是交感神经节前神经纤维被阻滞，使小动脉扩张，外周阻力下降，静脉回心血量减少，心排出量降低所致。心率减慢是由于交感神经部分被阻滞，迷走神经呈相对亢进所致。血压下降的程度，主要取决于阻滞平面的高低，但与患者心血管功能代偿状态以及是否伴有高血压、血容量不足或酸血症等有密切关系。处理：①补充血容量，输注500～1000 mL晶体或胶体液；②给予血管活性药物(麻黄碱、间羟胺等)，直到血压回升为止；③心动过缓者可静脉注射阿托品0.3～0.5 mg。

2.呼吸抑制

因胸段脊神经阻滞引起肋间肌麻痹，可出现呼吸抑制表现为胸式呼吸微弱，腹式呼吸增强，严重时患者潮气量减少，咳嗽无力，不能发声，甚至发绀，应迅速有效吸氧，必要时面罩加压呼吸。如果发生全脊麻而引起呼吸停止，血压骤降或心搏骤停，应立即进行抢救，支持呼吸和维持循环功能。

3.恶心呕吐

脊麻中恶心呕吐发生率高达13%～42%。诱因：①血压降低，脑供血减少，导致脑缺氧，兴奋呕吐中枢；②迷走神经功能亢进，胃肠蠕动增加；③手术牵引内脏。一旦出现恶心呕吐，应检查是否有麻醉平面过高及血压下降，并采取相应措施；或暂停手术以减少迷走刺激；一般多能获得良好效果。若仍不能制止呕吐，可考虑使用甲氧氯普胺、氟哌利多及抗5-羟色胺止吐剂。

4.脊麻后头痛

脊麻后头痛由于脑脊液通过硬膜穿刺孔不断丢失，使脑脊液压力降低所致，发生率在3%～30%。典型的症状为直立位头痛，而平卧后则好转。疼痛多为枕部、顶部，偶尔也伴有耳鸣、畏光。女性的发生率高于男性，发生率与年龄成反比，与穿刺针的直径成正比。直入法引起的脑脊液漏出多于旁入法，头痛发生率也高于旁入法。

治疗脊麻后头痛的措施包括以下几方面。

(1)镇静、卧床休息及补液：80%～85%脊麻后头痛患者，5天内可自愈。补液的目的是增加脑脊液的量，使其生成量多于漏出量，脑脊液的压力可逐渐恢复正常。据报道脊麻后头痛的患者，50%的人症状轻微，不影响日常生活，35%的人有不适，需卧床休息，15%的人症状严重，甚至不能坐起来进食。

(2)一般治疗：①饮用大量含咖啡因的饮料，如茶、咖啡、可口可乐等；②维生素C 500 mg和氢化可的松50 mg加入5%葡萄糖注射液500 mL静脉滴注，连续2～3天；③必要时静脉输注低渗盐水；④口服解热镇痛药，咖啡因。

(3)硬膜外生理盐水输注：硬膜外输注生理盐水也可用于治疗脊麻后头痛，单次注射生理盐水并不能维持较高的硬膜外压力，而可防止持续脑脊液外漏。

(4)硬膜外充填血：经上述保守治疗24小时后仍无效，可使用硬膜外充填血疗法。通过硬膜外充填血以封住脊膜的穿刺孔，防止脑脊液外漏。置针于原穿刺点附近的硬膜外间隙，无菌注入10～20 mL自体血，这种方法有效率达90%～95%。如疼痛在24小时后未减轻，可重复使用。如经2次处理仍无效，应重新考虑诊断。硬膜外充填血可能会引起背痛等不适，但与其有关的严重并发症尚未见报道。

(5)背痛：脊麻后严重的背痛少见。穿刺时骨膜损伤、肌肉血肿、韧带损伤及反射性肌肉痉挛均可导致背痛。手术时间长和截石位手术因肌肉松弛可能导致腰部韧带劳损。尽管住院患者脊麻后背痛发生率低，而门诊年轻患者脊麻后背痛发生率高达32%～55%，其中约有3%患者诉背痛剧烈。处理办法包括休息、局部理疗及口服止痛药，如背痛由肌肉痉挛所致，可在痛点行局麻药注射封闭治疗。通常脊麻后背痛较短暂，经保守治疗后48小时可缓解。

(6)神经损伤：比较少见。在同一部位多次腰穿容易损伤，尤其当进针方向偏外侧时，可刺伤脊神经根。脊神经被刺伤后表现为1或2根脊神经根炎的症状，除非有蛛网膜下腔出血，一般不会出现广泛性脊神经受累。最常见神经损伤如下。

短暂性神经综合征：发病率4%～33%。可能与下列因素有关：①局麻药的脊神经毒性，利多卡因刺激神经根引起的神经根炎，浓度高和剂量大则危险增加。②穿刺损伤。③神经缺血。④手术体位使坐骨神经过度牵拉。⑤穿刺针尖位置或添加葡萄糖使局麻药分布不均。临床表现：短暂性神经综合征称为亚临床神经毒性的表现，在麻后4～5小时出现腰背痛向臀部、小腿放射或感觉异常，通常为中等度或剧烈疼痛，查体无明显运动和反射异常，持续3～5天，1周之内可恢复。无后遗运动感觉损害，脊髓与神经根影像学检查和电生理无变化。应用激素、营养神经药、氨丁三醇或非类固醇抗炎药治疗有效。

马尾综合征相关危险因素包括：①患者原有疾病，脊髓炎症、肿瘤等。②穿刺或导管损伤。③高血压、动脉硬化、脑梗及糖尿病等。④局麻药的浓度过高或局麻药的神经毒性。⑤脊髓动脉缺血。⑥椎管狭窄、椎间盘突出。临床表现：以$S_{2\sim4}$损伤引起的症状为主，如膀胱、直肠功能受损和会阴部知觉障碍，严重者大小便失禁；当L_5S_1受累时可表现为鞍型感觉障碍；进一步发展可能导致下肢特别是膝以下部位的运动障碍，膝反射、跟腱反射等也可减弱或消失。

发现周围神经损伤，需要积极防治，预防按指南正规操作，减少穿刺针与操作不当引起的损伤。预防感染，严格无菌技术。控制适当的局麻药浓度和剂量。严格掌握适应证和禁忌证。如老年病患者伴发高血压、动脉硬化、糖尿病和椎管狭窄及椎间盘突出，有明显下肢疼痛与麻木，或肌力减弱，均应慎用或不用椎管内麻醉。治疗：①药物治疗包括大剂量甲泼尼龙冲击疗法。②维生素 B_1 和甲钴胺等。③止痛治疗包括消炎镇痛药和三环抗抑郁药和神经阻滞。④高压氧治疗、康复治疗包括电刺激、穴位电刺激、激光、自动运动和被动运动疗法等。

(7)化学或细菌性污染：局麻药被细菌、清洁剂或其他化学物质污染可引起神经损伤。用清洁剂或消毒液清洗脊麻针头，可导致无菌性脑膜炎。严格无菌技术和使用一次性脊麻用具即可避免无菌性脑膜炎和细菌性脑膜炎。

(8)持久性的神经损害：极罕见。多由于误注入药液引起化学性刺激或细菌感染导致的脑膜炎、蛛网膜炎、脊髓炎和马尾综合征。阻滞时较长时间的低血压，也可能脊髓前根动脉损伤或严重低血压，可能导致脊髓供血不足，诱发脊髓前动脉综合征。

三、硬膜外间隙阻滞

将局麻药注入硬脊膜外间隙，阻滞脊神经根，使其支配的区域产生暂时性麻痹，称为硬膜外间隙阻滞。

(一)适应证和禁忌证

1.适应证

(1)外科手术：因硬膜外穿刺上至颈段、下至腰段，通过给药可阻滞这些脊神经所支配的相应区域，理论上讲，硬膜外阻滞可用于除头部以外的任何手术。但从安全角度考虑，硬膜外阻滞主要用于腹部及以下的手术，包括泌尿、妇产及盆腔和下肢手术。颈部、上肢及胸部虽可应用，但风险较大和管理复杂。胸部、上腹部手术，目前已不主张单独应用硬膜外阻滞，可用硬膜外阻滞复合全麻。

(2)镇痛：包括产科镇痛、术后镇痛及一些慢性疼痛和癌痛的镇痛可用硬膜外阻滞。

2.禁忌证

(1)低血容量由于失血、血浆或体液丢失导致的低血容量，机体常常通过全身血管收缩来代偿以维持正常的血压，一旦给予硬膜外阻滞，其交感阻滞作用使血管扩张，迅速导致严重的低血压。

(2)穿刺部位感染，可能使感染播散。

(3)菌血症，可能导致硬膜外脓肿。

(4)凝血障碍和抗凝治疗，血小板计数低于 $75\times10^9/L$，容易引起硬膜外腔出血、硬膜外腔血肿。

(5)颅高压及中枢神经疾病。

(6)脊椎解剖异常和椎管内疾病。

(二)硬膜外间隙阻滞穿刺技术

1.穿刺前准备

麻醉前可给予巴比妥类或苯二氮䓬类药物；也可用阿托品，以防心率减慢，术前有剧烈疼痛者适量使用镇痛药。准备好常规硬膜外穿刺用具。

2.穿刺体位及穿刺部位

穿刺体位有侧卧位及坐位两种，临床上主要采用侧卧位，具体要求与蛛网膜阻滞法相同。穿刺点应根据手术部位选定，一般取支配手术范围中央的相应棘突间隙(表 1-2)。

表 1-2 手术部位与穿刺间隙

手术部位	穿刺间隙	导管方向
胸部手术	$T_{2\sim6}$	向头
上腹部手术	$T_{8\sim10}$	向头
中、下腹部手术	$T_{10}\sim L_1$	向头

续表

手术部位	穿刺间隙	导管方向
盆间隙手术	T_{12}～L_4	向头或向尾
会阴	$L_{3\sim4}$	向尾
下肢手术	$L_{2\sim4}$	向尾

3.操作方法

(1)穿刺方法:硬膜外间隙穿刺术有直入法和旁正中法两种。颈椎、胸椎上段及腰椎的棘突相互平行,多主张用直入法,穿刺困难时可用旁正中法。胸椎的中下段棘突呈叠瓦状,间隙狭窄,老年人棘上韧带钙化、脊柱弯曲受限制者,宜用旁正中法。穿透黄韧带有阻力骤失感,即提示已进入硬膜外间隙。由于硬膜外静脉、脊髓动脉、脊神经根均位于硬膜外间隙的外侧,而且硬膜外的外侧间隙较狭窄,此法容易损伤这些组织,因此,穿刺针必须尽可能正确对准硬膜外间隙后正中部位。

(2)确定穿刺针进入硬膜外间隙的方法。①黄韧带突破感:由于黄韧带比较坚韧及硬膜外间隙为一个潜在的间隙隙,硬膜外穿刺针进入黄韧带的一瞬间会有一种突破感。②黄韧带阻力消失穿刺针抵达黄韧带后,用注射器抽取 2～3 mL 生理盐水并含有一个小气泡,与穿刺针连接,缓慢进针并轻推注射器,可见气泡压缩,也不能推入液体。继续进针直到阻力消失,针筒内的小气泡变形,且无阻力地推入液体,表明已进入硬膜外间隙。但禁止注入空气。③硬膜外间隙负压:可用悬滴法和玻管法进行测试,硬膜外穿刺针抵达黄韧带时,在穿刺针的尾端悬垂一滴生理盐水或连接内有液体的细玻璃管,当进入硬膜外间隙时,可见尾端的盐水被吸入或波管内液柱内移,约 80%的患者有负压现象。

(3)放置硬膜外导管:先测量皮肤至硬膜外间隙的距离,然后用左手固定针的位置,右手安置导管约 15 cm。然后左手退针,右手继续送入导管,调整导管深度留置硬膜外间隙内为 3～4 cm 并固定导管。

(三)常用药物

用于硬膜外阻滞的局麻药应该具备弥散性强、穿透性强、毒性小,且起效时间短,维持时间长等特点。目前常用的局麻药有利多卡因、丁卡因、罗哌卡因及丁哌卡因。利多卡因作用快,5～12 分钟即可发挥作用,在组织内浸透扩散能力强,所以阻滞完善,效果好,常用 1%～2%浓度,作用持续时间为 0.5～1.5 小时,成年人一次最大用量为 400 mg。丁卡因常用浓度为 0.15%～0.33%,5～10 分钟起效,维持时间达2～4 小时,一次最大用量为 300 mg。罗哌卡因常用浓度为 0.5%～1%,5～15 分钟起效,维持时间达 2～4 小时。丁哌卡因常用浓度为 0.25%～0.75%,5～15 分钟起效,可维持 2～4 小时,但肌肉松弛效果只有 0.75%溶液才满意。

决定硬膜外阻滞范围的最主要因素是药物的容量,而决定阻滞深度及作用持续时间的主要因素则是药物的浓度。根据穿刺部位和手术要求的不同,应对局麻药的浓度作不同的选择。常用的局麻药及特性见表 1-3。可用一种局麻药,也可用两种局麻药混合,最常用的混合液是利多卡因(1%～1.6%)丁哌卡因(0.375%～0.5%)或丁卡因(0.15%～0.3%),以达到阻滞作用起效快、持续时间长和降低局麻药毒性的目的。

表 1-3 常用的药物

药名	浓度(%)	剂量(mg)	起效时间(min)	持续时间(h)
利多卡因	1～2	150～400	3～5	0.5～1.5
罗哌卡因	0.5～1	30～300	5～15	2.0～4.0
丁哌卡因	0.25～0.75	37.5～225	5～15	2.0～4.0
丁卡因	0.15～0.33	150～300	5～10	2.0～4.0
氯普鲁卡因	2～3	200～900	3～5	0.5～1.5

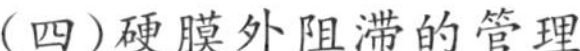

（四）硬膜外阻滞的管理

1.影响阻滞平面的因素

(1)穿刺部位：胸部硬膜外间隙比腰部的硬膜外间隙小，因此胸部硬膜外间隙药物剂量比较小，其阻滞范围与穿刺间隙密切相关。腰部硬膜外间隙间隙较大，注药后往头尾两端扩散，尤其 L_5 和 S_1 间隙，由于神经较粗，阻滞作用出现的时间延长或不完全。

(2)局麻药剂量：通常需要 1～2 mL 容量的局麻药阻断一个椎间隙。药物剂量随其浓度不同而不同。一般较大剂量的低浓度局麻药能产生较广平面的浅部感觉阻滞，但运动和深部感觉阻滞作用较弱。而高浓度局麻药则肌松较好。持续硬膜外阻滞法，追加剂量通常为初始剂量的一半，追加时间为阻滞平面减退两个节段时，追加注药量可增加其沿纵轴扩散范围。容量愈大，注速愈快，阻滞范围愈广，反之，则阻滞范围窄，但临床实践证明，快速注药对扩大阻滞范围的作用有限。

(3)导管的位置和方向：导管向头侧时，药物易向头侧扩散；向尾侧时，则可多向尾侧扩散 1～2 个节段，但仍以向头侧扩散为主。如果导管偏于一侧，可出现单侧麻醉，偶尔导管置入椎间孔，则只能阻滞几个脊神经根。

(4)患者的情况。①年龄、身高和体重：随着年龄的增长，硬膜外间隙变窄，婴幼儿、老年人硬膜外间隙小，用药量须减少。身高与剂量相关，身材较矮的患者约需 1 mL 容量的局麻药可阻滞一个节段，身材较高的患者需 1.5～2 mL 阻滞一个节段。体重与局麻药的剂量关系并不密切。②妊娠妇女：由于腹间隙内压升高，妊娠后期下腔静脉受压，增加了硬膜外静脉丛的血流量，硬膜外间隙变窄，药物容易扩散，用药剂量需略减少。③腹腔内肿瘤、腹腔积液患者也需减少用药量。④某些病理因素，如脱水、血容量不足等，可加速药物扩散，用药应格外慎重。

(5)体位：体位与药物的关系目前尚未找到科学依据。但临床实践表明，由于药物比重的关系，坐位时低腰部与尾部的神经容易阻滞。侧卧位时，下侧的神经容易阻滞。

(6)血管收缩药：局麻药中加入血管收缩药减少局麻药的吸收，降低局麻药的毒性反应，并能延长阻滞时间，但丁哌卡因中加入肾上腺素并不延长作用时间。控制肾上腺素浓度 1∶(400 000～500 000)(2.0～2.5 μg/mL)。禁忌证：①糖尿病，动脉粥样硬化，肿瘤化疗患者。②神经损伤，感染或其他病理性改变。③术中体位，器械牵拉挤压神经。④严重内环境紊乱，如酸碱平衡失衡等。

(7)局麻药 pH：局麻药大多偏酸性 pH 在 3.5～5.5。在酸性溶液中，局麻药的理化性质稳定并不利于细菌的生长。但由于局麻药的作用原理是以非离子形式进入神经细胞膜，在酸性环境中，局麻药大多以离子形式存在，药理作用较弱。

(8)阿片类药物：局麻药中加入芬太尼 50～100 μg，通过对脊髓背角阿片类受体的作用，加快局麻药的起效时间，增强局麻药的阻滞作用，延长局麻药的作用。

2.术中管理

硬膜外间隙注入局麻药 5～10 分钟内，在穿刺部位的上下各 2、3 节段的皮肤支配区可出现感觉迟钝；20 分钟内阻滞范围可扩大到所预期的范围，麻醉也趋完全。针刺皮肤测痛可得知阻滞的范围和效果。除感觉神经被阻滞外，交感神经、运动神经也会阻滞，由此可引起一系列生理扰乱。同脊麻一样，最常见的是血压下降、呼吸抑制和恶心呕吐。因此术中应注意麻醉平面，密切观察病情变化，及时进行处理。

（五）并发症

1.局麻药全身中毒反应

由于硬膜外阻滞通常需大剂量的局麻药(5～8 倍的脊麻剂量)，容易导致全身中毒反应，尤其是局麻药误入血管内更甚。局麻药通过稳定注药部位附近的神经纤维的兴奋性膜电位，从而影响神经传导，产生麻醉作用。如果给予大剂量的局麻药，尤其是注药过快或误入血管内时，其血浆浓度达到毒性水平，其他部位(如大脑、心肌)的兴奋性膜电位也受影响，即会引发局麻药的毒性反应。

大脑比心脏对局麻药更敏感，所以局麻药早期中毒症状与中枢神经系统有关。患者可能首先感觉舌头麻木、头晕、耳鸣，有些患者表现为精神错乱，企图坐起来并要拔掉静脉输液针，这些患者往往被误认为癔症发作。随着毒性的增加，患者可以有肌颤，肌颤往往是抽搐的前兆，病情进一步发展，患者可出现典型的癫痫样抽搐。如果血药浓度继续升高，患者迅速出现缺氧、发绀和酸中毒，随之而来的是深昏迷和呼吸停止。

如果血药浓度非常高，可能出现心血管毒性反应。局麻药可直接抑制心肌的传导和收缩，对血管运动中枢及血管床的作用可能导致严重的血管扩张，表现为低血压、心率减慢，最后可能导致心脏停搏。相当多的证据表明，脂溶性、蛋白结合率高的局麻药，如丁哌卡因可能引起严重的心律失常，甚至是心室纤颤，这可能与其影响心肌细胞离子通道的特征有关。

2.误入蛛网膜下腔

硬膜外阻滞的局麻药用量远高于脊麻的用药量，如果局麻药误入蛛网膜下腔，可能导致阻滞平面异常升高或全脊麻。

(1)症状和体征：全脊麻的主要特征是注药后迅速发展的广泛的感觉和运动神经阻滞。由于交感神经被阻滞，低血压是最常见的表现。如果颈 3、颈 4 和颈 5 受累，可能出现膈肌麻痹，加上肋间肌麻痹，可能导致呼吸衰竭甚至呼吸停止。随着低血压及缺氧，患者可能很快意识不清、昏迷。如用药量过大，症状典型，诊断不难，但须与引起低血压和昏迷的其他原因进行鉴别开来，如迷走-迷走昏厥。当用药量较少时(如产科镇痛)，可能仅出现异常高平面的麻醉，这往往就是误入蛛网膜下腔的表现。

(2)处理：全脊麻的处理原则是维持患者循环及呼吸功能。患者神志消失，应行气管插管人工通气，加速输液以及滴注血管收缩药升高血压。若能维持循环功能稳定，30 分钟后患者可清醒。全脊麻持续时间与使用的局麻药有关，利多卡因可持续 1～1.5 小时，而丁哌卡因持续 1.5～3.0 小时。尽管全脊麻来势凶猛，影响患者的生命安全，但只要诊断和处理及时，大多数患者均能恢复。

(3)预防措施：①预防穿破硬膜，硬膜外阻滞是一种盲探性穿刺，所以要求熟悉有关椎管解剖，操作应轻巧从容，用具应仔细挑选，弃掉不合用的穿刺针及过硬的导管。对于那些多次接受硬膜外阻滞、硬膜外间隙有粘连者或脊柱畸形有穿刺困难者，不宜反复穿刺以免穿破硬膜。老年人、小儿的硬膜穿破率比青壮年高，所以穿刺时尤其要小心。一旦穿破硬膜，最好改换其他麻醉方法，如全麻或神经阻滞。②应用试验剂量，强调注入全量局麻药前先注入试验剂量，观察 5～10 分钟有无脊麻表现，改变体位后若须再次注药也应再次注入试验剂量。首次试验剂量不应大于 5 mL。麻醉中若患者发生躁动可能使导管移位而刺入蛛网膜下腔。有报道硬膜外阻滞开始时为正常的节段性阻滞，以后再次注药时出现全脊麻，经导管抽出脑脊液，说明在麻醉维持期间导管还会穿破硬膜进入蛛网膜下腔。

3.误入硬膜下间隙

局麻药误入硬膜和蛛网膜之间的间隙，即硬膜下间隙阻滞。由于硬膜下间隙为一潜在间隙，小量的局麻药进入即可在其中广泛弥散，出现异常的高平面阻滞，但起效时间比脊麻慢，因硬膜下间隙与颅内蛛网膜下腔不通，除非出现严重的缺氧，一般不至于引起意识消失。颈部硬膜外阻滞时误入的机会更多些。

4.导管折断

这是连续硬膜外阻滞的并发症之一，发生率为 0.057%～0.2%。其原因有：①穿刺针割断，遇导管尖端越过穿刺针斜面后不能继续进入时，正确的处理方法是将穿刺针连同导管一并拔出，然后再穿刺，若错误地将导管拔出，已进入硬膜外间隙的部分可被锐利的穿刺针斜面切断。②导管质地较差，导管质地或多次使用后易变硬变脆，近来使用的大多为一次性导管可防止导管折断。如果导管需要留置，应采用聚四氯乙烯为原料的导管，即便如此留置导管也不宜超过 72 小时，若需继续保留者应每 3 天更换一次导管。导管穿出皮肤的部位，应用棉纤维衬垫，避免导管在此处呈锐角弯曲。

处理：传统的原则是体内存留异物应尽可能取出，但遗留的导管残端不易定位，即使采用不透 X 线的材料制管，在 X 线片上也很难与骨质分辨，致手术常遭失败。而残留导管一般不会引起并发症，无活性的聚四乙烯导管取出时，会造成较大创伤，所以实无必要进行椎板切除手术以寻找导管。大量临床经验证明即使进行此类手术也很难找到导管。最好的办法是向患者家属说明，同时应继续观察。如果术毕即发生断管，且导管断端在皮下，可在局麻下作小切口取出。

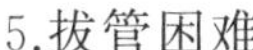

5.拔管困难

拔管困难不可用力硬拔,应采用以下方法:①告知患者放松,侧卧位,头颈部和双下肢尽量向前屈曲,试行拔管,用力适可而止。②导管周围肌肉注入1%利多卡因后试行拔管。③也可从导管内插入钢丝(钢丝尖端不可进入硬膜外间隙)试行拔管。④必要时使用镇静药或全麻肌松(喉罩通气)状态下拔管。

6.异常广泛阻滞

注入常规剂量局麻药后,出现异常广泛的脊神经阻滞现象,但不是全脊麻。因阻滞范围虽广,但仍为节段性,骶神经支配区域,甚至低腰部仍保持正常。临床特点是高平面阻滞总是延缓地发生,多出现在注完首量局麻药后20~30分钟,常有前驱症状如胸闷、呼吸困难、说话无声及烦躁不安,继而发展至通气严重不足,甚至呼吸停止,血压可能大幅度下降或无多大变化。脊神经阻滞常达12~15节段,但仍为节段性。

异常广泛的脊神经阻滞有两种常见的原因,包括前述的硬膜下间隙阻滞以及异常的硬膜外间隙广泛阻滞。硬膜外间隙异常广泛阻滞与某些病理生理因素有关,下腔静脉回流不畅(足月妊娠及腹部巨大肿块等),硬膜外间隙静脉丛怒张,老年动脉硬化患者由于退行性病变及椎间孔闭锁,均使硬膜外有效容积减少,常用量局麻药阻滞平面扩大。足月妊娠比正常情况时麻醉平面扩大30%,老年动脉硬化患者扩大25%~42%。若未充分认识此类患者的特点,按正常人使用药量,会造成相对逾量而出现广泛的阻滞。预防的要点是对这类患者要相应减少局麻药用量,有时减至正常人用量的1/3~1/2。

7.硬膜穿破和头痛

硬膜穿破是硬膜外阻滞最常见的意外和并发症。据报道,其发生率高达1%。硬膜穿破除了会引起阻滞平面过高及全脊麻外,最常见的还是头痛。由于穿刺针孔较大,穿刺后头痛的发生率较高。头痛与患者体位有关,即直立位头痛加剧而平卧后好转,所以容易诊断。头痛常出现于穿刺后6~72小时,头痛的原因与脑脊液漏入硬膜外间隙有关。一旦出现头痛,应认真对待,因这种头痛可使日常生活受累,甚至可能导致颅内硬膜下血肿。

尽管有许多不同的方法处理穿刺后头痛,但毫无疑问,最有效的方法是硬膜外注入自体血进行充填治疗,一旦诊断为穿刺后头痛,应尽快行硬膜外血充填治疗,治疗越早效果越好。抽取自体血10~15 mL,注入硬膜外腔,不需要在血中加入抗凝剂,因靠凝血块来堵塞穿刺孔。操作时注意无菌技术,有效率达90%。

8.神经损伤

硬膜外阻滞后出现持久的神经损伤比较罕见。引起神经损伤的4个主要原因为:操作损伤、脊髓前动脉栓塞、粘连性蛛网膜炎及椎管内占位性病变引起的脊髓压迫。

(1)操作损伤:通常由穿刺针及硬膜外导管所致。患者往往在穿刺时就感觉疼痛,神经纤维的损伤可能导致持久的神经病变,但大多数患者的症状,如截瘫、疼痛、麻木,均可在数周内缓解。损伤的严重程度与损伤部位有关,胸段及颈段的脊髓损伤最严重。

损伤可能伤及脊神经根和脊髓。脊髓损伤早期与神经根损伤的鉴别之点为:①神经根损伤当时有"触电"或痛感,而脊髓损伤时为剧痛,偶伴一过性意识障碍;②神经根损伤以感觉障碍为主,有典型"根痛",很少有运动障碍;③神经根损伤后感觉缺失仅限于1~2根脊神经支配的皮区,与穿刺点棘突的平面一致,而脊髓损伤的感觉障碍与穿刺点不在同一平面,颈部低一节段,上胸部低二节段,下胸部低三节段。

神经根损伤根痛以伤后3天内最剧,然后逐渐减轻,2周内多数患者症状缓解或消失,遗留片状麻木区数月以上,采用对症治疗,预后较好。而脊髓损伤后果严重,若早期采取积极治疗,可能不出现截瘫,或即使有截瘫,恰当治疗也可以使大部分功能恢复。治疗措施包括脱水治疗,以减轻水肿对脊髓内血管的压迫及减少神经元的损害,皮质类固醇能防止溶酶体破坏,减轻脊髓损伤后的自体溶解,应尽早应用。

(2)脊髓前动脉栓塞:脊髓前动脉栓塞可迅速引起永久性的无痛性截瘫,因脊髓前侧角受累(缺血性坏死),故表现以运动功能障碍为主的神经症状。脊髓前动脉实际上是一根终末动脉,易遭缺血性损害。诱发脊髓前动脉栓塞的因素有:严重的低血压、钳夹主动脉、局麻药中肾上腺素浓度过高,引起血管持久痉挛及原有血管病变者(如糖尿病)。

(3)粘连性蛛网膜炎:粘连性蛛网膜炎是严重的并发症,患者不仅有截瘫,而且有慢性疼痛。通常由误注药物入硬膜外间隙所致,如氯化钙、氯化钾、硫喷妥钠及各种去污剂误注入硬膜外间隙会并发粘连性蛛网膜炎。其他药物的神经毒性:晚期癌性疼痛患者椎管内长期、大剂量应用吗啡,需注意其神经毒性损害。瑞芬太尼因含甘氨酸对神经有毒性,不可用于硬膜外或鞘内给药。实验研究证明右美托咪定注入硬膜外间隙对局部神经髓鞘有损害。如氯胺酮含氯化苄甲乙氧胺等杀菌或防腐剂,可引起神经损伤。粘连性蛛网膜炎的症状是逐渐出现的,先有疼痛及感觉异常,以后逐渐加重,进而感觉丧失。运动功能改变从无力开始,最后发展到完全性弛缓性瘫痪。尸检可以见到脑脊膜上慢性增生性反应,脊髓纤维束及脊神经腹根退化性改变,硬膜外间隙及蛛网膜下腔粘连闭锁。

(4)脊髓压迫:引起脊髓压迫的原因为硬膜外血肿及硬膜外脓肿,其主要临床表现为严重的背痛。硬膜外血肿的起病快于硬膜外脓肿,两者均需尽早手术减压。

1)硬膜外血肿:硬膜外间隙有丰富的静脉丛,穿刺出血率为2%~6%,但形成血肿出现并发症者,其发生率仅0.0013%~0.006%。形成血肿的直接原因是穿刺针尤其是置入导管的损伤,促使出血的因素有患者凝血机制障碍及抗凝血治疗。硬膜外血肿虽罕见,但在硬膜外阻滞并发截瘫的原因中占首位。临床表现:开始时背痛,短时间后出现肌无力及括约肌功能障碍,最后发展到完全性截瘫。诊断主要依靠脊髓受压迫所表现的临床症状及体征,椎管造影、CT或磁共振对于明确诊断很有帮助。预后取决于早期诊断和及时手术,手术延迟者常致永久残疾,故争取时机尽快手术减压为治疗的关键(8小时内术后效果较好)。预防硬膜外血肿的措施有:有凝血障碍及正在使用抗凝治疗的患者应避免椎管内麻醉;穿刺及置管时应轻柔,切忌反复穿刺;万一发生硬膜外腔出血,可用生理盐水多次冲洗,待血色回流变淡后,改用其他麻醉。

2)硬膜外脓肿:为硬膜外间隙感染所致。其临床表现为:经过1~3天或更长的潜伏期后出现头痛、畏寒及白细胞计数增多等全身征象。局部重要症状是背痛,其部位常与脓肿发生的部位一致,疼痛很剧烈,咳嗽、弯颈及屈腿时加剧,并有叩击痛。在4~7天出现神经症状,开始为神经根受刺激出现的放射状疼痛,继而肌无力,最终截瘫。与硬膜外血肿一样,预后取决于手术的早晚,凡手术延迟者可致终身瘫痪。硬膜外脓肿的治疗效果较差,应强调预防为主,麻醉用具及药品应严格无菌,遵守无菌操作规程。凡局部有感染或有全身性感染疾病者(败血症),应禁行硬膜外阻滞。

(六)骶管阻滞

硬膜外间隙在骶管的延续部分是骶管间隙,该间隙末端终止于骶裂孔。骶管阻滞是经骶裂孔穿刺进入骶管后将局麻药注入该间隙产生该部脊神经阻滞。

1.适应证

适应证包括:①肛门会阴部手术。②小儿下腹部及腹股沟手术。③连续骶管阻滞可用于术后镇痛。④疼痛治疗,如椎间盘突出压迫神经引起下肢急慢性疼痛。可从骶管注入局麻药和激素。

2.解剖和穿刺方法

确定骶裂孔的骨性标志是位于骶裂孔两侧的骶骨角(S_3的下关节突),骶裂孔为骶尾韧带覆盖。骶管间隙内有脂肪、骶神经、静脉丛及硬膜囊。硬膜囊的终止平面相当于S_2下缘。针尖穿过骶尾韧带进入骶管时有突破感,针穿过骶尾韧带进入骶管间隙后进针角度与构成骶管的骨板相平行,与皮肤成70°~80°角,针尖深度不超过S_2水平。新生儿硬膜囊终止水平在S_4,因此进针深度更浅。穿刺成功后与硬膜为阻滞一样要确认穿刺针在硬膜外间隙内,避免针已穿破硬膜进入蛛网膜下间隙或针尖在静脉内。

3.注意事项

(1)严格无菌操作,以免感染。

(2)穿刺针位于正中线,并不可太深,以免损伤血管或穿破硬膜。

(3)试验剂量 3～5 mL。

(4)预防局麻药进入蛛网膜下间隙或误注入血管。

(5)骶管先天畸形较多,容量差异也大,一般 15～20 mL。阻滞范围很难预测。

四、腰硬联合麻醉

蛛网膜下间隙和硬膜外间隙联合阻滞简称腰硬联合麻醉。腰硬联合麻醉(combined spinal-epidural anesthesia,CSEA)是脊麻与硬膜外麻醉融为一体的麻醉方法,优先用脊麻方法的优点是起效快、阻滞作用完全、肌松满意,应用硬膜外阻滞后阻滞时间不受限制并可行术后镇痛,同时减少局麻药的用药量和不良反应,降低并发症的发生率。CSEA 已广泛应用于下腹部及下肢手术麻醉及镇痛,尤其是剖宫产手术。但 CSEA 也不可避免地存在脊麻和硬膜外麻醉的缺点。

(一)实施方法

1.穿刺针

穿刺针常用的为蛛网膜下腔与硬膜外腔联合阻滞套管针,其硬膜外穿刺针为 17G,距其头端 1～2 cm 处有一侧孔,蛛网膜下腔穿刺针可由此通过。蛛网膜下腔穿刺针为 25～27G 的笔尖式穿刺针(图 1-1)。

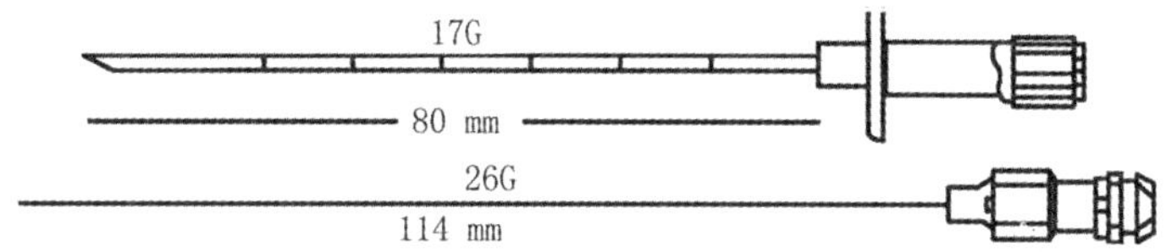

图 1-1 蛛网膜下腔与硬膜外腔联合阻滞套管针

2.穿刺方法

穿刺间隙为 $L_{2\sim3}$ 或 $L_{3\sim4}$。先用硬膜外穿刺针行硬膜外腔穿刺后,再经硬膜外穿刺针置入 25G 或 26G 的蛛网膜下腔穿刺针,穿破硬膜时有轻轻地突破感,拔出针芯后有脑脊液缓慢流出。蛛网膜下腔穿刺针的侧孔一般朝向患者头端,有利于脑脊液的流出。在蛛网膜下腔内注入局麻药后,拔出蛛网膜下腔的穿刺针。然后置入硬膜外导管,留置导管 3～4 cm,退针、固定导管。患者平卧测试和调整阻滞平面,同时注意监测血流动力学变化,低血压和心动过缓者应及时处理。待蛛网膜下腔阻滞作用开始消退,如手术需要,经硬膜外导管注入局麻药行硬膜外阻滞。

3.用药方法

由于蛛网膜下间隙阻滞作用开始消退时,开始硬膜外间隙注药。因此,无法观察硬膜外试验剂量及其效应,一般采用分次注药方法或持续注药方法(4～6 mL/h)。同时严密观察是否有全脊麻的征象,及局麻药毒性反应。联合穿刺时,硬膜外导管可能误入蛛网膜下腔,通常有脑脊液从导管内流出。因此每次硬膜外腔注药时,须回抽无脑脊液后再注药。并且蛛网膜下间隙与硬膜外间隙的局麻药用药剂量均较小,阻滞平面容易扩散,可能有一部分局麻药经硬膜孔渗入蛛网膜下腔,以及硬膜外间隙的压力改变后,局麻药易在蛛网膜下间隙扩散。

(二)注意事项

(1)硬膜外导管可能会误入蛛网膜下间隙,有脑脊液从导管内流出。因此每次硬膜外间隙注药时,须回抽无脑脊液后再注药。

(2)蛛网膜下间隙与硬膜外间隙的局麻药用药剂量均较小,但阻滞平面容易扩散。可能有一部分局麻药经硬膜破孔渗入蛛网膜下间隙(称为渗漏效应),以及注入局麻药后硬膜外间隙的压力改变,使蛛网膜下间隙的脑脊液容积相应减少,局麻药在蛛网膜下间隙容易扩散(称为容量效应)。多数研究认为容量效应是腰硬联合麻醉平面容易扩散的主要原因。

(3)实施 CSEA 在蛛网膜下间隙注入局麻药后,如出现硬膜外导管置入困难,会导致蛛网膜下间隙注药后恢复仰卧体位延迟。如果患者侧卧头低位,重比重液将向头侧移动,使阻滞平面过高,可能发生严重低血压，应严密监测并及时处理。如侧卧头高位，重比重液将向尾侧移动，使阻滞平面较低。

(4)穿刺成功后，患者转平卧位测试和调整阻滞平面，同时注意监测血流动力学变化，低血压和心动过缓应及时处理。脊麻丁哌卡因剂量一般 12 mg 左右，最多用至 15 mg。待蛛网膜下间隙阻滞作用固定，根据手术需要，经硬膜外导管注入局麻药行硬膜外阻滞。

(三)风险和并发症

1.阻滞平面异常广泛

CSEA 的阻滞范围较一般腰麻或硬膜外阻滞范围广，其原因：①注入硬膜外腔的局麻药经硬脊膜破损处渗入蛛网膜下腔；②硬膜外腔的负压消失，促使脑脊液中局麻药扩散；③硬膜外腔注入局麻药液容积增大，挤压硬脊膜，使腰骶部蛛网膜下腔压力增加，促使局麻药向头端扩散，阻滞平面可增加 3～4 个节段；④脑脊液从硬脊膜针孔溢出，使硬膜外腔的局麻药稀释、容量增加及阻滞平面升高；⑤局麻药在蛛网膜下腔因体位改变而向上扩散；⑥为补救腰麻平面不足，经硬膜外导管注入局麻药量过多。

临床上应尽量避免此类情况的发生，建议对策：①如蛛网膜下腔阻滞平面能满足整个手术需要，则术中硬膜外腔不需用药，仅作为术后镇痛；②硬膜外腔注药应在腰麻平面完全固定后再给予；③避免硬膜外腔一次注入大量局麻药，应分次给予。每次注药后都应测试阻滞平面，根据阻滞平面的高低决定是否继续注药及药量；④密切监测患者的生命体征，必要时加快血容量补充并适当应用升压药。

2.循环呼吸系统并发症

循环呼吸系统并发症主要与麻醉平面过高有关。蛛网膜下腔注入局麻药后，如阻滞平面过高，交感神经受到广泛阻滞，易引起低血压，严重者导致心搏骤停。当腰麻平面过高，尤其是肋间肌和膈肌出现麻痹时，将引起患者严重的呼吸抑制甚至呼吸停止。这种情况多因腰麻作用已开始，而硬膜外置管困难，阻滞平面已经升高，麻醉医师又没能及时发现所致。对老年、全身状况较差或有相对血容量不足的患者后果更为严重。因此，在 CSEA 操作过程中，一定要加强生命体征监测，合理应用局麻药，及时调控腰麻平面。若硬膜外腔置管困难，应及时放弃硬膜外置管并拔除硬膜外穿刺针。

3.神经并发症

(1)马尾综合征：主要表现为不同程度的大便失禁及尿道括约肌麻痹、会阴部感觉缺失和下肢运动能力减弱。引起该综合征的原因包括：①局麻药对鞘内神经直接毒性，与注入局麻药的剂量、浓度、种类及加入的高渗葡萄糖液和血管收缩药有关。术后镇痛在硬膜外腔导管部位局麻药持续作用。国外有大量蛛网膜下腔应用 5%利多卡因后引起马尾综合征的报道。②压迫型损伤：如硬膜外血肿或脓肿。③操作时损伤。预防措施：最小有效剂量的局麻药；最低局麻药有效浓度，局麻药注入蛛网膜下腔前应适当稀释；注入蛛网膜下腔的葡萄糖液的终浓度不得超过 8%。

(2)短暂性神经综合征：表现为以臀部为中心向下肢扩散的钝痛或放射痛，部分患者同时伴有背部的疼痛，活动后疼痛可减轻，体格检查和影像学检查无神经学阳性改变。症状常出现在腰麻后的 12～36 小时，2 天～2 周内可缓解，非甾体抗炎药能有效缓解短暂性神经综合征引起的疼痛。病因尚不清楚，可能与注入蛛网膜下腔的局麻药剂量和浓度、穿刺时神经损伤以及手术体位等因素相关。

(3)穿刺时直接的神经根或脊髓损伤：应严格遵守操作规范，避免反复穿刺，硬膜外穿刺针刺到神经根或脊髓应立即放弃椎管内阻滞。

(4)硬脊膜穿破后头痛：腰硬联合麻醉因其独特的优点目前在临床上得到广泛应用，但仍要注意其可能的风险及并发症。因此，在操作时强调严格掌握适应证及操作规范，术中加强麻醉管理和监测，合理应用局麻药，及时发现和治疗并发症。

(吴冬梅)

第三节 周围神经阻滞

一、麻醉前准备

(一)患者准备

根据患者的合作程度,调整镇静水平;需镇痛时,静脉注射芬太尼 50～100 μg;需患者遗忘时,静脉注射咪哒唑仑 1～3 mg。

(二)神经定位

1.体表标志或异感

施行周围神经阻滞时,熟悉拟阻滞神经与骨性标志或动脉之间的关系,可增加阻滞成功的可能并减少并发症的发生。缺乏可靠体表标志时,神经阻滞可使用低浓度大容积局部麻醉药或寻求拟阻滞神经的异感。

(1)异感被认为是神经定位的基本征象,但必须谨慎,避免药物注入神经内。药物注入神经的表现为注药时患者疼痛或痉挛。

(2)药物即使未注入神经内,出现周围神经感觉异常时,仍可能存在周围神经损伤。

2.神经刺激器

0.1～10 mA 低电流电冲动通过神经刺激器连接的绝缘针,传至周围神经近端,刺激运动神经纤维进行神经定位,此为寻求"异感"法的替代方法。

(三)器具

局部麻醉需要准备好穿刺用品及抢救用品。

1.穿刺用品

穿刺用品包括消毒液、敷料、穿刺针、注射器、局部麻醉药液、神经刺激器及连接穿刺针与注射器的无菌连接导管。若需连续阻滞,尚需准备专用穿刺针及其相关的留置导管。

(1)一次性穿刺包为操作人员的优先选择,但需根据费用、穿刺包的质量、无菌等因素综合考虑。

(2)神经阻滞穿刺针针尖有一短小弧形斜面,穿刺时可将神经推向一边。

(3)三环注射器 10 mL 为最佳,装有控制环,便于注射药物,也便于单手抽药。

2.抢救用品

抢救用品包括简易呼吸器、面罩、吸引器、通气道、气管导管、咽喉镜及抢救药品。

二、各部位神经阻滞

(一)头颈部神经阻滞

1.颈神经丛阻滞

(1)颈丛解剖:C_1～C_4 的前根组成颈丛,位置在中斜角肌前方,胸锁乳突肌和颈内静脉的深面。支配耳、颈前以及"披肩样区域"(肩膀前后两面和上胸壁)。阻滞颈浅神经丛可以完全阻断颈前部的感觉(枕小神经、耳大神经、颈横神经以及锁骨上神经)。

(2)颈浅丛神经阻滞。①适应证:用于颈部浅表手术麻醉,如颈部皮下肿物活检等浅表手术。与颈深丛神经阻滞联用于甲状腺手术。②操作技术:患者头部转向对侧,让患者抬头抵抗术者手向下的压力,此时可以清楚显露胸锁乳突肌轮廓。胸锁乳突肌后缘中点,相当于 C_4 横突,即为穿刺点,用 3.5 cm 长、7 号短针沿胸锁乳突肌后缘中点,向上、向下沿颈阔肌背面和表面分别注入局部麻醉药 10 mL 进行浸润,不必寻找异感,也可行扇形或沿胸锁乳突肌后缘上、下阻滞。③并发症及其防治:注射局部麻醉药不宜过深,应以扩散在颈阔肌与颈浅筋膜之间为宜。注药前反复回吸,避免局部麻醉药误注入血管内。其他可能的并发症同颈深丛神经阻滞。

(3)颈深丛神经阻滞。①适应证:用于颈源性头痛、颈肩痛及上肢神经痛的治疗以及甲状腺手术麻醉。②操作技术:颈深丛神经阻滞有两种方法。①三点阻滞法:患者取仰卧位,头转向阻滞对侧。令患者抬头,在乳突与 C_6 横突前结节之间做一连线,该连线恰在颈椎横突之前,作为确定 C_2、C_3、C_4 横突位置的标记。C2 横突位于乳突尖下方 1.5 cm 处,C_4 横突位于胸锁乳突肌后缘中点与颈外静脉交点附近,$C_{2\sim4}$ 之间为 C_3 横突。用 3.5 cm 长、7 号穿刺针,垂直皮肤进针 2～2.5 cm,直到触及横突后结节(可以无异感),稍退针 0.5 cm 仔细回吸无血及脑脊液即可注药。用同样方法阻滞颈 2、颈 3 和颈 4 神经 3 点,每一点注入局部麻醉药 4～5 mL。②一点阻滞法:患者体位同前,确定前中斜角肌之间的肌间沟,平 C_3 水平垂直进针刺入皮肤,再稍向后下进针出现异感或针尖触及横突后结节,即可注射局部麻醉药 6～12 mL。此法穿刺过程中无论阻滞 C_3 或 C_4 神经均可。进针时方向稍微斜向尾侧,以防局部麻醉药误注入椎动脉或硬膜外腔以及神经根袖,并用左手示指将穿刺针固定在横突后结节前缘,避免穿刺针移动。

2.枕神经阻滞

(1)适应证:枕大神经阻滞适用于枕部头皮手术的麻醉及枕部头痛的治疗。

(2)操作技术:患者取颈前屈位。在枕骨隆突与乳突连线间可触到枕后动脉的搏动,枕大神经与之伴行。用 3.5 cm 长、7 号短针垂直皮肤进针达枕骨斜坡,回吸无血,注射局部麻醉药 5 mL。从进针点沿上述连线向乳突方向注入 5 mL 局部麻醉药,可阻滞枕小神经。

(3)并发症:枕神经阻滞的并发症很少。选用长针时可能会误入枕骨大孔,故应避免向前推进穿刺针。此外注射局部可能有血肿形成。

3.气道麻醉

(1)适应证:适用于清醒气管插管或纤维光导喉镜检查。

(2)操作技术:4%利多卡因雾化吸入是一种较简单而有效的上呼吸道表面麻醉方法,因为高浓度利多卡因可穿透黏膜。术前用药应包括抗胆碱药,可减少腺体分泌,利于表面麻醉起效。

1)咽后壁表面麻醉:先喷舌背后半部,鼓励患者用口内残余唾液漱口、吞咽,待舌部麻木后,用一薄纱垫抓紧舌体,鼓励患者快速深呼吸,吸气时雾化喷入局部麻醉药。

2)鼻黏膜表面麻醉:用饱浸 3%～4%利多卡因和 0.25%～0.5%去氧肾上腺素混合液的小棉签涂抹。

3)环甲膜穿刺:吸气时经环甲膜穿刺向气管内注喷 4%利多卡因 4 mL。

(3)并发症:这些神经阻滞的并发症较为少见,其中局部麻醉药全身毒性反应是最为明显的,因此须密切观察患者的精神状态,如出现局部麻醉药毒性反应应及时处理。气道阻滞后,保护性反射被阻断,此时可能发生胃内容物的误吸。

(二)上肢神经阻滞

1.臂丛神经阻滞

(1)臂丛神经解剖:臂神经丛由 $C_{5\sim8}$ 及 T_1 脊神经前支出椎间孔后组成。①根:行走在斜角肌之间。②干:上干($C_{5\sim6}$),中干(C_7),下干(C_8,T_1)。位于颈后三角的下部,胸锁乳突肌和斜方肌之间,锁骨中间 1/3 之上,锁骨下动脉之后。③股:在锁骨之后每个神经干分为前后两股。④束:走行在第一肋骨的外缘,伴随腋静脉进入腋窝,在腋动脉第二部分胸小肌附着点之后,分为中间束、外侧束和后束。⑤支:在腋窝之中,围绕腋动脉的第三部分发出各个分支。包裹臂丛神经的筋膜鞘从斜角肌直至上臂中点,而肌皮神经和桡神经在此之前离开筋膜鞘。

(2)经肌间沟入路臂丛神经阻滞。

1)适应证:适用于肩部、肱骨或肘部手术。

2)操作技术:患者平卧,颈下垫一薄枕。头偏向对侧。在环状软骨水平划一水平线与胸锁乳突肌后缘相交,一般颈外静脉也在此点经过。在胸锁乳突肌外缘下方摸到前斜角肌,再向外侧在前中斜角肌之间摸到肌间沟。为了摸清肌间沟,可嘱患者轻轻抬头(收缩胸锁乳突肌),或者用力吸气(收缩前斜角肌)。站在患者的侧方或头端,以 22 号 5 cm 长穿刺针垂直皮肤刺入,穿刺方向稍偏向尾端。进入筋膜鞘会出现落空

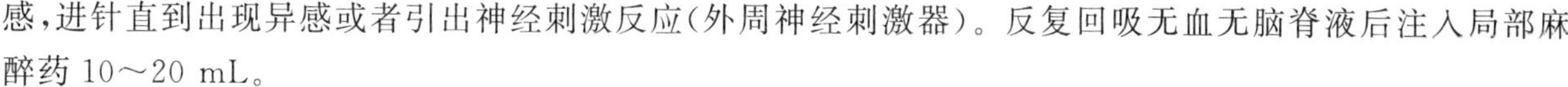

感，进针直到出现异感或者引出神经刺激反应(外周神经刺激器)。反复回吸无血无脑脊液后注入局部麻醉药10～20 mL。

(3)锁骨上臂丛神经阻滞。

1)适应证：此法适用于肱骨、肘部或手部非尺神经支配区域的手术。

2)操作技术：患者平卧，头偏转30°朝向对侧。摸清肌间沟。顺着肌间沟向下在锁骨上方触及锁骨上动脉(50%的患者)。在锁骨上动脉的上方一指，以22号5 cm穿刺针刺入肌间沟，直至锁骨上动脉的后方。针栓背向颈部(以保证进针与肌间沟的长轴平行)，进针与地面平行，指向同侧乳头。入筋膜会出现落空感，进针直到出现异感，或者引出神经刺激反应(外周神经刺激)。回吸无血后，慢慢注射局部麻醉药40 mL。

3)并发症：误入锁骨上动脉(20%)，如果摸不到锁骨上动脉，最好避免应用此法，或应用超声定位锁骨上动脉。可并发气胸(0.1%)。

(4)腋路臂丛神经阻滞：臂丛神经与腋动脉共同走行于腋鞘之中的部分包括以下内容。①臂内侧皮神经(C_8，T_1)；②前臂内侧皮神经(C_8，T_1)；③正中神经($C_{5\sim8}$，T_1)；④尺神经($C_{7\sim8}$，T_1)；⑤桡神经($C_{5\sim8}$，T_1)。腋鞘之外还包括：肌皮神经($C_{5\sim7}$)和肋间臂神经(T_2)。

1)适应证：此法适用于肘部、前臂和手部手术的麻醉及上述部位疼痛的治疗。

2)操作技术：患者仰卧位，上肢外展，屈肘。在腋窝触摸动脉的搏动并标记其位置。从腋前线(胸大肌附着处)划线垂直与腋动脉相交。示指与中指固定腋动脉，以22号5 cm长穿刺针略朝近端偏斜刺入，在动脉上方和下方分别刺激正中神经和尺神经。进入鞘筋膜时有明显的落空感，可引出异感或特异性的运动反射。给药总量为40～50 mL。可采用4种不同的方法。①跨动脉法：在动脉的前后各注入20 mL局部麻醉药；②多点注射：分别阻滞4根神经，随着神经递次被阻滞，阻滞的成功率越来越高；③单点阻力消失法：穿透筋膜后通过针头或置入套管后给药；④渗透法：在动脉的两侧扇形注药15 mL。

3)并发症：本法较前两种能避免误刺胸膜的可能，常用于门诊手术。但须注意不要误入血管——腋动脉或腋静脉，注药前和注药期间应反复回吸。对肌皮神经可能会出现阻滞不全。

2.尺神经阻滞

尺神经发自臂丛内侧束，主要由C_8和T_1神经纤维组成。

(1)适应证：可作为臂丛神经阻滞不完全的补救方法，或单独用于该神经支配范围内(以环指尺侧及小指掌面为主，并向上沿至肘关节以下)的手术麻醉，特别适用于小鱼际脓肿切开引流手术。

(2)操作技术。①肱部尺神经阻滞：患者仰卧或坐位，患臂伸直。在上臂肱二头肌内侧沟中点可触及肱动脉搏动，即为穿刺点，用3.5 cm长，7号穿刺针向肱动脉内侧进针至患者出现向小指放射性异感，回吸无血后注入5 mL局部麻醉药。②肘部尺神经阻滞：患者仰卧或坐位，患臂屈肘90°，在肱骨内上髁与尺骨鹰嘴之间的尺神经沟内，可扪及尺神经，重压时出现异感处为穿刺点，用3.5 cm长、7号针刺入皮肤，沿神经沟进针，出现异感时，回吸无血即可注入局部麻醉药5 mL。③腕部尺神经阻滞：患者仰卧或坐位，嘱患者握拳屈腕，于第2腕横纹处可以清楚显示尺侧腕屈肌腱，在肌腱桡侧可触及尺动脉搏动，选动脉和肌腱间为穿刺点，垂直进针，出现异感后，回吸无血即可注入局部麻醉药5 mL，若无异感，可向尺侧腕屈肌腱深面注药或在豌豆骨上缘进针进行阻滞。

(3)并发症：局部麻醉药误入血管的毒性反应及穿刺所致神经损伤。

(三)躯干神经阻滞

1.相关解剖

(1)$T_{2\sim12}$脊神经支配胸腹部的肌肉皮肤，腹股沟区有L_1脊神经支配。

(2)脊神经由椎间孔穿出进入椎旁间隙后分为前支及后支。

(3)肋间神经后侧分支支配背部皮肤及深部肌肉。

(4)肋间神经前支进入肌间内肌与肋横肌之间的平面间隙内。

(5)肋间神经在肋角前发外侧皮支，斜穿肋间肌，于腋中线附近穿出，行于肋间肌之上。

(6)肋间神经末端向前移行为皮神经。

2.胸部椎旁神经阻滞

(1)适应证:①用于乳腺手术和肾脏手术的麻醉。②用于开腹胆囊切除术和胸部手术的术后镇痛。③肋骨骨折的镇痛治疗。

(2)操作技术:患者取坐位或者患侧在上侧卧位。扪及相应棘突的偏头侧部位,旁开 2.5～3 cm 处做标记。22 号,长 8 cm 的穿刺针垂直刺入直抵下位椎体横突。稍退针,针尾向头侧倾斜,再次进针越过横突,直至阻力消失或者患者出现异感(通常 1～1.5 cm)。回吸无血、无气或脑脊液后,每节段注入局部麻醉药 5 mL,或单节段注入局部麻醉药 15 mL。

(3)并发症:①局部麻醉药注入血管。②药物注入硬膜外腔甚至蛛网膜下腔。③气胸。

3.肋间神经阻滞

(1)适应证:同胸部椎旁神经阻滞。肋间神机阻滞可阻滞剑突至耻骨联合水平腹壁的全部运动神经和感觉神经,但交感神经不被阻滞。

(2)操作技术:患者俯卧位或患侧向上侧卧位或坐位。扪及相应肋骨的肋角及腋后线,示指及中指分置肋骨两侧。22 号长 5 cm 的穿刺针垂直皮肤刺入,直至肋骨下缘。向下平移针头至出现阻力消失或有明显异感,抽吸无血、无气后,注入局部麻醉药 3～5 mL。

4.腹股沟神经阻滞

(1)适应证:腹股沟区内包括髂腹下神经、髂腹股沟神经、生殖股神经以及肋间神经的部分分支,腹股沟区神经阻滞可用于腹股沟疝手术。

(2)操作技术:22 号穿刺针于髂前上棘内侧 2 cm 垂直皮肤刺入。出现突破感说明针已突破腹外斜肌腱膜,注入 8 mL 药物以阻滞髂腹下神经。继续进针直至突破腹内斜肌,于腹内斜肌及腹横肌之间注入局部麻醉药 8 mL 以阻滞髂腹股沟神经。在该点扇形皮下阻滞可阻滞肋间肋下神经皮支支配的皮肤。腹股沟管深环位于腹股沟韧带中点上方 1～1.5 cm 处,针刺入腹股沟管注入局部麻醉药物 5 mL 以阻滞生殖股神经的生殖支。

(3)并发症:①局部麻醉药注入血管。②局部麻醉药注入腹腔。③股神经阻滞。

5.阴茎神经阻滞

(1)适应证:可用于包皮环切术。

(2)操作技术:在阴茎根部偏上耻骨联合处。使用 22 号 5 cm 穿刺针穿刺至耻骨联合下缘后继续进针 1～2 cm 直至阻力消失。此时针已刺入阴茎浅筋膜,注入局部麻醉药 5～10 mL 即可阻滞双侧阴茎神经。阴茎周围皮下注射局部麻醉药以阻滞髂腹股沟神经及生殖股神经。

(3)并发症:局部出血致血肿。

(四)下肢神经阻滞

下肢神经最易被脊麻或硬膜外麻醉所阻滞。并存脓毒症、凝血疾病或要求选择性下肢阻滞时,施行神经阻滞。L_2～S_3 发出的神经纤维支配下肢,为腰丛(支配大腿感觉和运动功能的股外侧皮神经、股神经和闭孔神经)和坐骨神经(分为股神经和腓总神经,分布于小腿)的组成部分。

1.坐骨神经阻滞

坐骨神经阻滞为经典后入路——Labat 法。

(1)适应证:单独坐骨神经阻滞适用于下肢后侧、足外侧和脚趾外侧三趾手术的麻醉,与股神经阻滞联合可以用于膝部和小腿的所有手术的麻醉及疼痛治疗。

(2)操作技术:患者取 Sim 位(侧卧,手术侧在上),屈膝屈髋,使膝、股骨大转子、髂。

后上棘呈一条直线。自髂后上棘至大转子作一连线,其中点作一垂直线,与大转子和骶骨裂孔连线的交点即为穿刺点。以 22 号、10 cm 穿刺针垂直皮肤刺入 8～10 cm,引出异感或者体动(小腿外翻或脚掌背屈)后给药 10～20 mL。

(3)并发症:周围肌肉组织损伤及出血血肿。

2.股神经阻滞

(1)适应证:用于股神经分布区域手术麻醉与术后镇痛,联用坐骨神经阻滞可用于膝。

(2)操作技术:患者取仰卧位,于腹股沟韧带走行上触及股动脉搏动,取邻近腹股沟韧带下缘的股动脉搏动的外侧 1 cm 处为穿刺点,用 3.5 cm 长,7 号穿刺针稍向头侧 15°进针,找到异感后,回吸无血注入局部麻醉药 10～15 mL。若没有异感,用针由内向外作扇形移动,确认穿刺到位后注药。如果仍未有明显的异感,在穿刺点注射即可。股神经阻滞后表现为股四头肌运动消失、小腿不能伸直、膝腱反射消失、股前区感觉减退或消失。

(3)并发症:误入血管。

3.交感神经阻滞

(1)星状神经节阻滞。①适应证:星状神经节阻滞可选择性阻断通往上肢和头部的交感神经,尤其适用于自主神经功能障碍的治疗。②操作技术:在胸锁乳突肌内侧缘、环状软骨水平向尾侧移 1.5～2 cm (约在锁骨上 2 横指处)为穿刺点,进针直至针尖触及骨质(C_6),在此处注入试验量(2 mL),无异常再注入 1%利多卡因或 0.25%丁哌卡因 8 mL。③并发症:星状神经节阻滞应避免应用神经破坏药。

(2)腹腔神经丛阻滞。①适应证:腹腔神经丛阻滞可缓解上腹内脏痛,尤其用于胰腺恶性肿瘤的疼痛治疗。②操作技术:穿刺针触及 L_1 椎体侧面后退针至皮下,把针尖方向调向外侧刺入,以便越过 L_1 椎体前缘。常在 X 线下验证穿刺针定位,尤其需注入神经破坏剂时更应谨慎。需要的局部麻醉药容积法(0.75%利多卡因或 0.25%丁哌卡因 20～25 mL),以便局部麻醉药在腹膜后间隙扩散至神经节。阻滞成功的最可靠指征为疼痛缓解和低血压。预注 1000 mL 晶体液可减轻低血压反应。神经破坏性阻滞缓解慢性疼痛可持续 2～6 个月,如需要可重复进行。每次应用神经破坏药之前,均需用局部麻醉药行诊断性阻滞。

(陈朝良)

第二章 临床麻醉的常用药物

第一节 局 麻 药

根据化学结构不同，局麻药可分两大类：①酯类局麻药具有亲酯疏水特性，常用的有普鲁卡因、丁卡因、氯普鲁卡因。②酰胺类局麻药具有亲水疏酯特性，常用的有利多卡因、丁哌卡因、罗哌卡因。

一、普鲁卡因

普鲁卡因为人工合成的短效酯类局麻药。

（一）作用特点

(1)麻醉强度较低，作用时效较短。注入组织后 1～3 分钟出现麻醉作用，一般维持 45～60 分钟，镇痛作用往往突然消失，于短时间内由无痛转为剧痛。

(2)穿透黏膜能力很弱，不能产生表面麻醉作用。

(3)普鲁卡因静脉用药，有中枢性镇静和镇痛作用，表现嗜睡和痛阈增高，但必须在全麻药静脉诱导的基础上，才允许静脉用药以产生全身麻醉的维持作用。以普鲁卡因 1 mg/(kg · min)的速度静脉滴注 30 分钟，可使普鲁卡因达到稳态血药浓度水平。

(4)有奎尼丁样抗心律失常作用，但因中枢神经系统毒性和生物转化过快，不适于作为抗心律失常药。

（二）临床应用

普鲁卡因的浓度越高，被吸收的速度越快，毒性越大。因此，临床上应采用其最低有效浓度。此外，浓度越高(如神经阻滞超过 5%，脊髓麻醉超过 10%)，可引起局部神经损伤而并发神经炎、神经坏死，术后表现感觉迟钝和肢体无力，甚至瘫痪。

(1)局部浸润麻醉：0.25%～1.0%溶液均可；神经阻滞麻醉可用 1.5%～2.0%溶液，一次最大量为 1 g。

(2)蛛网膜下腔阻滞麻醉：3%～5%溶液，一般剂量为 150 mg 起效时间 1～5 分钟；作用时效45～60 分钟。

(3)静脉复合麻醉：1%溶液静脉持续滴注，但必须首先在其他全麻药诱导抑制大脑皮质以后，才允许静脉滴注，绝对禁止在清醒状态下直接静脉用药。总用量一般不受限制。

(4)一般不用于表面麻醉或硬膜外阻滞麻醉，因其麻醉效能很差。

二、丁卡因(地卡因)

丁卡因为酯类长效局麻药，麻醉强度大，为普鲁卡因的 16 倍，麻醉维持时间长，但起效慢，穿透性强，表面麻醉效果好，与神经组织结合迅速牢固。

(一)作用特点

(1)对周围神经细胞的作用与普鲁卡因相同;对中枢产生明显抑制,严禁静脉用药。

(2)抑制心肌收缩力强,心脏毒性大,严重时引起泵功能衰竭、室颤或心搏停止。

(3)对血管平滑肌产生直接松弛作用。

(4)在体内主要由血浆胆碱酯酶水解,速度较慢;部分丁卡因经胆管排至肠道,再被吸收至血液而进行水解,代谢产物经尿排出。

(二)临床应用

(1)表面麻醉。眼:0.5%～1%溶液滴眼;鼻、咽喉、气管:1%～2%溶液喷雾;尿道:0.1%～0.5%溶液,尿道灌注;表麻一次最大量,成人不超过 40～60 mg,潜伏期 1～3 分钟,维持 1 小时。

(2)神经阻滞麻醉:常用 0.15%～0.3%溶液,一次最大量成人 50～75 mg,潜伏期 15 分钟,维持 2～5 小时。如果配制成 0.2%丁卡因、1%利多卡因混合液,起效加快,毒性反应率下降,而时效仍保持较长。

(3)蛛网膜下腔阻滞麻醉:常用 0.3%～0.5%溶液,成人用量为 7～12 mg。潜伏期 15 分钟,维持1.5～2 小时。

(4)硬膜外阻滞麻醉:常用 0.25%～0.3%溶液,成人一次最大量 75～90 mg,潜伏期 15～20 分钟,维持 1.5～3 小时。

(5)禁用于局部浸润麻醉、静脉注射或静脉滴注。

三、氯普鲁卡因

氯普鲁卡因与普鲁卡因相似。在血内水解速度较普鲁卡因快 4 倍,因此毒性低,起效快,只需 6～12 分钟,维持 30～60 分钟。盐酸氯普鲁卡因不适于表面麻醉。1%溶液用于局部浸润麻醉,一次最大剂量 800～1 000 mg,加用肾上腺素后时效可达 70～80 分钟。2%～3%溶液适用于硬膜外阻滞或其他神经阻滞,具有代谢快,胎儿和新生儿血内浓度低的优点,适用于产科麻醉。特别注意的是,氯普鲁卡因溶液的 pH 为 3.3,若不慎将大量的氯普鲁卡因注入蛛网膜下腔,有可能引起严重的神经并发症。

四、利多卡因

利多卡因为酰胺类中效局麻药,水溶液性能稳定,耐高压灭菌,可较长时间储存。

(一)作用特点

(1)麻醉效能强,起效快,扩散渗透性强。

(2)经吸收入血或静脉给药,有明显的中枢抑制作用。血药浓度较低时表现镇静、思睡,痛阈提高,并抑制咳嗽反射。

(3)在全麻药静脉诱导的基础上,允许静脉滴注利多卡因以施行全身维持麻醉,但血药浓度超过 5 mg/mL时可出现中毒症状,甚至惊厥。

(4)具有迅速而可靠的抗室性心律失常功效,治疗剂量时对房室传导和心肌收缩性无明显影响,但血药浓度高时可引起心脏传导速度减慢,出现房室传导阻滞和心肌收缩力减弱,心排血量下降。

(二)临床应用

(1)表面麻醉:4%溶液(幼儿用 2%溶液)喷雾口、咽喉、气管内黏膜,一次最大量 200 mg,起效时间为 5 分钟,维持 15～30 分钟。

(2)局部浸润麻醉:0.5%～1.0%溶液,成人一次最大量 200 mg。

(3)神经阻滞麻醉:1%～2.0%溶液,成人一次最大量 350～400 mg。

(4)硬膜外阻滞麻醉:1.5%～2.0%溶液,成人一次最大量 400 mg,起效时间 5 分钟,作用高峰时间 15～20 分钟,运动神经麻痹时间 45～60 分钟,完全消退时间 90～120 分钟。利多卡因中加用 1∶20 万肾上腺素,可延长作用持续时间。

(5)治疗室性心律失常:2%溶液 1～2 mg/kg 单次静脉慢注;或先给负荷量 1～2 mg/kg 静脉慢注,再继以 45～50 mg/min 静脉持续滴注。原有室内传导阻滞者慎用;完全性房室传导阻滞者禁用。

五、丁哌卡因

丁哌卡因为酰胺类长效局麻药,水溶液稳定,耐重复高压灭菌。

(一)作用特点

(1)麻醉效能强,起效时间较长,作用持续时间也长。

(2)对感觉、运动神经的阻滞效果与药物浓度有关。①0.125%～0.25%溶液:仅阻滞感觉神经,无运动神经阻滞功效。②0.5%～0.75%溶液:运动神经阻滞效果良好。

(3)其毒性与丁卡因相似,逾量或误注血管可引起严重毒性反应,引起循环衰竭和惊厥,以心脏毒性症状出现较早,其循环衰竭和严重室性心律失常症状往往与惊厥同时或先后出现,复苏较困难。因此,必须严格掌握用药剂量,成人一次或 4 小时内用量不能超过 150 mg;使用较高浓度时,溶液中宜加用 1∶20 万肾上腺素,可减缓吸收速度。

(二)临床应用

(1)禁用作局部浸润麻醉。

(2)神经阻滞麻醉:0.25%～0.5%溶液,一次最大量 200 mg。

(3)硬膜外阻滞麻醉:0.5%～0.75%溶液 0.75%溶液的肌松效果较好。起效时间 5～7 分钟,作用高峰时间 15～25 分钟,持续时间 3～5 小时。

(4)蛛网膜下腔阻滞麻醉:可用轻比重(0.125%～0.25%)、等比重(0.5%～0.75%)或重比重(0.5%～0.75%加10%葡萄糖液)溶液;剂量 10～15 mg,不超过 20 mg,起效时间 3～5 分钟,持续时间 3～4 小时,下肢可达 5～6 小时。

(5)术后镇痛或分娩镇痛:0.125%～0.25%溶液硬膜外腔注射,现多采用患者自控的硬膜外止痛。

六、罗哌卡因

(一)作用特点

罗哌卡因是一种新型长效酰胺类局麻药。可能通过升高神经动作电位的阈值,延缓神经冲动的扩布,降低动作电位升高的速度,发挥阻断神经冲动的产生和传导的作用。麻醉作用的产生与神经纤维的轴径、髓鞘形成和传导速度有关。罗哌卡因脂溶性大于利多卡因小于丁哌卡因,神经阻滞效能大于利多卡因小于丁哌卡因,对心脏兴奋和传导抑制弱于丁哌卡因。利多卡因、丁哌卡因和罗哌卡因致惊厥量之比为 5∶1∶2;致死量之比约为 9∶1∶2。临床上,1%罗哌卡因与 0.75%丁哌卡因在起效时间和运动神经阻滞的时效没有显著差异。

(二)临床应用

(1)外科手术麻醉:神经阻滞麻醉和硬膜外麻醉(包括剖宫产术硬膜外麻醉);局部浸润麻醉。常用浓度为 0.5%～1.0%。

(2)急性疼痛控制:用于术后或分娩镇痛,可采用持续硬膜外输注,也可间歇性用药。常用浓度为0.2%～0.5%。

(三)禁忌证

(1)对酰胺类局麻药过敏者禁用。

(2)严重肝病患者慎用。

(3)低血压和心动过缓患者慎用。

(4)慢性肾功能不全伴有酸中毒及低血浆蛋白患者慎用。

(5)年老或伴其他严重疾病需施用区域麻醉的患者,在施行麻醉前应尽力改善患者状况,并适当调整剂量。

七、局麻药不良反应

(一)中毒反应

单位时间内血液中局麻药浓度超过机体耐受阈值时,可出现一系列严重的全身症状,即为局麻药中毒反应。

1.临床表现

(1)兴奋型:突然表现精神紧张、多语、定向力障碍;呼吸急促;心率增快、血压升高;肌肉震颤,可发展为阵发性抽搐;因持续强烈抽搐可导致缺氧而呼吸心搏骤停。

(2)抑制型:多发生于老年、体弱患者(因局麻药耐受阈值低),或局麻药误入血管而引起,表现嗜睡或神志消失,呼吸浅慢或暂停,脉搏徐缓,血压下降。也可突发呼吸循环骤停。此型较少见,但易被误诊。

2.诱因

单位时间内用药量过大,或意外误注血管内,是局麻药中毒的主要诱因,但也与下列因素有密切关系。

(1)局麻药的强度越大,毒性越大,惊厥症状的出现越早。

(2)在血管丰富部位用药,与血管稀少部位用药,两者的血药浓度差异很大,中毒反应率差异很大。

(3)局麻药中加用低浓度肾上腺素,吸收入血的速度明显减缓,中毒反应率降低。但肾上腺素用量过大或吸收过快,同样会出现与局麻药毒性反应难以鉴别的"肾上腺素反应"。因此,强调肾上腺素浓度不超过 1∶20 万。

(4)血 pH 下降,或 $PaCO_2$ 上升,血液趋于酸性,致惊阈值降低,较易发生惊厥。

(5)患者机体状态差、肝衰竭、心力衰竭或维生素 C 缺乏等,可影响局麻药的分布和代谢,局麻药的毒性反应发生率增高。

3.预防

(1)选用最低有效浓度局麻药,减少用药总量。

(2)严防血管内误注,注药前常规作抽吸试验。

(3)局麻药加用适量肾上腺素以延缓吸收速度,降低单位时间内血药浓度的骤升。

(4)长效和短效局麻药混合使用时,局麻药毒性反应率可显著降低。

(5)术前药常规使用安定类或巴比妥类药物,可提高局麻药致惊阈值,预防毒性反应。

(6)纠正患者的全身状况,局麻药毒性反应率可减少。

4.治疗

(1)警惕局麻药毒性反应,及时发现,尽早处理,多能治愈。出现毒性反应早期症状(兴奋、多语)时,首先立即停止用药,保证呼吸道通畅,面罩吸入高浓度氧,一般在纠正低氧状态后,往往可得到迅速缓解。

(2)出现惊厥时,不可慌张,首先用面罩人工呼吸;同时静脉注射硫喷妥钠1~2 mg/kg或地西泮0.1~0.2 mg/kg,一般均可有效制止惊厥,然后继续维持氧治疗。如不能控制,可在给予硫喷妥钠基础上静脉注射琥珀胆碱,行气管插管控制呼吸。

(3)并存循环抑制者,应加快静脉输液,并适当应用麻黄碱、多巴胺等药物以维持循环稳定。

(二)高敏反应

个别患者对局麻药的耐受力特低,仅使用小剂量即出现严重中毒反应,称为"高敏反应",事先一般很难预测,表现急剧,常突发晕厥、呼吸抑制和循环衰竭。其发生常与患者病理生理状况如高热、脱水和酸中毒等有关。掌握最小用药量,采用最小有效浓度药液,高敏反应发生率可降低。

(三)特异质反应

使用极微量局麻药即出现严重毒性反应,表现循环衰竭、心跳停止,虽极为罕见,但确实存在,往往在首次用药时即可发生,并非变态反应(过敏),因不存在致敏过程。此为特异质反应。

(四)类变态反应

(1)患者曾用过某种局麻药,并无不良反应,而于再次使用该局麻药时,却出现"过敏"样体征,轻者表现皮肤红斑疹或荨麻疹,重者出现血管神经性水肿,如呼吸道黏膜水肿、支气管痉挛、呼吸困难,甚至肺水肿和血压下降。此类反应称为“类变态反应”，可能与局麻药直接促进肥大细胞和嗜碱性粒细胞释放组胺有关。

(2)一旦发生，按毒性反应处理，并尽早使用大剂量激素和抗组胺类药。

(3)由于局麻药都为化学制品，其成分中既不含抗原，也无半抗原，故无法在体内构成“抗原抗体变态反应”，因此真正的局麻药“过敏”反应可能不存在，而临床上往往将较为常见的局麻药毒性反应或“肾上腺素反应”，错误地诊断为局麻药“过敏”反应。

(4)如果患者对酯类局麻药过敏，应换用罕见变态反应的酰胺类局麻药。

(张田丽)

第二节　升　压　药

一、肾上腺素

(一)临床应用

(1)止血：敷贴于皮肤、黏膜(鼻、咽喉、耳等)浅表出血处，有局部止血功效；对静脉渗血则无效。

(2)与局部麻醉药混用：延缓组织对局麻药的吸收，减少局麻药中毒，延长局麻药的作用时间。每200 mL局麻药加入肾上腺素0.1 mg，一次总用量不超过0.3 mg。

(3)抗过敏休克：肾上腺素抑制过敏介质(如组胺、5-羟色胺、缓激肽等)，加强血管收缩，减少渗出，提升血压，减轻声门水肿，扩张支气管平滑肌，从而缓解过敏性休克症状，用量每次0.25～0.5 mg皮下或肌内注射，肌内注射维持作用10～30分钟，皮下60分钟左右。

(4)心脏骤停复苏：静脉或心室腔注射每次0.25～0.5 mg，用生理盐水稀释10倍注入。

(5)控制支气管哮喘发作：皮下、肌内注射或雾化吸入都有效，一般3～5分钟症状缓解，每分通气量和呼吸频率均增加。

(二)不良反应

大剂量或快速静脉注射，可致心悸、烦躁、头痛及血压骤升，并可能引起肺水肿、脑出血或严重心律失常，如多源性室性心动过速，甚至心室颤动。因此需掌握用药原则：①根据用药目的，严格控制最小有效剂量。②慎用于老年人。③禁用于高血压、器质性心脏病、甲状腺功能亢进及心绞痛等患者。④禁与氟烷伍用，有诱发严重室性心律失常的危险。

二、去甲肾上腺素

(一)临床应用

去甲肾上腺素用于低容量性休克或内毒素休克，虽能提升血压，但微循环障碍反而加重，不能提高存活率，故已弃用。目前，该药仅适于嗜铬细胞瘤切除后维持血压稳定。

(二)不良反应

(1)若静脉滴注时间过久、浓度过高或漏出血管外，极易发生局部组织缺血坏死，应重视预防。一旦发生，应立即在局部皮下浸润酚妥拉明或普鲁卡因以解除血管痉挛。

(2)剂量过大或滴注时间过久，容易并发急性肾衰竭、心内膜下缺血和梗死。

三、多巴胺

(一)药理特性

多巴胺又称3-羟酪胺，是合成去甲肾上腺素的直接前体，具有重要生理功能和抗休克功效。多巴胺对心、肾等血管的作用，取决于静脉滴注剂量的大小。

(1)小剂量:1～2 μg/(kg·min),主要扩张肾、脑、冠脉及肠系膜血管,血流灌注增加,器官功能改善,具有排钠利尿作用。

(2)中等剂量:2～10 μg/(kg·min),主要增强心肌收缩力,心排血量增加,心率不变化,收缩压升高,肾功能仍得到改善。

(3)大剂量:快于 10 μg/(kg·min),主要增高外周阻力,血压上升,但肾血流反而减少,尿量显著减少,还可导致心律失常,作用与去甲肾上腺素相似,已失去有利作用。

(二)临床应用

(1)将 20～80 mg 多巴胺加入 5%葡萄糖液 100～500 mL 中,开始按 2～5 μg/(kg·min)静脉滴注,以后根据病情逐渐改变滴注剂量[最大不超过 10 μg/(kg·min)],适用于治疗心肌收缩力减弱、尿量减少而血容量无明显不足的低血压患者,如心脏术后心源性休克。

(2)大于 10 μg/(kg·min)的剂量,与去甲肾上腺素的作用类似,故不适用。

(3)对急性肾衰竭患者,可将小剂量多巴胺与袢利尿药合用。

(三)不良反应

患者偶见恶心、呕吐,剂量过大或滴速过快可致心律失常。注入血管外可致局部皮肤坏死,需局部浸润酚妥拉明等治疗。

四、麻黄碱

(一)药理特性

(1)对心血管的作用与肾上腺素相似,但效价弱,而作用持续时间则长 10 倍,以增强心肌收缩力,增加心排血量为主,外周血管阻力轻微升高,收缩压上升比舒张压上升明显,脉压增宽。心率影响较小。反复用药易出现快速耐药。半衰期为 3.5 小时。

(2)松弛支气管平滑肌,起效慢,作用弱但持久。

(3)中枢作用比肾上腺素明显,较大剂量可引起精神兴奋、不安和失眠。

(二)临床应用

(1)治疗椎管内麻醉性低血压。①血压下降缓慢者:成人每次 30 mg 肌内注射,可重复一次,小儿每次0.5～1 mg/kg。②血压急剧下降者:成人每次 15 mg 静脉注射,可重复一次。升压作用平稳可靠,但用于动脉粥样硬化、明显酸中毒和低血容量患者,效果可能很差。

(2)预防支气管哮喘发作,或治疗轻症支气管哮喘。口服用药,成人每次 25～50 mg;小儿每次 0.5～1 mg/kg,一天 3 次口服。

(3)治疗过敏性鼻炎,用 1%～2%溶液滴鼻,效果较好。

五、多巴酚丁胺

多巴酚丁胺的结构与多巴胺相似,属儿茶酚胺类药。适用于治疗心源性休克,心肌梗死伴充血性心力衰竭、无严重低血压的急性心力衰竭、体外循环手术后低心排综合征。不良反应偶有恶心、头痛、心悸、心律失常,也可引起高血压、心绞痛。一旦发生,应减慢滴速或暂停滴注。禁用于严重心脏射血障碍的患者。

六、间羟胺

间羟胺又名阿拉明,是去甲肾上腺素的较好替代药,可治疗各型休克。如神经性、过敏性、心源性、感染性、脑损伤性或心肌梗死性休克。治疗休克并存尿闭、心功能不全、脑水肿或心脏复苏后的患者。禁用于高血压、甲状腺功能亢进、充血性心力衰竭及糖尿病患者。

临床多采用静脉给药:静脉注射每次 0.5～5 mg,1 分钟生效,20～40 分钟时达作用高峰;静脉滴注 10～50 mg 加入 5%葡萄糖液 250～500 mL 中,根据血压升降调节滴速。

(张田丽)

第三节　扩张血管药

一、酚妥拉明

（一）药理特性

（1）具有拮抗肾上腺素的作用。静脉注射后 2 分钟内出现血管扩张，对阻力血管的扩张作用大于容量血管。外周阻力下降，肺动脉压下降，血压下降。

（2）兴奋心脏，心肌收缩力增强，心率增快，心排血量增加，微循环得到改善。

（3）防止毛细血管前括约肌过度收缩，增加组织血流灌注，拮抗毛细血管中的组胺和 5-羟色胺等血管活性物质。

（4）延长凝血和凝血酶原时间，减少微血管内凝血形成。

（5）因血压下降引起反射性交感神经兴奋，促进去甲肾上腺素释放，可出现心动过速、心室颤动等心律失常及心绞痛，可慎用普萘洛尔及利多卡因等治疗。

（二）临床应用

（1）控制嗜铬细胞瘤切除时围术期高血压急性发作，常与小量β受体阻滞药伍用以预防心律失常。术前 5～20 mg 口服，每天 2～3 次，术中静脉慢注 2～5 mg 或继以 2.5～5 mg 加入 5%葡萄糖液 100 mL 中静脉滴注，滴速根据血压下降的程度进行调节。

（2）治疗急性心肌梗死及伴肺水肿的充血性心力衰竭，可增强心肌收缩力，降低心脏前、后负荷，增加心排血量，而心肌耗氧量仅轻微增加。但必须严格防止血压剧降，故常与多巴胺等拟肾上腺素药联用。

（3）治疗外周血管痉挛性疾病，如雷诺病。

（4）硫喷妥钠、50%葡萄糖液或去甲肾上腺素等药液，若漏注于血管外的皮下组织，可引起局部小血管剧烈痉挛而导致局部皮肤、皮下组织缺血甚至坏死。此时，可用本药 5～10 mg 加于生理盐水或 1%普鲁卡因 20 mL 作漏注部位皮下局部浸润，有防止坏死的功效。

（三）不良反应

（1）用药不当，如在低血容量或低血压情况下使用本药，可发生严重低血压。

（2）静脉注射时可能引起心动过速、心律失常或心绞痛冠心病者。

（3）偶尔出现副交感神经亢进症状，如肠蠕动增强，腹痛和腹泻。对胃及十二指肠溃疡患者应慎用。

二、硝普钠

（一）药理特性

（1）选择性直接松弛血管平滑肌，强烈扩张小动脉和小静脉血管，使动脉压和外周血管阻力迅速下降，肺动脉压、中心静脉压和左室充盈压也随之下降。

（2）对血管运动中枢和交感神经末梢无任何直接作用，也不影响心肌收缩力。

（3）用于心功能正常的患者，除外周血管阻力降低、左室充盈压下降、动压下降外，心排血量也轻度下降，同时多数伴有反射性心动过速。

（4）用于急性心功能不全时，可使增高的外周阻力和左室充盈压下降，心脏前负荷减轻。因此，每搏量和心排血量显著增加，而心率无明显改变，甚或减慢。

（5）用于慢性心功能不全或低心排综合征时，可降低外周血管阻力，减轻心脏后负荷和射血阻抗。因此，整体循环功能得到改善。心肌耗氧量减少，心排血量有所增加，心率轻度减慢。

（6）其他作用：引起颅内压升高，较大剂量时脑、心肌、肝、横纹肌等组织的摄氧功能有所抑制。

（7）硝普钠在体内代谢过程中产生氰化物，其多数通过肝和肾的硫氰生成酶，使之与硫代硫酸钠结合而形成无毒的硫氰化合物，并由肾排出，少数以氢氰酸形式由肺排出。若用药量过大，体内硫氰化合物积聚，通过硫氰氧化酶的作用可回逆成有毒的氰化物，故必须严格控制剂量，避免超量用药。

（二）临床应用

1.控制性降压，或围术期严重高血压降压

（1）静脉单次注射：每次 2～5 mg，90 秒内发挥降压作用。但仅能维持 2～5 分钟，故需静脉持续滴注用药。

（2）静脉持续滴注：将硝普钠 50 mg 加入 5%葡萄糖液 500 mL 或 1 000 mL 中，配制成0.01%或0.005%溶液，初速 0.5～0.8 μg/(kg·min)[平均 0.3 μg/(kg·min)]，经 2～3 分钟后，血压缓慢下降，根据预期降压水平调整滴速，一般于 4～6 分钟后达到预期低血压水平。停止滴药后1～10 分钟，血压即可回升至原水平。

（3）硝普钠总量以 1 mg/kg 为宜，24 小时极量不能超过3～3.5 mg/kg，否则血液氰化物浓度可达中毒水平（>1 mg/L）。24 小时总量超过 4～12 mg/kg 可导致死亡。

（4）少数青壮年患者可能遇降压困难，与硝普钠同时激活交感神经-肾上腺素-血管紧张素系统，导致血儿茶酚胺及血管紧张素浓度增高、心率增快与血管收缩有关。此时可加深麻醉，或伍用小量普萘洛尔或卡托普利静脉注射，有望协助降压。

2.心功能不全或低心排综合征

心功能不全或低心排综合征一般以 8～16 μg/min 静脉滴注开始，以后每 5～10 分钟增加 5～10 μg，直至获得预期效果。一般应保持舒张压不低于 8 kPa(60 mmHg)为准，以保证冠脉灌注。无高血压病史的心力衰竭患者，一般对硝普钠十分敏感，剂量平均 50 μg/min 即可。

（三）不良反应

1.氰化物中毒

应用硝普钠，只要合理掌握用药量，一般不会发生氰化物中毒。但用药过量，或患者肝肾功能不全、维生素 B_{12} 缺乏或硫代硫酸钠不足时，可能发生氰化物中毒，导致组织缺氧。清醒患者出现疲劳、恶心、呕吐、厌食、定向障碍、肌肉抽搐和顽固性代谢性酸中毒。

用药期间若出现血 pH 持续过低，提示有氰化物中毒的可能，应尽早停药，此时检查血液硫氰酸盐浓度可做出确诊，正常人血硫氰酸盐浓度不超过 29 mg/L，使用硝普钠的患者可耐受 100～150 mg/L，超过 200 mg/L 可致死亡。治疗：①立即停药，吸氧，维持有效循环。②应用高铁血红蛋白形成剂，如亚硝酸异戊酯吸入，或亚硝酸钠 5 mg/kg 稀释成 20 mL 于 3～4 分钟内静脉注入。③亚硝酸钠注完后，继以硫代硫酸钠 150 mg/kg 于 15 分钟内静脉滴注完。④再用结构类似维生素 B_{12} 的羟钴维生素和氯钴维生素，剂量为硝普钠用量的 22.5 倍。

2.其他不良反应

反射性心动过速、反跳性高血压、颅内压升高、凝血异常、肺分流量增多及甲状腺功能低下等。

三、硝酸甘油

（一）药理特性

（1）对血管平滑肌的松弛作用最为明显。能拮抗去甲肾上腺素、血管紧张素等的缩血管作用，舒张全身大小动脉和静脉血管，以舒张静脉容量血管最为明显，使血液储存于大静脉和四肢血管，静脉回流减少，心脏前负荷下降；同时外周阻力下降，心脏后负荷减轻。每搏量和心排血量无大影响，但心肌耗氧量显著减少；这是硝酸甘油缓解心绞痛的主要原理。

（2）增加心肌缺血区的血流量，这是硝酸甘油另一重要作用。冠状动脉扩张促进冠脉血流再分布，改善心内膜层供血供氧，使心肌缺血范围缩小和心室功能改善。达到防治心绞痛、心肌梗死和急性心力衰竭的效果。

（3）使用稍大剂量时，也可施行控制性降压，但可能伴有反射性心动过速；并引起颅内压增高，对原先有颅内压增高患者尤其明显。

(4)一般需静脉滴注用药方能维持疗效。

(5)硝酸甘油降压的优点在于剂量容易调节，很少发生血压过低；心率变化不大；基本无毒性。一旦血压过低，只需及时减慢滴速并稍加快输液即可被迅速纠正。

(二)临床应用

1.控制性降压

用 10 mg 加入 5%葡萄糖 100 mL 中配制成 0.01%溶液作静脉滴注，初速 1 μg/(kg·min)，观察用药反应后调节滴速，一般达 3～6 μg/(kg·min)即能使血压降至预期水平。硝酸甘油降压与硝普钠降压的不同点：①对舒张压的下降幅度小于硝普钠，有利于心肌供血。②心率增快较轻，有利于降低心肌耗氧量。③不引起血管紧张素增加，停药后血压回升较硝普钠略慢，很少出现反跳性高血压。

2.心功能不全和心肌梗死

硝酸甘油适用于防治冠状动脉搭桥术中的高血压发作和心肌耗量增加；治疗慢性心力衰竭和心功能不全；治疗心内直视手术后的低心排综合征；治疗急性心肌梗死。

(三)不良反应

(1)有时出现头痛、面部潮红、灼热感、眩晕、心悸等症状。

(2)用药过量可出现高铁血红蛋白血症，血呈暗紫色，血液携氧能力减弱，组织缺氧，可静脉注射亚甲蓝、吸氧和换血治疗。

(3)长时间应用可出现耐药性。

(4)增加肺内分流，抑制血小板聚集，但作用比硝普钠轻；增强和延长潘库溴铵的神经肌接头阻滞作用；扩张脑膜血管和视网膜血管，应慎用于青光眼、脑出血和颅内压增高患者。

(文婷婷)

第四节　肌肉松弛药

肌肉松弛药主要作用部位在骨骼肌的神经肌肉接头后膜处，故称“神经肌肉接头阻滞药”(简称“肌松药”)，其主要作用为阻滞乙酰胆碱受体，干扰神经肌肉之间兴奋的正常传递，产生骨骼肌松弛的功效。

一、肌松药的类型

(一)非去极化型肌松药

1.常用药物

潘库溴铵、维库溴铵、阿曲库铵等，与神经肌接头后膜处的乙酰胆碱受体具有强亲和力，因占领受体并降低受体对乙酰胆碱的反应，使接头后膜不能正常传递神经肌肉之间的兴奋，产生阻滞效应，表现为骨骼肌松弛。

2.胆碱酯酶抑制药

通过抑制乙酰胆碱酯酶，使接头处的乙酰胆碱失活减慢而浓度逐渐增高，从而再竞争性占领乙酰胆碱受体，提高受体对乙酰胆碱的反应，由此恢复肌张力，故有“肌松药拮抗药”之称。

(二)去极化型肌松药

(1)常用者只有琥珀胆碱。与乙酰胆碱受体结合后，产生接头后膜持续性去极化，从而出现骨骼肌松弛效应。

(2)在首次去极化的过程中，全身骨骼肌肌纤维表现不协调的“成束收缩”，并继发眼内压、颅内压和胃内压升高，术后可能出现肌痛等不良反应。

(3)此类肌松效应不能被胆碱酯酶抑制药拮抗,相反,肌松效应反而可被增强。

二、肌松药的使用原则

(1)肌松药以使用最小有效量为原则。大剂量不仅时效过长,拮抗或消除也困难。

(2)应用肌松药必须具备呼吸管理的基本条件。肌松药对全身各部位肌肉都产生麻痹效应,包括膈肌和肋间肌麻痹。因此,用药必须与气管插管控制呼吸并用,以保证通气。

(3)要明确肌松药不是麻醉药,无麻醉作用。因此,只能在全麻下应用;禁忌在患者意识尚存在的情况下应用。

(4)全麻药与肌松药协同增强,在合理使用下两者各自的用药。

(5)利用周围神经刺激器监测神经肌接头传递功能,可判断剂量个体化,决定最佳追加剂量,判断拮抗药的使用时机,以及鉴别去极化型和脱敏感型阻滞,均有重要价值

三、非去极化型肌松药

(一)潘库溴铵

1.药理特性

(1)效能比右旋筒箭毒强4~5倍,起效较快,时效接近;轻微释放组胺,不易透过胎盘屏障,适用于支气管哮喘患者或孕妇。

(2)心血管效应较明显,产生中度解迷走效应,导致交感活动增强、儿茶酚胺释放增多,出现心率增快和血压升高,个别患者出现房室分离或室性心律失常。

(3)主要在肝内代谢,60%~80%经肾脏消除,小部分经肝胆系排泄。肾功能不全时,时效延长。肝脏疾病时,起效变慢,初始剂量需稍大,且时效延长。胆管梗阻时,消除率下降,时效延长。

2.临床应用

(1)气管内插管:0.1~0.15 mg/kg静脉注射,肌松在2~3分钟达峰值,维持45~60分钟。

(2)术中维持肌松:0.04~0.08 mg/kg静脉注射,1分钟起效,3~5分钟达高峰,作用维持40~60分钟。

(3)反复用药可产生蓄积;肌松残余作用可用新斯的明拮抗。

(4)慎用于高血压、心动过速、严重肝肾功能不全及胆管梗阻患者。

(二)维库溴铵

1.药理特性

(1)为中效非去极化型肌松药,无心血管系不良反应,不释放组胺。肌松作用起效较潘库溴铵稍快,药效略强,时效较短,反复用药基本无蓄积,是比较理想的肌松药。自主神经节阻滞作用极强是其特点,也是对心血管系统无不良反应的唯一肌松药。

(2)肝脏是其主要消除器官,大部分以原形、小部分经代谢后迅速排入胆汁,仅20%经肾脏排泄。因此,反复用药无蓄积性,肾功能不全时仍能应用,但肝硬化、阻塞性黄疸时,消除减慢,时效可延长。

2.临床应用

(1)气管内插管:0.07~0.15 mg/kg静脉注射,3~5分钟达峰值可插管,20分钟开始消退。

(2)术中维持肌松:首剂0.05~0.07 mg/kg,1分钟起效,3~5分钟达高峰,20分钟左右开始消退,25分钟时肌张力完全恢复。可按需再次用药,剂量为首剂的1/3~1/2;也可用静脉连续滴注法维持肌松,按1 μg/(kg·min)速度即可。

(3)肌松残余作用可用新斯的明拮抗。

(三)阿曲库铵(阿曲可林)

1.药理特性

(1)阿曲库铵为中时效非去极化型肌松药,起效较快、时效近似维库溴铵、对心血管系无不良反应、反

复用药无蓄积性。

(2)在体内主要通过“霍夫曼消除反应”分解消除，小部分经酯解反应分解，最适用于肝、肾功能不全的患者。碱性环境和温度升高可加速霍夫曼反应，使药效缩短，故需低温冰箱储存，也不能与硫喷妥钠等碱性药物混合(霍夫曼消除反应是药物分解的一种特殊反应，为纯化学过程，在生理 pH 和体温下即可进行，不受肝、肾功能、假性胆碱酯酶活性等生物学条件所影响)。

(3)其神经节阻滞作用极微，解迷走作用与维库溴铵相似，对心率无影响，有轻微组胺释放作用，偶尔可出现皮疹、支气管痉挛及心动过缓。

2.临床应用

(1)气管内插管:0.5～0.8 mg/kg 静脉注射，1 分钟内起效，2～4 分钟达高峰后可插管，作用持续30 分钟左右，追加剂量为首次量的 1/3～1/2。

(2)术中维持肌松:按 0.1 mg/(kg · min)静脉滴注，停药后肌张力可迅速恢复，不受滴注时间长短和总剂量大小的影响。

(3)其肌松效应易用新斯的明拮抗。

四、去极化型肌松药

琥珀胆碱为临床唯一的去极化肌松药。

(一)药理特性

(1)水溶液不稳定，pH 3～4.5，遇碱性物质易分解沉淀，禁与硫喷妥钠等混合。

(2)可被假性胆碱酯酶迅速水解，产生琥珀单胆碱和胆碱。琥珀单胆碱仍保留琥珀胆碱的肌松活性1/50，水解较慢(为琥珀胆碱的 1/6)。因此，反复静脉注射或连续滴注可出现蓄积。

(3)琥珀胆碱不能使用新斯的明拮抗，肌松作用反而延长。

(二)临床应用

(1)气管内插管:单次静脉注射 0.8～2 mg/kg，15～20 秒出现肌纤维成束收缩，1 分钟左右肌肉完全松弛，呼吸停止持续 4～5 分钟，肌松作用维持 5～12 分钟，可重复注射，不必减量。

(2)对静脉穿刺困难的小儿和成人，可将琥珀胆碱稀释成 10 mg/mL 溶液经肌内注射用药，小儿1～1.5 mg/kg，成人 1.5～2 mg/kg 分别于 1～6 分钟和 2～8 分钟出现肌松，维持 20～30 分钟。

(3)长时间手术时可用 0.1%～0.2%琥珀胆碱溶液静脉持续滴注。滴速为 3～4 mg/min;配成0.1%琥珀胆碱、1%普鲁卡因溶液，可施行静脉复合麻醉，两者协同增强。

(三)不良反应

1.血钾升高

肌纤维成束收缩过程中，钾离子自肌细胞外移，可引起血清 K^+ 升高。正常成人静脉注射琥珀胆碱1 mg/kg，血清钾升高 0.2～0.5 mmol/L，一般无碍，但对原先高钾血症患者具有威胁。

瘫痪患者应用琥珀胆碱，钾离子外移更多，血清钾明显增高，甚至高达 9～13 mmol/L，可导致严重心律失常或心搏骤停意外。此种“去神经高血钾反应”还易见于严重烧伤、广泛软组织损伤、上或下运动神经元疾病、严重腹腔感染以及肾功竭患者。因此，对这类患者应避用琥珀胆碱，尤其是对严重烧伤或截瘫后0.5～3 个月之间的患者应禁止使用。

2.肌纤维成束收缩

全身肌纤维不协调收缩可引起眼内压、胃内压和颅内压升高，以及术后肌痛。因此，对下列患者应禁忌琥珀胆碱:①因眼外肌剧烈收缩，眼内压于注射后 1 分钟即升高，持续 6 分钟，因此，对青光眼患者应慎用琥珀胆碱。②眼穿透伤或近期第二次内眼手术患者应禁忌使用。③对妊娠、腹水、肠梗阻等腹压显著升高的患者，用药后的腹压升高可促使胃肠内容物反流、误吸，故需慎用或避用。④颅内压已升高的患者，应避用琥珀胆碱。

术后肌痛发生率国外为 20%～50%，多见于小手术后，尤易见于女性或术后早期活动患者，以腰和小

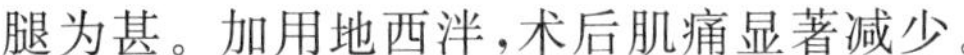

腿为甚。加用地西泮,术后肌痛显著减少。

3.作用时间延长

大剂量或连续滴注琥珀胆碱(超过 400～1 000 mg),容易转为非去极化阻滞(脱敏感阻滞),肌松时效显著延长。常见呼吸延迟恢复 30 分钟左右,甚至几小时。此时,应坚持人工呼吸,同时输用新鲜血、冰冻干血浆以提高血浆胆碱酯酶浓度,或补充钙制剂等,不可盲目使用新斯的明拮抗。

呼吸延迟恢复时,应用神经肌肉接头功能监测仪具有指导价值。

五、肌松药拮抗药(新斯的明)

(一)药理特性

(1)新斯的明是胆碱酯酶抑制药,通过抑制胆碱酯酶对乙酰胆碱的水解,促使神经肌接头的乙酰胆碱蓄积,竞争性地取代已与受体结合的非去极化肌松药,从而发挥拮抗作用。此外,新斯的明还促使神经末梢释放乙酰胆碱增多。

(2)在拮抗的同时,可能出现副交感神经节兴奋,引起心动徐缓、血压下降、唾液和呼吸道分泌物增多、胃肠蠕动增强、支气管痉挛,甚或心搏骤停等不良反应(且胆碱能危象),较大剂量新斯的明更易发生,故需严格掌握剂量。一旦出现胆碱能危象,可用阿托品拮抗。为预防计,可将阿托品与新斯的明混合在一起使用。

(二)临床应用

(1)术毕将新斯的明 0.04～0.05 mg/kg 和阿托品 0.02 mg/kg 混合后静脉缓慢注射。为防止过量,可分成 2 份,先静脉注射 1 份,观察 3～5 分钟无异常反应后,再静脉注射另一份。

(2)将新斯的明与格隆溴铵(胃长宁)混合后静脉注射,效果可能较阿托品好。胃长宁其外周抗胆碱作用强而持久,作用维持时间较阿托品长 3～4 倍。预防新斯的明引起心动过缓的剂量:按新斯的明每 1 mg 折合胃长宁 0.2 mg 计量(或胃长宁 0.2 mg 相当于阿托品 1 mg)。

(文婷婷)

第五节　丁酰苯类药

丁酰苯类药属抗精神病药,其化学结构与吩噻嗪类不同,但作用相似,通过阻滞边缘系统、下丘脑和黑质-纹状体系统等部位的多巴胺受体而产生很强的镇静和镇吐作用,有椎体外系反应等不良反应。口服经肠道吸收,在肝脏生物转化,代谢产物随尿和胆汁排出。氟哌啶醇和氟哌利多(氟哌啶)为临床最常用的丁酰苯类药。前者用于治疗精神病,后者主要用于临床麻醉,目前已替代吩噻嗪类的地位。现只介绍氟哌利多。

一、药理特性

(1)静脉注射后 5～8 分钟生效,最佳效应持续时间为 3～6 小时。地西泮作用相当于氯丙嗪的 200 倍,氟哌啶醇的 3 倍。不产生遗忘,镇吐作用为氯丙嗪的 700 倍。

(2)增强其他中枢神经抑制药的效应;无抗惊厥作用。

(3)引起脑血管收缩,脑血流减少,产生降低颅内压的作用,但脑耗氧量并不相应下降,故对脑血管病变患者可能不利。

(4)对心肌收缩力无影响,有 α 肾上腺素能阻滞作用,使血管轻度扩张,口服或肌内注射对血压无明显影响,静脉注射有血压轻度下降作用,对低血容量者需加以重视。

(5)用于嗜铬细胞瘤患者反可引起血压显著升高,可能与诱发肾上腺髓质释放儿茶酚胺或抑制嗜铬细胞摄取儿茶酚胺有关，应引起重视。

(6)有明显抗心律失常作用，可能与延长心肌不应期有关。

(7)对呼吸无明显影响，适用于慢性阻塞性肺疾病患者作为麻醉前用药。

(8)血浆蛋白结合率为85%～90%；消除半衰期2～3小时。除10%以原形随尿排出外，其余均在肝内生物转化，代谢产物大部分在24小时内随尿或粪排出。

二、临床应用

(1)氟哌利多已替代氯丙嗪和氟哌啶醇的位置，是目前麻醉科应用最广的强安定药。作为麻醉前用药的剂量为2.5～5 mg肌内注射或静脉注射。

(2)施行神经安定镇静术或麻醉。

(文婷婷)

第三章 超声引导神经阻滞联合麻醉操作技术

第一节　超声引导颈浅丛神经阻滞

颈神经丛分为浅丛及深丛。颈浅丛位于胸锁乳突肌后缘中点，支配头颈、胸肩上部皮肤。单纯阻滞颈浅丛可用于颈肩部表面手术。联合颈深丛阻滞可用于甲状腺手术、气管切开术及颈动脉内膜剥脱术等。颈浅丛神经阻滞传统定位依靠操作者感觉、患者解剖结构，属“盲法”操作，穿刺成功与否主要取决于操作者经验、穿刺技术及患者的解剖结构。超声引导颈浅丛神经阻滞，可清晰显示药液在筋膜间隙中的扩散，穿刺成功率明显提高。

一、局部解剖

颈神经丛由 $C_{1\sim4}$ 前支组成，$C_{2\sim4}$ 脊神经为感觉神经，穿出椎间孔后，从后方横过椎动脉和椎静脉，嵌于横突凹面，固定于横突间肌之间，到达横突尖端时分为升支和降支，这些分支在胸锁乳突肌后缘中点形成神经丛，呈放射状分出四个主要分支，即向前为颈前神经，向下为锁骨下神经，向后为枕小神经，向后上为耳大神经，这些神经支配头颈及胸肩的上部，呈披肩状(图 3-1)。

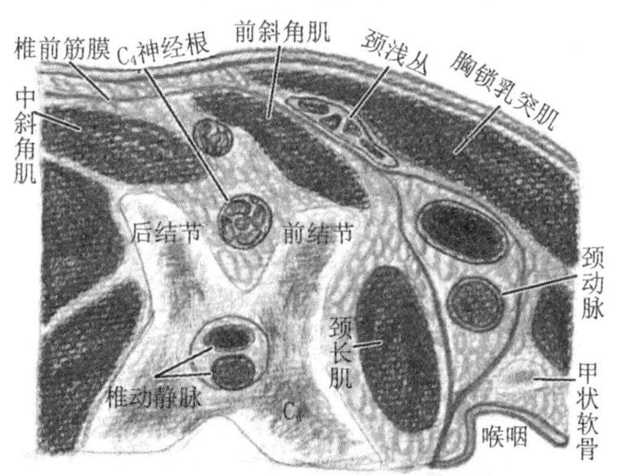

图 3-1　颈浅丛断层解剖图

二、超声解剖

选择高频线阵探头，短轴位放置于胸锁乳突肌后缘中点，深度调节至 1.5～2.2 cm。识别胸锁乳突肌、椎前筋膜。胸锁乳突肌筋膜表现为轮廓清晰的高回声线性结构。胸锁乳突肌表现为低回声结构，内部散在高回声。椎前筋膜覆盖于前、中斜角肌以及臂丛神经上方，表现为高回声线性结构，将臂丛神经与胸锁乳突肌分隔开。颈浅丛发出的分支表现为一簇小的低回声或者无回声类圆形结构，位于胸锁乳突肌后缘深面及椎前筋膜之间。但这种表现往往不典型。

三、操作方法

（一）体位

患者平卧位，头转向阻滞的对侧，操作者位于阻滞侧，超声仪放置于对侧。

（二）器材

高频线阵探头、无菌袖套及耦合剂、神经阻滞麻醉包、5 cm 长度 21～22 G 穿刺针一根。

（三）操作步骤

(1)常规消毒铺巾，探头套无菌袖套，涂抹无菌耦合剂。

(2)短轴位放置于胸锁乳突肌后缘中点水平，识别胸锁乳突肌，向外侧纵向移动探头，逐渐显露变薄的胸锁乳突肌后缘，在此处寻找椎前筋膜，前、中斜角肌及臂丛神经。

(3)颈浅丛位于胸锁乳突肌深面与椎前筋膜之间，表现为一簇小的低回声或无回声类圆形状结构。

(4)采用平面内技术，于探头外侧进针，穿过皮肤、皮下组织及颈阔肌，针尖到达目标神经，回抽无血，注射 5 mL 局麻药，可见神经被包绕。

(5)如果神经显示不清，可将针尖穿刺至胸锁乳突肌下方与椎前筋膜之间，注射局麻药，可见无回声药液在肌肉深面扩散。

(6)如果药物扩散不理想，需调整针尖的位置，再注入局麻药。

四、注意事项

(1)颈浅丛位于胸锁乳突肌深面，椎前筋膜上方，椎前筋膜覆盖前、中斜角肌以及臂丛神经，可通过识别肌间沟臂丛神经来确定颈浅丛的位置。

(2)颈浅丛在超声上往往难以显示，可将药物注射到胸锁乳突肌深面与椎前筋膜之间，使二者分层即可获得良好效果。

（李鹏飞）

第二节　超声引导选择性颈神经根阻滞

传统的颈神经根阻滞依靠解剖定位，由于是盲探操作，常造成麻醉效果不理想。在神经阻滞过程中，对于未参与支配手术区域的神经应尽量避免阻滞。应用超声引导可辨识出每条神经根的形态，根据手术范围选择性阻滞神经，减少不必要的神经阻滞，真正做到“精准化”麻醉。

一、局部解剖

脊神经共 31 对，其中颈神经 8 对。脊神经前、后根合成一干后，第 1 颈神经穿行于枕骨与寰椎后弓之间，经椎动脉沟，在椎动脉的下侧穿出。第 2～7 颈神经，经相应椎骨上侧的椎间孔穿出，神经根穿出椎间孔后走行于相应椎体横突前结节与后结节组成的结节间沟。其中 $C_{1\sim4}$ 脊神经前支在胸锁乳突肌后连续成一系列的环状神经，组成颈神经丛，主要支配颈部的皮肤感觉和肌肉。$C_{5\sim8}$ 和 T_1 脊神经的前支组成臂神经丛，走行于颈外侧及腋窝内，分布于整个上肢，支配整个手、臂运动和绝大部分手、臂感觉(图 3-2)。

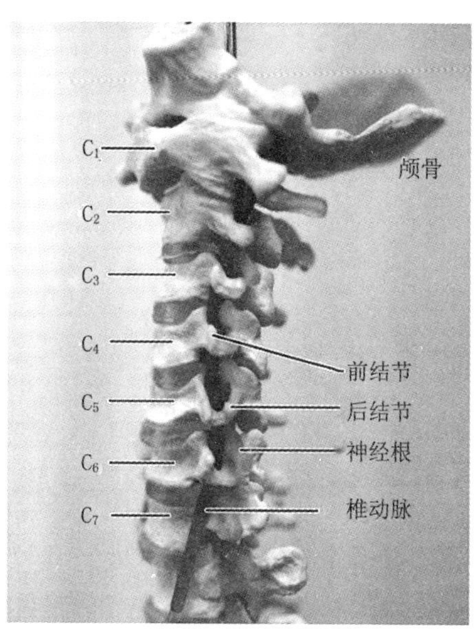

图 3-2 颈椎解剖图

二、超声解剖

选择高频线阵探头，短轴位放置于颈部不同位置，得到不同神经根图像。于锁骨上窝放置超声探头，显示锁骨下动脉超声影像，其外上方为臂丛神经。探及臂丛神经后，向头端倾斜探头，使探头向头端缓慢移动，依次可显示 $C_{7\sim2}$ 神经根，它表现为圆形或椭圆形的低回声结构。C_7 神经根内侧为椎动脉，横突无前结节。C_6 神经根所在结节间沟，前结节与后结节的距离较大，神经根位置比较深，犹如大写字母“U”。C_5 神经根所在结节间沟，前结节与后结节的距离较 C_6 变小，神经根位置也较浅，犹如大写字母“L”。C_4 神经根所在结节间沟，前结节与后结节的距离较 C_5、C_6 更小，神经根位置也更浅，犹如大写字母“V”。C_3 神经根所在结节间沟，前结节与后结节距离很小，神经根似乎在前后结节上方。C_2 神经根往往难以显示，前结节与后结节之间为一条裂缝，犹如骨皮质中间断裂一样。

三、操作方法

(一)体位

患者平卧位，头转向阻滞的对侧，操作者位于阻滞侧，超声仪放置于对侧。

(二)器材

高频线阵探头、无菌袖套及耦合剂、神经阻滞麻醉包、5 cm 长度 21～22G 短斜面绝缘针一根。

(三)操作步骤

(1)常规消毒铺巾，探头套无菌袖套，涂抹无菌耦合剂。

(2)探头置于锁骨上窝，可显示锁骨下动脉的短轴图像。在锁骨下动脉外上方，为蜂巢状的臂丛神经。

(3)获得臂丛神经图像后，逐渐向头端倾斜探头，同时向头端缓慢移动探头，可见 C_7 神经根影像。

(4)开启彩色多普勒模式，识别椎动脉。椎动脉位于 C_7 神经根内侧，神经根外侧为 C_7 横突后结节。

(5)采用平面内技术，穿刺针在探头外侧进针，平行于探头，保持穿刺针在超声扫描平面内，观察针尖及针的全长。

(6)当针尖到达神经根附近，回抽无血，注入局麻药 3～5 mL，可见神经根漂浮在药液中。

(7)继续向头端移动探头，可见 C_6 神经根出现在横突前后结节之间，采用平面内技术，穿刺针在探头外侧进针，越过后结节，到达神经根的外侧或底部，回抽无血，注入局麻药 3～5 mL。

(8)根据需要依次可阻滞 $C_{5\sim3}$ 神经根。

四、注意事项

(1)识别神经根有一定难度，C_7神经根内侧为椎动脉，横突只有后结节而无前结节，最易识别。通常先定位C_7神经根，向上追溯其他神经根。

(2)行C_7神经根阻滞时，需开启彩色多普勒模式，识别椎动脉，避免将椎动脉误认为神经根进行阻滞。

(3)行颈神经根阻滞时，穿刺针于探头后方进针，越过后结节到达神经根外侧或底部注药时，需避免损伤神经根。

(李鹏飞)

第三节　超声引导肌间沟臂丛神经阻滞

传统的肌间沟臂丛神经阻滞，定位需依靠解剖标志及寻找异感，遇有肥胖及解剖变异的患者，失败率较高。超声引导肌间沟臂丛神经阻滞，可清晰显示臂丛神经及穿刺针，并实时监测局麻药的扩散。也可进行多点注射，减少了局麻药用量，麻醉效果更加确切。

一、局部解剖

臂神经丛由$C_{5\sim8}$以及T_1脊神经的前支组成，脊神经穿出椎间孔后，在前、中斜角肌之间形成上、中、下三干。上干由$C_{5\sim6}$脊神经前支组成，中干由C_7脊神经的前支组成，下干由$C_8\sim T_1$脊神经的前支组成。3条神经干同锁骨下动脉穿过前、中斜角肌间隙，从下缘穿出，向前、外、下方向伸展。至锁骨后第一肋骨中点外缘，每个神经干分成前后两股，通过第一肋和锁骨中点，经腋窝顶部进入腋窝。在肌间沟水平，膈神经在前斜角肌表面由后外侧向前内侧走行，与臂丛神经接近，因此在肌间沟阻滞臂丛神经时易阻滞膈神经(图3-3)。

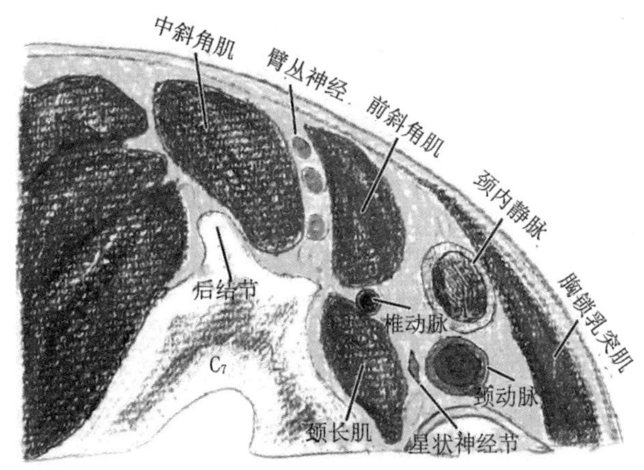

图3-3　肌间沟臂丛神经断层解剖图

二、超声解剖

选择高频线阵探头，有两种方法显示臂丛神经。

(1)探头短轴位放置于胸锁乳突肌上方平环状软骨水平，显示颈总动脉及颈内静脉短轴切面图像，向后外侧移动探头，识别前斜角肌、中斜角肌。在前、中斜角肌之间，可见数个被高回声包绕呈葡萄样排列的低回声圆形结构，即为臂丛神经。此处显示的超声图像可以是神经根，也可以是神经干，甚至是神经干分出的股，因此表现为数量不等的低回声圆形结构。

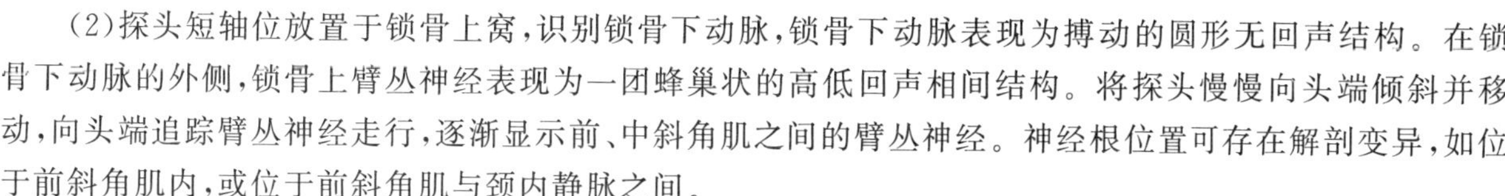

(2)探头短轴位放置于锁骨上窝,识别锁骨下动脉,锁骨下动脉表现为搏动的圆形无回声结构。在锁骨下动脉的外侧,锁骨上臂丛神经表现为一团蜂巢状的高低回声相间结构。将探头慢慢向头端倾斜并移动,向头端追踪臂丛神经走行,逐渐显示前、中斜角肌之间的臂丛神经。神经根位置可存在解剖变异,如位于前斜角肌内,或位于前斜角肌与颈内静脉之间。

三、操作方法

(一)体位

患者平卧位,头转向阻滞对侧。操作者位于阻滞侧,超声仪放置于对侧。

(二)器材

高频线阵探头、无菌袖套及耦合剂、神经阻滞麻醉包、5 cm 长度 21～22G 短斜面绝缘针一根。

(三)操作步骤

(1)常规消毒铺巾,探头套无菌袖套,涂抹无菌耦合剂。

(2)采用上述两种方法之一,显示臂丛神经。臂丛神经位于前、中斜角肌之间,表现为葡萄状排列表面高回声内部低回声的圆形结构。轻轻旋转、倾斜探头使神经根清晰显示在屏幕中央。

(3)开启彩色多普勒模式,扫描神经周围血流状况,避免将椎动脉误认为神经根。

(4)采用平面内技术,于探头外侧进针,针尖穿刺至最下方神经根深面,回抽无血,注入局麻药 5 mL,可见神经根上移漂浮在药液中,退针调整进针方向,使针尖到达神经根的上方以及侧方各注入局麻药 5 mL,目视神经根周围被药液包绕。

四、注意事项

(1)肌间沟臂丛最佳显示的位置往往低于环状软骨水平,需移动探头位置以获得最佳超声图像。

(2)颈部血管丰富,穿刺前须使用彩色多普勒模式,识别阻滞区域血管,避免将药物注入血管内。

(3)穿刺过程中,为避免损伤神经,须始终监测穿刺针的运行轨迹及针尖与神经的接触关系,避免针尖穿刺到神经或与神经接触太近。在没有注射局麻药时,患者会有异感,但随着局麻药的持续注入,部分神经可能已被阻滞,这时,即使穿刺到神经,患者也可能没有异感,而导致神经损伤。这适用于大部分超声引导下的神经阻滞技术。

(4)在肌间沟水平很难显示 C_8 及 T_1 神经根,故肌间沟臂丛神经阻滞,尺神经效果不佳。

(李鹏飞)

第四节　超声引导锁骨上臂丛神经阻滞

传统的锁骨上臂丛神经阻滞采用"盲法"穿刺,其损伤锁骨下动脉、胸膜和肺的概率较高。超声可视化技术的发展,提高了穿刺的安全性。锁骨下动脉、臂丛神经、第一肋骨、胸膜及肺可清晰地显示在图像上,有效避免了动脉、胸膜及肺的损伤。该处臂丛神经纤维比较集中,可有效阻滞肌皮神经,为肩部及上肢的手术提供良好的镇痛。

一、局部解剖

组成臂丛的神经根穿出椎间孔后,在前、中斜角肌之间合并成上、中、下三干,各神经干经颈横血管深面下行,在第一肋外侧缘,每干又分成前后两股。经锁骨中点下方越过第一肋进入腋窝顶。锁骨中 1/3 区域有锁骨下动脉、静脉及臂丛神经,由上至下依次为神经、动脉、静脉,表面有椎前筋膜包裹,称为锁骨下血管周围鞘,其内有隔膜将鞘分成各室,鞘与血管之间称锁骨下血管旁间隙。臂丛神经位于锁骨下动脉外上方，下方为第一肋骨、胸膜及肺。此处神经表面仅覆盖皮肤、颈阔肌及深筋膜，比较表浅且较为集中。故此处神经阻滞注射较少容量局麻药，即可获得良好效果(图 3-4)。

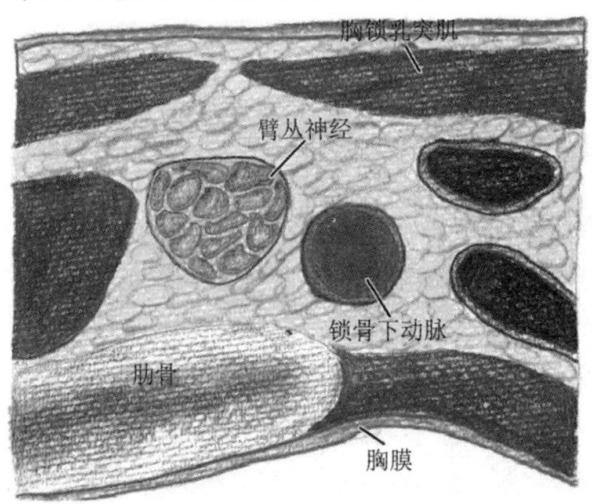

图 3-4　锁骨上臂丛神经断层解剖图

二、超声解剖

采用高频线阵探头，置于锁骨上窝。扫查锁骨下动脉，其表现为搏动的圆形无回声结构，血管壁为高回声结构。在锁骨下动脉的深面，可见强回声亮线样的第一肋骨，其深面为无回声声影。靠近第一肋的另一条强回声亮线为胸膜，其深面为高回声的肺脏，随呼吸可见胸膜滑动征象。锁骨下动脉的外上方，可见被鞘膜包绕着的臂丛神经，呈蜂窝状或筛底状，外面为高回声的椎前筋膜，内部为低回声的神经纤维。

三、操作方法

(一)体位

患者平卧位，头转向对侧，充分显露颈部。操作者位于阻滞侧，超声仪放置于对侧。

(二)器材

高频线阵探头、无菌袖套及耦合剂、神经阻滞麻醉包、5 cm 长度 21～22G 短斜面绝缘针一根。

(三)操作步骤

(1)常规消毒铺巾，探头套无菌袖套，涂抹无菌耦合剂。

(2)探头置于锁骨上窝，扫查搏动的、圆形无回声结构的锁骨下动脉。锁骨下动脉的外上方，为呈蜂窝状或筛底状结构的臂丛神经。臂丛神经深面，可见第一肋骨及胸膜。

(3)采用平面内技术，于探头外侧进针，穿刺过程中实时显示针尖及针的全长，针尖先到达臂丛神经深面与第一肋骨之间，回抽无血，注入 5～10 mL 局麻药，可见神经漂浮上移。

(4)退针调整针尖方向，到达臂丛神经上方，回抽无血，注入局麻药 5～10 mL，利用药液将神经与筋膜分离，使药液包绕整个神经丛。

(5)通常使用 15～20 mL 局麻药，便可获得良好的阻滞效果。

四、注意事项

(1)锁骨上臂丛神经周围血管丰富，进行阻滞前需开启彩色多普勒模式，区分血管神经，避免血管内注射。

(2)实行多点注射，可减少麻醉药用量，使阻滞效果更确切，但可能会增加神经损伤的风险。

(3)避免高阻力注射，当注药时感觉阻力增大，应停止注药，回退穿刺针，避免神经损伤。

(李鹏飞)

第五节 超声引导锁骨下臂丛神经阻滞

锁骨下臂丛神经较为集中，阻滞后可为上臂及前臂手术提供良好镇痛。此处臂丛神经包绕在腋动脉周围，下方为胸膜腔，盲穿易损伤血管及肺脏。超声引导下的神经阻滞，可避免血管及肺脏的损伤，降低并发症发生。搏动的腋动脉在超声图像上可作为神经定位的标志，臂丛神经的外侧束、内侧束及后束位于腋动脉周围。若神经显示不清晰，可将药液注射在腋动脉周围，使腋动脉被局麻药形成“U”形包绕，亦可获得良好阻滞效果。锁骨下臂丛神经位置较深，进针角度大，对于初学操作者，针与探头的配合具有很大挑战性。

一、局部解剖

臂丛神经上、中、下三干自肌间沟穿出，至第一肋骨外侧缘分为六股，经锁骨后进入腋窝，移行于锁骨下部。这些股重新形成内侧束、外侧束和后束，伴随腋动脉走行于腋窝。在腋窝上部，外侧束和后束位于腋动脉第一段的外侧，内侧束位于腋动脉后方。在胸小肌的深面，外侧束、内侧束和后束分别依附在腋动脉第二段的外、内侧面和后面。三束连同腋动脉均位于腋鞘内。腋鞘与锁骨下动脉周围鞘连续(图 3-5)。

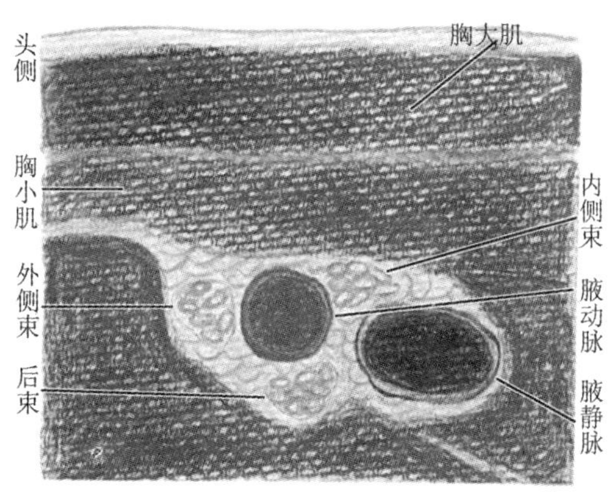

图 3-5 锁骨下臂丛神经断层解剖图

二、超声解剖

采用高频线阵探头，纵向放置于喙突内侧、锁骨下方。体型较瘦的患者，可清晰显示皮肤、皮下组织、胸大肌、胸小肌。腋动脉位于胸小肌深面。臂丛神经的 3 个束：外侧束、后束、内侧束，包绕在腋动脉周围。它们以与腋动脉的位置关系命名。近头侧为外侧束，腋动脉深面为后束，近尾侧为内侧束。这些束支均表现为类圆形的高回声结构。腋静脉位于腋动脉下方偏尾侧，加压探头可被压闭。

三、操作方法

(一)体位

患者平卧位，患侧上肢略外展。

(二)器材

高频线阵探头、无菌袖套及耦合剂、神经阻滞麻醉包、5～10 cm 长度 21～22G 短斜面绝缘针一根。

(三)操作步骤

(1)常规消毒铺巾，探头套无菌袖套，涂抹无菌耦合剂。

(2)探头纵向放置在喙突内侧、锁骨下方，显示胸大肌、胸小肌。胸小肌深面可见搏动的腋动脉，调整探头位置，在腋动脉周围扫查高回声的臂丛神经，将腋动脉图像置于屏幕中央。

(3)采用平面内技术，于探头头侧紧贴锁骨进针。由于锁骨下臂丛神经位置较深，针与探头需成较大的角度，这常导致穿刺针显影不清晰，可通过观察穿刺路径中组织的变化，确认穿刺针的行进轨迹和针尖的位置，或注射少量生理盐水来验证。

(4)也可直接采用平面外穿刺技术，于探头内侧进针，目标是腋动脉与神经束支之间。当穿刺针到达腋动脉的外侧，回抽无血及气体，注入局麻药 5 mL，阻滞外侧束，随着药液的扩散针尖继续前进到达后束附近，注入局麻药 5 mL，最后阻滞内侧束，每个束支注射 5 mL 局麻药，使腋动脉被药液呈“U”型包裹。

四、注意事项

(1)采用平面内技术，进针过程中注意观察针的移动轨迹，避免偏向内侧损伤胸膜和肺。

(2)在腋动脉下方给药，使腋动脉被药液呈“U”型包裹，在腋动脉上方给药往往效果不佳。

(3)因进针角度较大，不适合使用平面内技术时，经验丰富的医师可采用平面外技术穿刺。

(李鹏飞)

第六节 超声引导腋路臂丛神经阻滞

腋路臂丛神经阻滞适用于前臂及手部手术。该操作简单，相对于其他入路的臂丛神经阻滞，无损伤胸膜及肺的风险。此处肌皮神经远离腋动脉，位于肱二头肌与喙肱肌之间，传统方法不易阻滞。超声引导下的腋路臂丛神经阻滞，可清晰地显示肌皮神经、正中神经及尺神经，桡神经往往显示不清，但这并不影响阻滞效果，在腋动脉周围注药，使腋动脉被药液包绕，即可获得良好的阻滞效果。

一、局部解剖

臂丛三支神经干自斜角肌间隙下缘穿出，伴同锁骨下动脉一起向前、向外、向下延伸，行至锁骨与第一肋骨之间，每个神经干分成前后两股，在锁骨中点后方，经腋窝顶进入腋窝，在腋窝各股神经又重新组合成束，3 个后股在腋动脉后侧形成后束，分出上、下肩胛神经、胸背神经、腋神经等分支，其末端延长为桡神经。下干的前股延伸形成内侧束，位于腋动脉内侧，分出臂内侧神经和前臂内侧神经及正中神经内侧头。上、中干的前股形成外侧束，分出胸前神经、肌皮神经及正中神经外侧头。三束和腋动脉共同包在腋血管神经鞘内(图 3-6)。

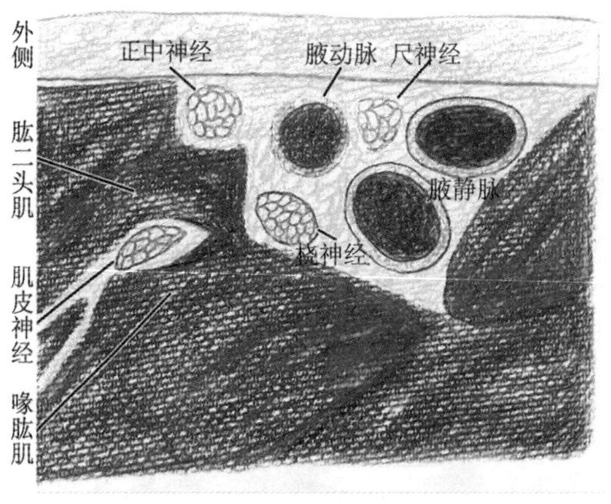

图 3-6 腋路臂丛断层解剖图

二、超声解剖

采用高频线阵探头，将探头短轴位置于腋窝。可显示搏动的腋动脉，其内侧伴行数条静脉，加压探头静脉可被压闭。在腋动脉周围可显示臂丛神经的3个主要分支位于腋动脉外上方的正中神经，位于腋动脉内侧的尺神经及位于腋动脉下方的桡神经，这三支神经在超声图像上均表现为高回声蜂窝状或类圆形结构，内伴点状不规则低回声的影像。包绕神经血管有三块肌肉位于外侧浅层的肱二头肌，深层的喙肱肌及内侧下方的肱三头肌。肌皮神经位于肱二头肌与喙肱肌之间，表现为强回声的条索状或梭形结构，有时其间为低回声结构。

三、操作方法

（一）体位

患者平卧位，患肢取敬礼位。操作者于患者头侧，超声仪放置于对侧。

（二）器材

高频线阵探头、无菌袖套及耦合剂、神经阻滞麻醉包、5 cm长度21～22G短斜面绝缘针一根。

（三）操作步骤

（1）常规消毒铺巾，探头套无菌袖套，涂抹无菌耦合剂。

（2）探头垂直于腋窝放置，辨认肱二头肌及喙肱肌，肌皮神经位于两块肌肉之间，表现为高回声条索状或梭形结构。

（3）采用平面内技术，于探头头端进针，在肌皮神经周围注射局麻药3～5 mL，使肌皮神经被药液包绕。

（4）移动探头显示腋动脉短轴图像，探头略加压，使腋动脉周围静脉压闭，有利于神经暴露。正中神经、尺神经及桡神经位于腋动脉周围，呈蜂窝状。

（5）确认目标神经后，将穿刺针穿刺至腋动脉下方，回抽无血，注入局麻药阻滞桡神经。

（6）退针调整穿刺针方向至腋动脉上方阻滞尺神经及正中神经。

（7）局麻药总量20～25 mL。

四、注意事项

（1）腋窝血管丰富，注药前开启彩色多普勒模式，区分血管和神经，避免局麻药注入血管内。

（2）局麻药首先注射到腋动脉下方的桡神经。若先阻滞腋动脉上方的正中神经，桡神经会被推向深面，很难识别。

（3）正中神经、尺神经及桡神经在超声图像上很难完全显示，若神经显示不清，将药液注射在腋动脉周围，腋动脉被药液包绕也可获得良好阻滞效果。

（4）穿刺过程中始终观察针尖与神经位置关系，避免穿刺到神经引出异感，防止神经损伤。

（李鹏飞）

第七节 超声引导上肢外周神经阻滞

对于手部手术，如单纯手指骨折内固定，可根据其神经支配，阻滞单根神经，避免上肢近端运动、感觉神经阻滞。若臂丛神经阻滞不完善，也可阻滞单根神经，起到对臂丛阻滞的补充作用。外周神经位置较表浅，且常与动脉及肌腱伴行，超声下较易识别。应用超声引导还可避免损伤血管，减少局麻药用量。

一、局部解剖

(一)正中神经

正中神经主要来自 C_6～T_1 脊神经根纤维，于胸小肌下缘处由臂丛内侧束和外侧束分出，两根夹持腋动脉，在腋动脉外侧合成正中神经，支配手掌桡侧半及桡侧 3 个半手指掌侧面皮肤(图 3-7)。

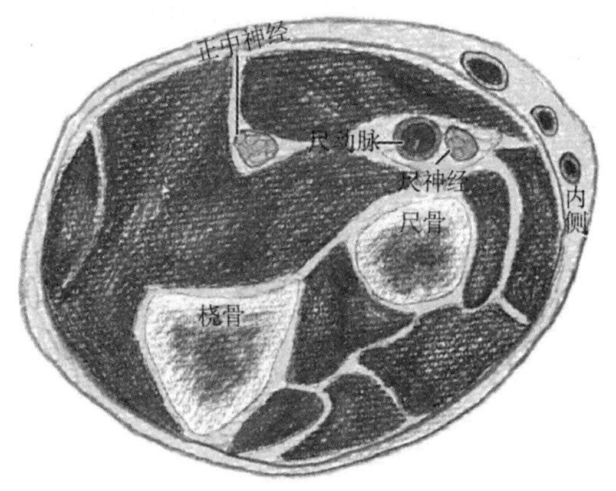

图 3-7　正中神经、尺神经断层解剖图

尺神经起源于臂丛内侧束，主要由 C_8～T_1 脊神经纤维组成。尺神经沿上臂内侧肱二头肌与肱

(二)尺神经

三头肌间隔下行，支配手掌尺侧半及尺侧一个半手指掌侧面皮肤(图 3-7)。

(三)桡神经

桡神经发自臂丛神经后束，缘于 $C_{5\sim8}$ 及 T_1 脊神经。桡神经在腋窝内位于腋动脉后方，折向下后外方，走入肱骨桡神经沟内，于肱骨外上髁上方约 10 cm 处，绕肱骨走向前方，至肘关节前方分为深浅两支。桡神经在手部分布于腕背、手背桡侧皮肤及桡侧 3 个半手指背面的皮肤(图 3-8)。

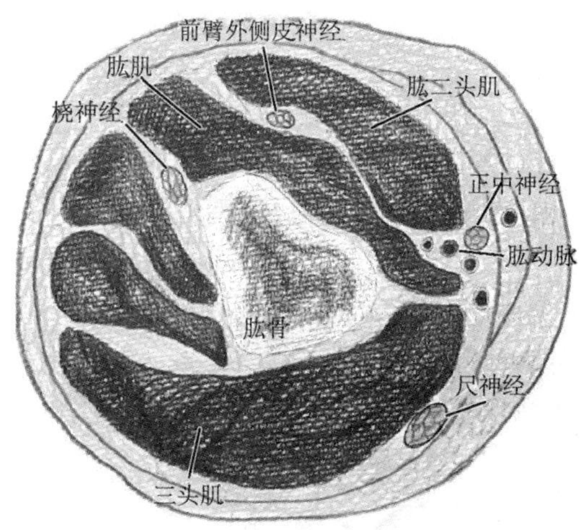

图 3-8　桡神经断层解剖图

二、超声解剖

(一)正中神经

采用高频线阵探头，短轴位放置于前臂正中，识别桡侧腕屈肌、指浅屈肌及指深屈肌。正中神经位于桡侧腕屈肌深面，指浅屈肌与指深屈肌之间，表现为一高回声椭圆形结构，呈蜂巢或筛底状，上下滑动探头，可追踪到正中神经走行。

（二）尺神经

采用高频线阵探头，短轴位放置于前臂正中偏尺侧，可见尺动脉搏动，尺神经位于尺动脉内侧，尺侧腕屈肌与指深屈肌之间，表现为高回声的椭圆形或者三角形结构，将探头自远端向近端移动，尺神经逐渐远离尺动脉。

（三）桡神经

采用高频线阵探头，短轴位放置于肘部，肘关节腔表现为线型低回声结构，肱肌及肱桡肌位于关节腔外上方。在肱肌以及肱桡肌之间，桡神经表现为一条索状高回声结构，其深面为搏动的桡侧返动脉。

三、操作方法

（一）体位

患者平卧位，上肢外展。

（二）器材

高频线阵探头、无菌袖套及耦合剂、神经阻滞麻醉包、5 cm 长度 21～22G 短斜面绝缘针一根。

（三）操作步骤

1.正中神经

（1）常规消毒铺巾，探头套无菌袖套，涂抹无菌耦合剂。

（2）探头短轴位置于前臂正中，识别桡侧腕屈肌、指浅屈肌及指深屈肌，正中神经位于肌肉间隙，表现为高回声椭圆形结构。

（3）若不易识别，可将超声探头置于前臂桡侧识别桡动脉，正中神经位于桡动脉内侧。

（4）采用平面内技术，于超声探头内侧或外侧进针均可，穿过肌肉到达正中神经下方，注入局麻药 2～3 mL，调整穿刺针到达正中神经上方，再次注入局麻药 2～3 mL，使神经被药液包绕。

2.尺神经

（1）常规消毒铺巾，探头套无菌袖套，涂抹无菌耦合剂。

（2）探头短轴位置于前臂尺侧，可见尺动脉搏动。尺神经位于尺动脉内侧，表现为高回声椭圆形或者三角形结构，调整探头至合适的位置。

（3）采用平面内技术，于探头内侧进针，到达尺神经底部注入局麻药 3～5 mL，若药物扩散不理想，调整穿刺针至神经上方注入局麻药 3～5 mL。

3.桡神经

（1）常规消毒铺巾，探头套无菌袖套，涂抹无菌耦合剂。

（2）探头短轴位置于肘部，识别肘关节腔，其表现为线型低回声结构。桡神经位于肘关节腔外上方肱肌及肱桡肌之间，表现为条索状高回声结构。

（3）采用平面内技术，于探头外侧进针，将穿刺针尖置于神经下方，避开桡侧返动脉，注入局麻药 2mL，调整穿刺针至桡神经上方，再次注入局麻药 2～3 mL，使神经被药液包绕。

四、注意事项

（1）正中神经在前臂位于肌肉之间，有时难以识别。在肘部位于肱动脉内侧易识别，可由此向远端追踪。

（2）在尺神经沟进行尺神经阻滞，可造成神经压力伤，一般不作为首选。

（3）桡神经在肘部以下分为深、浅两支，所以，桡神经阻滞应选择在肘部及肘上。

（李鹏飞）

第八节　超声引导腰丛神经阻滞

腰丛神经阻滞，也称腰大肌间沟阻滞，是指经腰大肌后方筋膜层注入局麻药，阻滞腰丛全部主要神经-股神经、股外侧皮神经和闭孔神经。与前路股神经阻滞或血管旁“三合一”阻滞相比，腰丛神经阻滞麻醉和镇痛效果更为持续和肯定。其联合骶丛神经阻滞，可完全阻滞髋关节及全下肢，适用于髋关节、大腿、膝关节和小腿的手术。腰丛神经阻滞是一种高级神经阻滞技术，其主要困难在于腰丛位置深、神经丛范围大，成功阻滞需要大剂量的局麻药。虽然计算机断层扫描或 X 线检查可以提高准确性，但是考虑到手术室繁忙的工作环境、费用的增加以及放射线暴露等因素，这些技术都不具有现实意义。超声仪器的发展及图像质量的提高，引起了人们对于超声引导腰丛神经阻滞的兴趣，临床实践观察证实，这种阻滞方式尤其适用于老年、虚弱、肥胖患者下肢手术的麻醉。

一、局部解剖

熟悉腰丛神经的解剖，对于掌握超声引导腰丛神经阻滞非常重要。腰丛神经走行于腰大肌间隙内，由 T_{12} 神经前支的一部分、$L_{1\sim3}$ 神经前支、L_4 神经前支的大部分组成，有时 L_5 神经前支的小部分也会加入。这些神经组合在一起，形成肋下神经、髂腹下神经（T_{13}～L_1 或 L_1 前支）、髂腹股沟神经（T_{13}～L_1 或 L_1 前支）、股外侧皮神经（$L_{1\sim2}$ 或 $L_{2\sim3}$ 前支）、股神经（$L_{1\sim4}$ 或 $L_{2\sim4}$ 前支）、生殖股神经（$L_{1\sim2}$ 前支）、闭孔神经（$L_{2\sim4}$ 前支）。腰大肌间隙的前壁是腰大肌；后壁是 $L_{1\sim5}$ 横突、横突间肌和横突间韧带；外侧为起自全部腰椎横突上的腰大肌纤维和腰方肌；内侧是 $L_{1\sim5}$ 椎体、腰椎间盘外侧面及起自椎体的腰大肌纤维。腰部的脊神经从椎间孔穿出后，在相应的两个横突中间（冠状面上）且在横突连线的前方 1.5～2 cm 处走行。腰丛阻滞一般在 $L_{2\sim3}$ 或 $L_{3\sim4}$ 横突之间进行。对于了解腰丛，腰大肌、腰方肌和竖脊肌是重要的肌肉标志；棘突、关节突和横突是重要的骨性标志（图 3-9）。

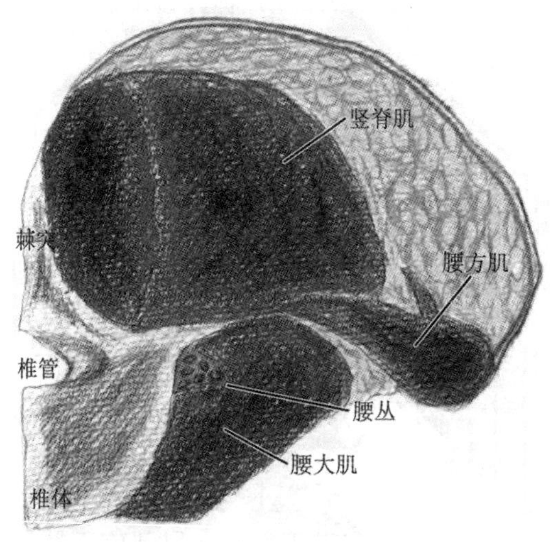

图 3-9　腰丛断层解剖图

二、超声解剖

成人选用低频凸阵探头，深度调节至 7～12 cm。儿童可选用高频线阵探头，深度调节至 3～6 cm。腰丛神经位置较深，部分成年人及老年人，分辨不清腰丛神经，此时可根据周围骨性结构和肌肉图像确认腰丛神经的位置。根据探头与脊柱的方向，探头与脊柱平行放置称纵向扫描，探头与脊柱垂直放置称横向扫描。

(一)纵向扫描下的解剖

探头放置于脊柱中线，识别 L_5 ～ S_1 间隙。沿中线向头端纵向移动探头，依次出现的连续性中断骨性标志，为 $L_{4\sim5}$、$L_{3\sim4}$ 间隙。于 $L_{3\sim4}$ 间隙向阻滞侧横向移动探头，由内向外显示的骨性标志分别为椎板间隙、关节突关节、横突根部，继续横向移动探头，显露 $L_{3\sim4}$ 横突间隙，横突的骨皮质表现为高回声，深面为无回声声影，其特征性表现为“三叉戟标志”。透过横突间的声窗，在其深面可见腰大肌，表现为高回声条纹伴典型低回声的肌肉影像。横突前方 1～2 cm 处，可见高回声线性结构的腰丛神经影像，排除横突深面的无回声影像阻挡，可发现其高回声线性声影是连续的。有些患者腰大肌肌肉组织比较致密，也会表现为高亮回声，可能会影响判断。当探头继续向头端移动，某些患者的 $L_{2\sim4}$ 水平常会发现肾脏下极，其特征性表现是随呼吸摆动。

(二)横向扫描下的解剖

选择低频凸阵探头，短轴位放置于 $L_{2\sim3}$ 或 $L_{3\sim4}$ 位置扫描，可见棘突、关节突关节、椎板及横突的骨性影像，探头向阻滞侧移动，可见竖脊肌、腰方肌和腰大肌的肌肉影像及横突、椎体的骨性影像。调节至合适的扫描深度，左侧可见腹主动脉影像，右侧可见下腔静脉影像。这些标志，为定位腰丛神经提供了丰富的信息。向头侧或足侧缓慢移动探头，可见横突影像消失，此时扫描区域在两个横突之间，可清晰显示腰大肌、椎体及腰丛神经。腰丛神经表现为类三角形高回声结构。

三、操作方法

(一)体位

患者侧卧位，屈膝屈髋，阻滞侧位于上方。

(二)器材

低频凸阵探头、无菌袖套及耦合剂、神经阻滞麻醉包、10 cm 长度 21～22G 短斜面绝缘针一根、周围神经刺激仪(选用)。

(三)操作步骤

分纵向扫描平面外技术和横向扫描平面内技术。它们各有特点，临床操作宜根据具体情况，取长补短，灵活应用。

1.纵向扫描平面外技术

(1)常规消毒铺巾，探头套无菌袖套，涂抹无菌耦合剂。

(2)长轴位放置于 $L_{2\sim3}$ 或 $L_{3\sim4}$ 横突位置，辨识高回声线性结构的腰丛神经、血管及肾脏。

(3)识别腰丛神经后，固定探头，测量腰丛神经至皮肤的深度，设计进针路径，注意避开血管和肾脏。

(4)穿刺部位局麻，使用平面外技术缓慢进针，此时穿刺针在超声图像上仅显示为一个高回声的亮点，起初显示在屏幕的亮点，被认为是穿刺针针尖，继续进针的同时需微调探头，持续追踪针尖，同时又不会丢失腰丛神经影像。

(5)当针尖到达腰丛神经后，回抽无血及液体，缓慢注入局麻药 15～20 mL，超声图像可见低回声的局麻药液向两端扩散。

2.横向扫描平面内技术

(1)常规消毒铺巾，探头套无菌袖套，涂抹无菌耦合剂。

(2)短轴位放置于 $L_{2\sim3}$ 或 $L_{3\sim4}$ 位置扫描，缓慢向患侧纵向移动探头，依次辨识竖脊肌、腰方肌、腰大肌、关节突关节及椎体。

(3)识别腰丛神经后，固定探头，测量腰丛神经距离皮肤的深度，设计进针路径，注意避开血管和脏器。

(4)穿刺部位局麻，使用平面内技术进针，当针尖到达腰丛神经后，回抽无血及液体，缓慢注入局麻药 15～20 mL，超声图像可见低回声的局麻药液扩散。

四、注意事项

(1)腰丛神经位置较深，确定针尖影像位置非常重要。平面外技术只能观察针的横截面，在超声图像上表现为一个亮点。小幅度抖动穿刺针或将探头向穿刺针方向倾斜，以确认针尖的位置，进一步验证可注射少量生理盐水。平面内技术理论上可观察到针的全长，但有时与探头夹角较大，并不能清晰显示。通过加强模拟穿刺训练，设计合适的进针路径，更利于穿刺针的显影。

(2)腰椎旁区域血管丰富，使用超声辨识腰丛神经时常发现周围有搏动的血管影像，为避免血肿和血管内注射，需开启彩色多普勒模式扫描，并记录血流位置。设计穿刺路径时需避开血管，减少反复穿刺，避免快速加压注射药物。

(3)扫描腰丛神经时，常可见肾脏下极，其表现为随呼吸摆动的椭圆形结构。设计穿刺路径时，应避免损伤肾脏。

(4)当超声图像不能良好的显示神经时，可采用横向扫描与纵向扫描相结合的方式，根据腰丛神经周围的解剖结构，判断腰丛神经的位置，联合神经刺激仪完成阻滞。

(5)腰丛神经阻滞技术要求较高，建议由有经验的医师实施，单次注射时使用局麻药量较大，易引起局麻药中毒反应，须备好急救措施。

（李鹏飞）

第九节　超声引导骶丛神经阻滞

骶丛神经阻滞在下肢手术和疼痛管理方面有广泛的临床应用。与传统操作不同，超声引导骶丛神经阻滞相对简单容易，有较高的成功率。它可提供膝关节以下腿部除了由隐神经支配的内侧皮肤的完全麻醉，适用于膝、小腿、踝和足部的手术。联合腰丛神经阻滞，可实现髋关节及全下肢的阻滞。

一、局部解剖

骶丛由腰骶干($L_{4\sim5}$)、骶神经($S_{1\sim5}$)及尾神经的前支组成。骶丛位于盆腔内，在骶骨及梨状肌前面，髂内动脉的后方。骶丛分支分布于盆壁、臀部、会阴部、股后部、小腿及足部皮肤，除直接发出肌支支配梨状肌、闭孔内肌、股方肌外，还发出下列分支：坐骨神经($L_{4\sim5}$，$S_{1\sim3}$)、臀上神经($L_4\sim S_1$)、臀下神经(L_5，$S_{1\sim2}$)、阴部神经($S_{2\sim4}$)、股后皮神经($S_{1\sim3}$)等(图3-10)。

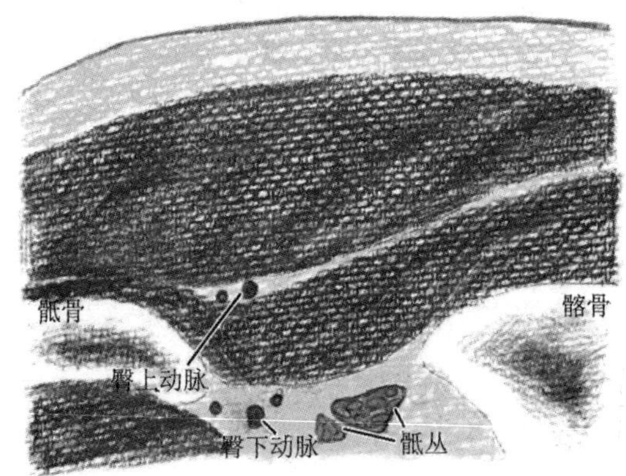

图3-10　骶丛断层解剖图

二、超声解剖

成人选用低频凸阵探头，深度调节至8～12 cm。儿童可选用高频线阵探头，深度调节至3～6 cm。在患侧髂后上棘与股骨大转子之间作一连线，探头放置于连线内1/2位置，超声图像上显示为一高回声连续的线性结构，深面为无回声声影，此为髂骨。缓慢向足侧平移探头，可见高回声连续的线性结构逐渐分离，

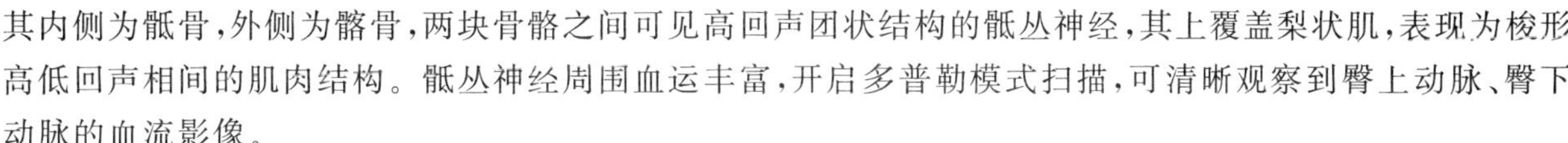

其内侧为骶骨，外侧为髂骨，两块骨骼之间可见高回声团状结构的骶丛神经，其上覆盖梨状肌，表现为梭形高低回声相间的肌肉结构。骶丛神经周围血运丰富，开启多普勒模式扫描，可清晰观察到臀上动脉、臀下动脉的血流影像。

三、操作方法

（一）体位

患者侧卧位，屈膝屈髋，阻滞侧位于上方。

（二）器材

低频凸阵探头、无菌袖套及耦合剂、神经阻滞麻醉包、10 cm 长度 21～22G 短斜面绝缘针一根、周围神经刺激仪（选用）。

（三）操作步骤

(1)常规消毒铺巾，探头套无菌袖套，涂抹无菌耦合剂。

(2)短轴位放置于髂后上棘和股骨大转子连线内 1/2 位置，可见一高回声的连续的线性结构，缓慢向足侧平移探头，寻找表现为高回声团状结构的骶丛神经。

(3)开启彩色多普勒模式，扫描神经内侧的臀上动脉和臀下动脉，记录血流位置，测量骶丛神经至皮肤的距离，设计穿刺路径。

(4)一般采用平面内技术，于探头外侧进针，为避免损伤动脉，尽量加大穿刺针与探头的角度，针尖沿髂骨内侧下滑，突破梨状肌后，即可见到达骶丛神经，回抽无血后，缓慢注入局麻药 10～15 mL。

四、注意事项

(1)因穿刺针与探头夹角较大，穿刺针不能清晰显影，可先穿刺至髂骨，记录深度，然后稍微回退穿刺针，调整角度沿髂骨内侧下滑，注射少量生理盐水以验证针尖位置。

(2)臀下动脉位于骶丛神经内侧，为避免损伤动脉，需设计合适的进针路径，针尖的目标是骶丛神经与髂骨之间。

（李鹏飞）

第十节　超声引导股神经阻滞

股神经阻滞对于下肢手术的麻醉及术后镇痛有着重要的临床意义。因该神经分布和位置不定，盲穿有一定的失败率。使用超声引导行股神经阻滞，可达到可视化，操作过程相对简单，提高了成功率，减少了并发症。股神经阻滞适用于大腿前部与髌骨的手术、股四头肌肌腱修补术、膝关节镜手术，及髌骨与股骨术后镇痛。与盲穿不同，其不需以股动脉搏动点为标志；可较清晰地观察股神经及其周围的解剖结构；穿刺过程中可实时显露穿刺针，尤其是针尖与神经的接触关系；实时监测局麻药的扩散情况；实时监测穿刺针与股动脉的距离，防止损伤股动脉和血管内注射。对于需留置导管的病例，超声引导下股神经、股动脉、髂筋膜等解剖结构显露清晰，穿刺针和导管的路径可实时监测，对于选择穿刺部位、调整导管与股神经的位置、局麻药的扩散状况等，均提供了良好的保障。

一、局部解剖

股神经是腰丛最大的分支。自腰大肌外缘穿出，继而在腰大肌与髂肌之间下行，在腰大肌韧带中点稍外侧经腰大肌深面，股动脉外侧进入股三角区，随即分为数支，即：①肌支分布于髂肌、耻骨肌、股四头肌和缝匠肌；②有数条较短的皮支即股中间、股内侧皮神经，分布于大腿及膝关节前面的皮肤。最长的皮支为隐神经，伴随股动脉入内收肌管下行，穿出此管后至膝关节内侧下行，于缝匠肌下段渐出至皮下后，伴随大隐静脉沿小腿内侧面下行至足内侧缘，沿途分布于髌下、小腿内侧面及足内侧缘皮肤。另外，股神经也分布于膝关节和股动脉及其分支。在腹股沟韧带处，股神经于股动脉外侧下行，与股动脉之间有髂耻筋膜相隔，其下方为髂腰肌，其上覆盖有髂筋膜(图 3-11)。

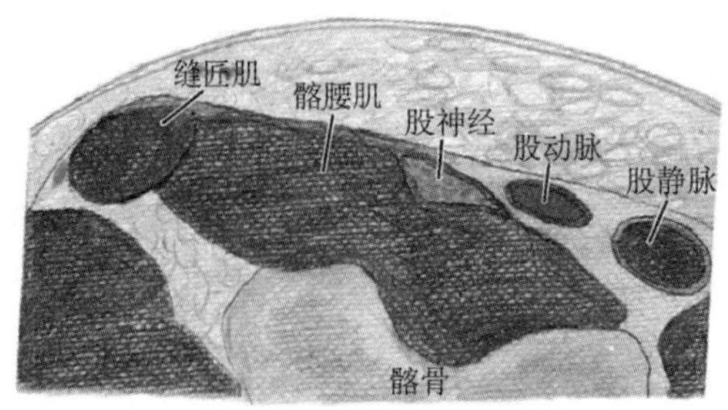

图 3-11　股神经断层解剖图

二、超声解剖

选择高频线阵探头，深度调节至 2～4 cm。探头平行于腹股沟韧带短轴位放置，扫查股动脉，其表现为搏动的圆形无回声结构。在股动脉外侧，髂腰肌凹陷处，可见表现为三角形或梭形高回声结构的股神经，与外侧和下方的髂腰肌影像明显不同。其上方覆盖有髂筋膜，表现为清晰的水平线性高回声结构。

三、操作方法

(一)体位

患者平卧位，患肢略外展外旋。操作者位于患侧，超声仪放置于健侧。

(二)器材

高频线阵探头、无菌袖套及耦合剂、神经阻滞麻醉包、5～10 cm 长度 21～22G 短斜面绝缘针一根、周围神经刺激仪(选用)。

(三)股神经阻滞操作步骤

(1)常规消毒铺巾，探头套无菌袖套，涂抹无菌耦合剂。

(2)短轴位放置于腹股沟韧带位置，依次识别股动脉、股神经、髂腰肌、髂筋膜。

(3)在股动脉外侧，髂腰肌凹陷处，股神经表现为高回声三角形或梭形结构。

(4)采用平面内技术穿刺，于探头外侧进针。髂筋膜为致密的高回声结构，穿刺针与探头夹角过大时，不易显露针体，设计穿刺路径时，尽量平行于探头，以利于穿刺针的可视化。

(5)目视穿刺针突破髂筋膜，接近股神经，回抽无血，注入适量局麻药，使髂筋膜与股神经分离。

(6)针尖指向股神经上方，边进针边注药，当确认股神经上方被局麻药包裹后，稍退针抬高针尾，针尖指向股神经下方，继续边进针边注药，超声仪上可显示股神经被低回声药液包裹后的影像。局麻药总量为 15～20 mL。

(7)当局麻药围绕股神经扩散，会达到迅速有效的阻滞，这种征象被描述成“炸面圈”征。

(8)也可采用平面外技术，目标是股神经外侧，进针过程中注射少量局麻药或生理盐水，因液体表现为无回声，可起到对比作用。当确认针尖到达股神经外侧后，回抽无血，注入局麻药，观察药液扩散的影像。

(四)股神经置管术操作步骤

(1)采用平面内技术，观察髂筋膜及股神经，目标是将导管放置于髂筋膜下方的股神经附近。

(2)设计穿刺路径，进针突破髂筋膜后，边进针边注射 10～20 mL 生理盐水，分离髂筋膜、股神经及髂腰肌，目视无回声的生理盐水将髂筋膜和股神经充分分离，将导管置入到目标区域，超声仪可清晰显示导管的位置影像。

(3)通过导管注入生理盐水，根据需要适当调整导管位置。导管由无菌透明贴膜妥善覆盖。

四、注意事项

(1)股神经显露清晰与否,取决于探头的位置及角度。选择腹股沟韧带正上方,避免探头靠近腹腔或足侧。如果显示不清,稍微向头端或足端倾斜探头,同时适度加压和旋转,大多数情况下,可清晰显露股神经。

(2)股神经位于髂腰肌凹陷处,如果显示不清,可沿髂腰肌平面,在肌肉曲线的“下坡”位置仔细扫查,一般可清晰识别股神经。

(3)穿刺针先放置于股神经上方,贴近神经注射药物时,应避免神经内注射。根据成像的包裹效果,及时调整至股神经下方,继续给药,并随时调整针尖位置,一般可达到股神经漂浮的效果。

(4)股神经阻滞时,局麻药扩散并非必须包绕神经,局麻药在髂筋膜下、股动脉外侧扩散即可。

(5)穿刺过程中,实时观察穿刺针运行轨迹,避免神经损伤。建议使用低阻力注射器。高阻力注射可能会造成压力性损伤和化学性损伤。

(李鹏飞)

第十一节　超声引导股外侧皮神经阻滞

股外侧皮神经支配大腿外侧大部分皮肤,阻滞后可满足大腿外侧浅层手术的需要,例如皮肤移植术。联合股神经等阻滞可实现互相补充,提供下肢手术的麻醉并缓解止血带引发的疼痛。它还被作为一种诊断方法,用于诊断感觉异常性股痛或股外侧皮神经的神经痛。传统的股外侧皮神经阻滞属于“盲法”操作,依靠穿刺针的突破感判断神经位置,失败率较高。超声引导股外侧皮神经阻滞,可清晰地观察神经影像及阔筋膜,成功率有了较大提高。

一、局部解剖

股外侧皮神经起自 $L_{2\sim3}$ 脊神经前支的后股,是腰丛的分支。自腰大肌外缘伸出后,向下、向外斜行,穿过髂肌至髂前上棘,在其内侧穿过腹股沟韧带下方到达股部。然后沿缝匠肌外侧下行,在阔筋膜之下,距髂前上棘 7～10 cm 处穿出阔筋膜,并分出前后支。前支支配大腿至膝关节外侧皮肤,后支支配大转子至大腿中部以上的外侧皮肤。在腹股沟褶皱处,股外侧皮神经位于阔筋膜与髂筋膜之间,恰好位于缝匠肌的上方。继续在阔筋膜下方下行,股外侧皮神经逐渐向外侧走行于缝匠肌和阔筋膜张肌之间(图 3-12)。

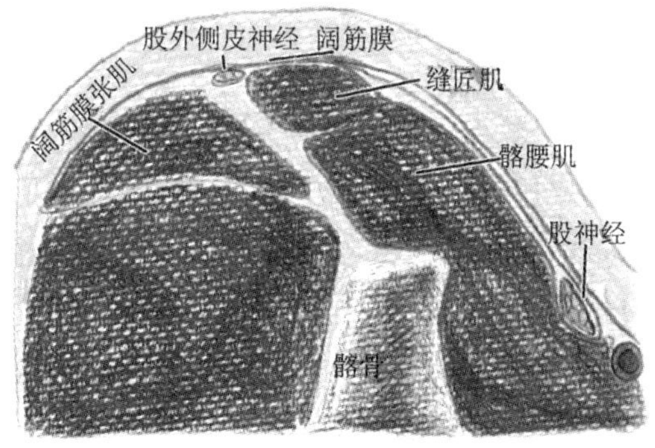

图 3-12　股外侧皮神经断层解剖图

二、超声解剖

选择高频线阵探头,深度调节至 1.5～3 cm。股外侧皮神经通常位于髂前上棘下方 2～5 cm,阔筋膜张肌和缝匠肌之间，发出2～5个分支。先将探头短轴位放置于髂前上棘，其骨皮质表现为高回声结构，深面为无回声声影。向足端缓慢移动探头，可见缝匠肌的起始部，其表现为一小的三角形肌肉影像，继续移动探头，可见缝匠肌外侧的肌肉影像，此为阔筋膜张肌，其上覆盖有阔筋膜，表现为高回声的线性结构。在阔筋膜张肌和缝匠肌之间，阔筋膜下方扫查股外侧皮神经。超声图像上股外侧皮神经的横断面表现不一，有时为几个或一簇低回声细小的类圆形结构，有时为高回声的类圆形结构，有时呈蜂窝状，有些患者很难找到神经的影像。

三、操作方法

（一）体位

患者平卧位，操作者位于患侧，超声仪放置于健侧。

（二）器材

高频线阵探头、无菌袖套及耦合剂、神经阻滞麻醉包、5 cm长度21～22 G短斜面绝缘针一根。

（三）操作步骤

（1）常规消毒铺巾，探头套无菌袖套，涂抹无菌耦合剂。

（2）短轴位放置于髂前上棘，显露髂前上棘影像，向足端缓慢移动探头，显露股外侧皮神经。

（3）采用平面内技术，于探头外侧进针，穿过皮下组织及阔筋膜张肌，针尖到达阔筋膜张肌与缝匠肌之间时可能会有突破感，超声下可清晰显示针尖位于缝匠肌、阔筋膜张肌和阔筋膜形成的三角形区域。

（4）回抽无血，注射5 mL局麻药，可见三角形区域膨胀隆起。

（5）如果无法显示神经，将局麻药注射在三角形区域内即可。

四、注意事项

（1）确认针尖位于股外侧皮神经鞘膜内，是成功的关键。如果针尖在阔筋膜张肌或缝匠肌的肌肉内，注射局麻药会影响阻滞效果。仔细观察超声仪上针尖的位置，当针尖位于肌肉内时，针尖回退或继续进针，注射少量局麻药，调整针尖的位置。重复该动作直到针尖到达正确的位置，目视局麻药在阔筋膜张肌和缝匠肌之间扩散。

（2）也可使用平面外技术，但由于操作过程中难以辨识针尖，进针过程中需注射少量生理盐水确认正确的针尖位置。

（李鹏飞）

第四章　普外科手术麻醉操作

第一节　甲状腺手术的麻醉

甲状腺是重要的内分泌腺之一，主要分泌甲状腺激素，对机体的代谢、生长发育、神经系统、心血管系统和消化系统等具有重要的作用。甲状腺的功能受诸多因素的调节，甲状腺激素分泌增加或减少均可导致机体内分泌代谢紊乱。一些甲状腺疾病可通过手术治疗，许多手术患者也可伴随甲状腺功能障碍，故应了解甲状腺解剖生理特点和甲状腺手术的麻醉特点，选择适当的麻醉方法和麻醉药物，保证患者术中安全，防止各种并发症发生。

一、甲状腺手术麻醉的特点

（一）甲状腺的解剖和生理特点

人类甲状腺起源于第一对咽囊之间的内胚层，胚胎第5周在咽底壁出现一正中突起，即为甲状腺原基，以后逐渐向下凹陷形成甲状腺囊，并向下发展至颈前方。甲状腺位于颈前下方软组织内，大部分位于喉及气管上段两侧，其峡部覆盖于第2～4气管软骨环的前面。有时甲状腺向下深入胸腔，称为胸骨后甲状腺，当其肿大时，常压迫气管引起呼吸困难。甲状腺由许多球形的囊状滤泡构成。滤泡衬以单层上皮细胞，滤泡细胞分泌甲状腺素和三碘甲状腺原氨酸，二者释放进入血液后，即组成甲状腺激素。而滤泡旁细胞则分泌降低血钙水平的激素，即降钙素。

甲状腺激素的主要生理功能：①促进细胞内氧化，提高基础代谢率，使组织产热增加。甲状腺激素能促进肝糖原酵解和组织对糖的利用；促进蛋白质的分解，如骨骼肌蛋白质分解，出现消瘦和乏力；并增加脂肪组织对儿茶酚胺和胰高血糖素的脂解作用，加快胆固醇的转化和排泄。正常的基础代谢率为±10%。②维持正常生长发育，特别对脑和骨骼发育尤为重要。甲状腺功能低下的儿童，表现为智力下降和身材矮小为特征的呆小病。③对心血管系统影响：甲状腺激素能增强心肌对儿茶酚胺的敏感性。④对神经系统的影响：甲状腺功能亢进时可出现易激动，注意力不集中等中枢神经系统兴奋症状。⑤对消化系统影响：甲亢时食欲亢进，大便次数增加，此与胃肠蠕动增强及胃肠排空加快有关。

（二）甲状腺手术麻醉特点

甲状腺手术麻醉方法的选择应考虑以下几个因素：①甲状腺疾病的性质和手术范围。②甲状腺功能状况。③有无声带麻痹，气管、大血管和神经受压及对通气功能影响。④患者全身状况及其他并发症。⑤患者的精神状况和合作程度。

对于不伴有呼吸道压迫症状的甲状腺功能亢进的患者，可采用局部浸润麻醉或颈丛神经阻滞，对病情复杂或伴有全身器质性疾病或不合作者选用气管内全身麻醉。

二、甲状腺肿瘤手术

甲状腺肿瘤包括甲状腺囊肿、甲状腺良性肿瘤及恶性肿瘤。甲状腺良性肿瘤包括甲状腺腺瘤、良性畸胎瘤等，多发生于20～40岁的女性，病理变化主要包括滤泡性和乳突状腺瘤及不典型腺瘤，以滤泡性腺瘤最常见。多数患者无任何症状或稍有不适而被发现颈部肿物，多数为单个，表面光滑、边界清楚、无压痛、可随吞咽上下移动，罕见巨大瘤体可产生邻近组织器官受压。部分甲状腺腺瘤可发生癌变，癌变率为10%～20%，因此，主张早期手术治疗。对于单个小瘤体，可采用局部浸润或颈丛神经阻滞，或颈部硬膜外阻滞，必要时静脉辅助镇静或镇痛药物。术中保持患者清醒以利于配合手术医师检查声带功能，避免喉返神经损伤。

甲状腺恶性肿瘤主要包括：①乳头状腺癌(60%～70%)，好发于年轻女性，且易发生颈部淋巴结转移，患者多无自觉症状，且生长缓慢，故一般就诊较晚。②滤泡状腺癌(约占20%)，可发生于任何年龄，但以年龄较大者多见。多为单发，边界不清，较少发生淋巴结转移，多经血液转移到肺和骨骼。此类患者需行原发病灶切除及颈部淋巴结清除术，故常选用气管内麻醉。③未分化癌(10%～15%)，常见于老年人，恶性程度甚高，极易发生颈部淋巴结和血液转移。可广泛侵犯周围邻近组织和器官，患者常伴有呼吸困难、吞咽困难、颈静脉怒张等。一般选择放射治疗。对某些晚期患者，由于局部压迫症状严重，如出现严重呼吸困难，需要手术治疗以解除气管压迫，一般在表面麻醉下行清醒气管插管，保持呼吸道通畅后再施行手术。

三、甲状腺功能亢进症手术

甲状腺功能亢进症是由各种原因导致正常甲状腺素分泌的反馈机制失控，导致循环中甲状腺素异常增多而出现以全身代谢亢进为主要特征的疾病总称。根据引起甲状腺功能亢进的原因可分为原发性、继发性、高功能腺瘤3类。原发性甲状腺功能亢进症最常见，其发病机制目前认为可能是一种自身免疫性疾病。患者年龄多在20～40岁，甲状腺弥漫性肿大，两侧对称，且常伴有眼球突出。

(一)麻醉前评估

麻醉前访视患者时，可根据其症状、体征及实验室检查评估其甲状腺功能亢进症的严重程度。

1.临床表现

(1)性情急躁，容易激动，失眠，双手平行伸出时出现震颤。

(2)食欲亢进，但却体重减轻、怕热、多汗、皮肤潮湿。

(3)脉搏快而有力(休息及睡眠时仍快)、脉压增大、病程长者可出现甲亢性心脏病，严重病例可出现心房颤动，甚至充血性心力衰竭。

(4)突眼征常发生于原发性甲状腺功能亢进症患者，双侧眼球突出、眼裂开大，上下眼睑不能完全闭合，以致角膜受损，严重者可发生溃疡甚至失明。

(5)甲状腺弥漫性对称性肿大，严重者可压迫气管等，但较少见，可扪及震颤，并闻及血管杂音。

(6)内分泌紊乱，无力、易疲劳等。

2.特殊检查

(1)基础代谢率。常用计算公式：基础代谢率=(脉率+脉压)-111。测定时应在完全安静、空腹时进行(一般是早晨清醒后未起床时)，正常值为±10%，增高20%～30%为轻度甲亢，30%～60%为中度，60%以上为重度。

(2)甲状腺摄^{131}I率测定：正常甲状腺24小时内摄取^{131}I量为人体总量的30%～40%，如果2小时内甲状腺摄取^{131}I量超过人体总量的25%，或24小时超过人体总量的50%，且吸^{131}I高峰提前出现，均可诊断甲亢。

(3)血清T_3、T_4含量测定：甲亢时，血清T_3可高于正常4倍左右，而T_4仅为正常值的2倍半。

(4)促甲状腺素释放激素(TRH)兴奋试验，静脉注射TRH后，促甲状腺激素不增高，则有诊断意义。

3.病情评估

根据上述临床表现及特殊检查以及是否曾发生甲状腺危象等可以对病情严重程度作一评估。一般应经过一段时间抗甲状腺功能亢进药物治疗，待病情稳定后才考虑手术，否则，围术期间易发生甲状腺危象。如果甲状腺功能亢进症症状得到基本控制，则可考虑手术，具体为：①基础代谢率小于+20%。②脉率小于 90 次/分，脉压减小。③患者情绪稳定，睡眠良好，体重增加等。

(二)麻醉前准备

1.药物准备

药物准备是术前降低基础代谢率的重要措施。有两种方法：①先用硫脲类药物降低甲状腺素的合成，并抑制机体淋巴细胞自身抗体产生，从而控制因甲状腺素升高而引起的甲亢症状。待甲亢症状被基本控制后，改用碘剂(Logul 液)1～2 周，再行手术。②开始即服用碘剂，2～3 周后甲亢症状得到基本控制，便可进行手术。

硫氧嘧啶类药物包括甲基硫氧嘧啶和丙基硫氧嘧啶，每天 200～400 mg，分次口服，咪唑类药物，如他巴唑(甲巯咪唑)、甲亢平(卡比马唑)每天 20～40 mg，分次口服。碘剂含 5%碘化钾，每天 3 次，第 1 天每次 3 滴，以后每天每次增加 1 滴，至每次 16 滴为止。由于抗甲状腺药物能引起甲状腺肿大和动脉性充血，手术时易出血，增加了手术的困难和危险，因此服用后必须加用碘剂 2 周，使甲状腺缩小变硬，有利于手术操作。必须说明的是，碘剂的作用在于抑制蛋白水解酶，减少甲状腺球蛋白的分解，从而抑制甲状腺素的释放，并减少甲状腺的血流量。但停用碘剂后甲状腺功能亢进症状可重新出现，甚至比原来更严重，因此，凡不准备实施手术者，不要服用碘剂。对于上述两种药物准备无效者或不能耐受者，现主要加用 β 受体阻断药，如普萘洛尔。普萘洛尔能选择性地阻断各种靶器官组织上的 β 受体对儿茶酚胺的敏感性，而改善甲状腺功能亢进症的症状，剂量为每 6 小时口服一次，每次 20～60 mg，一般 1 周后心率降至正常水平，即可施行手术。由于普萘洛尔在体内的有效半衰期不足 8 小时，所以最后一次口服应在术前 1～2 小时，手术后继续服用 1 周左右。对于患哮喘、慢性气管炎等患者忌用。

2.麻醉前用药

根据甲状腺功能亢进症状控制的情况和将采用的麻醉方法综合考虑，一般来说，镇静药用量较其他病种要大。可选用巴比妥类或苯二氮䓬类药物，如咪达唑仑 0.07～0.15 mg/kg。对某些精神高度紧张拟选择气管内麻醉的患者，可加用芬太尼 0.1 mg、氟哌利多 5 mg 肌内注射，具有增强镇静、镇痛、抗呕吐的作用。为了减少呼吸道分泌物，可以选用 M 受体阻滞药，一般选用东莨菪碱。应该强调的是，对于有呼吸道压迫或梗阻症状的患者，麻醉前镇静或镇痛药应减少用量或避免使用。

(三)麻醉方法的选择

1.局部浸润麻醉

局部浸润麻醉对于症状轻，病程短或经抗甲状腺药物治疗后，病情稳定，无气管压迫症状，且合作较好的患者可采用局部浸润麻醉，特别适应于微创手术。选择恰当浓度的局麻药，一般不加肾上腺素，以免引起心率增快，甚至心律失常。充分皮内、皮下浸润注射，虽然可完全消除手术所致疼痛刺激，但由于甲状腺功能亢进症患者精神紧张状态确非一般，加上甲状腺手术体位和术中牵拉甲状腺组织引起不适反应，术中必须静脉注射镇痛或镇静药，故现在已极少采用局部浸润麻醉于甲状腺功能亢进症患者。

2.颈丛神经阻滞或连续颈部硬膜外阻滞

颈丛神经阻滞的麻醉效果较局部浸润麻醉优良，一般可获得较好的麻醉效果，但仍未摆脱局部麻醉的缺点，如手术牵拉甲状腺时患者仍感不适，此外，若手术时间较长者，麻醉作用逐渐消退，需要加用局部浸润麻醉或重新神经阻滞等。颈部硬膜外阻滞能提供最完善的镇痛效果，同时因阻滞心脏交感神经更利于甲状腺功能亢进患者，可用于防治甲状腺危象，更适应于手术前准备不充分的患者。术中可适量辅以镇痛药及镇静药，如芬太尼及氟哌利多等，以减轻术中牵拉甲状腺所致的不适反应。手术中可能因硬膜外阻滞平面过广、静脉辅助药作用等出现呼吸抑制。故麻醉期间需严密观察患者呼吸功能变化，避免呼吸道梗阻及窒息发生，同时准备气管插管用具。

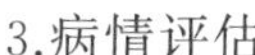

3.气管内麻醉

气管内麻醉是目前采用最广泛的麻醉方法。适合于甲状腺较大或胸骨后甲状腺肿，伴有气管受压、移位、术前甲状腺功能亢进症状尚未完全控制或精神高度紧张不合作的患者。气管内麻醉能确保患者呼吸道通畅，完全消除手术牵拉所致的不适，增加了手术和麻醉安全性。不足之处是术中无法令患者配合以确定是否损伤喉返神经，此外，若患者术中发生甲状腺危象则体征可能不够明显，必须予以重视。总之，应根据病情选择合理的麻醉药物和麻醉诱导方式并完成气管内插管术，且采用必要的监测技术，使患者平稳渡过手术期。

(1)全身麻醉诱导和气管插管术：困难气管内插管常发生于甲状腺手术患者，麻醉前应有足够的思想和技术准备，包括准备不同内径的气管导管、不同型号的喉镜，甚至纤维支气管镜。对于有呼吸道压迫症状者，宜选择表面麻醉下清醒气管内插管。对于大多数甲状腺功能亢进症患者，若症状控制较好，且不伴有呼吸道压迫症状者，可采用快速诱导气管内插管。但必须注意，凡具有拟交感活性或不能与肾上腺素配伍的全麻药，如乙醚、氟烷、氯胺酮均不宜用于甲状腺功能亢进患者。其他药物，如硫喷妥钠、异丙酚、琥珀胆碱、恩氟烷、异氟烷等均可选用。麻醉诱导过程中充分吸氧去氮，诱导务必平稳，避免屏气、呛咳，插管困难者可借助插管钳、带光源轴芯或纤维支气管镜等完成气管插管。有气管受压、扭曲、移位的患者，宜选择管壁带金属丝的气管导管，且气管导管尖端必须越过气管狭窄平面。完成气管插管后，应仔细检查气管导管是否通畅，防止导管受压、扭曲。甲状腺手术操作不仅可使声带及气管与气管导管壁彼此摩擦，而且可直接损伤气管壁，易引起喉头气管炎症，导致声嘶、喉痛，甚至喉痉挛、喉水肿而窒息。另一方面术后创面出血也可压迫呼吸道，这些因素均可导致患者术后呼吸道梗阻。

(2)全身麻醉维持：恩氟烷、异氟烷、地氟烷、七氟烷、芬太尼、维库溴铵、罗库溴铵等，对甲状腺功能几乎无影响，且对心血管功能干扰小，对肝、肾功能影响小，可优先考虑使用。至于麻醉作用较弱的药物，如氧化亚氮、普鲁卡因，对甲状腺功能亢进的患者可能有麻醉难以加深的可能，必须增加其他药物或复合以恩氟烷或异氟烷吸入或异丙酚静脉点滴。一组来自因垂体瘤所致的继发性甲状腺功能亢进症的研究表明，麻醉维持选择较高浓度异丙酚 8～10 mg/(kg·h)，可达到较恰当的动脉血浓度(2～4 μg/mL)，此时异丙酚的廓清率也较高(2.8 L/min)。而乙醚、氟烷和氯胺酮则禁用或慎用于甲状腺功能亢进患者。

(3)气管拔管：手术结束后待患者完全清醒，咽喉保护性反射业已恢复后方可考虑拔除气管导管。由于出血、炎症、手术等诸因素，拔除气管导管后，患者可突然发生急性呼吸道梗阻。为预防此严重并发症，必须等患者完全清醒后，首先将气管导管退至声门下，并仔细观察患者呼吸道是否通畅，呼吸是否平稳，如果情况良好，则可考虑完全拔除气管导管，并继续观察是否出现呼吸道梗阻。如果一旦出现呼吸道梗阻，则应立即再施行气管插管术，以保证呼吸道通畅。

四、并发症防治

(一)呼吸困难和窒息

呼吸困难和窒息多发生于手术后 48 小时内，是最危急的并发症。常见原因是：①手术切口内出血或敷料包扎过紧而压迫气管。②喉头水肿，可能是手术创伤或气管插管引起。③气管塌陷，由于气管壁长期受肿大甲状腺压迫而发生软化，切除大部分甲状腺后，软化之气管壁失去支撑所致。④喉痉挛、呼吸道分泌物等。⑤双侧喉返神经损伤。临床表现为进行性呼吸困难，发绀甚至窒息。对疑有气管壁软化的患者，手术结束后一定待患者完全清醒，先将气管导管退至声门下，观察数分钟，如果没有呼吸道梗阻出现，方可拔管气管导管。如果双侧喉返神经损伤所致呼吸道梗阻，则应行紧急气管造口术。此外在手术间或病房均应备有紧急气管插管或气管造口的急救器械，一旦发生呼吸道梗阻甚至窒息，可以及时采取措施以确保呼吸道通畅。

(二)喉返神经或喉上神经损伤

喉返神经或喉上神经损伤手术操作可因切断、缝扎、牵拉或钳夹喉返神经后造成永久性或暂时性损伤。若损伤前支则该侧声带外展，若损伤后支则声带内收，如两侧喉返神经主干被损伤，则可出现呼吸困难甚至窒息，需立即行气管造口以解除呼吸道梗阻。如为暂时性喉返神经损伤，经理疗及维生素等治疗，一般 3～6 个月可逐渐恢复。喉上神经内支损伤使喉部黏膜感觉丧失而易发生呛咳，而外支损伤则使环甲肌瘫痪而使声调降低，一般经理疗或神经营养药物治疗后可自行恢复。

（三）手足抽搐

手足抽搐因手术操作误伤甲状旁腺或使其血液供给受累所致，血钙浓度下降至 2.0 mmol/L 以下，导致神经肌肉的应激性增高而在术中或术后发生手足抽搐，严重者可发生喉和膈肌痉挛，引起窒息甚至死亡。发生手足抽搐后，应立即静脉注射 10％葡萄糖酸钙 10～20 mL，严重者需行异体甲状旁腺移植。

（四）甲状腺危象

在甲亢未经控制或难以良好控制的患者，由于应激使甲亢病情突然加剧的状态即为甲亢危象。可发生于各个年龄组的患者，以老年人多见。甲亢危象是一种危重综合征，危及甲亢患者的生命，常因内科疾病、感染、精神刺激、分娩、手术、创伤、^{131}I 治疗、甲状腺受挤压等原因而诱发。其发生率可占甲亢患者的 2％～8％，死亡率高达 20％～50％。围术期出现高热（＞39 ℃）、心动过速（＞140 次/分，与体温升高不成比例）、收缩压增高、中枢神经系统症状（激动、谵妄、精神病、癫痫发作、极度嗜睡、昏迷）以及胃肠道症状（恶心、呕吐、腹泻、黄疸）等，应警惕甲亢危象的发生。与手术有关的甲亢危象可发生于术中或术后，多见于术后 6～18 小时。由于甲状腺危象酷似恶性高热、神经安定药恶性综合征、脓毒症、出血及输液或药物反应，应注意鉴别。术后甲亢危象的患者临床常表现为烦躁不安、神志淡漠，甚至发生昏迷。少数患者临床表现不典型，可表现为表情淡漠、乏力、恶病质、心动过缓，最后发展为昏迷，称为淡漠型甲亢危象，临床应高度警惕。

（1）预防措施：充分有效的术前准备是预防围术期甲亢危象的关键。应用抗甲状腺药物进行对症治疗和全身支持疗法。

（2）静脉滴注 10％葡萄糖液和氢化可的松 300～500 mg。

（3）明确诊断后即经胃管注入甲巯咪唑，首剂 60 mg，继用 20 mg，每 8 小时 1 次。抗甲状腺药物 1 小时后使用复方碘溶液（Lugol 液）5 滴，每 6 小时 1 次，或碘化钠 1.0 g，溶于 500 mL 液体中静脉滴注，每天1～3 g。

（4）有心动过速者给予普萘洛尔 20～40 mg 口服，每 4 小时 1 次。艾司洛尔为超短效 β 受体阻断药，0.5～1 mg/min 静脉缓慢注射，继之可根据心率监测，泵注维持治疗。严重房室传导阻滞、心源性休克、严重心力衰竭、哮喘或慢性阻塞性肺疾病患者忌用。有心力衰竭表现者可使用毛花苷 C 静脉注射，快速洋地黄化有助于治疗心动过速和心力衰竭，亦可应用利尿剂和血管扩张药（如尼卡地平、乌拉地尔）降压和降低心脏负荷。

（5）对症处理：保持呼吸道通畅，增加吸入氧浓度，充分给氧。高热者积极降温，必要时进行人工冬眠，抑制中枢及自主神经系统兴奋性，稳定甲状腺功能，降低基础代谢率。冬眠药物可强化物理降温效果，但应避免水杨酸盐降温，因大量水杨酸盐也会增加基础代谢率。纠正水、电解质和酸碱平衡。注意保证足够热量及液体补充（每天补充液体 3 000～6 000 mL）。

（6）若应用上述治疗措施仍不见效，病情恶化时，可考虑施行换血疗法、腹膜透析或血液透析。

（五）颈动脉窦反射

颈动脉窦是颈内动脉起始处的梭形膨出，在窦壁内富含感觉神经末梢，称之为压力感受器。甲状腺手术刺激该部位时，可引起血压降低，心率变慢，甚至心搏骤停。术中为了避免该严重并发症发生，可采用局麻药少许在颈动脉窦周围行浸润阻滞，否则一旦出现，则应暂停手术并立即静脉注射阿托品，必要时采取心肺复苏措施。

（吴冬梅）

第二节　甲状旁腺手术的麻醉

一、甲状旁腺的解剖和生理

甲状旁腺来源于内胚层，上下甲状旁腺分别发生于第Ⅳ和第Ⅲ咽囊。一般情况下，共4个甲状旁腺，它们通常位于甲状腺的外科囊内，紧密附着于左右两叶甲状腺背面的内侧。每个甲状旁腺的体积长5～6 mm，宽3～4 mm，厚2 mm，重30～45 mg。甲状旁腺的血液供应一般来自甲状腺下动脉。甲状旁腺分泌甲状旁腺素，其生理作用是调节体内钙磷代谢，与甲状腺滤泡旁细胞分泌的降钙素一起维持体内钙磷平衡。

二、甲状旁腺的病理生理

引起原发性甲状旁腺功能亢进的甲状旁腺病变有腺瘤（约占85%），增生（约占14%），腺癌（约占1%）。甲状旁腺功能亢进在临床上可分为3种类型：①肾型甲状旁腺功能亢进，约占70%，主要表现为尿路结石，与甲状旁腺功能亢进时尿中磷酸盐排出较多，有利于尿石形成有关。②骨型甲状旁腺功能亢进，约占10%。表现为全身骨骼广泛脱钙及骨膜下骨质吸收。X线片显示骨质疏松、变薄、变形及骨内多个囊肿。患者病变骨常感疼痛，易发生病理性骨折。③肾骨型甲状旁腺功能亢进，约占20%，为二者的混合型。表现为尿路结石和骨质脱钙病变。此外，有部分患者可合并消化性溃疡、胰腺炎和胆石症，严重者可出现甲状旁腺危象。

三、甲状旁腺功能亢进手术的麻醉

（一）病因及分类

PTH的分泌量主要受血钙水平的反馈调节。甲状旁腺功能亢进症（甲旁亢）是指由PTH分泌量过多导致高钙血症、低磷血症、骨质损害和肾结石等综合病症，可分原发性和继发性两种。原发性甲旁亢由甲状旁腺本身病变引起的PTH过度分泌，以高钙血症和低磷血症为特征。甲状旁腺本身病变包括甲状旁腺腺瘤（80%）和增生（15%），甲状旁腺癌罕见，其中90%以上伴发甲旁亢。甲状旁腺囊肿更罕见，占甲状旁腺肿瘤的1.5%～3.2%。多见于35～65岁人群，女性为男性2～3倍，尤其是绝经后妇女更易发生。继发性甲旁亢是由于各种原因所致的低钙血症，刺激甲状旁腺，使之增生肥大，分泌过多PTH，常见于慢性肾功能不全、维生素D缺乏、骨软化症等。尚有异位甲旁亢，由甲状旁腺以外的组织分泌PTH或类似活性物质而引起。肺、胰腺、乳腺癌和淋巴组织增生性疾病的组织是常见的异位病灶。

（二）临床表现、诊断及治疗

常见的甲旁亢症状有倦怠、四肢无力等神经肌肉系统症状；食欲缺乏、恶心、呕吐、便秘、胃十二指肠溃疡等消化系统症状；烦渴、多尿、肾结石、血尿等泌尿系统症状；骨痛、背痛、关节痛、骨折等骨骼系统症状。伴随症状有皮肤瘙痒，痛风，贫血，胰腺炎和高血压。但也有少数患者无症状。

甲旁亢起病缓慢，早期往往无症状或仅有非特异的症状，诊断主要依据临床表现和实验室检查，高钙血症、低磷血症和高尿钙是诊断甲旁亢的主要依据。近年来，采用PTH的测定有助于判断高钙血症是否由甲状旁腺功能亢进所引起。

手术切除过多分泌PTH的肿瘤或增生的甲状旁腺组织是治疗甲旁亢最有效的手段。

（三）术前评估与准备

（1）肾脏功能损害是甲旁亢患者常见的严重并发症。约65%的甲旁亢患者合并肾结石（磷酸盐或草酸盐），约10%的甲旁亢患者有肾钙盐沉着症。因此，有80%～90%的甲旁亢患者均有不同程度的肾功能损害。术前应注意血尿素氮、肌酐及尿比重,以评估肾功能损伤情况及相应的电解质失衡对心血管系统的影响,如高血压、室性心律失常、QT 间期缩短等。

(2)甲状旁腺功能亢进患者多因长期厌食、恶心、呕吐和多尿等原因导致严重脱水和酸中毒,术前应尽可能予以纠正。

(3)术前应注意预防和处理高钙血症危象,通常甲旁亢患者必须先行内科治疗,给予低钙、高磷饮食,控制高钙血症,将血钙降至 3.5 mmol/L 以下的安全水平,并以钠制剂拮抗钙的作用。高钙血症易导致心律失常,在降低钙浓度的同时应给予相应治疗。

(4)由于 PTH 可动员骨钙进入血液循环,造成骨组织内钙含量下降,引起骨质疏松,同时患者亦可能存在病理性骨折,因此在搬运、安置患者体位及麻醉插管操作时,应注意操作轻柔,避免给患者造成意外伤害。

(四)麻醉选择与术中管理

甲旁亢患者手术麻醉对麻醉药物和麻醉方法的选择没有特殊要求,主要应根据患者自身的病理生理改变和手术情况决定。对定位明确、无异位甲状旁腺、无气管压迫患者,身体状况较好可选用局麻或颈神经丛阻滞。对于全身情况差、严重肾功能不全、电解质紊乱或心功能障碍患者,局麻和颈丛阻滞影响更小。对探查性手术或多发性肿瘤,以及有气管压迫与恶心、呕吐的患者,宜选择全身麻醉。气管内插管全身麻醉具有保持气道通畅,充分给氧和防止二氧化碳蓄积的优点。

麻醉方法和管理基本类同于甲状腺手术,但应考虑此类患者多有肾功能不全,因此在选择麻醉药物时应注意到患者的肾功能状态,由于氟元素对肾脏有毒害作用,不宜使用异氟烷、七氟烷。甲旁亢患者多有肌无力症状,由于高钙血症可引起神经肌肉接头对去极化肌松药敏感,对非去极化肌松药存在抵抗现象,故有肌张力降低的患者,应酌情减少肌肉松弛药的使用剂量。首次肌松效应不易预测,可以小剂量用药并根据肌松效应来决定临床用量,建议使用周围神经刺激器监测神经肌肉接头功能,以指导肌松剂的应用。因为术中需仔细分离和鉴别甲状旁腺腺体或肿瘤,有时甚至需打开纵隔探查和等待病理报告,时间冗长,注意全麻维持的平稳。

术中牵扯气管,在颈动脉窦附近操作时,患者可出现血压下降及心率减慢须暂停手术,在其附近用局麻药封闭,同时适当加深麻醉,静脉注射阿托品,遇有严重低血压时,可用血管收缩药如麻黄碱。术中应加强监测,严密观察病情变化,尤其是加强心血管功能、心电图的监测,但心电图监测 QT 间期并不是血钙浓度改变的可靠指标。术中应注意观察患者的呼吸、心律变化,维持水、电解质平衡。

术中需做好高钙血症危象的预防和急救准备。血钙异常增高是甲旁亢特征性表现的病理生理学基础。在血浆总蛋白为 65 g/L 的患者,血清钙>3.75 mmol/L 即有诊断意义。血钙达 3 mmol/L 时,一般患者均能很好地耐受。血钙>3.75 mmol/L 即可发牛高钙血症危象。患者出现精神症状如幻觉、狂躁甚至昏迷,四肢无力、纳差、呕吐,多饮、多尿,抑郁,心搏骤停,广泛的骨关节疼痛及压痛。X 线片可见纤维囊性骨炎、虫蚀样或穿凿样改变。若抢救不力,可发生高钙猝死。因此,血钙>3.75 mmol/L 时,即使临床无症状或症状不明显,也应当按照高钙血症危象处理。处理措施包括:输液扩容,纠正脱水(补充生理盐水 2 000～4 000 mL/d,静脉滴注);在恢复正常血容量后,可给予呋塞米 40～80 mg/(2～4)h,利尿并抑制钠和钙的重吸收;应用糖皮质激素;依据生化检测结果,适量补充钠、钾和镁;必要时可行血液透析或腹膜透析降钙。在严重高钙血症或一般降钙治疗无效时,可静脉给予二磷酸盐(如羟乙膦酸钠)或依地酸二钠(EDTA)或硫代硫酸钠等。

(五)术后处理

(1)术后应注意呼吸道通畅、适当给氧和严密观察病情,以防止喉返神经损伤、血肿压迫等因素导致的术后呼吸道梗阻。

(2)术后 2～3 天内仍需注意纠正脱水,以维持循环功能的稳定。术后 2～3 天内继续低钙饮食,并密切监测血钙变化。手术成功者,血磷迅速恢复正常,血钙和血 PTH 则多在 1 周内降至正常。

(3)甲旁亢术后亦可并发短暂或永久性的低钙血症,其发生率有报道为 13%～14%。血钙于术后 1～

3天内降至过低水平，患者可反复出现口唇麻木和手足搐搦，应每天静脉补给10%葡萄糖酸钙30～50 mL。症状一般于5～7天改善。若低钙持续1个月以上，提示有永久性甲状旁腺功能低下，则必须按甲状旁腺功能减低症进行长期治疗。

（吴冬梅）

第三节 乳房手术的麻醉

一、乳房解剖及生理概要

成年未婚妇女乳房呈半球形，位于胸大肌浅面，在第2～6肋骨水平的浅筋膜浅、深层之间。乳头位于乳房的中心，周围色素沉着区称为乳晕。乳腺有15～20个腺叶，每个腺叶分成很多腺小叶，腺小叶由小乳管和腺泡组成，是乳腺的基本单位。小乳管汇至乳管，乳管开口于乳头。乳腺是许多内分泌腺的靶器官，其生理活动受垂体、卵巢及肾上腺等内分泌腺的影响。妊娠及哺乳期乳腺明显增生，腺管延长，腺泡分泌乳汁。乳房的淋巴网甚为丰富，淋巴液最后输出至锁骨下淋巴结、胸骨旁淋巴结、肝脏及对侧乳房。

二、乳房手术的麻醉

乳房的疾病包括多乳头、多乳房畸形、急性炎症、脓肿、囊性增生、良性和恶性肿瘤等。一般根据手术范围、大小及患者全身状况来选择相应的麻醉方法。

（一）局部浸润麻醉

局部浸润麻醉适用于手术范围小而合作的患者，如乳房纤维腺瘤切除，疑有癌变的乳房肿瘤作活组织病检等。

（二）硬膜外阻滞

硬膜外阻滞适用于手术范围大或不适宜行全身麻醉的乳癌根治手术患者。一般选择$T_{2\sim3}$间隙穿刺向头侧置管，若能选择0.25%的罗哌卡因，适当控制容量，则能最大限度地减少对运动神经纤维的阻滞而减轻对呼吸的抑制。尽管如此，麻醉期间必须加强对呼吸功能的监测，避免发生呼吸抑制。

（三）全身麻醉

对于产后哺乳的妇女所患急性乳腺炎或脓肿，需行切开引流术，可选择全凭静脉麻醉，如异丙酚2～2.5 mg/kg，或氯胺酮2 mg/kg，辅以少许麻醉性镇痛药，如芬太尼2～4 μg/kg静脉注射。麻醉期间保持呼吸道通畅，预防喉痉挛、呼吸抑制等并发症出现。对于乳癌根治术，特别是需扩大清扫范围者常选择全身麻醉，静脉快速诱导后插入喉罩或气管导管，控制或辅助呼吸，术中加强对失血量的监测，必要时输血。

若有条件，手术结束后应将患者送至苏醒室密切观察，直至呼吸、循环功能稳定。因乳房手术后有许多因素影响呼吸功能，如高位硬膜外阻滞对呼吸影响，全身麻醉药的残余作用，胸部敷料包扎压迫等均影响患者肺通气与换气功能。此外，必要时可给患者提供PCA服务，有利于患者早日康复。

（吴冬梅）

第四节 腹部手术的麻醉

一、腹部手术的麻醉特点

(一)腹腔内脏的神经支配

腹腔内脏器官受交感神经和副交感神经双重支配,内脏痛和牵拉反应与这些神经分布有密切关系。

1.交感神经

内脏大神经起自脊髓胸4～10节段,终止于腹腔动脉根部的腹腔节,部分纤维终止于主动脉肾节和肾上腺髓质。内脏小神经起自脊髓$T_{10\sim12}$节段,终止于主动脉肾节。内脏最小神经起自胸12节段,与交感神经干一并进入腹腔,终止于主动脉肾节。由腹腔神经节、主动脉肾节等发出的节后纤维分布至肝、胆、胰、脾、肾等实质器官和结肠脾曲以上的肠管。腰交感干由4～5对腰节组成,节上的分支有腰内脏神经,终止于腹主动脉丛及肠系膜丛等处,其节后纤维分布于结肠脾曲以下的肠管和盆腔脏器,部分纤维随血管分布至下肢。盆腔神经丛来自骶2～3骶节和尾节所发出的纤维。

2.副交感神经

中枢位于脑干的副交感神经核及骶部2～4节段灰质的副交感核。迷走神经的腹腔支参与肝丛、胃丛、脾丛、胰丛、肾丛及肠系膜上下神经丛的组成,各丛分别沿同名血管分支达相应脏器。结肠脾曲以下肠管和盆腔脏器受骶2～4副交感节前纤维组成的直肠丛、膀胱丛、前列腺丛、子宫阴道丛等支配。

3.重要腹腔内脏的神经支配

重要腹腔内脏的神经支配见表4-1。在结肠脾曲以上肠管和肝、胆、胰、脾等手术时,椎管内麻醉要阻滞内脏神经交感神经支,阻滞平面应达T_4～L_1,但迷走神经支不可能被椎管内麻醉所阻滞。为消除牵拉结肠脾曲以上肠胃等内脏的反应,可辅用内脏神经局麻药局部封闭。结肠脾曲以下肠管和盆腔脏器的手术,阻滞平面达T_8～S_4,交感神经和副交感神经可同时被阻滞。

表4-1 重要腹腔内脏的神经支配

器官	神经	沿内脏神经的传入路径	节前纤维
胃、小肠、横结肠	交感	腹腔丛→内脏大、小神经→T_6～L_1脊髓后角	T_6～L_1,脊髓侧角
	副交感	迷走神经→延髓束核	迷走神经背核
降结肠、直肠	交感	腰内脏神经和交感干骶部分支,到达$L_{1\sim2}$脊髓后角	T_{12}～L_3脊髓侧角
	副交感	肠系膜下丛,盆丛→盆内脏神经→$S_{2\sim4}$脊髓后角	$S_{2\sim4}$副交感核
肝、胆、胰	交感	腹腔丛→内脏大、小神经→$T_{4\sim10}$脊髓后角	$T_{4\sim10}$脊髓侧角
	副交感	迷走神经→延髓束核	迷走神经背核

(二)腹部手术特点和麻醉要求

(1)腹部外科主要为腹腔消化系统疾病的手术。消化道主要功能是消化、吸收、代谢;清除有毒物质;参与机体免疫功能;分泌多种激素调节消化系统和全身生理功能。因此,消化器官疾病必然导致相应的生理功能紊乱及全身营养状态恶化。

(2)胃肠道每天分泌大量消化液,含有相当数量电解质,一旦发生肠道蠕动异常或肠梗阻,消化液将在胃肠道内潴留;或因呕吐、腹泻等,导致大量体液丢失,细胞内、外液的水和电解质锐减,酸碱平衡紊乱。

(3)消化道肿瘤、溃疡或食管胃底静脉曲张,可继发大出血。除表现呕血、便血外,胃肠道可潴留大量血液,失血量难以估计。麻醉前应根据血红蛋白、尿量、尿比重、血压、心率、脉压、中心静脉压等指标补充血容量和细胞外液量,并做好大量输血的准备。

(4)胆道疾病多伴有感染、阻塞性黄疸和肝损害。麻醉时应注意肝肾功能的维护,出凝血异常及自主神经功能紊乱的防治。

(5)急腹症如胃肠道穿孔,急性胆囊炎,化脓性胆管炎,胆汁性腹膜炎及肝、脾、肠破裂等,病情危重,需急诊手术。急腹症手术麻醉的危险性、意外以及并发症的发生率,均比择期手术高。应尽可能在术前短时间内对病情做出全面估计和准备。

(6)严重腹胀、大量腹水、巨大腹内肿瘤患者,当术中排出大量腹水、搬动和摘除巨大肿瘤时,腹内压容易骤然下降而发生血流动力学及呼吸的明显变化。

(7)腹内手术中牵拉内脏容易发生恶心、呕吐。呕吐或反流误吸是腹部手术麻醉常见的死亡原因。胃液、血液、胆汁、肠内容物都有被误吸的可能。会导致急性呼吸道梗阻、吸入性肺炎或肺不张、误吸综合征和急性肺损伤等严重后果。

(8)良好的肌肉松弛是腹部手术麻醉的重要条件。

(三)腹部手术常用的麻醉方法

腹部手术患者具有年龄范围广,病情轻重不一及并存疾病不同等特点,故对麻醉方法与麻醉药物的选择,需根据患者全身状况,重要脏器损害程度,手术部位和时间长短,麻醉设备条件以及麻醉医师技术的熟练程度作综合考虑。

1.局部麻醉

局部麻醉适用于短小手术及严重休克患者。可用的局麻方法有局部浸润麻醉,区域阻滞麻醉和肋间神经阻滞麻醉。腹腔内手术中还应常规施行肠系膜根部和腹腔神经丛封闭。本法安全,对机体生理影响小,但阻滞不易完善,肌松不满意,术野显露差,故使用上有局限性。

2.脊麻

脊麻适用于下腹部及肛门会阴部手术。脊麻后尿潴留发生率较高,且禁忌证较多,故基本已被硬膜外阻滞所取代。

3.连续硬膜外阻滞

连续硬膜外阻滞为腹部手术常用的麻醉方法之一。该法痛觉阻滞完善;腹肌松弛满意;对呼吸、循环、肝、肾功能影响小;因交感神经被部分阻滞,肠管收缩,手术野显露较好;麻醉作用不受手术时间限制,并可用于术后止痛,故是较理想的麻醉方法,但内脏牵拉反应较重,为其不足。

4.全身麻醉

随着麻醉设备条件的改善,全身麻醉在腹部手术的选用日益增加,特别是某些上腹部手术,如全胃切除,腹腔镜手术,右半肝切除术,胸腹联合切口手术以及休克患者手术,均适于选用全身麻醉。由于患者情况不同,重要器官损害程度及代偿能力的差异,麻醉药物选择与组合应因人而异。目前常用方法有静吸复合全麻、神经安定镇痛复合麻醉、硬膜外阻滞与全麻复合麻醉等。麻醉诱导方式需根据患者有无饱胃及气管插管难易程度而定。急症饱胃者(如进食,上消化道出血,肠梗阻等),为防止胃内容误吸,可选用清醒表麻插管。有肝损害者或3个月内曾用过氟烷麻醉者,应禁用氟烷。胆道疾患术前慎用吗啡类镇痛药。

二、胃肠道手术的麻醉

(一)麻醉前准备

(1)胃肠道疾病,特别是恶性肿瘤患者,术前多有营养不良、贫血、低蛋白血症、浮肿、电解质异常和肾功能损害。麻醉前应尽力予以调整,以提高患者对手术、麻醉的耐受性,减少术后并发症。

(2)消化道溃疡和肿瘤出血患者多并存贫血,如为择期手术,血红蛋白应纠正到100 g/L以上,血浆总蛋白到60 g/L以上,必要时应给予小量多次输血或补充清蛋白。

(3)消化道疾病发生呕吐、腹泻或肠内容物潴留,最易发生水、电解质及酸碱平衡紊乱,出现脱水、血液浓缩、低钾血症,上消化道疾病易出现低氯血症及代谢性碱中毒;下消化道疾病可并发低钾血症及代谢性酸中毒等。长期呕吐伴有手足抽搐者,术前术中应适当补充钙和镁。

(4)为避免麻醉中呕吐、误吸及有利于术后肠功能恢复,对幽门梗阻的患者术前应常规洗胃;胃肠道手术宜常规行胃肠减压。

(5)麻醉前用药需根据麻醉方式和病情而定。对饱胃及可能呕吐者,应避免用药量过大,以保持患者的意识和反射。

(二)麻醉处理

1.胃十二指肠手术

硬膜外阻滞可经 $T_{8\sim9}$ 或 $T_{9\sim10}$ 间隙穿刺,向头侧置管,阻滞平面以 $T_4\sim L_1$ 为宜。为清除内脏牵拉反应,进腹前可适量给予氟芬或杜氟合剂,或哌替啶及东莨菪碱。上腹部手术的阻滞平面不宜超过 T_3,否则胸式呼吸被抑制,膈肌代偿性活动增强,可影响手术操作。此时,如再使用较大量镇痛镇静药,可显著影响呼吸功能而发生缺氧和二氧化碳蓄积,甚至发生意外。因此,麻醉中除应严格控制阻滞平面外,应加强呼吸监测和管理。腹部手术选用全麻时,宜选择麻醉诱导快,肌松良好,清醒快的麻醉药物。肌松药的选择及用药时间应合理掌握,需保证进腹探查、深部操作、冲洗腹腔及缝合腹膜时有足够的肌肉松弛,注意药物间的相互协同作用,加强呼吸、循环、尿量、体液等变化和维护水、电解质,酸碱平衡的管理。

2.结肠手术

右半结肠切除术选用连续硬膜外阻滞时,可选 $T_{11\sim12}$ 间隙穿刺,向头侧置管,阻滞平面控制在 $T_6\sim L_2$。左半结肠切除术可选 $T_{12}\sim L_1$ 间隙穿刺,向头侧置管,阻滞平面需达 $T_6\sim S_4$。进腹探查前宜先给予适量辅助药,以控制内脏牵拉反应。选择全麻使用肌松药时,应注意与链霉素、新霉素、卡那霉素或多黏菌素等的协同不良反应(如呼吸延迟恢复)。结肠手术前常需多次清洁洗肠,故应注意血容量和血钾的变化。严重低钾血症可导致心律失常,术前数小时应复查血钾,麻醉中需有心电图监测。

3.直肠癌根治术的麻醉

手术需取截石位。经腹会阴联合切口,选用连续硬膜外阻滞时宜用双管法。一点取 $T_{12}\sim L_1$ 间隙穿刺,向头置管;另一点经 $L_{3\sim4}$ 间隙穿刺,向尾置管。先经低位管给药以阻滞骶神经,再经高位管给药,使阻滞平面达 $T_6\sim S_4$,麻醉中适量应用辅助药即可满足手术要求。麻醉中应注意体位改变对呼吸、循环的影响,游离乙状结肠时多需采用头低位,以利于显露盆腔,此时应注意呼吸通气情况,并常规面罩吸氧。术中出血可能较多,要随时计算出血量,并给予及时补偿。

(三)麻醉后注意事项

(1)腹部手术结束,需待患者各项生命体征稳定后方可送回术后恢复室或病房;麻醉医师须亲自检查呼吸、血压、脉搏、四肢末梢温度颜色及苏醒程度,向主管手术医师和值班护士交待清楚后,方可离开患者。

(2)患者尚未完全清醒或循环、呼吸功能尚未稳定时,应加强对呼吸、血压、中心静脉压、脉搏、尿量、体温、意识、皮肤颜色、温度等监测,并给予相应处理。术后应常规给予氧治疗,以预防术后低氧血症。

(3)麻醉手术后应立即进行血常规、红细胞比积、电解质、血气分析等检查,并依检查结果给予相应处理。

(4)持续静脉补液,手术当天的输液量(包括术中量),成人为 3 500~4 000 mL,如术中有额外出血和体液丢失,应依出量予以补充调整。热量供应于成人大手术后为 209.2 kJ/(kg·d)[50 kcal/(kg·d)];小手术后为 167.4 kJ/(kg·d)[40 kcal/(kg·d)]。术前营养差的患者,术后应给予肠道外高营养治疗。

(5)术后可能发生出血、呕吐、呃逆、尿潴留和肺部并发症,须予以重视和防治。

三、胆囊、胆道疾病手术

(一)麻醉前准备

(1)重点应检查心、肺、肝、肾功能。对并存疾病特别是高血压病、冠心病、肺部感染、肝功能损害、糖尿病等应给予全面的内科治疗。

(2)胆囊、胆道疾病多伴有感染;胆道梗阻多有阻塞性黄疸及肝功能损害,麻醉前都要给予消炎、利胆和保肝治疗。阻塞性黄疸可导致胆盐、胆固醇代谢异常,维生素 K 吸收障碍,致使维生素 K 参与合成的凝血因子减少,发生出凝血异常,凝血酶原时间延长。麻醉前应给维生素 K 治疗,使凝血酶原时间恢复正常。

(3)血清胆红素升高者,在腹部外科多为阻塞性黄疸,术前应加强保肝治疗,术中术后应加强肝肾功能维护,预防肝肾综合征的发生。

(4)阻塞性黄疸的患者,自主神经功能失调,表现为迷走神经张力增高,心动过缓。麻醉手术时更易发生心律失常和低血压,麻醉前应常规给予阿托品。

(5)胆囊、胆道疾病患者常有水、电解质,酸碱平衡紊乱,营养不良,贫血,低蛋白血症等继发性病理生理改变,麻醉前均应作全面纠正。

(二)麻醉选择及处理

(1)胆囊、胆道手术可选择全身麻醉、硬膜外阻滞或全麻加硬膜外阻滞下进行。硬膜外阻滞可经 $T_{8\sim9}$ 或 $T_{9\sim10}$ 间隙穿刺,向头侧置管,阻滞平面控制在 $T_{4\sim12}$。胆囊、胆道部位迷走神经分布密集,且有膈神经分支参与,在游离胆囊床、胆囊颈和探查胆总管时,可发生胆-心反射和迷走-迷走反射。患者不仅出现牵拉痛,而且可引起反射性冠状动脉痉挛,心肌缺血导致心律失常,血压下降。应采取预防措施,如局部神经封闭,应用哌替啶及阿托品或依诺伐等。吗啡、芬太尼可引起胆总管括约肌和十二指肠乳头部痉挛,而促使胆道内压上升达 300 mmH_2O 或更高,持续 15～30 分钟,且不能被阿托品解除,故麻醉前应禁用。阿托品可使胆囊、胆总管括约肌松弛,麻醉前可使用。胆道手术可促使纤溶酶活性增强,纤维蛋白溶解而发生异常出血。术中应观察出凝血变化,遇有异常渗血,应及时检查纤维蛋白原、血小板,并给予抗纤溶药物或纤维蛋白原处理。

(2)阻塞性黄疸常伴肝损害,应禁用对肝肾有损害的药物,如氟烷、甲氧氟烷、大剂量吗啡等。恩氟烷、异氟烷、七氟烷或脱氟烷亦有一过性肝损害的报道。麻醉手术中因凝血因子合成障碍,毛细血管脆性增加,也促使术中渗血增多。但经部分临床观察,不同麻醉方法对肝功能正常组与异常组的凝血因子,未见有异常变化。

(3)胆道外科患者病情与体质差异极大,肥胖体形者逐年增多,麻醉选择与处理的难度也各异。

(三)麻醉后注意事项

(1)术后应密切监测血压、脉搏、呼吸、尿量、尿比重,持续鼻导管吸氧,直至病情稳定。按时检查血红蛋白,红细胞比积及血电解质,动脉血气分析,根据检查结果给予调整治疗。

(2)术后继续保肝、保肾治疗,预防肝肾综合征。

(3)对老年人、肥胖患者及并存气管、肺部疾病者,应防治肺部并发症。

(4)胆总管引流的患者,应计算每天胆汁引流量,注意水、电解质补充及酸碱平衡。

(5)危重患者和感染中毒性休克未脱离危险期者,麻醉后应送术后恢复室或 ICU 进行严密监护治疗,直至脱离危险期。

四、脾脏手术

(一)麻醉前准备

(1)脾脏是人体血液储存和调节器官,有清除和调节血细胞,及产生自身免疫抗体的功能。原发性或继发性脾功能亢进需行手术者,多有脾肿大,红细胞、白细胞、血小板减少和骨髓造血细胞增生。麻醉医师应在麻醉前全面了解病史及各种检查结果,估计可能出现的问题,做好相应准备。

(2)严重贫血,尤其是溶血性贫血者,应输新鲜血。有肝损害、低蛋白血症者,应给予保肝及多种氨基酸治疗。有血小板减少、出凝血时间及凝血酶原时间延长者,应小量多次输新鲜血或浓缩血小板,并辅以维生素 K 治疗。待贫血基本纠正、肝功能改善、出血时间及凝血酶原时间恢复正常后再行手术。

(3)原发性脾功能亢进者除有严重出血倾向外,大都已长期服用肾上腺皮质激素和 ACTH。麻醉前除应继续服用外,尚需检查肾上腺皮质功能代偿情况。

(4)有粒细胞缺乏症者常有反复感染史,术前应积极防治。

(5)外伤性脾破裂除应积极治疗出血性休克外,应注意有无肋骨骨折、胸部挫伤、左肾破裂及颅脑损伤

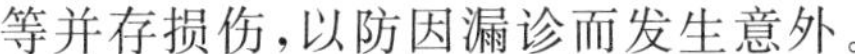

等并存损伤，以防因漏诊而发生意外。

（二）麻醉选择与处理

（1）无明显出血倾向及出凝血时间、凝血酶原时间已恢复正常者，可选用连续硬膜外阻滞。麻醉操作应轻柔，避免硬膜外间隙出血。凡有明显出血者，应弃用硬膜外阻滞。选择全麻时需根据有无肝损害而定，可用静脉复合或吸入麻醉。气管插管操作要轻巧，防止因咽喉及气管黏膜损伤而导致血肿或出血。

（2）麻醉手术处理的难度主要取决于脾周围粘连的严重程度。游离脾脏、搬动脾脏、结扎脾蒂等操作，手术刺激较大，有发生意外大出血的可能，麻醉医师应提前防治内脏牵拉反应并做好大量输血准备。巨大脾脏内储血较多，有时可达全身血容量的20%，故麻醉中禁忌脾内注射肾上腺素，以免发生回心血量骤增而导致心力衰竭危险。

（3）麻醉处理中要密切注意出血、渗血情况，维持有效循环血量。渗血较多时，应依情使用止血药和成分输血。

（4）麻醉前曾服用激素的患者，围术期应继续给予维持量，以防肾上腺皮质功能急性代偿不全。

（三）麻醉后注意事项

（1）麻醉后当天应严密监测血压、脉搏、呼吸和血红蛋白、红细胞比积的变化，严防内出血和大量渗血，注意观察膈下引流管出血量、继续补充血容量。

（2）加强抗感染治疗。已服用激素者，应继续给维持量。

五、门脉高压症手术

（一）门脉高压症主要病理生理特点

门静脉系统是腹腔脏器与肝脏毛细血管网之间的静脉系统。当门静脉的压力因各种病因而高于25 cmH_2O时，可表现一系列临床症状，统称门脉高压症。其主要病理生理改变为：①肝硬化及肝损害。②高动力型血流动力学改变：容量负荷及心脏负荷增加，动静脉血氧分压差降低，肺内动静脉短路和门、体静脉间分流。③出凝血功能改变：有出血倾向和凝血障碍。原因为纤维蛋白原缺乏、血小板减少、凝血酶原时间延长、第Ⅴ因子缺乏、血浆纤溶蛋白活性增强。④低蛋白血症：腹水、电解质紊乱、钠和水潴留、低钾血症。⑤脾功能亢进。⑥氮质血症、少尿、稀释性低钠、代谢性酸中毒和肝肾综合征。

（二）手术适应证的选择

门脉高压症手术麻醉的适应证主要取决于肝损害程度、腹水程度、食管静脉曲张及有无出血或出血倾向。为做好手术前准备和估计，降低死亡率，可将门脉高压症的肝功能情况归纳为3级，见表4-2。Ⅲ级肝功能者不适于手术麻醉，应力求纠正到Ⅰ或Ⅱ级。Ⅰ、Ⅱ级术后死亡率约为5%，Ⅲ级者死亡率甚高。

表4-2 门脉高压症肝功能分级

	肝功能分级		
	Ⅰ级	Ⅱ级	Ⅲ级
胆红素(μmol/L)*	＜20.5	20.5～34.2	＞34.2
血清蛋白(g/L)	≥35	26～34	≤25
凝血酶原时间超过对照值(min)	1～3	4～6	＞6
转氨酶			
金氏法(U)	＜100	100～200	＞200
赖氏法(U)	＜40	40～80	＞80
腹水	(－)	少量，易控制	大量，不易控制
肝性脑病	(－)	(－)	(＋)

注：* μmol÷17.1＝mg/dL

高桥成辅指出，门脉高压症麻醉危险性增加的界限为：黄疸指数大于40 U；血清胆红素大于

20.5 μmol/L；血浆总蛋白量小于 50 g/L；清蛋白小于 25 g/L；A/G 小于 0.8；GPT、GOT 大于 100 U；磺溴酞钠(BSP)潴留试验大于 15%；吲哚氰绿(ICG)消失率小于 0.08。为探讨肝细胞功能的储备能力，糖耐量曲线试验有一定价值，90～120 分钟值如高于 60 分钟值者，提示肝细胞储备力明显低下，麻醉手术死亡率极高。

近年来多以综合性检查结果来判断门脉高压症的预后，详见表 4-3。这种分类为麻醉临床提供科学依据。

表 4-3　门脉高压症的预后判断分类

	预后分类			
	Ⅰ	Ⅱ	Ⅲ	Ⅳ
有效肝血流量(mL/min)	>600	600～400	400～300	<300
肝内短路率(%)	<15	15～30	30～40	>40
肝静脉血氨法(μg/dL)	<65	65～80	80～100	>100
BSP 潴留率(%)	<10	10～30	30～35	>35
ICG 消失率	>0.01	0.1～0.08	0.08～0.04	<0.04
术后生存率(%)	91.5	79.4	51	14.3

(三)麻醉前准备

门脉高压症多有程度不同的肝损害。肝脏为三大代谢和多种药物代谢、解毒的器官，麻醉前应重点针对其主要病理生理改变，做好改善肝功能、出血倾向及全身状态的准备。

(1)增加肝糖原，修复肝功能，减少蛋白分解代谢：给高糖、高热量、适量蛋白质及低脂肪饮食，总热量应为 125.5～146.4 kJ(30～35 kcal/kg)。必要时可静脉滴注葡萄糖胰岛素溶液。对无肝性脑病者可静脉滴注相当于 0.18 g 蛋白/(kg·d)的合成氨基酸。脂肪应限量在 50 g/d 以内。为改善肝细胞功能，还需用多种维生素，如每天复合维生素 B 6～12 片口服或 4 mg 肌内注射；维生素 B_6 50～100 mg；维生素 B_{12} 50～100 μg；维生素 C 3 g 静脉滴入。

(2)有出血倾向者可给予维生素 K 等止血药，以纠正出凝血时间和凝血酶原时间。如系肝细胞合成第Ⅴ因子功能低下所致，麻醉前应输新鲜血或血浆。

(3)腹水直接反映肝损害的严重程度，大量腹水还直接影响呼吸、循环和肾功能，应在纠正低蛋白血症的基础上，采用利尿、补钾措施，并限制入水量。有大量腹水的患者，麻醉前应多次小量放出腹水，并输用新鲜血或血浆，但禁忌一次大量放腹水，以防发生休克及低盐综合征或肝昏迷。

(4)凡伴有水、电解质、酸碱平衡紊乱者，麻醉前应逐步纠正。

(四)麻醉选择与处理

肝脏是多种麻醉药代谢的主要场所，而多数麻醉药都可使肝血流量减少。麻醉选择与处理的主要原则是选用其最小有效剂量，使血压维持在 80 mmHg 以上，否则肝脏将丧失自动调节能力，并可加重肝细胞损害。

(1)麻醉前用药：大量应用阿托品或东莨菪碱可使肝血流量减少，一般剂量时则无影响。镇静镇痛药均在肝内代谢，门脉高压症时分解代谢延迟，可导致药效增强、作用时间延长，故应减量或避免使用。

(2)麻醉药：氧化亚氮在无缺氧的情况下，对肝脏无直接影响。氟烷使肝血流量下降约 30%，部分患者术后可有 GPT 与 BSP 一过性升高，因此原有肝损害或疑有肝炎者宜禁用。恩氟烷是否存在肝损害，尚未定论，但用药后 1 周内 GPT 可上升至 100 U 以上，故最好避免使用。异氟烷、七氟烷在体内降解少，对肝功能影响轻微，可考虑选用。肝损害时血浆蛋白量减少，应用巴比妥类药时，因分解代谢减缓，使血内游离成分增加，药效增强，但睡眠量巴比妥类对肝脏尚无影响。氟哌利多、芬太尼虽在肝内代谢，但麻醉常用量尚不致发生肝损害，可用于门脉高压症手术的麻醉，但对严重肝损害者应酌情减量。氯胺酮、咪达唑仑、哌替啶则均可选用。

(3)肝硬化患者的胆碱酯酶活性减弱,使用琥珀胆碱时,其作用可增强,易发生呼吸延迟恢复;应用潘库溴铵时可无影响。正常人筒箭毒碱可经肾和胆汁排泄,门脉高压症患者经胆汁排出减少,故禁忌大量使用箭毒类药。

(4)酯类局麻药由血浆胆碱酯酶分解,酰胺类局麻药都在肝内代谢。由于血浆内胆碱酯酶均来自肝脏,肝硬化患者应用局麻药可因其分解延缓,易于蓄积,故禁忌大量使用。

综合上述特点,门脉高压症分流手术的麻醉可选用下列方法之一:①硬膜外阻滞辅以依诺伐。②依诺伐、氧化亚氮、氧、肌松药复合麻醉。③氯胺酮、咪达唑仑、氧化亚氮、氧、肌松药复合麻醉。④异氟烷、芬太尼、氧化亚氮、氧、肌松药复合麻醉。

(五)麻醉处理要点

(1)维持有效循环血量:通过 EKG、血压、脉搏、SpO_2、中心静脉压、尿量等的监测,维持出入量平衡,避免血容量不足或过多,预防低血压和右心功能不全,维护肾功能。输液时不可大量使用乳酸钠林格液或生理盐水,否则钠负荷增加可导致间质性肺水肿;伴肾功能损害者尤需避免。此外,麻醉中可通过血气分析和电解质检查,及时纠正水、电解质和酸碱失衡;如有可能,宜测定血浆及尿渗透浓度,有指导价值。

(2)保持血浆蛋白量:低蛋白血症患者麻醉时应将清蛋白提高到 25 g/L 以上,不足时应补充清蛋白,以维持血浆胶体渗透压和预防间质水肿。

(3)维护血液氧输送能力:须保持血容量、每搏量、红细胞比积、血红蛋白及氧离解曲线的正常。心功能正常者,为保持有效循环血量,宜使红细胞比积保持在 30%左右,以降低血液黏滞度,保证最佳组织灌流。为确保氧的输送能力,对贫血者可输浓缩红细胞。

(4)补充凝血因子:麻醉前有出血倾向者,应输用新鲜血或血小板。缺乏由维生素 K 合成的凝血因子者,可输给新鲜血浆。麻醉中一旦发生异常出血,应即时查各项凝血功能,作针对性处理。

(5)处理大量出血:门脉高压分流术中,出血量在 2 000 mL 以上者,并非少见,可采用血液回收与成分输血,适量给予血浆代用品。输血、输液时应注意补充细胞外液、纠正代谢性酸中毒、充分供氧及适量补钙。

(6)保证镇痛完善,避免应激反应。

六、急腹症患者

急症手术中以急腹症最常见。据统计,急诊麻醉中急腹症约占 82.6%。其特点是发病急、病情重、饱胃患者比例大,继发感染或出血性休克者多,麻醉前准备时间紧,难以做到全面检查和充分准备。麻醉危险性、意外发生率及麻醉手术后并发症均较择期手术高。

(一)麻醉前准备

(1)麻醉医师必须抓紧时间进行术前访视,重点掌握全身状况、神智、体温、循环、呼吸、肝及肾功能;追问既往病史,麻醉手术史、药物过敏史、禁食或禁饮时间。根据检查,选定麻醉方法和药物,做好意外防治措施。

(2)对并存血容量不足、脱水、血液浓缩、电解质及酸碱失衡或伴严重合并疾病以及继发病理生理改变者,根据血常规、红细胞比积、出凝血时间、血型、心电图、X 线检查,血气分析、血清电解质,尿常规、尿糖、尿酮体等的检查结果,进行重点处理或纠正。

(3)对休克患者必须施行综合治疗,待休克改善后再行麻醉。但有时由于病情发展迅速,应考虑在治疗休克的同时进行紧急麻醉和手术。治疗休克应重点针对脱水、血浓缩或血容量不足进行纠正,以改善微循环和维持血压。术前要备足全血,以便于麻醉中进一步补足血容量。纠正电解质与酸碱失衡、血压维持在 80 mmHg 以上,红细胞比积在 30%以上,重要脏器的血流灌注和肾功能尚可维持、对大量出血患者。应尽快手术以免延误手术时机。

(4)饱胃、肠梗阻、消化道穿孔、出血或弥漫性腹膜炎患者,麻醉前必须进行有效的胃肠减压。

(5)剧烈疼痛、恐惧和躁动不安必然促使儿茶酚胺释放,加重微循环障碍,促进休克发展,故麻醉前应给一定的术前药,但剂量应以不影响呼吸、循环,保持意识存在为准。

(二)麻醉选择及处理

1.胃、十二指肠溃疡穿孔

除应激性溃疡穿孔外,多有长期溃疡病史及营养不良等变化。腹膜炎患者常伴剧烈腹痛和脱水,部分患者可继发中毒性休克。在综合治疗休克取得初步纠正的基础上,可慎用硬膜外阻滞,但需小量分次用药,严格控制阻滞平面。麻醉中继续纠正脱水、血浓缩和代谢性酸中毒,防治内脏牵拉反应。对严重营养不良、低蛋白血症或贫血者,术前宜适量补血或血浆。麻醉后重点预防肺部并发症。

2.上消化道大出血

食管静脉曲张破裂、胃肠肿瘤或溃疡及出血性胃炎,经内科治疗 48 小时仍难以控制出血者,常需紧急手术。麻醉前多有程度不同的出血性休克、严重贫血、低蛋白血症、肝功能不全及代谢性酸中毒等。术前均需抗休克综合治疗,待休克初步纠正后可选用全身麻醉或连续硬膜外阻滞。麻醉中应根据血压、脉搏、脉压、尿量、中心静脉压、血气分析、心电图等监测情况,维护有效循环血容量,保持血压在 90 mmHg 以上,维持呼吸功能,避免缺氧和二氧化碳蓄积,纠正酸碱失衡。使尿量在 30 mL/h 以上。

对出血性休克或持续严重出血的患者,宜选用气管内插管浅全麻。为预防误吸,应施行表面麻醉清醒气管内插管。麻醉维持可选用对心肌和循环抑制轻的依托咪酯、γ-羟丁酸钠、氯胺酮、咪达唑仑、芬太尼、氧化亚氮及肌松药等。有肝、肾损害者注意维护肝、肾功能。

3.急性肠梗阻或肠坏死

无继发中毒性休克的患者,可选用连续硬膜外阻滞。有严重脱水、电解质、酸碱失衡、腹胀、呼吸急促、血压下降、心率增快的休克患者,以选择气管内插管全麻为安全。麻醉诱导及维持过程中应强调预防呕吐物反流误吸;继续进行抗休克综合治疗,维护心、肺、肾功能,预防呼吸困难综合征、心力衰竭和肾衰竭。输血输液时,应掌握剂量与速度,胶体与晶体比例,以维持生理需要的血红蛋白与红细胞比积。麻醉后需待患者完全清醒,呼吸交换正常、循环稳定、血气分析正常,方停止呼吸治疗。

4.急性坏死性胰腺炎

循环呼吸功能稳定者,可选用连续硬膜外阻滞。已发生休克经综合治疗无效者,应选用对心血管系统和肝肾功能无损害的全身麻醉。麻醉中应针对病理生理特点进行处理:①因呕吐、肠麻痹、出血、体液外渗往往并存严重血容量不足,水、电解质紊乱,应加以纠正。②胰腺酶可将脂肪分解成脂肪酸,与血中钙离子起皂化作用,因此患者可发生低钙血症,需加以治疗。③胰腺在缺血、缺氧情况下可分泌心肌抑制因子(如低分子肽类物质),因此抑制心肌收缩力,甚至发生循环衰竭,应注意预治。④胰腺炎继发腹膜炎,致使大量蛋白液渗入腹腔,不仅影响膈肌活动、且使血浆渗透压降低、容易诱发肺间质水肿,呼吸功能减退,甚至发生急性呼吸困难综合征(ARDS)。麻醉中应在血流动力学指标监测下,输入血浆代用品、血浆和全血以恢复有效循环血量,纠正电解质紊乱及低钙血症,同时给予激素和抗生素治疗。此外,应注意呼吸管理,维护肝功能,防治 ARDS 和肾功能不全。

七、类癌综合征

(一)类癌综合征主要病理生理特点

(1)见于胃肠道、胆、胰、甲状腺、肺、支气管、前纵隔、卵巢、睾丸等部位,发生率占类癌患者的 18%。

(2)其病理生理改变主要由于色胺酸代谢紊乱,分泌 5-羟色胺、缓激肽、组胺等血管活性物质所造成。类癌综合征患者在麻醉中易促使神经节阻滞药的作用增强,致血压下降、支气管痉挛、高血糖、肠蠕动亢进。5-羟色胺可通过血-脑屏障对中枢产生抑制作用,使麻醉苏醒延迟。缓激肽可引起严重血管扩张、毛细血管通透性增加和血压下降。

(3)临床表现主要有:皮肤潮红、毛细血管扩张,以面部、颈和胸部明显,多次发作后肤色呈发绀状;眼结膜有毛细血管扩张和水肿;血压下降,极度乏力;腹泻呈水样及脂肪样大便,每天多达 20~30 次,可导致营养不良、水、电解质失衡;心内膜、心包膜、胸膜、腹膜纤维组织增生,出现三尖瓣、肺动脉瓣狭窄或关闭不全，最终发生心力衰竭、严重支气管痉挛可导致窒息。

（二）麻醉前准备

（1）对疑有类癌综合征的患者要全面检查。对原发病灶部位、肝损害及其程度和心功能代偿情况等作为重点检查和全面估价。

（2）手术前应对综合征发作的患者试用5-羟色胺拮抗剂（如nozinam），缓激肽拮抗剂（如抑肽酶，trasylol），以及皮质类固醇等进行试探性治疗，找出有效治疗药物和剂量。以供麻醉处理时参考使用。

（3）改善全身状况和营养不良，纠正水、电解质失衡。手术前禁用含有大量色胺酸的饮料和食物（如茶、酒、脂肪及某些蔬菜）；禁忌挤压肿瘤以防诱发综合征的发作。

（4）保持患者镇静，避免交感-肾上腺系统兴奋，麻醉前用药宜适当增量。

（三）麻醉选择和处理

（1）吗啡、硫喷妥钠、右旋糖酐、多黏菌素B等，可增加肠色素颗粒细胞膜的通透性，或泵作用发生改变而促使5-羟色胺分泌增加，故应禁用。

（2）琥珀胆碱的去极化作用，可增高腹内压；筒箭毒碱的神经节阻滞和组胺释放作用，可诱发血压严重波动和支气管痉挛，故应慎用。

（3）因类癌分泌的活性物质，直接作用于神经末梢与靶细胞的交接处，由此引起类癌综合征的发作，各种麻醉包括局麻、神经阻滞、脊麻或硬膜外阻滞中都会同样发作。因此在麻醉管理中应提高警惕，尽量避免导致血压下降和呼吸抑制的各种影响因素。

（4）神经安定药、抗组胺药可降低肠色素颗粒细胞膜的通透性，并阻滞5-羟色胺、组胺的作用，故类癌综合征手术可选用神经安定镇痛麻醉或静脉复合麻醉，肌松药中可选用潘库溴铵或维库溴铵等无组胺释放作用的药物。

（5）麻醉力求平稳，诱导期避免各种应激反应和儿茶酚胺释放因素，控制适当的麻醉深度。手术挤压肿瘤、变动体位、缺氧、二氧化碳蓄积、低血压等因素都会促使类癌的活性物质（5-羟色胺及缓激肽）分泌增加，应严密监护。选用气管内插管，有利于供氧和维持呼吸道通畅，一旦出现支气管痉挛，可立即施行正压辅助呼吸，故适用于类癌手术患者的麻醉。

（6）麻醉中一旦发生缓激肽危象而导致严重低血压时，应禁用儿茶酚胺类药，后者可增加缓激肽的合成，低血压可更加严重。必要时应选用甲氧明、间羟胺或高血压素。最好选用5-羟色胺、缓激肽和组胺的拮抗药及激素；补足有效循环血量；纠正水、电解质及酸碱失衡。对并存心肌、心瓣膜损害的类癌患者，应注意防止增加右心负荷，正确掌握输血、输液速度与总量，注意尿量，预防心力衰竭。

七、肝脏手术的麻醉

（一）麻醉对肝血流及肝氧供氧耗的影响

1.麻醉对肝血流的影响

手术与肝功能的关系关键在于麻醉用药、麻醉技术和手术操作对肝血流量（LBF）的影响，肝脏本身调节血管运动的作用甚微。肝血流量的变化取决于：①体循环的动脉压（肝动脉压）；②内脏血管阻力（门静脉压）；③中心静脉压（肝静脉压）。麻醉和手术对这三者都可能有影响，从而使肝血流减少。健康人在麻醉和手术中，肝血流虽减少，但不致引起肝脏缺氧、乏氧代谢或对肝功能产生远期影响。可是，对LBF已经受损害的肝硬化患者，这种医源性LBF减少极为有害。LBF的减少可以解释潜伏期或已罹病毒性肝炎患者为何全麻后会发生暴发性肝坏死。所以在肝脏手术或肝病患者的非肝脏手术中，应尽量保持LBF的稳定。

几乎所有的麻醉药都对肝脏产生一定的影响，只是影响程度轻重不等而已。氧化亚氮-氧麻醉时，肝血流量无明显改变。乙醚麻醉时，有引起肝血流减少的报告，但也有一些实验结果提示肝血流量不变，甚至有所增加。其他吸入麻醉药几乎都使肝血流量不同程度地减少。氟烷使肝动脉血流和门静脉血流均显著减少。Gelman认为氟烷使总肝血流减少是继发于氟烷心排血量（CO）和平均动脉压（MAP）的抑制所致。但是有研究证明，氟烷使肝动脉血流的下降程度超过 MAP 和 CO 的下降程度，同时证明氟烷可使肝动脉阻力增加，肝内血管阻力升高，肝微循环血流减少，血流速度缓慢。另外，对氟烷麻醉患者进行肝动脉造影发现，肝动脉血管床明显收缩，说明氟烷所致肝血流下降，除继发于 MAP、CO 下降外，还与增加肝循环阻力有关。有关安氟烷对肝血流影响的研究不及氟烷广泛。一般认为安氟烷稍优于氟烷。安氟烷可通过门脉前血管的直接扩张作用而使门脉血流减少。对肝动脉血流的影响，结果不一。有报道肝动脉血流于浅麻醉时无改变，深麻醉时则减少。异氟烷对血流动力学影响的研究显示其血管扩张作用明显。异氟烷对门静脉前血管床和肝动脉均有扩张作用，从而使门脉血流减少，肝动脉血流增加，两者互补的结果使总肝血流相对稳定。七氟烷的血流动力效应类似异氟烷。有报告 1.5 MAC 七氟烷可使犬肝动脉及门脉血流分别减少 25%和 27%。

静脉注射硫喷妥钠，安泰酮和依托咪酯均可使总肝血流下降。大剂量静脉注射可能系通过循环的过度抑制而降低肝血流，而较低剂量则可能通过对肝动脉和肠系膜动脉的直接收缩而降低肝血流。其他巴比妥类静脉麻醉药仅在深麻醉时因动脉压下降而使供肝血流减少。氯胺酮具有心血管兴奋作用，而使肝血流量增加。神经安定镇痛麻醉时，循环功能相对稳定，肝血流无显著改变。

局麻药用于脊麻和硬膜外阻滞时，对肝血流的影响与阻滞平面有关，并随外周动脉压下降而减少达 23%～33%。有报道感觉平面在胸 4 以下，肝血流约下降 20%；高于胸 4 则下降较显著。Kennedy 等观察到硬膜外阻滞时，肝血流量的改变因局麻药中是否含有肾上腺素而异。使用不含肾上腺素的 2%利多卡因，阻滞平面达胸 5 时，肝血流量减少 26%，他们认为这是由于血中利多卡因(2～3 mg/L)引起内脏血管阻力增加的结果。而当使用含肾上腺素(1∶20 万)的 2%利多卡因时，由于吸收入血液循环中肾上腺素的作用，心排血量增加，内脏血管阻力减少，肝血流量维持在对照水平；30 分钟后，肝血流量随平均动脉压下降而减少 23%。各种麻醉停止使用后 1～2 小时内，肝血流量恢复到麻醉前水平。

2.麻醉对肝氧供、氧耗的影响

麻醉对肝氧供的影响，也是通过影响肝血流量和影响门脉前组织摄氧两条途径。

有关吸入麻醉药对肝氧供的影响的研究表明，氟烷显著减少肝氧供。1.5 MAC 氟烷麻醉后，肝氧供减少 50%左右。氟烷对门脉前组织的氧耗无明显影响，而肝氧耗减少。氧供耗比无明显改变或轻度下降。对氟烷麻醉时肝氧耗减少的原因及意义有不同解释。有人认为，肝氧耗受氧供制约，供氧减少后，氧耗自然下降，以免肝细胞缺氧，属机体的保护性反应。也有人认为肝氧耗量下降与氟烷对肝细胞器结构和功能的损害有关。安氟烷麻醉时肝氧供较氟烷略好，肝氧耗无改变或轻度减少。异氟烷麻醉时，肝氧供最佳，肝氧耗量保持不变，甚至增加。因此，有人认为不能排除异氟烷麻醉引起缺氧性肝损害的可能性。七氟烷使氧供耗指标改变的意义以肝氧耗量最重要，因其反映肝细胞活动情况。异氟烷和七氟烷不抑制肝细胞氧耗，说明两药对肝细胞内呼吸及代谢影响不大。吸入麻醉药对肝血流动力，氧供、氧耗的影响，以氟烷最强，安氟烷次之，异氟烷和七氟烷较小。临床遇肝功能减退患者需行麻醉时，以选择对肝血流动力，氧供耗影响较小的药物为好。

在外科应激期间，由异氟烷引起平均动脉压即使下降 30%，也不会引起明显的肝脏氧供的下降。而在猪由氟烷所致同样程度的动脉压下降却在外科应激(开胸术、剖腹术、大创面的外科手术)条件下引起肝氧供及氧供耗比的下降，应用猪模型行芬太尼麻醉，可以维持肝氧供于基础水平，而肝氧耗则高于异氟烷及氟烷麻醉。所以，芬太尼麻醉时肝氧供耗比相对较高。氟烷则低于异氟烷及芬太尼麻醉。芬太尼麻醉时肝氧供耗比升高的机理还不明确，可能由于外科应激条件下，肝内代谢增强，而引起肝氧需增加有关。这种氧需增加(随氧供增加)并不被芬太尼麻醉所阻断，而明显被异氟烷及氟烷所减弱。

3.外科应激与肝功能

外科操作会干扰机体的内在平衡，有时还相当严重，如引起肝脏循环及功能的变化。众所周知，外科应激会引起循环内儿茶酚胺、皮质激素、生长激素、抗利尿激素升高及肾素血管紧张素与醛固酮系统的激活。但有关应激对患者机能影响的研究却较少。许多研究均证明剖腹术本身即可引起肠肝血流减少。虽未对这种应激反应的发生机制作直接的研究，但是，由于内脏的牵拉及各种外科操作可能起了重要的作用;当然对应激的一般生物学反应也是重要的。例如,剖腹术可引起肠系膜血管收缩,胃肠血流减少,如作垂体切除则无上述现象。外科应激往往导致一些激素及其他一些物质的释放,包括儿茶酚胺、肾素血管紧张素、加压素,这些物质均能干扰内脏循环。这些激素升高常持续术后数小时甚至数天。

有一研究表明,经苯巴比妥预处理(酶诱导)后的大鼠在氟烷麻醉下行单纯剖腹术或剖腹后行肝动脉结扎术,发生了肝坏死。而在同样的条件下,只行氟烷麻醉,而未行剖腹术的大鼠则未发生肝坏死。这一研究表明,在这种特定的实验条件下,剖腹术可使肝氧供下降到足以引起肝坏死的程度。实际上不值得大惊小怪的是肝脏对缺氧是极度敏感的。

在一些慢性肝疾患的患者,当氧含氧量低于 9 mL/dL 时,几乎均发生了肝损害,而心肌及脑损害却不明显。无论是实验室或临床的资料均证明,即使在同种麻醉维持条件下,这种肝脏氧供减少对围术期肝功能来说是极其有害的。所以有人给它取了一个专有名词"缺血性肝炎",即使轻度肝氧供下降,亦能引起相对中度的肝损害。肝血流下降所致的肝功能损害主要表现为肝酶的升高。这种升高的程度取决于外科手术的类型及大小而不是取决于何种麻醉方法。例如,在同样的麻醉条件下,小的外科手术很少见到肝酶的升高。其他的研究也证明术后肝功能障碍主要的决定因素是外科手术本身,而不是选择何种麻醉方法。所以,外科手术,尤其是剖腹手术,会影响到肝功能,但通常不至于引起严重后果,而对于进行性肝病患者来说,剖腹术会引起极高的术后死亡率。19 世纪 60 年代有报道,急性肝炎患者行剖腹术术后急性死亡率为 10%~11%。近 20 年来,这种情况没有明显的改善。

正如前述,所有的麻醉药,尤其是吸入麻醉药,均有不同程度降低总肝血流的作用,并有剂量依赖性,在此基础上再行外科手术,肝血流会进一步下降,其与手术类型有关,一些周围的小手术对肝血流影响较小,一些大手术尤其是上腹部手术则可明显降低肝血流。这些资料表明,在手术与麻醉的复合因素中,麻醉起到了协同的作用;在不同的麻醉条件下,即使同种的外科手术也会引起不同程度肝循环改变,所以,这种麻醉的协同作用在对肝循环干预及术后肝功能的改变方面在临床上比麻醉本身的作用更为重要。这就为我们提出这样一个问题,对一个同样的外科手术,应该选择对肝循环及肝功能影响最小的麻醉药物及麻醉方法。

(二)麻醉药物与肝功能的影响

1.吸入麻醉药与肝功能

氟烷最初应用于临床的时候被认为是一种非常安全的药物,最初的动物研究认为氟烷几乎没有什么肝脏毒性,早期的临床研究也支持这种观点。但 1958 年报告了第一例吸入氟烷麻醉后引起的肝坏死。到 1963 年,5 年之中全世界就报告了 350 例"氟烷性肝炎"的病历。目前氟烷已较少使用,临床上可以粗略地把氟烷肝毒性分成两型。一种是麻醉后约 20%的患者引起轻度的肝功能紊乱,临床上以 AST、ALT、GST 等肝酶增高为主要表现,为Ⅰ型氟烷性肝炎,可能与氟烷的还原代谢过程中产生自由基性质的中间产物激发的脂质过氧化作用有关,所谓代谢激活学说。更严重的是有 1/(35 000~40 000)例氟烷麻醉患者术后会引起暴发性肝坏死,临床上表现为高热,黄疸和严重的转氨酶升高,即Ⅱ型氟烷性肝炎,可能与氟烷的氧化代谢产生的三氟乙酰乙酸(TFAA)为半抗原的自身免疫反应有关,所谓免疫学说,约 75%的病例无法控制病情而死亡。氟烷性肝炎的诊断标准主要有:①麻醉后 3 星期内出现不明原因的发热、黄疸;②术前无肝病史;③排除其他肝毒性原因(肝脓肿、术中低血压、病毒性肝炎、巨细胞病毒及 Epstein-Baer 病毒感染);④用酶联免疫吸附法(ELISA)检测到血清中抗 TFA 抗体。

现广泛使用的安氟烷、异氟烷等其他卤类吸入麻醉药与氟烷相比,虽然肝毒性的发生率有明显下降,但并未完全根除,而且这类药物与氟烷有相似的发病机制。安氟烷、异氟烷等卤类吸入麻醉药在肝脏内只有氧化代谢途径,形成的肝损害类似于Ⅱ型氟烷性肝炎。为了开发新的麻醉药并预见其肝毒性的类似性,更为了预防和杜绝肝毒性的发生,以氟烷为代表研究肝毒性的机理,仍有其重要的意义。由于吸入麻醉药肝毒性临床表现的复杂性,以及各派研究者所使用的动物模型、研究方法与途径的不同,形成了许多解释肝毒性机制的观点。最主要的有代谢激活学说、免疫学说和钙平衡失衡学说。上海东方肝胆外科医院俞卫锋等在氟烷性肝炎上述 3 种机制的基础上进一步研究了氟烷等吸入麻醉药对肝细胞线粒体的影响。他们发现,①在临床剂量下,氟烷等吸入麻醉药对以琥珀酸为底物的线粒体呼吸影响很小,大剂量下均可抑制线粒体Ⅲ态呼吸速率,对线粒体氧化磷酸化效率影响最大;②氟烷有电子传递链抑制剂的作用,可明显抑制 NADH-Cyt.C-还原酶;③氟烷也是一个解偶联剂,对线粒体的跨膜电位有降低作用。这些发现丰富了氟烷性肝炎的理论体系。氟烷对肝线粒体功能的直接作用及氟烷致肝细胞质游离钙升高对肝线粒体功能的间接作用,又使氟烷性肝炎得以进一步发展。

安氟烷、异氟烷和地氟烷等卤类吸入麻醉药在体内只有氧化代谢途径,它们都是通过肝脏内 P450 2E1 同工酶代谢,在体内的代谢率低于氟烷,分别为 2.4%、0.2%、0.02%。这些卤类吸入麻醉药在 P450 2E1 同工酶中氧化代谢也生成类似于氟烷代谢中间产物的物质,同样可以结合肝细胞内的某些蛋白,在一定条件下可以激发机体的免疫反应。只不过由于这些卤类吸入麻醉药在体内代谢率低,在一般情况下其中间产物结合的奥古蛋白可能达不到刺激机体免疫应答所需的阈值浓度。但对于一些高敏患者来说,可能吸入很少的卤类麻醉药就会引起肝损害。

安氟烷、异氟烷和地氟烷等卤类吸入麻醉药,与氟烷有相似的结构,其肝毒性虽然减少,但仍不能排除。吸入这些麻醉药引起肝毒性的患者以前不少都吸入过氟烷,因此两者可能有非常密切的联系。免疫学实验证实了安氟烷、异氟烷代谢过程中都能产生与 TFA 蛋白类似的共价化合物,这些共价化合物能被氟烷性肝炎患者的血浆识别,因此可以提出这样一个解释:个体吸入氟烷诱导免疫应答,再次吸入其他卤类吸入麻醉药后产生了"交叉致敏"现象,即以前形成的抗体能够与现在生成的"非我"物质发生免疫反应,最终引起肝损害。单独吸入安氟烷、异氟烷等不易引起肝毒性,因为代谢形成的结合蛋白属于"非我"蛋白,与自身蛋白竞争 APC 的 MHCⅡ型受体,再由 APC 把抗原提呈给 T 细胞,诱导免疫应答。氟烷的体内代谢率为 20%,安氟烷为 2.4%,异氟烷只有 0.2%,地氟烷甚至少至 0.02%,很小的肝内代谢率生成很少的结合蛋白,这些抗原的浓度达不到可以引起免疫应答的水平。Njoku 的研究在相同条件下氟烷、安氟烷、异氟烷、地氟烷生成的酰化奥古蛋白与卤类吸入麻醉药的体内代谢程度成正比,有力地支持了这一理论。

氟烷性肝炎患者大多数发生于再次接受氟烷麻醉术后,甚至有 28 年后再次使用氟烷麻醉,术后死于急性肝衰竭。而其他的卤类吸入麻醉药引起的肝毒性以前也吸入过氟烷。Martin 报道过唯一一起最新的卤类吸入麻醉药地氟烷引起的肝毒性,患者在 19 年前和 13 年前两次接受过氟烷麻醉。安氟烷、异氟烷也有类似的报道。这些事实可能支持另外一个推论:TFA 蛋白在诱导机体免疫应答过程中生成了一部分的记忆淋巴细胞,即形成了免疫记忆。这种免疫记忆长期存在,这些记忆细胞下次接触特异性抗原后就能迅速增殖分化,发挥免疫效应。因此,虽然儿科患者氟烷麻醉后肝损害的发生率比成人少 20 倍,但是仍有专家建议儿童手术时尽量避免使用氟烷麻醉,以减少以后再使用卤类吸入麻醉药时可能引起的肝毒性作用。

七氟烷的代谢产物为六氟异丙醇,其在人体内生成率极低,且与葡萄糖醛酸结合后失活,生成的葡萄糖醛酸化合物-六氟异丙醇几乎无毒性。七氟烷的代谢产物没有三氟乙酰乙酸(TFA)生成,后者与氟烷性肝损害有关。因此,七氟烷几乎没有肝毒性。

2.静脉麻醉药与肝功能

静脉麻醉药以及鸦片类药物对肝脏的作用还没被深入研究。在狗的研究中发现,乙托咪酯静脉持续点滴可有时间依赖性肝动脉血流下降。但是,这些变化可能继发于其对全身血流动力学影响所致,乙托咪酯及安泰酮可剂量依赖性地降低心排量及平均动脉压。但也有报道认为乙托咪酯及安泰酮在不影响心排量及平均动脉压的剂量范围即有降低肝动脉血流的作用。这些结果在离体灌注肝模型也有同样发现。在这些实验中发现,在灌注液中加入安泰酮及氯胺酮均有肝动脉血管的收缩作用。Thomson 等发现这两种药物在低流量输注时均可增加肝动脉及肠系膜血管阻力。在高流量输注时可发现继发于全身血流动力学的抑制而减少肝动脉血流。

在应用乙托咪酯、丙泊酚、硫喷妥钠、咪达唑仑及安泰酮麻醉下进行小手术后未发现有肝功能试验的异常,而氯胺酮麻醉时则发现血清中肝酶升高。而在同样上述药物麻醉下行大手术后则可发现血浆中肝酶的明显升高。Sear 在其静脉麻醉药肝毒性一文中指出所有催眠类静脉麻醉药(可能除硫喷妥钠及氯胺酮)行单纯静脉输注后,均在普通肝功能试验中发现有轻度血浆肝酶的升高。

鸦片类药物均能使 Oddi 括约肌痉挛而使胆道内压升高及剧烈腹痛。而在术中胆道造影中未能证实这一结果。一般认为应用鸦片类药物发生 Oddi 括约肌痉挛的发生率将近 3%。在等效剂量下,芬太尼及吗啡增加胆管内压的作用最强,而盐酸哌替啶及喷他佐辛则此作用较弱。Nalbuphine 则无 Oddi 氏括约肌痉挛作用。

有关进行性肝病患者应用咪达唑仑的药代动力学研究各家研究报道结果各异。有一研究证明在肝硬化患者该药的清除半衰期是降低的,而另一研究则证明影响较小。单次剂量芬太尼及丙泊酚在肝病患者与正常肝功患者之间其药代动力学无差异,仅清除半衰期略有差异。这一结果提示在进行性肝病患者重复多次应用该类药物后,其药物清除速率减慢,有增加药理作用之虑。另外,由于与蛋白结合比例减少特别是在内源性结合抑制剂胆红素蓄积时,由于游离药物增加,而使药理作用增强。在进行性肝病患者应用咪达唑仑时药理作用增强就属这样的情况。

就硫喷妥钠而言,在肝硬化患者其总血浆清除率及表观分布容积不变,所以其清除半衰期不延长。硫喷妥钠清除不依赖于肝脏的血流。但是,由于非结合游离药物浓度增加,所以单次剂量应用该药显示较强的药理作用,增加麻醉清除的不良反应的发生。

肝硬化患者芬太尼的清除率显著低于对照组。总的表观分布容积不变,由于血浆清除率降低,其清除半衰期延长。肝硬化患者阿芬太尼游离药物比例增高,故其药物作用加强,持续时间延长。

有关肝病患者吗啡的药代动力学研究多有矛盾。例如 Patuardhan 等研究发现肝病患者与健康志愿者之间吗啡药代动力学无甚差异,并指出“有些患者对吗啡的中枢作用特别敏感不是由于吗啡清除缓慢或吗啡对中枢受体亲合力增加所致”。但 Maziot 等研究发现,肝病患者与健康志愿者相比,吗啡及其代谢产物的清除半衰期是延长的。

鸦片类药物及其他静脉麻醉药均不影响肝功能、肝血流及肝氧供。以血清内肝细胞内酶活力升高为评价指标的肝功能试验表明外科应激比麻醉药的选择更为重要。不同的麻醉药物对肝脏氧供需平衡的影响是不同的。这就提出这样一个问题,即多大剂量的药物预防外科应激比较合适,换句话说,重要的是要知道是否麻醉药物与外科应激有协同引起术后肝功能障碍的作用。

麻醉药物能减慢许多其他药物的清除,主要是通过降低肝细胞代谢及分泌药物或减少肝脏的血流而起作用。例如,氟烷显著降低咪达唑仑和丙泊酚的肝脏清除,氟烷麻醉时,利多卡因的清除率显著降低,而安氟烷及氟烷对氨茶碱的清除影响不大。有关氟烷减慢其他药物清除的报道很多。

3.肌肉松弛药与肝功能

肌松药的药代动力学一般属开放二室模型。开始时血药浓度迅速降低,系由于肌松药分布于血液、细胞外液以及与神经肌肉接头的受体相结合所造成,即分布相。然后血药浓度缓慢降低,则是药物在体内排泄、代谢以及被神经肌肉接头再摄取所造成,即消除相。

严重肝脏病变患者影响大多数药物代谢动力学特性的主要因素是表观分布容积增加。门脉高压、低蛋白血症和水钠潴留使患者细胞外液增加,可能是表观分布容积变大的原因,尤其对于水溶性药物如肌肉松弛药更是如此。最终的结果是,患者似对常规插管剂量的肌松药物产生一定的抵抗作用,为此必须增加剂量才能获得和正常人同样效果的神经肌肉阻滞,这样的后果又是药物从体内消除的时间延长,导致肌松恢复延迟或不良反应增加。

另外,肝脏疾病本身也可影响肌松药的消除。对泮库溴铵和维库溴铵来说,这一影响的主要原因就是其在肝脏代谢。研究发现,静脉注射后肝脏中聚集了 10%～20%的泮库溴铵、40%的维库溴铵的药物原形和代谢产物。肝脏疾病患者血浆胆盐浓度升高,使肝脏摄取药物的能力降低,从而导致药物的消除减慢,作用时间延长,恢复延迟。同样,有关罗库溴铵的研究也说明其药物分布容积增大,起效和消除均减慢,作用时间延长。

然而,对于阿曲库铵和顺式阿曲库铵,由于其不依赖于脏器而进行消除的独特方式,肝脏疾病似乎不影响它们的临床作用时间。而且从理论上说，分布在中央室和外周室的阿曲库铵、顺式阿曲库铵能同时消除，如果分布容积增大，则其从中央室的清除速率应该加快。有两个研究结果证明了这一点。但是，药物的作用时间并没有相应缩短。

在那些严重肝病的患者，由于肝脏合成酶能力的降低，血浆中的乙酰胆碱酯酶活性下降。这样，一些依靠其分解而消除的肌松药的清除速率减慢，临床作用时间延长。如美维松的清除率在肝硬化患者降低了 50%，而作用时间延长了 3 倍。

(1)肝功能障碍对肌松药药效的影响：临床研究表明，严重肝硬化患者需要更大的剂量的筒箭毒碱和潘库溴铵才能达到普通患者相同程度的肌松。第一，这是因为筒箭毒碱和潘库溴铵在肝硬化患者往往有较大的分布容积，故需较大一些的剂量才能达到相同的药效，第二，该类患者有较高浓度的 γ-球蛋白，与球蛋白结合的筒箭毒碱和潘库溴铵增多，游离药物相对较少，也会使有效药物减低。第三，严重肝病时，血浆胆碱酯酶水平降低，以致神经肌肉接头处的乙酰胆碱浓度升高，结果对筒箭毒不敏感。

(2)肝功能障碍对肌松药药代的影响：肝功能障碍对多数肌松药的代谢有明显影响，尤其是以肝脏作为代谢主要部位的药物。①影响药物生物转化：所有在肝脏内转化的药物作用时间可延长。对氨基类固醇类肌松药的代谢去羟基作用会明显减弱，从而影响此类药物的代谢速度。由于一些肌松药的代谢需在肝脏进行生物学转化，在肝功能出现障碍时这些药物的消除减慢，所有在肝脏内转化的药物作用时间可延长。肝硬化和阻塞性黄疸患者的肝细胞细胞色素 3A4 家族活性和含量都有明显下降。约有 12%的维库溴铵清除通过转化为 3-去乙酰维库溴铵，30%～40%原形通过胆汁分泌。维库溴铵也通过肾脏排泄。②影响药物从胆汁中排泄：肝硬化及阻塞性黄疸的患者胆汁分泌速度明显减慢，尤其是阻塞性黄疸。对于主要从胆汁分泌的肌松药，其消除时间可有明显延长；部分从胆汁中分泌的药物，其代谢也有一定延长。如罗库溴铵等在肝功能障碍时，其作用有一定延长。有研究表明，胆管结扎大鼠罗库溴铵作用时效延长 1 倍。③影响依赖血浆胆碱酯酶代谢肌松药的消除：肝脏是血浆胆碱酯酶合成的主要场所。严重肝病时，血浆胆碱酯酶水平降低，以致神经肌肉接头处的乙酰胆碱浓度升高，大大延长琥珀胆碱的作用时间；同时米库氯铵的时效也大大延长。Cook 等和 Heed-Papson 等观察到肝硬化和肝衰竭患者血浆胆碱酯酶活性明显低于正常水平；米库氯铵的药代学参数显示肝硬化患者 T1 恢复到 75%和 TOFr 恢复到 0.7 的时间比正常肝功能正常者分别延长 85.8%和 58.1%；肝衰竭患者 T1 恢复到 25%时间为肝功能正常患者的 3.06 倍，显示肝功能越差，米库氯铵的神经肌肉阻滞作用越长。

虽然肝功能障碍对阿曲库铵代谢水平并无明显影响，但由于其代谢产物之一的 N-甲基四氢罂粟碱能自由通过血-脑屏障并且具有中枢兴奋作用，而且其在体内需要通过肝肾消除，并且半衰期较其母体长，伴有肝脏病症的患者使用阿曲库铵时 N-甲基四氢罂粟碱浓度可能升高。但目前尚未有术中 N-甲基四氢罂粟碱引起的不良反应报告。ICU 内合并肝功能障碍的患者如长期输注阿曲库铵应警惕阿曲库铵代谢产物引起的不良反应。④肝功能障碍时水电解质紊乱、低蛋白血症影响肌松药的代谢：肝功能障碍常可产生腹水和水肿、低蛋白血症、电解质紊乱，而这些对肌松药的代谢可产生复杂的影响。低蛋白质血症时，应用与蛋白质结合的肌松药，有药理活性的部分增多，可能发生"意外的"药物敏感性增强。肝硬化、门脉高压可使肝血流减少，药物的代谢和清除可减慢。

(三)术前肝功能的估价

肝脏的功能十分复杂，虽然检查肝功能的试验很多，但事实上没有反映全部肝功能的试验，而且，对于具体的患者来说，需要做哪些试验，应当有针对性地进行合理选择。

肝功能试验的临床价值：①协助诊断各种肝病，了解其肝损害程度、转归和预后；②辅助鉴别黄疸的性质和病因；③测知全身性疾病对肝脏的侵犯或影响；④了解各种工业毒品、药物、物理因素对肝脏的损害；⑤判断各种中西药物、针灸等对肝病的疗效；⑥肝胆系患者术前评估肝功能做好术前准备。

现有肝功能试验的不足：①肝脏有较丰富的储备功能和代偿能力；②肝脏的功能是多方面的，每一种肝功能试验只能反映某一侧面；③肝功能试验大都是非特异性的，其他非肝脏疾病亦可引起异常反应；④肝功能试验的结果可受操作方法、仪器、试剂、pH、温度以及操作者的责任和技术熟练程度等多种因素的影响。

因此，肝功能试验的解释必须与临床密切结合，如片面地或孤立地根据肝功能试验做出诊断，常可能造成错误或偏差。

1.常规肝功能试验

(1)蛋白质代谢的试验：肝脏是人体新陈代谢最重要的脏器，它几乎参与各方面的蛋白质代谢，肝能合成大部分血浆蛋白、酶蛋白及凝血因子，血浆蛋白与肝内蛋白经常处于动态平衡状态，检测血浆蛋白可以作为观察肝功能的一种试验。

血浆蛋白的测定临床上常用的有化学法和电泳法两大类，前者可测出总蛋白、白蛋白和球蛋白的量，后者可将球蛋白区分为α、β、γ几种。大多数肝病患者，血浆蛋白均可有一定程度的量和质的改变。

正常成人人血白蛋白为35～55 g/L，前白蛋白280～350 mg/L，球蛋白为20～30 g/L，白/球蛋白比例(1.5～2.5)∶1，若将血清作蛋白电泳，则白蛋白占54%～61%，α_1 球蛋白 4%～6%，α_2 球蛋白 7%～9%，β球蛋白10%～13%，γ球蛋白17%～22%。

肝病患者测定血清总蛋白，主要用于判断机体的营养状态，因为病毒性肝炎早期，白蛋白降低与球蛋白升高相等，总蛋白正常，而营养不良者白蛋白与球蛋白均降低。有人报告肝硬化者如总蛋白在6 g以下者5年生存率低于20%；在6 g以上者5年生存率为54.8%。

肝脏病时，人血白蛋白发生改变比较慢，有人报道即使白蛋白产生完全停止，8天后血内白蛋白浓度仅降低25%，因此白蛋白测定不能反映急性期肝病的情况，测定白蛋白的主要价值在于观察肝实质的贮备功能及追踪治疗效果，治疗后白蛋白回升是治疗有效的最好指标。

肝胆疾病时γ-球蛋白增多主要由于：肝内炎症反应，在组织学上有浆细胞浸润；自身免疫反应，自身抗体形成过多；肠道内吸收过多的抗原，刺激形成过多的抗体；血浆白蛋白降低，γ-球蛋白相对增加。

(2)胆红素代谢的试验：正常人血清内总胆红素浓度为3.4～18.8 μmol/L(0.2～1.1 mg/dL)。血清总胆红素测定的价值在于了解有无黄疸、黄疸的程度及动态演变，肝胆疾病中胆红素浓度明显升高反映有严重的肝细胞损害。如同时测定1分钟胆红素(正常值0～3.4 μmol/L)有助于判断：①在非结合胆红素升高的疾病时，1分钟胆红素基本正常，1分钟胆红素与总胆红素比值为20%以下。②血清1分钟胆红素增高，大于6.8 μmol/L而总胆红素正常，可见于病毒性肝炎黄疸前期或无黄疸型肝炎，代偿性肝硬化、胆道部分阻塞或肝癌。③肝细胞性黄疸1分钟胆红素占总红素的40%～60%，阻塞性黄疸1分钟胆红素占总胆红素的60%以上。

各种试验中，血浆蛋白，特别是白蛋白含量，是比较敏感的数据，白蛋白降低越多，肝脏损害越严重。胆红素的代谢在肝损害时影响也很明显。目前Child肝功能分级(表4-4)仍被广泛用于评估肝功能损害的程度。评分5～7分为A级，手术风险小；8～9分为B级；手术有一定风险；10～15分为C级，手术风险大。

表4-4 肝病严重程度的Child分级

检查项目	异常程度评分		
	1	2	3
肝性脑病	无	轻度	中度以上
腹水	无	少量，易以控制	中等量，难控制
胆红素(μmol/L)	17.1～34.2	34.2～51.3	>51.3
白蛋白(g/L)	35	28～35	<28
凝血酶原延长时间(g)	1～4	4～6	>6

(2)肝脏和酶：肝脏是人体的重要代谢器官，含酶特别丰富，其酶蛋白占肝脏总蛋白的2/3左右。在病理情况下肝脏的酶含量常有改变，并且可反映在血液内酶浓度的变化，临床上可根据血清内酶活力的增高或减少来了解肝脏病变的性质和程度，辅助诊断肝胆系疾病。

1)反映肝细胞损害为主的酶类:①肝细胞损害时酶活力增高,如谷丙转氨酶、谷草转氨酶、异柠檬酸脱氢酶、乳酸脱氢酶、山梨醇脱氢酶、谷氨酸脱氢酶、鸟氨酸氨基甲酰转氨酶、精氨琥珀酸裂解酶、精氨酸酶醛缩酶、1-磷酸果糖醛缩酶、鸟嘌呤酶。奎宁氧化酶、葡萄糖醛酸磷苷酶;②肝细胞损害酶活力降低,如胆碱酯酶、卵磷脂胆固醇转酰基酶。

2)反映胆汁淤积为主的酶类:胆汁淤积(或肝内占位)时酶活力增强;碱性磷酸酶、5-核苷酸酶、Y-谷氨酰转氨酶、亮氨酸氨肽酶。

3)反映肝内纤维组织增生的酶:单胺氧化酶、普氨酸羟化酶。

2.定量肝功能试验

肝脏的生化功能测定在肝病的诊断中具有重要的地位。但是,目前临床上常用的肝功能试验,仅是筛选性的,定性的或半定量的,一般只能测知肝脏有无疾病,以及对于推断肝脏病变的性质有一定的价值。然而,这些肝功能试验并不能定量地反映肝细胞损害的程度,也不能反映有功能肝细胞总数或反映肝血流的减少或分流情况,近年来根据肝脏对药物、染料、半乳糖或色氨酸清除的原理,设计了几种肝脏清除功能试验,可以较定量地估计肝细胞或吞噬细胞损害的程度。

(1)染料排泄试验:肝脏是人体的重要排泄器官之一,许多内源性物质如胆汁酸、胆红素、胆固醇等,以及外源性物质如药物、毒物、染料等,在肝内进行适当代谢后,可以由肝细胞排泄至胆汁。在肝细胞损害时,上述物质的排泄功能减退,据此原理,外源性地给予人工色素(染料),来测定肝脏排泄能力的改变,可作为有价值的肝功能试验之一。①磺溴酞钠(BSP):几乎完全由肝脏清除和排泄,其他组织处理 BSP 的能力很小。由此可见,BSP 在血液内的清除受到有效肝血流量、肝细胞功能(摄取、结合和排泄功能)和胆道系统畅通的程度这几种因素的影响。BSP 试验是一种比较灵敏的功能试验,可间接地推测有效肝细胞总数,了解肝脏的储备功能。临床上常用的是 BSP 排泄试验(每公斤体重注射 5 mg),测定 30 分钟或 45 分钟时的滞留率。正常值为静脉注射 BSP 5 mg/kg,45 分钟的滞留率为 0%～6%,如超过 8%有临床意义。②吲哚氰绿试验:吲哚氰绿(ICG)是一种阴离子染料,在血浆中与白蛋白及 α-脂蛋白结合,能迅速被肝脏摄取而清除,在肝内不与其他物质结合,以胆汁排泄。ICG 为肝脏高摄取物质,其清除率可反映有效肝血流量。一般采用静脉注射 0.5 mg/kg,于 10 分钟时测定滞留率,正常值为 7.83%+4.31%,正常上限为 12.2%。如给予较大剂量(5 mg/kg)可增加本试验的灵敏度,并可反映有功能的肝细胞数。ICG 试验的临床应用价值大致与 BSP 试验相同,但较之更安全更灵敏。

(2)药物代谢:肝脏是药物进行代谢最重要的器官,近年来根据肝脏清除药物的原理,设计了几种肝脏功能试验,可以较定量估计肝脏损害的程度和有功能肝细胞的总数。

肝脏对药物的清除率(ClH)即单位时间内有多少量血浆所含的药物被肝脏所清除,它主要取决于流经肝脏的血流量(Q)与肝脏的内在清除力(Cll)即单位时间内肝脏本身代谢药物的能力。

肝内在清除力很高时,即 Cll>Q,公式内分母之 Q 可略而不计,该公式可简化为:ClH=Q,肝脏的清除率基本上反映药物进入肝脏的速度,血流的变化即对清除产生较大的影响。相反,肝内在清除力很低时,即 Q>Cll,公式中分母之 Cll 可略而不计,该公式即简化为 ClH=Cll,肝脏的清除基本上与肝血流无关。

根据上述原理,一些高摄取率的物质被用于测定肝血流量,如吲哚氰绿,利多卡因,硝酸甘油等,而摄取率低的物质如氨基比林,安替比林,半乳糖,咖啡因等,则用于定量测定肝细胞的代谢功能。

(3)MEGX 试验:单乙基二甲苯甘氨酸(MEGX)为利多卡因的代谢产物,MEGX 试验正是基于利多卡因向 MEGX 的转变,反映肝血流和肝细胞代谢活性。方法:2 分钟内静脉注射利多卡因 1 mg/kg,注药前 15 分钟抽血查 MEGX 浓度。Ollerich 等报道正常人 MEGX 浓度范围为 34～110 μg/L,平均 72 μg/L。死亡组 MEGX 平均浓度为 23 μg/L,差异非常显著。由于 MEGX 试验具有灵敏、准确、快速、定量、重现性好、特异性高等优点,被认为明显优于 ICG 试验及咖啡因清除试验和 Child 分级。故该试验已广泛应用于肝移植领域,预测肝病及其他危重患者的预后、围术期评价肝功能、评估内脏血流、指导利多卡因的个体化用药。

3.其他肝功能试验

除了上述重要的肝功能试验外，还有反映肝脏糖代谢功能改变的血糖，葡萄糖耐量试验，半乳糖耐量试验等。反映肝脏脂肪代谢功能的血清胆固醇和胆固醇酯，三酰甘油，脂蛋白电泳等。反映肝脏解毒功能的马尿酸试验，百浪多息试验等。反映其他代谢功能的血清胆汁酸、各种凝血因子、血清甲状腺激素、血清维生素 B_{12}、维生素 A、血清铜和铁的测定。反映肝脏血流动力学改变的肝脏血流量测定，肝静脉和脾内压测定等。

综上所述现在临床使用的肝功能试验种类繁多，每一个试验都从一个侧面反映肝脏某一方面的功能。要全面地了解肝脏的功能状况，必须进行多因素的综合分析，但是，也不能面面俱到，要有的放矢地选择。一般先作几种筛选试验，然后再做进一步肝功能试验，再配合影像及病理病原学诊断进行综合判断，近年来定量肝功能试验如染料排泄试验及药物代谢试验的发展，可以较定量地估计肝损害的程度及有功能肝细胞的总数。

无论肝脏手术还是肝病患者的非肝脏手术，由于肝功能状态都会直接或间接地影响绝大多数麻醉药分布代谢与排泄，另外许多麻醉药也会直接或间接地影响肝脏各方面的功能，甚至还会造成肝损害，所以麻醉前、麻醉中、麻醉后肝功能的动态监测尤其重要。

(四)普通肝脏疾病手术的麻醉

1.术前准备

肝脏是人体内最大的实质性脏器，它有非常重要和复杂的生理功能。肝病及其本身的继发病，如门静脉高压症等需手术治疗时，特别是广泛肝切除术合并有肝硬化或需剖胸的患者，手术较复杂，创伤大，出血也多，术前必须有充分的准备，要安排足够时间改善患者的全身情况和肝功能。即使是急症手术，在病情允许的条件下，亦应力争准备得完善一些。肝功能不全的患者进行手术治疗，通常有两种情况：一是患有与肝病无关的一些疾病，如急性阑尾炎、创伤、胃肠道穿孔等，如一时难以进行较好的术前准备，应尽量采用对肝无害的麻醉药和麻醉方法，其次是肝脏疾病本身的继发病需行手术治疗，则应积极进行以“保肝”为主的术前准备，包括：①加强营养，给予高蛋白、高碳水化合物，低脂肪饮食，口服多种维生素。因胃纳差，进食少者，必要时可经静脉途径补充，以求改善肝功能。糖的补充，不仅供给热量，还可增加糖原贮备，有利于防止糖原异生和减少体内蛋白质的消耗；②改善凝血功能。如维生素 K_3 口服，紧急情况下可以静脉注射维生素 K_1，其作用时间快，效果好，是多种凝血因子的必需原料；③血浆蛋白低者，尤应予以足够重视，如总蛋白低于 45 g/L，白蛋白低于 25 g/L 或白、球蛋白比例倒置，术前准备要积极，必要时应输适量血浆或白蛋白；④贫血患者，必要时可多次少量输血，争取血红蛋白高于 120 g/L 以上，红细胞在 3×10^{12}/L(300 万/mm^3)以上，血清总蛋白 60 g/L，白蛋白在 30 g/L 以上；⑤对有腹水的患者，应采用中西医结合治疗，待腹水消退后稳定两周再进行手术治疗。必要时于术前 24～48 小时内行腹腔穿刺，放出适量的腹水，以改善呼吸功能，但量不宜过多，要根据患者具体情况。一般一次量不超过3 000 mL为原则；⑥术前 1～2 天，给予广谱抗生素治疗，以抑制肠道细菌，减少术后感染；⑦根据手术切除范围，备好术中用血。一般镇静、镇痛药均经肝脏代谢降解，麻醉前用药量宜小。苯巴比妥钠、地西泮、异丙嗪、氟哌利多等均可使用。对个别情况差或处于肝性脑病前期的患者，术前仅给阿托品或东莨菪碱即可。

2.肝脏手术的麻醉实施

选用麻醉药和方法需要了解：①所患肝脏疾病；②肝脏在药物解毒中的作用；③药物对肝脏的影响。麻醉者必须亲自了解肝病类型，肝细胞损害程度以及其他可使手术复杂的因素，特别是那些促进出血的因素。不同的麻醉方法各有其优缺点，选用时应根据手术的类型，结合患者肝功能不全等具体情况做全面考虑。药物的选用应选择直接对肝脏毒性和血流的影响较小的药物，要了解施给麻醉药的技术和术中对患者的管理往往比个别药物的选择尤为重要，如术前用药、术中供氧、补充血容量、纠正酸中毒、维持循环稳定等。

(1)连续硬膜外阻滞：连续硬膜外阻滞适于许多肝脏外科的手术。除非患者情况极为严重或需要开胸手术外，包括门腔静脉吻合术，肝叶切除术，几乎都可在硬膜外阻滞下进行。即使开胸右半肝切除术和肝脏移植术亦可在气管内全麻辅以硬膜外阻滞下进行，它能使肌肉有良好的松弛，减少全麻用药量，在无血压下降的情况下，对肝脏功能无明显影响。但要注意凝血机制不良时防止硬膜外血肿。

(2)全身麻醉：氟烷麻醉后有极少量的病例可出现肝功能损害，所以，对吸入麻醉药能否用于肝脏手术一直存在争议。现在的观点认为，吸入全麻药用于肝脏手术或肝病非肝脏手术不应列为禁忌。一方面现在临床使用的恩氟烷、异氟烷、七氟烷和地氟烷在体内代谢极少，肝毒性作用很小。研究表明，实验性四氯化碳肝硬化大鼠使用氟烷后，未见比对照组有更严重的后果发生。但对中年肥胖妇女在首次应用氟烷后发生原因不明发热、黄疸，或在短期内(28 天)使用过氟烷的患者，以及有活动性肝炎及严重肝衰竭者，以避免使用氟烷为好。

近年来，静脉复合或全凭静脉麻醉日益受到重视，可应用于长时间的各种手术，使静脉全麻的适应范围显著扩大，成为全身麻醉的两种主要方法之一。其最突出的优点在于此法诱导快，麻醉过程平稳，无手术室空气污染之虑，苏醒也较快，是一种较好的麻醉方法。丙泊酚是新的快速、短效静脉麻醉药，除催眠性能外，适当深度短时间可达镇痛，丙泊酚非但无明显肝损害作用，由于其为一外源性抗氧化剂，据报道其对肝缺血再灌注损害还有一定的保护作用，故用该药作为肝脏手术全凭静脉麻醉的主药尤为合适，术中辅助应用麻醉性镇痛药及肌松药能达到术中满意的止痛肌松效果。丙泊酚用量为全麻诱导 1～2 mg/kg 静脉注射，麻醉维持每分钟 50～150 μg/kg 静脉滴注，镇痛每分钟 25～75 μg/kg 静脉滴注。主要值得重视的问题是对心血管的抑制，尤其是在初次应用时，对年老体弱者更应注意减量和缓慢静脉注射。

(3)硬膜外阻滞复合全麻：近年来第二军医大学附属东方肝胆外科医院较多采用持续硬膜外麻醉复合气管内吸入全麻于肝胆手术的麻醉。在胸 8～9 行硬膜外穿刺，向上置管 3.5 cm，先用 2%利多卡因 5 mL 作为试验剂量，再在短时间内加入 0.5%丁哌卡因 8～12 mL，以后每间隔 1～1.5 小时加 0.5%丁哌卡因 5～8 mL。硬膜外麻醉成功后即在静脉注射地西泮 5～10 mg、芬氟合剂 1 单位、2.5%硫喷妥钠或者 1.5～2 mg/kg 丙泊酚及琥珀胆碱 100 mg 后行气管内插管，术中以恩氟烷醚或异氟烷或七氟烷维持麻醉。这种麻醉方法我们认为至少有几个优点：①因丁哌卡因浓度较高肌松作用相当好，术中几乎不加肌松药；②避免单纯硬膜外阻滞麻醉过浅出现肌松差及明显的牵拉反应或由于硬膜外阻滞麻醉过深引起的明显呼吸抑制；③避免单纯全麻术中使用较多肌松药引起延迟性呼吸抑制及麻醉终止时患者因伤口疼痛引起的躁动；④方便术后止痛，利于患者恢复。所以我们认为此种方法为非常安全又具有很好肌松及止痛效果的理想麻醉方法。

但在具体作用中应注意：①年老体弱及年幼儿童丁哌卡因必须减量或降低浓度；②因丁哌卡因心脏毒性大，冠心病、心肌炎及心律失常者慎用；③丁哌卡因主要在肝脏代谢，肝功能差的患者用药间隔时间需延长；④尤其应加强血流动力学的监测，防止低血压及心率减慢。

3.术中管理

虽然行肝叶切除的患者大都存在肝硬化的基础，但临床肝功能检验一般均在正常范围，术前凝血功能、肝代谢功能以及麻醉药物与其他药物的药代动力学状态也接近正常。因此，术中管理的焦点主要是维持血流动力学的稳定、尽可能维持有效的肝血流以保持较好的肝氧供氧耗比、保护支持肝脏的代谢。

由于肝叶切除术中血流动力学及液体平衡往往波动显著，所以对这些患者应有较充分的术前准备和良好的术中监测。动脉导管可用来监测动脉压和采集动脉血样，中心静脉压、肺动脉压、心排血量、尿量监测对血容量和心功能评估均是有益的，同时体温和神经肌肉阻滞程度也可监测。心前区多普勒可监测有无空气栓塞。

大号静脉穿刺针是必要的，中心静脉置管以备大量输血输液及 CVP 监测。另外，应备好快速输液系统，准备充足的血源包括新鲜冰冻血等、血小板和冷沉淀物，恶性肿瘤不用自体血回输，除非在危及生命的紧急情况，因回收血可能会含有恶性肿瘤细胞。但也有报道，在某些肿瘤手术中，自体血回输是安全的。

术中血流动力学稳定主要靠血管中有效血容量来维持。血容量受术中失血和大血管阻断与开放的影响。术中失血量是不定的，有时失血量可能达血容量的 20 倍之多，尤其在有高度血管化的肿瘤如巨大海绵状血管瘤的患者或以前有腹部手术史的患者，有人研究快速阻断门静脉和肝动脉，由于全身血管阻力增加，虽然心充盈压和心排血量在一定程度上有所下降，但动脉压仍升高。即使血管阻断持续 1 小时，阻断开放后，血流动力学仍迅速恢复正常，并不出现心血管受抑制的表现。

术中液体的管理包括输注晶体液、胶体液（白蛋白或羟乙基淀粉及胶原等）和血制品。当急性失血时，晶体液能快速有效地储存血管内容量和补充组织间液缺失，且价格较胶体低廉。但晶体液输注过多会导致周围性水肿而致伤口愈合及营养物质运输不良和出现肺水肿。胶体液在避免低蛋白血症发生的周围性水肿中更常用。尽管输注白蛋白可显著增加淋巴回流而很好地防止肺水肿，但当这种机制失代偿或毛细血管膜通透性发生改变，导致液体渗透至肺间质从而不可避免地发生肺水肿。由于 Starling 机制中许多其他因素如毛细血管通透性、静水压、肺间质胶体渗透压都不确定或由于大量出血和液体潴留发生显著变化，从而使病情判断进一步复杂。怎样维持足够的胶体渗透压和肺动脉楔压，以防止肺水肿尚无定论。在液体潴留的早期，肺和外围毛细血管通透性可能并不发生改变。但当脓毒血症等并发症发生时，会出现弥漫性毛细血管渗漏。因此，在早期可输注白蛋白以降低周围性水肿和肺水肿的程度，同时避免发生长期术后低蛋白血症。

大量输血可导致其他病生改变。由于低钙血症而导致心肌抑制是输注大量含枸橼酸盐的一个主要问题。在肝功能正常时，输血速度不超过 30 mL/(kg · h)，维持足够的循环容量下，钙离子可在正常范围内。即使无肝功能不全的患者，输血速度超过 30 mL/(kg · h)时，也会发生低钙血症。但当输血减慢时，钙离子水平在 10 分钟内即可恢复正常。但当患者清除枸橼酸盐能力不全时（肝功能差、低温、尿量少），与肝功能不全患者一样，易于发生枸橼酸盐中毒。由于肝灌注和肝功能在围术期会显著下降、输血速度也会长时间超过 30 mL/(kg · min)，术中应经常监测钙离子水平，并适当补充氯化钙或葡萄糖酸钙。

大量输血的另一个严重的并发症是凝血功能的改变，大多以稀释性血小板减少为原因。凝血改变的程度取决于术前血小板的数量、失血量和血小板的功能。临床上显著的血小板减少症见于输血量达血容量的 1.5 倍以上的患者。常输注血小板以维持血小板数量在 50×10^9/L 以上，但实验室测定血小板数量需时较长，限制了它的使用，并且不可能反映血小板的功能。血栓弹力图（TEG）已运用于肝脏移植手术及其他较大手术包括肝切除中用以快速分析凝血功能。这项技术还能可靠地指导是否需要输注血小板、凝血因子（新鲜冰冻血浆和冷沉淀物）或 α-氨基己酸等干预治疗。

通过输注温热液体以减少术中低体温在快速输血中是有益的，术中应备加热器和快速输血装置。术中应避免高频通气，在确保可避免显著减少肝血流的情况下可使用 PEEP，尿量、肾功能和酸碱平衡也应维持在正常范围内。

4.术后处理

术后处理应包括以下几方面：①肝脏手术后除按腹部大手术麻醉后处理外，应密切观察患者的心、肺、肾、肝情况以及其他病情变化，注意血压、脉率、呼吸、体温、心电图、血液生化和尿的变化。术后 2～3 天内禁食，胃肠减压，以防止肠胀气，增加肝细胞的供氧量。②继续使用广谱抗生素以防感染。③术后每天给以 200～250 g 葡萄糖，即静脉输给 10%葡萄糖液 2 000 mL 和 5%葡萄糖盐水 500～1 000 mL，每 100 g 葡萄糖加入维生素 C 500 mg 和胰岛素 16～20 单位，必要时补充适量氯化钾。根据液体出入量与血液生化的变化，调整水、电解质与酸碱平衡。④每天肌肉或静脉注射维生素 K_3 20～40 mg，以改善凝血机制。每天还应给予维生素 B_1 100 mg。⑤对切除半肝以上或合并肝硬化者，除术后积极加强保肝治疗外，在术后2 周内应给予适量的血浆或白蛋白，特别是术后 5～7 天内，每天除输给大量葡萄糖和维生素外，还应补给 200～300 mL 血浆或 5～10 g 白蛋白，以后根据情况补给。除血浆或白蛋白外，最好还应补给少量新鲜血。术后 24 小时内给氧气吸入。此外，对这类患者在术后 3～5 天内，每天给予氢化可的松 100～200 mg，这样既有利于肝脏修复和再生，也有利于患者恢复。⑥保持腹腔引流通畅。肝切除后，手术创面和肝断面往往有少量渗出，腹腔引流处可能有血性液体（或染有胆汁）积存。因此，应常规采用双套管负压持续吸引或间断冲洗吸引，此法不仅可以将腹腔内积液完全吸出，而且可以观察术后有无出血、胆瘘或感染等，以便及时发现，及时处理。引流管一般可在术后 3～5 天内拔除，经胸手术后，胸腔引流管一般可在术后 24～48 小时拔除，但拔出前应检查胸腔内是否有积液，如果积液量多时，应设法将其完全排净后再拔除引流管。⑦术后适当给予镇痛药，但应尽量避免使用对肝脏有损害的药物（如巴比妥类或冬眠药物等）。如应用硬膜外 PCA 镇痛更为理想。对有出血倾向或渗出多时，应密切观察病情变化，并给予大量维生素 K 及其他出血药物。对有可能发生肝性脑病的患者还必须给去氨药物。⑧术后鼓励和帮助患者咳嗽，防止肺部并发症。鼓励患者早期活动，促使血脉流通，加快康复。⑨为防止应急性胃黏膜损伤，一般常规使用法莫替丁 20 mg，每天 1 次。⑩术后 8～10 天拆除皮肤切口缝线，术后定期复查肝功能，并对出院患者进行定期随访。肝癌患者手术后还要进行抗癌治疗。

总之，无论肝脏病患者的肝脏手术或肝病患者的非肝脏手术在麻醉与围术期管理中遵循如下原则：①作好充分的术前准备，尽一切可能纠正机体的内环境紊乱；②术中减少一切不必要的用药，以减轻肝脏的解毒负担；③选用对肝脏血流代谢等影响最小的麻醉药；④术中力求血流动力学平稳，减轻肝脏的缺血再灌注损伤；⑤围术期除加强生理监测外，更应注意动态监测生化及凝血功能；⑥保肝治疗应贯穿于术前、术中及术后始终。

（五）肝硬化患者的麻醉

肝硬化是一种较常见的有各种不同病因导致的慢性、进展性、弥漫性肝病。它是针对慢性肝损伤做出的持续性创伤愈合反应的结果。引起慢性肝损伤的病因很多，包括毒素（如乙醇）、病毒性肝炎，胆汁淤积、代谢障碍等。肝硬化的临床表现差异很大，可由无症状到肝衰竭，主要决定于内在肝病的性质和轻重，还与纤维变性的程度有关。临床征候可分为肝细胞功能障碍如黄疸、凝血功能异常和肝正常结构被破坏导致胃食管静脉曲张与腹水。

肝硬化是各种肝损害的共同终末阶段。从病史发展看，它是肝脏正常结构被破坏，肝细胞变性、坏死、而再生结节、假小叶和肝纤维结缔组织弥漫性增生，导致肝纤维化，使肝变形变硬的结果。

肝纤维化增加了血流通过肝脏的阻力，导致门静脉压的升高和肝功能减退。

发病年龄集中在 20～50 岁，临床发病率为 1%～4%，男性多于女性。引起肝硬化的原因很多，不同国家和地区肝硬化的原因不尽相同。欧美国家以乙醇性肝硬化较多，我国以病毒性肝炎引起的肝硬化常见，占我国肝硬化病因的 40%～65%，其中最常见的是乙型肝炎。

1.诊断和预后

肝活检是确诊肝硬化、鉴定病因和评估瘢痕形成程度的确切手段。肝硬化预后一般以 Pugh 修订的 Child-Turcotle 分类法确定（表 4-5）。

表 4-5　门静脉高压患者肝功能分级标准

检查项目	分级标准		
	Ⅰ	Ⅱ	Ⅲ
血清胆红素（μmol/L）	<21	21～36	>36
血清蛋白（g/L）	≥35	26～34	≤25
凝血酶原时间延长（s）	1～3	4～6	>6
SGPT（金氏单位）	<100	100～200	>200
SGPT（赖氏单位）	<40	40～80	>80
腹水	无	少量，易控制	大量，不易控制
肝性脑病	无	无	有

2.症状和体征

肝硬化起病隐匿，进展缓慢，由于肝脏有较强的代偿功能，所以在肝硬化发生后一段时间甚至数年内可无明显症状和体征。临床上肝硬化可分为代偿期和失代偿期。

（1）代偿期：症状不明显，可有食欲不振、消化不良、腹胀、恶心、乏力、消瘦等。

（2）失代偿期：上述症状加重并出现水肿、腹水、黄疸、发热、肝昏迷、无尿等。体征：面色灰暗，皮肤、巩膜黄疸，蜘蛛痣，肝掌，男性乳房发育、压痛，脾大等。失代偿期可出现肝功能障碍和门脉高压表现。

3.特殊类型肝硬化

特殊类型肝硬化包括乙醇性肝硬化，坏死后肝硬化，原发性胆汁性肝硬化，非乙醇性脂肪肝，遗传与代谢疾病，如血色素沉着症，Wilson 病，α_1-抗胰蛋白酶缺乏症，半乳糖血症和酪氨酸代谢紊乱症。

(1)乙醇性肝病：乙醇性肝病包括脂肪肝、乙醇性肝炎和乙醇性肝硬化，虽然大量饮酒发生肝大和脂肪聚集的大有人在，但发生乙醇性肝炎或肝硬化的比较少见，引起上述疾病与如下因素有关。①饮酒时间和量：致肝硬化所需平均总饮酒量约为乙醇 80 g/d，持续 20 年。影响病变发展是饮酒总量，而与乙醇性饮料类型及饮用方法无关。②性别：饮酒量相当，女性比男性更易发展为肝硬化。③乙型或丙型肝炎感染：同时伴有任何类型的肝病，都可加快疾病发展。④遗传因素和营养状态：乙醇中毒的遗传因素已被肯定。此外，在嗜酒者中存在蛋白热量性营养不良极为常见。不仅与摄入不足，还与营养代谢失常有关。

脂肪肝伴有中至重度肝大是饮酒造成肝可逆性损伤的结果，肝功能化验一般正常。乙醇性肝炎可有食欲不振、发热、肝大和黄疸等，一般须饮酒数周至数月才会发生。如有慢性肝病迹象，如蜘蛛痣、肝掌及腹水等则提示潜在肝硬化。肝功检查：特征为 AST、ALT 增高，但小于 500 IU/L，AST 与 ALT 比值等于 1～2。凝血酶原时间延长，人血白蛋白浓度减低，提示伴有肝硬化。

戒酒是治疗关键。戒酒后脂肪肝可在 4～6 周内完全消失。营养支持对此病有效，激素、丙硫尿嘧啶等临床效果尚需确定。

(2)坏死后肝硬化：引起坏死后肝硬化的病因很多，最常见的病因是慢性病毒性肝炎和自身免疫性肝炎。主要临床特征为女性高发，血清 γ-球蛋白浓度增高。坏死后肝硬化发病比较隐匿，看似临床静止期，而疾病仍在进展，死亡原因主要是消化道出血和肝衰竭。其肝癌发病率为 10%～15%。治疗以支持和对症治疗为主，皮质类固醇可用于自身免疫性肝炎患者。

(3)原发性胆汁性肝硬化：原发性胆汁性肝硬化，为一免疫性疾病，病因不明，特征为肝内胆管进行性破坏和有抗线粒体抗体存在。女性多于男性(10∶1)。患者常伴有其他自体免疫病如干燥综合征，CREST 综合征，类风湿性关节炎，甲状腺炎，恶性贫血，肾小管性酸中毒等。主要临床表现有疲惫、瘙痒，还可有其他自体免疫病的症状如眼、嘴干及关节炎等。5～10 年内可出现黄疸，疾病发展至肝硬化、门脉高压、肝衰竭，此病常并发骨质疏松，可发生骨痛和自发性骨折。血清中抗线粒体抗体(AMA)阳性可确诊。治疗：熊去氧胆酸(ursodexycholicacid，UDCA)可延缓该病的进展。考来烯胺可缓解瘙痒症状，合并有脂溶性维生素吸收障碍者可加用脂溶性维生素。

(4)非乙醇性脂肪肝：非乙醇性脂肪肝是由于肝内脂肪蓄积而引起肝硬化。女性，合并肥胖、高血脂、糖尿病者多见。肝大明显，但肝功能损害轻微。虽然该病常由糖尿病控制不良和体重速降时发病，但肝功能损害的机制尚不清楚。疾病发展是渐进性的，除控制体重之外别无他法。

(5)血色素沉着症(病)：血色素病为常染色体隐性遗传病，以肝、心、胰、肾上腺和关节等处大量铁离子沉积引起铁负荷过重为特征。铁积累是进行性的，出生时开始，但 40 岁以前很少发病，女性起病更晚，因为女性可从经血中失铁。症状变异较大，可有腹痛，查体可见皮肤表面青铜色斑，肝脾肿大等。疾病进展可出现门脉高压，10%～20%患者发生肝癌。实验室检测：转铁蛋白饱和度和铁蛋白增高。但是这些参数影响因素比较多，确诊尚根据肝活检并对肝总铁进行定量评估。主要治疗方法是静脉放血去除体内多余铁离子。此方法可防止和矫治肝纤维化，对肝硬化者可延长寿命。

(6)肝豆状核变性：肝豆状核变性也称 Wilson 病。多见于青少年，其主要病理变化为双侧脑基底核变性和肝硬化。临床上中枢神经症状为精神障碍和锥体外系症状。

(7)半乳糖血症：半乳糖血症为婴幼儿和少年疾病。由于红细胞内缺乏半乳糖-1-磷酸-尿苷酰转换酶，致大量半乳糖-1-磷酸和半乳糖堆积在肝细胞内，使肝损害和肝硬化。临床表现为呕吐、腹泻、黄疸、腹水、白内障、智力迟钝、半乳糖血症、半乳糖尿和氨基酸尿。

(8)酪氨酸代谢紊乱症或称酪氨酸血症：酪氨酸代谢紊乱症是由于酪氨酸代谢紊乱引发。血、尿中酪氨酸浓度增高、肝硬化、佝偻病、多发性肾小管回吸收缺陷。

4.肝硬化的并发症

肝硬化进展和加重，特别是乙醇性肝硬化患者都会出现各种肝内、肝外的并发症，最终肝衰竭。如：门脉高压，腹水，肝肾综合征，低氧血症，低血糖症，十二指肠溃疡，胆石症，免疫功能下降，肝性脑病，肝细胞癌等。

(1)门静脉高压：门静脉无瓣膜，其压力通过流入的血量和流出阻力形成并维持。门静脉血流阻力增加，常是门静脉高压症的始动因素。按阻力增加的部位，可将门静脉高压症分为肝前、肝内和肝后3型。肝内型又可分为窦前、窦后和窦型。肝炎后肝硬化是引起肝窦和窦后阻塞性门静脉高压症的常见病因。由于增生的纤维束和再生的肝细胞结节挤压肝小叶内的肝窦，使其变窄，闭塞，导致门静脉血流受阻，其次是位于肝小叶间汇管区的肝动脉小分支和门静脉小分支之间的静脉交通支，平时不开放，而在肝窦受压和阻塞时大量开放，以致压力高的肝动脉血流直接注入压力较低的门静脉小分支，加重门静脉内压力。门静脉高压可产生脾大，脾功能亢进，交通支扩张，腹水等。

1)临床表现：主要有脾肿大，脾功能亢进，呕血，黑便，腹水及非特异性全身症状如疲乏，嗜睡，厌食等。

2)实验室检查。①血象：全血细胞减少，以白细胞和血小板最为明显。②肝功能：血浆白蛋白降低而球蛋白增高，白、球蛋白比例倒置，凝血酶原时间延长。

3)治疗：主要是预防和控制食管胃底曲张静脉破裂出血，根据病情采用药物、内镜、介入放射学和外科手术的综合治疗措施。①对有黄疸，大量腹水，肝功能严重受损者发生大出血尽量采用输血，注射垂体加压素以及应用三腔管压迫止血等非手术疗法。②建立静脉通道，扩充血容量，严密监测患者生命体征，但要避免过量扩容使门脉压力反跳引起再出血。③药物止血：主要应用内脏血管收缩药，常用药物有垂体后叶素，三甘氨酰赖氨酸加压素和生长抑素等药物。血管升压素20 U溶于5%葡萄糖200 mL内，20分钟内滴注完。如合用酚妥拉明或硝酸酯类药物可提高疗效，预防不良反应。生长抑素类目前认为是首选药物但价格昂贵，首次剂量250 μg静脉冲击，以后250 μg/h维持，连续3～5天。④内镜治疗：经内镜将硬化剂注射到曲张静脉腔内使其闭塞和黏膜下硬化以防止再出血。⑤三腔管压迫止血。⑥经颈静脉肝内门体分流术。

对于无黄疸，没有明显腹水的患者，发生大出血者，应争取时间准备手术。手术治疗分为两类：一类通过各种不同的分流手术，来降低门静脉压力；另一类是阻断门奇静脉间的反常血流达到止血目的。

(2)腹水：慢性肝损伤时，多种因素可导致腹水形成，如肝窦高压，低蛋白血症，肾脏对钠的回收增加，内脏小动脉扩张促进钠与游离水潴留等。治疗以限制膳食钠量(40～60 mmol/d)和应用利尿剂。螺内酯应由50～100 mg/d开始以后用到400 mg/d。使无末梢水肿者每天体重减低0.5～0.75 kg，如有末梢水肿者，体重减低更快甚安全。呋塞米可以替代螺内酯，亦可与其合用。常规疗法无效者可采用治疗性腹腔穿刺放液和门腔静脉分流。腹腔穿刺放液有末梢水肿者每次可放4～6 L。无水肿者，每抽腹水1 L，给白蛋白6～8 g输注，可以降低肾功不全和低钠血症的发生。反复穿刺放液，发生如细菌性腹膜炎的风险增高。

(3)自发性细菌性腹膜炎：自发性细菌性腹膜炎是末期肝病的并发症。合并此症者2年生存率<50%。发病机制仍未定论，但与肠壁对细胞通透性的改变，肝脾巨噬细胞清理门脉菌血症能力减低以及大量腹水有利于细菌生长等情况有关。常见病原菌为大肠埃希菌，肺炎球菌，克雷伯菌和厌氧菌等。临床表现为发热和脓毒征象，原来稳定的肝功能代偿破坏，有新的脑病和氨血症发生。抗生素治疗效果应由腹水穿刺验证。

(4)肝肾综合征：肝肾综合征亦称功能性肾衰竭，随同严重肝病出现的肾衰竭，而肾本身无异常改变。其病因不详，但患者皆有肾血流、皮质灌注及肾小球滤过率的减低。循环中缩血管剂内皮素-1水平的增高，可能起到重要作用。肝硬化患者如无血管内容量缺失，而尿钠排出极低(<10 mmol/L)尿量减少，即可诊断。

(5)肝性脑病：肝性脑病是定义不很明确的神经病变，在某些通常由肝脏代谢(解毒)的产物进入体循环时发生，是可逆性病变。神经症候从人格改变至运动功能和意识障碍不一。临床表现和治疗决定于肝

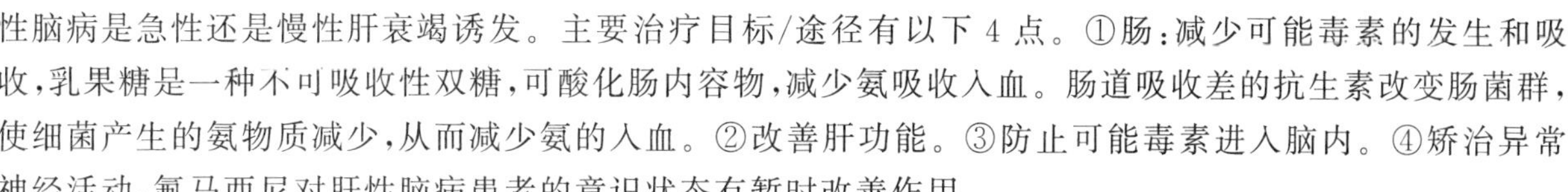

性脑病是急性还是慢性肝衰竭诱发。主要治疗目标/途径有以下 4 点。①肠:减少可能毒素的发生和吸收,乳果糖是一种不可吸收性双糖,可酸化肠内容物,减少氨吸收入血。肠道吸收差的抗生素改变肠菌群,使细菌产生的氨物质减少,从而减少氨的入血。②改善肝功能。③防止可能毒素进入脑内。④矫治异常神经活动,氟马西尼对肝性脑病患者的意识状态有暂时改善作用。

(6)营养不良:几乎所有肝硬化患者都存在蛋白-热量型营养不良。由此可导致患者水钠潴留,免疫反应低下,肝功能恢复延迟。因此对重症患者要进行肠外营养支持疗法。

(7)体循环系统的影响:肝硬化通常伴有高动力性循环,其特点是心排血量增加。这推论是由于舒血管物质如胰高血糖素增加静脉回心血量,继发贫血而致的血液黏滞度下降,动静脉短路增加所致。相反,乙醇性肝硬化患者常表现为心肌病,以充血性心力衰竭为特征。此外患者常存在巨幼细胞性贫血,主要由于乙醇对叶酸的拮抗作用。血小板减少,纤维蛋白降解产物堆积,预示 DIC 和肝脏清除这些物质的能力降低。

(8)低氧血症:尽管由于胺类物质蓄积引起过度通气,肝硬化患者 PaO_2 常在 60～70 mmHg。这可能是由于腹水引起腹压过高影响膈肌运动,以及门脉高压时存在的肺内右向左分流所致。

5.肝硬化患者的麻醉处理

肝硬化后期有 5%～10%的患者要经历手术治疗。主要目的是预防和控制食管胃底曲张静脉破裂出血和肝移植。肝脏是体内最大的器官,有着极其复杂的生理生化功能,肝硬化患者肝功能障碍的病理生理变化是全身性的和多方面的。因此麻醉前除了要了解肝功能的损害程度并对肝储备功能充分评估和有针对性的术前准备外,还要了解肝功能障碍时麻醉药物体内过程的改变,以及麻醉药物和操作对肝功能的影响。

(1)术前肝功能评估:肝功能十分复杂,肝功能实验检查也比较多,但仍不能反映全部肝功能。目前认为血浆蛋白特别是白蛋白含量以及胆红素是比较敏感的指标。一般采取这两种实验,并结合临床表现,作为术前评估肝损害的程度指标(表 4-6)。

表 4-6 肝损害程度的估计

	轻度损害	中度损害	重度损害
血清胆红素	<34.2 μmol/L	34.2～51.3 μmol/L	>51.3 μmol/L
人血白蛋白	>35 g/L	30～35 g/L	<30 g/L
腹水	无	易控制	不易控制
神经症状	无	轻度	昏迷前期
营养状态	好	尚好	差,消瘦
手术危险性	小	中	大

(2)术前准备:肝功能不全的患者进行手术治疗,包括有两种情况:一是与肝病无关的一些疾病,其次是肝脏疾病本身的继发病需行手术治疗。除一般的术前准备外,要进行保肝为主的术前准备,包括:①加强营养,给予高蛋白,高碳水化合物,低脂肪饮食,口服多种维生素。②改善凝血功能,术前口服或静脉输注维生素 K。③纠正低蛋白血症,如总蛋白<45 g/L,白蛋白<25 g/L 或白、球蛋白比例倒置,术前给予适量血浆或白蛋白。④纠正贫血,对贫血患者可少量多次输血,使血红蛋白>120 g/L。⑤治疗腹水,待腹水消退后稳定 2 周再进行手术。必要时术前 24～48 小时内放腹水,以改善呼吸功能,量根据患者具体情况一般不超过 3 000 mL/次。⑥抗生素治疗,术前 1～2 天应用,抑制肠道细菌,减少术后感染。⑦麻醉前用药,一般镇静,镇痛药量宜小。苯巴比妥钠,地西泮,异丙嗪,氟哌利多均可应用。对个别情况差或肝性脑病前期的患者,术前仅给阿托品和东莨菪碱即可。

(3)麻醉选择:麻醉方法各有优缺点,选用时可根据手术方式,病肝功能具体情况,麻醉药物及方法对肝脏的影响情况而定。一般有连续硬膜外阻滞、全身麻醉、全身麻醉复合硬膜外阻滞 3 种。

1)连续硬膜外麻醉适于多种肝脏外科手术及肝病外的手术。其肌松良好,减少药物对肝脏的影响,在无低血压情况下对肝脏无明显影响。但凝血机制不良者禁用。

2)全身麻醉,吸入麻醉药用于肝脏手术一直存在争议。除氟烷外,异氟烷、七氟烷、地氟烷在体内代谢极低,目前尚无临床证据证实存在术后肝损伤,因此不应列为禁忌。目前静脉复合或全凭静脉麻醉受到重视,其中尤以丙泊酚,因其是一种外源性抗氧化剂,对肝缺血再灌注损害有一定的保护作用,适合肝脏手术麻醉,但术中辅助应用的麻醉性镇痛药和肌松药要考虑肝脏对其代谢的影响。

3)全身麻醉复合硬膜外阻滞取其两者优点,有良好的镇痛肌松作用,又避免全麻药物对肝脏的影响,且便于术后镇痛,有利患者恢复。

(4)术中管理:术中管理重点,维持血流动力学稳定,维持良好的肝血流以保持肝氧供耗比正常,保护支持肝脏的代谢。

1)术中检测:动脉测压、中心静脉压、肺动脉压、$SaPO_2$、尿量、血气分析等。

2)维持良好通气,防止低氧血症,肝硬化患者存在不同程度动脉氧饱和度下降,主要由于肺内分流,腹水引起低位肺区通气血流比例失调。

3)维持血流动力学稳定,即可维持有效肝血流。慢性肝病患者肝内血流由于门静脉阻力升高而减少,肝内血流和肝细胞氧合更依赖于肝动脉的供应,因此术中血流动力学的变化将直接影响肝的氧供。

4)术中输液及输血的管理。术中可输注晶体液,胶体液和血制品。输注速度要根据尿量,中心静脉压,及肺动脉楔压监测来调节。肝硬化患者可并发低血糖症,特别是乙醇中毒性肝硬化者术中根据血糖变化输注葡萄糖液。此外肝功不全患者对枸橼酸代谢能力下降;大量快速输血时易发生枸橼酸中毒,术中应监测钙离子浓度,适当补充氯化钙或葡萄糖酸钙。同时大量输血加重凝血功能的改变要加以监测。

(5)术后管理:加强生理功能监测,维持重要器官功能正常;预防感染;静脉营养支持;保肝治疗,防止术后肝衰竭。

(6)麻醉与围术期处理:对于肝胆系统疾病的患者,全麻行序贯快速诱导十分必要。因为肝硬化进展期患者腹水存在和腹内压增大以及胃肠运动减弱均使误吸危险增加。对该类患者须考虑使胃内容和酸度减少的术前用药。典型的用药为 H_2 受体拮抗剂,胃肠动力药(甲氧氯普胺或西沙必利),适用于术前无消化道梗阻的肝胆系统疾病患者。另外血象和营养状况也要做出仔细的评估。因为此类患者常常有贫血和凝血功能障碍。由于肝脏合成凝血因子功能受损或因吸收功能不良或抗生素使用使维生素 K 缺乏而导致 PT 延长,所以术前应进行补充维生素 K 的治疗。可于术前 24～48 小时,每天一次皮下注射维生素 K 10 mg 以纠正 PT 延长。营养不良性低蛋白血症能够改变麻醉药蛋白结合率,使液体渗出到血管外间隙,伤口愈合不良,术后合并症增加。所以有必要行营养补充。

建立中心静脉插管通路既可测定中心静脉压,又可用于给药。动脉直接测压有利于肝功能不良患者血压监测和抽取血标本。而肺动脉置入漂浮导管可考虑针对肝功能严重受损的患者,因其病理生理学类似脓毒血症状态,血管张力低下致体循环压力降低和高动力性心排量。肺动脉置管有利于确定低血压原因,指导容量替代治疗和血管活性药物支持性治疗。此外,肺动脉置管对于合并急性胆囊炎和急性胰腺炎的危重患者对呼吸衰竭和肾衰竭的处理也是有用的。而进行经食管心脏超声监测对于凝血功能异常和食管静脉曲张患者应列为禁忌。此外介入性术中监测对于术后 ICU 监测和治疗也是值得的。如治疗低血容量、脓毒症导致的呼吸衰竭、肾衰竭或肝肾综合征,以及凝血病。

经鼻或经口置入胃管对于食管静脉曲张患者必须小心地操作,以免引起曲张的血管出血。有的临床研究认为食管静脉曲张麻醉的患者下胃管后并未增加出血并发症,如果胃管对于胃内减压或经管给药确实必要的,则应该是可行的。

局部麻醉可导致出血或血肿,一般认为是禁忌的。但如果肝功代偿尚好,化验检查指标在可接受的范围,也可谨慎使用。

麻醉生理最基本的目标是维持术中肝脏血液灌注,通过对心排量、血容量、血压、氧合和通气的支持来实现。避免低血压、低血氧、低碳酸血症对肝脏的缺血性损害。

有关麻醉用药选择正是基于以上目标和相应的药代与药效动力学基础。苯二氮类可作为术前镇静用药,但要注意该类药如咪达唑仑具有较高的蛋白结合率,用于此低蛋白血症患者其游离成分会增加。另一点是循环中内生 γ-氨基丁酸受体兴奋剂存在于肝硬化脑病患者血中,可使这些患者对苯二氮类药更敏感。而且该类药为有氧代谢,对肝功能不全者作用时间延长。

阿片类用于肝功能不良患者也要谨慎,因作用时间可能延长。枸橼酸芬太尼和舒芬太尼单次给药未见药代动力学改变。但盐酸阿芬太尼、盐酸哌替啶和吗啡清除下降。盐酸瑞芬太尼即使长时间使用于严重肝衰竭患者,也不会造成蓄积。阿片类偶尔导致奥狄括约肌痉挛,这对于胆管梗阻患者可能造成问题。如发生痉挛可用纳洛酮或胰高血糖素逆转。而用硫酸阿托品或硝酸甘油则成功率较低。滴定法给药是肝病患者给药原则。

吸入麻醉药异氟烷和七氟烷可能最适合于肝功能不良患者,损害肝血流的危险最低,与对围术期肝功能实验检验和临床结果相一致。氟烷影响肝脏血流应避免使用。氧化亚氮于动物实验研究证实中度减少门脉和肝血流,且在长时间手术中,氧化亚氮致小肠扩张,故在严重肝功能异常者不用。一般肝病患者使用未见不良反应。

肌松剂的选择应依据其代谢清除途径。维库溴铵、罗库溴铵均在肝内代谢清除,肝功不良患者慎用。而阿曲库铵和顺式阿曲库铵降解不依赖肝脏,可安全使用。

术中还应检测化验检查项目,包括血糖、血钙、血细胞比容、PT、PTT、血小板计数、纤维蛋白原、*D*-二聚体,当长时间手术或有出血或怀疑 DIC,更是必要的。体温监测和保温措施的实施对于肝病患者也很重要,因低温损害凝血功能。

(吴冬梅)

第五章　泌尿外科手术麻醉操作

第一节　泌尿系统的解剖结构与麻醉

一、肾

肾脏位于脊柱两旁 T_{12} 到 L_4 水平腰大肌内侧缘的腹膜后间隙中，左肾上端平 T_{11} 下缘，下端平 L_2 下缘，右肾由于位于肝下方而较左肾位置低半个椎体。肾脏周围充满了脂肪，并被肾周筋膜（或称 Gerota 筋膜）包裹。双侧肾上腺也包裹在肾周筋膜内，位于两肾上极。膈肌运动传递到双肾，可导致双肾在每一次呼吸中位置产生 4～5 cm 的偏移。肾实质分为皮质和髓质两部分，髓质又分为若干个肾锥体，肾锥体的尖端称为肾乳头。肾乳头被肾小盏包绕，多个肾小盏汇合成肾大盏，后者又汇入肾盂。肾盂末端逐渐变窄，移行为输尿管。

每一侧肾脏的血供均由单一的一根肾动脉提供，只有少数变异情况下才有多根动脉血供。肾动脉起始于肠系膜上动脉下方，从肾门进入肾脏，右肾动脉自后方越过腔静脉进入右肾。肾静脉走行在肾动脉前方，左肾静脉自前方越过主动脉。肾的淋巴循环引流进入腰区淋巴结。

肾脏接受主要来源于迷走神经和腹腔丛的肾丛神经支配。肾的交感缩血管神经和传入神经来源于 T_8 到 L_1 水平。因此，典型的肾性痛患者常感觉到肋膈角和十二肋以下的疼痛，而肾脏手术的麻醉中，为了满足皮肤和腹壁切口的镇痛要求，阻滞平面应达到 T_8。

二、输尿管

输尿管由肾盂延续而来，沿腰肌向下走行，越过髂总动脉，自盆底两侧下行，最终进入膀胱基底部。输尿管上段血供来源于肾动脉，输尿管中段血供来源于精索动脉（男性）或者卵巢动脉（女性），下段血供来源于髂内动脉和膀胱动脉。输尿管的神经支配主要来源于肾丛，腹下丛和盆腔神经丛。输尿管上段的交感传入纤维在 T_{10}～L_2 水平进入脊髓，而副交感传入纤维在 S_2～S_4 水平进入脊髓。

三、膀胱

膀胱是一个外壁主要由平滑肌组织构成的中空器官，其容积 400～500 mL。排空状态的膀胱位于耻骨联合后，直肠（男性）或阴道（女性）前。充盈状态的膀胱上升到明显高于耻骨联合并可触及。双侧输尿管从后方进入膀胱壁，并开口于膀胱腔内，两侧开口相距约 2.5 cm，共同构成膀胱三角的基底部分。膀胱的顶部覆有腹膜，其下方是前列腺和精囊。

膀胱的动脉血供主要来源于髂内动脉的分支，上、中、下膀胱动脉。其静脉血汇集到膀胱颈部的静脉丛最终汇入髂内静脉。阴茎背侧深静脉和前列腺静脉丛也汇入上述膀胱颈部静脉丛,因此在外科手术中该部位损伤易引起大量失血。膀胱的淋巴液回流入髂血管旁的淋巴结。

膀胱接受腹下丛神经支配,其交感神经纤维来自 $T_{11}\sim T_{12}$ 的腰丛内脏神经,副交感神经纤维来自 $S_2\sim S_4$ 的阴部神经。传入神经纤维伴随着上述交感和副交感神经通路。躯体感觉由阴部神经传入骶脊髓。交感神经兴奋信号导致膀胱逼尿肌松弛,和非自主的膀胱内括约肌紧张。副交感神经兴奋导致膀胱逼尿肌的紧张和膀胱内括约肌的松弛。另外,膀胱外括约肌接受脊髓 $S_2\sim S_3$ 段发出的运动神经纤维的随意控制。膀胱不仅受到自主神经的控制,同时也受到来自更高级中枢通过下行传导通路传递的随意控制。因此,大脑和脊髓不同水平的损伤后,尿液的贮存和排出方式都可以发生变化。

四、前列腺和精囊

前列腺主要由大量纤维肌性组织构成,外周包裹着一层较厚的纤维囊,总重约 20 g。它位于膀胱下方,耻骨联合后方,直肠的前方。前列腺分为五叶,分别是前叶、后叶、中叶、左叶和右叶,其中间是尿道的前列腺部,长约 2.5 cm。另一种方法把前列腺分为外周带、中央带、移行带、前部和前列腺前括约肌部。前列腺移行带是前列腺中最邻近尿道的部分,也是有典型症状的前列腺肿瘤的好发部位。

前列腺血供来源于膀胱动脉下支,静脉回流入前列腺静脉丛,后者和膀胱静脉丛及阴茎背侧静脉相延续。前列腺接受腹下丛中来自 $T_{11}\sim L_2$ 水平发出的传出交感神经的支配,其副交感传入神经纤维则通过盆腔内脏神经进入脊髓 $S_2\sim S_4$ 水平。

前列腺的淋巴循环进入髂内、骶管内和髂外淋巴结群。

精囊紧临前列腺上方,处于膀胱下方,直肠的前方。精囊与同侧的输精管相连,形成射精管,开口于前列腺部尿道。其血供、神经支配,以及淋巴循环同前列腺。

五、睾丸

睾丸表面覆有一层致密的结缔组织叫作白膜,后者向内延伸形成睾丸纵隔,将睾丸分隔成大约 250 个小叶。睾丸上面附着由大量卷曲的小管组成的附睾,后者通过输出小管与睾丸相连,另一端则延续称为输精管。输精管在精索内与精索动脉及蔓状静脉丛一起上行。由于在胚胎期睾丸的发生和肾脏的发生相近,两者的血供和神经支配有着紧密的联系。睾丸动脉紧邻肾动脉的下方起自主动脉,伴随输尿管下行,然后进入精索,最终到达睾丸。睾丸静脉在蔓状静脉丛中沿精索上行,在腹股沟环处形成精索静脉。左侧精索静脉进入左侧肾静脉,右侧精索静脉直接进入下腔静脉。睾丸的神经主要来自 T_{10} 节段,在肾脏附近有动脉丛加入。阴囊前部主要由髂腹股沟神经和生殖股神经的生殖支支配,其神经纤维来源于脊髓 $T_{12}\sim L_2$ 节段。阴囊后部表面的神经纤维主要来源于脊髓 $S_1\sim S_4$ 节段,由会阴神经分支和后部的股皮神经支配。因此,睾丸手术的区域阻滞麻醉平面要求达到 T_{10} 水平。睾丸的淋巴循环汇入腰部淋巴结,后者与纵隔淋巴结相通。阴囊的淋巴回流进入腹股沟浅淋巴结和腹股沟下淋巴结。

六、尿道和外生殖器

阴茎由尿道和两根海绵体共同组成,三者分别被各自的白膜包裹,其远端有龟头,近端附着于髋骨。阴茎的血供由两条阴部内动脉提供,它们分出阴茎深动脉、阴茎背侧动脉和尿道球部动脉等分支。静脉回流进入浅和深部阴茎背静脉,通过阴部静脉丛汇入阴部内静脉。髂腹股沟神经支配阴茎根部,阴茎体和龟头由阴部神经延续而来的成对阴茎背侧神经支配。其中的副交感和交感神经纤维分别来自脊髓的 $S_2\sim S_4$ 节段和 $L_1\sim L_2$ 节段。副交感神经兴奋刺激导致动脉血管扩张,阴茎勃起。

女性的尿道位于耻骨联合和阴道之间,明显短于男性尿道。其动脉血供来源于膀胱下动脉、阴道动脉和阴部内动脉,静脉回流入阴部内静脉。

(尹 静)

第二节 泌尿外科手术的体位与麻醉

泌尿外科手术过程中患者的体位较为复杂,其中一些特殊体位的摆放可能导致严重的并发症,如神经损伤、横纹肌溶解等。因此,麻醉医师有必要详细了解泌尿外科手术的特殊体位摆放及相关并发症等知识。

一、膀胱截石位

膀胱截石位应用于经尿道手术、尿道球部重建术和经会阴前列腺切除术。标准的膀胱截石位患者取仰卧位,下肢屈曲,屈髋屈膝,髋关节和膝关节屈曲约 90°,小腿与地面平行。低位膀胱截石位髋关节屈曲仅 30°～45°,但在某些极端情况下,要求腿部伸展,极度屈髋,以求尽量暴露会阴部位。摆放膀胱截石位时,需要用到各种腿架和足托,包括踝扣带、靴形托、膝托等。另外,摆放膀胱截石位的同时往往结合了一定程度的头低位,以求更好地暴露会阴。

膀胱截石位的摆放对于患者呼吸和循环系统的影响包括:腹内压的增加和腹内容物向头端移位,可致胸壁和肺顺应性下降,功能残气量下降,肺活量下降。结合头低位时上述改变更甚,可能由于肺膨胀不全而导致低氧血症。尽管人们通常认为头低脚高位可增加静脉回流,心排出量和左室做功,研究证实膀胱截石位对患者的心排出量几乎没有影响,患者血压升高的原因更有可能是因为全身血管阻力增高的结果。

膀胱截石位手术后患者可发生下肢神经病变,发病率约 1.5%,多为感觉神经的病变,并且均在术后 6 个月内治愈。研究发现,膀胱截石位摆放超过 2 小时是神经并发症发生的危险因素,另外,神经病变的首发症状在术后 4 小时内即可发生,提示手术期间因素的重要性。另有研究显示,高龄和长时间手术也是发生神经病变的危险因素。腿架对腓浅神经的压迫,闭孔神经和股外侧皮神经的牵张,坐骨神经的伸展等可能是导致术后神经病变发生的原因。美国麻醉医师协会专家组推荐意见认为,膀胱截石位中屈髋不应大于 90°,以避免坐骨神经和股神经病变的发生。

腰背痛是膀胱截石位手术后相对常见的并发症,可能是由于造成了易受影响的患者腰椎前凸减少所致。"健腿"间隔综合征伴横纹肌溶解是膀胱截石位罕见但严重的并发症。一项 261 名泌尿外科医师的调查报道了 61 例间隔综合征,大部分发生在根治性膀胱切除术或超过 4 小时的手术后,提示这种并发症的发生率可能比先前认为的更高。长时间手术,极端的体位和腿架对腿的压迫可能是诱发间隔综合征的原因。其发病机制可能与以下因素相关:下肢动脉压降低的同时肌肉间隔内压力增高,导致肌肉低灌注,缺血,水肿,长时间的肌肉低灌注即可导致间隔综合征的发生。下肢动脉压下降可由下肢抬高造成,在低血压的患者中这种改变更为明显。同时,腿架的使用显著增加了小腿肌肉的压力,如用踝托则可无此顾虑。由于周围血管搏动消失已经是间隔综合征的晚期表现,术中管理应密切注意观察患者下肢水肿、低灌注、感觉异常等现象,以期预防和早期干预该并发症。如果未能及时行筋膜切开减压术患者可能发生急性肾衰竭。在长时间手术过程中,使用踝托或填充较好的腿架有助于预防这一并发症的发生。

二、头低位

头低位(或 Trendelenburg 卧位)常用于泌尿外科手术中,以增进会阴部的暴露或便于下腹部腔镜检查。

头低位对生理功能的影响包括:首先,内脏向头侧的移位限制了膈肌的运动,造成肺容量的下降,使患者易于发生肺膨胀不全。另外,身体上部的血液由于重力作用流向头端,可使颅内压增加,这在有颅内占位性病变的患者中应尽量避免。尽管这一体位经常被用于低血容量的患者,但实际上其对血流动力学的影响并未完全清楚。长期以来的观点认为头低位时患者静脉回流量及心排出量增加,有学者认为头低位对于低血压患者的血流动力学并无有益的影响。

显著头低位的患者常常需要用到托肩带以防止患者向下移位，这一器械的应用可能造成患者臂丛损伤，其原因可能是引起臂丛神经张力持续增加所致，在上肢外展时尤其应该注意。基于以上考虑，美国麻醉医师协会专家组不建议使用托肩带，而在不得不使用这一器械时，双臂应紧贴身体两侧而不是外展放置，以防臂丛神经受到牵拉。

三、侧卧位、折腰位和腰桥的使用

为了便于肾的暴露，往往要用到侧卧、折腰体位及升高腰桥。此时，患者侧卧于手术台上，一侧髂嵴正对手术台折点，即腰桥所在位置，调节手术台弯折到 30°左右，腰桥升高，抬高下侧髂嵴从而使术侧腰部得到更好的暴露。同时在手术台和上胸壁之间放置一腋窝枕，以防臂丛受压。一般下侧腿取屈膝位，对侧腿自然伸展，从而使患者身体能稳定侧卧在手术台上，也可使用小沙袋来增加体位的稳定性。

这一体位对患者呼吸生理的影响有相关的肺膨胀不全及通气血流比失调等。其对循环系统的影响包括全身动脉压下降，心排出量下降和肾动脉压力下降。由于在一般的侧卧体位患者中不能观察到上述影响，一般认为这些变化与肾手术的特殊体位相关。其血流动力学变化的具体机制尚不明确，可能与压迫和牵拉引起腔静脉血流量减少有关。另外，在此体位下，患者右心房高于四肢，可引起暂时性回心血流量降低。因此，应注意此体位下患者血流动力学的变化，一旦发现低血压，应积极给予液体治疗或放低腰桥。

另外，有报道肾切除体位下发生过间隔综合征和横纹肌溶解，可能和对臀肌极度挤压有关。

四、过伸仰卧位

这一体位通常用于耻骨后前列腺切除术以利于盆腔器官的暴露。患者仰卧于手术台上，髂嵴正对手术台折点，然后调节手术台弯折，抬高髂骨使患者身体过伸，此时患者上半身处于头低位，手术部位仍保持平行于地面。如患者需行胸腹部切口，则应摆成半仰卧位，用一肩枕使手术侧肩部垫高约 30°，同侧手臂置于手架上，非手术侧腿处于半屈曲位，对侧腿保持伸展。

过伸仰卧位的患者发生背部和神经损伤的可能性较小，但是和其他头低体位一样，有发生气体栓塞的可能。一旦出现难以解释的血流动力学不稳，即应考虑气体栓塞的可能。

（尹　静）

第三节　前列腺手术的麻醉

前列腺由四个紧密相连的完整区域组成，即前区、外周区、中央区和前列腺前区。每个区又由腺体、平滑肌和纤维组成。所有区都被包在一个包膜里。前列腺血供丰富。动脉和静脉穿过前列腺包膜，在腺体内分支。静脉窦邻近包膜而且非常大。在 40 岁左右，前列腺区的前列腺组织即开始有结节增生，形成中叶、侧叶和后叶，中叶和后叶与尿道梗阻有密切关系。前列腺和前列腺段尿道接受交感和副交感神经的支配，这些神经来自由副交感神经盆丛发出的前列腺丛，而副交感神经盆丛又有下腹丛神经加入，这些脊神经主要来源于腰骶段。

前列腺手术多见于 60 岁以上老年男性患者。近年来，随着前列腺增生(BPH)的发病率逐渐上升，各种治疗 BPH 的术式也在不断地发展和改良。常见的术式有经腹或会阴前列腺切除术（开放手术）、经尿道前列腺电切术（TURP）、经尿道前列腺汽化电切术（TVP）、经尿道前列腺等离子电切术（PKRP）等。目前最常用的是 TURP、TVP、TURP＋TVP 和 PKRP 等术式。但如果腺体过大就须做开腹切除。高龄前列腺增生患者身体的机能呈进行性退化，各器官存在不同程度的病理变化，重要器官的代偿功能下降，对手术、麻醉耐受力差，麻醉风险大。

一、经腹前列腺切除术的麻醉

经腹前列腺手术适用于前列腺巨大肿瘤的切除，可在区域阻滞或全身麻醉下进行。这类手术患者多为老年人，且常合并有心脑血管病、糖尿病或慢性肺功能不全等疾病。部分患者还伴有不同程度的尿路梗阻，肾功能不同程度的损害，给麻醉和手术带来一定的困难。

对于一般情况较好的患者，可以考虑在蛛网膜下腔阻滞、硬膜外阻滞或腰-硬联合阻滞麻醉下完成手术。椎管内阻滞的优点不仅在于术后并发症少，而且由于骶部副交感神经亦被阻滞，前列腺部血管收缩，失血得以减少。但对此类患者施行椎管内阻滞时，麻醉平面应严格控制在 $T_{8\sim10}$ 以下，否则血流动力学难以稳定。同时术中要保证静脉输液通路畅通，要密切观察失血量及内环境的变化，及时输血、输液补充血容量，以维持血流动力学的稳定。而对于全身情况较差尤其是合并心血管功能不全者，或者合并脊柱畸形以及椎管内麻醉失败者应采用气管内全身麻醉。

经腹前列腺切除手术对患者侵袭性大，手术部位较深，前列腺血运丰富并与周围粘连，术中出血较多。术中失血主要发生于前列腺剥出时，由于失血较为集中，因此可对病情有不同程度的影响。所采用手术方式的不同，失血量也可有明显的差别，例如采用缝合前列腺被膜的术式时，失血量常可较不缝合者显著减少。同时术中还常常挤压前列腺，能使腺体内含有的胞浆素原活化，大量进入血液循环，将血液内的胞浆素原转化为胞浆素，从而产生血纤维蛋白溶解现象，导致术中、术后渗血增多、血压下降。遇此情况时，除彻底电凝或压迫止血外，可输注新鲜血或纤维蛋白原，并给予肾上腺皮质激素处理。术后患者创面都有不同程度的渗血，创面血管即便已有血栓形成，但由于尿内激酶有使溶纤维蛋白系统激活的能力，从而使已形成的凝血块重新溶解，以致形成术后的大量渗血。6-氨基己酸具有抗纤溶作用，因此可以避免尿激酶的不利影响，减少失血量，但近年来由于有前列腺手术使用 6-氨基己酸后发生脑血管栓塞及心肌梗死的报道，已不再强调 6-氨基己酸的应用。实际上，防止术中、术后出血的关键仍在于术中彻底止血。药物止血的理论虽很有吸引力，但实际掌握起来有一定的困难。

二、经尿道前列腺电切术的麻醉

经尿道前列腺电切术（TURP）由于有不开刀、创伤小、恢复快、并发症少和安全性大的优点而容易被患者所接受，是治疗前列腺增生症（BPH）的有效方法。但由于此类手术多为高龄患者，机体各重要器官存在不同程度的病理变化，各器官的代偿和贮备功能降低，对手术和麻醉耐受力差，麻醉风险较大。大量临床观察认为，TURP 麻醉不同于一般日常麻醉。因此，术前应详细询问病史，完善各项检查，术前及时处理各种并发症，对于合并心律失常、心力衰竭、高血压、糖尿病及水、电解质、酸碱平衡紊乱的老年患者应先出内科会诊，进行有效的治疗，而后再行手术，可大大提高麻醉和手术的安全性。如对高血压患者行降压治疗，将血压最好控制于 140/80 mmHg 左右才行手术治疗；并发糖尿病患者术前应将血糖控制在 8.3 mmol以下时再进行 TURP 手术；对有肾功能不全者给予护肾治疗，当血清肌酐水平降至 300 μmol/L 时，再行 TURP 手术治疗。

经尿道前列腺切除可根据病情选择蛛网膜下腔阻滞、硬膜外阻滞、腰-硬联合阻滞、骶管阻滞或全身麻醉下进行。椎管内阻滞可提供良好的肌肉松弛，给术者提供有利操作条件；全身麻醉可以消除患者紧张情绪，亦可提供肌肉松弛条件，利于膀胱适当充盈，便于观察视野。以前 TURP 的麻醉主要是选择硬膜外阻滞，而近年来腰-硬联合阻滞可以同时发挥两种麻醉方法的优点，减少或克服各自的缺点和不足，在临床得到广泛的应用。硬膜外阻滞穿刺点可选择在 $L_1 \sim L_4$ 椎间隙，腰-硬联合阻滞通常选择在 $L_2 \sim L_4$ 椎间隙。局麻药可选择利多卡因、丁哌卡因、罗哌卡因和左旋丁哌卡因等药物。麻醉平面控制在 T_{10} 以下，减少因麻醉平面过高所引起的并发症。椎管内阻滞可增加膀胱的容量，便于手术操作。但椎管内阻滞需要注意：老年患者脊柱僵硬，韧带钙化增加了操作难度；老年人硬膜外间隙的容积较小，椎间孔狭窄，因而麻醉平面易于扩散，要注意剂量的调整；另外，阻滞平面以下小血管张力下降，可能增加术中出血倾向和灌注液吸收倾向。而全麻易掩盖 TURP 综合征等手术并发症，术中、术后麻醉并发症也较多，通常只有在椎管内阻滞失败后才考虑应用。

前列腺切除手术患者的麻醉管理，需重视老年人病理生理特点及合理选择麻醉方法，要加强术中麻醉管理。老年前列腺切除患者麻醉管理有如下特点：手术的全程要加强呼吸、血压、心率、脉搏、血氧饱和度监测。保证整个手术全程吸氧，维持呼吸和循环功能的稳定。老年人由于全身脏器功能减退，术前合并症多，心肺功能储备差，动脉硬化是组织变化的必然趋势，临床表现血压升高，心排血量减少，麻醉危险性增高，尤其是高血压患者，要避免血压大幅度波动。前列腺切除术患者易于发生深静脉血栓，究其原因可能与高龄、合并恶性肿瘤、心脏疾患、静脉曲张和肥胖等因素有关。椎管内阻滞是比较适合老年前列腺切除患者的麻醉方法，椎管内阻滞后由于阻滞了交感神经，血管扩张作用使血流阻力下降，扩容作用能使血液稀释，血液黏滞度下降，使血流加速，有防止红细胞聚集，改善循环功能的作用。此外，椎管内麻醉期间患者可保持清醒合作，而且术中管理方便，有术后恢复快、并发症少的优点。

老年人对失血和失水的耐受性差，应根据术前、术中的病情选择液体种类。入室后尽早补液，可使有效循环血容量增加，并可纠正由于阻滞区域血管扩张引起的血压下降。要结合患者心肾功能状况补充液体，若有心肾功能损害补液切忌过快过量，以防心力衰竭、肺水肿的发生。术中要高度重视呼吸功能的监测。老年人功能残气量增加，肺组织弹性减少，肺顺应性下降，呼吸功能减弱，肺活量减少，对缺氧的耐受性较差。术中尽量少用镇痛、镇静类药物，因为此类药物对呼吸功能有明显影响。术中应保证氧供并重视心率、血氧饱和度监测，防止发生缺氧。维持血压平稳是麻醉处理的关键，血压波动剧烈如不及时处理可造成前列腺手术期间出血增多、心肌缺血，甚至心力衰竭。术中发现病情变化时，要及时果断地采取措施，合理使用血管活性药物，尽量保证手术期间的血压平稳。此外，TURP术后患者常由于伤口疼痛及膀胱痉挛性收缩，强烈的尿急可引起患者的疼痛和烦躁，可引起继发性出血和引流管阻塞，通过静脉或硬膜外镇痛处理，可有效地缓解术后疼痛，且对运动阻滞程度轻，便于术后早期活动，可减少术后褥疮和下肢深静脉血栓形成的并发症。

三、前列腺癌根治手术的麻醉

前列腺癌在欧美是一常见恶性肿瘤，在我国较少见，但随着人口老龄化，前列腺癌的发病率有上升的趋势。前列腺癌的治疗有根治性手术切除及姑息性治疗（放射治疗、内分泌治疗、化疗及物理治疗）。前列腺癌根治手术的范围包括前列腺体和前列腺包膜，以达到消灭体内所有肿瘤组织的目的。以前常用经会阴前列腺切除术，近年普遍采用耻骨后前列腺癌根治术，前列腺、射精管、贮精囊和部分膀胱颈随同盆腔淋巴结一起切除。但近年来腹腔镜技术用于根治性前列腺癌手术有日渐增多的趋势。前列腺癌根治手术中最常见的问题是术中大量出血。术前自体血采集、使用重组红细胞生成素、术中急性等容性血液稀释都是减少患者对异体血需求的常用方法。早期术后并发症包括深静脉血栓形成、肺栓塞、血肿、浆液瘤和伤口感染，发生率为0.5%～2%。根治性前列腺手术时患者体位处于仰卧位、背部过伸和耻骨高于头部的特伦德伦伯格体位，此体位易发生空气栓塞。

硬膜外阻滞、蛛网膜下腔阻滞、腰-硬联合阻滞、全身麻醉都可用于这种手术。但目前国内外普遍采用硬膜外阻滞复合全身麻醉这种联合麻醉方式，主要是利用硬膜外阻滞的良好镇痛作用，再加上全麻的辅助或控制呼吸作用，使麻醉更加平稳与安全。既往的研究证实，实施硬膜外阻滞或硬膜外阻滞复合全身麻醉保留自主呼吸时，中心静脉压和外周静脉压低于间歇正压通气的患者，这就是间歇正压通气者的出血量多于自主通气者的原因。与全麻相比，椎管内阻滞或复合全身麻醉可降低患者术后血液的高凝状态，因此可降低术后血栓栓塞的风险。另外，硬膜外阻滞的超前镇痛可降低术后疼痛和对镇痛的要求，也能更好地维持神经内分泌反射的稳态，肠道功能也比全麻恢复快。随着腹腔镜用于根治性耻骨后前列腺切除术的增多，单独椎管内阻滞已无法满足手术和患者的要求，故以选用全麻为宜。术后镇痛对老年患者尤为重要，可使患者早期活动减少术后并发症，促进伤口愈合，缩短住院日和减少经济负担。

（尹　静）

第四节 肾结石手术的麻醉

一、肾结石的临床表现、诊断及治疗

(一)临床表现

肾结石(renal calculi)和输尿管结石(ureteral caculi)又称上尿路结石，主要的临床表现为血尿和疼痛，其程度与结石部位，结石大小，有无感染，尿路梗阻有关。肾结石可引起肾区疼痛和肾区叩击痛，活动后出现上腹部或腰部钝痛。输尿管结石可引起肾绞痛，发作时表现为剧烈疼痛，疼痛可在腹部、上腹部或中下腹部，也可以放射至同侧腹股沟，同时伴有恶心、呕吐。肾结石患者大多数有肉眼血尿。如果结石并发肾盂肾炎、肾积脓或肾周脓肿时，患者可有发热，寒战等症状。

(二)肾结石的诊断

结合病史、疼痛部位、疼痛性质、有无血尿进行诊断，实验室检查血尿阳性。B超、泌尿系统X线、CT、放射性核素肾显像以及内镜检查有助明确诊断。发生肾绞痛时须与外科急腹症如异位妊娠、卵巢囊肿蒂扭转、急性胆囊炎鉴别诊断。

(三)治疗

1.药物治疗

药物治疗包括碱化尿液，口服别嘌呤醇、枸橼酸钾、碳酸氢钠以及改变饮食结构有治疗作用。在药物治疗中须大量饮水利尿并控制感染。中草药金钱草、车前子有助于排石。

2.手术治疗

传统的开放性尿路结石手术包括：肾实质切开取石，肾盂切开取石，肾部分切除，肾切除，输尿管切开取石。本节主要介绍肾结石手术的麻醉。

二、术前准备和术前用药

(一)术前准备

术前常规检查心电图，血常规，尿常规，肝、肾功能，胸部X线，凝血功能，电解质及酸碱平衡变化，尿素氮及血肌酐等。全面了解病史，根据全身各器官功能状态评定ASA分级，重点了解肾功能及肾结石对泌尿系统及全身影响。对于合并有心脏病、高血压、糖尿病、甲状旁腺机能亢进、肾性贫血、低蛋白血症患者，应给以相关积极治疗以提高麻醉安全性。泌尿系统感染患者术前应用抗生素控制感染。由于肾结石手术多在硬膜外麻醉下完成，采用侧卧位手术，术前应注意患者有无呼吸道感染、肺部疾病，保持良好的呼吸功能。

(二)术前用药

术前酌情应用镇静，安定类药物使患者安静，消除对手术、麻醉的恐惧、焦虑和紧张心理，取得很好配合。麻醉性镇痛药可用于手术前有明显疼痛症状的患者，抗胆碱药以选择东莨菪碱为宜。

三、肾结石手术的麻醉与管理

(一)麻醉方法选择

传统的肾结石手术体位一般采用侧卧位，患侧在上，选择经腰切口。麻醉方法根据手术部位及方法，患者的全身状况，麻醉医师的经验或习惯及麻醉设备条件来选择。多数肾结石手术可在硬膜外麻醉下完成，且术后尚可进行患者自控硬膜外镇痛。硬膜外麻醉的效果确切不仅能满足手术的要求，而且交感神经阻滞后，肾血管扩张，血流增加，氧供增加，有利于保护肾功能。硬膜外麻醉可选择$T_{10\sim11}$椎间隙穿刺，向

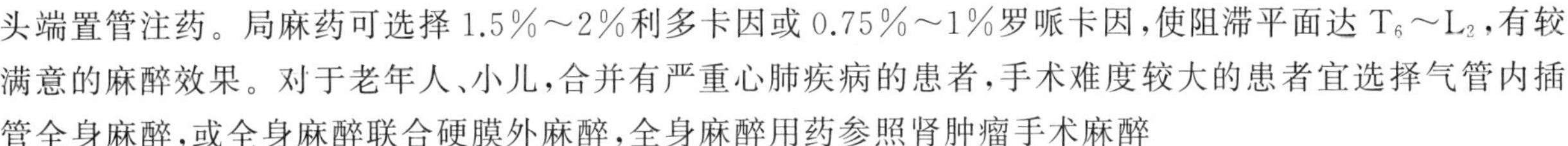

头端置管注药。局麻药可选择1.5%～2%利多卡因或0.75%～1%罗哌卡因，使阻滞平面达 T_6～L_2，有较满意的麻醉效果。对于老年人、小儿，合并有严重心肺疾病的患者，手术难度较大的患者宜选择气管内插管全身麻醉，或全身麻醉联合硬膜外麻醉，全身麻醉用药参照肾肿瘤手术麻醉

（二）麻醉中监测

麻醉中应常规监测心电图、无创血压、心率、脉搏血氧饱和度、呼气末二氧化碳分压、中心静脉压和尿量。

（三）麻醉管理及注意事项

肾结石手术多采用侧卧位，侧卧位时腰部垫高，对呼吸有一定的影响，使下侧肺的肺功能残气量减少，由于重力的影响肺血流也较多的分布于下侧肺，可造成肺通气/血流比值失调。故硬膜外麻醉中必须仔细观察患者呼吸变化，并做好对呼吸急救准备，保证侧卧位时呼吸道通畅。为使椎管内麻醉满意，并减轻手术牵拉反应可使用镇痛、镇静药物，如芬太尼、丙泊酚、咪达唑仑等。实施全身麻醉时选用对肾功能、循环功能影响较小的药物。在麻醉前应建立通畅的静脉通路包括中心静脉导管置入，以保证术中输液和在术中发生大出血时快速补充血容量。围术期肾功能的保护，关键在于维持较好的肾灌注，避免发生低血压，在低血压时及时补充血容量，同时可用麻黄素、多巴胺等提升血压，保证肾脏的灌注。

（尹　静）

第五节　肾创伤手术的麻醉

一、肾创伤的临床分类、诊断及治疗

（一）肾创伤的分类

肾创伤(Renal trauma)目前多以Sargent分类与美国创伤外科协会分级为诊断标准。Sargent将肾创伤分为四类。Ⅰ类伤：肾挫伤。Ⅱ类伤：不涉及集合系统的轻微裂伤。Ⅲ类伤：伴有或不伴有尿外渗的深度裂伤及碎裂伤。Ⅳ类伤：涉及肾蒂的损伤。美国创伤外科协会将肾创伤分为五度。Ⅰ度：肾挫伤。Ⅱ度：肾小裂伤。Ⅲ度：肾大裂伤，累及肾髓质，但并未入集合系统。Ⅳ度：肾全层裂伤伴肾盂、肾盏撕裂，肾碎裂、横断及贯通伤。Ⅴ度：肾动脉和静脉主干破裂或肾碎裂及横断同时伴有肾门区肾段动静脉断裂、肾盂撕裂。另外还可以按受伤机制分为以下三种类型：①开放性创伤多见于刀刺伤，子弹穿透伤，多合并有胸、腹及其他器官创伤。②闭合性创伤包括直接暴力，上腹部或肾区受到外力的撞击或挤压，如交通事故，打击伤，高空坠落后双足或臀部着地，爆炸冲击波。会伤及肾实质、肾盂以及肾血管破裂，出现肾包膜下、肾周围及肾旁出血。③医源性肾创伤，手术时意外撕裂或经皮肾镜术，体外冲击波碎石术有引起肾创伤的可能。

（二）肾创伤的诊断及检查

1.外伤史

详尽的外伤史对肾创伤的诊断很有价值，如受伤原因，事故性质，受伤着力部位，伤后排尿情况，有无血尿、昏迷、恶心及呕吐、呼吸困难、休克等。

2.临床表现

(1)血尿：为肾创伤最常见的症状，94.3%～98%的肾创伤患者有肉眼血尿或镜下血尿。

(2)疼痛及肿块：多数患者就诊时有肾区或上腹部疼痛，可放射到同侧背部或下腹部。肾区可触及肿块。

(3)休克：是肾严重创伤及合并有多脏器创伤并危及生命的临床表现。表现为低血容量休克。开放性肾创伤休克发生率高达85%。

(4)合并伤:无论是开放性还是闭合性肾创伤,还可能同时有肝、结肠、肺、胸膜、胃、小肠、脾及大血管损伤。临床表现更严重,病情危重,须及时手术、麻醉进行抢救。

3.实验室检查及影像学检查

(1)尿常规检查:可能表现镜下血尿、肉眼血尿。

(2)血常规检查:动态观察血红蛋白,如果血红蛋白及血细胞比容持续下降说明存在活动性出血,白细胞计数增高,提示合并感染或其他部位有感染灶存在。

(3)血清碱性磷酸酶:在肾创伤后 8 小时升高有助于诊断。

(4)超声作为闭合性肾创伤的检查方法有助于诊断。CT 及 MRI 诊断肾创伤的敏感度高,可确定肾创伤的程度、范围及肾实质裂伤、肾周血肿的诊断。X 线片可见肾轮廓增大或局部肿大,伤侧膈肌升高。

(三)肾创伤的治疗

1.非手术治疗

排除了肾蒂伤,肾粉碎伤需紧急手术处理外,轻度的肾挫伤、裂伤的患者,无其他脏器合并伤的可入院观察行保守治疗,卧床休息,观察血压、脉搏、呼吸、体温,动态观察血、尿常规。补充容量、保持足够尿量,应用抗生素预防感染等治疗。

2.手术治疗

对于开放性肾创伤,合并有其他脏器创伤,伴有休克的患者应急症手术进行抢救。闭合性肾创伤一旦确定较严重肾挫伤也须尽早手术探查。手术包括肾修补、肾动脉栓塞、肾部分切除或肾全切除,手术切口可以经腰切口或经腹切口。

二、肾创伤手术的麻醉处理

(一)术前评估及准备

手术前熟悉病史,对创伤患者行头部、胸部、腹部、脊柱及四肢检查,并对呼吸功能、循环功能、肝肾功能、神经系统功能等做相应评估。根据 ASA 评估分级及创伤严重程度分级评估对麻醉的耐受性。麻醉前观察患者的神智、精神状态、血压、心率、呼吸状态注意患者有无烦躁不安、疼痛、出汗、血尿、恶心呕吐等症状。常规行心电图、血常规、尿常规、凝血功能等检查,按急诊手术患者处理。肾创伤后腹膜后肾周血肿会突发破裂危及生命,如救治不当,死亡率很高,术前做好创伤急救准备工作。

(二)麻醉前用药

严重肾创伤患者,病情变化快,常伴有失血性休克,或合并有其他脏器创伤。因此,术前慎用或禁用镇静,镇痛药物,以免造成呼吸抑制。

(三)麻醉中监测

麻醉中监测包括心电图、心率、无创血压、脉搏血氧饱和度、呼气末二氧化碳分压、尿量及体温。危重患者行中心静脉导管置入监测中心静脉压,有创动脉压监测。必要时置入肺动脉漂浮导管,监测心排血量(CO),每搏量(SV),心脏指数(CI),肺毛细血管楔压(CWCP),混合静脉血氧饱和度(SVO_2)指导目标治疗达到较好氧供(DO_2)。

(四)麻醉方法选择

对于病情较轻的行肾创伤探查术的患者可选择硬膜外麻醉。对于严重肾创伤,合并有其他脏器创伤,伴有失血性休克的患者或急诊探查性质手术患者应选择气管插管全身麻醉。硬膜外麻醉在创伤手术患者实施容易引起明显血流动力学改变,安全性明显低于全身麻醉。肾创伤伴有休克的患者对全身麻醉药耐药性差,因此合理的选择全身麻醉药及剂量非常重要。

(五)麻醉中药物选择

1.麻醉中常用的依赖肾脏清除的药物

见表 5-1。

表 5-1 麻醉中常用依赖肾脏清除的药物

依赖	部分依赖
地高辛，正性肌力药	静脉麻醉药——巴比妥类
氨基糖苷类，万古霉素	肌松药——泮库溴铵
头孢菌素，青霉素	抗胆碱类——阿托品，格隆溴铵
	胆碱酯酶抑制剂——新斯的明，依酚氯铵
	其他——米力农，肼屈嗪

2.静脉全麻药

依托咪酯对循环影响轻可作为循环不稳定时麻醉诱导及维持，但休克及低血压患者慎用。丙泊酚有较强的循环功能抑制作用，它通过直接抑制心肌收缩力和扩张外周血管双重作用引起血压下降，因此对有效循环血量不足的患者及老年人用量要减少。丙泊酚用于肾衰竭患者与正常人的总清除率相似，在肾切除的患者中，其清除率也不受明显影响，因此丙泊酚对肾功能影响不大。硫喷妥钠对循环影响较大，不主张用于休克患者，肾功能不全时应慎用。

3.麻醉性镇痛药

吗啡主要在肝脏代谢为无活性的葡萄糖苷酸经肾排泄，肾功能不全患者应用镇痛剂量吗啡时，时效不会延长。瑞芬太尼、舒芬太尼、阿芬太尼及芬太尼镇痛作用强，对血流动力学影响轻，是创伤休克患者首选的麻醉药，芬太尼也在肝脏代谢，仅仅 7%以原形排泄。瑞芬太尼和舒芬太尼的药代动力学和药效动力学在肾功能不全患者与正常人之间无显著差异，瑞芬太尼长时间用于严重肾功能不全的患者也是安全的。

4.吸入麻醉

氧化亚氮、异氟烷、七氟烷和地氟烷无肝肾毒性可安全用于肾脏手术麻醉。Higuchi 报道七氟烷在>5 MAC 的浓度下维持 1 小时也不增加血浆肌酐的含量。Morio 等研究低剂量七氟烷（0.4%～3.0%）和异氟烷（0.2%～1.5%）麻醉后测出的复合物 A 平均值（11.2±7.2）ppm，含量极微，即使用于术前有肾功能不全的患者也影响不大，尿素氮和肌酐值术前和术后无差异。地氟烷稳定性强，用于肾衰竭患者是安全的。

5.肌肉松弛药

箭毒类药物基本上从肾脏排泄，因此肾脏手术麻醉不宜选用。琥珀胆碱及阿曲库铵在体内削除不依赖肝脏和肾脏，可以安全用于肝、肾手术的患者，但在创伤患者使用琥珀胆碱可致一过性的血钾升高，诱发心律失常应慎用。大约 30%的维库溴铵由肾排泄，研究发现肾功能不全患者使用该药后神经肌肉阻滞作用时间长于肾功能正常者。泮库溴铵和哌库溴铵也主要由肾脏排泄，因此用于肾功能不良患者时效会延长。胆碱酯酶拮抗剂新斯的明约 50%，溴吡斯的明和依酚氯胺约 70%在肾脏排泄，致使肾功能不全患者用此药后排泄会延长。

（六）肾创伤手术的麻醉处理

创伤患者多为饱胃，如何防止呕吐误吸是麻醉诱导中必须重视的问题。疼痛、恐惧、休克均可使胃排空时间延长，麻醉前应行胃肠减压，准备吸引装置。全麻气管插管最好采用清醒状态下气管内表面麻醉下插管，如果做快速诱导插管，应采取措施预防反流误吸，如压迫环状软骨。

麻醉应维持在合适水平，以减轻应激反应，降低肾素-血管紧张素-醛固酮系统的反应，增加肾脏灌注，保护肾功能。注意术中电解质，酸碱平衡的调节，补充血容量，用血管活性药物稳定血流动力学，提高组织氧供，降低氧耗，长时间低血压和手术时间过长都可导致肾血流量减少而影响肾脏灌注，保持良好的循环功能是保护肾功能的先决条件。肾功能不仅受麻醉药物、手术创伤、低血压、低血容量等因素的影响，还受到合并症如高血压、糖尿病等影响，麻醉中应综合考虑给以相应治疗。

肾创伤伴有低容量性休克患者，应在有创血流动力学监测下指导治疗，如 CVP，有创动脉压，利用 Swan-Gan 导管监测肺毛细血管楔压、心排血量等，及时补充血容量，包括血液、胶体液、乳酸林格液体。

琥珀明胶、羟乙基淀粉(6%130/0.4 或 200/0.5),都可安全用于扩容,而不影响肾脏功能。在扩容同时可使用血管活性药物,如多巴胺、多巴酚丁胺、肾上腺素、去甲肾上腺素、去氧肾上腺素等维持较好灌注压。维持 CVP 在 8～12 cmH_2O,动脉压在 60 mmHg 以上,混合静脉血氧饱和度大于 70%,心脏指数大于 4.5 L/(min·m^2),组织氧供指数大于 600 mL/(min·m^2)小剂量多巴胺 1.0～10 μg/(kg·min)可激动多巴胺受体产生作用,扩张肾血管、肠系膜血管、冠状动脉血管及脑血管,增加心肌收缩力,提高心排血量和肾脏血流,如果多巴胺对提高血压效果不佳时可用肾上腺素或去甲肾上腺素,呋塞米可增加肾血流量,增加肾脏氧供有利于保护缺血后肾功能损害。

肾创伤手术麻醉中应保持呼吸道畅通,保证足够的通气量,避免缺氧和二氧化碳蓄积,重视动脉血气监测。创伤休克患者术中防止体温过低,注意术中保温。严重创伤患者的呼吸循环功能障碍,肝肾功能继发受损,即使使用较少的麻醉药物,也会使术后苏醒明显延迟,因此应加强术后患者的监护治疗。

(尹 静)

第六节 肾脏肿瘤手术的麻醉

肾肿瘤(tumor of kidney)是泌尿系统常见的肿瘤之一,肾肿瘤的发病率与死亡率在全身肿瘤中占 2%左右,在我国泌尿外科恶性肿瘤中膀胱肿瘤最常见,肾癌占第二位,肾脏肿瘤多采取手术治疗。肾脏肿瘤可能会并有其他一些合并症,麻醉实施及管理上更有一些特点。

一、肾肿瘤的发病原因

肾肿瘤发病的原因与吸烟、肥胖、职业、高血压、输血史、糖尿病、放射、药物、饮酒、饮食、家族史等可能有关。吸烟使肾癌的危险增加 2 倍,肥胖与肾癌发病也有相关性。焦炭工人,石油工人及印刷工人因接触有害化学物质有增加肾癌发病的危险性。

二、肾肿瘤的分类及治疗

(一)肾恶性肿瘤

1.肾癌

(1)肾癌的临床表现及诊断:肾癌又称肾细胞癌,肾癌经血液和淋巴转移至肺、脑、骨、肝脏等,也可直接扩散到肾静脉、下腔静脉形成癌栓。临床表现有血尿、疼痛、肿块以及发热,夜间盗汗,消瘦,红细胞沉降率增快,肾功能异常。肾肿瘤压迫肾血管,肾素分泌过多会引起高血压,肺转移引起咯血,骨转移可继发引起病理性骨折,脊椎转移引起神经病变等。诊断依靠上述临床表现,以及超声、泌尿系统 X 线平片、CT 及 MRI、选择性肾动脉数字减影进行诊断。

(2)肾癌治疗:根治性肾切除是肾癌的基本治疗方法。肾动脉造影常用于手术困难或较大的肾癌,在术前造影和进行肾动脉栓塞可以减少术中出血。肾癌有肾静脉或/和下腔静脉癌栓的,术前必须了解静脉内癌栓情况决定手术方式。手术切口采用经腰切口,或经腹腔手术,胸腹联合切口。近年来开展了经后腹膜腹腔镜下行肾癌根治的新方法,对患者创伤小,恢复快。

2.肾母细胞瘤

它是小儿泌尿系统中最常见的恶性肿瘤,临床症状有腹部肿块,腹痛,发热,高血压及红细胞增多症,晚期出现消瘦,恶心呕吐,贫血症状。早期可经腹行肾切除术。

(二)肾良性肿瘤

1.肾囊肿

肾囊肿内容物为清亮浆液性液体而不是尿液,肾囊肿一般肾功能正常。如果肾囊肿对肾组织压迫并

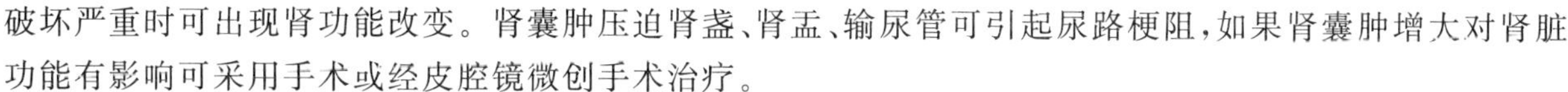

破坏严重时可出现肾功能改变。肾囊肿压迫肾盏、肾盂、输尿管可引起尿路梗阻，如果肾囊肿增大对肾脏功能有影响可采用手术或经皮腔镜微创手术治疗。

2.肾血管平滑肌脂肪瘤

肾血管平滑肌脂肪瘤又称错构瘤，可通过超声，CT 鉴别诊断，较大的肾血管平滑肌脂肪瘤可突然破裂，出现急腹痛，腹腔内大出血，伴有休克症状，须急诊手术切除或介入性肾动脉栓塞。

3.其他肾良性肿瘤

其他肾良性肿瘤有肾皮质腺瘤、肾嗜酸细胞瘤、肾血管瘤等，应考虑保留肾组织手术，或部分肾切除等。

三、肾肿瘤手术的麻醉处理

（一）术前评估

术前常规对肾肿瘤患者进行评估，对患者呼吸功能，循环功能，肝功能，肾功能进行相应检查。注意肾肿瘤患者术前有无合并冠心病、高血压、糖尿病、贫血、低蛋白血症，有无咯血、血尿、呼吸系统疾患等情况。常规检查心电图，胸部 X 线片，尿常规，血常规，肝、肾功能，凝血功能等。

（二）麻醉前准备及用药

肾肿瘤手术多为择期手术或限期手术，术前有合并症的应做相应内科治疗，如纠正贫血，控制高血压，纠正低蛋白血症，控制血糖等，术前应用利尿剂，钾制剂的患者应注意纠正电解质紊乱，酸碱失衡。术前适当应用镇静，安定类药物，或麻醉性镇痛药可减轻患者的焦虑及紧张情绪。麻醉前酌情给予抗胆碱药以减少麻醉中腺体分泌。肾脏手术前应用抗胆碱药最好选用东莨菪碱，因为东莨菪碱在肾排泄之前几乎完全被代谢，而静脉注射阿托品大致 50% 是以原形从肾排泄。长期服用血管紧张素转换酶抑制剂（ACEI）的患者会增加术后肾功能不全的危险性。

（三）麻醉方法选择

肾脏肿瘤手术的麻醉根据手术切口可选用硬膜外麻醉，气管内插管全身麻醉或全麻联合硬膜外麻醉。硬膜外麻醉宜选择 $T_{10\sim11}$ 椎间隙穿刺，向头端置管注药，局部麻醉选择 1.5%～2% 利多卡因或 0.75%～1% 罗哌卡因，或以上两种药联合应用。使神经阻滞范围达到 $T_5\sim L_2$，会产生良好的麻醉效果。利多卡因与罗哌卡因都是酰胺类药物，主要在肝脏代谢，仅有少量以原形经肾排泄，有研究证实注射利多卡因或丁哌卡因后，经肾脏以原形排泄的比例分别是 10% 和 16%，因此可安全用于肾功能不全患者的麻醉；为提高椎管内麻醉的满意和减轻术中牵拉反应，术中辅助镇静，镇痛药物，如咪达唑仑 2 mg 静脉注射，咪达唑仑 5 mg/mL 肌内注射；芬太尼 0.05～0.1 mg 静脉注射，或辅助丙泊酚泵注。硬膜外麻醉不仅满足手术要求，而且交感神经阻滞后，肾血管扩张，肾血流增加，在维持较好的血压下有利于肾功能保护。术后还可采用留置硬膜外导管进行患者自控镇痛（PCEA）。非甾体抗炎药（NSAIDs）如双氯芬酸钠不减少肾血流量，不降低肾小球滤过率，可用于肾脏手术后疼痛治疗，但也有学者执不同观点。

肾癌合并有肾静脉癌栓或上腔静脉癌栓患者，肾上腺手术，老年患者，并存严重心肺疾患，糖尿病患者，凝血功能不良患者宜选择气管插管全身麻醉，或联合硬膜外麻醉。Brodner 推荐在大的泌尿外科手术中全麻并用硬膜外麻醉可降低应激反应，减少儿茶酚胺分泌，改善胃肠功能，促进患者恢复。全身麻醉药物选择可参考肾创伤手术患者麻醉用药。近年来腹腔镜肾上腺和肾肿瘤微创手术的开展，在腹腔镜下阻断肾蒂出血减少，效果好，但这种手术也须在全麻下完成。

（四）麻醉中监测

麻醉中常规监测心电图、心率、无创血压、脉搏血氧饱和度、呼气末二氧化碳分压、尿量。实施麻醉时应建立通畅的静脉通路，置入中心静脉导管，监测中心静脉压指导输液量和速度很有必要，有创动脉血压在肾肿瘤手术中应当建立，可及时观察术中血压的瞬时变化，有条件的可做动脉血气监测。

肾癌手术时可能会发生癌栓脱落造成肺动脉栓塞导致严重并发症，因此注意心电监测和呼吸功能监测，维持血流动力学稳定。

（五）麻醉中处理

肾肿瘤手术多采用特殊体位，如侧卧位，侧卧肾垫起位，患者在硬膜外麻醉下采取这种体位多感不舒适，且这种体位对呼吸，循环也有一定影响。因此，硬膜外麻醉时应用辅助药更要注意患者呼吸幅度，频率，血氧饱和度及血压变化。

全身麻醉选用对肾功能，循环功能影响较小的全麻药，术中避免低血压，低血容量。通过已建立的中心静脉导管监测中心静脉压来调整输液量和输液速度，调整好麻醉机呼吸参数维持较好的血氧饱和度和适宜的呼气末二氧化碳分压。

慢性肾功能不全的患者术后肾衰竭发生率高达 10％～15％，因此术中避免低血压和低血容量、保证肾脏血液灌注，术前尿素氮、血肌酐升高预示术后发生肾功能不全可能。肾肿瘤患者，在术中易发生大出血危险，因此，术前应准备好库血，当术中失血量大时注意补充容量和血压维持。

（六）肾癌并发静脉癌栓手术的麻醉

对于肾癌发生肾静脉和下腔静脉癌栓甚至累及右心房者，手术范围大，术中出血较多，手术和麻醉有较大难度和危险性。Novick 等提出在全身麻醉，体外循环转流下采用深低温停循环取出腔静脉和右心房癌栓。这种手术采取胸正中和腹部正中切口，全身麻醉后肝素化，当 ACT＞450 秒，行主动脉插管，右房插管，采用膜式氧合器，用平衡液或胶体预充，建立体外循环，动脉流量维持 50～80 mL/(kg・min)，血液降温，阻断升主动脉后灌注冷停跳液使心脏停搏保护心肌。转流中行血液稀释，Hct 维持在20％～25％，当肛温降到 18～20 ℃时，降低动脉灌注流量到 10～20 mL/(kg・min)，直到停止转流。深低温下停循环时间可维持在 45～60 分钟，在此期间行肾及癌栓切除手术，肿瘤及癌栓切除后恢复体外循环转流并复温，心脏复跳后维持较好的动脉血压，血气，电解质及酸碱平衡的基础上停止体外循环转流，用鱼精蛋白中和肝素。这种方法对肾癌合并有腔静脉或右房癌栓的患者会取得良好的手术效果。但由于手术时间长，肝素化后术野渗血多，术中输血较多，体外循环转流对机体的影响，以及深低温停循环对中枢神经系统的影响，仍存在不利因素。

（七）肾肿瘤手术麻醉中输血问题

肿瘤患者往往由于慢性消耗，失血性贫血，低蛋白血症，以及肾癌根治术术中失血较多，需要在手术中输入大量异体血，因此肿瘤手术患者术前备血很重要。但前瞻性研究表明输入同种异体血会抑制机体免疫功能，使肿瘤患者术后肿瘤复发率高，生存期缩短。因此，对肿瘤手术患者应提倡自身输血，自身输血就是将手术患者的自身血液预先采集，或术中失血回收后再回输，而减少异体血的输入，减少输血反应，病毒和感染性疾病的传播，减轻免疫功能抑制。常用的自身输血有：①术前三天或术日采集自身血液，在术中需要时再输入；②术前稀释性自身输血法，麻醉后采集患者自身血，同时补充晶体或胶体维持较好循环容量，术中或术后回输自身血；③术中用血液回收机回收术野自身血，这种回收系统可将血液中 55％～76％的肿瘤细胞滤除，再回输患者，这种自身输血方法对良性肿瘤患者无疑是有利的。目前对于恶性肿瘤手术不主张术中自体血回输。

（尹　静）

第七节　尿流改道和膀胱替代手术的麻醉

临床上对膀胱癌、无法手术修复的膀胱外翻、晚期神经源膀胱、挛缩的膀胱等施行膀胱切除术，用乙状结肠或回肠重建成贮尿囊替代膀胱，与尿道吻合，使新膀胱贮尿、排空等均接近生理状态。膀胱全切术后尿液的贮存与排出一直是未能满意解决的问题。自从 1852 年 Simon 报道输尿管乙状结肠吻合以来，经过一个多世纪的不断改进与创新，特别是 1982 年 Kock 用去管重建法制作贮尿囊的可控性膀胱以来，尿流改道与膀胱重建有了跨时代的进步和发展，显著地提高了患者术后生活质量。因膀胱全切、回肠代膀胱术是泌尿外科手术时间较长、创伤大、出血多的手术，如管理不当，手术后期有可能发生创伤失血性休克，对此应做好充分的术前准备，术前要备好充足的血源。手术期间在大量输血、输液补充血容量的同时，纠正酸中毒，补充钙剂，以防治大量输血所致的并发症也至关重要。

一、经腹全膀胱切除尿流改道术的麻醉

膀胱癌在我国泌尿系统肿瘤中发病率最高，其预后与肿瘤分期分级密切相关。全膀胱切除是治疗浸润性膀胱癌的金标准，对于广泛性、多发性浅表膀胱癌亦是膀胱切除的指征。尿流改道和全膀胱替代手术是泌尿外科手术较为复杂的手术，故对麻醉的要求亦有一定的特殊性。部分患者术前一般情况较差且多为高龄，对于不能耐受手术者可考虑分期手术（第一期做膀胱全切除及输尿管外置，第二期做膀胱成形），缩短手术时间以保证患者的安全，此类手术多可选择在椎管内阻滞下完成。一般可在 T_{12}～L_1 穿刺头侧置管及 $L_{3\sim4}$ 或 $L_{4\sim5}$ 向骶侧置管。当手术限于盆腔时，主要经下管注药，当手术涉及腹腔时，经上管注药，如此使麻醉有效，对患者的影响亦可减少。如果膀胱全切除及尿流改道需要一次完成，则麻醉处理较为复杂。由于手术时间较长（可长达 6～10 小时），麻醉时间必须满足手术要求。膀胱手术时要求盆腔内神经得到充分的阻滞，而回肠手术时内脏牵拉的刺激较大，要求有足够高的麻醉平面（$T_{4\sim6}$），增加管理难度。对于此类患者现多采用全身麻醉，可使这类患者耐受长时间手术并可保证良好的肌肉松弛，但对部分患者的术后恢复存有顾虑。而采用椎管内阻滞联合全身麻醉的方法，近年来应用比较广泛，术中有良好镇痛和肌肉松弛，术后患者恢复也比较迅速。

由于全膀胱切除手术范围较广，术中出血较多，内脏暴露时间长，体液蒸发较多，如未及时补足容量极易发生休克。对此类患者手术时应保证两路以上的输液通道，最好行颈内静脉或锁骨下静脉穿刺置管，术中监测中心静脉压（CVP）以指导输血输液。术中应常规进行呼吸和循环功能、血气和体温的监测，对老年高危患者可考虑进行动脉穿刺置管动脉直接测压和进行动态血气监测。术中要根据出血和实验室检查情况，适时输血和输液，维持机体内环境和体液的平衡。

二、腔镜下全膀胱切除尿流改道术的麻醉

中晚期膀胱癌施行腹腔镜全膀胱切除盆腔淋巴结清扫加原位回肠代膀胱手术，是近年来泌尿外科开展的一种全新的手术方式，对麻醉要求较高。腹腔镜下手术并发症比开腹少，但也不可避免地对患者的呼吸和循环功能产生明显的影响。在手术中人工气腹使腹内压升高，膈肌上抬，引起肺泡无效腔量增大，功能残气量降低，肺顺应性下降和气道阻力的增大，易导致高碳酸血症的发生。另外头低脚高仰卧位，也导致通气血流比值失衡，加上超长时间的 CO_2 气腹，常引起 CO_2 吸收增加而出现高碳酸血症。此类患者麻醉应力求平稳，手术时垫高头部以利于脑部血液回流；开放与半开放通气模式可促使 CO_2 的排出，降低血内 CO_2 分压，减轻脑血管扩张。减少晶体液输入，提高胶体渗透压，激素的应用可预防面部和脑水肿，提高患者的耐受性。

老年患者由于对麻醉药排泄缓慢，往往使术后苏醒延迟，因而易出现呼吸抑制，舌后坠，上呼吸道梗阻，造成通气不足而缺氧，所以必须在患者完全清醒、呼吸恢复正常、气道分泌物吸净后才可拔除气管导管。另外，老年人心血管代偿能力较差，易引起直立性低血压，离室搬动时注意防止血压变化。老年人由于对缺氧耐受性差，术后应常规给予吸氧，维持血氧饱和度正常。老年人由于某种原因血管硬化、血流迟滞，血液呈高凝状态，术后应尽早让患者下床活动，避免下肢深静脉血栓形成，栓子脱落导致肺栓塞。

（尹　静）

第八节　输尿管、膀胱、尿道创伤手术的麻醉

大多数输尿管、膀胱、尿道创伤手术均可在硬膜外阻滞、蛛网膜下腔阻滞或腰-硬联合阻滞下完成。输

尿管上段手术可选 $T_{8\sim9}$ 或 $T_{9\sim10}$ 间隙，向头侧置管，麻醉范围控制在 $T_6\sim L_2$。输尿管下段手术麻醉范围控制在 $T_{10}\sim S_4$，选择 $L_{1\sim2}$ 间隙穿刺，向头侧置管。膀胱手术可选 $L_{1\sim2}$ 间隙，结肠代膀胱手术，穿刺点可选 $T_{11\sim12}$ 间隙，麻醉范围控制在 $T_6\sim S_1$，前列腺手术常选用 $L_{2\sim3}$ 间隙或 $L_{3\sim4}$ 间隙穿刺置管。椎管内麻醉具有镇痛完善、肌肉松弛良好、呼吸循环功能较稳定、对体液超负荷具有良好耐受性、对肾血流影响小等优点。在具体实施中，应注意下列问题：肾功能不全患者局麻药液中不宜加用肾上腺素，否则将导致肾血流量降低；因局麻药主要在血液或肝脏代谢降解，如果并存低蛋白血症，血浆中局麻药与蛋白结合减少，游离成分增高，易出现局麻药毒性反应，因此，需控制局麻药用量。全身麻醉适用于手术范围广、创伤大、出血多的病例。采用气管内全麻应注意：①全麻药对肾功能可能有损害；②肾功能障碍可能影响药物的清除，使药物的时效延长；③要避免气管插管损伤，防止肺部感染等问题。

一、输尿管创伤手术的麻醉

输尿管创伤的原因可分为外源性创伤和医源性创伤两大类。单纯的外源性输尿管创伤比较少见，多见于枪弹伤、交通事故、刀刺伤等。常合并有腹腔脏器或全身脏器创伤，有时输尿管创伤易被掩盖。医源性输尿管创伤多见于盆腔及下腹部的开放性手术。特别是输尿管有移位、畸形、广泛粘连、显露不良、出血等情况时更易发生。有时虽未直接伤及输尿管，但破坏了输尿管的血液供应，也会导致输尿管部分缺血、坏死及穿孔。器械损伤多见于泌尿外科输尿管插管及输尿管镜检术。放射性创伤比较罕见，多见于盆腔肿瘤高强度放射性物质照射后。输尿管创伤后症状和体征常受多种因素影响，如创伤原因、性质、发现的时间、单侧或双侧创伤等，往往易误诊。在处理外伤或在手术中若能及时发现输尿管创伤并及时处理，则效果好，不会遗留后遗症。术后数天或数周发现尿少、血尿、漏尿、肾区胀痛并有叩痛、腰部肌肉紧张等，应考虑输尿管创伤的可能。

输尿管创伤手术治疗的目的为恢复正常的排尿通路和保护患侧肾脏功能。如患者全身情况好，此类手术多可在硬膜外阻滞或蛛网膜下腔阻滞下完成，近年来腰-硬联合阻滞麻醉已广泛应用于此类手术，该麻醉方法具有操作简单，效果确切，根据手术的需要容易调节阻滞平面，对输尿管创伤探查手术不失为一种较好的麻醉方法。硬膜外局麻药可选用2%利多卡因、0.75%罗哌卡因和丁哌卡因等药物，蛛网膜下腔用药可选用0.5%丁哌卡因或罗哌卡因，可采用重比重或等比重液。如患者伴有复合伤，全身情况差、病情危重或以探查性质为主的手术则可选用在气管插管全麻下完成。对于患者全身情况危重，休克、脱水、失血严重或合并有其他重要脏器创伤时，应先纠正全身情况及优先处理重要器官的创伤。在处理患者时需遵循“抢救生命第一，保护器官第二”的原则，首先处理威胁生命的创伤。输尿管创伤手术患者往往伴有肾功能损害，在麻醉期间尽量避免应用影响肾功能的药物，以免加重对肾脏的损害。另外，硬膜外腔用药由于腰骶部神经根粗大，宜用较高浓度的局麻药来获得较为满意的效果。在追加硬膜外麻醉时应量足、浓度高，以保证阻滞完善，使麻醉效果满意。

二、膀胱创伤手术的麻醉

由于膀胱在骨盆的包围下，一般不易损伤，其大小、形状、位置及壁的厚度均随着储尿量而变化，当膀胱充盈达 300 mL 以上时，高出于耻骨联合上，如下腹部受到外力的作用时，有可能导致膀胱破裂；或当骨盆受到强大外力的作用，导致骨盆骨折时，骨折断端有可能刺破膀胱，使并发膀胱破裂的可能性大大增加。据统计：骨盆骨折与膀胱创伤关系密切，车祸等暴力损伤是膀胱破裂损伤的主要原因，并常伴有合并伤。枪弹伤是造成膀胱破裂损伤的另一原因，同时合并有其他脏器损伤。膀胱创伤根据损伤原因分为闭合性膀胱损伤、开放性膀胱损伤和医源性膀胱损伤。有下腹部外伤史、骨盆骨折史、难产、膀胱尿道器械操作后出现出血与休克、排尿困难和血尿、腹膜炎等症状者，应考虑膀胱创伤的可能。膀胱破裂的治疗原则应包括早期的防治休克、急诊手术及后期的膀胱修补等。膀胱破裂处理方式应根据受伤原因和膀胱破裂类型而定。膀胱挫伤仅需留置导尿管数天。

膀胱手术可选用对呼吸、循环影响较小的区域神经阻滞，一般情况下多可满足此类手术的要求。诊断性或手术治疗性膀胱镜检查等这类相对较小的手术，基本上都在门诊手术室实施，蛛网膜下腔阻滞、腰段硬膜外阻滞、骶管阻滞均可获得较理想的麻醉效果。尿道膀胱器械检查操作，尤其是女性患者，通常可在2%利多卡因凝胶表面麻醉下进行，而且操作中患者不会出现不适感。椎管内麻醉尤其是硬膜外阻滞或腰-硬联合阻滞，如果阻滞平面、局麻药剂量、注药速度控制适当，则对呼吸、循环功能影响较小，是较好的麻醉方法选择。因椎管内麻醉阻滞平面低，术后肺部并发症比全麻少，而且术中可保持患者清醒，有利于术后精神功能的恢复；此外，椎管内麻醉具有一定扩张肾血管的作用，可增加和改善肾血流，对伴有肾功能障碍或尿毒症者，采用此麻醉方法更为合适。但对于手术复杂涉及范围较大同时伴有全身复合伤以及心、肺功能不全者，选用气管内插管全麻较为安全，有利于术中对呼吸、循环功能的管理。

膀胱创伤手术多在截石位下完成，这种体位对患者心、肺功能皆有不利影响。截石位时横膈凭重力上移，肺脏受挤压，通气功能受到一定影响。心排血量因胸膜腔内压的增高及心脏位置的改变而减少。尤其是肥胖或腹水的患者，这种体位的不利影响更值得注意。患者情况较好者，可考虑采用单纯蛛网膜下腔阻滞、连续硬膜外阻滞或腰-硬联合阻滞。此外，截石位时双腿屈曲外展，时间长久以后静脉血流迟滞，易引起下肢深静脉血栓形成，构成术后肺栓塞的后患。因此，术中应补充适量的液体，使血液不致过于黏稠，避免栓塞的发生。手术结束时，应将下肢缓慢轻巧复位，以免引起血流动力学剧烈波动。对于血压明显下降者，应给予少量血管收缩剂及时处理。

三、尿道创伤手术的麻醉

尿道创伤是泌尿系统最常见的损伤，多发生于男性，青壮年居多。若处理不及时或处理不当，会产生严重的并发症或后遗症。女性尿道损伤发生率很低，只有严重的骨盆骨折移位导致膀胱颈或阴道损伤才可产生尿道损伤。尿道内暴力伤常见于医源性损伤，多因尿道器械操作不当造成；尿道外暴力开放损伤常见于火器或利器伤，常发生在尿道阴茎部；尿道外暴力闭合性损伤主要由会阴部骑跨伤和骨盆骨折所致。骨盆骨折所致的尿道损伤最好发于交通事故，骨折端刺伤尿道或骨折导致骨盆变形、牵拉撕裂尿道。尿道损伤的临床表现取决于损伤的部位、程度和是否合并有骨盆骨折及其他脏器损伤。根据外伤史、受伤时的体位、暴力性质、临床表现、尿外渗的部位、直肠指检、X线检查及其他必要的全身检查可明确尿道损伤的部位、尿道损伤的程度及有无其他脏器损伤。

尿道创伤的全身治疗目的是防治休克、控制感染及并发症。对危及生命的合并伤应先处理，等病情稳定后再处理尿道损伤。尿道创伤局部治疗的主要目的是要恢复尿道的连续性、引流膀胱尿液及引流尿外渗。小儿尿道创伤手术常需要在基础麻醉加局麻、区域阻滞或全麻下完成，而成人则可在2%利多卡因凝胶表面麻醉或低位蛛网膜下腔阻滞下完成，尤其是年龄较大或对自主神经反射不敏感的截瘫患者。在良好的麻醉前用药和静脉镇静处理下，表面麻醉可广泛应用于身体状况极差的高龄患者。对于尿道远端的手术，阴茎神经阻滞亦能提供良好的镇痛效果，而且在门诊患者其操作非常简单。阴茎神经阻滞的并发症最少，而且可由各临床科室的手术医师实施。

外伤性后尿道断裂手术时间通常较长，患者要保持截石体位4～5小时之久，对呼吸、循环的影响较大。但需施行此类手术的病例多为年轻人，对体位的适应较老年人强。采用蛛网膜下腔阻滞时，应待阻滞平面固定后再改变体位，以免麻醉平面意外升高。轻比重局麻液的蛛网膜下腔阻滞更为适宜。采用硬膜外阻滞时，导管可于$L_{3\sim4}$或$L_{4\sim5}$向骶侧置入，采用最小剂量使阻滞范围局限于会阴部即可。尿道断裂而行经膀胱及会阴联合修补术时，阻滞平面需达$T_{9\sim10}$并包括全部骶神经，故采用两点连续硬膜外阻滞，导管可由$L_{1\sim2}$向头及$L_{3\sim4}$或$L_{4\sim5}$向骶侧分别置入。对部分病例也可考虑经$L_{2\sim3}$或$L_{3\sim4}$间隙穿刺采用腰-硬联合阻滞，蛛网膜下腔注入长效局麻药丁卡因或丁哌卡因，然后向骶侧置入硬膜外导管，根据麻醉平面和手术时间经导管注入局部麻醉药。对于有椎管内阻滞禁忌证者，应考虑在全麻下完成手术。

（尹　静）

第九节　经皮肾镜取石或碎石术的麻醉

一、经皮肾镜取石及碎石术

经皮肾镜取石术(percutaneous nephrolithotripsy,PCNL)采用微创肾镜或输尿管镜先建立皮肤到肾集合管系统的手术通道,俯卧位下选择在第 12 肋上缘或下缘腋后线区域在 B 超引导下进行经皮肾穿刺,见尿液后置入导丝,用经皮肾扩张管通过导引钢丝,逐级扩张至 F16 留置扩张鞘,经鞘置入肾镜或输尿管镜来观察肾盂、肾盏、输尿管上段的结石。常规在经皮肾穿刺前应在膀胱镜下经输尿管内置入输尿管导管。在 B 超监视下采用超声碎石、弹道碎石或激光碎石设备进行碎石。

(一)*超声碎石*(ultrasound litholapaxy)

超声碎石是指频率在 10～20 kHz 间的机械振动波,每次碎石间隔 0～15 秒。原理为以电压效应制成换能器,将电能转换成机械能,通过一个金属管即超声电极传递至电极远端的振动探头上,振动探头使结石发生高频共振而碎石。超声碎石由超声发生器、换能装置、碎石探头和负压吸引泵组成,超声碎石效能较低。超声碎石是利用结石表面和激光头之间形成的气态等离子区膨胀产生的声学冲击波而碎石。目前用的钬激光是利用氪闪烁光源激活嵌在钇-铝-石榴石晶体上的稀有元素钬而产生的脉冲式激光,激光 2140 nm,组织穿透度<0.5 mm,脉冲发射时间 0.25 ms,钬激光功率为 20～100 W,能粉碎各种结石。由于钬激光可能会造成眼睛损伤,因此操作医师需戴防护眼罩。

(二)*弹道碎石*(the swiss lithoclast)

弹道碎石是将压缩空气产生的能量驱动碎石机手柄内的弹丸,以 12 kHz 频率击打和手柄相连的金属杆的底部,通过金属杆的机械运动冲击结石,是较理想的腔内碎石方法。探头直径 0.8～2.0 mm,输出能量 80～100 mJ,是超声碎石能量的 50 倍。

二、经皮肾镜取石的体位

经皮肾镜取石术多采用俯卧位,这种体位可使术者有一个好的操作空间,易选择合适的穿刺部位,但俯卧位时由于身体重力压迫胸腔导致肺功能残气量及肺活量下降,同时因腹垫的影响,使下腔静脉及髂静脉受压,回心血量减少,前负荷降低,可引起循环功能的紊乱,尤其是对肥胖患者及肺功能障碍患者影响更大。

对于肥胖、心肺功能障碍,脊柱后凸患者可选择侧卧位,由于腰桥升起后使患者头侧和臀部向下降,腰部向上凸,导致肋骨和髂嵴间距改变,有利于手术操作,出现并发症时能及时行开放手术。

采取平卧位,体位舒适,对患者血流动力学及呼吸功能影响小,有利于高危手术患者在麻醉中观察和处理。但此体位在经皮肾穿刺时结肠损伤的概率增大。

三、麻醉前准备

麻醉前做好患者心理及体位指导工作,并了解患者心肺功能、凝血功能、肝肾功能,电解质平衡状况。对合并有糖尿病、高血压、心律失常、贫血者术前给予相应治疗。常规心电图、血常规、尿常规、凝血功能检查。

四、麻醉方法选择

经皮肾镜的取石术多采用二期手术。第一期的经皮肾造瘘术可在放射科或手术室进行,采用局部浸润麻醉或硬膜外麻醉;第二期的取石、碎石术在造瘘后几天进行,可采用硬膜外麻醉或气管插管全身麻醉。

(一)硬膜外麻醉

选择 $T_{10\sim11}$ 椎间隙穿刺,向头置管注药,应用1.5%～2%的利多卡因或0.5%～0.75%的罗哌卡因,使脊神经阻滞范围在 $T_5\sim L_2$,术中常规吸氧,为使麻醉满意可辅助咪达唑仑或芬太尼等镇静、镇痛类药物。也可选择 $L_{2\sim3}$ 及 $T_{10\sim11}$ 椎间隙两点穿刺置管双管给药,先给2%的利多卡因3～5 mL试验量,出现阻滞平面后再给0.5%～0.75%的罗哌卡因,但要掌握局麻药剂量,防止麻醉平面过宽。也可选择 $T_{10\sim11}$ 硬膜外穿刺置管,然后选用针内针法行 $L_{3\sim4}$ 蛛网膜下腔阻滞,使麻醉平面上界达 $T_{7\sim8}$,下界达 S_5,如果手术时间长可从硬膜外导管给药,这种方法镇痛、肌松好。

(二)气管内插管全身麻醉

适宜于老年人、小孩、合并心肺疾病、凝血功能异常的患者以及双侧行经皮肾镜取石或碎石的患者。

(三)经尿道黏膜浸润麻醉

目前常用1%～2%丁卡因或2%～4%利多卡因。这种麻醉方法可以完成输尿管下段结石气压弹道碎石术。采用尿道黏膜浸润麻醉结合经皮肾穿刺点的局部麻醉也可以完成B超引导的微创经皮肾镜取石术。在行局麻时穿刺点的局部浸润麻醉要充分并达到肾包膜,但须掌握局麻药的浓度及剂量。在局部麻醉下患者会有不同程度的疼痛,感到不舒适,术中需用镇痛药。

五、麻醉中管理

麻醉中监测包括:心电图、无创血压、SpO_2、$PETCO_2$、心率等,并准备好麻醉机,气管插管用具,急救药品。

经皮肾镜取石或碎石术实施过程中患者应先于截石位经尿道行输尿管镜下置入输尿管导管,然后改为俯卧位或侧卧位进行手术。术中体位变化、俯卧位或侧卧位时垫物放置不合适,除了患者感到不舒适外,也会引起呼吸循环功能的变化。因此要仔细观察患者呼吸及血压变化,注意治疗中灌注液的用量,如果灌注液吸收过多,应给以呋塞米(速尿)5～20 mg。术中使用的灌注液应加温至37 ℃,因为麻醉及低体温可能引起寒战导致氧耗增加,诱发心、肺并发症。寒战时可用地塞米松、曲马朵等药物治疗。在行蛛网膜下腔阻滞麻醉时控制麻醉平面不要过宽。

六、并发症及防治

(1)肾损伤、肋间血管损伤、肾门处血管损伤:可引起术中出血,应严密观察,及时补充容量。

(2)胸膜腔损伤:与经皮肾穿刺有关,可造成气胸、血胸,表现为呼吸困难,可放置胸腔闭式引流。

(3)稀释性低血钠血症:是由于治疗中灌注液大量吸收造成(血钠<120 mmol/L),引起中枢神经系统症状,表现为头痛、头晕、意识障碍、恶心等,进一步发展为昏睡、昏迷。因此术中注意灌注液的入量和出量,限制液体入量,监测血电解质变化,并给以利尿剂等治疗。

(4)渡边道哉报道行肾镜取石的合并症除出血、气胸外还会出现发热、感染、败血症和心搏骤停,建议在俯卧位手术最好选择气管插管全身麻醉,有利于出现意外时能及时复苏治疗。

(5)结肠损伤:经皮肾镜通道建立过程中会损伤结肠,出现腹胀、腹膜感染等征象,需手术探查治疗。

(尹 静)

第六章　神经外科手术麻醉操作

第一节　神经外科麻醉的特点

一、脑代谢、脑血流和颅内压

（一）脑代谢

脑代谢包括糖代谢和能量代谢（氨基酸和蛋白质、脑内核酸和脂类等）。一方面，脑细胞本身的核酸及蛋白质合成以及神经递质的合成与释放需要大量的能量供应。另外，为维持神经的兴奋和传导，细胞膜的钠钾泵和钙泵的能量消耗也很高。成人脑重约 1500 g，占体重 2%；脑代谢每分钟需要能量 33.5 J/100 g；耗氧量 42～53 mL/min，占全身总耗氧量（约 250 mL/min）的 20%；正常情况下，脑组织主要依赖糖的有氧氧化供给能量，所以它对低糖和低氧极度敏感。而脑中糖原含量很少（＜0.1%），所以必须依赖血糖的供应。血糖下降 50%即可导致昏迷，而任何原因引起脑组织血流急剧减少或中断，脑内可利用的氧将在 6～7 秒内消耗殆尽，流向脑的血流中断几分钟就可引起死亡。由此可见，脑是一个"低贮备、高耗能"的器官。其次，温度对脑代谢也有一定的影响，温度升高，脑代谢及脑耗氧量增加。温度降低，脑代谢及脑耗氧量降低，脑血流也随之降低。

（二）脑血流（CBF）

脑血流量等于脑灌注压（CPP）除以脑血管阻力（CVR）。CPP 等于平均动脉压（MAP）减去颅内压（ICP）或中心静脉压（CVP）。正常脑组织每分钟 CBF 约为 750 mL，占心排出量的 15%，且受血压、代谢需求、$PaCO_2$、PaO_2、血液黏滞度和神经调节的影响（图 6-1）。正常情况下，当 MAP 在 70～150 mmHg 时，脑血管随血压变化而舒缩，保持相对稳定的脑血流量，即脑血流的自动调节机制。但病理情况下，如高血压患者 MAP 低于 80 mmHg，可能会发生脑缺血，如血压急剧升高，突破脑血管自身调节机制，可造成颅高压。另外，PaO_2在 50～400 mmHg 范围内波动时，脑血流不变；低于 50 mmHg，脑血管扩张，脑血流增加；高于 400 mmHg，脑血管收缩；$PaCO_2$降低使脑血管收缩，并对抗低氧血症的脑血管扩张作用，但 $PaCO_2$低于 25 mmHg 合并低氧血症时，可加重低氧血症对脑细胞的损害。$PaCO_2$在 25～55 mmHg 时，正常成人的脑血容量可以发生约 20 mL 的变化。$PaCO_2$升高使脑血管扩张，脑血流增加；高碳酸血症和低氧血症同时存在时，脑血流增加更明显。影响脑血管阻力的主要因素是脑血管直径和血液黏滞度。血管扩张或血液黏滞度降低，血管阻力降低，脑血流增多，反之则脑血流降低。

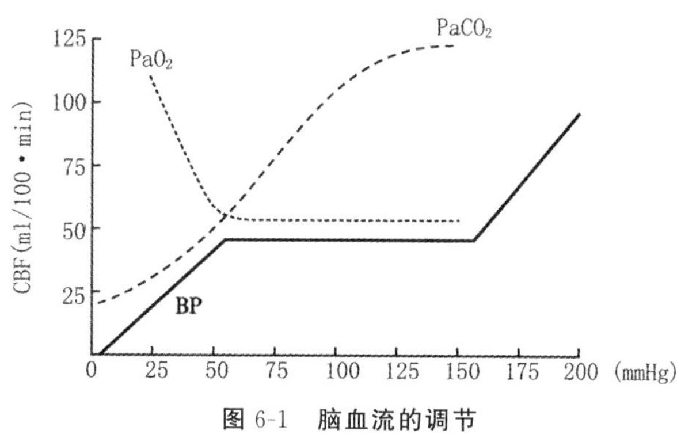

图 6-1 脑血流的调节

（三）颅内压（ICP）

颅内压是指颅腔内容物对颅腔壁的压力。成年人颅腔容积为 1 400～1 500 mL。颅腔内容物主要由脑组织、血液和脑脊液所组成，其中脑组织的体积为 1 100～1 300 mL，占颅腔容积的 80%～85%；脑脊液 140～180 mL，占颅腔容积 10%；血液占颅腔容积的 2%～10%，其中动脉血量占 15%，静脉血量占 85%。成人 ICP 正常为 0.7～2 kPa（5～15 mmHg），儿童为 0.5～1 kPa（3.5～7.5 mmHg），新生儿为 0.098～0.196 kPa（0.8～1.1 mmHg），儿童 5 岁以上 ICP 即接近成人值。当颅缝闭合后，颅腔成为相对密闭的腔体，容积相对固定，有容纳和保护其内容物的作用。而且由于组成颅腔的颅骨坚硬而不能扩张，所以适应颅内容物增加的能力是有限的。当一个生长中的颅内肿物（例如肿瘤、水肿、血肿或脑积水）体积增加使脑组织弹性变差即顺应性下降时，ICP 会迅速增加。

颅内压的变化受多种生理因素的影响。测压时压迫颅外大静脉（如颈静脉），颅内压会立即升高。咳嗽、喷嚏、憋气、用力等也引起颅内压明显上升。同时，颅内压随着心脏的搏动而波动，波幅为 0.27～0.53 kPa（2～4 mmHg）不等，这是由于心脏的搏出引起动脉扩张的结果。随呼吸动作的改变，颅内压亦有缓慢的波动，波幅为 0.7～1.33 kPa（5～10 mmHg），这是由于胸腔内压力作用于上腔静脉引起静脉压波动的结果。颅内压自发节律性波动，是全身血管和脑血管运动的一种反应。此外，颅内压受体温调节，体温每升高 1 ℃，基础代谢率增加 13%，颅内压增高 5.5%。体温每降低 1 ℃，基础代谢率降低 7%，颅内压降低 5.5%～6.7%。

二、麻醉对脑血流、脑代谢和颅内压的影响

（一）麻醉方法和麻醉技术对脑血流、脑代谢和颅内压的影响

全身麻醉是神经外科常用的麻醉方法，一般分为麻醉诱导、麻醉维持和麻醉恢复三个阶段。麻醉过程中影响脑血流、脑代谢和颅内压的因素包括体位因素、通气方式、气道吸引、体温、液体管理和血压管理等。各种麻醉方法和麻醉技术对脑血管自身调节和对二氧化碳反应性的抑制程度均不相同，因此对脑血流和颅内压的影响亦不尽相同。

（二）麻醉药物脑血流、脑代谢和颅内压的影响

1.吸入麻醉药

常用吸入麻醉药在低于 1 MAC 浓度下，对 CBF 影响很小。脑生理基本正常的个体，CBF 随着 MAC 浓度的增加逐渐下降，在接近 0.75～1 MAC 时从清醒时的 CBF 降到最低点，随后随着呼吸末吸入药浓度的增加，出现不同程度脑血管扩张，CBF 开始增加，ICP 升高，脑氧代谢受到抑制，$CMRO_2$ 呈剂量依赖性降低。在一定范围内，CBF/$CMRO_2$ 的变化与吸入麻醉药的浓度大致成直线关系，其中以恩氟烷对脑血流的扩张效应最强，氧化亚氮次之，异氟烷、七氟烷和地氟烷作用较弱。

（1）氧化亚氮：吸入 60%～70% 氧化亚氮可以产生脑血管扩张和 ICP 升高，使 $CMRO_2$ 增加。当与静脉麻醉药联合使用时，可以减弱或阻断这种与氧化亚氮有关的 CBF 和 ICP 增高。动物实验表明，在没有事先用地西泮或其他静脉麻醉药的情况下，氧化亚氮可以在 5 分钟内使脑血流增加 150%，且持续近 1 小

时,氧的代谢率也增加 150%。颅压高的患者即使吸入 50%的氧化亚氮也可以导致具有临床意义的 ICP 显著升高。因此,对颅内顺应性减低的神经外科患者,顾虑应用氧化亚氮会引起脑血管扩张,临床应慎用。另外,氧化亚氮可以引起或加重张力性气颅,可造成气栓和 ICP 急剧增高。实验研究报道,脑损伤应用氧化亚氮的预后差。

(2)挥发性麻醉药:挥发性麻醉药随着吸入浓度的升高,通过直接扩张血管作用使 CBF 逐渐增加,直到发生全身性低血压使脑灌流压减低,甚至使脑血管自动调节功能减弱或消失,但可能仍保持对二氧化碳的反应性(表 6-1),挥发性麻醉药的这种扩血管反应在颅内顺应性正常的患者中没有临床意义,对颅内顺应性下降的患者(颅内大面积挫伤、血肿等)可能增加脑缺血的危险。

表 6-1 吸入麻醉药对脑的生理作用

	氧化亚氮	地氟烷	七氟烷	异氟烷
脑血流	↑	↑↑	↑	↑↑
脑灌注压	↓	↓↓	↓	↓↓
颅压	—/↑	—/↑	—/↑	—/↑
代谢需求	↑	↓	↓	↓
二氧化碳反应性	—	—	—	—
癫痫阈值	↓	↓	↓	↓

恩氟烷可使 $CMRO_2$ 呈剂量依赖性降低。动物实验表明,1%的恩氟烷可使 $CMRO_2$ 减少 25%,3%恩氟烷可使 $CMRO_2$ 降低 50%,4%~5%的恩氟烷可以引起脑电图等电位,而且易诱发癫痫发作,而癫痫发作时可使脑代谢增加 400%。更高浓度吸入时,脑的能量代谢发生可逆性的紊乱和乳酸性酸中毒。因此对癫痫患者或阻塞性脑血管疾病的患者使用恩氟烷应当慎重,尤其应避免高浓度吸入和低碳酸状态。另外,恩氟烷可以促进脑脊液分泌,与剂量相关的脑脊液增加是诱使 ICP 升高的因素之一。

异氟烷对呼吸系统和循环系统均有抑制作用,循环抑制时由于全身血管阻力下降而表现尤为显著。0.6~1.1 MAC 异氟烷对 CBF 和脑容量(CBV)没有影响,但是 1.6 MAC 异氟烷使 CBF 增加 1 倍。同样,只有高浓度异氟烷才会使 ICP 增加。由于异氟烷可以降低脑代谢率,与其他挥发性麻醉药相比,扩血管作用较轻,因此仍是一种适用于神经外科麻醉的药物。

七氟烷是一种新型的挥发性麻醉药,MAC 值为 1.7%~2%,血/气分配系数较低,只有 0.6(异氟烷为 1.4)。临床试验表明七氟烷引起与剂量有关的 CBF 和 ICP 增加,但比等效剂量的恩氟烷、异氟烷和地氟烷作用弱。1.5%七氟烷对 CBF、ICP、脑血管阻力以及 $CMRO_2$ 无明显影响,此时脑血管对二氧化碳的反应性仍敏感。

地氟烷对脑的影响与异氟烷类似。地氟烷的 MAC 值为 5%~10%,血/气分配系数也非常低,为 0.4。因此,与七氟烷一样,地氟烷主要优点是患者苏醒快。地氟烷具有较强的与剂量有关的脑血管扩张作用,增加 CBF 和升高 ICP。地氟烷抑制代谢和扩张脑血管的作用,可以增加脑组织的氧供和缓解动脉阻塞引起的组织氧分压降低。与异氟烷相似,地氟烷可以维持脑血管对二氧化碳反应的敏感性,但抑制脑功能作用比其他吸入性麻醉药物强。单纯应用地氟烷诱导麻醉,可导致心率加快,血压升高和脑血流量增加,因此不宜用于颅内顺应性降低患者的麻醉诱导。

2.静脉麻醉药物

大部分静脉麻醉药以剂量依赖方式引起 CBF 和 $CMRO_2$ 降低,并与中枢神经系统抑制相一致。随着麻醉状态的产生,增加用药剂量会产生脑电图等电位,此时 CBF 和 $CMRO_2$ 减少可高达 50%,但再增加剂量不会使 CBF 和 $CMRO_2$ 进一步降低。静脉麻醉的经典代表药物巴比妥类由于抑制中枢神经的电活动而最大限度地降低 $CMRO_2$,至今仍是神经保护的主要药物之一。

氯胺酮是静脉麻醉药物中唯一能够兴奋脑功能的药物。氯胺酮麻醉可使 CBF、$CMRO_2$ 脑耗氧量和

ICP 均增加。氯胺酮扩张脑血管的作用可能与其直接松弛血管平滑肌有关。氯胺酮麻醉时脑血管的自动调节功能尚完整，过度换气时可使 ICP 降低。因为氯胺酮兴奋大脑边缘区和丘脑，有致幻和致抽搐作用，会引起相应的脑电图改变，脑深部电极可记录到癫痫脑电波，并引发癫痫发作。

丙泊酚、依托咪酯和苯二氮䓬类药物对脑血流和脑代谢的影响与巴比妥类药物类似，用药后脑血流和脑代谢平行降低，脑血管仍保持对二氧化碳的反应和脑血管的自动调节功能。丙泊酚对脑血流的作用强于对脑代谢的作用，有显著性的抗惊厥作用，并且消除半衰期短，适用于神经外科麻醉。小剂量的依托咪酯即可诱发癫痫患者癫痫灶活性，因此有癫痫史患者应避免使用。一般来说，苯二氮䓬类药物可以安全地用于颅内压升高的患者，只要控制 $PaCO_2$ 不过度升高。

3.麻醉性镇痛药

阿片类药物对脑血流和脑代谢影响轻微，临床剂量不改变脑血流自动调节功能，也不影响脑血流对 $PaCO_2$ 变化的敏感性，但大剂量可以诱发癫痫活动。维持 $PaCO_2$ 正常时，吗啡能使 CBF 减少，ICP 降低；但当 $PaCO_2$ 升高时，CBF 增加，ICP 升高，且吗啡易产生延迟的镇静作用，不适用于神经外科麻醉。哌替啶的代谢产物去甲哌替啶可诱发癫痫，特别是对肾功能不全的患者，神经外科患者应慎用。

4.局麻药

20 分钟内静注普鲁卡因 750 mg，对人体的 CBF 动力学无影响。利多卡因可以降低脑血流、脑代谢和颅内压，这与利多卡因膜稳定性作用有关。利多卡因可以预防各种不良刺激引发的急性颅内压升高，也可用于预防气管内插管时的应激反应。应防止利多卡因重复给药产生的神经毒性引起的惊厥，因此一次性静脉注射利多卡因不应超过 1.5～2 mg/kg，血药浓度不应超过 5～10 μg/mL。

5.肌肉松弛药

常用的肌肉松弛药分子呈极化状态，高度离子化，不易通过血脑屏障，对脑血管和颅内压无直接的作用，但有一定的间接作用。肌松药可通过降低中心静脉压，降低脑静脉回流的阻力从而产生对颅内压的影响。神经外科麻醉选用肌松药时，要考虑患者的病理生理改变、肌松药的心血管作用以及组胺释放程度。

非去极化肌松药对脑血管的影响是通过组胺释放。组胺可引起 MAP 降低，导致脑灌流压降低，同时扩张脑血管、升高颅内压。筒箭毒碱释放组胺的作用最强，泮库溴铵、阿曲库铵、维库溴铵等组胺释放作用很小。由于肌肉松弛抑制了咳嗽和屏气，可防止颅内压升高，因此，大部分非去极化肌松药可以用于颅压高的患者。

去极化肌松药琥珀胆碱静注后，颅内压通常会小幅度升高，持续数十秒，数分钟后开始回降。有证据表明，颅内压升高与琥珀胆碱的肌颤作用关系不大。加深麻醉，或先应用非去极化肌松药可以预防颅内压升高的不良反应。

三、神经外科麻醉的基本特点

神经外科患者由于颅内病变（例如肿瘤、血肿、脓肿或积水）可能存在颅内顺应性降低，病变周围正常脑组织也可能因长期受压出现水肿、局部缺血、坏死或失去自动调节功能。术前常伴有 ICP 增高症状和体征，为降低颅压，使用甘露醇脱水可导致电解质紊乱。而长期使用甘露醇可损伤肾功能，对麻醉药物排泄产生一定影响；多数患者还因长期营养不良，对手术创伤和麻醉药物耐受较差等。理想的神经外科手术麻醉要求：诱导过程迅速平稳，维持过程充分镇静、完善镇痛、良好肌松和阻断不良反应；不增加颅内压和脑代谢，维持脑氧供需平衡；停药后清醒迅速彻底而无兴奋及精神症状，无呼吸抑制及残余药物作用。另外，积极有效地进行脑保护也是神经外科麻醉中的重要环节。

（侯清武）

第二节 常见神经外科手术麻醉的处理

一、常见神经外科手术病变部位及特点

(1)幕上脑膜瘤一般供血丰富,术中出血较大,应准备充足的血源。

(2)动脉瘤及动静脉畸形患者,为防止围术期脑血管破裂和减少术中出血,应进行控制性降压。

(3)双额部肿瘤患者烦躁,应注意固定。

(4)下丘脑病变、垂体手术或脑外伤可导致神经源性尿崩症(DI),可发生严重的高钠血症(昏迷、抽搐)和低血容量。

(5)脑干手术患者术中、术后可能因病变或手术操作,诱导呼吸骤停和心律失常,应加强监测。

(6)高血压脑出血常发生在基底节、内囊,术后常出现应激性消化道出血、水电解质紊乱,应积极预防和治疗。

(7)老年患者脑肿瘤以转移癌多见,应考虑其他部位的肿瘤如肺癌。

(8)儿童对吸入麻醉药的摄取速度比成人快,其 MAC 与年龄呈反相关系。

二、常用麻醉技术和方法

(一)麻醉前病情评估

麻醉前评估对神经外科手术非常重要,除了进行准确的 ASA 分级和了解重要器官、系统的功能外,还应着重对神经系统进行检查和评估。

1.专科检查

详细了解患者的 CT 或 MRI 检查结果,明确有无脑水肿、脑积水、中线移位,以及占位性病变的性质、大小和部位。对外伤患者要明确其受伤部位及对生命体征的影响,并尽可能对伤情的演变过程提前做出预计,以便制订麻醉方案和相应的处理预案。术前访视,要注意对患者的意识、肢体运动功能、瞳孔对光反射等情况做出全面判断,以便必要时与麻醉后或术后进行对比,以确定病情转归并及早对某些手术并发症做出诊断。

2.水、电解质变化

神经外科患者在接受术前准备的过程中,一般都限制液体量和脱水治疗,容易发生水、电解质甚至酸碱平衡失调。其次,某些特殊疾病如功能性垂体瘤可能导致机体液体分布和排泄发生严重改变。

3.其他

对长期服用抗癫痫、利尿、降血压、抗心律失常药物的患者,术前不能轻易停药,以免发生意外,并应掌握其与麻醉药物之间可能的相互作用。对外伤患者还要了解是否存在饱胃和呼吸道梗阻等情况。

4.麻醉前用药

麻醉前用药应根据病情而定,尤其应注意以不抑制呼吸功能和不增加颅内压为基本原则。

(二)麻醉方式选择

依据手术部位、手术复杂程度及患者全身情况选择麻醉方式。对患者清醒能安静配合,行颅骨修补术、钻孔引流术、脑室腹腔引流术等比较简单和时间较短的颅外手术患者,可选择强化或基础麻醉加局部浸润麻醉,或全身麻醉。对特殊体位、颅内深部肿瘤切除、颅内显微外科手术,患者意识不清或伴有精神症状等情况,应首选全身麻醉。深昏迷患者无须深麻醉,但应行气管内插管,保持呼吸道通畅,进行呼吸管理。

(三)麻醉药物的选择

麻醉药物选择除考虑是否会升高颅内压外,还应注意患者安全舒适,提供最佳的手术条件,原则上应

符合以下标准：①诱导快、半衰期短、蓄积少、停药后苏醒迅速；②镇痛、镇静作用强，无术中知晓；③不增加颅内压和脑代谢；④不影响脑血管对二氧化碳的反应性和脑血流；⑤不损害血脑屏障，无神经毒性；⑥临床剂量对呼吸循环抑制轻。

麻醉诱导：神经外科手术诱导时应尽量避免浅麻醉状态下插管，以防止患者呛咳或屏气使颅内压升高。一般采用快速诱导，先用面罩吸氧，然后静脉依次注射镇静药（如咪达唑仑 0.05～0.1 mg/kg）、镇痛药（芬太尼 0.02～0.04 mg/kg）、肌松药（如维库溴铵 0.8～1.2 mg/kg），必要时增加静脉麻醉药（如依托咪酯 0.3～0.4 mg/kg 或丙泊酚 1～2 mg/kg），作辅助呼吸，在肌松良好的条件下进行气管内插管。为降低麻醉诱导插管反应，还可应用 2%利多卡因 1.0～1.5 mg/kg 气管内表麻或静脉注射。

麻醉维持：基于颅脑解剖上的特点，硬膜下脑实质没有感觉神经，颅内操作时无须深麻醉，但脑膜有神经支配，需有足够深的麻醉。选择对心血管和脑血管无影响的镇静药和肌松药，采用全凭静脉麻醉和静吸复合麻醉可使苏醒迅速。高颅内压患者由于硬脑膜张力较大，剪开硬脑膜前血压较高，机体对各种降低颅压及血压的药物效果不明显，此时不可任意加大用量；否则，当剪开脑膜后，会出现血压显著降低。术毕在撤除手术头架及包扎头部敷料前，应尽量避免呛咳引起的颅内压和血压升高，控制高血压以减少出血。维持麻醉直至伤口包扎完毕，麻醉医师可接近患者头部时，方可进行拮抗。

术后严密观察患者的神志、瞳孔、感觉、运动功能变化。适当给予呼吸支持，积极预防治疗脑血管痉挛和脑水肿等并发症，术后主张使用 PCA 镇痛。

（四）围术期麻醉管理

1.循环管理

控制血压是围术期防止脑损伤和保护脑功能的重要措施，控制的目标和程度取决于手术操作。例如，在动脉瘤夹闭前，血压不应超过术前值，夹闭后应维持正常或稍高的血压可使侧支灌注增加，以免夹闭血供区引起脑组织缺血。

颈动脉内膜剥脱术如血管造影显示 Willis 环完整，术中可轻度增高血压，促进血液灌注至远端闭塞的脑血管；如通过颈动脉的血流很少，或手术医师作分流，则应控制血压，以免在已灌注不良脑组织产生血管源性水肿。脑卒中以高血压、老年患者为多，脑血管自动调节功能变差，对血压的急骤变化难以适应，因此，缓慢控制降低血压，有利于靶器官保护。控制性降压期间，最大顾虑是脑供血不足和脑缺氧。调整血压以平均动脉压不超过或不低于基础值 10 mmHg，以维持氧供需平衡。控制性低血压不应超过基础值的 30%，降压治疗应首选那些作用持续时间短和对脑血管影响小的药物，并根据手术野渗血情况进行适当调节，尽量缩短降压时间。

2.液体管理

在维持稳定血流动力学和脑灌注压的同时，应设法减少脑含水量从而降低 ICP 并提供适当的脑松弛。严格限制液体输入会产生明显的低血压、CBF 减少以及脑和其他器官的缺血。血容量过多则会引起高血压和脑水肿。液体管理的总目标是维持正常血管内容量并形成一个相对的高渗状态。对于心、肝、肾功能正常的患者，胶体液对维持较低脑含水量优于晶体液，但过多的输注人工胶体可引起凝血功能障碍。一般情况下，术前丧失的体液用等渗晶体溶液补充。术中恰当的血液稀释与控制性降压相结合，Hb <8 g/dL时应予输血。如有组织缺氧证据或未控制的持续性出血，即使 Hb>8 g/dL 也应输血；为维持凝血功能，宜给予新鲜冰冻血浆。除非严重低血糖，开颅手术应避免使用含糖溶液。

3.呼吸管理

（1）过度通气：过去认为过度通气可以达到生理性降低 ICP 的目的，目前认为不恰当的过度通气可影响脑氧供需平衡，且持续低 $PaCO_2$ 可能会导致脑血管收缩，减少脑血流，继而出现脑缺血。因此，目前多主张适度过度通气，即维持 $PaCO_2$ 在 30 mmHg 左右，既达到降低 ICP 的目的，又可防止因脑血管过度收缩而影响脑氧供需平衡。但过度通气也不完全是“禁忌”的，对严重颅内压升高有脑疝危险的患者或需要改善手术视野情况，其他方法效果不佳时，短暂过度通气仍是有效的辅助措施。正常情况下主张采用常规通气模式，维持 $PaCO_2$ 在 30～35 mmHg 为宜。

(2)术后气管拔管:手术麻醉结束后气管拔管原则是,患者清醒,呼吸、循环平衡,方可考虑拔除气管导管。若气管拔管后因患者舌体肥大和没有完全清醒出现呼吸道不通畅,可采取口咽通气道、鼻咽通气管、头偏一侧,托起下颌、喉罩等措施。手术后呼吸功能障碍还应排除是否有脑神经功能不全、气道保护性反射异常、气道机械性梗阻和中枢性呼吸肌无力等。

(3)手术后保留气管导管:神经外科术后需要保留气管导管的情况见于脑干实质及邻近区域手术后有呼吸功能障碍者;后组脑神经损伤出现吞咽困难和(或)呛咳反射明显减弱者;颈段和上胸段脊髓手术后呼吸肌麻痹或咳嗽无力者;严重颅脑外伤伴有脑脊液鼻漏和(或)口鼻出血者;经蝶窦垂体手术或经口斜坡手术后压迫止血或渗血较多,而患者没有完全清醒者;其他原因的呼吸功能不良,术后需要呼吸机支持者。气管导管可根据情况保留 1～7 天。对长时间需要呼吸机维持、气管内痰多不易排出者,必要时行气管切开。

(五)麻醉期间的监测

麻醉手术期间常规生命体征监测包括心电图、脉搏氧饱和度、动脉血压及呼吸末二氧化碳分压。对预计失血不太大或操作层面不深的手术,可行无创血压监测;对预计失血量较大的手术,可选择桡动脉或足背动脉穿刺置管直接动脉测压。脑电双频指数 BIS 用于全麻深度监测,与镇静深度有较好的相关性,可应用维持稳定的镇静深度。神经外科手术还可以根据患者的具体情况进行其他一些必要的监测,其目的主要是指导手术操作,精确切除病灶,减少手术造成的神经功能损伤。如:脑血流监测、颅内压监测、脑血氧饱和度和脑缺血代谢产物监测等。其中,脑代谢的监测可以有效评估脑氧供需平衡,临床上多采用颈静脉氧饱和度($SjVO_2$)和局部脑血氧饱和度($rScO_2$)监测反映脑组织的氧合状况。除此之外,脑电生理监测包括脑电图(EEG)、诱发电位(EP)和肌电图等也较为常用。脑电图监测的主要目的是诊断和定位癫痫患者病灶,以明确手术切除范围。体感诱发电位监测脊髓感觉通路和感觉皮层的完整性,可用于脊髓肿瘤切除术、颈动脉剥脱术和主动脉手术术中监测。脑干听觉诱发电位反映第八对脑神经和脑桥上听觉神经通路的完整性,可用于颅后窝手术术中监测。视觉诱发电位可用于垂体瘤切除术中监测视神经和高位脑干功能。

三、特殊神经外科手术麻醉

(一)颅内动脉瘤手术的麻醉

颅内动脉瘤是由于颅内动脉内部压力增高而引起动脉壁上一种瘤状突出,好发于脑底大动脉上,常伴管壁结构的薄弱和缺损。70%～80%为先天性的,约 18%为动脉硬化性和感染性动脉瘤,极少数可以由外伤引起。颅内动脉瘤患者手术治疗时,麻醉管理的主要问题是麻醉诱导期及手术过程中动脉瘤有破裂的可能,其次为脑血管痉挛和颅内压增高,而一旦发生破裂,死亡率高达 50%以上,所以给麻醉管理带来了一定难度。

麻醉管理的目标是控制动脉瘤的跨壁压力差(TMP),同时保证足够的脑灌注及氧供,并避免颅内压的急剧变化。另外还应保证术野暴露充分,使脑松弛。麻醉诱导必须力求平稳,置喉镜、插管、摆体位及上头架等操作均可导致患者血压升高,增加动脉瘤破裂的危险,因此在这些操作之前,应保证有足够的麻醉深度、良好的肌松,并且控制血压在合适的范围。在硬膜剪开前应缓慢降颅压,因为 ICP 迅速下降会使动脉瘤 TMP 急剧升高。术中也切忌血压波动过大。颅内动脉瘤手术后脑血管痉挛的发生率很高,术毕不要急于催醒,避免刺激引起的呛咳、高血压及高碳酸血症等不良反应,尽量维持一个平稳的苏醒过程,减少术后并发症。

(二)动静脉畸形(AVM)手术的麻醉

AVM 是脑血管发育障碍的结果,局部动脉与静脉间无毛细血管床直接交通。较大的 AVM 供血相当丰富,周围脑区可能因血液向 AVM 区分流(窃血)而呈慢性低灌注状态。此类患者手术麻醉处理与脑动脉瘤手术相似,应重视术前准备,术中严密控制血压,加强综合管理和预防术后并发症。当 AVM 切除或栓塞后,已适应低灌注且对血压、二氧化碳等变化自主调节能力受损的周围脑组织供血恢复,会出现充血、水肿,甚至出血,被称为正常灌注压突破(NPPB),发生率为 1.4%～18%。体积大、供血丰富、血流速

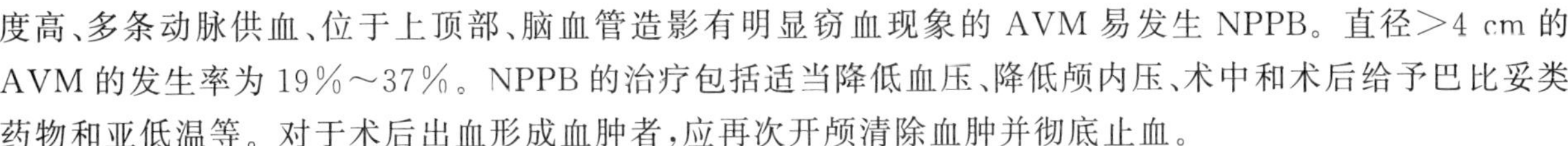

度高、多条动脉供血、位于上顶部、脑血管造影有明显窃血现象的AVM易发生NPPB。直径>4 cm的AVM的发生率为19%～37%。NPPB的治疗包括适当降低血压、降低颅内压、术中和术后给予巴比妥类药物和亚低温等。对于术后出血形成血肿者，应再次开颅清除血肿并彻底止血。

（三）后颅窝手术的麻醉

由于小脑、脑干和低位脑神经位于后颅窝，该部位的病变因解剖关系复杂，周围结构重要，涉及范围广，对神经功能的影响显著，术前常伴有颅压升高，严重者可因血压、$PaCO_2$升高，或其他因素的影响而形成脑疝。重视麻醉前评估、积极准备并根据病情制订个体化麻醉方案，是保障这类手术顺利进行、患者术中安全的重要环节。

患者如术前神志不清或保护性反射受抑制，诱导和拔管时容易发生误吸而引起肺部并发症。诱导前还应根据脱水情况适当补液，以免发生严重低血压。力求诱导插管平顺，避免发生因严重心血管反应而致ICP严重升高或脑疝形成。手术操作对脑干和脑神经的刺激，极易引起循环和呼吸的突然变化，如在脑桥和脑干周围操作时易引起严重心动过缓、室性期前收缩或室性心动过速；刺激三叉神经干时易引起心动过缓和血压突然升高；刺激或牵拉迷走神经时易引起心动过缓和血压降低，自主呼吸减弱或停止等。坐位或俯卧位时易发生导管扭折、脱出或插入过深。同时，坐位手术时静脉空气栓塞和血流动力学不稳定的发生率较高，应严密观察并及时纠正，麻醉中禁止使用氧化亚氮。

（四）经鼻蝶窦垂体瘤切除术的麻醉

随着显微镜下手术技术的不断改进，经鼻蝶窦入路切除垂体瘤已成为目前最广泛应用的垂体瘤手术方法。因这类瘤体通常很小，不大可能损害颅内顺应性，所以不影响ICP。尽管垂体瘤以非功能性腺瘤较多见，对麻醉药物也无特殊要求，但对功能性垂体瘤所致的并发症术前应做恰当评估，备妥治疗药物。术前患者若伴有肾上腺皮质或垂体功能不足、甲状腺功能降低或伴有内分泌功能亢进，对麻醉药的耐受性会发生改变，应避免药量过大或不足，力求麻醉和手术平稳。部分患者因促肾上腺皮质激素ACTH分泌异常出现库欣综合征，或伴有高血压、高血糖及心律失常等，术前宜对症治疗控制至基本正常后再考虑手术。

由于手术大部分是在显微镜下进行，术野要求清晰，麻醉应维持一定深度，防止术中呛咳引起出血。宜选择短效、速效的麻醉药物，便于术毕患者咳嗽吞咽反射及早恢复，彻底清醒。术后患者鼻孔被纱条填塞需经口呼吸，故术前应交代患者对此有所准备。术毕发生脑脊液鼻漏可能一是术中损伤了鞍隔，二是拔管前患者剧烈咳嗽致手术区填塞物脱落引起。因此，术毕应在深麻醉下清除气道、口咽的痰液、血液，拔管时尽量减少吸引，避免剧烈呛咳或用力。

（五）定向手术的麻醉

现代立体定向手术不但可以对脑内神经核团解剖定位，而且还能进行功能定位，属于微侵袭神经外科技术，是治疗难治性神经精神疾病的首选方法。立体定向手术是通过颅骨钻孔将器械（如电凝）引导至颅内指定靶点（如扣带回和杏仁核）进行毁损，达到影响人的行为活动和情绪状态的目的。由于此类患者对疾病缺乏自制力，大都伴有难以控制的冲动性攻击行为，患者对各项诊疗措施不配合，常有不可预料的躁动，术中又需行CT扫描定位。多数医院没有专门的立体定向放射神经外科治疗室。因此，麻醉地点常要在病房-手术室-CT室-手术室变换，这给麻醉监测和管理带来一定困难。选择全麻的主要原因是尽量减少患者体动所致的定位不准确，另外，全麻除提供理想的手术条件外，还可保证患者的生命安全和良好的术后恢复和护理条件。术中应加强生命体征和麻醉深度的监测，确保呼吸道通畅，防止缺氧和二氧化碳蓄积。

（六）癫痫手术的麻醉

癫痫患者多是经过长期的药物治疗而效果不佳者，所以常伴肝肾功能不全等一些内科和心理问题。麻醉中既要防止癫痫发作，又要保证癫痫灶的活性，以配合术中EEG检查定位病灶。麻醉药的选择可根据它们增强（如恩氟烷、美索比妥、依托咪酯或氯胺酮）或减弱（咪达唑仑、巴比妥类、异氟烷）癫痫发作以及术中监测相容性而定。尽量选择不影响脑电监测并且半衰期短，易于调控麻醉深度的药物，如配伍使用咪达唑仑或丙泊酚镇静，芬太尼或瑞芬太尼镇痛和阿曲库铵肌松等。方便唤醒，保障监测能够获得准确的致痫灶和功能区分布图，才能保证手术的顺利成功。因为术后早期癫痫活动常有反复和增加，所以抗癫痫药物应继续使用。

（七）脑膜瘤切除术麻醉

脑膜瘤手术特点：①瘤体供血途径多，血运丰富，术中失血较多。②有的瘤体大，部位深，并与颅内重要组织及血管相邻，因而手术难度大。③脑血管麻痹及脑脊液的循环障碍，导致颅内顺应性降低和颅内高压；术前脱水治疗，引起水电解质紊乱。④颅内神经受累，可引起不同症状，如癫痫、视力障碍、精神症状等。术中应行动脉直接测压，同时监测 CVP、ECG、HR、$PETCO_2$ 和尿量。术前适当的血液稀释结合术中控制性降压，维持 MAP 在 55～60 mmHg 之间（原有高血压者，控制在术前血压的 70％为宜）。开颅前快速静滴 20％甘露醇 0.5～1 g/kg，使 ICP 降低。必要时采用血液回收和成分输血。

（八）颈动脉内膜剥脱术麻醉

颈动脉内膜剥脱术需要阻滞 $C_{2\sim4}$ 的神经根，可以采用全麻或局麻（颈丛阻滞或颈部硬膜外阻滞），两种方法各有优缺点。究竟采用哪种麻醉方式，麻醉医师、外科医师及患者应协商决定。许多研究已经证实，与局麻清醒下进行神经功能评估比较，全麻下仪器监测特异性较差。但若出现脑灌注不足，需要术中采取搭桥术者，建议最好采用全麻。

（九）颅脑外伤手术麻醉

颅脑外伤以儿童和中青年患者多见，术前常因脑挫裂伤至颅内压增高表现不同程度的意识障碍，部分患者同时合并有脊柱骨折、四肢骨折、肋骨骨折、血气胸、肺挫伤及腹腔内脏损伤。术前常因呕吐误吸或颌面部损伤造成上呼吸道梗阻，或因出血造成循环不稳定。

麻醉处理应以恢复并维持循环和呼吸稳定、降低和控制颅内高压和维持脑氧供需平衡为目标。全麻主张采用对呼吸、循环影响较小的静吸复合全麻，保证充分供氧。麻醉深度以浅到中度为宜，麻醉太深可加重患者呼吸、循环抑制，麻醉太浅患者可出现呛咳、躁动，影响手术操作，发生意外。

高血压是颅脑外伤患者因 ICP 增高机体为维持脑灌注压而产生的代偿反应，术中一旦打开颅骨瓣减压，可使血压骤降。处理方法包括积极循环支持，快速调控输液量，高渗盐溶液可用于合并低血容量和颅内压增高的颅脑外伤患者的容量复苏。术中如颅内压持续升高，脑组织膨出，脑肿胀明显者，可使用高渗甘露醇进行脱水利尿。术前昏迷或有误吸的患者，术后应保留气管插管行呼吸支持治疗，必要时行气管切开。

（十）唤醒麻醉

当前脑功能区手术的新策略需要术中将全麻患者唤醒，运用神经导航和电生理技术进行神经解剖功能定位，实时监测并在患者清醒配合下切除肿瘤等病灶，防止可能发生的脑功能区损伤。唤醒麻醉的过程分“睡眠－清醒－睡眠”3 个阶段，此时，丙泊酚麻醉要比吸入全身麻醉可靠。目前最常使用的方法是全凭静脉麻醉（TIVA），由于丙泊酚和瑞芬太尼可控性强，药效时间短，易于达到理想的镇静水平，停药后又能迅速恢复到基础精神状态，可通过靶控输注（TCI）诱导和维持麻醉，在睡眠阶段使用喉罩控制通气。当肿瘤暴露后停止丙泊酚输注，维持较低剂量瑞芬太尼镇痛，恢复自主呼吸，唤醒患者。当肿瘤完全切除后，可再次麻醉患者并置入喉罩控制通气；如果不涉及语言功能，可选用气管插管全身麻醉。无论使用何种麻醉方式，充分有效地头皮阻滞都至关重要，可以提高患者在唤醒期间的舒适度，并有效预防患者因恐惧而躁动。术中可监测患者脑功能，如 EEG、BIS、SEP 等。

（侯清武）

第三节　颅脑外伤手术的麻醉

一、颅脑外伤患者的病理生理

颅脑外伤按其病理生理过程可分为原发性损伤和继发性损伤。受伤的瞬间，先为不同程度的原发性损伤,然后继发于血管和血液学的改变而引起脑血流减少,从而导致脑缺血和缺氧,脑水肿,颅压增高,进一步发生脑疝,导致死亡。因此,临床上需要对继发性损伤病理生理过程进行干预,防止其进一步发展加重损伤。

(一)脑血流的改变

研究证明,脑外伤患者在创伤急性期即可发生脑血流的变化。严重脑外伤患者约30%在外伤后4小时内发生缺血性改变。目前认为,这种外伤后缺血性改变是一种直接的反应性变化,而非全身性低血压所致,尽管后者可加重缺血性改变。

(二)高血压和低血压

由于原发性损伤之后,脑的顺应性发生改变,甚至有颅内出血,颅压增高,无论高血压还是低血压都将加重脑损伤。由于自身调节功能损害,低血压造成脑灌注压减少,导致脑缺血;而高血压可造成血管源性脑水肿,进一步升高颅压,引起脑灌注压降低。在自身调节功能保持完整的情况下,低血压可引起代偿性脑血管扩张,脑血容量增加,进而使颅压增高,造成脑灌注压进一步降低,产生恶性循环,又称为恶性循环级联反应。

(三)高血糖症

在脑缺血、缺氧的情况下,葡萄糖无氧酵解增加,产生过多的乳酸在脑组织中蓄积,可引起神经元损害。

(四)低氧血症和高二氧化碳血症

低氧血症和高二氧化碳血症都可引起颅脑损伤患者脑血管扩张,颅压增高、脑组织水肿,从而可加重脑损伤。

(五)脑损伤的机制

脑损伤的机制主要是在脑缺血的情况下激活了病理性神经毒性过程。包括兴奋性氨基酸的释放、大量氧自由基的产生、细胞内钙超载、局部NO产生等,最终引起脑水肿加重和神经元不可逆性损害。

(六)脑水肿

外伤后脑水肿和脑肿胀使脑容量增加、颅压增高,导致继发性脑损害,重者发生脑疝,甚至死亡。脑水肿分为五种情况:血管源性、细胞毒性、水平衡性、低渗性和间质性。

1.血管性脑水肿

脑组织损伤可破坏血-脑屏障,致使毛细血管的通透性与跨壁压增加,以及间质中血管外水潴留,从而造成血管源性脑水肿。由于组胺、缓激肽、花生四烯酸、超氧化物和羟自由基、氧自由基等引起内皮细胞膜受损,激活内皮细胞的胞饮作用和内皮结合部的破裂,使毛细血管通透性增加。其次,研究发现体温升高、高碳酸血症可使内皮细胞跨膜压增高,导致毛细血管前阻力血管松弛,使脑水肿发生率和范围增加。另外,蛋白分子电负荷的改变使血管外水潴留。由于清蛋白为阴离子蛋白,容易通过受损的血-脑屏障,然后由外皮细胞清除。相反,IgG片段为阳离子蛋白,则黏附于阴离子结合部位,而潴留于间质中。临床上脑出血、慢性硬脑膜下血肿和脑肿瘤附近的水肿,均属于血管源性水肿。

2.细胞毒性水肿

细胞毒性水肿的主要机制是在脑血流减少的情况下,能量缺乏使细胞膜泵(Na-K-ATP酶)功能受损,进而引起一系列的生化级联反应,使细胞外钾增加,细胞内钙增高,膜功能损害可引起细胞不可逆性损伤。由梗死造成的局灶性或全脑缺血、低氧,均可导致细胞毒性水肿的形成。

3.流体静力性水肿

由于跨血管壁压力梯度增加,使细胞外液积聚。脑血管自身调节功能受损,可引起毛细血管跨壁压急剧增加。如急性硬脑膜外血肿清除后使颅内压突然下降,导致脑血管跨壁压突然增加,出现一侧脑半球弥漫性水肿。

4.低渗透压性水肿

严重血浆渗透压降低和低钠血症是渗透性脑水肿的主要原因。脑胶体渗透压超过血浆渗透压,水分即被吸收入脑。当血清钠浓度低于 125 mmol/L 时可引起脑水肿。此外，由于性激素的不同，在同一血清钠浓度时，女性较男性更易发生脑水肿。

5.间质性脑水肿

阻塞性脑积水、脑室过度扩大可使脑脊液-脑屏障破裂，导致脑脊液渗透到周围脑组织并向脑白质细胞外蔓延，在临床上可出现一种明显的非血管性脑水肿，即间质性脑水肿。这类水肿一旦发生，可导致脑缺血和神经元损害。

颅脑外伤初期由于静脉容量血管的扩张，脑血容量增加而出现脑肿胀，而不单是脑组织含水量的增加。其神经源性因素包括脑干刺激和脑循环中释放血管活性物质等。因此，早期的脑水肿主要由于脑血管自身调节功能下降，而脑干损害则影响动脉扩张，或静脉梗阻导致充血性或梗阻性脑水肿。如处理不当或不及时，在脑外伤的后期，随着脑水肿加重，颅内高压，脑灌注压下降，引起脑缺血，生化级联反应发生改变，发生复合性脑水肿，即血管性和细胞毒性脑水肿。

二、麻醉处理要点

（一）术前准确评估

由于颅脑外伤病情严重，麻醉医师应首先确保患者的呼吸道通畅，供氧应充分，及时开放静脉通路，以稳定循环，为抢救赢得时间，然后在极短的时间内迅速与家属沟通，了解相关病情，并掌握生命体征和主要脏器的功能情况，了解患者既往有无其他疾病，受伤前饮食情况，有无饮酒过量等。目前心肺功能状况，有无合并其他脏器损伤。脑外伤患者常因颅内压增高而发生呕吐，甚至误吸，所以这类患者均应视为饱胃患者，在插管前和插管时都应防止误吸。

（二）麻醉前合理用药

颅脑外伤患者一般不用术前镇静药，只给阿托品或东莨菪碱等抗胆碱药即可。无论何种镇静药都可引起患者呼吸抑制，特别是患者已存在呼吸减弱、呼吸节律异常或呼吸道不畅，即使少量的镇静药也可能造成呼吸抑制，使动脉血中二氧化碳分压增加，引起颅压增高。对于躁动的患者，一定要在密切监护情况下方可给予镇静。

（三）术中密切监测

术中常规监测有：心电图(ECG)、脉搏血氧饱和度(SpO_2)、呼气末二氧化碳分压($PETCO_2$)、体温、尿量、袖带血压。必要时还应动脉有创测压、动脉血气分析和电解质分析。怀疑血流动力学不稳、估计失血较多或术中可能大出血，应行深静脉穿刺置管。为操作和管理方便，穿刺点以选择股静脉为宜。

（四）麻醉诱导

颅脑外伤患者的麻醉诱导非常关键，诱导过程当中血流动力学的急剧变化将会加重脑损伤；颅脑外伤患者常常饱胃，诱导过程中发生误吸，会使病情复杂化；颅脑外伤患者常合并其他部位脏器的损伤，如颈椎损伤、胸部损伤、肝脾破裂等；此外，颅脑外伤的老年患者可合并严重的心肺疾患。因此，如不加考虑，贸然进行常规诱导，势必酿成大祸，引发纠纷。

对于全身状况较好、无其他合并症的单纯脑外伤患者，麻醉诱导用药可以选丙泊酚、咪达唑仑、芬太尼和非去极化肌松药。丙泊酚作为目前静脉麻醉药的主打药物，也适用于脑外伤患者，可降低颅压和脑代谢率，并能清除氧自由基，对大脑有一定的保护作用。应用咪达唑仑，可减少诱导期丙泊酚的用量，对减少患者医疗费用有积极作用，同时也降低因单纯应用丙泊酚所引起的低血压发生率，若患者血容量明显不足。可单独应用咪达唑仑为宜，避免应用丙泊酚引起严重低血压而加重脑损伤。咪达唑仑和丙泊酚的用量一定要个体化，一般情况下可用咪达唑仑4～8 mg，丙泊酚 30～50 mg。肌松药以非去极化肌松药为宜，如必须选用去极化肌松药，应注意有反流与误吸、增高颅压和导致高血钾的可能。非去极化肌松药以中、长效为主，如罗库溴铵(0.6～1 mg/kg)、维库溴铵(0.1 mg/kg)、哌库溴铵(0.1 mg/kg)。麻醉用药的顺序对诱导的平稳也有影响，先给予芬太尼(1.5 μg/kg)，后给咪达唑仑，再给肌松药，30 秒后给丙泊酚。这种给药方法既可避免丙泊酚注射痛刺激，又能使各种麻醉诱导用药的作用高峰时间叠加一致，可减少气管内插

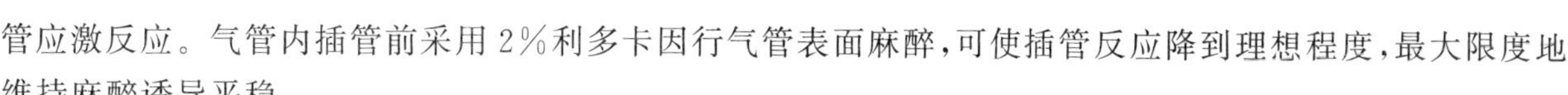

管应激反应。气管内插管前采用2%利多卡因行气管表面麻醉,可使插管反应降到理想程度,最大限度地维持麻醉诱导平稳。

对于全身状况较差、合并其他脏器损伤或伴有其他合并症的患者,麻醉诱导应当慎重。

(1)对病情危重、反应极差或呼吸微弱甚至停止的患者,可直接或气管表面麻醉下插管。

(2)对于发生过呕吐的患者,应在吸引清除口咽部滞留物后,再进行诱导用药,在面罩加压控制呼吸之前,应由助手压迫喉结,防止胃内容物再次溢出加重误吸,在气管内插管成功后,用生理盐水灌洗,尽可能吸引清除误吸物,以利于气体交换。

(3)对其他合并症的患者,特别是心功能较差,甚至心力衰竭患者,首先应用强心药,选择诱导药物,如采用咪达唑仑、依托咪酯等,配合适量的芬太尼和肌松药。

(4)合并其他脏器损伤的患者,尤其是内脏大出血者,应进行积极的抗休克治疗,在血压回升、心率接近正常的情况下,谨慎地进行麻醉诱导与气管内插管,以免延误手术时机。诱导用药应选择对血压影响轻、且对大脑有保护作用的药物,如咪达唑仑,即使这样,用药量也应减少,以避免血压剧烈波动。

(五)麻醉维持

颅脑外伤的患者一般都存在不同程度的颅内压增高,因此,麻醉维持一般不单独采用吸入全身麻醉,目前较多采用静脉复合全身麻醉或静脉吸入复合麻醉。静脉复合全身麻醉的维持采用静脉间断注射麻醉性镇痛药和肌松药,持续泵入静脉全麻药。麻醉性镇痛药以芬太尼为主,有条件的可用舒芬太尼和阿芬太尼,哌替啶较少使用。麻醉性镇痛药的用量一般应根据患者的实际情况决定,切忌量大,静脉全麻药也是如此。肌松药应选择对颅内压影响小的阿曲库铵、维库溴铵和哌库溴铵等。静脉全身麻醉药目前最为常用的是咪达唑仑和丙泊酚。丙泊酚优势更为明显,因手术医师希望术后能尽早评估患者的神经系统功能,丙泊酚起效和苏醒都快,而且还有脑保护作用,故选用丙泊酚更为有益。

静脉吸入复合麻醉维持是在静脉复合麻醉的基础上增加了气管内挥发性麻醉药的吸入。静脉复合麻醉的维持同上不再赘述。应该注意的是吸入麻醉药的选择,吸入麻醉药有脑血管扩张作用,异氟烷扩张作用最弱,适合应用。

(六)术中管理

颅脑外伤患者容量管理非常重要。临床上常用脉搏、血压、尿量等指标进行监测。需要注意的是脑外伤患者常用脱水剂,用尿量判断液体平衡情况不准确。最好监测中心静脉压,尤其是合并内脏出血休克者。在液体种类上,晶体液以乳酸钠林格液、平衡盐液和生理盐水为好,应避免应用含糖液。有大出血者,紧急时可选用胶体液,如羧甲淀粉(代血浆)、琥珀酰明胶(血定安)、万汶等。颅脑外伤患者血-脑屏障可能存在不同程度的损害,万汶有预防毛细血管渗漏的作用,从理论上讲,输注万汶可能优于其他血浆代用品。术中应注意失血量估计的准确性,适量输血,防止血液过度稀释,术中血细胞比容最好维持在0.30左右。

术中保持过度通气,维持呼气末二氧化碳分压30～35 mmHg,有利于颅压的控制。术中除了密切监测患者生命体征外,还应观察手术步骤,对手术的进程有所了解。因为脑外伤患者由于颅压升高,致交感神经兴奋性增高、血中儿茶酚胺上升,易掩盖血容量不足,一旦开颅剪开脑膜,容易发生低血压,严重者可致心搏骤停。此外,麻醉医师在观察手术操作期间,应结合所监测的生命体征指标变化,及时与手术医师沟通,并根据术中生命体征变化,做出准确的判断和正确的解释及处理。

(七)麻醉恢复期的管理

麻醉恢复期的管理非常重要,不能掉以轻心。麻醉医师应根据病情做出相应的处理。早期拔除气管内插管,有利于手术医师及时进行神经系统检查,对手术效果做出及时评估。但必须掌握拔管时机,若患者出现不耐管倾向,且呼之睁眼,可给予少量丙泊酚,吸净气管内和口腔内分泌物后,拔除气管内插管。应尽可能避免麻醉过浅和拔管时剧烈呛咳,以免由此而引起颅内压增高和颅内创面出血。

对术前情况较差、多脏器损伤或有其他严重合并症者,尤其是昏迷患者,宜保留气管导管或做气管切开,以利于术后呼吸道管理,有条件者护送专科ICU或综合ICU。

三、麻醉注意事项

颅脑外伤患者麻醉一个最为关键的问题是，一定不能只注意颅脑外伤的情况而忽略了对其他脏器外伤的观察，以免贻误治疗，导致不良后果。入室后开放两条静脉通路，以备快速输血、输液，抢救休克和大出血。

无论哪种麻醉方法，麻醉诱导时都应防止误吸，以免使病情复杂化。手术过程中避免使用增高颅压的药物，控制呼气末二氧化碳分压，维持患者一定程度的过度通气。术中应注意患者水、电解质的情况，特别是患者大量应用脱水剂，极易引起水、电解质紊乱，液体量可以略欠一些，切不可过量，必要时输血，避免应用含糖液体。术中注意避免血压剧烈波动而诱发脑血管痉挛，加重脑损伤，影响术后神经功能的恢复。

脑外伤患者术后切不可盲目拔除气管导管，严重的脑水肿或脑干损伤，随时可能发生呼吸暂停，甚至死亡危险。

（侯清武）

第四节　颅内血管病变手术的麻醉

一、颅内血管病变的病理及临床表现

颅内血管病变包括高血压动脉粥样硬化性脑出血、颅内动脉瘤、颅内血管畸形等。多数是因突发出血而就诊，平时没有症状，或头痛的症状被忽略，因此起病较急，多数需行急诊手术。

（一）高血压动脉粥样硬化性脑出血

高血压动脉粥样硬化性脑出血在临床上最常见，尤其是随着社会的老龄化和饮食结构的改变，其发生率有增加的趋势。高血压和动脉粥样硬化互为因果，互相影响。高血压的患者颅内血管壁由于长期受到高压力的冲击而发生损伤，损伤的部位在修复过程，有的恢复良好，有的会发生脂类沉积，沉积的脂类物质可形成斑块，此处的血管壁弹性降低，脆性加大，在突然受到更大的血流冲击力的情况下，血管壁即破裂发生出血。如剧烈运动、情绪激动、饮酒等因素，可使患者突然头痛、恶心、呕吐、意识障碍，严重者很快深昏迷，四肢瘫痪，眼球固定，瞳孔针尖样，高热，病情迅速恶化，数小时内死亡。特别是饮酒后，易误认为醉酒，颅脑 CT 可帮助确诊。

（二）颅内动脉瘤

颅内动脉瘤是由于脑血管发育异常而产生的脑血管瘤样突起。好发于颅底动脉及其临近动脉的主干上，常在动脉分支处呈囊状突出。颅内动脉瘤的病因可能是先天性动脉发育异常或缺陷、动脉粥样硬化、感染、创伤等，形成动脉瘤的一个共同因素是血流动力学的冲击因素，致使薄弱的血管壁呈现瘤样突起。临床上颅内动脉瘤在破裂前常无症状或仅有局灶症状，表现为一过性轻微头痛；破裂后症状严重，出现突发的、非常剧烈的头痛，常被误诊为流感、脑膜炎、颈椎间盘突出、偏头痛、心脏病以及诈病等。患者可有不同程度的意识障碍，部分患者就诊时可能完全缓解，患者是否有过突发性剧烈头痛的病史常常是确诊的重要线索。颅内动脉造影可确诊。Hunt 和 Hess 将颅内动脉瘤患者按照手术的危险性分成五级。

Ⅰ级：无症状，或轻微头痛及轻度颈强直。

Ⅱ级：中度及重度头痛，颈强直，除有神经麻痹外，无其他神经功能缺失。

Ⅲ级：嗜睡，意识模糊，或轻微的灶性神经功能缺失。

Ⅳ级：神志不清，中度至重度偏瘫，可能有早期的去大脑强直及自主神经功能障碍。

Ⅴ级：深昏迷，去大脑强直，濒死状态。

若有严重的全身疾患如高血压、糖尿病、严重动脉硬化、慢性肺部疾患及动脉造影上有严重血管痉挛

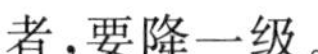

者，要降一级。

（三）颅内血管畸形

颅内血管畸形是指脑血管发育障碍引起的脑局部血管数量和结构异常，并对正常的脑血流产生影响。可分为动静脉畸形、毛细血管扩张症、静脉畸形、海绵状血管畸形。临床上最常见的是动静脉畸形。脑动静脉畸形是一种在胎儿期形成的先天性脑血管发育异常，无明显家族史。其病理特点是非肿瘤性的血管异常，具有粗大、扩张、扭曲的输入及输出血管，病理性血管可呈蔓状缠结且动静脉分流循环速度很快，供养动脉常常扩张并延长，近端及远端动脉襻均为纡曲状。动静脉畸形的症状体征可来自以下情况。

（1）正常神经组织受压，脑积水，脑、蛛网膜下腔、脑室出血。

（2）缺血及出血性损害导致头痛、抽搐

（3）占位导致的神经功能缺失。

（4）静脉压升高使颅压增高。

（5）“盗血”引起神经功能缺失。

（6）临床表现各不相同，有头痛、癫痫、精神异常、失语、共济失调等。还有一个罕见的症状，即三叉神经痛。

二、麻醉处理要点

（一）术前准备及麻醉前用药

麻醉医师应尽快了解病史，特别是抗高血压药的服用情况。此类患者为急诊患者，病情虽有轻重之分，但对意识障碍不严重的患者不能掉以轻心，这类患者很容易激动和烦躁，致使病情加重，影响治疗效果。所以无论患者意识如何，只要有躁动倾向，一定要给予适度的镇静，并密切监护。麻醉前用药根据病情可在手术室内麻醉前5分钟静脉推注抗胆碱药。若在做相应检查时已用镇静药，此时不必再用。

（二）术中监测

术中监测见颅脑外伤患者麻醉处理要点中的术中监测，此不再赘述。

（三）麻醉方法

颅内血管病变手术目前几乎都在显微镜下进行，要求手术野稳定清晰，所以应选择气管内插管全身麻醉，因挥发性麻醉药对脑血管影响大，故多选择静脉全身麻醉。麻醉诱导用药为：丙泊酚、咪达唑仑、依托咪酯、羟丁酸钠、芬太尼、舒芬尼、雷米芬太尼、维库溴铵、哌库溴铵等。不管选择哪几种药，都要力求诱导平稳，维持脑灌注压稳定。

（四）麻醉维持

麻醉维持药物的选择应以能更好地满足下列要求为前提：理想的脑灌注压、防止脑缺氧和脑水肿、使脑组织很好地松弛，为减轻脑压板对脑组织的压迫、在分离和夹闭动脉瘤时应控制血压，以降低跨壁压。由于没有任何一种药物可达上述要求，所以要联合用药，作用互补，以取得最佳效果。在应用静脉麻醉药的同时辅以小流量的异氟烷，可更好地进行控制性降压。维持用药可以静脉持续泵入丙泊酚，也可持续泵入咪达唑仑，镇痛药和肌松药可间断注射。镇痛药可用吗啡、芬太尼、舒芬太尼等，肌松药可选用长效哌库溴铵或中效维库溴铵。

（五）术中管理

颅内血管病变的患者术中管理非常重要，术中合理地调控血压、心率，维持血流动力学稳定，可减轻脑损害，有利于患者神经功能的恢复，合理地利用心血管活性药物，尤其对心血管合并症的患者更要因人而异，用药一定要个体化。一般常用的心血管活性药物有：艾司洛尔、硝酸异山梨酯、氨力农、硝酸甘油、硝普钠。容量管理也很重要，术中应根据液体需要量、失血量、尿量，以及CVP和肺毛细血管楔（PCWP）及时补液和输血，特别是在动脉瘤夹闭后应快速扩容，进行血液稀释，维持血细胞比容在正常低限范围内（0.30～0.35）。羟乙基淀粉用量超过500 mL时为相对禁忌，因为有可能干扰止血功能引起颅内出血。

(六)麻醉恢复期管理

麻醉恢复期应根据术前患者的一般情况和手术的情况决定是否拔除气管导管。若术前患者一般情况良好,且手术顺利,可在患者自主呼吸恢复满意后拔管,完全清醒后送回病房观察。若术前一般情况较差,意识有障碍,手术难度较大,时间长,应带管将患者送监护室,借助呼吸机支持,待麻醉自然消除后拔管。

三、麻醉注意事项

对高血压动脉粥样硬化性脑出血的患者,应了解既往史,这类患者一般都有不同程度的心肌供血不足,血压、心率的剧烈波动变化,可使心肌缺血加重,严重者发生心肌梗死,所以麻醉诱导时应避免使用心肌抑制药物。

颅内动脉瘤和血管畸形的患者麻醉诱导非常关键,特别是已经有颅内出血的患者,麻醉诱导期间可再出血或出血加重,甚至可引发动脉瘤破裂,故麻醉诱导要把喉镜置入和气管内插管刺激降到最低。但麻醉也不宜过深,对颅内压正常的患者,血压可降低至基础血压的30%～35%,对已有颅内压增高的患者,血压降低有加重脑缺血的危险,一定要引起重视。

颅内动脉瘤患者术中都要求控制性降压,应该注意,为维持合理的脑灌注,在切开硬脑膜前不需降压过低。术中在监护状态下于动脉瘤夹闭前开始行控制性降压。选择对脑血流、脑代谢及颅压影响小的降压方法。在控制性降压的过程中应该注意的是:硝普钠虽然可以快速控制高血压,但可使容量血管扩张而增加脑血容量,并使颅压升高;硝酸甘油同样可使容量血管扩张而增加脑血容量,比硝普钠引起的颅内压增高还要明显且严重,因而要避免应用这两种药物。钙通道阻滞药尼卡地平、尼莫地平可增加局部脑血流,对心肌抑制轻,术中可快速控制高血压,停降压后无反跳现象,并有预防术后心脑血管痉挛的作用,可作为首选。

颅内血管畸形的患者术中要严格控制血压波动,低血压加重损害病变周围的脑组织(长期低灌注血管麻痹),一旦(AVMs)切除术后发生正常灌注压恢复综合征,出血、水肿、高颅压,而高血压又可加重其损害。因此,术后血压仍须控制在适当范围,不宜立即停止降压药。

颅内血管手术由于出血和术中对血管的刺激,术后极易发生局部脑血管痉挛,血流减慢,术中应避免使用止血药,以免在血管痉挛后发生脑血栓,影响神经功能的恢复。

注意防止动脉瘤夹闭后的血管痉挛,通过高血压[平均动脉(MAP)100 mmHg]、高血容量、血液稀释来增加脑血流,关键是要在轻度脑缺血进展为脑梗死之前实施,术野使用罂粟碱可扩张痉挛的血管,如果手术需要临时钳夹动脉瘤时,为改善其供血区域的侧支循环,国外常静脉注射去氧肾上腺素。

(侯清武)

第五节　颅内肿瘤手术的麻醉

一、颅内肿瘤患者的病理生理

颅内肿瘤按部位可粗略分为大脑半球肿瘤、小脑肿瘤和脑干肿瘤,后两者位于颅后窝,又统称为颅后窝肿瘤。病理报告以神经胶质瘤、脑膜瘤多见,余为转移瘤、结核瘤等。患者可能患病数年无临床症状,随着占位病变体积的增大出现颅压升高的症状,伴视力、嗅觉障碍、偏瘫、失语等。与麻醉有关的颅内肿瘤的病理生理变化主要是肿瘤占位引起的颅压增高,颅内压是指颅内容物对颅腔壁产生的压力,临床上一般通过测量脑脊液压力了解颅压的变化情况,颅内压力正常是维持脑功能正常运转所必需的。

(一)颅压的调节

颅内容物主要有脑组织、脑脊液和血液三种成分,正常情况下,其中一种成分增加,其他两种成分则相应减少，机体通过自动调节维持颅压在一定限度之内(成人 5～15 mmHg，儿童4～7.5 mmHg)的正常平衡状态。颅内肿瘤引起颅内容物的增加，早期可通过自动调节维持正常的颅压，随着颅内肿瘤体积增大，超过代偿限度颅内压即增高。有时颅内肿瘤(如颅后窝病变)体积虽然很小，但也可引起颅内压增高，这主要是因为肿瘤位置引起脑脊液回流受阻，脑积水所致。

(二)脑脊液对颅压的调节作用

由脉络丛生成的脑脊液时刻在进行着新陈代谢变化，包括生成、循环和吸收。颅内压的变动可受脑脊液分泌、循环、吸收的影响，在颅内压的调节中起重要作用。当颅压增高时，脑脊液回吸收增加，而且一部分脑脊液受挤压流入脊髓蛛网膜下腔，使颅内容物总体积减小，有利于颅压降低。

(三)脑血流对颅压的调节

颅压的变化直接影响脑血流，颅压增高，脑血流减少，而脑静脉系统的血液受挤压而排出增多，脑血容量减少，因而颅压可以降低。正常情况下脑血流的调节主要通过动脉血管口径的变化来实现的，其影响因素有二氧化碳分压、动脉血酸碱度、温度等。临床上通常采用过度通气来降低二氧化碳分压，以使脑血管收缩，脑血流减少，达到降低颅压的作用，为手术提供良好的手术野。

颅压的调节有一定的限度，在这个限度之内，颅内对容积的增加有一定的代偿力，这种代偿力表现在脑脊液被挤压至脊髓蛛网膜下腔，脑部血液减少与脑组织受压向压力低处转移，以达到机体承受的病理平衡，故这个限度的极限称之为临界点。超过临界点即失代偿，这时颅内容物微小的增加，可使颅内压急剧增加，加重脑移位与脑疝，发生中枢衰竭。

二、麻醉处理要点

(一)术前准备

颅内肿瘤手术一般都是择期手术，有足够的时间进行术前准备。麻醉医师所要做的是麻醉前认真访视患者，了解病史，包括既往史、手术史等，特别是与麻醉有关的心、肺合并症，肝、肾功能情况。

(二)麻醉前用药

成人一般在麻醉前 30 分钟肌内注射苯巴比妥 0.1 g，东莨菪碱 0.3 mg。

(三)术中监测

术中监测见颅脑外伤患者麻醉处理要点中的术中监测，此不再赘述。

(四)麻醉方法

颅内肿瘤患者麻醉方法有局部麻醉、局部麻醉加神经安定镇痛术、全身麻醉。随着时代的进步，人们对麻醉的要求也越来越高，一方面，患者要求术中舒适而无恐惧，另一方面，随着显微手术的不断开展，手术医师要求良好的手术野，因此，目前所有的颅内肿瘤患者均在全身麻醉下进行手术。麻醉诱导目前可选用的药物很多，如咪达唑仑、丙泊酚、依托咪酯、羟丁酸钠等；肌松药可选择阿曲库铵、维库溴铵、哌库溴铵等；麻醉性镇痛药可选芬太尼、舒芬太尼、吗啡等。

(五)麻醉维持

见颅脑外伤患者麻醉处理要点中的麻醉维持。

(六)术中管理

颅内肿瘤患者术前常用脱水剂，因而术前常常血容量不足，术中还要丢失一部分血液，特别是手术较大时，有效循环血容量不足将更为明显，术中液体管理非常重要，最好监测中心静脉压，以指导输液。液体种类根据患者具体情况选用晶体液和胶体液，晶体液以乳酸钠林格液为主，不用含糖液，胶体液有聚明胶肽(血代)、血定安、万汶等。对体质较好的患者，可采用大量输血补液，尿量保持 30 mL/h 即可。以免肿瘤切除后，正常脑组织解除压迫，出现脑组织严重水肿，加重脑损害。呼吸管理见颅脑外伤患者麻醉处理中的术中管理。

(七)麻醉恢复期

麻醉恢复期的管理要求与颅脑外伤患者相同。

三、麻醉注意事项

此类患者由于术前使用脱水剂，往往伴有电解质紊乱，所以术前一定要化验电解质，以利于术中选择液体种类，保持电解质平衡。

颅内高压的处理非常重要，处理不妥死亡率很高。在麻醉诱导后应立即静脉注射20%甘露醇1 g/kg，最好在剪开脑膜前输完，并配合过度通气，保持一定的麻醉深度，最大限度地降低颅压，以利手术的进行。

对出血多的手术，如脑膜瘤多沿大静脉窦发展，极易侵犯静脉窦，血运非常丰富，麻醉前一定要有充分的估计，多开放几条静脉通路，以备能快速输液输血。术中在分离肿瘤前进行控制性降压，注意降压的幅度，根据需要动脉压若降至60 mmHg以下时，切不可时间过长。麻醉力求平稳，无缺氧及二氧化碳蓄积。

颅后窝肿瘤手术麻醉比较复杂，手术体位常有坐位、俯卧位、侧卧位。坐位时术中易发生气体栓塞，为预防气体栓塞，术中禁用NO_2与过度通气及控制性降压，可采用呼气末正压通气。下肢用弹力绷带，防止淤积性血栓形成。变动体位时要慢，避免血流动力学急剧改变。常规监测$PETCO_2$、SpO_2、心电图EEG、中心静脉压(CVP)，必要时置右心房导管及超声多普勒气体监测仪或食管超声心动图可动态反映心内的气泡；一旦检出气泡立即通知术者关闭空气来源、右心房抽气、左侧垂头足高位、加快输液，必要时给心肌变力性药物支持。

脑干是颅后窝内极为关键的结构，手术期间生命中枢受到刺激易出现呼吸节律和心率变化，因此，对机械通气的患者应加以注意。对保留自主呼吸的患者，应密切注意呼吸节律的变化，出现异常及时通知手术医师，以减轻对脑干的牵拉刺激。还应该注意的是脑干手术时应保证手术野安静，避免麻醉减浅出现呛咳，最为稳妥的方式是应用肌松药，进行机械通气。

（侯清武）

第七章　胸外科手术麻醉操作

第一节　肺隔离技术

肺隔离技术在胸外科麻醉中具有里程碑的意义，该技术的出现使胸外科手术取得长足进步。

一、肺隔离的指征

肺隔离技术的应用范围广泛，从为胸内手术操作创造理想的手术野到严重肺内出血的急症抢救，都需要应用肺隔离技术。通常把肺隔离的应用指征笼统地分为相对指征与绝对指征。肺隔离的相对指征为方便手术操作而采用肺隔离的情况，包括全肺切除、肺叶切除、肺楔形切除、支气管手术、食管手术等。肺隔离的绝对指征系需要保证通气，防止健肺感染等情况，包括湿肺、大咯血、支气管胸膜瘘、单侧支气管肺灌洗等。但这种分法并不理想，实际应用中很多相对指征会演变为绝对指征。如手术中意外发生导致必须使用肺隔离技术时相对指征就成为绝对指征。

最初应用肺隔离技术的主要目的是保护健肺，但目前肺隔离技术应用的主要目的在于方便手术操作，因此，不仅肺手术需要肺隔离，胸内其他器官的手术也需要肺隔离。

二、肺隔离的禁忌证

肺隔离并无绝对禁忌，但临床实践中有些情况不宜使用肺隔离技术。如存在主动脉瘤时插入双腔管可造成动脉瘤的直接压迫，前纵隔肿物存在时插入双腔管可造成肺动脉的压迫。理论上，插入双腔管时误吸的可能增加，因此，饱胃患者应谨慎使用双腔插管。

三、肺隔离的方法

临床上使用的肺隔离方法很多，包括双腔管、支气管堵塞、Univent 管、单腔支气管插管等。各种技术有各自的优缺点，应根据患者病情与手术需要分别选用。

（一）双腔管

1949 年 Carlens 发明的双腔管使肺隔离技术获得飞跃。20 世纪 50 年代末，Robert-shaw 对 Carlens 双腔管进行改进，发明了右侧支气管插管。20 世纪 80 年代，聚氯乙烯导管代替了橡胶导管。制造技术的改进逐渐扩大了双腔管的用途，但双腔管至今仍存在一些缺陷，如定位困难需支气管镜辅助定位，右侧支气管插管易移位。

由于双腔管横截面呈卵圆形，不宜以直径反映其规格。目前以双腔管周长与相同周长单腔管的尺寸表示双腔管的规格。临床上女性身高 160 cm 以下者选择 35F 双腔管，身高 160 cm 以上者选择 37F 双腔管。男性身高 170 cm 以下者选择 39F 双腔管，170 cm 以上者选择 41F 双腔管。除身高外，选择双腔管还应考虑患者体型。

双腔管的插管方法与气管内插管基本相同。检查套囊后先将导管充分润滑，喉镜暴露声门后支气管斜口向上插入声门，支气管套囊经过声门后左侧双腔管逆时针旋转 90°，右侧双腔管顺时针旋转 90°，推进导管至预计深度插管即初步成功。一般身高 170 cm 的成人患者导管尖端距门齿 29 cm，身高每增减 10 cm插管深度相应增减 1 cm。聚氯乙烯导管与橡胶导管的设计不同，推进导管时不宜以遇到阻力为插管初步成功，聚氯乙烯导管推进中遇到阻力时可能造成肺叶、肺段支气管插管或支气管损伤。插管初步成功后应明确导管位置。

常用快速确定双腔管位置的方法包括听诊与支气管镜检查。听诊分三阶段进行。第一步确定气管导管的位置。即双肺通气时将主气管内套囊适当充气，听诊双肺均有呼吸音。若双肺呼吸音不一致，气道阻力大，表明双腔管插入过深，应后退 2～3 cm。第二步确定支气管导管的位置。夹闭气管腔接口并使气管腔通大气，将支气管套囊充气，听诊确认单肺通气。开放气管腔接口行双肺通气，听诊双肺呼吸音清晰。第三步确定隔离效果。分别钳夹气管腔与支气管腔接口，听诊单肺呼吸音确定隔离效果。听诊法可快速诊断双腔管位置不良，但不能发现肺叶支气管堵塞的情况。支气管镜是确定双腔管位置最可靠的方法。患者体位改变后应重复上述步骤重新核对双腔管位置。

右侧双腔管插管易成功，左侧双腔管插管中易出现进入右支气管的情况。遇到这种情况后先将套囊放气，导管后退至距门齿 20 cm 处，将患者头右转 90°同时将双腔管逆时针旋转 90°再向下推进导管，导管易进入左侧支气管。左侧双腔管进入右侧支气管后的另一种处理方法是夹闭主气管通气，控制呼吸并后退导管，见到双侧胸廓起伏后将患者头向右侧旋转，导管同时逆时针旋转推进易使左侧双腔管进入左支气管。在上述方法不能奏效的情况下应使用支气管镜引导插管。

1.左侧双腔管

左侧双腔管常见的有 Rusch、Mallinckrodt、Sheridan 三种，主要区别在套囊。Rusch 与 Mallinckrodt 管的套囊内压低于 Sheridan 管的套囊内压。这些导管行肺隔离时的套囊内压较低，在 15～20 cmH_2O 之间。套囊内容量 2～3 mL 即可完成隔离，套囊内容量超过 3 mL 才能完成隔离时应调整双腔管位置。

左侧双腔管可能进入左肺上叶或下叶的叶支气管，通过支气管镜检查可排除这种可能。

2.右侧双腔管

右侧双腔管常见的也有 Rusch、Mallinckrodt、Sheridan 三种，主要区别在于套囊设计。三种导管的共同特点是支气管套囊后导管侧壁有一侧孔，用于右上肺通气。右侧双腔管行肺隔离是套囊内压较高，40～49cmH_2O，但低于 Univent 管的套囊内压。右侧双腔管插入过深易导致右上肺不张。

与其他肺隔离技术相比，双腔管具有以下优点：①利于对双肺进行吸引、通气、易行支气管镜检查；②肺隔离有效。双腔管的缺陷在于解剖变异时固定的导管设计不能发挥良好的隔离作用。

（二）Univent 管

Univent 管出现于 1982 年，系一单腔导管，导管前开一侧孔，其间通过一直径 2 mm 的支气管堵塞器，支气管堵塞器可在导管腔内前后移动。Univent 管的插管方法与普通单腔气管导管相同，暴露声门后，导管送入声门，导管尖端过声门后再将支气管堵塞器继续送入支气管，左侧支气管堵塞时将导管逆时针旋转 90°，右侧支气管堵塞时将导管顺时针旋转 90°，导管插入深度与普通气管导管相同。确认双肺呼吸音后插入支气管镜，在支气管镜辅助下将支气管堵塞器送入相应的支气管内，套囊充气后听诊确定肺隔离效果。支气管堵塞器套囊不充气时即施行双肺通气。为防止堵塞器移位，在改变患者体位前可将堵塞器插入支气管较深的部位。支气管堵塞器导管较硬，有时送入支气管较困难，以进入左支气管时为甚，可将堵塞器退回气管导管腔内，在支气管镜帮助下将气管导管送入支气管，将堵塞器送入支气管后再将气管导管退回主气管即可。

Univent 管的优点在于术后保留导管方便，双肺单肺通气转换方便，能用于小儿。但该管的支气管堵塞器套囊属高容量高压套囊。堵塞器导管硬，因此有穿破支气管的可能。在不需要肺隔离的情况下意外

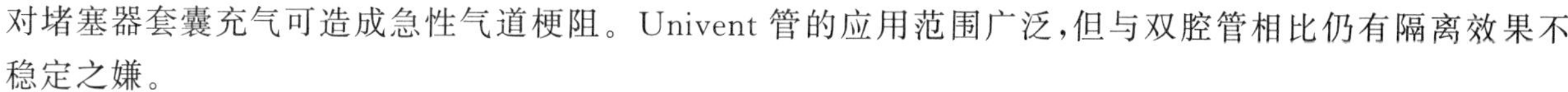

对堵塞器套囊充气可造成急性气道梗阻。Univent 管的应用范围广泛,但与双腔管相比仍有隔离效果不稳定之嫌。

(三)支气管堵塞

支气管堵塞法系将支气管堵塞囊通过单腔气管导管送入支气管实现肺隔离的一种技术。由于手术操作的影响,尤其在右侧支气管堵塞时易发生堵塞囊移位。堵塞囊移位不仅造成隔离失败,严重时可堵塞主气管与通气肺支气管造成窒息。支气管堵塞时非通气肺的萎陷需要气体缓慢吸收或手术医师挤压完成。支气管堵塞适于手术方案改变需要紧急肺隔离而双腔管插入困难的情况。支气管堵塞法隔离肺的主要缺陷在于不能对非通气肺进行正压通气、吸引等操作。

四、单肺通气的管理

针对单肺通气时发生低氧血症的原因,单肺通气时采用以下措施可减少低氧血症的发生。

(1)单肺通气应维持足够的潮气量和较快的呼吸频率。为保证通气肺的完全膨胀,减少通气/血流比失调,单肺通气时潮气量应接近双肺通气时的潮气量,呼吸频率与双肺通气时的频率相同。

(2)提高吸入气氧浓度,甚至吸入纯氧,可提高通气侧肺动脉血氧分压使肺血管扩张,通气侧肺血流增加不仅降低通气/血流比失调,还有利于更多地接受非通气侧肺因缺氧性肺血管收缩而转移过来的血流。

(3)对萎陷肺采用间断膨胀、高频通气或低压 PEEP 的方法可增加功能残气量,增加动脉氧合。

(4)充分的肌松使下侧肺与胸壁顺应性增大,防止通气侧肺的肺内压、气道压过高而减少血流。

(5)保持通气侧肺导管管腔和气道通畅,有分泌物、血液与组织碎屑时应及时清除。

(6)避免使用影响缺氧性肺血管收缩的血管活性药物。

对上述方法不能奏效的低氧血症采用纯氧短暂双肺通气可迅速纠正低氧血症。

(韩丰阳)

第二节 支气管镜与纵隔镜手术的麻醉

一、气管镜手术的麻醉

支气管镜在肺疾病的诊断治疗中有重要意义。从硬支气管镜到纤维支气管镜,支气管镜的应用范围不断扩大。支气管镜目前主要用于气管支气管异物取出、肺内引流、大咯血的治疗、气道与肺肿物的诊断与治疗。

从适应证看,硬支气管镜与纤维支气管镜并无区别,但临床上支气管镜的选择受很多因素控制。如设备条件、医师的经验、使用安全性与患者舒适度等。纤维支气管镜具有检查范围广、创伤小等优点,但在一些治疗性操作中使用受限。因此,纤维支气管镜主要用于诊断性检查,而硬支气管镜主要用于治疗性操作。

术前药的使用应考虑患者一般情况、手术类型、使用的支气管镜类型以及麻醉方式。使用术前药的主要目的在于缓解焦虑、提高痛阈、减少分泌与抑制反射。常用的术前药为阿片类药、镇静安定药与抗胆碱药。

麻醉方式的选择应根据选用的支气管镜类型、拟行手术、患者一般情况与患者要求综合考虑。可选择的麻醉方式包括局部麻醉与全身麻醉。

局部麻醉主要用于一般情况较好可配合的患者,手术操作较简单,手术时间一般较短。通过局部麻醉药雾化吸入与喷雾,对整个呼吸道施行表面麻醉。环甲膜穿刺注射局部麻醉药是声门下呼吸道表面麻醉的有效方式。舌咽神经阻滞与喉上神经阻滞对缓解声门上刺激有效,是较好的辅助措施。辅助神经阻滞时应防止误吸。使用局部麻醉还应注意局部麻醉药过敏，防止局部麻醉药过量中毒。

全身麻醉是支气管镜手术主要的麻醉方式。硬支气管镜手术对镇静、镇痛与肌松要求高，一般均选择全身麻醉。麻醉药的选择应考虑患者一般情况与手术类型。目前主张使用短效药物，保证术后迅速恢复。

麻醉诱导可采用吸入诱导，也可采用静脉诱导。麻醉维持的方式多根据支气管镜通气方式确定。硬支气管镜可使用的通气方式包括自主呼吸、正压通气与无呼吸氧合。自主呼吸主要用于异物取出。无呼吸氧合维持时间短，现很少使用。正压通气是硬支气管镜主要的通气方式，包括间断正压通气、喷射通气、高频喷射通气等形式。纤维支气管镜在无气管插管的情况下均采用自主呼吸。有气管插管的情况下可依靠一些辅助设备控制呼吸。在可以控制呼吸的情况下一般采用静脉吸入复合麻醉维持，静脉注射中短效肌肉松弛药创造安静的手术野。手术中保留自主呼吸时可采用静脉维持或静脉吸入复合维持。

支气管镜手术的并发症涉及手术并发症与麻醉并发症。硬支气管镜可造成途径组织的创伤，包括牙齿、口咽黏膜、喉以及支气管。组织活检后可引起出血。麻醉相关的并发症包括通气不足与麻醉过浅带来的并发症。通气不足表现为低氧血症与高碳酸血症，可通过辅助呼吸纠正。麻醉过浅时手术刺激可诱发心律失常与血压波动，应加深麻醉消除。

二、纵隔镜手术的麻醉

纵隔镜最早用于肺癌分级中纵隔淋巴结活检，以确定手术切除的可能性。后来逐渐用于纵隔上部淋巴结活检、纵隔肿物活检与后纵隔肿瘤的手术。虽然计算机断层扫描(CT)与磁共振成像(MRI)能发现纵隔内异常的肿物与淋巴结，但诊断的敏感性与特异性均不及纵隔镜。纵隔镜常与支气管镜检查结合用于治疗方案的确定。气管明显移位、上腔静脉综合征、大血管动脉瘤、前纵隔肿物的患者不宜行纵隔镜手术。

胸骨上切迹切口入路的纵隔镜手术又称颈部纵隔镜手术，主要用于上纵隔病变的诊断治疗。胸骨左缘第 2 肋间切口与胸骨旁纵切口入路的纵隔镜手术又称前纵隔镜手术，主要用于前纵隔、肺门、上腔静脉区域病变的诊断治疗。

纵隔镜手术可采用的麻醉方法包括局部麻醉与全身麻醉。麻醉方法的选择考虑手术医师的习惯、患者意愿以及患者病情。由于纵隔镜手术潜在大出血的可能，选用全身麻醉更可靠。

纵隔镜手术的麻醉并无特殊，但应强调纵隔肿物对动脉、静脉与气管可能造成的压迫。对气管的压迫可能造成气管移位，麻醉诱导前应充分估计控制气道与气管插管的难度，必要时可采用清醒插管。纵隔肿物对大血管的压迫可能导致麻醉诱导与正压通气时循环功能的恶化，可考虑采用自主呼吸或改变患者体位的方法防止低血压。

术前药并无特殊要求。入手术室后开放一条静脉通道(16～18G)，手术中遇有明显出血时可再开放一条静脉通道。常规监测血压、心电图与血氧饱和度。麻醉诱导与维持的方法很多，以静脉快速诱导、静脉吸入复合维持的麻醉方法较常用。由于手术操作接近大血管、气管等重要解剖部位，麻醉中应创造安静的手术野，使用肌肉松弛药是一种理想的选择。由于手术时间短，应选用中短效的肌肉松弛药如阿曲库铵与维库溴铵。手术可能带来上纵隔与气管等部位的刺激，因此要有足够的麻醉深度防止呛咳。

纵隔镜手术的并发症并不多见，包括出血、气胸、神经损伤、食管损伤与气体栓塞。活检中对大血管的创伤可导致危及生命的严重出血。静脉出血可采用直接压迫与填塞压迫的方法止血。动脉出血则需紧急手术止血。胸膜创伤可导致气胸，出现气胸应行胸腔引流。操作中可能损伤喉返神经与膈神经，出现后应对症处理。

（韩丰阳）

第三节 肺切除手术的麻醉

一、术前准备

肺切除术常用于肺部肿瘤的诊断和治疗，较少用于坏死性肺部感染和支气管扩张所引起的并发症。

（一）肿瘤

肺部肿瘤可以是良性、恶性，或者为交界性。一般情况下只有通过手术取得病理结果才能明确肿瘤性质。90%的肺部良性肿瘤为错构瘤，通常是外周性肺部病变，表现为正常肺组织结构紊乱。支气管腺瘤通常为中心型肺部病变，常为良性，但有时亦可局部侵袭甚至发生远处转移。这些肿瘤包括：类癌、腺样囊性癌及黏液表皮样癌。肿瘤可阻塞支气管管腔，并导致阻塞远端区域反复性肺炎。肺类癌起源于 APUD 细胞，并可分泌多种激素，包括促肾上腺皮质激素（ACTH）、精氨酸加压素（AVP）等。类癌综合征临床表现不典型，有时更类似于肝转移征象。

肺的恶性肿瘤可分为小（燕麦）细胞肺癌（占 20%，5 年生存率为 5%～10%）和非小细胞肺癌（占 80%，5 年生存率为 15%～20%）。后者包括鳞状细胞癌（表皮样瘤）、腺癌和大细胞（未分化）癌。上述肿瘤均最常见于吸烟者，但腺癌也可发生于非吸烟者。表皮样瘤和小细胞肺癌常表现为支气管病变的中央型肿瘤；腺癌和大细胞肺癌则更多表现为常侵犯胸膜的周围型肿瘤。

1.临床表现

肺部肿瘤的临床症状有：咳嗽、咯血、呼吸困难、喘鸣、体重减轻、发热及痰液增多。发热和痰液增多表明患者已出现阻塞性肺炎。胸膜炎性胸痛或胸腔渗出表明肿瘤已侵犯胸膜；肿瘤侵犯纵隔结构，压迫喉返神经可出现声音嘶哑；侵犯交感神经链可出现霍纳综合征；压迫膈神经可使膈肌上升；如压迫食管则出现吞咽困难，或出现上腔静脉综合征。心包积液或心脏增大应考虑肿瘤侵犯心脏。肺尖部（上沟）肿瘤体积增大后可因侵犯同侧臂丛的 C_7～T_2 神经根分支，而导致肩痛和（或）臂痛。肺部肿瘤远处转移常侵及脑、骨骼、肝脏和肾上腺。

肺癌尤其是小细胞肺癌，可产生与肿瘤恶性扩散无关的罕见症状（癌旁综合征），其发生机制包括：异位激素释放及正常组织和肿瘤之间的交叉免疫反应。如果异位激素分泌促肾上腺皮质激素（ACTH）、精氨酸加压素（AVP）及甲状旁腺素，则分别会出现库欣综合征、低钠血症及低钙血症。Lambert-Eaton（肌无力）综合征的特征是近端性肌病，肌肉在反复收缩后肌力增强（不同于重症肌无力）。其他的癌旁综合征还有肥大性骨关节病、脑组织变性、周围性神经病变、移动性血栓性静脉炎及非细菌性心包炎。

2.治疗

手术是可治性肺部肿瘤的治疗选择之一。如果非小细胞肺癌未侵及淋巴结、纵隔或远处转移，则可选择手术切除；相反，小细胞肺癌很少选择手术治疗，因为确诊时几乎无可避免地出现转移，小细胞肺癌多选用化疗或化疗与放疗结合治疗。

3.肿瘤的可切除性或可手术性

肿瘤的可切除性取决于肿瘤的解剖学分期，而肿瘤的可手术性则取决于手术范围和患者的生理状况。确定肿瘤的解剖学分期有赖于胸片、CT、支气管镜和纵隔镜等检查结果。同侧支气管旁和肺门淋巴结转移的患者可接受切除手术治疗，但同侧纵隔内或者隆突下淋巴结转移者的切除手术则受到争议。对于斜角肌、锁骨上、对侧纵隔或对侧肺门淋巴结转移者，一般均不予手术切除。如无纵隔转移，则有些医疗中心亦对肿瘤采取包括胸壁在内的扩大性切除；同样，无纵隔转移的肺尖部（上沟）肿瘤经过放疗后亦可手术切除。手术范围的确定原则是既要达到最大限度地治疗肿瘤，亦要保证手术后足够的残肺功能。在第 5 或 6 肋间隙经后路开胸实施肺叶切除术是大多数肺部肿瘤选择的手术方式；对于小的周围型肺部病变或肺功能储备差的患者可选择肺段切除和肺楔形切除手术。如肿瘤侵犯左、右主气管或肺门则需实施患侧全肺切除术。对于近端型肺部病变及患者肺功能较差者可选择袖状肺切除术来取代全肺切除术，即切除受累的肺叶支气管及部分左或右主支气管，并在切除后将远端支气管与近端支气管进行吻合。肿瘤累及气管时可选考虑实施袖状肺切除术。肺叶切除术的死亡率为 2%～3%，而全肺切除术的死亡率为 5%～7%。右全肺切除术的死亡率较左全肺切除术高，可能是因为右侧手术切除了更多的肺组织。胸部手术后发生死亡大多数是心脏原因引起。

4.全肺切除术的手术原则

全肺切除手术可行性虽然是一个临床问题，但术前肺功能检查结果可为手术方式的选择提供初步的参考意义，根据术前患者肺功能受损程度可预测患者手术风险大小。表 7-1 列出了实施全肺切除术患者术前肺功能检查中各指标的意义。如果患者虽未达到上述标准但又需施行全肺切除术，则应进行分区肺功能检查。评价全肺切除术可行性的最常用指标是术后第 1 秒用力呼气量预计值(FEV_1)，如果 FEV_1 预计值>800 mL 即可手术。在第 1 秒用力呼气量中各肺叶所占的比例与其血流量百分数有很好的相关性，而后者可用放射性核素(^{133}Xe、^{99}Tc)扫描技术进行测量。

术后 FEV_1 = 剩余肺叶的肺血流量百分数 × 术前总 FEV_1

一般来说，病肺(虽无通气但有血流灌注)切除后不仅不会影响患者的肺功能，反而还可改善血氧饱和度。如术后第 1 秒用力呼气量(FEV_1)预计值小于 800 mL 但还需行全肺切除术，术前应评价残肺的血管能否耐受相对增加的肺血流，但目前尚无此类评价。如果患者术前肺动脉压超过 40 mmHg 或氧分压低于 45 mmHg，则不易行全肺切除术；此类患者可行患侧肺动脉阻塞介入治疗。

表 7-1　全肺切除术患者术前肺功能检查中各指标的意义

检查	患者高危因素
动脉血气	PCO_2>45 mmHg(呼吸空气)；PO_2<50 mmHg
FEV_1	<2 L
术后预计 FEV_1	<0.8 L 或<40%(预计值)
FEV_1/ FVC	<50%(预计值)
最大呼吸容量	<50%(预计值)
最大氧耗量	<10 mL/(kg · min)

注：FEV_1：第 1 秒内用力呼气量；FVC：用力呼吸容量

全肺切除术后的并发症常涉及呼吸和循环系统，术前有必要对这两个系统的功能进行评价。如患者能登上 2～3 层楼而无明显气喘则提示其可耐受手术，不需其他进一步检查。患者活动时的氧耗量可作为预测术后患病率和死亡率的有用指标，如氧耗量大于 20 mL/kg 的患者术后发生并发症的可能性较小；如氧耗量低于 10 mL/kg 的患者手术后患病率和死亡率则极高。

(二)感染

肺部感染常表现为肺部单个结节或空洞样病变(坏死性肺炎)。为了排除恶性病变或明确感染类型，临床上常需实施开胸探查术。而对于抗生素治疗无效、反复性脓胸及大咯血等空洞性病变可行肺叶切除术。产生此类表现的肺部感染既可能是细菌(厌氧菌、支原体、分枝杆菌、结核)，也可能是真菌(组织胞浆菌、球孢子菌、隐球菌、芽生菌、毛霉菌及曲霉菌)。

(三)支气管扩张

支气管扩张是一种支气管长期扩张状态，是支气管长期反复感染和阻塞后的终末表现。常见病因有：病毒、细菌和真菌等感染，误吸胃酸及黏膜纤毛清除功能受损(黏膜上皮纤维化及纤毛功能异常)。扩张后支气管的平滑肌和弹性组织被富含血管的纤维组织代替，故支气管扩张患者容易咯血。对于保守治疗无效的反复大量咯血且病变定位明确后可手术切除病变。如果患者的病变范围较大则可表现为明显的慢性阻塞性通气障碍特征。

二、麻醉管理

(一)术前评估

接受肺组织切除术的患者大部分均有肺部疾病。吸烟对慢性阻塞性通气障碍和冠心病患者均是重要的危险因素,接受开胸手术的许多患者常合并存在这两种疾病。术前实施心脏超声检查不仅可评估患者的心脏功能,同时可确定是否有肺心病的证据(右心扩大或肥厚);如果在心脏超声检查时应用多巴酚丁胺可有助于发现隐匿性冠心病。

对于肺部肿瘤患者应仔细评估肿瘤局部扩张引起的局部并发症和癌旁综合征。术前应仔细审阅胸片、CT 及磁共振等检查结果。气管或支气管的偏移会影响气管插管和支气管的位置。气道受挤压的患者麻醉诱导后可能会引起通气障碍。肺实变、肺不张及胸腔大量渗液均可导致低氧血症,同时应注意肺大疱和肺脓肿对麻醉的影响。

接受胸科手术治疗的患者术后肺部和心脏并发症发生率均增加。对于高危患者而言,如果术前准备充分在一定程度上可减少术后并发症。外科手术操作或肺血管床面积减少致右心房扩张均可导致围术期心律失常,尤其是室上性心动过速。这种心律失常的发生率随年龄和肺叶切除面积的增加而增加。

对于中、重度呼吸功能受损的患者术前应慎用或禁用镇静药。虽然抗胆碱类药物(阿托品 0.5 mg 或格隆溴铵 0.1~0.2 mg 肌内注射或静脉注射)可使分泌物浓缩及增加无效腔,但可有效地减少呼吸道分泌物,从而可提高喉镜和纤维支气管镜检查时的视野质量。

(二)术中管理

1.准备工作

对于心胸手术来说,术前的准备工作越充分,就越能避免发生严重的后果。其中最常见的包括肺功能储备差、解剖上的异常、气道问题和单肺通气时患者很容易出现低氧血症,事先通盘考虑必不可少。另外,对于基本呼吸通路的管理,还需要事先准备一些东西,比如说各种型号的单腔和双腔管、支气管镜、CPAP、大小型号的麻醉插管的转换接头、支气管扩开器等。

如果手术前准备从硬膜外给患者使用阿片类药物,那么应该在患者清醒时候进行硬膜外穿刺,这比将患者诱导之后再进行操作要安全。

2.静脉通路

对于胸科手术,至少需要一条畅通的静脉通路,最好是在手术侧的深静脉通路,包括血液加温器,如果大量失血还需要加压输液装置以保证快速补液。

3.监测

一侧全肺切除的患者、切除巨大肿瘤特别是肿瘤巳经侵犯胸壁的患者和心肺功能不全的患者需要直接动脉测压,全肺切除或巨大肿瘤切除的患者可以从深静脉通路放置 CVP 监测,CVP 可以反映血管容量、静脉充盈状态和右心功能,可以作为补液的一个指标。肺动脉高压或左心功能不全的患者可以放置肺动脉导管,可以通过影像学保证肺动脉导管没有放置到要切除的肺叶里面。要注意的是不要将 PAC 的导管放置到单肺通气时被隔离的肺叶里面,这样会导致显示出的心排出量和混合静脉血氧气张力不正确。在肺叶切除患者中要注意 PAC 的套囊会明显增加右心的后负荷,降低左心的前负荷。

4.麻醉诱导

对于大多数患者,面罩吸氧后使用快速静脉诱导,具体使用什么药物由患者术前的状态决定。在麻醉深度足够之后使用直视喉镜,避免支气管痉挛,缓和心血管系统的压力反射,这可以通过诱导药物、阿片类药物或两者同时使用来实现。有气道反应性的患者可以用挥发性吸入药物来加深麻醉。

气管内插管可以在肌松剂的帮助下进行,如果估计插管困难,可以准备支气管镜。尽管传统的单腔管能适用于大多数的胸科手术,单肺通气技术还是使得它们变得更容易。但如果外科医师的主要目的是活检而不是切除,采用单腔管更合理,可以在气管镜活检之后再放置双腔管代替单腔管。人工正压通气可以帮助防止肺膨胀不全,反常呼吸和纵隔摆动,同时还能帮助控制手术野以利于手术完成。

5.体位

在诱导、插管、确定气管导管的位置正确之后，摆位前还要保证静脉通路的通畅和监护仪的正常工作。大多数的肺部手术患者采用后外切口开胸，术中患者侧位，正确的体位很重要，它能避免不必要的损伤和利于手术暴露。患者下面的手臂弯曲，上面的手臂升到头上，将肩胛骨从手术范围拉开。在手臂和腿之间放置体位垫，在触床的腋窝下放置圆棍，保护臂丛，同时还要小心避免眼睛受压，避免损伤受压的耳朵。

6.麻醉维持

现在使用的所有麻醉方法都可以保证胸科手术的麻醉维持，但是大多数的麻醉医师还是使用一种吸入麻醉药(氟烷、七氟烷、异氟烷或地氟烷)和一种阿片类药物的复合麻醉。吸入麻醉药的优点在于：①短期的剂量依赖式的支气管扩张作用。②抑制气道反应。③可以吸入高纯度的氧气。④能快速加深麻醉。⑤减轻肺血管收缩带来的低氧血症。吸入麻醉药在浓度变化小于 1 MAC 的范围对 HPV 影响很小。阿片类药物的优点在于：①对血流动力学影响很小。②抑制气道反应。③持续的术后镇痛效应。如果术前已经使用了硬膜外的阿片类药物，那么静脉使用要注意用量以免引起术后呼吸抑制。一般不推荐使用氧化亚氮，因为这会使吸入氧气的浓度下降。与吸入性麻醉药一样，氧化亚氮会减轻肺血管收缩带来的低氧血症，而在一些患者中还会加剧肺动脉高压。去极化肌松药的使用在麻醉维持过程中能保持神经肌接头的阻断作用，这有效地帮助外科医师将肋骨牵开。在牵开肋骨的时候要保持最深的麻醉深度。牵拉迷走神经引起的心动过缓可以通过静脉使用阿托品来解除。开胸时静脉回心血量会因为开胸侧的胸腔负压减少而下降，这可以通过静脉补液速度得到纠正。

对于一侧全肺切除的患者要严格控制输液量。输液的控制包括基本量的补充和失血的损耗两个方面，对于后者通常输注胶体液或是直接输血。侧位的时候输液有一个“低位肺”现象，就是指在侧位的时候液体更容易在重力的作用下向位于下面的肺集中。这个现象在手术中尤其是在单肺通气的时候会增加下位肺的液体流量并加重低氧血症。另外，不通气肺由于外科操作的影响再通气的时候容易发生水肿。

在肺叶切除中，支气管(或残存的肺组织)通常会被一个闭合器分离。残端通常要在 30 cmH_2O 的压力下检验是否漏气。在肋骨复位关胸的时候，如果使用的是单腔管，手动控制通气可以帮助避免使用肋骨闭合器的时候损伤肺边缘。在关胸前，要手动通气并直视观察确认所有的肺已经充分膨开。随后可以继续使用呼吸机通气直至手术结束。

(三)术后管理

1.一般管理

大多数患者术后都拔管以免肺部感染。有些患者自主呼吸未能恢复不能拔除气管导管，需要带管观察以待更佳的拔管时间。如果使用的是双腔管，术毕的时候可以换成单腔管进行观察。如果喉镜使用困难可用导丝。

患者术后一般在 PACU、ICU 观察病情。术后低氧血症和呼吸性酸中毒很常见。这通常是由外科手术对肺造成的压迫或由于疼痛不敢呼吸引起的。重力作用下的肺部灌注和封闭侧肺的再通气水肿也很多。

术后约有 3% 的患者出现出血，而死亡率占其中的 20%。出血的症状包括胸腔引流的增加(>200 mL/h)、低血压、心动过速和血小板容积下降。术后发生室上性心律失常很多，需要及时处理。急性右心衰竭可以通过降低的心排出量和升高的 CVP、血容量减少和肺动脉楔压的变化表现出来。

常规的术后管理包括右侧半坡位的体位、吸氧(40%～50%)、心电监护、血流动力学监测、术后的影像学检查和积极的疼痛治疗。

2.术后镇痛

肺部手术的患者术后使用阿片类药物镇痛和与之相关的呼吸抑制的平衡是一个矛盾。对于进行胸科手术的患者而言，阿片类药物比其他的方法具有更好的镇痛效果。注射用的阿片类药物静脉给药只需要较小的剂量，而肌内注射则剂量要大得多。另外，使用患者自控镇痛(PCA)也是个不错的办法。

长效的镇痛药，例如 0.5%的罗哌卡因(4～5 mL)，在手术切口的上下两个肋间进行封闭也能收到很好的镇痛效果。这可以在手术中直视下进行,也可以在术后操作。这个方法还能改善术后的血气结果和肺功能检查,缩短住院时间。如果略加以变化,还可以在术中采用冰冻镇痛探头,在术中对肋间神经松解进行冰冻,达到长时间镇痛的效果。不足的是这种方法要在24~48小时之后才会起效。神经的再生在一个月左右。

硬膜外腔注射阿片类药物同时使用局麻药也有很好的镇痛效果。吗啡5~7 mg与10~15 mL盐水注射可以维持6~24小时的良好镇痛。腰段硬膜外阻滞的安全性更好,因为不容易损伤脊髓根,也不容易穿破蛛网膜,但这只是理论,只要小心操作,胸段硬膜外阻滞同样是安全的。当注射亲脂性的阿片类药物如芬太尼时,从胸段硬膜外腔注射比腰段具有更好的效果。有些临床医师提议多使用芬太尼,因为这种药物引起的迟发性呼吸抑制较少。但不管是从哪个部位注射药物进行镇痛,都要密切监测以防并发症。

有些学者提出了胸膜腔内镇痛的方法,但遗憾的是,临床看来这并不可行,可能是由于胸管的放置和胸腔内出血。

3.术后并发症

胸科手术的术后并发症相对多见,但大多数都是轻微的,并可以逆转。常见血块和黏稠的分泌物堵塞呼吸道,会引起肺膨胀不全,所以需要及时吸痰,动作轻柔。严重的肺膨胀不全表现为一侧肺或肺叶切除后的支气管移动和纵隔摆动,这时候需要治疗性的支气管镜,特别是如果肺膨胀不全合并大量的黏稠分泌物。一侧肺或肺叶切除之后还常常导致小的裂口存在,这多是由于关胸不密合引起的,多在几天内自动封闭。支气管胸膜瘘会导致气胸和部分肺塌陷,如果在术后24~72小时发生,通常是由于气管闭合器闭合不牢所致。迟发的则多是由于闭合线附近气管组织血运不良发生坏死或是感染所致。

有些并发症少见但需予以足够的重视,因为它们是致命的,术后出血是重中之重。肺叶扭转可以在患侧肺叶部分切除,余肺过度膨胀时自然发生,它导致肺静脉被扭转,血液无法回流,很快就会出现咯血和肺梗死。诊断方法是靠胸片发现均匀的密度增高以及支气管镜下发现两个肺叶的开口过于靠近。在手术侧的胸腔还可能发生急性的心脏嵌顿,这可能是由于手术后两侧胸腔的压力差造成的严重后果。心脏向右胸突出形成嵌顿会引起腔静脉的扭转从而导致严重的低血压和CVP的上升,心脏向左胸突出形成嵌顿则会在房室结的位置造成压迫,导致低血压、缺血和梗死。心脏X线片的表现是手术侧的心影上抬。

纵隔手术的切除范围大,会损伤膈神经、迷走神经和左侧喉返神经。术后膈神经损伤会表现为同侧的膈肌抬高影响通气,全胸壁切除同样会累及部分膈肌造成类似的结果并合并连枷胸。肺叶切除一般不会导致下身瘫痪。低位的肋间神经损伤会导致脊髓缺血。如果胸腔手术累及到硬膜外腔,还会产生硬膜外腔血肿。

(四)肺切除的特殊问题

1.肺大出血

大量咯血指的是24小时从支气管出500~600 mL以上的血量,所有咯血病例中只有1%~2%是大咯血。通常在结核、支气管扩张、肿瘤或是经气管活检之后发生。大咯血是手术急症,大多数病例属于半择期的手术而非完全的急诊手术,即便如此,死亡率还是高达20%以上(如果用内科药物治疗,死亡率高于50%)。必要时可对相关的支气管动脉进行栓塞。最常见的死亡原因是气道内的血块引起的窒息。如果纤维支气管镜不能准确定位,那么患者有必要进入手术室行刚性气管镜检查。可以人工堵塞支气管暂时减缓出血或使用激光对出血部位进行烧灼止血。

患者需要保持侧卧位,维持患侧肺处于独立的位置达到压迫止血的目的,要开放多条大容量静脉通路。麻醉术前药一般不需给予清醒患者,因为他们通常都处于缺氧状态,保持持续吸入纯氧。如果患者已经插管,可以给予镇静药帮助患者预防咳嗽。另外,套囊或其他的气管栓子要放置到肺被切除后。如果患者还没有实行气管插管,那就行清醒下气管插管。患者通常会吞咽大块的血块,所以要把他们当作饱胃的患者来处理,插管时要取半右上位并持续在环状软骨上加力。双腔管有助于分隔患侧肺和正常肺,还能帮助将两侧肺独立切除互不干扰。如果放置双腔管困难,也可以放置大管径的单腔管。Univent管是内带可伸缩的气管套囊的单腔管,也可应用。如果气管腔有大块的血栓,可以考虑使用链激酶将其溶解。如果有活动性的出血，可以使用冰盐水使其流速减慢。

2.肺大疱

肺大疱可以是先天的，也可以继发于肺气肿。大型的肺大疱可以因为压迫周围肺组织从而影响通气。最大的麻醉风险来源于这些肺大疱的破裂形成张力性气胸，这可以发生在任意一侧肺。诱导期间保持患者的自主通气直到双腔管套囊已将两侧肺隔离。许多患者无效腔增大，所以通气是要注意防止二氧化碳蓄积。氧化亚氮要避免使用，因为那会导致肺大疱破裂，表现为忽然出现的低血压、支气管痉挛和气道压峰值的升高，需要立即放置胸腔引流管。

3.肺脓肿

肺脓肿源于肺部感染、阻塞性的肺部肿瘤和全身性感染的散播。麻醉要点是尽快隔离两侧肺以免感染累及对侧。静脉快速诱导、插入双腔管保持患侧肺的独立，立即将两侧套囊充气，保证在翻身摆体位的时候脓肿不会播散。在术中对患侧肺多次吸引也可以尽量减少对侧肺的感染机会。

4.支气管胸膜瘘

支气管胸膜瘘继发于肺切除术、肺部气压伤、肺脓肿穿破和肺大疱破裂。绝大多数患者采用保守治疗，只有胸腔引流和全身的抗生素治疗失败的患者需要手术治疗。麻醉的重点是考虑患者的通气障碍、必要时使用正压通气、可能存在的张力性气胸和肺脓肿对对侧肺的污染。肺脓肿由于多在瘘口附近，所以术后很快就会被吸收。

有些临床学者建议如果存在大的瘘就在清醒时插入双腔管，或是经静脉快速诱导插管。双腔管可以隔离两肺、可以对健侧肺单肺通气，对于麻醉处理很有帮助。术后可以在条件允许时拔管。

（韩丰阳）

第四节　肺移植手术的麻醉

一、术前准备

肺移植是终末期的肺部疾病或肺动脉高压的治疗手段。接受此手术的患者一般都有呼吸困难并且预后很差。适应证随原发病的不同而不同。主要的病因有：①肺泡纤维化。②支气管扩张。③慢性阻塞性肺气肿。④ α_1-抗胰岛素物质缺失。⑤肺淋巴瘤。⑥特发性肺间质纤维化。⑦原发性肺动脉高压。⑧Eisenmenger综合征。手术例数受合适的供体数量限制。患者大多在静息时或仅有轻微活动后即出现气短并有静息状态下的缺氧（$PaCO_2<50$ mmHg）和氧需求量增加。进行性 $PaCO_2$ 增加也很常见。患者可能有呼吸机依赖。心肺联合移植不是必需的，因为患者的右心功能不全可以在肺动脉高压得以纠正后好转，但患者要求左心功能良好，没有冠心病和其他严重疾病。

单肺移植一般被用于慢性阻塞性肺疾病的患者，双肺移植则被应用于肺泡纤维化、肺气肿和血管性疾病的患者。年轻的患者做双肺移植的较多。Eisenmenger 综合征的患者需要做心肺联合移植。

供体器官的选择基于大小和 ABO 配型。血清病毒学检查也必不可少。

二、麻醉管理

（一）术前处理

术前处理应有效调和受体与供体的状态，尽量减少移植缺血时间，避免移植前非必要的麻醉时间延长。术前可给予口服环孢霉素、抗酸剂、H_2 拮抗剂和甲氧氯普胺。患者通常对止痛药敏感，所以术前药通常可以等患者进入手术室之后再给。诱导前还可给予咪唑硫嘌呤。

(二)术中处理

1.监护

与心脏手术一样,术中的有创监测要注意无菌原则。由于三尖瓣反流的存在,放置漂浮导管监测PAC会有一定难度。深静脉穿刺应在诱导后完成,因为患者在清醒时通常难以平卧。当手术进行到肺切除时,要及时将漂浮导管后撤(如果漂浮导管是放置在手术侧),在移植完毕后可以把它重新放回肺动脉。要注意避免静脉液体中进入气泡。卵圆孔未闭的患者由于右心室动脉高压的存在有发生栓塞的危险。

2.诱导和麻醉维持

采取头高位,可选快速诱导。也可用S-氯胺酮、依托咪酯和阿片类药物的一种或几种进行慢诱导,这样可以避免血压骤降。使用琥珀酰胆碱或其他非去极化肌松药插管。从诱导到插管完毕要保持回路内压力,避免通气不足和高碳酸血症,以免进一步导致肺动脉高压。低血压要使用血管活性药物(多巴胺等)维持而避免液体扩容。

麻醉维持通常是阿片类药物的持续输注,可结合或不结合使用吸入麻醉药。术中通气困难常见,进行性 $PaCO_2$ 升高时有发生。呼吸机要适时调节,维持动脉pH的正常以免出现碱中毒。肺泡纤维化的患者分泌物很多,要及时吸痰。

3.单肺移植

单肺移植可以不用进行体外循环,取后外侧切口,置左侧双腔管或单腔管,术中行单肺通气。是否采用体外循环取决于术中对于患侧肺的夹闭和与之对应的肺动脉夹闭时的反应,如果出现持续的血氧饱和度<88%,或是忽然出现的肺动脉高压,提示需要体外循环。前列腺素 E_1、硝酸甘油等可用于控制肺动脉高压防止右心衰竭。有时也必须使用多巴胺来维持血压。如果确实需要体外循环,左侧开胸则行股动脉-股静脉短路,右侧开胸则行右心室-主动脉短路。

供体肺切除后,将其与受体进行肺动脉、肺静脉和气管吻合,用网膜包裹帮助血供恢复。所有工作结束后可用支气管镜对吻合口进行观察。

4.双肺移植

双肺移植可用一个“蚌壳式”的胸廓切除,正常的体外循环很少用到。如果患者 CO_2 张力长期高则容易导致碱中毒,常需静脉给予酸剂。

5.移植后处理

供体肺吻合后,双肺通气得以恢复,移植后气道压以维持双肺膨胀良好为佳。吸入氧气浓度应<60%。通常用甲泼尼龙,以免血管痉挛。在保存液被冲出供体肺时常常会引起高钾血症。移植后停止体外循环,将漂浮导管放回到肺动脉,适当给予肺血管活性药物和收缩药物是必需的。移植前后,经食管超声心动图可以帮助诊断左、右心衰竭的发生和判断肺血流情况。

移植会扰乱神经反射、淋巴回流和支气管血液循环。呼吸节律不会受影响,但隆突以下的咳嗽反应会消失,部分患者会出现气道反应增高。肺血管收缩很常见。淋巴回流的阻断可导致肺水增多和移植肺的水肿。术中补液要最少化。支气管血液循环受阻则会导致吻合口缺血坏死。

(三)术后处理

术后处理应尽早拔管,最好行胸段硬膜外镇痛。术后常发生急性应激反应、感染、肾衰竭和肝衰竭。肺功能恶化可能继发于应激反应和再灌注损伤。偶尔需要暂入氧舱。为鉴别应激和感染,需时常进行气管镜检和气管镜下的活检。院内革兰阴性杆菌、巨细胞病毒、假丝酵母菌、曲霉菌和间质性浆细胞肺炎菌为感染的常见病原。其他的并发症包括外科并发症如膈神经损伤、迷走神经损伤和左侧喉返神经损伤。

(韩丰阳)

第五节　气管手术的麻醉

气管、支气管与隆突部位的疾患经常需要手术治疗。这些部位手术的麻醉有一定特殊性，麻醉医师必须了解该部位疾病的病理生理与手术特点，以制订麻醉计划。本节不包括气管切开手术的麻醉。

气管手术麻醉中应用的通气方式可总结为以下五种：①经口气管插管至病变气管近端维持通气适于短小气管手术。由于气管导管的存在，吻合气管时手术难度增加。插入气管导管时对病变的创伤可能导致呼吸道急性梗阻。②间断喷射通气经口插入细气管导管或手术中放置通气导管至远端气管或支气管行喷射通气。该法利于手术操作，但远端通气导管易被肺内分泌物阻塞，喷射通气还可能造成气压伤。③高频正压通气与间断喷射通气类似。④体外循环由于需要全身抗凝，可能导致肺内出血，现基本不用。⑤手术中外科医师协作在远端气管或支气管插入带套囊的气管导管维持通气。该法目前应用最普遍。

一、气管疾患

先天性疾患、肿物、创伤与感染是气管疾患的常见病因。先天性疾患包括气管发育不全、狭窄、闭锁与软骨软化。肿物包括原发肿物与转移肿物。原发肿物以鳞状细胞癌、囊腺癌与腺癌多见。转移肿物多来自肺癌、食管癌、乳腺癌以及头颈部肿瘤。创伤包括意外创伤与医源性创伤。气管穿通伤与颈胸部顿挫伤可损伤气管，气管插管与气管切开也可造成气管损伤。气管手术中居首位的病因是气管插管后的气管狭窄，气管肿物次之。

二、近端气管手术的麻醉

近端气管切除重建手术一般采用颈部切口与胸部正中切口。由于手术操作使气管周围支持组织松弛，在气管插管未通过气管病变的情况下可能引起气道完全梗阻。麻醉诱导插管后静脉吸入复合维持麻醉。暴露病变气管后向下分离，切开气管前 10 分钟停用氧化亚氮。于气管前贯穿气管全层缝一支持线，缝支持线时气管导管套囊应放气以防损伤。在气管切口下 2 cm 处穿结扎线，切开气管后外科医师将手术台上准备好的钢丝强化气管导管插入远端气管。连接麻醉机维持麻醉与通气。病变气管切除后，以缝合线牵拉两气管断端，麻醉医师通过患者头颈部俯屈可帮助两气管断端接近。如果切除气管长，两气管断端不能接近，应行喉松解使气管断端接近。气管断端采用间断缝合，所有缝合线就位后彻底吸引气管内的血液与分泌物，快速拔出远端气管的气管导管，同时将原经口气管插管管口越过吻合口，麻醉与通气改此途径维持。缝合线打结后应检查是否漏气。气管导管交换中应防止气管导管进入一侧支气管。

手术结束待患者完全清醒后拔除气管导管。由于手术室条件好，气管导管最好在手术室拔除。吻合口水肿较常见，因而拔管前应准备纤维气管镜与其他再插管的物品。拔管后气道通畅，病情稳定后应送入 ICU 继续严密观察。ICU 应做好再插管的准备。为减轻吻合口张力，患者应保持头俯屈体位。

三、远端气管与隆突手术的麻醉

靠近隆突部位的气管切除与隆突成形术一般采用右侧开胸入路，必要时行左侧单肺通气。麻醉的一般原则与近端气管手术相同。手术中通气可以采用全程单肺通气与部分单肺通气。全程单肺通气采用单腔气管导管或双腔管行支气管插管。部分单肺通气则需要手术中交换气管导管，即开始行双肺通气，暴露病变气管后手术台上行支气管插管后单肺通气。病变切除吻合口缝合线就位后拔除支气管插管，同时将主气管内的气管导管向下送入支气管，吻合完毕再将气管导管退回主气管内。手术结束后拮抗肌肉松弛药，待自主呼吸良好，患者清醒后在手术室拔管。拔管时同样应准备纤维支气管镜等再插管的设备。

四、术后恢复

气管手术后患者应在ICU接受密切监护。进入ICU后最好行胸部X线检查以排除气胸。患者应保持头俯屈的体位减轻吻合口张力。面罩吸入湿化的高浓度氧气。隆突手术影响分泌物排出,必要时可使用纤维支气管镜辅助排痰。术后吻合口水肿可引起呼吸道梗阻,严重时需要再插管。由于体位的影响,ICU插管最好使用纤维支气管镜。术后保留气管导管的患者应注意气管导管的套囊不应放置于吻合口水平。需要长时间呼吸支持的患者可考虑气管切开。

靠近喉部位的气管手术后易出现喉水肿,表现为呼吸困难、喘鸣与声嘶。治疗可采用改变体位(坐位)、限制液体、雾化吸入肾上腺素等措施,喉水肿严重时需要再插管。

术后疼痛治疗的方案应根据手术方式、患者痛阈与术前肺功能确定。近端气管手术的术后镇痛可采用镇痛药静脉注射、肌内注射以及患者自控给药的方式。远端气管与隆突手术的术后镇痛可选择硬膜外镇痛、胸膜内镇痛、肋间神经阻滞镇痛与患者自控镇痛等方式。

患者在ICU过夜,病情稳定后可返回病房。

(韩丰阳)

第六节 食管手术的麻醉

食管起自颈部环状软骨水平,终止于第11或12胸椎,直径约2 cm,长25 cm。在颈部位于气管后,进胸后微向左侧移位,在主动脉弓水平又回到正中,在弓下再次向左移位并通过膈肌。行程中有三个狭窄,分别位于颈部环状软骨水平、邻近左侧支气管水平与穿过膈肌水平。食管外科将食管人为地分为三段。即环状软骨水平至进胸水平(C_6～T_1)为颈段食管,胸廓内部分($T_{1\sim10}$)为胸段食管,膈肌水平以下为腹段食管。

食管手术的麻醉应考虑患者的病理生理、并存的疾患与手术性质。大部分食管手术操作复杂。术前反流误吸造成呼吸功能受损伤、食管疾病本身影响进食造成营养不良。食管疾患常伴吞咽困难与胃食管反流,因而气道保护是食管手术麻醉应考虑的重点。

一、麻醉前评估

食管手术术前访视中应注意的问题主要有以下三方面:食管反流、肺功能与营养状况。

(一)反流误吸

食管功能障碍易引起反流,长期的反流易导致慢性误吸。对有误吸可能的患者应进行肺功能评价并进行合理治疗。反流的主要症状有胃灼热、胸骨后疼痛或不适。对反流的患者麻醉时应进行气道保护。行快速诱导时应采用环状软骨压迫的手法,或采用清醒插管。麻醉诱导时采用半坐位也有一定帮助。

(二)肺功能

食管疾患引起反流误吸的患者多存在肺功能障碍。恶性食管疾患的患者常有长期吸烟史。对这些患者应行胸部X线检查、肺功能检查与血气分析了解肺功能状况。术前应行胸部理疗、抗生素治疗、支气管扩张药治疗,必要时可使用激素改善肺功能。

(三)营养状况

食管疾患因吞咽困难导致摄入减少,加上恶性疾患的消耗,患者有不同程度的营养不良。营养不良对术后恢复不利,因此术前应改善患者的营养状况。

二、术前用药

食管手术术前药的使用原则与一般全身麻醉术前药的使用原则相同。由于反流误吸的可能增加,这类患者术前镇静药的用量应酌情减量。由于手术刺激造成分泌的增加，抗胆碱药(阿托品 0.4 mg 或胃肠宁 0.2 mg 肌内注射)的使用非常必要。为防止误吸还应使用抗酸药(西咪替丁或雷尼替丁)与胃动力药。

三、监测

手术需要的监测水平主要根据患者病情、手术范围、手术方式以及手术中发生意外的可能性大小确定。麻醉医师的经验也是决定监测水平的影响因素。常规监测心电图、血压与血氧饱和度。应建立可靠的静脉通道。对需要长时间单肺通气的患者与术中术后需要严密观察心血管功能的患者应行有创血压监测。液体出入量大以及手术对纵隔影响明显的应考虑中心静脉置管。

四、内镜食管手术的麻醉

大部分食管手术术前需要接受胃镜检查明确病变的位置与范围。在食管狭窄病例，胃镜检查还能起到扩张性治疗的作用。

电子胃镜诊断性检查的麻醉并不复杂，大多数病例仅在表面麻醉下接受胃镜检查。由于患者存在一定程度的吞咽困难，胃镜检查中镇静药的使用应谨慎。使用镇静药一定要保留患者的气道保护性反射。

对不能配合表面麻醉的患者与行普通胃镜检查的患者多实施全身麻醉。选择较细的气管导管固定于一侧口角一般不妨碍胃镜检查。根据气管插管的难易程度可选择清醒插管与静脉快速诱导插管。麻醉维持可采用吸入麻醉、静脉麻醉或静脉吸入复合麻醉，为保证患者制动，可采用中短效肌肉松弛药。手术结束后拮抗肌肉松弛药，待患者完全清醒后拔管。

胃镜检查术后疼痛很轻，术后镇痛的意义不大。对反流明显的患者应采用半坐位。

在病情严重不能耐受手术的患者，为解决吞咽问题可采用食管支架技术。食管支架的放置不需开胸，一般在胃镜辅助下放置。食管异物的取出同样多在胃镜辅助下实施，不需开胸。

五、开胸食管手术的麻醉

食管手术采用的手术入路较多，腹段食管手术仅通过腹部正中切口即可，麻醉原则与腹部手术麻醉相同。大部分食管手术为胸段食管手术，需要开胸，部分手术甚至需要颈胸腹部联合切口(如 IvorLewis 手术)。由于左侧主动脉的干扰，食管手术多采用右侧开胸。为创造理想的手术野，减轻对肺的损伤，麻醉一般采用单肺通气。

对一些肺功能差不能耐受开胸的患者可采用颈部与腹部联合切口的术式。经颈部与膈肌食管裂孔游离食管并切除。但此术式游离食管时对后纵隔的刺激可导致明显的循环功能抑制，游离食管还可能造成气管撕裂，因此临床上应用较少。

食管切除后一般以胃代替。在胃不能与食管吻合的情况下需要与空肠或结肠吻合，使手术难度增加，手术切口自然需要开胸与开腹联合。空肠一般用于游离移植，需要显微外科参与。代结肠的位置可以在皮下，胸骨后或胸内肺门前后。

开胸食管手术的麻醉一般采用全身麻醉。应根据手术范围与患者病情选择使用麻醉药。范围大的手术还可考虑胸部硬膜外麻醉辅助全身麻醉及用于术后镇痛。

麻醉诱导应充分考虑误吸的可能，做好预防措施。为方便手术操作，开胸手术应尽量使用隔离通气技术。

手术中麻醉医师应了解外科医师的操作可能带来的影响，并与外科医师保持密切交流。手术操作可能导致双腔管或支气管堵塞囊位置改变影响通气，对纵隔的牵拉与压迫可导致循环功能的剧烈变化。手术中遇到上述情况，麻醉医师应及时提醒外科医师，双方协作尽快解决问题。

手术近结束时应留置胃管，胃管通过食管吻合口时应轻柔，位置确定后应妥善固定，避免移动造成吻合口创伤。留置胃管的目的在于胃肠减压，保护吻合口。

六、麻醉恢复

由于存在误吸的可能，拔管应在患者吞咽、咳嗽反射恢复，完全清醒时进行。因此，拔管前应拮抗肌肉松弛药，有良好的术后镇痛。

拔管时机的选择需考虑患者病情与手术范围。术前一般情况好，接受内镜检查、憩室切除等短小手术的患者多在术后早期拔管。气管食管瘘手术后气道需要一段时间的支持，因此拔管较晚。为促进呼吸功能恢复，拔管前应有良好镇痛。

对于不能短时间内拔管的患者应考虑将双腔管换为单腔管。换管一般在手术室进行，换管要求一定的麻醉深度。采用交换管芯的方法较简便，一些交换管芯还能进行喷射通气。有条件时亦可在气管镜帮助下换管。

七、术后并发症

食管手术后并发症主要来自三方面，术前疾病影响导致的并发症、麻醉相关并发症与手术相关并发症。

术前因反流误吸造成肺部感染、继发性哮喘使肺功能降低的患者术后拔管困难。营养不良的患者肌力恢复慢易造成术后脱机困难。

麻醉相关的并发症主要为麻醉诱导与拔管后的误吸。应掌握严格的拔管指征。拔管时患者应清醒，能排除分泌物，有良好的镇痛作用。拔管时采用半坐位利于引流，可减少误吸的发生。术后疼痛影响分泌物排除造成局部肺不张、肺炎时可能需要再次插管进行呼吸支持。

手术相关并发症与手术方式有关。术后吻合口瘢痕形成可导致食管狭窄，可采用扩张治疗。胃镜检查可能导致食管穿孔，食管穿孔引起纵隔炎可能危及患者生命，应禁食禁水并静脉注射抗生素治疗，必要时行食管部分切除。食管切除手术的术后并发症还包括吻合口漏。

（韩丰阳）

第七节　纵隔肿瘤手术的麻醉

上、前、中纵隔的汇合处正好位于上腔静脉中段、气管分叉、肺动脉主干、主动脉弓以及心脏的头侧面。对于成人，这个区域的大部分肿瘤是支气管肺癌和淋巴瘤的肺门淋巴结转移；而婴幼儿多为良性的支气管囊肿、食管重叠或者畸胎瘤。这个区域的肿瘤可以引起气管隆嵴处的气管支气管树、肺动脉主干及心房（和上腔静脉）的压迫和阻塞。胸部 CT 是最重要的诊断方法，因为它可以确定这些关键组织的压迫程度和大小。纵隔肿瘤麻醉中最常见的并发症为气道压迫，一篇综述中 22 例患者有 20 例出现气道梗阻。虽然气道梗阻是最主要的症状，但常常此时其他两到三个器官也有不同程度受压和存在并发症的潜在可能性，麻醉中如不特别注意，也没有丰富经验，每一个并发症都有可能危及生命，引起急性衰竭和死亡。总之，纵隔肿瘤麻醉的主要处理原则是：尽可能选择局部麻醉；全麻前尽可能进行化疗或放疗；如果必须全麻，应用纤维支气管镜检查气管支气管，并且清醒插管并保持自主呼吸。下面将分别讨论主要并发症及其麻醉管理。

一、气管支气管压迫

大部分引起气道梗阻的前纵隔肿瘤源自淋巴组织。但是，也有一部分源自囊液瘤、畸胎瘤、胸腺瘤和甲状腺瘤等良性病变。在进行化疗或放疗之前应做组织学诊断。大部分有气道梗阻的纵隔肿瘤患者，首先需要面临诊断手术的麻醉（如颈部或斜角肌的淋巴活检、霍奇金病的开腹活检）。重要的是，术中出现严重气道问题的患者不是术前均有呼吸道受压症状。

这些患者的麻醉管理有两点要优先考虑。

第一，肿瘤压迫气道常常可危及生命，因为压迫阻塞通常发生在气管分叉处，位于气管导管的远端，打断自主呼吸可导致气道梗阻。对于有气管压迫和扭曲的患者，气管插管时，若导管口贴在气管壁上或者导管通过狭窄部分时，管腔被完全堵塞或形成一锐角，均可引起气道完全阻塞。考虑到全麻存在潜在的致死性气道阻塞可能，因此手术时尽量首选局部麻醉。

第二，淋巴瘤对化疗或放疗的反应通常极佳，胸片显示治疗后肿瘤显著缩小，症状也有所好转。有些患者即使不活检，其细胞性质也有较大可能预知。因此，如有可能淋巴瘤患者应在全身麻醉前进行化疗或放疗。

如果肿瘤位于上、前和中纵隔，患者表现呼吸困难和（或）不能平卧而需活检，则尽可能选择局麻。如细胞类型对化疗或放疗敏感，在进一步外科治疗前，应先行化疗或放疗。经过这些治疗后，应仔细复习肿瘤的放射学表现，并对肺功能做出动态评估。

如果患者没有呼吸困难且能平卧，应作 CT 扫描、流速-容量环以及超声心动图检查以评估肿瘤的解剖和功能位置。如果三种检查结果之一呈阳性，即使没有症状，活检时也应选择局麻。

如果使用全麻，那么诱导前应在局麻下以纤维支气管镜对气道进行评估。纤维支气管镜外套加强型气管导管，在纤维支气管镜检查完以后，插入气管导管。全麻诱导采用半斜坡卧位。整个手术保留自主呼吸，避免使用肌松剂，以防胸腔内压力波动过大，使已软化的气管支气管系统发生塌陷。在场人员应该具备快速改变患者为侧卧或俯卧位的能力。应随时准备好一硬质通气支气管镜，以通过远端气管和隆突部位的梗阻，同时应备好体外循环相关人员和设备。

术后前几个小时，必须严密观察患者，因器械操作后肿瘤水肿而体积增大，有可能发生气道阻塞而需再次插管和机械通气。

二、肺动脉和心脏的压迫

纵隔肿瘤压迫肺动脉和心脏的情况非常罕见，因肺动脉干部分被主动脉弓和气管支气管所保护。

肺动脉压迫的处理原则与气管支气管压迫一样。因这类患者需诊断性操作（如组织活检），故大多数患者是第一次施行麻醉。这些患者的术前评估同支气管压迫患者。若知道细胞类型或高度怀疑，首先可考虑放疗；若可能，所有诊断性操作应在局麻下进行，若患者要求全麻或患者在仰卧位、坐位、前倾位甚至俯卧位时症状加重，期间可考虑给予全麻，并且整个过程中保留自主呼吸，维持良好的静脉回流、肺动脉压和心排出量。可考虑增加容量负荷和给予 S-氯胺酮等来维持静脉回流、肺动脉压和心排出量。术前也需备好体外循环。

三、上腔静脉综合征

上腔静脉综合征是由上腔静脉的机械阻塞引起。上腔静脉综合征的发生原因按发病率多少包括：支气管肺癌（87%）、恶性淋巴瘤（10%）、良性病变（3%）如中心静脉高价营养管、起搏器导管产生的上腔静脉血栓、特发性纵隔纤维化、纵隔肉芽肿以及多结节性甲状腺肿。上腔静脉综合征的典型特征包括：由于外周静脉压增加（可高达 40 mmHg）引起上半身表浅静脉怒张；面颈部、上肢水肿；胸壁有侧支循环静脉和发绀。静脉怒张在平卧时最明显，但大多数病例在直立时静脉也不会像正常人一样塌陷。颜面部水肿明显，眼眶周围组织肿胀以至于患者不能睁开双眼，严重的水肿掩盖了静脉扩张症状。大部分患者有呼吸道症状（呼吸急促、咳嗽、端坐呼吸），这是由于静脉淤血和黏膜水肿阻塞呼吸道引起，这些均是预后不良的征兆。同样地，患者精神行为改变也是脑静脉高压和水肿特别严重的征象。发展慢的上腔静脉阻塞，症状出现也较隐蔽；急性阻塞时，所有的症状进展极明显。上腔静脉综合征最典型的放射学特征为上纵隔增宽。静脉造影可以确诊（但不是病因学诊断），病因学诊断可通过开胸探查、胸骨切开、支气管镜、淋巴活检等方式来确诊。

大部分伴有上腔静脉综合征的恶性肿瘤患者可先行化疗和放疗(指未完全阻塞的患者)。但是,对于完全阻塞或几乎完全阻塞的患者[通常表现为脑静脉高压和(或)呼吸道阻塞的症状]以及经放疗、化疗后无效的患者,应考虑行旁路术或采用正中胸骨切口手术切除病变。这种手术通常非常困难,因为组织分界不清,解剖变形,中心静脉压异常高以及出现不同程度纤维化。

拟行上腔静脉减压术的患者麻醉前评估应包括仔细的呼吸道检查。面颈部的水肿同样可以出现在口腔、口咽部和喉咽部。另外,呼吸道还可能存在外部的压迫和纤维化,正常运动受限,或存在喉返神经损害。如果疑有气道压迫,应行 CT 扫描。

为减轻气道水肿,患者以头高位护送到手术室。在麻醉诱导前,所有患者均行桡动脉穿刺置管。根据患者情况术前可从股静脉置入中心静脉导管或肺动脉导管,至少应在下肢建立一大口径静脉通道。术前用药仅限于减少分泌物。麻醉诱导方法取决于气道评估结果。如果诱导前患者必须保持坐位才能维持呼吸,那么应选择使用纤维支气管镜或喉镜清醒插管。

术中最主要的问题是出血。相当多的失血是由于中心静脉压太高。由于术野组织的解剖变形,手术相当困难,随时可能发生动脉出血。因此,当胸骨切开时手术室内应有备血。

术后,特别是纵隔镜、支气管镜检后上腔静脉的压迫并没解除,则可能发生急性呼吸衰竭而需气管插管和机械通气。这种急性呼吸衰竭的机制还不清楚,但最可能的原因是:上腔静脉综合征可引起急性喉痉挛和支气管痉挛;呼吸肌功能受损(恶性病变患者可能对肌松药有异常反应);肿瘤加重了气道的阻塞。因此,这些患者在术后几小时应密切监护。

(韩丰阳)

第八节 先天性膈疝手术的麻醉

一、病理及临床特点

(1)先天性膈疝的发病率约为 1/4 000。

(2)膈疝分型:①后外侧型膈疝约占 80%,经 Bochdalek 孔疝出,又称胸腹裂孔疝,多为左侧,疝入物多为胃、小肠、结肠、脾和肝左叶等腹腔脏器。②食管裂孔型占 15%~20%,一般较小,不损害肺功能。③Morgagni裂孔型约占 2%。

(3)新生儿期膈疝临床表现为呼吸急促和发绀,哭吵或喂奶时加剧。哭吵时患侧胸腔的负压加大,使更多的腹腔脏器疝入胸腔,造成呼吸极度窘迫。

(4)消化系统症状比较少见,疝入胸腔内的肠管嵌闭或伴发肠旋转不良时出现呕吐。

(5)体格检查:患侧胸部呼吸运动明显减低,呼吸音消失,纵隔移位,心尖冲动移向对侧。当较多的腹腔内脏进入胸腔内,呈现典型的舟状腹。

(6)胸部 X 线摄片:需与先天性肺叶气肿相鉴别。

(7)伴随畸形:①肠旋转不良(40%)。②先天性心脏病(15%)。③泌尿系统异常。④神经发育异常。⑤Cantrell 五联症(包括脐膨出、前侧膈疝、胸骨裂、异位心、室间隔缺损等心内缺损)。

(8)手术治疗为经腹径路行内脏复位和修补膈缺损。

二、术前准备

(1)护理患儿时将其置于半卧位和半侧卧位。可以插入鼻胃管持续低压吸引,以防止胸腔内的内脏器官充气加重对肺的压迫。

(2)对呼吸困难的患儿应给予气管内插管及机械通气治疗。使用肌松药便于控制呼吸,减少挣扎,降低氧耗，同时使气道压力下降，减轻肺损伤。

（3）避免气道压力过高，防止发生张力性气胸。

（4）高频通气可能促进气体交换，减少气道压力的波动。

（5）通过过度通气、持续输注芬太尼、吸入一氧化氮，降低肺血管阻力。

（6）术前建立可靠的静脉通路，首选上肢外周静脉。

（7）注意保暖，密切监测患儿的中心体温变化。

三、麻醉管理

（1）采用静吸复合麻醉方法。麻醉诱导和维持可给予芬太尼。吸入低浓度的异氟烷或七氟烷。氧化亚氮使肠管扩张，损害肺功能，故不宜使用。

（2）采用氧气/空气混合通气，纯氧通气有引起早产儿晶状体后纤维增生的危险。

（3）术中监测气道压力，吸气峰压一般不超过 2.45～2.94 kPa（25～30 cmH_2O）。

（4）动脉穿刺置管连续监测血压并及时进行血气分析。颈内静脉置管监测中心静脉压并指导补液治疗。

（5）膈疝修补后不要即刻张肺，以免造成肺损伤。

（6）术后送 ICU 继续呼吸治疗，其中部分患儿可能需要较长期的呼吸机支持。

（韩丰阳）

第八章　心血管外科手术麻醉操作

第一节　冠心病手术的麻醉

一、病理生理简述

缺血性心脏病指心肌相对或绝对缺血而引起的心脏病，其中约 90%因冠状动脉粥样硬化引起；约 10%为其他原因如冠状动脉痉挛、冠状动静脉瘘、冠状动脉瘤、冠状动脉炎等引起。因冠状动脉粥样硬化及冠状动脉痉挛引起的缺血性心脏病，简称冠心病，我国 40 岁以上人群中的患病率为 5%～10%。

（一）心脏代谢的特点

（1）心肌耗氧量居全身之冠，静息时可达 7～9 mL/(100 g·min)。

（2）冠脉血流量大，静息时成人60～80 mL/(100 g·min)，最高达 300～400 mL/(100 g·min)。

（3）毛细血管多，与心肌纤维比例达1∶1。

（4）心肌富含肌红蛋白，每克心肌含 1.4 mg，从中摄取大量氧。

（5）心肌富含线粒体，对能量物质进行有氧氧化而产生 ATP，当心肌耗氧量增加时，氧摄取率并不增加，而是靠增加冠脉血流量来补充氧，如果后者未能相应增加，即可出现心肌缺氧；心肌也可从脂肪酸、葡萄糖、乳酸等获取部分能量物质。

（6）一旦心肌缺血，供应心脏的血流不能满足心肌代谢需要时即可引起代谢紊乱，主要是高能磷酸化合物生成明显减少，而代谢中间产物在心肌中堆积，从而引起心肌损伤。

（二）心肌氧供需失衡

冠状动脉粥样硬化以及各种原因引起冠状动脉损伤时，冠状动脉狭窄、血栓形成、血流受阻、血流量下降、含氧量下降。增加心肌耗氧的因素有：①心率加快，增快次数愈多，耗氧量愈大，且因心室舒张期缩短，可影响血液充盈和心肌灌注。②心肌收缩力增强，耗氧量增加。③心室壁收缩期或舒张期张力增加，都使氧耗量上升。

（三）冠心病心肌功能、代谢与形态改变

（1）冠脉供血不足区域的局部可表现收缩期膨出，由此降低心功能。缺血时间越长，膨出范围越扩大，心肌收缩舒张越降低，可致心泵功能减弱，心排血量减少，严重者出现心力衰竭；95%心肌梗死局限于左室的某部位，承受收缩期高压力和较大的血流剪切应力冲击。

（2）心肌缺血时，心肌高能磷酸化合物减少，缺血 15 分钟时 ATP 下降 65%，缺血 40 分钟时下降 90%以上；同时细胞膜离子通透性改变，K^+外流，Ca^{2+}、Na^+、Cl^-等内流入细胞，导致膜电位消失。

（3）心肌坏死时，心肌细胞内的各种酶释入血循环；其中心肌肌钙蛋白(cTn)与 CK-MB 是心肌梗死标志物，尤其是 cTn 具有高度灵敏性和特异性。据此，可对心肌梗死做出确诊。心肌肌钙蛋白 I(cTnI)可在 3～6 小时从血中检出，持续 7～10 天；心肌肌钙蛋白 T(cTnT)在 6 小时检出，敏感性稍差，持续 10～14 天。CK-MB 是心肌坏死的早期标志物，在梗死发生 4 小时内其水平升高，峰值出现在 18～24 小时，3～4 天恢复正常。CPK 正常值上限为总 CPK 的 3%～6%；6～9 小时的敏感性可达 90%，24 小时后敏感性接近 100%。

(4)传统血清酶化验包括谷氨酸酰乙酸转氨酶(SGOT，SGPT)，乳酸脱氢酶(LDH)，肌酸激酶(CK)等；血脂代谢检查包括胆固醇、低密度脂蛋白和高密度脂蛋白等，均证明与冠心病的发病与程度密切相关。冠心病发病和死亡与胆固醇含量高、低密度脂蛋白含量高及高密度脂蛋白含量低呈正相关。此外，乳酸产生增多可出现心肌酸中毒、糖酵解增强和脂肪氧化障碍，也有诊断价值。

(5)心肌缺血时，心肌细胞线粒体肿胀，出现无定形致密颗粒、肌膜破裂、胞核溶解和消失、心肌坏死。根据缺血程度心肌细胞坏死可表现为可逆或不可逆性变化。病理可分心肌透壁性梗死和非透壁性梗死，后者仅累及心内膜下层。

(四)心肌梗死过程中的并发症

(1)心律失常检出率 64.3%，包括各种心律失常，如室上性、室性心动过速，房性、室性心动过缓，以及Ⅰ度至Ⅲ度房室传导阻滞。

(2)心功能不全的程度取决于梗死面积大小。梗死面积占左室心肌 25%以上者，20%～25%可出现心力衰竭；梗死面积≥40%以上时可出现心源性休克，发生率 10%～15%。

(3)心脏组织破损可能在心肌梗死后 1 周发生，常见室间隔穿孔，多数因前降支闭塞引起，因右冠状动脉及左旋支闭塞也可引起。室间隔穿孔尤其在老年合并高血压者，突然的左向右分流可导致血流动力学骤变，左心负荷增加而发作急性肺水肿甚至左心衰竭。如因右冠脉后降支供血不足，由其单独供血的后内侧乳头肌可发生断裂，从而引起急性二尖瓣严重反流，发生率 25%～50%，死亡率 48%。

(4)室壁瘤可因心肌梗死区的心肌收缩力降低，或愈合期纤维组织替代心肌组织，在心脏收缩压力的作用下梗死区组织膨出而形成室壁瘤，发生率 10%～38%，可能继发室壁瘤破裂，好发部位在左室前壁或心尖侧壁，如果破口小或有血栓与心包粘连，可形成假性室壁瘤。

(5)由心肌梗死区内膜面可出现血栓形成，多见于前壁和心尖部梗死病例，常于心肌梗死后 10 天内发生；血栓脱落可引起脑动脉、肺动脉、肢体及内脏血管栓塞，发生率为 5%左右。

(6)心脏破裂可因急性心包填塞而猝死，占心肌梗死死亡率的 3%～13%，常发生在心肌梗死后 1～2 周，好发部位在左室前壁下 1/3 处。

二、术前评估与准备

(一)临床征象与检查

(1)手术前应了解患者的心理状态、对手术的理解程度与疑虑问题；属何种精神类型，乐观开朗与悲观脆弱对术后康复有密切关系。手术可诱发精神失常，冠心病手术也不例外，何况还有 CPB 的不利因素。1999 年调查 398 例 CPB 手术，术后第 1 天的神经精神并发症总发病率为 35.4%，术后 10 天仍有 5.5%。398 例中，101 例为冠心病手术，占 25.4%，术后第 1 天发生神经精神并发症者为 45.5%，10 天为 7.9%，且其严重程度远比先心病和瓣膜病者为高。

(2)心脏功能评估可按常规分级：Ⅰ级(体力活动不受限，一般活动无症状)；Ⅱ级(一般活动引起疲劳、心悸、呼吸困难或心绞痛；休息时感觉舒适)；Ⅲ级(轻活动即感心悸、呼吸困难、心绞痛，休息后缓解)；Ⅳ级(休息时也有症状或心绞痛)。

(3)在常规 12 导联心电图中，心肌梗死可出现有 Q 波及无 Q 波两种特征：有 Q 波提示透壁性心肌梗死，无 Q 波表示为非透壁性或心内膜下心肌梗死；T 波、ST-T 段及 R 波常出现改变，或呈传导异常。但心电图在相当一部分心肌梗死患者仍属正常，因此不能完全根据心电图改变来判断病情。

(4)射血分数(EF)：有整体射血分数和局部射血分数之分。整体射血分数指左室或右室收缩期射出的血量占心室舒张末期容量的百分比，是临床常用的心功能指标，主要反映心肌收缩力，在心功能受损时它比心排血量指标敏感。成人正常左室射血分数（LVEF）为 60%±7%，右室射血分数（RVEF）为 48%±6.0%。一般认为 LVEF<50%或 RVEF<40%即为心功能下降。心肌梗死患者若无心力衰竭，EF 多在 40%～50%；如果出现症状，EF 多在 25%～40%；如果在休息时也有症状，EF 可能<25%。EF 可通过左室导管心室造影获得，也可通过超声心动图、核素心脏池造影、超高速 CT 和磁共振检查获得。

(5)心脏舒张功能是心室耗能量的主动过程，用心室顺应性表示。左室舒张功能失调是冠心病早期征象，先于收缩功能减退出现，对了解心功能有帮助，可通过多普勒超声和核素检查，或左心导管检查获得。

(6)冠状动脉造影：目前还是最为重要的诊断手段，可提供明确而具体的病变程度和部位。通过计算血管直径可了解其截面积（狭窄程度）。如血管直径减少 50%，其截面积减少 75%；直径减少 75%，截面积减少达 94%。

(7)X 线检查：可了解肺部及心脏扩大等情况。心脏扩大者，70%以上患者的 EF<40%。

(8)心肌梗死后血液生化标志物：在近年已采用以蛋白质量为主的检测，取代了以往以酶活性为主的检测（详见前文）。

（二）手术危险因素

影响手术效果的危险因素如下：①年龄大于 75 岁。②女性，冠脉细小，吻合困难，影响通畅率。③肥胖。④EF<40%。⑤左冠状动脉主干狭窄>90%。⑥术前为不稳定性心绞痛，心力衰竭。⑦合并瓣膜病、颈动脉病、高血压、糖尿病、肾及肺疾病。⑧心肌梗死后 7 天内手术。⑨PTCA 后急症手术。⑩再次搭桥手术；或同期施行其他手术。

（三）术前治疗与用药检查

据统计，自 1974—1997 年共施行冠心病搭桥手术 1 401 例，其中术前并存陈旧性心肌梗死者占 66.9%；吸烟及肺功能低下占 49.7%；高血压占 47.1%，糖尿病占 12.2%。冠心病搭桥手术前应对这些并存症予以积极治疗和准备。

(1)重点保护心肌功能，保证心肌氧供需平衡，避免心绞痛发作。常用药物有：①硝酸酯类，如硝酸甘油。②钙通道阻滞药，如硝苯地平（心痛定）、尼卡地平、尼莫地平、地尔硫䓬（合心爽），维拉帕米（异搏定）等。③β 肾上腺素能受体阻断药，如普萘洛尔（心得安）、美托洛尔、艾司洛尔（esmolol）等。

(2)术前对中、重度高血压患者应采取两种以上降压药治疗，包括利尿药、β 受体阻断药、钙通道阻滞药、血管紧张素转换酶抑制药、α 受体阻断药等，应一直用到手术前，不宜突然停药，否则反可诱发心肌缺血、高血压反跳和心律失常。

(3)糖尿病患者：在我国因冠心病而死亡者占 22.9%，比非糖尿病的冠心病患者高 5～10 倍。糖尿病合并高血压者约有 50%并存自主神经病态，使心脏对血管容量变化的代偿能力降低，临床表现心血管系不稳定。①糖尿病主要有两型：胰岛素非依赖型糖尿病，可通过控制饮食或服降糖药治疗，但术前 12 小时应停止服药；胰岛素依赖型糖尿病，术前需用胰岛素治疗，手术治疗的标准为：无酮血症酸中毒，尿酮体阴性，空腹血糖小于 11.1 mmol/L（200 mg/dL），尿糖阴性或弱阳性，24 小时尿糖定量 5～10 g。采用胰岛素治疗者应尽量避用 β 受体阻断药，否则可因 α 受体兴奋反而抑制胰岛素分泌，糖耐量更趋异常，诱发或加重低血糖反应。②高血糖可使缺血性脑损伤恶化，增加糖尿病手术患者的死亡率。缺血细胞以葡萄糖无氧代谢为底物，产生大量乳酸，使细胞 pH 下降，使细胞膜损伤增大。高血糖可影响伤口愈合，影响白细胞的趋化、调整和吞噬作用，术后康复受影响。③术前、术中及术后应重复检查血糖，根据血糖值给胰岛素：胰岛素（IU/h）＝血糖（mg/dL）÷150。也可先用微量泵按 5%葡萄糖 1.0 mg/（kg・min）（相当于 1.2 mL/（kg・h）输注，然后根据血糖测定值加用相应的胰岛素（见表 8-1）。此外，每输入 1 L 葡萄糖液加入 KCl 30 mmol，以补偿钾的细胞内转移。输注胰岛素前先冲洗输液管道以减少管道吸收胰岛素，保证剂量准确。④长期应用鱼精蛋白锌胰岛素的糖尿病患者，CPB 术后应用硫酸鱼精蛋白时有可能发生变态反应，重者甚至死亡。因此，应先用小剂量鱼精蛋白拮抗试验，即将鱼精蛋白 1～5 mg 缓慢在 5 分钟以上注入，观察无反应后再缓慢注入预计的全量。

表 8-1 糖尿病患者调整胰岛素标准

血糖值(mg/dL)	胰岛素输入量[IU/(kg·h)]	血糖值(mg/dL)	胰岛素输入量[IU/(kg·h)]
200～250	0.015	300～350	0.045
250～300	0.030	350～400	0.060

注:1 mg/dL=0.055 mmol/L

(4)对吸烟者,术前应禁烟2个月以上。如果合并呼吸系感染,先积极治愈后再手术。

(5)冠心病患者常长期使用一系列治疗药物,术前应进行检查。①服用阿司匹林或含阿司匹林药者,术前1周应停止使用,以免手术中渗血加剧。②术前必须抗凝者,改用肝素一直到术前。③术前洋地黄治疗者,除合并心动过速不能停药外,最好在术前12小时停用。④长期使用利尿药者,最好在术前数天起停药,以便调整血容量及血钾。⑤口服降糖药者,至少自术前12小时起停药。⑥慢性心力衰竭或肝脏淤血者,常缺乏凝血因子,术前给予维生素K或新鲜冷冻血浆补充。

三、麻醉管理

(一)麻醉原则

用于冠心病手术的麻醉药应具备以下特点:不干扰血流动力学、不抑制心肌、不引起冠状动脉收缩,不经肺肝肾脏排出,无毒性,麻醉起效快、消失也快,兼有术后镇痛作用,但目前尚无完全符合上述特点的麻醉药。因此,需严格掌握冠心病麻醉特点(即保持氧供耗平衡,避免氧供减少,氧耗增加),采取合理复合用药原则来完成手术。有人观察到,冠脉搭桥患者进手术室时的心肌缺血发生率为28%～32.5%,麻醉诱导期为46%～48%,心肺转流前为39.3%,转流后为32.1%。提示掌握冠脉搭桥手术的麻醉具有相当的困难性。

(二)麻醉前用药

对冠心病患者必须尽量做到减轻其恐惧不安心理,给予安慰和鼓励,以防血压升高、心率加快甚至诱发心绞痛。术前晚睡前应给催眠药。术日晨可用地西泮5～10 mg口服,或咪达唑仑5～10 mg肌内注射,吗啡0.05～0.2 mg/kg和东莨菪碱0.2～0.3 mg肌内注射。对心脏储备能力低下的患者吗啡用量应适当减少。东莨菪碱需慎用于70岁以上老人,因可能引起精神异常。术前尚需根据病情给予抗高血压药、抗心绞痛药如阿替洛尔(氨酰心安)、异山梨酯(消心痛)、合心爽、硝酸甘油等。

(三)CPB冠脉搭桥手术的麻醉

患者平卧变温毯手术床,面罩吸氧,安置心电图、脉搏氧饱和度、桡动脉测压、中心静脉压等监测。必要时做肺动脉插管监测。

(1)麻醉诱导药可选用咪达唑仑、地西泮、依托咪酯、芬太尼等。单纯吸入麻醉药或静脉麻醉药往往不能减轻围术期应激反应,加用芬太尼可弥补此缺陷,用量为10～20 μg/kg。应用较大剂量芬太尼的同时或先后,应注射肌松药,以防胸腹肌僵直不良反应。肌松药常用哌库溴铵(阿端),维库溴铵等。

(2)如果手术在小切口或胸腔镜下施行,要经右颈内静脉置入两个带球囊导管,一个为术中施行冠状静脉窦逆灌心停跳液使用;另一个插入肺动脉供监测压力用;麻醉维持可用较大剂量芬太尼20～40 μg/kg,辅以异丙酚微量泵持续输注或间断静脉注射,或再吸入低浓度异氟烷或恩氟烷。随着体外转流时间延长,往往血压逐渐升高,可经心肺机或中心静脉管注射地西泮、异丙酚、氯胺酮、压宁定、尼卡地平,或其他短效降压药处理。

(3)观察发现:在CPB手术中的血流动力学可维持平稳,但CPB中及后的机体氧代谢有明显改变,表现氧耗上升、氧摄取率和乳酸浓度明显升高,脑氧饱和度明显降低,这与非生理性灌注CPB带来的应激反应和炎症反应有关。

(4)在停CPB后常出现心率加快、心排量增加、氧供氧耗与氧摄取率都明显上升,乳酸浓度继续升高,提示机体尚处于氧债偿还阶段。因此,冠心病搭桥CPB手术前后必须保证足够的通气和供氧,维持满意

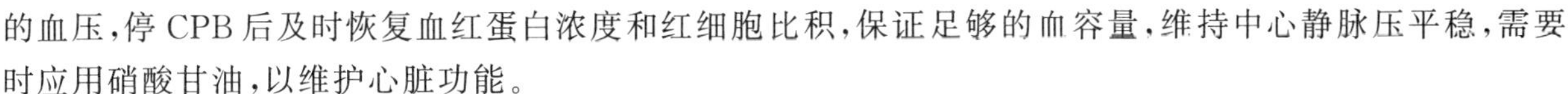

的血压，停 CPB 后及时恢复血红蛋白浓度和红细胞比积，保证足够的血容量，维持中心静脉压平稳，需要时应用硝酸甘油，以维护心脏功能。

(四)非 CPB 下冠脉搭桥手术的麻醉

1967 年非 CPB 下左乳内动脉与左前降支搭桥手术获得成功，由于其操作技术较难、手术条件要求较高，开展较缓慢，直到 20 世纪 90 年代中期随着手术技术和器械条件等的进步，非 CPB 下搭桥手术今已有迅速发展。北京阜外医院在 1996 年完成首例非 CPB 搭桥手术，其麻醉处理与 CPB 搭桥手术者基本相同：①以静吸复合或静脉复合麻醉为主，由于无 CPB 刺激，芬太尼用量可减少，总量 5～30 μg/kg，辅以吸入低浓度麻醉药或静脉短效麻醉镇痛药。②为手术游离乳内动脉方便，有时需用双腔支气管插管施行术中单肺通气。③以往为提供心跳缓慢的手术操作条件，常用腺苷、钙通道阻滞剂或 β 受体阻断药，以控制心率在 35～60 bpm；如今已采用心脏固定器，而不再需要严格控制心率，由此提高了麻醉安全性。④手术在吻合血管操作期间往往都出现血压下降，以吻合回旋支时最为明显。⑤搭右冠状动脉桥时常出现心率增快，同时肺毛细血管楔压上升，中心静脉压增高，左、右心室每搏做功指数减少，提示左及右室功能减弱，需应用 α 肾上腺素受体激动剂如去氧肾上腺素或去甲肾上腺素等调整血压，但乳酸含量仅轻微增高，脑氧饱和度无明显变化。提示非 CPB 手术中的氧代谢紊乱和缺氧程度比 CPB 手术者轻，术毕可早期拔管。⑥有人采用硬膜外麻醉-全麻联合麻醉，认为可阻断心胸段交感神经，利于减轻应激反应，减少全麻药用量，且又可施行术后镇痛，但应注意有发生硬膜外血肿的可能。⑦近年在非 CPB 下还开展 CO_2 激光、钬激光和准分子激光穿透心肌打孔再血管化术，使心腔内血液经孔道灌注心肌以改善缺氧。主要适用于因冠脉病变严重无法接受冠脉搭桥手术者、PTCA 者、全身状况很差者，或作为冠脉搭桥手术的一种辅助治疗。

(五)危重冠心病患者的辅助循环

冠心病患者心脏功能严重受损时，需依靠辅助循环措施，以减少心脏做功，提高全身和心肌供血，改善心脏功能，使用率为 1%～4%。北京阜外医院自 1974—1998 年共施行冠脉搭桥手术 1 704 例，其中25 例(1.5%)术后需行左心机械辅助(22 例为左心辅助＋IABP，3 例为单纯左心辅助)，辅助时间最短30 分钟，最长 72 小时，平均(568±918)分钟。经辅助循环后 19 例(76%)脱离 CPB 机，其中 12 例(48%)出院。辅助循环的成功主要取决于其应用时机，以尽早应用者效果好。适应证为术前心功能不全，严重心肌肥厚或扩张；术中心肌缺血时间＞120 分钟；术终心脏指数＜2.0 L/(m^2 · min)；术终左房压＞20 mmHg；术终右房压＞25 mmHg；恶性室性心律失常；术终不能脱离 CPB。

常用的辅助循环方法有：①主动脉内球囊反搏(IABP)为搭桥手术前最常用的辅助循环措施，适用于术前并存严重心功能不全、心力衰竭、心源性休克的冠心病患者，由此可为患者争取手术治疗创造条件。将带气囊心导管经外周动脉置入降主动脉左锁骨下动脉开口的远端，导管与反搏机连接后调控气囊充气与排气，原理是心脏舒张期气囊迅速充气以阻断主动脉血流，促使主动脉舒张压升高，借以增加冠脉血流，改善心肌供氧；心脏收缩前气囊迅速排气，促使主动脉压力、心脏后负荷及心排血阻力均下降，由此减少心肌耗氧。②人工泵辅助有滚压泵、离心泵两种。滚压泵结构简单，易于操作，比较经济，缺点是细胞破坏较严重，不适宜长时间使用。离心泵结构较复杂，但细胞破坏少，在后负荷增大时可自动降低排出量，生理干扰较轻，适用于较长时间使用，但也只能维持数天。③心室辅助泵有气驱动泵和电动泵两型。气驱动型泵流量大，适于左、右心室或双心室辅助，但泵的体积大，限制患者活动。近年逐渐采用可埋藏型电动型心室辅助泵，如 Heartmate(TCI)和 Nevacor，连接在心尖以辅助左心功能。④常温非 CPB 搭桥手术中，有时出现心率太慢和血压太低而经药物治疗无效者，可继发循环衰竭，此时可采用微型轴流泵，根据阿基米德螺旋原理采用离心泵驱动血液以辅助循环，常用 Hemopump 和 Jarvik 泵。在轴流泵支持下施行常温冠脉搭桥手术，可比 CPB 下手术的出血少，心肌损伤轻。轴流泵的优点是用患者自体肺进行血液氧合；不需要阻断主动脉；不存在缺血再灌注损伤；降低心脏负荷，减少心肌耗氧，增加心肌血流，增强心肌保护；减少肝素用量，减少手术出血。但轴流泵本身在目前尚需继续探索和改进。

四、术后管理

(一)保证氧供

(1)维持血压和心脏收缩功能,必要时辅用小剂量儿茶酚胺类药。同时保证足够的血容量,使CVP维持满意水平。应用小剂量硝酸甘油,防止冠脉痉挛和扩张外周血管。

(2)维持血红蛋白浓度,手术顺利者维持8 g/dL和Hct 24%水平,可不影响氧摄取率、混合静脉血氧张力及冠状窦氧张力。但在:①心功能不全,无力提高心排血量或局部血流。②年龄>65岁。③术后出现并发症而增加机体耗氧。④术后需机械通气辅助呼吸等严重情况时,血红蛋白浓度应维持10 g/dL和Hct 30%或更高。

(3)维持血气及酸碱度正常,充分供氧,监测pH,调整呼吸机参数使血气达到正常水平。积极治疗酸中毒、糖尿病及呼吸功能不全。

(二)减少氧耗

(1)保持麻醉苏醒期平稳,避免术后期过早减浅麻醉,应用镇静镇痛药以平稳渡过苏醒期。

(2)预防高血压和心动过速,针对性使用α受体阻断剂(压宁定),β阻断剂(美托洛尔),钙通道阻滞剂等短效药。如果仍出现血压升高,试用小剂量硝普钠,但应注意术后患者对硝普钠较敏感,需慎重掌握剂量。心率以控制在小于70 bpm,其心肌缺血率约为28%,而心率高于110 bpm者则可增至62%。

(三)早期发现心肌梗死

冠脉搭桥患者围术期心肌缺血率为36.9%~55%,其中6.3%~6.9%发生心肌梗死。临床上对小范围局灶性心肌梗死不易被发现;大范围者则引起低心排综合征或重度心律失常,其中并发心源性休克者占15%~20%,病死率高达80%~90%;并发心力衰竭者为20%~40%。早期发现心肌梗死具有重要性,其诊断依据有:①主诉心绞痛,无原因的心率增快和血压下降。②心电图出现ST段及T波改变,或心肌梗死图像。③心肌肌钙蛋白(cTn)、CK-MB、肌红蛋白(Myo)、核素扫描^{99m}Tc-焦磷酸盐心肌热区心肌显像可支持早期心肌梗死的诊断,有重要价值。

(四)术后镇痛

心脏手术后创口疼痛不仅患者痛苦,更可引起机体各系统一系列病理生理改变,例如:①患者取强迫体位,导致肌肉收缩,肺活量减少,肺顺应性下降,通气量下降,容易缺氧和CO_2蓄积。②患者不能有效咳嗽排痰,易诱发肺不张和肺炎。③患者焦虑不安、精神烦躁、睡眠不佳,可使体内儿茶酚胺、醛固酮、皮质醇、肾素-血管紧张素系统分泌增多,引起血管收缩、血压升高,心率加快、心肌耗氧增加;还可引起内分泌变化,使血糖上升,水钠潴留、排钾增多。④引起交感神经兴奋,使胃肠功能抑制,胃肠绞痛、腹胀、恶心、尿潴留等。综上所述,对冠脉搭桥手术后施行镇痛具有极重要意义。

临床习用肌内注射吗啡施行术后镇痛,存在不少缺点需要改进。1999年Loick等报道70例搭桥手术后,用三种术后镇痛方法,25例用硬膜外腔给镇痛药;24例用静脉持续输注镇痛药;21例用常规肌内注射吗啡法作为对照;以血流动力学、血浆肾上腺素、去甲肾上腺素、氢皮质酮,心肌肌钙蛋白T、心肌酶和心电图等作为观察指标,比较其心脏缺血发生率,对照组>70%,静脉持续镇痛组40%,硬膜外镇痛组为50%,提示镇痛组的各指标变化均明显低于对照组,证明术后镇痛可减少心肌缺血改变,提高冠心病手术疗效。近年开展芬太尼或吗啡患者自控镇痛(PCA)法,患者根据自己的感受而按需用药,用药量减小,效果更好。

(王 彬)

第二节 肺动脉内膜剥脱手术的麻醉

肺动脉内膜剥脱术是治疗慢性栓塞性肺动脉高压的最有效手段。慢性栓塞性肺动脉高压是由于肺动

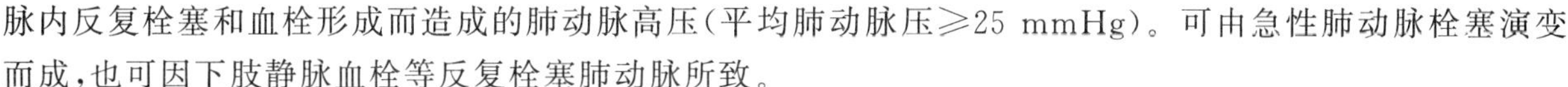

脉内反复栓塞和血栓形成而造成的肺动脉高压(平均肺动脉压≥25 mmHg)。可由急性肺动脉栓塞演变而成,也可因下肢静脉血栓等反复栓塞肺动脉所致。

一、病理生理

(1)慢性肺栓塞导致右心室压力负荷增加,右心室显著扩张、肥厚,右心室收缩功能减低。

(2)右心室扩大造成三尖瓣瓣环扩大,三尖瓣反流,有效右心室输出量减少。

(3)扩张的右心室使室间隔左移,致使左心室舒张功能受损,左心排出量减少。

二、手术方法及潜在问题

(1)肺动脉血栓内膜剥脱术在深低温间断停循环下进行。在血栓起始部位的肺动脉内膜和中层之间剥离到亚肺段水平。

(2)手术可引起再灌注肺损伤、神经系统并发症和反应性肺动脉高压。

三、麻醉处理

麻醉处理的基本原则是维护右心功能、改善肺的气体交换和氧合功能、降低肺动脉压力及肺血管阻力、避免增加肺动脉压及损害右心功能的因素。同时注意脑及肺保护。

(1)麻醉诱导及维持:以依托咪酯、咪哒唑仑、芬太尼和哌库溴胺复合诱导,应特别注意药物对循环的影响。以大剂量芬太尼,辅以低浓度吸入麻醉药维持麻醉。

(2)监测:常规 ECG、桡动脉压及中心静脉压。大部分情况下需要放置 Swan-Ganz 导管,监测肺动脉压、连续心排血量(CCO)和混合静脉血氧饱和度(SvO_2)等,以便更全面地观察患者的血流动力学指标及氧代谢情况。TEE 在术中可用以评价右心功能。

(3)体外循环预充:以胶体液(血浆和血浆代用品)为主。手术需要在深低温停循环或深低温低流量下完成。

(4)由于患者术前就有右心功能不全,术中尤其是停体外循环后一般需使用正性肌力药。多巴酚丁胺在增加心排出量的同时能增加混合静脉血氧含量,降低肺血管阻力,改善酸中毒而不增加肺动脉压,故为首选。常用多巴酚丁胺 3～10 μg/(kg・min)静脉输注。

(5)联合使用肺血管扩张药,降低肺动脉压,改善右心后负荷。PGE_1 0.3～2 μg/(kg・min)或硝酸甘油 0.5～2 μg/(kg・min)持续泵入,可较好降低肺动脉压而对血压影响较小。吸入一氧化氮 20～40 ppm 可有效降低肺动脉压,而不影响血压。

(6)积极纠正缺氧和酸中毒,术中适当过度通气,维持 $PaCO_2$ 小于 35 mmHg。

(7)脑保护:肺动脉栓塞范围广泛者,需要在深低温低流量或深低温停循环下施行手术,易导致脑损伤。建议尽量缩短停循环或低流量时间,停循环的时间不宜过长,以 20～25 分钟为宜。恢复流量灌注期间使静脉血氧饱和度达 75%以上。转流中给予甲泼尼龙、硫喷妥钠、利多卡因或丙泊酚等药物,可能有一定的脑保护作用。

(8)肺保护措施:①限制液体入量,体外循环预充液中增加胶体含量,复温时超滤和利尿,停机后输入血浆或人清蛋白。②机械呼吸时用 PEEP。严重肺出血的患者,有时机械呼吸难以适应机体气体交换和氧合的需要,须改用手控通气。手控通气时采取大潮气量,高气道压(40～50 cmH_2O),在吸气末停顿,以增加吸气时间使气体较好氧合和交换。术后机械呼吸应使 $SaO_2>95\%$,$PaCO_2<35$ mmHg。早期需吸入高浓度氧(80%～100%),同时给予 PEEP 5～10 cmH_2O。③必要时纤维支气管镜吸引。

(王　彬)

第三节　缩窄性心包炎手术的麻醉

一、病情特点与估计

心包由脏层与壁层纤维浆膜构成，两层浆膜之间的腔隙称心包腔，内含 15～25 mL 浆液。心包可因细菌感染、毒性代谢产物、心肌坏死波及心外膜等原因而发生炎症，偶尔因外伤而引起炎症。

(1)心包感染的主要菌源为结核菌和化脓菌，有的在渡过急性感染期后逐渐演变为慢性缩窄性心包炎，其特点是渗出物机化、纤维性变；钙盐沉积于冠状沟、室间沟、右心室和膈面；两层心包粘合成一层坚实盔甲状的纤维膜，逐渐增厚形成瘢痕和钙化，厚度一般为 0.5 cm，重者可达 1.0～2.0 cm。

(2)由于心脏长时间受坚硬纤维壳束缚和压迫，跳动受限，心肌可出现不同程度萎缩、纤维变性、脂肪浸润和钙化，收缩力减弱，舒张期心室充盈不全、心室压上升而容量减少，导致心排血量下降，脉压缩小，心脏本身和全身供血障碍，心率代偿加快。

(3)左心室受压可影响肺循环，出现肺淤血而通气换气功能下降。

(4)心脏腔静脉回血受阻，尤以腔静脉入口和房室环瘢痕狭窄者，回心血量严重受阻，可致上腔静脉压增高，头、面、上肢、上半身血液淤滞和浮肿；如果下腔静脉回流严重受阻时，腹腔脏器淤血肿大，下肢肿胀，胸、腹腔渗液。

(5)临床症状：因病因不同、发病急缓、心脏受压部位和程度等不同而各异。如结核性缩窄性心包炎往往起病缓慢，但自觉症状进行性加重，同时有低热、食欲不振、消瘦等结核病症状，包括劳动时呼吸困难、全身无力、腹胀、下肢浮肿，重症者出现腹腔积液、全身情况恶化、消瘦、血浆蛋白减少、贫血、恶病质。

(6)体征：呈慢性病容或恶病质、面部浮肿、黄疸或发绀；吸气时颈静脉怒张，端坐呼吸；腹部膨隆、肝脏肿大压痛、漏出液性腹腔积液；下肢凹陷性水肿、皮肤粗糙；心音遥远但无杂音，心前区无搏动，脉搏细速，出现奇脉(即脉搏在吸气时明显减弱或消失，是心脏舒张受限的特征)、血压偏低、脉压缩小，可测出吸气期血压下降，静脉压升高；叩诊胸部有浊音，漏出液性胸腔积液，呼吸音粗，有啰音。

(7)X 线：心脏大小多无异常，心影外形边缘平直，各弓不显，心包钙化(占 15%～59%)，心脏搏动弱或消失，上腔静脉扩张，肺淤血，胸腔积液约 55%。

(8)CT：可了解心包增厚程度。

(9)超声心动图：为非特异性改变，可见心包增厚，心室壁活动受限，下腔静脉及肝静脉增宽等征象。

(10)心电图：T 波平坦、电压低或倒置，QRS 低电压，可在多导联中出现；T 波倒置提示心肌受累，倒置越深者心包剥离手术越困难；常见窦性心动过速，也可见心房纤颤。其他检查有心导管、心血管造影、核素心肌灌注显像等检查。

二、术前准备

缩窄性心包炎为慢性病，全身情况差，术前应针对具体情况进行全面性积极纠正。特殊准备包括以下几方面。

(1)胸腔积液和腹水经药物治疗效果不显时，为保证术后呼吸功能，可在术前 1～2 天尽量抽尽胸腔积液；腹腔积液也可在术前 1～2 天抽吸，但抽出量不宜过多，速度应避免过快，否则容易发生血压下降。术前抽出胸腹腔积液，除改善通气功能外，还有防止心包缩窄一旦解除后，因胸腹腔积液大量回吸入体循环而诱发急性心力衰竭的危险。

(2)对结核性心包炎首先抗结核病治疗，最好经 3～6 个月治疗待体温及血沉恢复正常后再手术。若为化脓性心包炎，术前应抗感染治疗，以增强术后抗感染能力。

(3)准备呼吸循环辅助治疗设施。特别对病程长，心肌萎缩，估计术后容易发生心脏急性扩大、心力衰竭者，应备妥机械呼吸机及主动脉球囊反搏（IABP）等设施。术中可能发生严重出血，或心室纤颤，需准备抢救性体外循环设备。

(4)备妥术中监测设备，包括无创动脉血压、心电图、脉搏血氧饱和度、呼气末 CO_2 等；必要时准备有创动脉血压、中心静脉压等监测。化验监测包括血气分析、血常规、血浆蛋白、电解质等，对围术期应用利尿剂者尤其重要，对维持血钾水平，预防心律失常和恢复自主呼吸有利。记录尿量、检验尿液，了解血容量和肾功能。

三、麻醉方法

缩窄性心包炎患者多数全身虚弱，麻醉前用药以不引起呼吸、循环抑制为准。术前晚及手术当日晨可给予镇静催眠药以充分休息。麻醉前 30 分钟一般可用吗啡 0.1 mg/kg 和东莨菪碱 0.2～0.3 mg 肌内注射。

(1)麻醉诱导：对缩窄性心包炎患者是极其重要的环节，由于血压偏低和代偿性心动过速，循环代偿功能已十分脆弱，处理不当可能猝死。因此，必须在严密监测血压、心电图下施行缓慢诱导方法，备妥多巴胺、去氧肾上腺素等药，根据当时情况随时修正麻醉用药处理方案。诱导前应尽早面罩吸氧；诱导必须掌握影响循环最小、剂量最小、注药速度最慢的原则，避免血压下降和心动过缓，可采用羟丁酸钠、依托咪酯或氯胺酮结合芬太尼诱导；肌松药以选用影响循环轻微而不减慢心率的药物，如泮库溴铵，借以抵消心动过缓，也可选用影响血压心率较小的阿曲库铵。

(2)麻醉维持：以采用对循环影响轻的芬太尼为主的静吸复合或静脉复合麻醉。对心功能较好的患者可在手术强刺激环节（如切皮、劈开胸骨或撑开肋骨）时，加吸低浓度异氟烷、七氟烷或地氟烷；肌松用泮库溴铵、哌库溴铵或阿曲库铵等维持。

(3)麻醉期管理：首先需严格管理液体入量；在心包完全剥离前执行等量输液或输血原则；待剥离开始至完成期间应及时改为限量输液原则，否则可因心包剥脱、心肌受压解除、腔静脉回心血量骤增而引起心脏扩大，甚至诱发急性心脏扩大、肺水肿、心力衰竭。因此，除严格控制液体入量外，有时还需及时施行洋地黄制剂及利尿药治疗。心包剥离过程中手术刺激可诱发心律失常，应立即暂停手术，静脉注射利多卡因治疗。如果血压偏低，采用微量泵持续输注小量正性肌力药。机械通气的潮气量避免过大，以防进一步阻碍回心血量而引起血压下降。

(4)手术结束后应保留气管插管在 ICU 继续机械通气，维持正常血气水平，控制输液输血量，继续强心、利尿，保护心脏功能，防止低钾、低钠，应用止血药以减少术后出血量。

（王　彬）

第四节　心脏瓣膜病手术的麻醉

心脏瓣膜病是多见病，发病原因较多，包括风湿性、非风湿性、先天性、老年性退变以及冠状动脉硬化等，其中以风湿病瓣膜病最为常见。在初发急性风湿热的病例中，有 50%～75%（平均 65%）患者的心脏受累；余 35%虽当时未见心脏明显受累，但以后 20 年中约有 44%仍然发生瓣膜病。在 20～40 岁人群患心脏病者，约 70%为风湿性心脏病。成人风湿性心脏病中，1/3～1/2 病例可无明显风湿病史。风湿热后可累及心脏瓣膜，甚或侵犯其附属结构（包括瓣膜环、腱索、乳头肌），主要病理改变为胶原纤维结缔组织化和基质部非化脓性炎症。

一、病情、病理特点与估计

（一）二尖瓣狭窄

正常二尖瓣瓣口面积 4～6 cm^2，瓣孔长径 3～3.5 cm，静息时约有 5 L 血液在心脏舒张期通过瓣口。

(1)风湿性瓣膜病变包括前后瓣叶交界粘连、融合;瓣膜增厚、粗糙、硬化、钙化、结疤;腱索缩短、黏着;左房扩大血液潴留。风湿性炎症也可使左房扩大,左房壁纤维化及心房肌束排列紊乱,导致传导异常、并发心房纤颤和血栓形成。房颤使心排血量减少 20%;血栓一般始于心耳尖,沿心房外侧壁蔓延。

(2)瓣口缩小可致左房压上升,左房扩张;由于左房与肺静脉之间无瓣膜,因此肺静脉压也上升而迫使支气管静脉间交通支扩大,血液从肺静脉转入支气管静脉而引起怒张,可能发生大咯血。同时肺毛细血管扩张淤血及压力上升,导致阻塞性肺淤血、肺顺应性下降、通气/血流比减少,血氧合不全,血氧饱和度下降。肺毛细血管压超过血胶体渗透压(20~28 mmHg),可致肺间质液淤积而出现肺水肿。

(3)肺静脉高压先引起被动性肺动脉压上升,以后肺小动脉痉挛,属代偿性机制;但随时间延长,肺小动脉由功能性痉挛演变为器质性改变,包括内膜增生、中层增厚、血管硬化和狭窄、肺血管阻力增加、肺血流量减少,肺循环阻力增高可高达接近体循环压力,右心负荷增加,肺动脉干扩大,右室肥厚扩大,右房压上升,甚者可致三尖瓣相对关闭不全而导致右心衰竭及外周静脉淤血;另外由于心肌炎或心肌纤维化也可导致右心功能不全。

(4)二尖瓣狭窄患者的左室功能大部分保持正常,但 1/3 患者的射血分数低于正常;由于右室功能不全,或室间隔收缩力减低,也影响左心功能,长期的前负荷减少可使左室心肌萎缩和收缩力减低。

(5)二尖瓣狭窄的病理生理特点为:左室充盈不足,心排血量受限;左房压力及容量超负荷;肺动脉高压;右室压力超负荷致功能障碍或衰竭;多伴心房纤颤,部分有血栓形成。

(二)二尖瓣关闭不全

二尖瓣结构包括瓣叶、瓣环、腱索、乳头肌、左房和左室。

(1)二尖瓣任何结构发生病变时,即可引起二尖瓣关闭不全。主要系风湿热引起的瓣膜后遗症包括瓣叶缩小、僵硬、瘢痕形成;瓣环增厚、僵硬;腱索缩短,融合或断裂;乳头肌结节变和淀粉样变、缩短、融合、功能失调。此外,当二尖瓣后叶粘着于二尖瓣环而与左房相连,导致左房扩大可牵引后叶移位而发生关闭不全。左室扩张使乳头肌向外下移位,导致二尖瓣环受牵拉和扩张,也可发生反流。

(2)二尖瓣关闭不全时,左室收缩期血液除向主动脉射出外,部分血液反流回左房,重者可达 100 mL,因此左房容量和压力增高;最初左心泵功能增强,肌节数量增加,容量和重量增大。左房扩大时,75%发生心房纤颤。一旦左室功能下降,每搏量减少,反流增剧、肺淤血,可引起肺动脉高压、右室过负荷及心力衰竭。

(3)临床症状主要来自肺静脉高压和低心排量。在慢性二尖瓣关闭不全时,只要维持左心功能,左房与肺静脉压可有所缓解,临床症状较轻。急性二尖瓣关闭不全时,由于发病急而左房、左室尚未代偿性扩大,此时容易出现左房功能不全,左室舒张末压增高和左房压顺应性降低,临床上可早期出现肺水肿。急性二尖瓣关闭不全多因腱索或乳头肌断裂或功能不全引起。腱索断裂可在原有瓣膜病基础上发生;也可因二尖瓣脱垂、外伤及感染性心内膜炎引起;也可因冠心病供血不足、心肌梗死引起。

(4)二尖瓣关闭不全的病理生理特点为:左室容量超负荷;左房扩大;右心衰竭、肺水肿;左室低后负荷;多伴有心房纤颤。

(三)主动脉瓣狭窄

正常主动脉瓣口面积 3~4 cm^2,孔径 2.5 cm。主动脉瓣狭窄可因风湿、先天畸形或老年退变而引起。

(1)风湿炎症使瓣叶与结合处融合,瓣沿回缩僵硬,瓣叶两面出现钙化结节,使瓣口呈圆形或三角形,在狭窄的同时多数伴有关闭不全。

(2)瓣口狭窄后,左室与主动脉压差>5 mmHg(系正常值);随着狭窄加重,压差也增大,重者可>50 mmHg。由于左室射血阻力增加,左室后负荷加大,舒张期充盈量上升,心肌纤维伸展、肥大、增粗呈向心性肥厚,心脏重量可增达 1000 g,致心肌耗氧增加,但心肌毛细血管数量并不相应增加。因左室壁内小血管受到高室压及肥厚心肌纤维的挤压,血流量减少;左室收缩压增高而动脉舒张压降低,可影响冠状动脉供血,严重者可因心肌缺血而发作心绞痛。

(3)当左室功能失代偿时,心搏量和心排出量下降,左室与主动脉间压差减小,左房压、肺毛细血管压、肺动脉压、右室压及右房压均相应升高，临床上可出现低心排综合征。

(4)如果伴发心房纤颤，心房收缩力消失，则左室充盈压下降。

(5)主动脉狭窄的病理生理特点为排血受阻，左室压超负荷，心排出量受限；左室明显肥厚或轻度扩张；左室顺应性下降；心室壁肥厚伴有心内膜下缺血；心肌做功增大，心肌需氧增高。

(四)主动脉瓣关闭不全

主动脉瓣或主动脉根部病变均可引起主动脉瓣关闭不全。

(1)慢性主动脉瓣关闭不全的60%～80%系风湿病引起，瓣叶因炎症和肉芽形成而增厚、硬化、挛缩、变形；主动脉瓣叶关闭线上有细小疣状赘生物，瓣膜基底部粘连。其他病因有先天性主动脉瓣脱垂、主动脉根壁病变扩张、梅毒、马方综合征、非特异性主动脉炎以及升主动脉粥样硬化等。

(2)主动脉瓣关闭不全时，左室接纳从主动脉反流的血液每分钟可达2～5 L之多，致使舒张期容量增加，左室腔逐渐增大，肌纤维被动牵长，室壁增厚，左室收缩力增强，左室收缩期搏出量较正常高，此时左室舒张末压可暂时不上升。但一旦左心失代偿，即出现舒张末压上升，左室收缩力、顺应性及射血分数均下降；左房压、肺小动脉楔压、右室压、右房压均随之上升，最后发生左心衰竭、肺水肿，继后出现右心衰竭。因主动脉舒张压下降可直接影响冠脉供血，可出现心绞痛症状。

(3)急性主动脉瓣关闭不全可因感染性心内膜炎、主动脉根部夹层动脉瘤或外伤引起，由于心脏无慢性关闭不全过程的代偿性左室心肌扩张和肥厚期，因此首先出现左室容量超负荷，最初通过增快心率、外周阻力和每搏量取得代偿，但心肌氧耗剧增；随后由于左室充盈压剧增，左室舒张压与主动脉压差缩小，收缩压及舒张压均下降，同样冠脉血流量也下降而致心内膜下缺血加重，最后出现心力衰竭。

(4)主动脉关闭不全的病理生理特点为左室容量超负荷；左室肥厚、扩张；舒张压下降，降低冠状动脉血流量；左室做功增加。

(五)三尖瓣狭窄

三尖瓣狭窄多系风湿热后遗症，且多数与二尖瓣或主动脉瓣病变并存，由瓣叶边沿融合，腱索融合或缩短而造成。其他尚有先天性三尖瓣闭锁或下移Ebstein畸形。

(1)因瓣口狭窄致右房淤血、右房扩大和房压增高。由于体静脉系的容量大、阻力低和缓冲大，因此右房压在一段时间内无明显上升，直至病情加重后，静脉压明显上升，颈静脉怒张，肝大，可出现肝硬化、腹腔积液和浮肿等体循环淤血症状。

(2)由于右室舒张期充盈量减少，肺循环血量、左房左室充盈量均下降，可致心排出量下降而体循环血量不足。

(3)由于右室搏出量减少，即使并存严重二尖瓣狭窄，也不致发生肺水肿。

(六)三尖瓣关闭不全

三尖瓣关闭不全多数属于功能性，继发于左心病变和肺动脉高压引起的右室肥大和三尖瓣环扩大，由于乳头肌、腱索与瓣叶之间的距离拉大而造成关闭不全；因风湿热引起者较少见。①其瓣膜增厚缩短，交界处粘连，常合并狭窄；因收缩期血液反流至右房，使右房压增高和扩大。②右室在舒张期尚需接纳右房反流的血液，因此舒张期容量负荷过重而扩大。③当右室失代偿时可发生体循环淤血和右心衰竭。

(七)肺动脉瓣病变

肺动脉瓣狭窄绝大多数属先天性或继发于其他疾病，常与其他瓣膜病变并存，且多属功能性改变，而肺动脉瓣本身的器质性病变很少；因风湿热引起者很少见。在风湿性二尖瓣病、肺源性心脏病、先心病VSD、PDA、马方综合征、特发性主肺动脉扩张、肺动脉高压或结缔组织病时，由于肺动脉瓣环扩大和肺动脉主干扩张，可引起功能性或相对性肺动脉瓣关闭不全。因瓣环扩大，右心容量负荷增加，最初出现代偿性扩张，当失代偿时可发生全身静脉淤血和右心衰竭。

(八)联合瓣膜病

侵犯两个或更多瓣膜的疾病，称为联合瓣膜病或多瓣膜病。

(1)常见的原因是风湿热或感染性心内膜炎，往往先只有一个瓣膜病，随后影响到其他瓣膜。例如风湿性二尖瓣狭窄时,因肺动脉高压而致肺动脉明显扩张时,可出现相对性肺动脉瓣关闭不全;也可因右室扩张肥大而出现相对性三尖瓣关闭不全。此时肺动脉瓣或三尖瓣瓣本身并无器质病变,仅只是功能及血流动力学发生变化。又如主动脉瓣关闭不全时,由于射血增多可出现主动脉瓣相对性狭窄;由于大量血液反流可影响二尖瓣的自由开放而出现相对性二尖瓣狭窄;也可因大量血反流导致左室舒张期容量负荷增加,左室扩张,二尖瓣环扩大,而出现二尖瓣相对性关闭不全。

(2)联合瓣膜病发生心功能不全的症状多属综合性,且往往有前一个瓣膜病的症状部分掩盖或减轻后一个瓣膜病临床症状的特点。例如二尖瓣狭窄合并主动脉瓣关闭不全比较常见,约占10%。二尖瓣狭窄时的左室充盈不足和心排出量减少,当合并严重主动脉瓣关闭不全时,可因心搏出量低而反流减少。又如二尖瓣狭窄时可因主动脉瓣反流而使左室肥厚有所减轻,说明二尖瓣狭窄掩盖了主动脉瓣关闭不全的症状,但容易因此而低估主动脉瓣病变的程度。又如二尖瓣狭窄合并主动脉瓣狭窄时,由于左室充盈压下降,左室与主动脉间压差缩小,延缓了左室肥厚的发展速度,减少了心绞痛发生率,说明二尖瓣狭窄掩盖了主动脉瓣狭窄的临床症状,如果手术仅解除二尖瓣狭窄而不矫正主动脉瓣狭窄,则血流动力学障碍可加重,术后可因左心负担骤增而出现急性肺水肿和心力衰竭。

(九)瓣膜病合并冠心病

部分瓣膜病患者可并存冠心病,因此增加了单纯瓣膜手术的危险性。有人采取同期施行二尖瓣手术与冠脉搭桥手术,占15%~20%。有医院曾对550例瓣膜病患者于术前施行冠状动脉造影检查,结果并存冠状动脉50%以上狭窄者占13.8%,其中发生于40~49岁者占8.8%,50~59岁者占12.8%,60~69岁者占20.9%。可见在瓣膜手术前如果未发现冠心病,则十分危险。有学者曾遇1例二尖瓣置换术后收缩无力,不能有效维持血压,经再次手术探查证实右冠状动脉呈索条状,当即施行右冠状动脉搭桥,术后心脏收缩恢复有力,顺利康复。为保证术中安全和术后疗效,对瓣膜病患者凡存在下列情况者:心绞痛史、心电图缺血性改变、年龄50岁以上者,术前均应常规施行冠状动脉造影检查。

(十)瓣膜病合并窦房结功能异常

多次反复风湿热链球菌感染,可形成慢性心脏瓣膜病,部分可合并心房纤颤,有的可合并窦房结功能异常。我们对CPB瓣膜手术患者在麻醉诱导前,将心电图二级食管电极经鼻腔置入食管,以观察P波最大的位置,测定三项指标:窦房结恢复时间(SNRT),正常为<1 500毫秒;校正窦房结恢复时间(CSNRT),正常为<550毫秒;窦房结传导时间(SACT),正常为<300毫秒。如果出现上列任何一项异常者,即可判为窦房结功能异常,且这种异常往往在CPB手术后仍然保持。风湿性瓣膜病患者即使术前为窦性心律,但由于麻醉药物的影响以及手术致心肌损伤等原因,常会出现窦房结功能异常。因此,术中保护窦房结功能具有重要性,可采取下列保护措施:①维持满意的血压,以保证窦房结供血。②手术操作尽量避免牵拉和压迫窦房结组织,特别在处理上腔静脉插管或阻断时尤需谨慎。③缩短阻断心脏循环的时间。④在阻断心肌血流期间要定时充分灌注停跳液,以使心肌均匀降温,可保护窦房结组织。

二、手术前准备

(一)患者的准备

1.心理准备

无论瓣膜成形术或瓣膜置换术都使患者经受创伤和痛苦;置换机械瓣的患者还需要终身抗凝,给患者带来不便。这些都应在术前给患者从积极方面解释清楚,给以鼓励,使之建立信心,精神安定,术前充分休息,做到在平静的心态下接受手术。

2.术前治疗

(1)除急性心力衰竭或内科久治无效的患者以外,术前都应加强营养,改善全身情况和应用强心利尿药,以使血压、心率维持在满意状态后再接受手术。

(2)术前存在呼吸道感染或局灶感染者需积极防治,手术应延期进行。

(3)长期使用利尿药者可能发生电解质紊乱,特别是低血钾,术前应予调整至接近正常水平。

(4)重症患者在术前3～5天起应静脉输注极化液(含葡萄糖、胰岛素和氯化钾)以提高心功能和手术耐受力。

(5)治疗药物可根据病情酌情使用,如洋地黄或正性肌力药及利尿药可用到手术前日,以控制心率、血压和改善心功能。但应注意,不同类型的瓣膜病有其各自的禁用药,如β阻断药能减慢心率,用于主动脉瓣或二尖瓣关闭不全患者,可能反而增加反流量而加重左心负荷;心动过缓可能促使主动脉瓣狭窄患者心搏骤停。二尖瓣狭窄合并心房纤颤,要防止心率加快,不应使用阿托品;主动脉瓣狭窄患者不宜使用降低前负荷(如硝酸甘油)及降低后负荷(钙通道阻滞药)的药物以防心搏骤停。

(6)术前合并严重病窦综合征、窦性心动过缓或严重传导阻滞的患者,为预防麻醉期骤发心脏停搏,麻醉前应先经静脉安置临时心室起搏器。

(7)对药物治疗无效的病情危重或重症心力衰竭患者,在施行抢救手术前应先安置主动脉内球囊反搏(IABP),并联合应用正性肌力药和血管扩张药,以改善心功能和维持血压。

3.麻醉前用药

除抢救手术或特殊情况外,应常规应用麻醉前用药,包括术前晚镇静安眠药。手术日晨最好使患者处于嗜睡状态,以消除手术恐惧。麻醉前用药不足的患者其交感神经处于兴奋状态,可导致心动过速等心律失常,同时后负荷增加和左心负担加重,严重者可因之诱发急性肺水肿和心绞痛,从而失去手术机会。一般麻醉前可用吗啡0.2 mg/kg,东莨菪碱0.3 mg;如若患者心率仍快,麻醉后可再给东莨菪碱。

(二)麻醉前考虑

1.二尖瓣狭窄手术

(1)防止心动过速,否则舒张期缩短,左室充盈更减少,心排量将进一步下降。

(2)防止心动过缓,因心排血量需依靠一定的心率来代偿每搏量的不足,若心动过缓,血压将严重下降。

(3)避免右侧压力增高和左侧低心排,否则心脏应变能力更小,因此对用药剂量或液体输量的掌握必须格外谨慎。

(4)除非血压显著下降,一般不用正性肌力药,否则反而有害;有时为保证主动脉舒张压以维持冠脉血流,可适量应用血管加压药。

(5)房颤伴室率过快时,应选用洋地黄控制心率。

(6)保持足够的血容量,但又要严控输入量及速度,以防肺水肿。

(7)患者对体位的改变十分敏感,应缓慢进行。

(8)术后常需继续一段时间呼吸机辅助通气。

2.二尖瓣关闭不全手术

(1)防止高血压,否则反流增加,可用扩血管药降低外周阻力。

(2)防止心动过缓,否则反流增多。

(3)需保证足够血容量。

(4)可能需要用正性肌力药支持左室功能。

3.主动脉瓣狭窄手术

(1)血压下降时,可用血管收缩药维持安全的血压水平。

(2)除非血压严重下降,避免应用正性肌力药。

(3)避免心动过缓,需维持适当的心率以保证冠脉血流灌注。

(4)避免心动过速,否则增加心肌氧需而形成氧债。

(5)保持足够血容量,但忌过量。

(6)对心房退化或丧失窦性心律者应安置起搏器。

4.主动脉瓣关闭不全手术

(1)防止高血压,因可增加反流。

(2)防止心动过缓,否则可增加反流和心室容量及压力,同时降低舒张压而减少冠脉供血。

(3)降低周围阻力,以降低反流量。

(4)需保证足够的血容量。

5.多瓣膜病或再次瓣膜置换手术

(1)麻醉诱导应缓慢,用芬太尼较安全,需减量慎用吸入麻醉药。

(2)因粘连重,手术困难,出血较多,需维持有效血容量。

(3)心脏复苏后多数需正性肌力药及血管扩张药支持循环。

(4)注意维持血清钾在正常浓度,预防心律失常。

(5)术后约 1/3 患者需安置心表起搏器。

6.带起搏器手术患者

对瓣膜病合并窦性心动过缓、房室传导阻滞患者,术前多已安置起搏器;对部分双瓣置换或再次瓣膜置换手术患者也需安置起搏器;某些先天性心脏病如二尖瓣关闭不全、法洛四联症等手术也需安置起搏器。起搏器可受到外界的干扰和影响,包括非电源及电源因素。非电源因素如血液酸碱度、血内氧分压及电解质变化,都影响起搏阈值。电源因素如雷达、遥测装置、高频装置等电磁波的干扰。术中应用电烙是常规止血方法,对已安置起搏器的患者术中原则上应避用电烙止血,以防发生心室纤颤或起搏器停止工作,但不易做到,故需加强预防措施:①手术全程严密监测心电图,尤其在使用电烙时需提高警惕。②开胸过程或安置起搏器前仔细充分止血,以减少以后使用电烙的次数。③使用电烙前暂时关闭或移开起搏器,尽量缩短电烙的时间。④万一发生心律失常,首先停用电烙,如仍不恢复则心内注药,按摩心脏,电击除颤。

(三)麻醉药物选择

镇痛安眠药、吸入麻醉药及肌肉松弛药对心脏及血管都产生各自不同的作用。对瓣膜病患者选择麻醉药物应作全面衡量,考虑以下几方面问题:①对心肌收缩力是抑制还是促进。②对心率是加快还是减慢;某些病例因心率适度加快而可增加心排血量;心率减慢对心力衰竭、心动过速或以瓣膜狭窄为主的病例可能起到有利作用,但对以关闭不全为主的瓣膜病则可增加反流量而降低舒张压,增加心室容量和压力,使冠状动脉供血减少。③是否扰乱窦性心律或兴奋异位节律点,心律失常可使心肌收缩力及心室舒张末期容量改变,脑血流及冠状血流出现变化,见表 8-2。④对前负荷的影响,如大剂量吗啡因组胺释放使血管扩张,前负荷减轻,对以关闭不全为主的瓣膜病则可能引起低血压;对以狭窄为主的瓣膜病也应维持一定的前负荷,否则也可因左室充盈不足而减少心排出量。⑤用血管收缩药增加后负荷,对以关闭不全为主的瓣膜病可引起反流增加和冠脉血流减少,从而可加重病情,此时用血管扩张药降低后负荷则有利于血压的维持。⑥对心肌氧耗的影响,如氯胺酮可兴奋循环,促进心脏收缩及血压升高,但增加心肌氧耗,选用前应衡量其利弊。

表 8-2　心律失常对脑血流及冠状血流影响

	减少脑血流量(%)	减少冠脉血流量(%)
房性或室性期前收缩	8～12	5～25
室上性心动过速	14	35
心房纤颤伴室率快	23	40
室性心动过速	40～75	60

三、麻醉管理

(一)麻醉诱导

瓣膜病患者都有明显的血流动力学改变和心功能受损,麻醉诱导必须谨慎操作,要严密监测桡动脉直接测压、心电图和脉搏血饱和度。选择诱导药以不过度抑制循环、不影响原有病情为前提:①对轻及中等病情者可用地西泮、咪达唑仑、依托咪酯、芬太尼诱导;肌松剂可根据患者心率选择,心率不快者可用泮库溴铵,心率偏快者用阿曲库铵、哌库溴铵等。②对病情重、心功能Ⅲ～Ⅳ级患者,可用羟丁酸钠、芬太尼诱导,不用地西泮,因可引起血压下降。③对心动过缓或窦房结功能差者,静脉注射芬太尼或羟丁酸钠可能加重心率减慢;对主动脉瓣关闭不全患者可引起血压严重下降,也影响冠状动脉供血而发生心律失常,因此可改用小剂量氯胺酮诱导,对维持血压和心率较容易。④最好应用气相色谱-质谱仪检测血中芬太尼浓度。我们曾用诱导剂量芬太尼 20 μg/kg 和泮库溴铵 0.2 mg/kg,即使不用其他辅助药也能满意完成诱导,注入后 1 分钟测得的血芬太尼浓度为 52.6 ng/mL。据报道血芬太尼浓度≥15 ng/mL 时,血压升高及心动过速的发生率小于 50%。

(二)麻醉维持

麻醉维持可采用以吸入麻醉为主,或以静脉药物为主的静吸复合麻醉。

(1)对心功能差的患者以芬太尼为主,用微量泵持续输注,或间断单次静脉注射用药。

(2)对心功能较好者,以吸入麻醉药为主,如合并窦房结功能低下者可加用氯胺酮。

(3)诱导持续吸入 1%恩氟烷,有学者曾采用 NORMAC 吸入麻醉药浓度监测仪观察,1 小时后呼出气恩氟烷浓度平均 0.61%,吸入 2 小时后平均 0.71%;CPB 前平均 0.77%,CPB 结束时平均仅 0.12%,此时临床麻醉深度明显减浅。如果采用芬太尼 50 μg/kg 复合吸入异氟烷麻醉,并采用膜肺 CPB(45±8.9)分钟,异氟烷的排出浓度低于 0.1%。提示采用膜肺排出异氟烷的速度远较鼓泡式肺者为缓慢。

(4)有学者在静脉注射芬太尼 20 μg/kg 诱导后,血芬太尼浓度立即达到 52.6 ng/mL,随后用微量泵持续输注芬太尼,劈胸骨前血芬太尼浓度为 23.6～24.1 ng/mL,转流后降为(3.6±0.8)ng/mL,较转流前下降 72%。

可见无论吸入麻醉药或静脉麻醉药,经体外转流后其血内浓度都急剧下降,提示麻醉减浅。因此,在体外转流前、中、后应及时加深麻醉,静脉麻醉药可直接注入 CPB 机或经中心静脉测压管注入;吸入麻醉药可将氧气通过麻醉机挥发罐吹入人工肺。

(三)减少术中出血措施

瓣膜置换手术的出血量往往较多,应采取减少术中出血措施,尽量少用库血。

(1)有学者测试单瓣置换手术的库血输注量平均 860 mL,如果施行自体输血,平均仅需库血 355 mL;双瓣置换手术需输库血平均1 260 mL,如果施行自体输血,平均仅需库血 405 mL。

(2)如果采用自体输血结合术中回收失血法,则库血输注量可更减少。有学者在麻醉后放出自体血平均每例(540±299)mL,术中回收出血,再加 CPB 机余血经洗涤后回输,平均每例输注自体血(777±262)mL,围术期输注库血量可减少 52.5%。

(3)CPB 前及中应用抑肽酶,也可显著减少术中出血,效果十分明显。

四、术后急性循环衰竭并发症

复杂心脏 CPB 手术后,容易突发急性心力衰竭或血容量急剧减少,循环难以维持,患者生命难以保证,其中严密监测、尽早发现、抓紧抢救是手术成功的关键。

(一)CPB 手术后的临床监测与早期诊断

对下列临床监测情况需高度重视:①精神状态异常,表现为烦躁、躁动、精神恍惚、反应淡漠甚至昏迷。②肢体紧张度异常或瘫痪。③皮肤颜色变暗甚至青紫。④心电图示心率减慢或心律失常,甚至呈等电位直线。⑤尿量减少或无尿。⑥动脉压急剧下降或脉压很小,需首先排除测压管道不通畅、凝血或误差等情况。⑦中心静脉压突然降低或严重升高,需首先排除液体未输入或输入过多过速。⑧检查心表起搏器或辅助循环装置的工作是否正常,排除其故障。⑨胸腔引流液突然急剧增加,鉴别引流液性质是否与血液接近。⑩血红蛋白浓度明显下降;血清钾很低或很高;血气 pH 下降,呼吸性或代谢性酸中毒;ACT 显著延长等。

（二）急性循环衰竭的抢救措施

心搏骤停或严重心低排综合征的临床表现为无脉搏、无呼吸、无意识状态，提示血液循环已停止，全身器官无灌流，首先大脑受到缺血严重威胁。因此，必须采取紧急抢救措施，包括：①尽早心肺复苏（CPR），施行有效胸外心脏按压、人工呼吸及应用针对性药物。②主动脉内球囊反搏（IABP），常用于瓣膜术后急性心低排综合征，以支持心脏充盈，减少心肌氧需，增加冠脉灌注，从而改善血流动力学及心肌供血。尽早开始是抢救成功的关键。③急症体外循环再手术，常用于瓣膜术后出血，常见左房顶破裂，左室后壁破损，瓣周漏、卡瓣等情况。有学者在1984—1995年期间共施行CPB手术18 513例，其中急症CPB抢救手术130例，占0.7%。Rousou在1988－1993年间3 400余例CPB手术中，有16例急症CPB抢救再手术，存活率56.3%，以往13例只施行CPR抢救，存活率仅15.4%。提示及时采用CPB再手术抢救可明显提高生存率。④在心脏或肺脏功能严重衰竭时，应用体外膜肺氧合（ECMO）抢救具有明显提高生存的效果，可使肺脏和心脏做功减少，全身供血恢复，不致缺氧，文献有使用ECMO长达1个多月而获得成功的报道。

（王　彬）

第五节　先天性心脏病手术的麻醉

一、先天性心脏病的病理生理

先天性心脏病（简称先心病）种类繁多，同种病变之间的差别也很大。病理生理取决于心内分流和阻塞性病变引起的解剖和生理变化。从血流动力学角度可以分以下四种类型：分流性病变、梗阻性病变、反流性病变和混合性病变。

（一）分流性病变

分流性病变的病理生理特点是在体循环和肺循环之间存在交通，通过交通产生分流。分流可能是某种病变的主要表现，也可能是减轻某种严重病变症状的代偿现象。分流包括心内分流（如房、室间隔缺损）、心外分流（如动脉导管未闭和体肺侧支）。分流的流速取决于分流两端的压力梯度和相关的血管床血管阻力，而分流量的大小取决于解剖缺损的大小。

（1）非限制性分流：解剖缺损较大，两端压力梯度较小，分流量的大小主要由影响分流的血管床的阻力决定。

（2）限制性分流：解剖缺损较小，分流量较为固定，血管床阻力对分流的影响不明显。

（二）梗阻性病变

梗阻性病变可发生在主动脉和肺动脉的瓣膜上、瓣膜或瓣膜下。无论左侧还是右侧心室流出道发生梗阻性病变，都会引起相应心室的肥厚和扩大。心肌肥厚则氧需增加，最后发展到冠状动脉供血不足，可导致心肌缺血。

（1）右侧梗阻病变：早期即发生肺血流减少和可能出现低氧血症。长期低氧引起凝血功能异常和侧支循环的形成等。

（2）左侧梗阻病变：表现为心排血量下降和体循环灌注不足，长期可引起左心室肥厚导致心肌缺血或纤维化。任何影响心率和容量的因素，都可能诱发心肌缺血和心脏骤停。

（3）动力性梗阻和固定性梗阻：动力性梗阻（右室流出道梗阻和肥厚性心肌病）的心肌收缩性降低可以减轻梗阻的程度。固定的梗阻（肺动脉闭锁或瓣膜狭窄）的程度不受心肌收缩性的影响。

（三）反流性病变

反流性病变可以是先天的（如艾伯斯坦畸形、房室通道缺损和二尖瓣裂等），但更常见的是因先天性心脏病变而带来的继发改变。长期的容量和压力负荷引起心脏解剖和生理改变，导致瓣膜反流。反流量的大小取决于心脏的前负荷、后负荷和心率。

(四)混合性病变

混合性病变是先天性的缺陷引起氧合血和非氧合血在心腔或大血管内混合,如三尖瓣闭锁、单心室、共同动脉干和肺静脉畸形引流等。由于存在非限制性的血流交通,肺血管阻力和体循环血管阻力则明显影响分流量。

二、麻醉前准备

(一)术前禁饮食

(1)小于 6 个月患儿,可在术前 4 小时喂奶和固体食物,术前 2 小时喂清水(如苹果汁、糖水或白水)。

(2)6 个月~3 岁患儿,可在术前 6 小时喂奶和固体食物,术前 2~3 小时喂清水。

(3)3 岁以上患儿,术前 8 小时可食奶和固体食物,3 小时喝清水。

(二)手术室内准备

1.麻醉操作时室内温度

麻醉操作使小儿身体大部分暴露在空气中,半岁以内小儿应使室内温度保持在 23 ℃以上,变温毯保温,新生儿最好使用保温气毯。

2.麻醉相关仪器准备

麻醉机、吸引器、监护仪和急救设备(如除颤器)常规检查、待用。

3.呼吸参数设定

潮气量 10~12 mL/kg;呼吸次数:新生儿 30~35 次/分,2 岁以内 25~30 次/分,2~5 岁 20~25 次/分,5~12 岁18~20 次/分。

(三)气管插管准备

经鼻气管插管易于固定,便于口腔护理,患儿易于耐受,可用于带管时间长的患儿。但操作要轻柔,以免鼻腔出血。注意鼻道的清理,避免鼻内容物堵塞和污染气管导管。经口腔插管适于带管时间短的患儿。低压气囊导管对于预防术后肺内感染和避免气管压伤更为有利。

1.导管内径(mm,ID)选择

早产儿 2.5~3.0;新生儿 3.0~3.5;1 个月~6 个月 3.5~4.0;6 个月~1 岁 4.0~4.5;1~2 岁导管为 4.5~5.0;2 岁以上可以按 4+年龄/4 计算。

2.鼻腔插管深度(cm)

(1)早产儿:鼻翼至耳垂的距离+2;0~4 岁为 10+体重(kg)/2;4 岁以上为 14+年龄/2。

(2)气管导管上有刻度,点状线一般为鼻插管和口插管深度之间的标记。

(3)口腔插管深度为鼻腔插管深度减 2 cm。

(4)气管导管插入后要在听诊双肺呼吸音对称后方可固定。

3.插管物品准备

(1)气管导管:准备所插导管和上、下 0.5 号的气管导管各 1 根。

(2)吸痰管两根:粗的插入导管内作引导管,细的用来气管内吸痰。

(3)喉镜、镜柄和插管钳;润滑油和棉签等。

4.插管后处理

用吸痰管排除胃内气体;双眼涂抹眼药膏保护眼睛。

(四)常规准备的紧急用药

山莨菪碱(2 mg/mL)、10%葡萄糖酸钙、异丙肾上腺素(4 μg/mL)、麻黄碱(1.5 mg/mL)、去甲肾上腺素(4 μg/mL)或去氧肾上腺素(40 μg/mL)。

三、麻醉管理

（一）基础麻醉

患儿接入手术室后一般采取以下两种方法使其安静入睡，然后连接心电图、脉搏血氧饱和度和无创血压袖带监护，再立即进行动脉和外周静脉穿刺置管。

（1）吸入七氟烷：先面罩吸入8%的七氟烷诱导入睡，然后降低吸入浓度至5%，保持气道通畅。

（2）氯胺酮5～7 mg/kg和阿托品0.01～0.02 mg/kg或长托宁0.02～0.04 mg/kg混合肌内注射。

（二）麻醉诱导

（1）诱导药物：患儿开放静脉后可开始静脉诱导。常用药物有咪哒唑仑、维库溴铵、芬太尼和地塞米松等。

（2）面罩通气时，可以根据病种和患儿当时状态选择吸入氧浓度。新生儿和左向右分流量大的患儿尽量避免吸入纯氧，依赖动脉导管循环的患儿可吸入低浓度氧或空气。

（3）气管插管：插管动作要轻柔，注意小儿最狭窄处在声门下，送入导管困难时，及时更换小0.5号气管导管。

（三）麻醉维持

（1）麻醉用药：可以间断给予阿片类药（芬太尼、舒芬太尼）、肌松药（维库溴铵、哌库溴铵等）和镇静药（咪哒唑仑等），或经体外循环机给予异氟烷。

（2）一个月以上的小儿在体外循环中可用丙泊酚（200 mg）加氯胺酮（50 mg）静脉输注。

（四）特殊注意事项

（1）存在心内分流病变，尤其是右向左分流，在静脉给药时，要注意排气避免气栓。

（2）高危出血风险或预计时间较长的体外循环手术，建议准备血小板。

（3）先心病小儿静脉注射肝素后，动脉和静脉血的ACT值在一定时间内存在很大差别，故ACT测定应以静脉血为准。

（4）常温非体外全麻手术，常规准备自体血回输装置。

四、呼吸管理

（1）可以采取容控或压控通气模式，吸呼比1∶(1～2)，气道压力不宜超过30 cmH_2O。

（2）发绀患儿吸入氧浓度80%以上；严重左向右分流患儿吸入氧浓度50%以下。

（3）欲行体-肺动脉分流术者，在避免缺氧的情况下，尽量吸入30%～50%的低浓度氧，以观察和比较分流前后的氧供情况。

（4）增加肺血管阻力轻度高碳酸血症、调节通气量使呼气末CO_2分压在45～55 mmHg、吸入低浓度氧或空气。

（5）降低肺动脉压力吸入高浓度氧、轻度过度通气、呼气末CO_2分压维持在25～30 mmHg等。

（6）体外循环期间静态膨肺，气道压力维持在5～8 cmH_2O，氧流量0.3～0.5 L/min，氧浓度21%。

（7）开始通气前气管内吸痰，开放升主动脉适时膨肺，但压力不宜超过30 cmH_2O。明显肺不张时，膨肺偶可达到40 cmH_2O，但要避免肺损伤。

五、循环管理

（一）心率和心律

1.维持循环稳定的参考心率

（1）体外循环前：新生儿150次/分以上；6个月以内婴儿在130次/分以上；2岁以内小儿120次/分以上；3岁以内小儿在110次/分以上；5岁以内小儿在100次/分以上。

（2）体外循环后：新生儿160次/分以上；6个月以内婴儿在140次/分以上；3岁以内小儿在130次/分

以上；5 岁以内小儿在 110 次/分以上。

2.药物不能维持满意心率，往往需要安装临时起搏器

(1)窦性心动过缓时，起搏电极放置在心房外膜，可维持满意的心排血量。

(2)心房和房室传导阻滞时，电极需放置在心室外膜。

(3)瓣膜反流时，需要安装双腔临时起搏器，心房和心室均需放置起搏电极。

3.室上性心动过速治疗(小儿心脏手术中较易发生)

(1)喷洒冰水在窦房结区，有时可以暂时缓解。

(2)适当牵拉窦房结区，可以部分中止发作。

(3)使用去氧肾上腺素、腺苷(50 μg/kg)、美托洛尔等治疗。

(4)顽固性室上性心动过速，可持续静脉输注艾司洛尔[负荷量：250～500 μg/kg，维持量：50～300 μg/(kg · min)]。

(5)严重影响循环时，可以电击(同步或非同步)除颤复律。

(二)体外循环前重症小儿维持循环稳定

(1)发绀患儿可以给予 5%碳酸氢钠(2 mL/kg)+5%葡萄糖液共 50 mL 输注。

(2)低血容量者，可以适量补充 5%清蛋白和洗涤浓缩红细胞。

(3)肺内分流过多者，外科适当束缚肺动脉，增加体循环流量。

(4)肺血过少者，以补充容量为主，适当增加外周血管阻力。

(5)必要时补充钙剂和持续输注正性肌力药(如多巴胺)支持。

(三)脱离体外循环机困难的处理

1.重度肺动脉高压

(1)适当过度通气，不使用 PEEP；吸入 NO。

(2)通过中心静脉输注血管扩张药，降低肺动脉压；左房管输注血管加压药物，提高灌注压。

(3)适当给予碳酸氢钠维持血液偏碱状态。

(4)维持足够的右室前负荷。

2.左心功能异常

(1)根据左房压缓慢还血，维持较快的心率，降低左室前负荷。

(2)在使用其他血管活性药基础上，可以经左房管加用肾上腺素输注。

(3)心律存在问题时使用双腔起搏器为宜。

(四)重症患儿体外循环后循环维持

(1)根据心脏饱满程度和左、右房压回输机器血。

(2)鱼精蛋白中和后最好使用洗涤后的红细胞。

(3)通气调整肺循环血管阻力。

(4)使用正性肌力药或其他血管活性药。

(5)必要时持续输注葡萄糖酸钙(5～10 mg/h)。

(五)体外循环后早期反常性血压

(1)部分患儿体外循环后出现主动脉压和外周动脉压反转现象，术后可以持续数小时而逐渐恢复正常。

(2)停机过程中外周动脉压过低时，要进行主动脉根部测压：①当主动脉根部压与外周动脉压差别大时，先缓慢还血以补充容量，不急于加大正性肌力药的剂量。如果还血主动脉根部压力增高，左房压也升高，而外周动脉压无变化时，有可能主动脉插管过粗，需尽快调整停机，拔出主动脉插管。②主动脉根部压与外周动脉压均低时，输血后左房压升高，往往存在心功能异常，需调整呼吸循环状态，加大正性肌力药物的支持。

六、凝血管理

（一）鱼精蛋白中和肝素

(1)鱼精蛋白和肝素之比为(1～1.5)mg∶100 U。

(2)重度肺动脉高压者可经主动脉根部或左房管推注鱼精蛋白，亦同时可推注葡萄糖酸钙(15～30 mg/kg)。

(3)静脉推注鱼精蛋白要缓慢，一旦推注过程中血压逐渐下降，暂停推注鱼精蛋白。心率未减慢者可首选推注钙剂和小量回输机血。伴心率有减慢者，首选山莨菪碱处理，必要时给予小量肾上腺素。

（二）改善凝血功能(重症手术和长时间体外循环手术)

(1)手术切皮前即持续输注抑肽酶和乌司他丁。

(2)推注鱼精蛋白后，立即开始输入血小板和血浆。

(3)渗血明显多时，可使用凝血酶原复合物和纤维蛋白原等。

(4)输入洗涤的机器剩余血，而非肝素化的机血。

七、其他管理

（一）手术室内吸入 NO 的注意事项

(1)有效吸入浓度 10～80 ppm，吸入接口在气管导管与螺纹管的弯接头处。

(2)NO 流量＝吸入浓度×分钟通气量/NO ppm(NO 入口呼吸环路内时)。

(3)NO ppm 为 NO 钢瓶内的浓度(我院小儿手术室内 NO 瓶浓度为 100 ppm)。

(4)新鲜气体流量不得小于 2 倍分钟通气量，以保证有毒气体 NO 的排除。

(5)如存在心肌抑制和顽固性低血压，需立即停止吸入 NO。

（二）微量泵输注常用药液的配制(50 mL 液体所含药量 mg)

(1)多巴胺/多巴酚丁胺：体重(kg)×3。

(2)肾上腺素：体重(kg)×0.3。

(3)异丙肾上腺素：体重(kg)×0.03。

(4)硝酸甘油：体重(kg)×0.9(新生儿 kg×3)。

(5)米力农：体重(kg)×0.6/0.9/1.2[负荷量体重(kg)×25～50 μg，需在复温时经体外循环机注入]。

（三）药物输入速度计算

(1)当 50 mL 药液中药物含量是体重(kg)×3 mg 时，泵入 1 mL/h 相当于输入速度：1 μg/(kg·min)＝kg×3(mg)÷50(mL)÷60(min)÷kg×1000(μg)。

(2)其他按配制的倍数不同，用上式依次推算。

（四）补充碳酸氢钠的计算方法

(1)补碱按细胞外液总量来补充：即补碱量(mmol)＝Kg×△BE×0.2。

(2)1 g $NaHCO_3$＝12 mmol HCO_3^-；1 g $NaHCO_3$＝20 mL 5%$NaHCO_3$。

(3)故补 5%的碳酸氢钠量(mL)＝Kg×△BE×0.2×20/12＝Kg×△BE/3。

（五）补充氯化钾的方法

(1)低钾小儿补钾量安全范围：0.2～0.5 mmol/(kg·h)。

(2)小儿钾浓度：＞3.0 mmol/L 不主张积极补钾。

(3)50 mL 不同浓度的溶液含钾量：3‰，2 mmol；6‰，4 mmol；9‰，6 mmol；12‰，8 mmol；15‰，10 mmol；30‰，20 mmol。

(4)安全补钾速度简易用法：30‰ KCl 每小时泵入毫升数≤体重数；15‰ KCl 每小时泵入毫升数≤2 倍体重数。

八、不同病种先心病的麻醉

(一)动脉导管未闭(PDA)

1.病理生理

(1)分流量的大小取决于导管的直径和体血管阻力(SVR)与肺血管阻力(PVR)之比值(SVR/PVR)。

(2)动脉导管分流,使主动脉舒张压降低,心肌灌注减少。

(3)主动脉分流使肺血增多,左室舒张末容量增大,导致左室扩张、肥厚和舒张末压力升高。

(4)当左房压增高时导致肺水肿,肺血管阻力增高,从而右心负荷增加。

2.外科处理

(1)小婴儿常温全身麻醉下导管结扎或切断缝合术,左后外侧切口。

(2)年龄大的合并严重肺动脉高压的患者,一般在体外循环下正中切口行导管闭合术。

(3)大部分单纯 PDA 可以在放射科介入封堵。

3.麻醉管理

(1)同时监测右上肢和股动脉血压,辅助判断主动脉缩窄和避免外科误操作。

(2)常温全麻结扎动脉导管时,可用硝普钠控制性降压,平均动脉血压可暂时维持在 40～50 mmHg。

(3)深低温低流量体外循环经肺动脉缝闭时,采取头低位,避免主动脉进气和利于头部灌注。

(二)主-肺动脉间隔缺损

1.病理生理

(1)与动脉导管未闭相似。

(2)分流直接从主动脉灌入肺动脉,缺损较大,分流量多。

(3)缺损较大时,早期即出现充血性心力衰竭。

(4)肺动脉高压和肺血管阻塞性病变发生早。

2.外科处理

(1)体外循环下缺损修补。

(2)深低温停循环。

3.麻醉管理

(1)小婴儿体外循环前控制肺血流,使氧饱和度维持在 80%～85%。

(2)体外循环前控制肺血流量呼吸管理外,外科可临时环缩肺动脉,增加肺血管阻力。

(3)术前存在营养不良和肺血管病变严重者,麻醉诱导时吸 80%以上浓度的氧,呼吸管理要避免诱发肺动脉高压危象。

(4)体外循环后要降低肺血管阻力,镇静、适当过度通气。

(5)使用硝酸甘油、米力农,必要时吸入 NO。

(三)共同动脉干

1.病理生理

(1)主动脉和肺动脉共干,同时给冠状动脉、肺动脉和体循环动脉供血。根据肺动脉在共干上的发出位置不同分为 4 型。一组半月瓣连接两个心室。

(2)新生儿初期,随着 PVR 的下降,肺血流逐渐增加,最后导致充血性心力衰竭(CHF)。

(3)肺静脉血和体循环静脉血通过室间隔缺损不同程度双向混合。

(4)肺血过多,心脏做功增加,舒张压降低,容易发生心肌血供不足。

(5)婴儿早期即可发生肺血管梗阻性病变。

2.外科处理

(1)由于肺动脉高压出现早,新生儿期是外科手术的最佳时间。

(2)从共干根部离断肺动脉,修补共干;修补室间隔缺损;使用带瓣同种血管重建右室-肺动脉通道。

(3)术后早期死亡率5%～18%。

(4)由于残余室缺和共干瓣膜狭窄或反流，可能出现右心功能不全。

(5)由于修补室缺或右室切口，易发生完全性右束支阻滞、完全性房室传导阻滞、房室交界性心动过速等心律失常。

3.麻醉管理

(1)体外循环前的管理与主-肺动脉间隔缺损相似。

(2)存在CHF可使用正性肌力药支持。

(3)使用大剂量芬太尼麻醉(大于50 μg/kg)，以保持血流动力学稳定。

(4)术中尽量维持Qp/QS平衡，避免过度通气和吸入高浓度氧。

(5)当平衡难以调整时，手术者可暂时压迫肺动脉来限制肺血流，以改善体循环和冠状动脉灌注。

(6)已经有明显肺动脉高压的较大婴儿，麻醉中吸入氧浓度可提高到80%以上。

(7)体外循环后，大部分患儿需要正性肌力药支持，降低心脏前后负荷，维护左右心脏的功能。

(8)由于此类患儿常合并有DiGeorge综合征，静脉持续输注钙剂有利于维持循环稳定。

(9)体外循环后，要适当过度通气，纯氧通气，纠正酸中毒和吸入NO。

(10)术后镇静和机械通气至少24小时，以避免发生肺动脉高压危象。

(四)房间隔缺损(ASD)

1.病理生理

(1)分流量取决于缺损的大小和右室与左室的相对顺应性。

(2)右室容量超负荷，导致右室肥厚，顺应性逐渐下降。

(3)肺血增多，随年龄增长，肺血管发生病变。

(4)分流量大的发生房性心律失常的比例增加。

(5)肺动脉高压发生较晚，一般10岁以内没有症状，很少发展为Eisenmenger综合征。

2.外科处理

(1)常规外科治疗体外循环下房间隔直视修补。

(2)杂交手术右侧胸部切口显露右心房，在食道超声的引导下，经右房直接将封堵器置于缺损处。

(3)部分ASD可以在放射科介入封堵。

3.麻醉管理

(1)由于婴幼儿期很少有心肺功能改变，所以麻醉无特殊要求。

(2)体外循环后不可以参考中心静脉压值回输液体，以免发生急性肺水肿。

(3)杂交手术是常温全麻下进行，注意保温，准备自体血回输装置。

(4)放置封堵器过程中，位置不当时可引起二尖瓣位置异常，血压会发生明显变化。

(5)无特殊情况，一般不需使用正性肌力药和血管活性药。可以手术室内气管拔管。

(五)室间隔缺损(VSD)

1.病理生理

(1)缺损分四种类型：膜周型、肺动脉干下型、肌型和混合型。室间隔缺损是最常见的先天性心脏病(占20%)。

(2)缺损大小与临床症状相关。肺血多，常表现左心室肥厚。

(3)心脏杂音由大变弱甚至消失，是肺动脉压进行性增高的发展过程。

(4)限制性VSD分流量取决于缺损的大小和左右室间压力差。

(5)非限制性VSD分流量仅依赖于PVR/SVR之比，左右室间无压差。

(6)15%的患者在20岁左右发展为不可逆的严重肺血管梗阻性病变。

(7)非限制性VSD婴儿在生后3个月内可发生CHF。

2.外科处理

(1)正中或右侧胸部切口,体外循环直视下 VSD 修补。

(2)杂交手术正中切口开胸,在 TEE 的引导下,直接经右心室放入封堵器。

3.麻醉管理

(1)非限制 VSD 小婴儿麻醉管理,体外循环前要适当限制肺血流,避免肺损伤和体循环灌注不足。

(2)严重肺动脉高压患儿要防止 $PaCO_2$ 增高,以避免肺动脉压进一步升高,肺血流减少。脱离体外循环机困难时,首先排除外科因素(残留 VSD 和存在 PDA),联合使用正性肌力药和血管活性药。留置左房管为脱离体外循环机时泵入药物使用。术后早期加强镇静镇痛,降低肺血管的反应性。

(3)房室传导阻滞时有发生,常用山莨菪碱和异丙肾上腺素治疗,必要时使用临时起搏器。

(4)有明显心室肥厚和扩大者,常需使用多巴胺、多巴酚丁胺、米力农和硝酸甘油等药物。

(六)心内膜垫缺损

1.病理生理

(1)可分为部分、过渡和完全三型。常伴发各种综合征,如 21-三体、Noonan 综合征和 Elisvan Creveld 综合征。

(2)部分型心内膜垫缺损(PECD)发生 CHF 取决于左向右分流量和二尖瓣反流程度。

(3)过渡型的症状相对最轻。

(4)完全型心内膜垫缺损(TECD)缺损为非限制性,早期即可出现肺动脉高压或 CHF。

2.外科处理

(1)PECD 可在 2～5 岁时修补,手术与房间隔缺损类似,二尖瓣反流纠正如何影响术后效果。

(2)TECD 最佳手术期为 3～6 个月,较为安全,控制 CHF,防止发生肺血管梗阻性病变和减轻瓣环扩张。根治手术:体外循环下闭合房间隔和室间隔缺损,修复两个房室瓣。对反复肺内感染和解剖上不能做双心矫治的,先行肺动脉环缩手术,再择期二期手术。

3.麻醉管理

(1)体外循环前控制肺血流,限制吸入氧浓度和防止过度通气。

(2)TEE 评估矫治后房室瓣功能和心室功能。

(3)术中放置左房测压管,指导容量管理和使用正性肌力药等血管活性药物。

(4)体外循环后肺动脉高压的处理:吸入 100% 的氧,过度通气,用大剂量阿片类药加深麻醉,吸入 NO。适当给予碳酸氢钠可以降低肺动脉压力。对于吸入 NO 无反应的肺动脉高压,可能对硫酸镁有效,初始剂量 20 mg/(kg · h)。

(5)大部分脱离体外循环时需要正性肌力药支持。

(6)脱离体外循环机困难,可以从左房管使用缩血管药物,而右房管使用血管扩张药。

(7)对于有房室瓣反流和残余 VSD,使用米力农和降低后负荷。

(8)房室传导功能异常者,使用房室顺序性起搏对于减少房室瓣反流和改善心脏功能有益。

(七)右室双出口

1.病理生理

(1)大动脉转位型(Taussig-Bing 畸形)肺动脉下 VSD,伴有或不伴有主动脉狭窄。表现类似伴有 VSD 的大动脉转位(TGA)。肺血流增加,易发生 CHF 和肺血管病变。

(2)伴大 VSD 型主动脉下 VSD,不伴有肺动脉狭窄。由于肺血管阻力低,故肺血过多。

(3)法洛四联症型主动脉下 VSD,伴有肺动脉狭窄。肺血流梗阻为固定性。

2.外科处理

(1)室间隔修补+将肺动脉与左室连通+大动脉调转术。

(2)室间隔修补+将主动脉与左室连通。

(3)姑息手术 Block-Taussig 分流术;肺动脉环缩术。

(4)单心室矫治分期双向格林和全腔静脉与肺动脉吻合术。

3.麻醉管理

(1)肺血过多者应注意避免降低肺血管阻力,维持脉搏氧饱和度在80%～85%。

(2)肺血少者应注意改善肺血流,避免增加肺血管阻力。

(3)围术期肺动脉高压者需过度通气、吸入100%的氧、适当碱化血液、深镇静和保持肌松。

(4)及时诊断和处理心律失常。

(5)常需使用正性肌力药物支持。

(八)肺静脉畸形引流

1.病理生理

(1)部分性肺静脉畸形引流。病理生理变化与单纯的房间隔缺损类似。左向右分流导致肺血增加,右房和右室扩大,肺动脉扩张。分流量大小取决于参与畸形引流的肺静脉支数,畸形引流的肺叶,肺血管阻力和右心房室的顺应性。

(2)完全性肺静脉畸形引流。完全性肺静脉畸形引流分四型:心上型,心内型,心下型和混合型。肺血管梗阻性病变发生早。伴有梗阻的肺静脉畸形引流,患儿生后的第一周即出现明显的发绀和呼吸窘迫,需紧急外科治疗。无梗阻的肺静脉畸形引流,肺血过多,轻微发绀。氧饱和度一般为85%～90%。右侧房室扩张,限制性的卵圆孔(或房间隔缺损)供给左心容量,左心发育小。室间隔向左侧移位,导致左室心排血量进一步减少。

2.外科处理

(1)部分性肺静脉畸形引流无症状和无房间隔缺损,分流量少,可不手术。左向右分流量较大,QP∶Qs大于2∶1,需要外科手术治疗。反复肺内感染,尤其是伴有“镰刀”综合征的,需要外科手术治疗。

(2)完全性肺静脉畸形引流有梗阻的一旦诊断明确,需要急诊外科手术治疗。无引流梗阻伴有限制性房水平分流的,需要行房间隔切开或球囊扩张术,以及药物治疗,在1岁内择期行矫治术。

(3)有非限制性房水平分流的,可择期1岁内行矫治术。

(4)部分患者可能需要深低温停循环下行修补术。

(5)外科手术一般是切开和扩大肺静脉畸形连接处,与左心房吻合。

3.麻醉管理

(1)部分性肺静脉畸形引流的麻醉类似于肺血多的ASD。

(2)完全性肺静脉畸形引流:体外循环前吸入100%的氧,过度通气,纠正代谢性酸中毒,使用正性肌力药维持循环稳定。体外循环后吸入NO,降低肺血管阻力。防止肺动脉高压危象(过度通气,吸入100%的氧,碱化血液,充分镇静和肌松)。严重肺动脉高压可以使用硫酸镁和前列腺素 E_1。体外循环后,避免左房压过高,维持低水平血压有助于防止未适应的左心过度负荷所致损伤。术前存在肺水肿,体外循环产生的炎性反应,采用压力控制通气的方式,给予适当变化的PEEP,改善肺的顺应性。使用正性肌力药物如多巴胺,多巴酚丁胺和肾上腺素等,使用降低肺血管阻力和体循环阻力药物如米力农、硝酸甘油和酚妥拉明等,减少心脏做功和增加心排血量。使用药物或临时起搏器最佳化心率和节律,减轻左室负荷。

(九)主动脉瓣狭窄

1.病理生理

(1)重度的主动脉瓣狭窄常与左心发育不良并存。

(2)重度单纯的主动脉瓣异常新生儿常有心内膜下纤维弹性组织增生(开始于胎儿期)。心肌的舒张功能下降,使左室舒张末容积减少,射血分数降低。

(3)中等程度的主动脉瓣狭窄,左心明显肥厚扩大。

(4)跨瓣压差大于50 mmHg的为重度,常表现呼吸困难,代谢性酸中毒和心源性休克。

2.外科处理

(1)新生儿重度主动脉狭窄需要急诊经皮球囊扩张术才能存活,等待进一步的外科治疗。

(2)非重度狭窄的年长患儿一般可行主动脉瓣修补或置换(Ross 手术)。

3.麻醉管理

(1)心肌肥厚,注意维持心肌氧供与氧耗的平衡。

(2)避免心动过速,以免影响心脏舒张期充盈。

(3)积极处理心律失常,心房功能的异常严重影响心排血量,可以静脉注射利多卡因,冷盐水心脏表面刺激和超速起搏处理心律失常,严重影响循环的心律失常,需紧急电转复。

(十)主动脉瓣下狭窄

1.病理生理

(1)主动脉瓣下狭窄常在生后 1 年内发现,是进行性发展的疾病。

(2)梗阻程度与年龄相关。

(3)50%的患儿伴有主动脉反流。

2.外科处理

(1)手术切除纤维性隔膜或狭窄环。

(2)由于病情发展较快,且易发生主动脉瓣反流,故多主张早期手术治疗。

(3)术后易发生轻度主动脉瓣反流,狭窄复发率较高。

3.麻醉管理

(1)管理类似于主动脉瓣狭窄。

(2)降低心肌氧耗,维持氧供需平衡。

(3)保证心脏的前后负荷,避免低血压的发生。

(十一)主动脉瓣上狭窄

1.病理生理

(1)常合并脏器动脉狭窄,部分患者合并 Wiliam 综合征(智力低下、特殊面容和高钙血症)。

(2)狭窄部常累及冠状动脉窦,易造成冠状动脉缺血。有猝死的危险。

2.外科处理

切开升主动脉狭窄内膜,自体心包加宽补片。

3.麻醉管理

麻醉管理同主动脉瓣狭窄。

(十二)主动脉缩窄

1.病理生理

(1)典型的主动脉缩窄位于左锁骨下动脉远端到动脉导管开口的周围。

(2)严重主动脉缩窄在生后的最初几周内可出现呼吸困难和呼吸衰竭。狭窄远端体循环低灌注、代谢性酸中毒。动脉导管的闭合可以导致左室后负荷急剧增加,引起 CHF 和心源性休克。

(3)中度缩窄出现症状较晚,逐渐出现缩窄近端体循环高血压和左心功能不全。

2.外科处理

(1)左侧开胸主动脉修补左锁骨下动脉片翻转成形术;缩窄切除端端吻合术;人工补片主动脉成形术等。

(2)并发症术后高血压;残余狭窄或再复发;截瘫;动脉瘤形成。

3.麻醉管理

(1)新生儿最初几天,由于动脉导管未闭,上、下肢的压差不明显。

(2)新生儿左心衰竭需静脉持续输注前列腺素 E_1 来维持动脉导管开放。

(3)重度狭窄的小儿术前需要气管插管机械通气,以减轻心、肺做功。

(4)减少肺血的呼吸管理(高二氧化碳通气、限制吸入氧浓度)。

(5)纠正酸中毒和使用正性肌力药来维护心脏功能。

(6)常温全身麻醉,术中监测右侧上肢动脉压和下肢股动脉压。

(7)术中中心温度不宜超过 37.5 ℃,且可以适度降温至 35 ℃。

(8)动脉阻断或钳夹动脉前,静脉注射肝素 200 U/kg(ACT＞200 秒),并使用自体血回收装置。

(9)动脉阻断或钳夹后,注意控制血压和维护心脏功能。

(10)术后早期可出现高血压,持续 2 周左右,可使用血管扩张药和β受体阻滞药。

(十三)主动脉弓中断

1.病理生理

(1)分型。A 型:中断末端紧靠左锁骨下动脉远端。B 型:中断位于左锁骨下动脉和左颈总动脉之间。C 型:中断位于无名动脉和左颈总动脉之间。

(2)新生儿早期可无症状,一旦动脉导管闭塞,则出现 CHF 和代谢性酸中毒。

(3)27%的患儿合并 DiGeorge 综合征(低钙血症、胸腺缺如、面部发育异常)。

2.外科处理

(1)深低温体外循环。

(2)深低温停循环+区域性脑灌注。

(3)一期手术根治。

3.麻醉管理

(1)一经诊断静脉持续输注前列腺素 E_1,使用正性肌力药和利尿药。

(2)麻醉选择以大剂量阿片类药为主,维持循环的稳定。

(3)动脉压选择左、右上肢和下肢同时监测。

(4)使用血液回收装置、新鲜冰冻血浆和血小板。

(5)体外循环后需要正性肌力药物支持。

(6)DiGeorge 综合征体外循环后需要补充较大剂量钙。

(十四)三尖瓣下移(Ebstein 畸形)

1.病理生理

(1)三尖瓣瓣叶下移至右室腔,右房扩大,右室房化,右室腔发育异常。可发生右心功能不全。常有卵圆孔未闭和房缺,可产生右向左分流。

(2)新生儿早期血流动力学不稳定,随着肺动脉阻力的降低,可有改善。

(3)易发生室上性心律失常、右束支传导阻滞和预激综合征(10%～15%)。

2.外科处理

(1)三尖瓣成形术适于前瓣叶发育好,右室腔发育尚可者。

(2)Starnes 手术适于重症新生儿。扩大房间隔缺损,闭合三尖瓣口,建立体肺分流。

(3)严重右心系统发育不良,可行分期单心室生理根治术或一个半心室矫治术。

3.麻醉管理

(1)维持前负荷,避免心肌抑制和外周血管扩张。

(2)麻醉以大剂量阿片类药(芬太尼)为主,辅以低浓度异氟烷。

(3)体外循环前易发生室上性心律失常,有时需要紧急建立体外循环。

(4)由于右心房室严重扩张肥厚,体外循环后易发生室性心律失常,故可预防性持续输入利多卡因或胺碘酮。

(5)使用正性肌力药米力农、多巴酚丁胺等改善右心功能。

(6)术后早期充分镇静和镇痛。

(十五)法洛四联症

1.病理生理

(1)病理解剖特点非限制性室间隔缺损;右室流出道梗阻(RVOT);主动脉骑跨;右室肥厚。

(2)RVOT 程度不同,表现为发绀轻重有别,梗阻轻的可无发绀。

(3)缺氧发作与 RVOT 梗阻性质有关:动力性梗阻是由于漏斗部肥厚和心室异常肌束形成。漏斗部痉挛引起急性的肺血减少,低氧的静脉血分流至体循环,表现缺氧发作。固定性梗阻由肺动脉瓣增厚,发育不良和二瓣化导致肺血减少引起。

(4)肺动脉瓣完全梗阻(肺动脉瓣闭锁)时,肺血流来源于 PDA、支气管动脉和体肺侧支。

(5)常有主肺动脉或分支不同程度的发育不良。

(6)常合并的畸形房间隔缺损,动脉导管未闭,完全性的心内膜垫缺损,多发室间隔缺损。

(7)少见合并畸形永存左上腔,冠状动脉起源异常和左、右肺动脉起源异常。

2.外科处理

(1)姑息手术体-肺动脉分流术。

(2)根治手术。

(3)问题和并发症室缺残余漏;房室传导阻滞;右室流出道残余狭窄;灌注肺和低心排综合征。

3.麻醉管理

(1)缺氧发作防治:术前避免过度控制液体摄入,麻醉前 2~4 小时可以喝适量的清水。发绀较重者,麻醉诱导后,经静脉持续输入碳酸氢钠 1~2 mL/(kg·h)。5%清蛋白(20%清蛋白 10 mL+林格液 30 mL)扩充容量。心率过快,氧饱和度迅速降低时,可用艾司洛尔(10 mg/mL)单次静脉注射,剂量 0.5~1.0 mg/kg;氧饱和度迅速降低,心率快,血压也明显降低时,可用去氧肾上腺素(20 μg/mL),单次静脉注射 1~10 μg/kg。

(2)麻醉管理原则:使用降低心肌兴奋性的麻醉药物,吗啡类药麻醉为主。避免使用明显降低外周血管阻力药物。手术使右心室解剖发生改变,功能受到影响,常需要正性肌力药支持。心室压力测定收缩压 RV/LV>0.7,常需要重新进行右室流出道的疏通。体外循环时间较长时,肺血管阻力增加,可采取降低肺血管阻力的处理。由于右室流出道的疏通和肺血管阻力较低,以及左室术前发育较差,体外循环后,左房压有时偏高。此时一般需要微量泵持续输注肾上腺素,根据左房压适当限制循环容量。术前发绀较重者,体外循环后渗血可能较多,常需输入血浆,血小板和止血药等促进凝血功能。对房室传导紊乱,需要安置临时起搏器。

(十六)大动脉转位(TGA)

1.病理生理

(1)循环特点:肺循环与体循环关系为平行循环,而非顺序循环。两循环之间的交通有房间隔、室间隔或动脉导管未闭,是患儿赖以生存的条件。两循环之间的交通为通常为双向分流。

(2)分类:①室间隔完整 TGA(TGA-IVS),若限制性的房水平分流量,可影响动脉氧饱和度。在伴有非限制性的 PDA 时,动脉氧饱和度较高,但容易发生 CHF。在伴有 ASD 和 PDA 分流不能满足机体氧需时,患儿表现为酸中毒和循环衰竭。②室间隔缺损 TGA(TGA-VSD),房水平的混合是左房到右房;室水平的混合是从右室到左室,但也存在双向分流;易发生 CHF。一般 4~6 周肺血管阻力达到生后最低,故是有症状 CHF 期。伴有主动脉梗阻的易早期发生肺血管病变。③室间隔缺损和解剖左室流出道梗阻 TGA(TGA-VSD/LVOTO),常伴有室间隔缺损,LVOTO 限制肺血流,并决定肺循环和体循环血流的平衡。梗阻导致肺血减少可发生发绀。

2.外科处理

(1)TGA-IVS:应在生后三周内行解剖矫治术(ASO);酸中毒,循环衰竭患儿需要机械通气和持续静脉输注前列腺素 E_1 维持动脉导管开放,球囊房间隔扩开术为增加房水平的血混合。以上处理无效,提示存在肺动脉高压,需急诊外科治疗。三周以上则根据术中测压结果决定一期手术或二期手术。左室收缩压大于右室收缩压的 60%,则行一期手术。左室收缩压占右室收缩压的 50%~60%,一期手术后可能需要辅用 ECMO 治疗。左室收缩压小于右室收缩压的 50%,则行二期手术治疗:一期行肺动脉环缩术,同时加做改良的 BT 分流术,训练左室功能。在训练 1~2 周内尽快行二期矫治术(ASO)。

(2)TGA-VSD:6 个月内行 ASO 和 VSD 修补术。6 个月以上导管检查评估肺血管阻力决定是否可行 ASO 手术。

(3)TGA-VSD/LVOTO:根据年龄和狭窄程度决定做 REV、Nikaidoh 和 Rasteli 手术。

3.麻醉管理

(1)ASO 手术:多为新生儿和婴儿手术,注意保温,避免酸中毒。前列腺素 E_1 使用直到开始体外循环。避免使用对心脏功能抑制作用较强的药物。体外循环后避免高血压,收缩压维持在 50～75 mmHg。尽量低的左房压(4～6 mmHg),来维持适当的心排血量。维持较快心率,避免心动过缓。体外循环后需要正性肌力药和血管活性药的支持。

(2)REV、Nikaidoh 和 Rasteli 手术:一般为 TGA(VSD 和 LVOTO),患儿年龄相对较大,心脏功能较好。手术难度大,时间较长,创伤面大,渗血较多,需要输入血小板,凝血酶原复合物和血浆等。备洗红细胞机,在鱼精蛋白中和后使用。需要血管活性药支持,多巴胺和多巴酚丁胺等。较易发生肺动脉瓣反流,给予降低肺血管阻力处理(呼吸管理和药物)。

(3)肺动脉环缩术＋BT 分流术:常温全麻下手术,备自体血回输装置。动脉压力监测在非锁骨下动脉分流侧(一般在左侧)或股动脉。环缩后右室收缩压为主动脉收缩压的 60%～80%。需要正性肌力药支持。

(十七)矫正性大动脉转位

1.病理生理

(1)心房与心室连接不一致和心室与大动脉连接不一致。

(2)常合并畸形:室间隔缺损,肺动脉瓣狭窄伴解剖左室流出道狭窄,以及三尖瓣畸形导致的解剖右心室房室瓣反流。

2.外科处理

(1)功能性矫治术纠正伴随的其他畸形(如室间隔缺损)。

(2)解剖矫治术包括双调转手术(心房调转＋动脉调转;心房调转＋Nikaidoh 手术)和双调转＋双向格林手术。

3.麻醉管理

(1)解剖矫治术手术时间较长,调整好麻醉深度。

(2)食道超声和压力测定可以发现腔静脉和肺静脉梗阻。

(3)放置房室顺序起搏电极,在术中和术后心率和循环的维持起重要作用。

(4)手术开始即持续静脉微量泵输入抑肽酶和乌司他丁,停机后输入血小板和血浆等促进凝血功能。

(十八)左心发育不良综合征

1.病理生理

(1)二尖瓣狭窄或闭锁,左心室严重发育不良,主动脉瓣狭窄或闭锁,主动脉根部细小。

(2)体循环血运来源于未闭的动脉导管。生后肺血管阻力的降低,使体循环灌注受损。

(3)体循环阻力代偿增高,肺血容量进一步增加。代谢性酸中毒和器官功能紊乱。

(4)肺充血和组织低灌注,可导致突然的动脉导管闭合。患儿常常在生后 1 个月内死亡。

2.外科处理

(1)介入治疗(替代 Norwood Ⅰ):包括动脉导管放置支架,然后适当扩大房间隔缺损以改善体循环血供,待患儿 6 个月后再行 Norwood Ⅱ、Ⅲ期手术。

(2)Norwood Ⅰ期手术:一般在生后 1 个月内进行;手术将房间隔切除开;近端肺动脉与升主动脉吻合,同种血管补片扩大主动脉弓。体肺分流(或右室-肺动脉人工血管),需要深低温停循环(18～20 ℃)。

(3)NorwoodⅡ期手术:在 NorwoodⅠ期手术后,约生后 4～10 个月进行双向 Glenn 或 Hemi-Fontan 手术。

(4)Norwood Ⅲ期手术:在 Norwood Ⅱ期手术后,在生后 18～24 个月进行全腔肺动脉吻合术或 Fontan 手术。

(5)心脏移植根治,供体心脏包括整个动脉弓,但供体来源有限。

3.麻醉管理

(1)持续静脉输入前列腺素 E_1[0.02～0.1 μg/(kg·min)]直到开始体外循环。

(2)麻醉诱导开始即给予正性肌力药支持心脏功能[多巴胺 2～5 μg/(kg·min),肾上腺素 0.02～0.05 μg/(kg·min)]。

(3)动脉监测避免使用右侧桡动脉(体肺分流影响测压)。

(4)麻醉以吗啡类药为主,小量的镇静药为辅。

(5)体外循环开始至术后恢复期,适当使用 α 受体阻滞药改善体循环的器官灌注。

(6)SvO_2 的监测对于调整体肺循环的平衡和器官灌注至关重要。

(7)体外循环后改变体循环血管阻力更容易调整 Qs/Qp。

(8)维持较高血红蛋白,满足器官的氧供。

(9)停体外循环早期使用新鲜血浆和血小板促进凝血功能。

4.ECMO 使用

(1)排除外科原因,经过调整体肺循环的平衡和使用正性肌力药均不能满足脏器的氧供。

(2)脑氧饱和度持续低于 40%,SvO_2 低于 30%。

(3)一般 ECMO 术后支持时间 48～96 小时。

(十九)单心室

1.病理生理

(1)一个心室腔通过两个房室瓣或共同房室瓣与两个心房连接。

(2)体循环和肺循环的静脉血在心室水平完全混合。

(3)SVR 与 PVR 的平衡和心排出量影响脏器的氧供。

(4)肺血过多时,氧饱和度>85%,肺顺应性减低,心室扩张,低心排。

(5)肺血过少时,氧饱和度<75%,发绀,心肌缺氧,心排出量减少。

2.外科处理

(1)肺动脉束带术:适于肺血多者,减少肺血,为后期手术治疗做准备。

(2)体肺分流术:适于肺血少者,增加肺血,为后期手术做准备。

(3)双向 Glenn 手术:上腔静脉与肺动脉端侧吻合,减轻单心室的容量负荷。

(4)全腔静脉-肺动脉吻合术:在双向 Glenn 手术的基础上,使用外管道使下腔静脉和主肺动脉端端吻合。生理水平上达到根治的目的。

3.麻醉管理

(1)双向 Glenn 手术:一般不需要体外循环辅助,常温,全身麻醉。颈内静脉穿刺点要尽量取高位,留置双腔套管不宜过深,以避免影响手术操作。双腔套管用于测压和术后持续输入硝酸甘油,降低肺动脉压。股静脉留置双腔套管,为输入血管活性药(多巴胺)和备快速输液使用。阻断血管前给予肝素(200～400 U/kg)吻合结束后鱼精蛋白可以按 1:(0.5～0.8)的比例中和。上腔静脉阻断期间,尽管经导管引流上腔血至右心房,但上腔静脉压仍然较高(20～40 mmHg),故应维持较高体循环压力,以保障脑灌注。备自体血简易回输装置;术中失血较多时,从股静脉快速输血补液。手术开始后即经股静脉泵入多巴胺 2～3 μg/(kg·min),在体循环压力低时可增至 5～8 μg/(kg·min)。吻合后,需要输入 5%清蛋白、血浆和红细胞提高上腔静脉压(肺动脉压)在 14～16 mmHg,以维持循环的稳定。呼吸管理降低肺血管阻力,必要时吸入 NO。

(2)全腔静脉-肺动脉吻合术:体外循环辅助或非体外循环下常温全身麻醉完成手术。体外循环辅助下吻合术麻醉管理较容易。非体外循环下手术需颈内静脉和股静脉均留置套管,为使用血管活性药和快速输血补液用。呼吸管理降低肺血管阻力,必要时吸入 NO。吻合后需要输入 5%清蛋白、血浆和红细胞提高静脉压(肺动脉压)在 14～16 mmHg,以维持循环的稳定。

(王　彬)

第九章 妇科手术麻醉操作

第一节 妇科麻醉的特点

妇科手术范围局限于腹盆腔及会阴，对全身干扰相对较轻，但妇科手术麻醉仍有其特殊性。

(1)子宫体的运动神经纤维主要来自脊髓的 $T_{5\sim10}$ 节段，子宫体的感觉经 $T_{11\sim12}$ 节段传入中枢；子宫颈的传出、传入神经均在 $S_{2\sim4}$ 节段。盆腔手术完善的椎管内麻醉平面应达 $T_8\sim S_4$ 水平。

(2)子宫与附件皆位于盆腔深部，无论由腹部或经阴道操作，手术野显露困难。要求麻醉有充分的镇痛和肌肉松弛。注意特殊体位如头低位、截石位，对呼吸、循环及血流动力学影响。长时间截石位应注意预防周围神经和肌肉压迫损伤。

(3)妇科患者以中老年妇女为多，常可并存有高血压、心脏病、冠心病、糖尿病、慢性支气管炎等疾病，或继发贫血、低蛋白血症和电解质紊乱，麻醉前应给予治疗和纠正。

(4)妇科手术除异位妊娠、会阴部外伤、子宫穿孔、卵巢囊肿扭转外，大多属择期手术，麻醉前应做好充分准备。

麻醉选择：妇科手术一般可选用连续硬膜外阻滞和腰麻-硬膜外联合阻滞或全身麻醉。硬膜外阻滞有一点穿刺法和两点穿刺法。一点穿刺法可经 $L_{1\sim2}$ 或 $L_{2\sim3}$ 间隙穿刺，向头侧置管，经腹手术阻滞平面需达 $T_8\sim S_4$，经阴道手术阻滞平面达 $T_{12}\sim S_4$ 为宜。两点穿刺法，一点可经 $T_{12}\sim L_1$ 间隙穿刺，向头侧置管；另一点经 $L_{3\sim4}$ 间隙穿刺，向尾侧置管，阻滞平面控制在 $T_6\sim S_4$，适用于宫颈癌扩大根治术。对硬膜外阻滞有禁忌者、手术操作范围较广者，腔镜手术及患者要求时可选用全身麻醉。

妇科手术选用硬膜外阻滞较多，麻醉效果确切，对生理干扰轻，费用低。

（张田丽）

第二节 常见妇科手术麻醉的处理

一、子宫及附件切除术

该类手术患者多为中、老年人，可能伴有循环或呼吸系统疾病，且因子宫肌瘤导致长期失血而常有贫血，各器官因慢性贫血可能有不同程度损害，应重视麻醉前纠正。如血红蛋白低于 70 g/L，应作认真处理，术前应备血。一般均可首选硬膜外阻滞。老年患者合并心、肺疾病者应常规进行心电图及呼吸功能监测，维持血压、心率稳定，注意血容量动态平衡，防止心脏负荷增加，维护正常通气量，注意维护肾功能。若

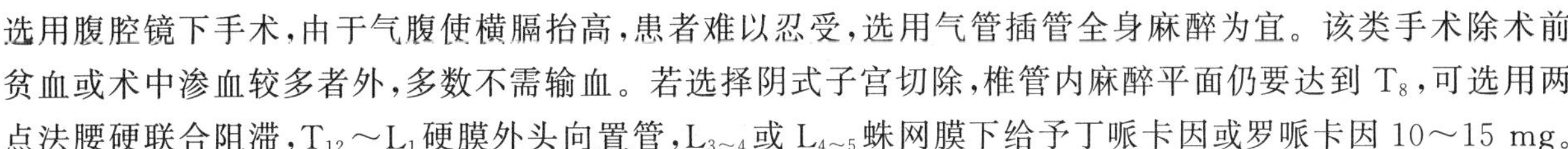

选用腹腔镜下手术，由于气腹使横膈抬高，患者难以忍受，选用气管插管全身麻醉为宜。该类手术除术前贫血或术中渗血较多者外，多数不需输血。若选择阴式子宫切除，椎管内麻醉平面仍要达到 T_8，可选用两点法腰硬联合阻滞，T_{12}～L_1 硬膜外头向置管，$L_{3\sim4}$ 或 $L_{4\sim5}$ 蛛网膜下给予丁哌卡因或罗哌卡因 10～15 mg。

二、巨大卵巢肿瘤和恶性肿瘤根治术

麻醉的难易程度与肿瘤大小有直接关系；接受化疗者，要注意化疗药对机体的影响。肿瘤的类型及恶性程度在决定围术期准备及术中患者所需监测方面起着主要作用。应详细采集病史，这些患者很可能接受过放疗、化疗以及多次手术操作。可能患者接受手术时已存在营养不良、体质欠佳或者已接受过化疗。静脉通路可能会因为周围静脉硬化或血栓而难以开放。

某些化疗药物可能损害肺功能，最常见的是博来霉素，在进行联合治疗特别是与长春新碱或顺铂合用时会增加肺毒性。术前必须检查胸部 X 线片来评估肺损伤的情况。严重肺病应尽可能采用椎管内麻醉或准备术后机械通气。

接受过心脏毒性化疗药物如柔红霉素和多柔比星治疗的患者通常会有心肌病，有可能是早期或晚期。早期表现明显，为 ST 段和 T 波改变心律失常，而晚期表现隐匿，通常为充血性心力衰竭。心脏科医师会诊有助于制订更好的治疗方案。

顺铂是治疗卵巢癌最有效的单用药物，它也经常和多柔比星和(或)环磷酰胺合用。顺铂有直接的肾小管毒性，且与剂量相关，主要影响近曲肾小管、远端肾小管和集合肾小管。其他的毒性包括耳毒性(耳鸣、高频听力的丧失)、周围神经病变(袜套分布样感觉麻木)和恶心、呕吐。

甲氨蝶呤被用来治疗卵巢癌和妊娠滋养层恶性肿瘤。它的主要毒性并发症是胃肠毒性和转氨酶升高的肝功能损害，以 BUN 和血肌酐的升高和尿量的减少为特征的肾小管损伤。

周围神经病变通常见于用长春新碱、环磷酰胺、紫杉醇治疗的患者。治疗前后的神经学缺损评估比较重要。

化疗药物经常与皮质类固醇一起使用。在过去的一年里接受过联合治疗的患者必须在术前给予应激剂量的类固醇以防止发生肾上腺皮质功能不全。

巨大肿瘤可引起：①膈肌上升、活动受限，胸廓容积明显缩小，通气量受限，患者长期处于低氧和二氧化碳蓄积状态；又因肺舒缩受限，易并发呼吸道感染和慢性支气管炎。麻醉前应常规检查肺功能及动脉血气分析，必要时行抗感染治疗。②可能压迫腔静脉、腹主动脉，使回心血量减少，下肢淤血水肿，心脏后负荷增加；又因腔静脉长期受压，逐步形成侧支循环，可使硬膜外间隙血管丛扩张淤血。麻醉前应常规检查心电图、超声心动图，了解心功能代偿程度。硬膜外穿刺、置管应谨防血管损伤，用药量酌情减少 1/3～1/2。③压迫胃肠道，可致患者营养不良，消瘦虚弱，继发贫血、低蛋白血症和水、电解质代谢紊乱，麻醉前应尽可能予以纠正。

麻醉方法和药物的选择应根据心肺功能代偿能力全面权衡。可选用连续硬膜外阻滞或全身麻醉。术中探查、放囊内液及搬动肿瘤等操作过程中，要严密监测，放液速度宜慢，搬出肿瘤后应立即作腹部加压，以防止因腹内压骤然消失，右心回血量突然增加，导致前负荷增高而诱发急性肺水肿；另一方面又可能因为腹主动脉的压迫突然解除，后负荷突然降低而导致血压骤降、心率增快。因此，手术中要准确判断心脏前后负荷的增减，进行中心静脉压监测，及时调节血容量平衡。麻醉后待呼吸循环稳定、意识清醒后，再送回术后恢复室。

三、膀胱阴道瘘修补术、阴道成形术、阴式子宫切除术

此类手术需用截石位、半俯卧位、改良膝肘卧位等特殊体位，麻醉时要重视体位对呼吸、循环的影响。

截石位使患者仰卧双下肢臀部和膝盖屈曲，并且双下肢分开抬高放置于腿架时回心血量增加，有时会发生血流动力学改变。同样术后将腿放低时常出现低血压。在手术结束将要把腿放回仰卧位时，应首先将他们的膝盖和踝关节在矢状面并拢一致，然后缓慢的将其放回手术台面。避免每条腿分别被放低，这样

可以减小对腰椎的扭转刺激，使循环血容量逐渐增加，因此也可防止发生低血压。如果没有给予适当的填充物或体位垫，就可能发生腓总神经损伤。其表现为足部屈曲无力以及足背感觉缺失。髋关节屈曲过度也可能导致大腿及大腿侧面表皮神经麻痹，闭孔神经及隐神经损伤也是截石位的并发症。

截石位经常需要头低位，这种体位具有截石位和头低足高位两者的缺点。肥胖患者屈曲的大腿或者过于夸张的膀胱截石位使横膈膜受到腹腔内容物的压迫。因此麻醉后的患者处于这种体位时，通气较差的肺尖部由于血液的重力作用而使通气血流比值改变。这使患者自主呼吸更加费力，在控制通气期间，则需要以高呼吸道压力来扩张肺部。

此外，此类手术常需反复多次施行，手术时间长，渗血、出血较多，术前应认真改善全身情况，术中根据失血量及时输血补液。手术以选用连续硬膜外阻滞为安全、简便，亦可采用腰硬联合麻醉或全麻复合硬膜外麻醉。

四、异位妊娠破裂、卵巢囊肿蒂扭转、黄体破裂、会阴部外伤

为常见妇科急症手术，麻醉处理主要取决于失血程度。麻醉前要对患者的失血量和全身状态做出迅速判断，并做好大量输血准备，以便抢救失血性休克。该类患者大多已处于休克状态或休克前期。休克前期或轻度休克时应在输血输液基础上，可慎用硬膜外阻滞；中度或重度休克，经综合治疗无好转者，应酌情选用局麻或全麻。如患者尚合作或严重休克，可先在局部浸润麻醉下进腹止血，经补充血容量待休克好转后再给咪达唑仑、芬太尼及氯胺酮复合麻醉。如选用气管内全麻，宜选用对心血管抑制较轻的依托咪酯、氯胺酮、芬太尼等诱导。诱导时要预防呕吐误吸，麻醉中要根据失血量补充全血、羧甲淀粉（代血浆）和平衡液，并纠正代谢性酸中毒，维护肾功能。

五、宫腔镜检查与手术的麻醉

许多妇科疾病可进行宫腔镜手术检查及治疗，部分腔镜手术需在麻醉下进行。

（一）宫腔镜诊疗与麻醉相关的特点

膨宫介质基本要求为膨胀宫腔，减少子宫出血和便于直接操作。不同介质对人体会造成不同的影响，常用的有以下几种。

1.二氧化碳

其折光系数为1.00，显示图像最佳，气和出血可影响观察效果。有气栓的危险。预防方法为应用特殊的调压注气装置，限制每分钟流量＜100 mL，宫内压力＜200 mmHg（26.7 kPa），术后头低臀高位10～15分钟，可预防术后肩痛。

2.低黏度液体

有生理盐水、乳酸林格液和5%葡萄糖等。因其黏度低易于通过输卵管，如检查操作时间过长，可致体液超负荷，故用连续灌流更安全。

3.高黏度液体

有32%右旋糖酐-70和羟甲基纤维素钠液等。因黏度高，与血不溶视野清晰。罕见情况有过敏，Hyskon液用量＞500 mL会导致肺水肿和出血性子痫，羟甲基纤维素钠可引起肺栓塞。

（二）麻醉选择

宫腔镜下手术，可选用全身麻醉或脊麻-硬膜外联合阻滞。

宫腔镜检查与手术可发生迷走神经紧张综合征，临床表现为恶心、出汗、低血压、心动过缓，严重者可致心搏骤停。故宫颈明显狭窄和心动过缓者尤应注意预防。

（三）麻醉管理

除常规监测与输液外，主要应注意膨宫介质的不良反应与可能发生的并发症。

迷走神经紧张综合征，该反应源于敏感的宫颈管，受到扩宫刺激传导至Frankenshauser神经节、腹下神经丛、腹腔神经丛和右侧迷走神经，而出现临床上述综合征表现。椎管内麻醉的神经阻滞范围应达T_{10}

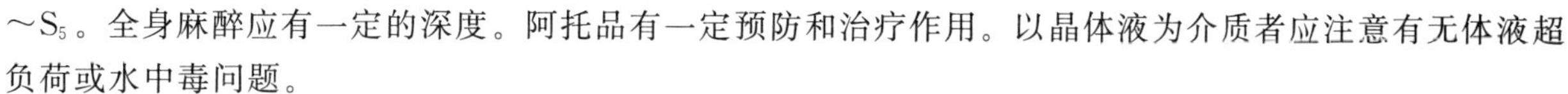

$\sim S_5$。全身麻醉应有一定的深度。阿托品有一定预防和治疗作用。以晶体液为介质者应注意有无体液超负荷或水中毒问题。

（四）麻醉后管理

麻醉手术后，应送到麻醉恢复室，常规监测心电图、血压、脉搏、指脉血氧饱和度。以 CO_2 为膨宫介质者，术后取头低臀高位 10～15 分钟可预防术后肩痛。待一切生命体征平稳后，方可离开麻醉恢复室。

（张田丽）

第三节　妇科门诊手术的麻醉

一、妇科门诊手术的麻醉特点

随着妇科和麻醉技术的发展，妇科门诊手术日益增多，由既往最多见的人工流产术、诊断性刮宫扩大至宫颈锥形切除术、宫腔镜或腹腔镜检查与手术、子宫息肉切除、输卵管结扎术和阴式子宫切除术等。人工流产术是我国目前妇科门诊手术最多的一种。门诊手术患者麻醉前与麻醉医师接触少，难以了解病情，术前检查不如住院患者完善。门诊手术麻醉要求方法简单、省时、起效快，苏醒迅速，恢复完全，不影响定向力。在我国，妇科门诊手术尤其是人工流产术已在大多数各级医院开展，但是由于多数单位尤其是基层单位门诊手术的设备和条件简陋，在设备、人员和技术上不够重视，在一些基层单位医院甚至市级医院发生麻醉导致妇科门诊患者（以人工流产术患者多见）死亡的事件，应引起高度重视。事实上妇科门诊手术麻醉的难度并不比住院手术低。因此，实施妇科门诊手术麻醉应由经验丰富的麻醉医师参加，配备必要的麻醉设备、监护仪和复苏设备，要求手术医师操作熟练，并有处理意外事件的能力。

（一）妇科门诊手术患者的选择与术前评估

1.妇科门诊手术患者的选择

（1）预计手术操作时间在 90 分钟以内，术后无剧烈疼痛，无明显出血危险的手术。

（2）年龄适中，ASAⅠ～Ⅱ级。虽然有人认为 ASAⅢ级和年龄＞70 岁的患者不是门诊手术的绝对禁忌证，但应根据患者的情况及本单位的条件慎重选择。如果 ASAⅢ级和老年患者接受门诊手术麻醉，对麻醉和手术医师的技术要求必然大大提高。对于此类患者，麻醉医师于麻醉前必须与外科医师共同会诊商定是否可行手术麻醉，并且详细了解有无手术麻醉史、药物过敏史，是否合并重要系统疾病，如高血压、冠心病、糖尿病、支气管哮喘、凝血功能障碍等，结合患者的实验室检查和影像学检查，做出综合评估。

（3）患者自愿并有家属或委托代理人陪同就诊。

2.妇科门诊手术禁忌证

有如下情况者应列为门诊手术禁忌。

（1）可能威胁生命的严重疾病，并未得到最适宜的处理（如一过性糖尿病，不稳定型心绞痛、症状性哮喘）。

（2）合并症状性心血管（如心绞痛）或呼吸（如哮喘）疾病的病态肥胖。

（3）多种慢性中枢兴奋性药物治疗（如单胺氧化酶）的患者。

（4）需复杂的全面监测和术后处理的 ASAⅢ～Ⅳ级患者。

（5）需要进行复杂的疼痛治疗的患者。

（6）最近患上呼吸道感染，有明显的发热、喘息、鼻充血和咳嗽等症状的患者。

3.麻醉前评估

在我国，由于大部分医院没有设立麻醉门诊，对门诊手术患者不能在术前充分与患者接触，详细了解病情，大部分门诊患者都是在手术当天才与麻醉医师接触，麻醉医师需在麻醉前几分钟了解病情，进行体格检查，由于时间仓促，有时对病情的了解不够全面，造成麻醉前评估错误，导致麻醉不良事件的发生。麻醉前评估主要通过询问病史、体格检查和必要的实验室检查进行评定。妇科门诊手术患者麻醉前评估应注意如下几方面。

(1)在询问病史时，除了解有无重要系统疾病(如高血压、冠心病、糖尿病、哮喘病)外，还应注意询问相关妇科疾病，如有无因月经紊乱引起的严重贫血。

(2)由于不少麻醉药具有引起变态反应的不良反应，因此，应注意询问患者有无麻醉史、药物和食物过敏史。

(3)女性(尤其是易晕车的妇女)是术后恶心呕吐发生的危险因素，故也应注意询问患者有无容易晕车的个人史，以便做好术后恶心呕吐的防治措施。

(4)进行必要的(如心脏与肺部)体格检查，以免遗漏重要阳性体征。

(5)40 岁以上(尤其有月经紊乱病史)的妇女，应常规作血细胞比容检查，50 岁以上的妇女应增加心电图检查，65 岁以上的妇女增加血清尿素氮和血糖检查，75 岁以上妇女还应增加胸透。

(6)麻醉前再次全面复查所有相关医疗记录，包括麻醉同意书、病史及体检、实验室检查结果，以免因评估不全造成不可预料的延误。

4.麻醉前准备

(1)消除患者焦虑情绪：接受麻醉的手术患者常担心的问题是术中知晓、术后能否醒过来、术后疼痛等。因此，有条件者最好在患者未进入手术室前进行麻醉前访视，以消除患者紧张情绪。

(2)麻醉前用药：麻醉前 30 分钟口服咪达唑仑 5～10 mg，或静脉注射 1～2 mg 可减轻或消除患者术前焦虑。

(二)妇产门诊手术常用的麻醉技术及管理要点

理想的门诊麻醉用药应起效快而平稳，可产生顺行性遗忘和镇痛，可提供良好的手术条件，术后恢复迅速而完全。

1.全身麻醉

由于现代全身麻醉药(如丙泊酚、依托咪酯、七氟烷、瑞芬太尼等)的广泛应用，全身麻醉更具有起效迅速、可控性好、苏醒快而完全等优点，因此全身麻醉包括监护麻醉是妇科门诊手术最常用的麻醉方法。常用于妇科门诊手术全身麻醉的药物有以下几种。

(1)丙泊酚：丙泊酚是目前门诊手术全麻患者最常用的静脉麻醉药，具有起效快、苏醒迅速，恢复完全以及抗呕吐的优点。对于短小、刺激轻的手术可单独应用，但对于手术刺激大，引起明显疼痛反应的妇科手术(如人工流产术)，可复合使用阿片类镇痛药如芬太尼或瑞芬太尼。诱导剂量为 1.5～2.5 mg/kg，维持 4～12 mg/kg，与芬太尼或瑞芬太尼复合应用时，可适当减少用量，并注意防治其对呼吸和循环功能的抑制。可引起变态反应，必须做好变态反应的防治措施。

(2)依托咪酯：依托咪酯亦可用于妇科门诊短小手术麻醉的诱导与维持，麻醉后恢复较快，最突出的优点是短时间使用对循环功能抑制轻，尤其适用于有心脏疾病(如冠心病)或脑血管疾病的患者，其缺点是注射痛、肌阵挛、肾上腺皮质功能抑制和术后恶心呕吐发生率较高。依托咪酯麻醉诱导量为 0.15～0.3 mg/kg，维持量为 0.12 mg/(kg・h)。必要时与阿片类药复合使用。

(3)吸入麻醉药：新型吸入麻醉药地氟烷和七氟烷可用于门诊手术的麻醉维持，七氟烷还可用于麻醉诱导。这两种吸入麻醉药均具有可控性强、苏醒迅速之优点，但术后躁动和恶心呕吐的发生率高于丙泊酚静脉麻醉。

(4)阿片类镇痛剂：在麻醉诱导前给予小剂量的阿片类药物(如芬太尼 1～2 μg/kg，阿芬太尼 15～30 μg/kg，舒芬太尼 0.15～0.3 μg/kg，瑞芬太尼 0.5～1 μg/kg)可以减轻气管插管和疼痛引起的应激反应，降低依托咪酯所致的不自主活动的发生率，降低镇静催眠药和吸入麻醉药的用量。与芬太尼比较，阿芬太尼苏醒更快，术后恶心呕吐发生率较少。瑞芬太尼是超短效阿片类镇痛药，作用强度与芬太尼相同，起效迅速，对插管反应和疼痛反应的抑制作用优于芬太尼，但术后疼痛反应较明显。

(5)肌松剂：妇科腹腔镜手术采用全身麻醉时应用肌松剂便于气管插管或喉罩的置入。门诊手术使用的肌松剂应具有起效快，持续时间短的特点。去极化肌松剂琥珀胆碱和非去极化肌松剂米库氯铵(维美松)作用时间短，适用于妇科门诊腹腔镜手术。维美松气管插管诱导用量为 0.15～0.2 mg/kg，维持量为6～8 μg/(kg·min)。

2.区域麻醉

腰麻和硬膜外麻醉是常简单、最可靠的麻醉技术，但由于椎管内麻醉操作相对全麻复杂、费时，硬膜外麻醉误入血管或误入蛛网膜下腔的可能，感觉阻滞不完全的概率也大。椎管内麻醉容易导致直立性低血压，这也是影响患者离院的重要因素。椎管内麻醉更令人困扰的并发症是感觉和交感神系统的残留阻断效应，可导致行走迟缓、眩晕、尿潴留和平衡受损。椎管内麻醉后背痛的发生率也较全麻高，这是患者术后常见的主诉。妇科门诊手术经下腹切口操作也可选用硬膜外麻醉或腰硬联合麻醉，经阴道手术可选用骶管阻滞或腰麻，经阴道短小手术可在宫颈旁阻滞和阴部神经阻滞下进行。短小手术(如输卵管绝育术)也可应用局部浸润麻醉，或联合应用短效镇静或镇痛药，也就是监测下麻醉。在局部麻醉的基础上施行监护麻醉，与全身麻醉一样，也同样需要备好麻醉设备、抢救设备和药品，同样进行标准监护。

3.气道管理

充分有效的气道管理是确保妇科门诊手术麻醉安全的极其重要因素。呼吸抑制是妇科门诊手术麻醉最常见呼吸系统并发症。人工流产术全身麻醉呼吸抑制(SpO_2<90%)发生率可高达10%～30%，多发生在给药后 1～2 分钟内，但也有少数患者呼吸抑制发生在手术结束后，甚至在唤醒之后再度进入睡眠发生呼吸抑制，甚至呼吸停止。还可发生喉痉挛和呼吸道梗阻。因此，必须备好人工辅助呼吸及困难气道处理措施。

妇科门诊腹腔镜手术传统的呼吸道管理是气管插管。气管插管具有确保气道通畅之优点，但其缺点是麻醉诱导插管时需要较深的麻醉深度，患者苏醒后对气管的耐受性差，苏醒后舒适度低。因此，近几年有学者在妇科门诊腹腔镜手术麻醉采用喉罩替代气管插管，结果表明喉罩可维持正常的通气，并未增加反流误吸的风险，可减少麻醉诱导所需的麻醉药量，患者苏醒后对喉罩的耐受性明显优于气管插管。

4.血流动力学的维护

妇科门诊手术麻醉与住院手术麻醉一样需要标准的循环功能监测，即无创血压、心电图、脉搏血氧饱和度。针对不同的手术采取相应的措施来维持血流动力学的稳定。如人工流产术容易发生人工流产综合征，导致严重的心动过缓和低血压，麻醉前应予阿托品，一旦发生及时应用阿托品和麻黄碱治疗。妇科腹腔镜手术需严密监测循环和呼吸功能，及时发现和处理人工气腹所引起的气栓并发症。使用宫腔镜时注意冲洗液进入体循环，导致容量负荷过多，发生肺水肿。对于某些手术，麻醉深度已达到，但患者仍出现明显的高血压和心动过速，此时，可应用血管扩张剂如尼卡地平和β受体阻滞剂，以防止血压和心率过高，避免不必要的深麻醉。有研究证实，术中使用上述两种药可使患者苏醒时间缩短，阿片类药物用量减少，留院观察时间缩短。

5.术后麻醉并发症的防治

恶心呕吐是妇科门诊手术最常见的全身麻醉后并发症。如何有效防治全麻后恶心呕吐是麻醉领域里令人关注的焦点问题。由于女性是全麻后发生恶心呕吐的重要相关因素，因此，妇科门诊手术麻醉更应重视全麻后恶心呕吐的防治。主要措施如下。

(1)麻醉药的选择：选择具有抗恶心呕吐的麻醉药物。

(2)术中或手术结束时使用抗吐药。最为经济有效的抗吐药为氟哌利多，较小剂量(<10 μg/kg)即可有效预防术后恶心呕吐，与甲氧氯普胺联合使用更为有效。静脉注射地塞米松 5～10 mg 亦可以高效地预防术后恶心呕吐。对于术后已发生的恶心呕吐可静脉注射 5-羟色胺拮抗剂如恩丹司琼治疗。

二、人工流产术及其麻醉特点

妊娠早期，用手术器械把胚胎组织和胎儿吸引或钳刮出来，使之妊娠终止，叫人工流产，人工流产是节育手段之一。目前，常用的人工流产手术方法有两类：一类是吸宫术（有专用的电吸引机吸引和负压瓶吸引术等）；另一类是钳刮术。

（一）吸宫术

1.适应证

（1）10 周以内妊娠，要求终止而无禁忌者。

（2）因某种疾病不宜继续妊娠者。

2.禁忌证

（1）各种疾病急性期。

（2）生殖器官炎症。

（3）全身状况不良，不能耐受手术者。

（4）手术当日两次体温达 37.5 ℃以上者。

3.手术操作步骤

患者取膀胱截石位，常规消毒外阴，指诊复查子宫位置、大小及附件情况。用窥阴器扩张阴道、宫颈及颈管消毒后用宫颈钳轻夹宫颈前唇，下拉牵引，以探针依子宫方向探测宫腔深度，用宫颈扩张器逐号扩张宫颈内口至比所用吸管大 0.5～1 号。然后根据妊娠周数及操作情况随时调节负压；行宫腔吸引前应首先测试负压装置的负压情况；先将吸管送至宫底，然后按逆时针方向上下移动吸管吸引整个宫腔，幅度不可过大，胎囊剥离后，可感到吸管有轻微振动，同时子宫收缩，子宫壁变粗糙，此时折叠吸管取出，降低负压后，再吸引 1～2 次，可用小刮匙搔刮宫腔 1 周，检查是否有残留，特别注意两侧宫角。取出吸管，测量宫腔深度，了解子宫收缩情况。去宫颈钳，检查颈口有否损伤出血，取出窥阴器，结束手术。检查吸出组织有无绒毛及蜕膜组织，必要时送病理检查，若无妊娠组织吸出，应进一步检查、随访。

（二）钳刮术

1.适应证

（1）妊娠 10～14 周要求终止妊娠而无禁忌证者。

（2）因疾病或其他原因不宜妊娠者。

2.禁忌证

同吸宫术。

3.手术步骤

常规外阴阴道消毒后，取出宫颈扩张棒或导尿管；探测宫腔深度，必要时扩张宫颈：用弯头有齿卵圆钳沿子宫后壁进入宫腔，探测羊膜囊，撕破羊膜囊，使羊水流尽；然后卵圆钳在宫腔内探测胎盘附着部位，当触及胎盘时有柔软感，钳夹住胎盘，轻轻转动，使胎盘逐渐剥离，并轻轻牵拉出子宫；当钳取胎儿时，应尽量先夹碎胎头或胎体骨骼，然后夹出，当胎儿肢体或脊柱通过宫颈管时，要保持纵位，以免 6 号吸管吸刮宫腔胎儿骨骼损伤宫颈；胎盘、胎儿取出后，用 6 号吸管吸刮宫腔 1 周。手术结束后仔细检查取出的胎儿、胎盘是否完整以及是否与妊娠月份相符合。

（三）人工流产对患者生理的影响

支配子宫的内脏神经主要来自 $T_{10\sim12}$、$L_{1\sim2}$ 交感神经支及 $S_{2\sim4}$ 副交感神经组成的盆神经丛。交感神经主要分布在子宫底、体，副交感神经主要分布在子宫颈，并在子宫颈旁内口处形成宫颈旁神经丛。在交感与副交感神经的传出纤维中也伴有传入的感觉神经纤维，感觉神经末梢在宫颈内口尤其丰富，术中扩张宫颈口和吸刮子宫壁时均产生较强烈的疼痛，同时可因占优势的副交感神经（迷走神经）兴奋，释放大量的乙酰胆碱，引起一系列迷走神兴奋症状，又称“心脑综合征”，对心血管系统产生一系列影响。

（1）冠状动脉痉挛，减少心肌血液供应，引起心悸、胸闷。

(2)抑制窦房结兴奋性,导致心动过缓、心律不齐、异位心律甚至心搏骤停。

(3)心肌收缩力减弱,心排血量减少,周围血管扩张,有效循环血量不足,导致组织灌注不足,组织缺氧,发生一过性休克症状。脑供血不足可产生头晕、抽搐甚至昏厥。

因此,在无麻醉的情况下进行人工流产刮宫术,常有不同程度的腰酸、腹胀、下腹疼痛等反应,多数孕妇能忍受。但有部分孕妇在手术过程中或手术结束时出现一系列症状,如心动过缓、心律不齐、血压下降、面色苍白、头昏、胸闷、恶心、呕吐、大汗淋淋等症状,严重者可发生昏厥甚至抽搐。由于反应轻重不一,其恢复过程也不一致。反应轻的,术后几分钟内逐渐恢复,但如迅速起立,可使症状再行加重,亦有在手术后起立时症状才出现;恢复慢的,可持续 1 小时左右。患者原来心肺功能较差,术前未发现,如各类心脏病、严重贫血、哮喘、慢性肾炎等,因缺血或缺氧往往加剧上述反应的严重性,甚至出现心搏骤停。也有些患者只出现心动过缓或心律不齐,血压有不同程度的下降,以后出现呕吐。心电图检查可发现窦性心律不齐、窦性心动过缓、房室交界性逸搏、房室脱节、室性早搏,部分呈二联律、三联律,心电图改变随着症状消失而恢复正常。以单纯窦性心动过缓最为常见。

(四)人工流产术的镇痛方法

虽然人工流产术操作时间只有 3～5 分钟,但由于上述的原因,患者可出现疼痛和不适,甚至可引起兴奋神经反射亢进,引发人工流产综合征,因此,如何让患者安全、无痛、舒适状态下接受人工流产术,已受到普遍的关注,镇痛方法也日臻完善。

1.局部麻醉

(1)宫颈旁神经阻滞:用 1%～2%利多卡因,于宫颈 4 点、8 点距宫颈口外缘 0.5 cm 处进针,两侧分别各注药 0.5～1.5 mL,可有效消除扩宫痛苦,减少“人工流产综合征”的发生。缺点是注药时局部疼痛和不能有效消除宫体宫底之神经反射。

(2)宫颈管及宫腔表面麻醉:以浸润 1%丁卡因或 2%利多卡因的纱布条置入宫颈管进行宫颈管表面麻醉。以 1%利多卡因 10 mL 注入宫腔也有一定的镇痛作用,但仍有镇痛不全和不能完全消除人工流产不良反应的缺点。

(3)椎管内麻醉:虽然能获得满意的麻醉效果,但因操作技术要求高、并发症严重,而且麻醉恢复时间长,不适用于门诊人工流产手术,一般仅适用于住院条件下的特殊病例。

2.全身麻醉

根据手术的特点及要求,人工流产术采用全身麻醉最能达到无痛效果,和其他门诊手术一样,要求全麻起效快、苏醒迅速而完全,留院观察时间尽可能短。

人工流产的麻醉方法很多,主要以静脉麻醉为主。静脉麻醉药的选择有主要有丙泊酚、咪达唑仑、氯胺酮、依托咪酯,其中丙泊酚是目前在人工流产麻醉中应用最广的首选药物,它具有起效快、恢复快,诱导和恢复期平稳,醒后无残余作用的特点。但对循环和呼吸功能呈剂量依赖性抑制,推注速度过快和(或)用量过多,可发生低血压和呼吸抑制,如联合应用阿片类药,其抑制作用增强。据国内文献报道,采用复合芬太尼麻醉的人工流产术患者其呼吸抑制(SpO_2<90%)的发生率可高达 10%～30%,多发生在给药后 1～2 分钟内,但也有少数患者呼吸抑制发生在手术结束后,甚至在唤醒之后再度进入睡眠发生呼吸抑制,甚至呼吸停止,已有患者于手术结束后因呼吸抑制未能及时发现而导致死亡的教训。芬太尼、丙泊酚均有呼吸抑制作用,其发生程度与剂量、推药速度呈正相关。单独应用丙泊酚要达到满意的镇痛效果有 20%以上的受术者发生呼吸抑制。因此,在进行无痛人工流产时,静脉推注麻醉药(如丙泊酚、芬太尼)的速度不宜过快,同时必须严密观察呼吸情况,尤其是应常规监测 SpO_2。必须备好人工呼吸设备及氧源,麻醉者必须熟练掌握呼吸复苏技术。

丙泊酚静脉注射后 10%～20%患者出现血压下降,心率减慢,部分患者可能由于药物诱导入睡后原精神紧张导致的心血管应激反应消失,术前增高的血压、心率趋于平稳,另外也与其引起外周血管扩张和对心脏的直接抑制作用有关。丙泊酚复合瑞芬太尼也取得令人满意的麻醉效果,但应注意两者复合应用时,对呼吸的抑制更为明显,应做好辅助呼吸的准备。

在我国，人工流产术全身麻醉是目前妇科门诊手术最广泛开展的麻醉技术，受到早孕者的欢迎，但毋庸置疑，全麻的各种危险仍然存在，有关医疗单位和麻醉者切不可轻视人工流产术麻醉的规范化管理，要求麻醉医师必须保证患者术前有足够禁食时间，避免术中呕吐误吸。麻醉医师必须具有高度的责任心和娴熟的麻醉技术，做好辅助呼吸和循环复苏用具和药物的准备，以确保麻醉安全。

（张田丽）

第四节　妇科腹腔镜手术的麻醉

自从20世纪开始，妇科医师们就开始运用腹腔镜技术进行诊断盆腔疾病，腹腔镜技术便广泛应用于临床诊疗过程中。近年来随着器械和技术的发展，先进的腹腔镜技术已经将目标转向了老年、小儿患者和病情更复杂的患者，相应地也使麻醉技术的复杂程度增加了。一方面，腹腔镜手术操作过程影响心肺功能，另一方面，介绍给患者的信息是腹腔镜安全、简单、损伤小和疼痛轻等优点，而实际上此类手术的麻醉风险并不比其他手术的风险低，相应地增加了一些与腹腔镜相关的特殊问题，这就给临床麻醉提出了更高的要求。本章主要介绍妇科腹腔镜手术技术的发展，人工气腹对机体的生理影响，妇科腹腔镜手术的麻醉及其主要并发症。

一、妇科腹腔镜手术技术的发展

早在1901年俄罗斯的Dimitri就使用内镜技术通过阴道后切口检查了盆腔和腹腔内脏器情况并命名其为腹腔镜，同年，德国的Kelling实施了腹腔镜检查的动物实验。1910年瑞典的Jacobeus首次报道临床真正意义上的腹腔镜检查，此后很多妇科医师和内科医师接受这一技术并在临床广泛开展起来。然而由于其治疗价值受限，很快大家都对此技术失去了兴趣。直到1933年妇科学家Fervers首次成功使用腹腔镜检查实施盆腔粘连电凝松解术，这才使腹腔镜检查的目的开始从单纯的辅助检查转向了实施手术治疗。20世纪50年代后，纤维冷光源技术引入腹腔镜设备使该医疗手段的并发症大幅度降低，在很大程度上促进了腹腔镜技术的发展。1987年，电视辅助技术首次与腹腔镜相结合令法国医师Mouret首次完成了腹腔镜胆囊切除术，并在全球范围得到迅速发展。临床实践证明，腹腔镜技术具有如下优点：降低术后疼痛程度，更好的术后形象效果，更快地恢复到正常状态。由于降低了肺部并发症，更低的术后感染率，对机体干扰小和术后更好的呼吸功能，故缩短了术后留院观察时间。此后，临床上应用腹腔镜技术开展了食管部分切除，迷走神经干切除，圆韧带贲门固定术，先天性肝囊肿开窗引流术，肝脓肿引流术，胃肠吻合术，脾切除术，肾上腺切除术，胆总管探查术，胆总管T管引流术，原发性肝癌和肝转移癌切除术，胰十二指肠切除术，结肠切除术，襻状肠造瘘术，疝修补术等各种手术。

虽然Dimitri首次实施腹腔镜检查时没有应用人工气腹技术，但是真正意义上的腹腔镜检查却应用了人工气腹技术以便形成手术空间来显露手术野。通常人工气腹使用的气体要求符合如下条件：①不影响术者视野，要求使用无色气体。②不能使用助燃气体以防使用电凝引起组织烧伤。③必须使用非可燃可爆气体。④不易吸收或者吸收后可以迅速排泄。⑤血液中溶解度高。因此，临床上适用于人工气腹的气体是CO_2。目前，临床上也多数应用CO_2人工气腹技术实施腹腔镜手术。20世纪80年代德国的妇产科学家Semm首先发明了自动充气测压气腹机、吸引-冲洗系统以及模拟训练系统等一系列设备，为腹腔镜技术的推广做出巨大贡献，促进了腹腔镜技术的发展与应用。随着临床上的广泛应用，人们逐渐发现了一些腹腔镜手术时与CO_2人工气腹相关的并发症，例如腹腔内充入CO_2气体可以造成持久的高碳酸血症和酸血症、膈肌抬高、皮下气肿、肩部酸痛、心律失常、下肢深静脉瘀血和血栓形成、腹腔内脏缺血、空气栓塞等。

为了避免以上CO_2人工气腹相关的并发症，20世纪90年代初人们开始研制和开发了免气腹手术器械,以克服气腹的缺陷,使腹腔镜手术的适应证得到进一步扩展。免气腹技术是利用钢条穿过腹壁皮下然后连接机械连动装置提拉起前腹壁,或者是通过电动液压传动装置连接一腹壁提拉器,将全腹壁吊起以形成手术空间。其特点是:手术切口长度以完整取出手术标本为原则,切口与普通腹腔镜手术相同,仅需另作一穿刺孔,甚至可不作穿刺孔,创伤更小,符合微创手术原则;不需要气腹,利用拉钩于腹膜后形成较大的手术空间,避免了气腹并发症以及气腹对下腔静脉和心肺的压迫,对血流动力学影响小;在直视和监视器下手术操作,减少了初学者造成损伤的概率,缩短了学习曲线;能利用手指进行触摸、分离和牵拉组织结构、缝合和止血,初学者易掌握;手术时间明显短于普通腹腔镜手术,手术器械则与开放手术基本相同,减少了普通腹腔镜手术必需的一次性手术材料、器械费用;免气腹腹腔镜手术因其无须腹腔充气而避免了一切气体对人体可能造成的危害,因严重心肺疾病而不能耐受气腹腹腔镜手术的患者可以进行免气腹腹腔镜手术,扩大了腹腔镜手术的适应证。但应认识到免气腹腹腔镜技术上的不足和缺憾,主要表现在手术野的暴露受限,肥胖患者相对禁忌,随着人们对现有的免气腹装置的不断改进,可能研制出更新型方便实用的免气腹装置。

一项对比 CO_2 人工气腹腹腔镜与免气腹腹腔镜手术的临床研究发现,两种方法并发症的发病率分别是 0.07%和 0.17%,认为虽然免气腹腹腔镜技术可以避免与 CO_2 人工气腹相关的并发症,但是却相应地增加了内脏、血管损伤的发生率。因此 Hasson 认为,免气腹腹腔镜技术尚不能替代人工气腹腹腔镜技术,但是却为符合非人工气腹腹腔镜手术适应证的患者提供了一种微创手术的方法。

妇科腹腔镜检查手术适应证:①异位妊娠、附件扭转等急性腹痛诊断和治疗。应用腹腔镜可以准确定位异位妊娠病灶、是否破裂出血、腹腔积血量等情况,同时可以实施电凝止血、切除病灶,也可以明确附件扭转的原因(多为附件囊肿或良性肿瘤)并进行治疗。②慢性盆腔疼痛的诊断和治疗。可以应用腹腔镜明确盆腔的粘连并进行电凝松解术。③不孕症的诊断和治疗。腹腔镜检查可以明确不孕症的原因是否盆腔粘连、子宫内膜异位症、输卵管闭锁等,实施盆腔粘连松解、输卵管闭锁伞端造口或成形术。④子宫内膜异位症的诊断和治疗。⑤子宫肌瘤的诊断和治疗。可以在腹腔镜下确定子宫肌瘤的大小数目,实施子宫肌瘤切除术或者子宫切除术等。⑥盆腔包块的诊断和治疗。腹腔镜下可以明确盆腔包块的大小、部位,实施卵巢囊肿剥除术、畸胎瘤切除术等。⑦妇科恶性肿瘤的治疗。腹腔镜下可以实施早期宫颈癌、子宫内膜癌、早期卵巢癌手术。⑧盆底疾病和生殖器畸形的诊断和治疗。腹腔镜下可以实施盆底韧带重建术治疗盆腔器官脱垂,实施生殖器畸形矫治手术。

当前腹腔镜手术技术尚存在视野非立体空间图像等一些无法解决的问题,未来腹腔镜技术可能由于三维成像技术和图像导航手术技术的发展得到进一步的发展。

二、人工气腹和手术体位对人体生理的影响

如前所述,目前主要使用 CO_2 人工气腹实施腹腔镜手术,在 CO_2 人工气腹期间腹内压力升高、CO_2 吸收、麻醉、体位改变、神经内分泌反应以及患者基本状态之间相互作用,可以导致呼吸、循环系统一系列变化,引起其他系统的常见并发症及不良生理学反应如皮下气肿、影响肝脏代谢和肾脏功能等。

(一)CO_2 人工气腹和手术体位对心血管系统的影响

CO_2 气腹对循环系统功能的影响主要与腹腔内压力(IAP)升高影响静脉回流从而影响回心血流(前负荷)以及高碳酸血症引起交感兴奋儿茶酚胺释放、肾素-血管紧张素系统激活、血管升压素释放导致血管张力(后负荷)增加有关。气腹期间 IAP 一般控制在 12~15 mmHg,由于机械和神经内分泌共同介导,动脉血压升高,体循环阻力增加,心脏后负荷加重,气腹可使心排出血量降低 10%~30%,心脏疾病患者心排出血量可进一步下降;另一方面,增加的腹内压压迫腹腔内脏器,使其内部血液流出,静脉回流增加,CVP 升高,心脏前负荷增加,心排血量增加,血压上升。而当 IAP 超过 15 mmHg 时,由于下腔静脉受压,静脉回流减少,CVP 降低,心脏前负荷降低,心排血量降低,血压下降。由于 CO_2 易溶于血液,人工气腹过程中不断吸收 CO_2,当 $PaCO_2$ 逐渐升高至 50 mmHg 时,高碳酸血症刺激中枢神经系统,交感神经张力增加,引起心肌收缩力和血管张力增加,CO_2 的直接心血管效应使外周血管扩张,周围血管阻力下降,引

起反射性儿茶酚胺类递质分泌增加，增强心肌兴奋性，可能诱发室上性心动过速、室性早搏等心律失常。在置入腹腔穿刺针或者 Trocar 过程中、人工气腹引起腹膜受牵拉、电凝输卵管刺激、二氧化碳气栓等情况均可引起迷走神经反射，导致心动过缓；而 CO_2 人工气腹引起的高碳酸血症引起交感兴奋儿茶酚胺释放、肾素-血管紧张素系统激活可以导致患者心动过速。CO_2 人工气腹对患者术中循环系统的影响并非表现为前述某一个方面的情况，而是上述各方面因素综合作用的结果。心血管功能正常的患者通常可以耐受人工气腹导致的心脏前后负荷的改变。患有心血管疾病、贫血或低血容量患者可能无法代偿人工气腹 IAP 改变引起的心脏前后负荷改变，人工气腹充气、补充容量和变换体位时需要特别谨慎。IAP 对心脏前负荷的影响还与机体自身血容量状态有关，在手术中由于患者迷走神经过度兴奋，人工气腹 IAP 过高，腹膜牵拉，CO_2 刺激反射性引起迷走神经兴奋，过度的迷走神经兴奋可抑制窦房结，导致脉率及血压下降，高碳酸血症时心肌对迷走神经的反应性增强，如果同时存在低血容量状态，易引起心搏骤停。

腹腔镜手术人工气腹期间患者体位对循环系统的影响比较复杂，头高位时回心血量减少，心排血量下降，血压下降，心指数降低，外周血管阻力和肺动脉阻力升高，这种情况让人容易与麻醉过深引起的指征相混淆，临床麻醉过程中应注意区分。相反，当头低位时回心血量增加，心排血量增大，血压升高，肺动脉压力、中心静脉压及肺毛细血管楔压增高。

（二）CO_2 人工气腹和手术体位对呼吸系统的影响

由于腹腔内充入一定压力的 CO_2 可使膈肌上升，肺底部肺段受压，胸肺顺应性降低，通气-血流比失调，气道压力上升，功能残气量(FRC)下降，潮气量及肺泡通气量减少，从而影响通气功能。气腹 IAP 在 12～15 mmHg 范围内可以使肺顺应性降低 30%～50%、使气道峰压和平台压分别提高 50%和 81%。IAP 达 25 mmHg 时，对膈肌产生 30 g/cm^2 的推力，膈肌每上抬 1 cm，肺的通气量就减少 300 mL。尤其是肥胖患者术前胸廓运动受阻，横膈提升，双肺顺应性下降，呼吸做功增加，耗氧量增多等，加上术中建立气腹，进一步增加腹内压，膈肌上抬明显，使功能残气量明显下降，导致患者出现通气-血流比例失衡，甚至带来严重的不良后果。呼吸功能不全的患者则应慎行腹腔镜手术，因呼吸功能不全的患者腹腔镜手术中建立 CO_2 气腹后，肺顺应性降低，潮气量减少，同时易产生高碳酸血症和 CO_2 潴留。人工气腹后，CO= 的高溶解度特性，使之容易被吸收入血，加上 IAP 升高导致的胸肺顺应性下降、心排血量减少致通气-血流比失调，容易形成高碳酸血症。随着气腹时间延长，人体排出 CO_2 的能力减弱，高碳酸血症进一步加剧。此时，呼气末 CO_2 浓度已经不能反映血液的 CO_2 浓度的真实情况。临床上，长时间 CO_2 人工气腹时应当进行动脉血气分析监测。

妇科腔镜手术采用头低脚高位时，可使功能残气量进一步减少，肺总量下降，肺顺应性降低 10%～30%，对呼吸系统影响加重。头低位时，腹腔内容物因重力和气腹压的双重作用，可使膈肌上抬，胸腔纵轴缩短，肺活量及功能残气量降低，呼吸系统顺应性下降，气道阻力增大，从而影响患者的通气功能，且随着气腹时间延长，变化越来越明显。

（三）CO_2 气腹对肝脏代谢的影响

CO_2 人工气腹时 IAP 急剧升高压迫腹内脏器和血管，使血液回流受阻，体内儿茶酚胺递质释放增加，同时 CO_2 气腹引起的高碳酸血症，引起肠系膜血管收缩，使肝血流量减少，肝血流灌注不足是影响肝功能的直接原因。由于肝脏缺血缺氧，使肝细胞内 ATP 合成下降，引起各种离子出入细胞内外，导致细胞生物膜、细胞骨架及线粒体功能障碍，造成肝细胞损害。另外，手术结束时突然解除气腹，血流再通，内脏血流再灌注，出现一过性充血，在纠正缺血缺氧的同时，亦会产生缺氧-再灌注损伤，不可避免地引起活性氧自由基增多，使磷脂、蛋白质、核酸等过度氧化损伤，进一步造成肝细胞损伤，甚至坏死。

（四）CO_2 气腹对肾脏功能的影响

CO_2 气腹条件下对肾脏功能的影响主要表现在对尿量、肌酐清除率、肾小球滤过率、血肌酐及 BUN 的影响。CO_2 人工气腹引起 IAP 升高，直接压迫肾脏，使肾皮质灌注血流下降，可导致肾脏尿排出量减少。这已在动物实验和临床中得以证实，而且气腹压越高，尿量减少就越明显。CO_2 气腹还影响肾脏中的激素水平，人工气腹机械刺激导致血浆肾素-血管紧张素系统被激活，引起肾血管收缩，降低肾血流量，影响肾功能。

(五)CO_2 人工气腹对颅内压的影响

由于妇科腹腔镜手术 CO_2 人工气腹期间发生的高碳酸血症、IAP 升高、外周血管阻力升高以及头低位等因素的影响，引起脑血流量(CBF)增加，颅内压升高。人工气腹期间 CO_2 弥散力强，腹膜面积大，CO_2 经腹膜和内脏吸收，致血 CO_2 分压及呼气末 CO_2 分压($PETCO_2$)上升，很容易形成碳酸血症，可使 CBF 明显增加，且随气腹时间延长，CBF 增加更加明显，一方面由于 CO_2 吸收引起高碳酸血症，而 CBF 对 CO_2 存在正常的生理反应性，当 $PaCO_2$ 在 2.7～8.0 kPa 范围内与 CBF 呈直线相关，$PaCO_2$ 每升高 0.13 kPa(1 mmHg)，CBF 增加 1～2 mL/(100 g · min)。另一方面是腹内压增高刺激交感神经，导致平均动脉压增高，同时伴有微血管痉挛而致血流减少，CBF 增加主要体现在局部大血管，形成脑充血，从而使脑组织氧摄取和利用减少。

(六)CO_2 气腹对神经内分泌和免疫系统的影响

腹腔镜手术对神经内分泌的影响明显轻于同类开腹手术。CO_2 气腹可引起血浆肾素、血管升压素及醛固酮明显升高。结合时间-效应曲线分析，可发现上述三者与外周血管阻力(SVR)及 MAP 变化密切相关；促肾上腺皮质激素、肾上腺素、去甲肾上腺素、皮质醇和生长激素虽有增加，但变化不显著，而且在时间上也晚于血管升压素等；泌乳素则依据气腹中是否使用过阿片类镇痛药而有不同改变。腹腔镜手术与开腹手术后白细胞介素均有升高，但开腹手术患者的升高水平比腹腔镜手术患者明显，因此腹腔镜手术免疫抑制程度小。研究表明，CO_2 具有免疫下调作用。

此外，CO_2 人工气腹期间易发生皮下气肿，可能因为腹腔镜手术早期，Trocar 多次退出腹腔，Trocar 偏离首次穿刺通道致腹腔处有侧孔，腹腔内气体移入皮下所致。

三、妇科腹腔镜手术的麻醉

(一)麻醉前准备

1.麻醉前访视

麻醉医师应该在麻醉前 1～2 天访视患者，全面了解患者一般状态、既往史、现病史及疾病治疗过程，与妇科医师充分沟通，了解手术具体方案，评估麻醉中可能出现的问题，制订合适的麻醉方案。

(1)详细了解病史、认真实施体格检查：询问患者既往是否有心脏病史、高血压病史、血液系统病史、呼吸系统病史、外伤史、手术史、长期用药史以及药物过敏史等；进行全面的体格检查，重点检查与麻醉相关的事项，如心肺功能、气道解剖和生理状况等。

(2)查阅实验室检查及辅助检查结果：血、尿、便常规，胸透或胸片、心电图；血清生化、肝功能检查；年龄大于 60 岁者或有慢性心肺疾病者应常规作动脉血气分析、肺功能检查、屏气时间等。查阅相关专科检查结果，了解患者病情。

(3)与患者和术者充分沟通：使患者了解手术目的、手术操作基本过程、手术难度及手术所需要的时间等情况，根据患者病情向术者提出术前准备的建议，例如是否需要进一步实施特殊检查，是否需要采取措施对患者血压、血糖及电解质等基础状态进行调整等。

(4)对患者做出评价：在全面了解患者病情的基础上评价患者 ASA 分级、评估心功能分级和气道 Mallampati 分级，制订合适的麻醉方案，向患者交待麻醉相关事项，让患者签署麻醉知情同意书。

2.患者准备

(1)患者心理准备：通过向患者介绍麻醉方法、效果和术后镇痛等情况，尽量消除患者对手术造成痛苦的恐惧、焦虑心理，充分了解患者的要求与意见，取得患者的充分信任，使患者得到充分的放松和休息，减少紧张导致的应激反应。

(2)胃肠道准备：术前访视患者应告知患者术前禁食水时间，以防患者因不知情而影响麻醉。一般情况下，妇科医师会给患者使用缓泻剂以清理胃肠道、防止手术中胀大的肠管影响术野清晰，妨碍手术操作。

3.麻醉器械、物品准备

(1)麻醉机:麻醉前常规检测麻醉机是否可以正常工作,包括检查呼吸环路是否漏气,气源是否接装正确,气体流量表是否灵活准确,是否需要更换 CO_2 吸收剂等。

(2)监护仪:检查监护仪是否可以正常工作,通常要监测血压、心电图、脉搏氧饱和度、呼气末 CO_2 浓度、体温等。

(3)麻醉器具:检查负压吸引设备是否工作正常,检查急救器械和药品是否齐备。在麻醉诱导前准备好麻醉喉镜、气管导管、气管导管衔接管、牙垫、导管管芯、吸痰管、注射器、口咽通气道、吸引器、喉罩等器械物品,并检查所有器械物品工作正常。

(二)妇科腹腔镜手术麻醉选择

麻醉医师应当在选择麻醉方式的一般原则的基础上,根据腹腔镜手术的特点、患者体质的基本状态、麻醉设备情况、麻醉医师的技术和临床经验来决定实施麻醉的方案。

1.人工气腹腹腔镜手术麻醉方法选择

(1)全身麻醉:虽然腹腔镜手术对局部的损伤小,但是如前所述人工气腹腹腔镜手术过程中对患者的呼吸循环功能影响较大,因此应该选择全身麻醉实施手术。这样就利于术中患者气道管理,调节合适的麻醉深度,控制不良刺激引起的有害反射,有利于保证适当的麻醉深度和维持有效的通气,又可避免膈肌运动,利于手术操作,在监测 $PETCO_2$ 下可随时保持通气量在正常范围。全身麻醉期间宜应用喉罩或者气管插管进行气道管理,时间短小、术中体位变化不大、采用低压人工气腹技术时,可以在应用喉罩通气道的情况下安全实施手术;而由于气管插管全身麻醉是最确切、安全的气道管理技术,因此目前临床上大多数人工气腹腹腔镜手术都是采用这种气道管理方式,尤其是手术时间长,术中体位变动大的情况更是应该实施气管插管。

(2)椎管内麻醉:椎管内麻醉镇痛确切、肌松效果良好,可以基本满足腹腔镜手术的麻醉镇痛需要,但是 CO_2 人工气腹升高的IAP、手术操作牵拉腹膜、CO_2 刺激等均可导致迷走神经反射性增强;CO_2 人工气腹期间导致的高碳酸血症也使心肌迷走神经反射增强;椎管内麻醉阻滞部分交感神经,导致副交感神经相对亢进;椎管内麻醉不能满足手术过程中所有的需要,患者舒适度差,可以辅助静脉镇静-镇痛剂,使用不当则会影响到呼吸、循环系统的稳定;上述这些因素都是导致患者术中出现腰背、肩部不适,甚至虚脱、恶心呕吐等症状,使手术无法继续进行,而且这些因素也是麻醉过程中发生不良事件的潜在风险,麻醉管理起来相当困难,因此目前已基本不选择椎管内麻醉实施人工气腹腹腔镜手术。诊断性检查,或短小手术,可考虑选择椎管内麻醉。

2.免气腹腹腔镜手术麻醉方法选择

(1)局麻:如前所述,时间短小的免气腹腹腔镜检查术是采用局麻的适应证。

(2)椎管内麻醉:由于免气腹腹腔镜手术没有人工气腹操作导致一系列的生理学改变,但是要求腹肌松弛度良好,以便腹壁得到充分悬吊,为手术创造良好视野;椎管内麻醉镇痛确切、肌松效果好,术后恢复快,术后恶心呕吐发生率低,因此椎管内麻醉尤其是腰硬联合麻醉是妇科免气腹腹腔镜手术的理想麻醉选择。

(3)全身麻醉:虽然椎管内麻醉可以满足妇科免气腹腹腔镜手术的麻醉要求且有前述的很多优点,但是由于妇科患者大多数存在恐惧、焦虑等情况,很多患者自己选择全身麻醉实施手术,这些患者就是实施全身麻醉的适应证。

(三)妇科腹腔镜手术麻醉实施

虽然妇科腹腔镜手术以手术创伤小、对患者生理功能影响小为特点,但我们不可否认的是妇科腹腔镜手术的麻醉并不简单。虽然妇科腹腔镜手术的器械日新月异,随着科技的发展不断地为妇科医师实施手术创造条件,但是我们的麻醉设备和技术却仍然保持其基本面貌没有太大的改变。这就要求麻醉医师认真准备,努力以既往娴熟的技术来满足现代手术的需要。

(四)妇科腹腔镜手术麻醉监测与管理

1.妇科腹腔镜手术麻醉监测

妇科腹腔镜手术麻醉过程中在选择了合适麻醉方法的基础上必须进行合理的监测来及时发现异常情况和减少麻醉并发症。妇科腹腔镜手术麻醉时通常需要常规监测心电图、无创动脉血压、脉搏血氧饱和度、体温、气道压、$PETCO_2$、肌松监测、尿量等项目。对于肥胖患者、血流动力学不稳定患者以及心肺功能较差患者,术中需要实施动脉穿刺置管严密监测血压变化、定时监测血气分析。

(1)$PETCO_2$ 监测是妇科腹腔镜手术麻醉期间最常用的无创监测项目,用以代替 $PaCO_2$ 来评价人工气腹期间肺通气状况。然而应该特别注意的是人工气腹时由于通气/血流不相匹配致使 $PETCO_2$ 与 $PaCO_2$ 之间浓度梯度差异可能增加,此时两者的浓度梯度差已不是普通手术全身麻醉时的两者之间相差 3～5 mmHg,而是因患者心肺功能状态、人工气腹 IAP 大小等因素而异。因此,我们无法通过 $PETCO_2$ 来预测心肺功能不全患者的 $PaCO_2$,故在这种情况下就需要进行动脉血气分析来评价 $PaCO_2$ 以及时发现高碳酸血症。对于肥胖患者、术中高气道压、低氧血症或 $PETCO_2$ 不明原因增高患者,也需要监测动脉血气分析。

(2)妇科腹腔镜手术机械通气时术中监测气道压的变化有利于及时发现 IAP 过高。当 IAP 升高时,由于膈肌抬高,胸肺顺应性降低,导致气道压升高,故当术中发现气道压较高时,排除气道梗阻、支气管痉挛等情况后,应当提醒术者注意 IAP 是否太高。

(3)妇科腹腔镜手术期间应当监测患者肌松状态,术中肌肉松弛,以使腹壁可以有足够的伸展度,令腹腔镜有足够的操作空间,且有清楚的视野,同时可以降低 IAP;另一方面,足够的肌松状态也可以确保患者术中不会突然运动,导致意外损伤腹腔内组织器官。

2.妇科腹腔镜手术麻醉管理要点

妇科腹腔镜手术的特点决定了麻醉的特点,除遵循常规的麻醉原则外,尚需针对妇科腹腔镜手术的特点注意相应的特殊问题。一般地,腹腔镜手术麻醉过程中首先要维持手术时适宜的麻醉深度,合适的肌肉松弛状态,以防术中患者突然运动造成腹腔内组织器官损伤。其次,CO_2 人工气腹腹腔镜手术时,要适当过度通气,以维持体内酸碱平衡状态。第三,妇科腹腔镜手术时体位改变也可能对患者造成一定的影响,应当注意防止体位改变引起的损伤。这里主要叙述 CO_2 人工气腹腹腔镜手术时全身麻醉的管理要点。

(1)麻醉维持:提供适当的麻醉深度,保障循环和呼吸平稳,适当的肌松状态并控制膈肌抽动,慎重选择麻醉前用药和辅助药,保证术后尽快苏醒,早期活动和早期出院。妇科腹腔镜手术时间一般较短,因此要求麻醉诱导快、苏醒快、并发症少。适合于此类手术麻醉维持的药物及方式有:①丙泊酚、芬太尼、罗库溴铵静脉诱导,吸入异氟烷、七氟烷维持麻醉,术中适量追加肌松剂。②丙泊酚、芬太尼、罗库溴铵静脉诱导,静脉靶控输注丙泊酚、瑞芬太尼或者可调恒速输注丙泊酚、瑞芬太尼维持麻醉,术中适量追加肌松剂。③吸入七氟烷麻醉诱导,吸入或者静脉麻醉维持。

(2)妇科腹腔镜手术麻醉循环管理:腹腔镜手术人工气腹 IAP 在 20 cmH_2O 以下时,中心性血容量再分布引起 CVP 升高,心排血量增加。当 IAP 超过 20 cmH_2O 时,则压力压迫腹腔内血管影响右心充盈而使 CVP 及心排血量降低,麻醉过程中应当考虑这些因素对循环的影响,采取相应的措施。当人工气腹头低位时,要注意由于头低位可能引起回心血量增加,前负荷增加,引起血压升高,并非是麻醉深度不足的表现,不要一味加深麻醉而致麻醉药过量。腹腔镜手术过程中可能由于人工气腹压力升高、手术操作牵拉腹膜等因素,引起迷走神经反射,导致心动过缓,应当及时发现,对症处理。术中根据手术出血量情况适当输血补液,维持患者血容量正常。

(3)妇科腹腔镜手术麻醉呼吸管理:目前,腹腔镜手术多数是在 CO_2 人工气腹下实施的,腹内压升高可致膈肌上抬而引起胸肺顺应性下降,潮气量下降,呼吸无效腔量增大,FRC 减少,$PETCO_2$ 或 $PaCO_2$ 明显升高,BE 及 pH 降低,$P_{A-a}CO_2$ 增加,加之气腹时腹腔内 CO_2 的吸收,造成高碳酸血症,上述变化在头低位时可更显著。人工气腹后,腹式呼吸潮气量降低,胸式呼吸潮气量与总潮气量比值增加,均说明腹部呼吸运动受限,因此要求人工机械通气实施过度通气。常规实施 $PETCO_2$ 监测,及时调节呼吸参数,使

$PETCO_2$维持在 35～45 mmHg 之间。

(4)苏醒期管理:妇科腹腔镜手术结束后早期,即使是已经停止了 CO_2 人工气腹,由于手术过程中人工气腹的作用,患者仍然有可能存在高碳酸血症,这种状态一方面可以刺激患者呼吸中枢,使患者呼吸频率增快,通气量增加,另一方面也导致患者 $PETCO_2$ 升高。如果在此期间由于麻醉药物残留患者呼吸功能尚未完全恢复,通气量不足,更加容易加重高碳酸血症状态,导致严重后果,此时就需要延长机械通气时间,等待患者通气功能完全恢复后方可停止机械通气。术前患有呼吸系统疾患的患者可能无法排出多余的 CO_2 导致高碳酸血症甚至呼吸衰竭。患有心脏疾病的人可能由于腹腔镜人工气腹导致的高碳酸血症而引起血流动力学状态不稳定。麻醉医师必须关注这些腹腔镜手术结束时特有的情况,并且予以及时处理。

(5)术后镇痛:虽然与开腹手术相比,腹腔镜手术后患者的疼痛程度相对轻,持续时间也没有开腹手术疼痛时间长,但是腹腔镜手术后也是相当痛的,因此也需要预防和处理。通常可以使用局麻药、非甾类抗炎药和阿片类镇痛剂来进行处理,可以手术开始前非类固醇抗炎药等实施超前镇痛,使用也可以这几种药物联合应用。

3.妇科腹腔镜手术麻醉常见问题及处理

(1)妇科腹腔镜手术过程中可能会出现低血压、心动过缓、心动过速等心律失常、CO_2 蓄积综合征和 CO_2 排出综合征等并发症。气腹后 CVP 升高,肺内分流量增大,下腔静脉受压回流减少,心排血量下降,可致血压下降,CO_2 吸收入血可致总外周阻力增加,通气/血流比例失调,因而可增加心肺负荷。人工气腹吹胀膈肌、手术操作牵拉腹膜,都可能引起迷走神经反射,高碳酸血症心肌对迷走神经的反应性增强,引起心动过缓。气腹压和术中头低位所致的血流动力影响,对心功能正常者尚能代偿,但心血管系统已有损害者将难以耐受。患者存在高碳酸血症可能引起 CO_2 蓄积综合征,使患者颜面潮红、血压升高、心率增快。在 CO_2 快速排出后容易导致 CO_2 排出综合征,使患者血压急剧下降,甚至可能导致心搏骤停。另外,手术期间由于呼吸性酸中毒、缺氧、反应性交感神经刺激都可能导致心律失常。如果术中发生低血压,首先要分辨低血压原因,如果是由于 IAP 过高导致静脉回流减少所致,应提醒妇科医师调整 IAP,如果是由于麻醉深度过深导致低血压则需降低麻醉药用量,在没有查清原因前,可以对症处理。对于心动过缓者,给予阿托品静脉注射对症处理。术中监测 $PETCO_2$,调整呼吸参数,防止 CO_2 蓄积,一旦出现 CO_2 蓄积,在处理时要逐步降低 $PETCO_2$,以防出现 CO_2 排出综合征。

(2)气管导管移位进入支气管:由于人工气腹期间腹腔内压力增加,膈肌上升,肺底部肺段受压,头低位时引起腹腔内脏器因重力而向头端移位,使胸腔长径缩短,气管也被迫向头端移位,从而使绝对位置固定的气管导管与气管的相对位置发生改变,原本位于气管内的导管滑入了支气管内,导致单肺通气,患者表现为低氧血症、高碳酸血症、气道压上升,故当人工气腹建立后、体位改变后都要重新确认气管导管位置,以及时发现气管导管进入支气管。相反地,当头低位时,也可能由于重力的原因导致气管导管滑脱,这种情况相对少见。

(3)胃液反流:人工气腹后,因胃内压升高可能致胃液反流,清醒患者常有胃肠不适的感觉,全麻患者则有吸入性肺炎之虑。因此,要求术前常规禁食至少 6 小时,禁水 4 小时,术中经胃管持续胃肠减压。术前应用抗酸药和 H_2 受体阻滞药可提高胃液 pH,以减轻误吸的严重后果。气管插管选用带气囊导管、气腹过程中常规将气囊充足。

(4)术后恶心呕吐:由于女性患者容易发生恶心呕吐、腹腔镜手术人工气腹牵拉膈肌、术中以及术后使用阿片类药物等因素,所以妇科腹腔镜手术后恶心呕吐发生率较高。所以妇科腹腔镜手术以后可以预防性使用止呕药,尤其是术后使用阿片类药物镇痛者更应该使用。甲氧氯普安、氟哌利多以及 5-HT 受体阻滞剂昂丹司琼、阿扎司琼、托烷司琼等均可以降低术后恶心呕吐的发生率。

四、妇科腹腔镜手术并发症

与妇科腹腔镜手术有关的并发症因手术的不同和术者的经验而异,麻醉医师必须清楚可能出现的潜在风险,及时发现并处理这些问题,以避免不良后果出现。因此这里有必要叙述妇科腹腔镜手术相关的并发症。

(一)周围神经损伤

周围神经损伤主要是由于患者长时间被动体位,而患者处于麻醉状态下无法感觉到损伤刺激导致。妇科腹腔镜手术常见神经损伤有臂丛神经、桡神经、坐骨神经、闭孔神经和腓总神经等。臂丛神经损伤多由上臂过度外展所致,桡神经损伤主要是手臂受压所致,预防主要注意手臂外展要适度,使用软垫保护患者肢体,术者操作时身体不能倚靠在外展的手臂上。坐骨神经损伤多数是由于截石位时患者神经受到牵拉引起,腓总神经损伤是由于截石位支架压迫下肢引起,因此手术摆截石位时要使用保护垫,先使膝关节弯曲后再弯曲髋关节,防止髋关节过度外展外旋,避免牵拉神经。

(二)皮下气肿

皮下气肿是腹腔镜手术最常见并发症之一,多见于年龄大、手术时间长、气腹压力高的患者。主要原因是充气针或穿刺套管于经过皮下组织过程中,有大量 CO_2 弥散入皮下组织所致或气腹针没有穿透腹壁而进行充气所致;另外,腹内压过高、皮肤切口小而腹膜的戳孔较松弛致气体漏进皮下也是其另一诱因;在建立人工气腹时操作不当在气腹针尚未进入腹腔就开始充气,也可能导致气体注入腹膜外间隙,形成气肿。因此,腹内正压应保持适度,以维持在 8～15 mmHg(1.3～2.0 kPa)为佳(因为腹内压保持在 1.8 kPa 时,正好与毛细血管压力相等,而且可以防止空气进入血管形成致命的空气栓塞,同时也可减少出血)。麻醉中一旦发现皮下气肿,应立即观察呼吸情况,首先应排除气胸。如已出现气胸,请术者立即解除气腹,施行胸腔穿刺和胸腔闭式引流术,并通过腹腔镜迅速查看膈肌是否有缺损。发生皮下气肿后体格检查可以发现捻发音,主要最常见于皮肤松弛处,一般不用特殊处理,但应该注意严重的皮下气肿可致高碳酸血症、纵隔气肿、喉头气肿,最严重者可导致心力衰竭。

(三)气胸、纵隔积气和心包积气

在腹腔镜手术中较易出现气胸,气胸多与手术操作损伤膈肌或先天性膈肌缺损有关,但也有并不存在上述问题而仍然发生气胸的实例,气体通过完好的膈肌进入胸腔的机制目前尚不清楚。也可能人工气腹过程中患者原来患有肺气肿肺大疱破裂导致气胸;头颈部皮下气肿也可能弥散入胸膜腔、纵隔内或者心包形成气胸、纵隔积气或者心包积气。人工气腹过程中,气体也可能经胸主动脉、食管裂孔通过膈脚进入纵隔导致纵隔积气。

气胸表现:气道压升高,不明原因的低氧血症,无法解释的低血压、CVP 上升,听诊患侧呼吸音减弱或者无法听到,X 线辅助检查可以看到患侧肺压缩。一旦术中发现气胸形成,应当立即停止气腹,行患侧胸腔穿刺抽气或者胸腔闭式引流,如果患者生命体征平稳,可以继续实施手术。如果手术结束发现气胸,解除气腹后胸腔内 CO_2 会很快被吸收,如果气体不多,可以严密观察下保守治疗。

纵隔或心包积气表现:清醒患者常感胸闷不适,憋气,胸骨压痛,甚至呼吸困难或发绀,血压下降,颈静脉怒张,心浊音界缩小或消失,X 线胸片可以发现纵隔两旁有透明带。单纯的纵隔、心包积气如果对循环系统影响不大,则不需特殊治疗,可使之自行吸收。如果症状较严重,则需要穿刺抽气或切开减压。

(四)血管损伤、胃肠损伤、泌尿系统损伤

妇科腹腔镜手术过程中由于各种原因导致腹腔镜器械意外接触、牵拉腹腔内脏器,导致腹腔内血管、组织器官的损伤。此类损失多由于术者在手术开始置入 Trocar 或人工气腹针时不慎引起,也可能是由于术者使用器械方法不当或对组织分辨不清便贸然操作导致的。伤及大血管后可发生危及生命的大出血,伤及内脏器官可引起一系列严重后果,应当予以重视。

(五)气体栓塞

气体栓塞是人工气腹腹腔镜手术时最严重的并发症之一,妇科宫腔镜手术时的发病率也较高。气体栓塞的主要原因是高压 CO_2 气体经破损静脉血管进入循环系统所致,此时往往伴有穿刺部位出血或手术操作部位出血。出现气栓必须具备三大条件:①有较大的破裂静脉血管裂口暴露在气体中。②静脉破裂口周围有气体存在且气体压力较高。③大量气体主动或者被动地快速进入血管内。

1.形成气体栓塞的途径可能

(1)开始手术建立人工气腹时气腹针不慎置入患者静脉内导致大量气体直接进入血管内。

(2)手术过程中在分离器官周围组织时撕裂了静脉。

(3)手术操作导致腹腔内脏器损伤,气体进入腹腔内脏器血管。

(4)既往有腹腔内手术史患者,手术过程中实施腹腔内粘连松解时撕裂粘连带内血管,气体进入血管内。

2.临床症状与体征

由于气体栓塞的气体量、栓塞部位以及栓塞后时间不同,临床表现也各异,主要症状表现在心血管系统、呼吸系统和中枢神经系统。

(1)静脉气体栓塞的症状:主要表现为头晕、心慌气短、胸痛、急性呼吸困难、持续咳嗽、发绀、血压下降等;常见体征有气促、发绀、肺部湿啰音或哮鸣音、心动过速,心前区听到"磨轮音(millwheel)"是典型的临床特征,但一般属于晚期征象,持续时间也很短,多数不到5分钟,只有不到半数的患者才有该项体征;常规监测可能发现的特点:$PETCO_2$ 可能会出现一过性急剧升高,随后急剧下降;心电图出现非特异性的ST段和T波改变及右心室劳损的特点,患者可以出现心律失常,甚至是心搏骤停。临床上气体栓塞患者的症状体征多数是不典型的,并非都能表现出来。

(2)反常气体栓塞:临床上发现气体栓塞时气体可以进入左心房和左心室进而出现在体循环动脉系统内,引起动脉气体栓塞,称反常气体栓塞。其原因可能有:①右心内气体由于压力过高可能导致卵圆孔开放而使气体进入左心。②急性大量气体进入静脉后,大量气体跨过毛细血管网进入肺静脉而到达左心。③气体通过肺内动静脉分流通路直接进入左心。进入体循环动脉的气体可能会导致全身各处器官气体栓塞,引起器官缺血梗死,最容易受累的器官是心脏和脑,因为只有脑和心脏对缺氧最为敏感。

3.气体栓塞的诊断

气体栓塞的诊断极其困难,临床上发现时多数已经处于晚期,需要立即抢救。临床上根据术中是否存在静脉气体栓子来源的高危因素、肺栓塞的临床表现、相关的监测手段等综合判断,可得出气体栓塞的诊断。术中突发呼吸困难、心律失常、意识丧失、不明原因的低血压、肺水肿和动脉氧饱和度下降,特别是 $PETCO_2$ 迅速下降时,应充分考虑气体栓塞的可能。经食管超声心动图(TEE)能直接监测发现心房、心室存在的气体,而从中心静脉导管中抽出泡沫性血液则是栓塞的明确证据。TEE被认为是诊断术中气体栓塞的金标准,证实了许多疑为气栓的病例。但TEE设备昂贵、操作复杂,不便于在临床普及。而 $PETCO_2$ 则可在日常麻醉中常规使用,对提示或证实肺栓塞的存在具有高度的可靠性和实用性。获得静脉内存在气体的确切证据是确诊气体栓塞的必要条件,但是未发现静脉内存在气体也不能排除发生过气体栓塞,因为气体尤其是溶解度较高的 CO_2 在体内分布后很快被组织吸收,但是气体栓塞后的一系列病理改变却仍然存在。临床上诊断气体栓塞不能迟疑,一旦怀疑某些表现有可能是气体栓塞引起的,就要及早诊断并做出处理决定,以便提高抢救成功率。

临床上各种监测气体栓塞的手段敏感性不同,①高敏感的监测方法有:TEE、心前多普勒超声和经颅多普勒超声可以检测到静脉内尚未引起临床症状的少量气体,肺动脉压监测也是比较敏感的指标,肺动脉压升高可能是静脉气体栓塞首先引起的病理改变。② $PETCO_2$ 是中等敏感的指标,气体栓塞使患者肺循环血量急剧下降,$PETCO_2$ 也急剧下降,这在尚未出现心搏骤停前就会表现出来,但是 $PETCO_2$ 监测并没有特异性,因为休克患者、肺部疾患、术中突然大量失血致低血压都可能引起 $PETCO_2$ 下降,这种情况使麻醉医师难以确定诊断。③心电图、血压、SpO_2、心前区听诊以及主观观察患者变化等监测手段发现气体栓塞的敏感性和特异性都很低,依靠这些手段发现患者异常时,气体栓塞已经极其严重,需要立即实施抢救措施。

4.气体栓塞的预防与处理

预防措施包括:①加强责任心,避免腔镜设备装配错误或排气不彻底;手术操作时谨慎小心,避免粗心操作导致器械损伤腹腔内组织、血管;严格控制IAP,防止高压气体通过受损血管大量进入静脉;手术操作时按常规操作,避免损伤腹腔内血管。②术中维持麻醉平稳,要做到患者术中不能突然运动,以防引起意外损伤腹腔内脏器、血管,加强术中监测,警惕可能引起气栓的高危手术、麻醉或穿刺操作的影响,并做好处理预案。③一旦发现气体栓塞的症状时,如 $PETCO_2$ 降低、不明原因低血压、呼吸困难等,应及时排查并积极妥善处理。

及时处理对气栓的预后有明显影响。小范围、病情轻的栓塞经积极处理后可自行好转,反之则会遗留神经系统后遗症,甚至导致死亡。由于没有特效的抢救方法,故应采取综合的治疗措施,包括以下几方面。

(1)找出栓塞的原因,立即采取措施阻止气体栓子继续进入体内。停止手术、排尽腹腔内 CO_2 气体,患者左侧卧位或头低位,将栓子局限在右心房或心房与腔静脉的接合处,减少气栓进入肺循环的机会,若有中心静脉导管可经此将气体抽出,但是能够从中心静脉导管抽出气体的成功率是很低的。

(2)对症治疗:吸氧、镇静、控制呼吸,解痉平喘,抗休克、抗心律失常,心力衰竭时给予快速的洋地黄制剂,心律失常给予抗心律失常药物,积极补液,避免血压降低,但需注意不应输液过度,以免导致或加重肺水肿。应用正性肌力药物、强心药物和血管活性药物,如多巴胺、肾上腺素等。使用呼吸末正压通气,以改善氧合状况,纠正缺氧。

(3)抗凝及溶栓治疗:抗凝:肝素 5 000 单位加入 5%葡萄糖液 100 mL 中静脉滴注,每 4 小时 1 次。亦可选用东菱克栓酸或速避凝等。口服药有噻氯匹定、华法林等。溶栓治疗:链激酶 50 万单位加入 5%葡萄糖液 100 mL 中,30 分钟内静脉滴毕,此后每小时 10 万单位持续滴注 24 小时;或尿激酶 4 万单位 24 小时内滴毕或每日 2 万单位,连用 10～20 天。

(4)及时采取高压氧治疗:可以减少气体栓子的体积,从而缓解病情,减轻栓塞后并发症,即便对病情较差,甚至气体栓塞较久的病例也应考虑高压氧治疗的可能性。

(5)手术治疗:适用于溶栓或血管升压素治疗仍持续休克者。

(张田丽)

第五节 妇科宫腔镜手术的麻醉

一、宫腔镜手术的特点

宫腔镜检查是采用膨宫介质扩张宫腔,通过纤维导光束和透镜将冷光源经宫腔镜导入宫腔内,直视下观察宫颈管、宫颈内口、宫内膜及输卵管开口,以便针对病变组织直观准确取材并送病理检查,同时也可在直视下行宫腔内的手术治疗。目前比较广泛应用的宫腔镜为电视宫腔镜,经摄像装置把宫腔内图像直接显示在电视屏幕上观看,使宫腔镜检查更方便。

检查适应证:①异常子宫出血的诊断。②宫腔粘连的诊断。③节育环的定位及取出。④评估超声检查的异常宫腔回声及占位性病变。⑤评估异常的子宫输卵管造影(HSG)宫腔内病变。⑥检查原因不明不孕的宫内因素。

治疗适应证:①子宫内膜息肉。②子宫黏膜下肌瘤。③宫腔粘连分离。④子宫纵隔切除。⑤子宫内异物的取出。

宫腔镜有两种基本操作技术接触镜和广角镜,分别取决于镜头的焦距。接触镜通常不需扩张宫颈和宫腔,供诊断用,检查简便但视野有限,亦不需麻醉和监测,可在门诊实施。广角宫腔镜应用复杂精细的设备,通过被扩张的宫颈并需使用膨胀宫腔的膨宫介质,视野满意,便于镜检诊断及手术治疗,因扩张宫颈及宫腔以及手术治疗,都需麻醉和监测。

宫腔镜有直的硬镜和纤维光学可弯软镜,前者有镜鞘带有小孔供膨胀宫腔的膨宫介质或灌流液流通,硬镜主要管道可容手术器械通过,如剪刀、活检钳、手术镜以及滚动式电切刀等。纤维光镜外径细,适用于诊断及活组织检查，尤适用于非住院患者的诊断应用。

二、宫腔镜麻醉处理

宫腔镜手术刺激仅限于宫颈扩张及宫内操作。感觉神经支配前者属 $S_{2\sim4}$，后者属 $T_{10}\sim L_2$。

麻醉选择取决于：①诊断镜或手术治疗镜用光学纤维镜或是硬镜。②是否为住院患者。③患者的精神心理状态能否合作，患者的麻醉要求。④手术医师的要求和熟练程度。

麻醉可分别选择全身麻醉、区域麻醉（脊髓麻醉、硬膜外麻醉或由手术医师行宫颈旁阻滞）。区域麻醉最大的优点是一旦发生 TURP 综合征和穿孔时便于患者提供主述症状并监测其特有的体征，尤其是稀释性低钠血症时可能发生的意识改变，硬膜外麻醉和宫颈旁阻滞适用于非住院患者，对中老年患者可选择脊髓麻醉，脊髓麻醉后头痛发生率低于青年女性，脊髓麻醉阻滞效果完善，阻滞速度优于硬膜外麻醉。

宫腔镜麻醉和监测一如常规，但更重要的是基于麻醉医师应知晓宫腔镜手术可能发生的不良反应（如 TURP 综合征）和手术操作的并发症，通过分析监测生理参数及其变化，为尽早诊治提供依据，并为手术医师对并发症的进一步手术处理（如腹腔镜手术诊治内出血，必要的剖腹探查等）提供更好的麻醉支持和生理保障。

术中应监测与评估体液平衡情况，有主张在膨宫液中加入乙醇，监测呼出气中乙醇浓度可提示膨宫液吸收程度。对泌尿科应用 5% 葡萄糖为冲洗液或进行妇科宫腔镜检查时用膨宫液的患者，术中输液仅用平衡液，定时快速测定血糖浓度（one touch 血糖测定仪），遇血糖升高提示冲洗液或膨宫液吸收，继而测定床边快速生化（I-stat 生化测定仪），测定血液电解质，可早期检出稀释性低钠血症，为防治急性水中毒提供可靠诊断依据。

宫腔镜手术一般耗时不长，被认为是普通手术，而忽视正确安放手术体位——截石位。长时间截石位时膝关节小腿固定不妥可致腓骨小头受压使腓总神经麻痹，术后并发足下垂，妥善的体位安置避免组织受压亦应作为麻醉全面监测项目之一。

新型的宫腔镜已采用高亮度纤维冷光源，通过微型摄像头将宫腔图像借助电视屏幕显示。手术关键是为了宫腔镜能窥视宫腔，常需扩张宫颈，同时应用气体（CO_2）或液体作膨宫介质扩张宫腔。随之在术中可能引发有关不良反应和严重并发症。麻醉人员对此应有所认识，除麻醉处理外应进行相应的监测，以行应急治疗。

三、宫腔镜的并发症

（一）损伤

（1）过度牵拉和扩张宫颈可致宫颈损伤或出血。

（2）子宫穿孔：诊断性宫腔镜手术子宫穿孔率为 4%，美国妇科腹腔镜医师协会近期报道，宫腔镜手术子宫穿孔率为 13%。严重的子宫粘连、瘢痕子宫、子宫过度前倾或后屈、宫颈手术后、萎缩子宫、哺乳期子宫均易发生子宫穿孔。有时子宫穿孔未能察觉，继续手术操作，可能导致严重的肠管损伤。穿孔都发生在子宫底部。同时应用腹腔镜监测可减少穿孔的发生。一旦发生穿孔，应停止操作，退出器械，估计穿孔的情况，仔细观察腹痛及阴道出血。5 mm 的检查镜穿孔无明显的后遗症，而宫腔镜手术时穿孔，则需考虑开腹或腹腔镜检查。近年来使用的电凝器或激光器所致的穿孔，更应特别小心。宫腔电切手术时，通过热能传导可能损伤附着于子宫表面的肠管，或者电凝器穿孔进入腹腔，灼伤肠管、输尿管和膀胱。宫腔镜电切手术时，同时用腹腔镜监测，可协助排开肠管，确认膀胱空虚，减少并发症的发生。宫腔镜下输卵管插管可能损伤子宫角部，CO_2 气体膨宫可致输卵管积水破裂，气体进入阔韧带形成气肿。

（二）出血

宫腔镜检术后一般有少量阴道出血，多在 1 周内消失。宫腔镜手术可因切割过深、宫缩不良或术中止血不彻底导致出血多，可用电凝器止血，也可用 Foly 导管压迫 6～8 小时止血。

（三）感染

感染发生率低。掌握好适应证和禁忌证，术前和术后适当应用抗生素，严格消毒器械，可以避免感染的发生。

1.膨宫引起的并发症

膨宫液过度吸收是膨宫常见的并发症，多发生于宫腔镜手术，与膨宫压力过高、子宫内膜损伤面积较大有关。膨宫时的压力维持在100 mmHg即可，过高的压力无益于视野清晰，反而促使液体经静脉或经输卵管流入腹腔被大量吸收。手术时间长，也容易导致过度吸收，导致血容量过多及低钠血症，引起全身一系列症状，严重者可致死亡。用CO_2做膨宫介质，若充气速度过快，可引起静脉气体栓塞，可能导致严重的并发症甚至死亡。目前采用专用的充气装置，充气速度控制在100 mL/min，避免了并发症的发生。CO_2膨宫引起术后肩痛，系CO_2刺激膈肌所致。

2.变态反应

个别患者对右旋糖酐过敏，引起哮喘、皮疹等症状。

（张田丽）

第六节 妇科肿瘤手术的麻醉

妇科肿瘤根据病理性质分为良性肿瘤和恶性肿瘤，根据肿瘤的发生部位又可分为外阴肿瘤、阴道肿瘤、子宫肿瘤、卵巢肿瘤、输卵管肿瘤、滋养细胞肿瘤等。子宫肌瘤是最常见的妇科良性肿瘤，宫颈癌、子宫内膜癌和卵巢癌则是常见的妇科恶性肿瘤。一般良性肿瘤如外阴乳头状瘤、卵巢囊肿、子宫肌瘤等，手术涉及范围较小，但恶性肿瘤如宫颈癌等根治性手术，手术范围除切除子宫及附件外，还可涉及盆腹腔的其他器官，如直肠、膀胱、输尿管、尿道、大网膜、淋巴结等盆腹腔内的器官组织，这类手术时间长、范围广、创伤大、出血多，对机体内环境干扰大，加之恶性肿瘤患者术前存在严重贫血、营养不良，晚期出现恶病质，某些恶性肿瘤患者术前还可能进行化疗、放疗，患者全身状况差，因此，增加了麻醉的难度和风险。本节主要介绍几种常见妇科肿瘤的病理解剖学特点、手术主要步骤及麻醉特点。

一、子宫肌瘤

子宫肌瘤(hysteromyoma)是女性生殖器中最常见的良性肿瘤，也是人体最常见的良性肿瘤之一。多见于30～50岁妇女，以40岁～50岁女性发病率最高。子宫肌瘤主要由子宫平滑肌组织增生而成，其间有少量纤维结缔组织，故又称为“子宫纤维肌瘤”“子宫纤维瘤”或“平滑肌瘤”。

（一）子宫肌瘤的分类及其病理解剖学特点

子宫肌瘤按其生长位置与子宫壁各层的关系可分为壁间肌瘤、浆膜下肌瘤、黏膜下肌瘤3种类型。

1.子宫肌壁间肌瘤

最为常见，占总数的60%～70%，肌瘤位于子宫肌层内，周围被肌层所包围。壁间肌瘤常使子宫增大，宫腔弯曲变形，子宫内膜面积增加。

2.浆膜下肌瘤

占总数的20%，肌瘤向子宫体浆膜面生长，突起于子宫表面。瘤体继续向浆膜面生长时，可仅有一蒂与子宫肌壁相连，成为“有蒂肌瘤”，营养由蒂部血管供应。当血供不足时可变性、坏死。或蒂部扭转、断裂，肌瘤脱落至腹腔或盆腔，可两次获得血液供应而形成游离性或寄生性肌瘤。肌瘤还可贴靠邻近的组织器官如大网膜、肠系膜等。有时，可使在大网膜随行部分扭转或阻塞而发生组织液漏出，形成腹水，子宫肌瘤的症状因肌瘤生长的部位、大小、生长速度、有无继发变性及合并症等而异，浆膜下子宫肌瘤多以腹部包块为主要症状，极少出现子宫出血、不孕症等。当肌瘤发展增大到一定程度时，可产生邻近脏器压迫症状。

3.黏膜下肌瘤

约占总数的10%～15%，肌瘤向子宫黏膜方向生长、突出于宫腔。常为单个，易使宫腔变形增大，多不影响子宫外形。极易形成蒂，在宫腔内犹如异物，可以刺激子宫收缩，将肌瘤推出子宫口或阴道口。

子宫肌瘤常为多发性，并且以上不同类型肌瘤可同时发生在同一子宫上，称为多发性子宫肌瘤。

（二）子宫肌瘤的手术方式及其特点

手术治疗是有症状的子宫肌瘤患者的最佳治疗方法。经腹全子宫切除术、次全子宫切除术及子宫肌瘤剔除术是传统的子宫肌瘤手术方式。随着微创外科的发展，近几年国内腔镜手术治疗子宫肌瘤也得到迅速发展，成为治疗子宫肌瘤的手术方式之一。可根据肿瘤的大小、数目、生长部位及对生育的要求，采取相应的手术方式。

1.全子宫切除术适应证

（1）子宫出血较多，经药物治疗无效且造成贫血。

（2）子宫达妊娠3个月大小，或有明显的压迫症状，如大小便困难、尿频尿急、下肢水肿、腰腿酸痛等症状日趋严重。

（3）子宫肌瘤可疑肉瘤变性。

（4）附件触诊不满意。

2.子宫切除的方式

（1）经腹全子宫切除术：经腹全子宫切除术（total abdominal hysterectomy，TAH）是传统的手术方式，适用于肌瘤较大数目较多的患者，可选用下腹部横切口或纵切口。

TAH操作简单直接，容易掌握，技术及理论成熟且肉眼判断肌瘤恶变可立即扩大手术，减少转移，但TAH容易出现一些术后并发症，在处理子宫血管、主韧带、骶骨韧带时，有可能直接损伤膀胱、输尿管、直肠等盆腔脏器。此外，交感和副交感神经经骨盆神经丛到达膀胱，穿过主韧带到Fran Kenhauser神经丛，子宫全切术在宫颈旁分离时易损伤这些神经，术后膀胱和肠发生感觉神经整合性改变。

（2）经腹次全子宫切除术：次全子宫切除术又称宫颈上子宫切除术，是将子宫体部切除保留子宫颈的手术，手术适应证大体上同全子宫切除术。做全切或次全切除有时要在开腹探查或手术进行中才能做最后决定，如探查发现子宫颈周围组织有严重粘连，向下剥离时可能损伤直肠、膀胱及输尿管，或引起出血者可行次全子宫切除术。根据病情需要，在不影响切除子宫病灶的情况下，对年轻妇女也可做高位子宫部分切除，能保留部分子宫的生理功能。次全子宫切除术易于操作，出血较少，能保持阴道的解剖学关系，对术后性生活影响较少。

（3）经腹筋膜内全子宫切除术：筋膜内全子宫切除术与全子宫切除术的主要差别在于前者保留包绕和固定子宫颈的韧带、血管、筋膜组织。该术式的优点是：①不需要充分分离膀胱，避免了膀胱损伤。②不切断子宫骶、主韧带及宫旁和阴道组织，维护了盆底支持结构，缩短了手术时间。③保持了阴道完整供血系统，对性功能影响小。手术成败的关键是正确分离宫颈筋膜。

（4）经阴道子宫切除术：经阴道子宫切除术（trans-vaginal hysterectomy，TVH）即从阴道切除子宫，关闭阴道断端。经阴道子宫切除术的优点：①TVH使用特制的专用器械，对手术步骤进行如下简化及改进：一是在分离子宫间隙时采用组织剪尖端紧贴宫颈筋膜向上推进、撑开；二是处理子宫骶主韧带及子宫血管时采用一次钳夹处理；三是处理圆韧带和输卵管、卵巢固有韧带时将过去的分次钳夹改为用固有韧带钩形钳一并钩出，在直视下一次钳夹处理，加上阴式手术无须开、关腹，明显缩短手术时间。②经阴道子宫切除术具有创伤小、手术时间快、术后疼痛轻、肠功能恢复早、术后并发症发生率低、住院时间短及腹壁无切口瘢痕等优点。

（5）子宫肌瘤的内镜手术：近十年来，妇科手术已从经典的剖腹术转向最小损伤的内镜手术。包括宫腔镜黏膜下肌瘤切除、子宫内膜切除和腹腔镜子宫切除等。

宫腔镜下黏膜下肌瘤切除术：宫腔镜下子宫肌瘤挖除术适用于有症状的黏膜下肌瘤、内突壁间肌瘤和宫颈肌瘤。肌瘤的大小、瘤蒂的有无、肌瘤的位置、宫腔的深度都会影响镜下手术的时间，在临床上综合以

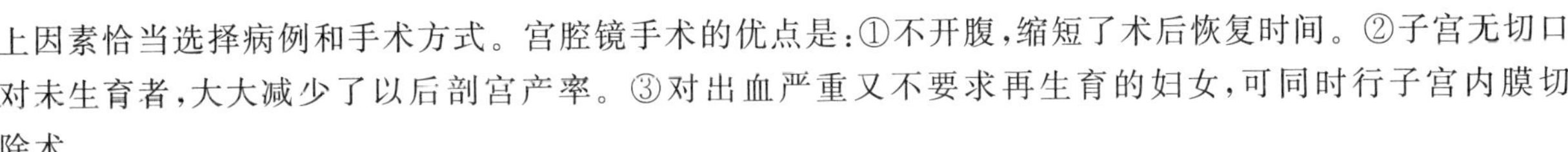

上因素恰当选择病例和手术方式。宫腔镜手术的优点是:①不开腹,缩短了术后恢复时间。②子宫无切口对未生育者,大大减少了以后剖宫产率。③对出血严重又不要求再生育的妇女,可同时行子宫内膜切除术。

缺点是:①手术技术要求高,目前尚不能在基层普及。②对于无蒂肌瘤,手术需分期进行,一次难以切除干净。对于壁间肌瘤、浆膜下肌瘤不适用。③手术有一定的并发症,可导致子宫穿孔及引起肠管、膀胱的损伤。④术中应用膨宫液,液体吸收导致体液超负荷,可能引起肺水肿和电解质紊乱等并发症。

腹腔镜下子宫切除术:随着腹腔镜器械的更新及手术操作技巧的提高,应用腹腔镜行子宫切除有普及的趋势,一些适于阴式子宫切除的病例可借助腹腔镜完成手术。手术类型包括腹腔镜全子宫切除术、腹腔镜阴道上子宫切除术及腹腔镜筋膜内子宫切除术。腹腔镜手术的优点是:避免了腹部大切口,并发症少,住院时间短,恢复快。缺点是:对手术者技术要求高,手术时间长、费用高;如在术中发现严重盆腔粘连、出血、视野显露困难、恶性病变、膀胱损伤等则需中转开腹,以及术后出现气腹、感染等不良反应。

(6)子宫肌瘤剔除术。子宫肌瘤剔除术的适应证为:①单个或多个子宫肌瘤,影响生育。②子宫肌瘤引起月经失调、痛经。③宫颈肌瘤需保留生育功能。此术式的优点:①保留生育功能。②黏膜下肌瘤或突向阴道的宫颈肌瘤可经宫腔镜或经阴道摘除。③对生理影响小。

此术式缺点:①术后复发率高。②子宫肌瘤剔除术后妊娠,发生子宫破裂的风险增加。

(三)子宫肌瘤手术的麻醉

1.术前评估与准备

子宫肌瘤是最常见的妇科疾病,子宫切除术也是妇科最常采用的手术方式。麻醉医师麻醉前访视应重点了解患者有无贫血及其程度,是否合并内科疾病,如瓣膜性心脏病、高血压、冠心病、糖尿病。对于重度贫血的患者,术前应将血红蛋白升至 70 g/L 以上。对伴有风湿性瓣膜疾病、冠心病、高血压等患者,应详细了解心血管系统情况,必要时请专科医师会诊,指导术前治疗,改善心脏功能。对糖尿病患者,应详细了解血糖水平、有无酮症酸中毒、水电解质失衡以及有无心、肾功能受损,还应了解采用的治疗方案,尤其要了解胰岛素的使用情况。肥胖患者应充分评估气道和呼吸功能,对于评估为困难气道者,无论是采用全身麻醉或椎管内麻醉,均应按困难气道患者处理,做好困难气管插管的各种准备。

2.常用的麻醉方法及管理要点

(1)局部麻醉和区域阻滞麻醉:可用于浆膜下小型肌瘤的切除术。经腹或腹腔镜子宫肌瘤手术宜选用椎管内麻醉或全身麻醉。

(2)蛛网膜下腔阻滞(腰麻):单次腰麻(0.5%～0.75%丁哌卡因)持续时间为 2～3 小时,可用于子宫肌瘤剔除术、估计手术难度不大、手术时间 2 小时内可完成的子宫全切除术,但为了保证足够的麻醉时间及术后镇痛之需要,目前大多数以腰麻联合硬膜外麻醉取代单次腰麻。伴有高血压、冠心病及心功能差的患者慎用腰麻。

(3)硬膜外阻滞:硬膜外阻滞是子宫切除术传统的麻醉方法,一点法($L_{2\sim3}$ 向头端置管)或两点法(T_{12}～L_1 向头端置管加 $L_{2\sim3}$ 或 $L_{3\sim4}$ 向尾端置管)连续硬膜外阻滞均可满足手术要求,但麻醉阻滞不全发生率较高,可达 10%,需辅助应用镇静镇痛药。两点法硬膜外阻滞要注意避免局麻药过量所引起的局麻药中毒。

(4)腰麻联合硬膜外阻滞:腰麻联合硬膜外阻滞(CSEA)作为一点穿刺达到两种麻醉效果的技术,操作简便、对患者损伤小、起效迅速、麻醉确切且可行术后镇痛等优点,尤其术中仅需给予少量镇静药,易于保持呼吸通畅。但 CSEA 的应用应注意以下两点:①当硬膜外腔常规注入试验量时,因患者已出现腰麻平面,给硬膜外导管是否误入蛛网膜下腔的判断带来一定的障碍,故置入硬膜外导管后必须回抽有无脑脊液,同时仔细观察麻醉平面的扩散及患者的生命体征。CSEA 针内针技术一个潜在不利因素是硬膜外导管可能通过腰穿针孔进入蛛网膜下腔。②采用 CSEA 时腰麻宜选择低浓度小剂量的局麻药,选择 0.375%～0.5%丁哌卡因 7～10 mg,既保留了腰麻起效快、麻醉效果确切、骶神经阻滞完善的优点,又尽量避免了腰麻的各种不良反应如低血压、恶心、呕吐及术后头痛等。随后辅以亚剂量的硬膜外腔局麻药,加强延续了麻醉效果，并可通过硬膜外进行术后镇痛。

(5)全身麻醉：适用于严重高血压、心肺功能较差、凝血功能障碍或椎管有病变的患者。腹腔镜下子宫切除术应首选全身麻醉，以确保麻醉效果和安全。但对患有糖尿病的患者尽可能不采用全麻，因为与椎管内麻醉相比，全麻对患者的血糖及术后恢复的不利影响较大。全麻可采用静吸复合麻醉或者全凭静脉麻醉。对伴有高血压、冠心病等心脏病的患者，尽量避免应用对心肌抑制明显的药物，力求麻醉诱导平稳，避免血流动力学剧烈波动。肥胖患者或其他原因而存在困难气道的患者，无论采用何种麻醉方式，均必须严格按照困难气道的处理原则实施麻醉。

二、宫颈癌

宫颈癌(carcinoma cervicis)是全球妇女中仅次于乳腺癌的第 2 个最常见的恶性肿瘤，在发展中国家的妇女中尤为常见。在 1990－1992 年我国部分地区女性常见肿瘤死因构成中占 4.6%，发病率为 3.25/10 万，仍居女性生殖系统恶性肿瘤第 1 位。

(一)宫颈癌的病理分类及临床分期

宫颈癌的组织类型主要有鳞状细胞癌及腺癌两种。

宫颈癌随着浸润的出现，可表现为四种类型。

1.糜烂型

环绕宫颈外口有较粗糙的颗粒状糜烂区，或有不规则的溃破面，触之易出血。

2.外生型

癌一般来自宫颈外口，向外生长成息肉、乳头或菜花状肿物。肿瘤体积大，但浸润宫颈组织表浅。可侵犯阴道，较少侵犯宫颈旁组织，预后相对较好。

3.内生型

多来自颈管或从外口长出后向颈管内生长。浸润宫颈深部组织，使宫颈增大成桶状或浸透宫颈达宫颈旁组织，预后较差。

4.溃疡型

内生或外生型进一步发展，合并感染坏死后可形成溃疡。尤其是内生型，溃疡可很深，有时整个宫颈及阴道穹窿部组织可溃烂、完全消失。

(二)宫颈癌的治疗

1.微小浸润癌

只有在宫颈锥切活检边缘阴性，或子宫颈切除或全宫切除后才能做出宫颈癌 $Ⅰ_{a1}$ 或 $Ⅰ_{a2}$ 期的诊断。如果是宫颈上皮瘤样病变(CIN)Ⅲ级宫颈锥切边缘阳性或浸润癌，需要再做一次宫颈锥切或者按 $Ⅰ_{b1}$ 期处理。

在确定治疗前应该做阴道镜检查排除相关的阴道上皮内瘤变(VAIN)。

$Ⅰ_{a1}$ 期：推荐经腹或经阴道全子宫切除术。如果同时存在阴道上皮内瘤变，应该切除相应的阴道段。如患者有生育要求，可行宫颈锥切，术后 4 个月、10 个月随访追踪宫颈细胞学抹片。如两次宫颈细胞学抹片均阴性，以后每年进行一次宫颈抹片检查。

$Ⅰ_{a2}$ 期：$Ⅰ_{a2}$ 期宫颈癌明确有淋巴结转移可能，治疗方案应该包括盆腔淋巴结切除术。

推荐的治疗是改良广泛子宫切除术(Ⅱ型子宫切除术)加盆腔淋巴结切除术。如果没有淋巴血管区域浸润，可以考虑行筋膜外子宫切除术和盆腔淋巴结切除术。

要求保留生育功能者，可选择：①大范围的宫颈锥切活检，加腹膜外或腹腔镜下淋巴结切除术。②广泛宫颈切除术，加腹膜外或腹腔镜下淋巴结切除术。

2.浸润癌

$Ⅰ_{b1}$ 和 $Ⅱ_{a}$ 期(肿瘤直径＜4 cm)。①早期宫颈癌($Ⅰ_{b1}$、$Ⅱ_{a}$＜4 cm)采用手术或放疗的预后均良好。②手术和放疗联合应用并发症将增加。为了减少并发症的发生，初始治疗方案时应该避免联合应用广泛手术和放射治疗。③手术治疗：$Ⅰ_{b1}$和$Ⅱ_a$期(肿瘤直径<4 cm)宫颈癌的标准手术治疗方法是改良广泛子宫切除术或广泛子宫切除术和盆腔淋巴结切除术。年轻患者可以保留卵巢，如果术后需要放疗，应将卵巢悬吊于盆腔之外。对于特殊病例，可以行经阴道广泛子宫切除术和腹腔镜下盆腔淋巴结切除术，加放射治疗或术后辅助治疗。

$Ⅰ_{b2}$和$Ⅱ_a$期(肿瘤直径>4 cm)，初始治疗措施包括：①放化疗。②广泛子宫切除术和双侧盆腔淋巴结切除术，术后通常需要加辅助放疗。③新辅助化疗(以铂类为基础的快速输注的三疗程化疗)，随后进行广泛子宫切除术和盆腔淋巴结切除术加或不加术后辅助放疗或放化疗，手术加辅助放疗。新辅助化疗后广泛子宫切除术加盆腔淋巴结切除术。

3.晚期宫颈癌(包括$Ⅱ_b$、Ⅲ、$Ⅳ_a$期)

标准的初始治疗是放疗，包括盆腔外照射和腔内近距离放疗联合同期化疗。

(三)宫颈癌各种手术及麻醉特点

1.宫颈锥形切除术

宫颈锥形切除术是由外向内呈圆锥形的形状切下一部分宫颈组织。此手术适用于：①原位癌排除浸润。②宫颈重度非典型增生，进一步明确有无原位癌或浸润癌同时存在。③宫颈刮片持续阳性，多次活检未能确定诊断者。此手术尤其适用于要求保留生育能力的年轻患者。全身情况差、不能耐受大手术、病变局限者，也可采用宫颈锥形切除术。

宫颈锥形切除术可选用腰麻、硬膜外麻醉。理论上，完全阻滞骶神经丛即可满足手术要求，但如果为了减轻或消除手术牵拉子宫引起的牵拉反射，阻滞平面应达到 T_6 或适当使麻醉性镇痛药以消除牵拉痛。

2.次广泛性全子宫切除术和广泛性全子宫切除术加盆腔淋巴结清除术

次广泛性全子宫切除术适用于宫颈癌$Ⅰ_a$期，子宫内膜癌Ⅰ期以及恶性滋养细胞肿瘤，经保守治疗无效者。有严重心、肝、肾等重要器官疾病不能耐受手术者禁施行此手术。

手术范围：切缘距病灶大于 2 cm，必须游离输尿管、打开输尿管隧道，向侧方分离，切除宫旁组织、韧带及阴道壁 2～3 cm。

广泛性全子宫切除术主要适用于宫颈癌$Ⅰ_b$～$Ⅱ_a$期，$Ⅰ_a$期中有脉管浸润及融合性浸润者，子宫内膜癌Ⅱ期。此手术禁忌证有：①年龄 65 岁以上，又有其他伴发不良因素。②体质虚弱或伴有心、肝、肾等脏器疾病不能耐受手术者。③盆腔有炎症或伴有子宫内膜异位症，且有广泛粘连者。④宫颈旁有明显浸润，或膀胱、直肠已有转移的$Ⅱ_a$期以上患者。⑤过分肥胖者。

3.子宫颈癌次广泛性全子宫切除和广泛性子宫切除术加盆腔淋巴结清除术的麻醉

手术切口在脐上 3～5 cm 到耻骨联合，腹腔探查范围广及全腹、盆腔，涉及中胸、腰、骶段脊神经支配区，因此，根据患者情况、手术要求、患者的意愿、麻醉条件及麻醉者的技术水平，可选用全身麻醉、硬膜外阻滞或腰硬联合麻醉。腹腔镜下施行的广泛性全子宫切除术、高龄患者或合并严重心血管疾病的患者，采用全身麻醉较椎管内麻醉更易于维持血流动力学的稳定及充分的氧供。目前尚无足够的临床证据说明全身麻醉与椎管内麻醉对术后患者康复的影响存在差异。椎管内麻醉完全无痛平面要求上至 $T_{5\sim6}$，下达 $S_{3\sim4}$。硬膜外阻滞采用两点法(T_{12}～L_1 向头端置管加 $L_{2\sim3}$ 或 $L_{3\sim4}$ 向尾端置管)更能确保麻醉平面满足手术要求。麻醉平面小于此范围切皮可以完全无痛，然而腹腔内脏牵拉反应往往较严重，除恶心、呕吐、低血压及心动过缓外，甚至腹肌紧张、鼓肠、牵拉痛，影响术野暴露。遇腹壁厚、骨盆深患者更增加手术困难。测试麻醉平面时如果耻骨联合区皮肤有痛感，常提示骶神经阻滞不完善，牵拉子宫尤其涉及宫颈旁组织时有大、小便感及酸胀不适，致使患者不能安静。盆腔淋巴结清除术野达闭孔，此处神经支配来自 $L_{1\sim2}$ 脊神经，因此，只要子宫提拉时无反应，手术解剖此区时麻醉效果也应满意。

盆腔血管由盆侧壁向正中集中，除子宫动脉外在腹膜外与盆腔之间有丰富的静脉丛，其特点是管腔大、壁薄，因此易发生渗血。麻醉者应注意吸引血量及血染纱布数，粗略估计出血量，及时输血输液，维持有效循环血量。对于高龄、全身情况差的患者，既要维持足够的血容量，但又要避免容量过多而损害心肺功能，此类患者应行中心静脉压监测，以指导液体治疗。

三、子宫内膜癌

子宫内膜癌(endometrial carcinoma)又称子宫体癌(carcinoma of uterine corpus)是指发生于子宫内膜腺上皮的癌,包括腺癌、棘腺癌、腺鳞癌及透明细胞癌等类型,是女性生殖道常见的恶性肿瘤之一。约占女性总癌症的 7%,占女性生殖道恶性肿瘤的 20%～30%,近年发病率有上升趋势,多见于老年妇女。

(一)子宫内膜癌的大体病理解剖与病理分级

1.子宫内膜癌的大体病理解剖

按腺癌的生长方式,病变主要表现局限型和弥漫型。局限型病变局限于一个区域,多位于宫底或宫角处,后壁比前壁多见。肿瘤形成局部的斑块、息肉或结节、菜花,向肌层侵犯较深,有时病灶较小而浅,可于刮宫时被刮去,手术切除子宫标本检查,注意多在宫角处取材。弥漫型肿瘤累及宫腔内膜大部或全部,病灶呈息肉状、乳头状瘤组织,脆灰白,表面可有溃疡坏死,肿瘤可侵及肌层或向下蔓延累及宫颈甚至突出于宫颈外口处。

2.病理分级

根据细胞分化程度,子宫内膜癌又可分为 G_1、G_2、G_3 三级。

I 级(G_1):高分化腺癌

H 级(G_2):中等分化腺癌

M 级(G_3):低分化腺癌

子宫内膜癌发展缓慢,局限在子宫内膜的时间较长,可通过直接蔓延、淋巴道或血行侵犯邻近器官或转移远处器官。

(二)子宫内膜癌的治疗及手术的麻醉特点

1.治疗原则

子宫内膜以手术治疗为主,以放射治疗、孕激素治疗及化疗为辅。手术是Ⅰ、Ⅱ期子宫内膜癌的主要治疗手段,选择性地辅加放疗。对晚期患者,多数学者倾向于尽量切除病灶,缩小瘤体,再辅加放疗或孕激素治疗。复发性癌可行综合治疗。

2.子宫内膜癌的手术治疗

手术方式:有常规的全子宫切除术常规切除双附件、次广泛性全子宫切除术、广泛性全子宫切除术及盆腔淋巴结清扫术 3 种。目前,人们对子宫内膜癌术式的选择有不同意见。应用最广的是次广泛性全子宫切除术,切除子宫同时,切除一部分宫旁组织和约 2 cm 长阴道穹窿部分。如病变很早,且年龄较大,或合并其他脏器病变,手术耐受性差,可以选择子宫全切加双附件切除术,缩短手术时间。对早期年轻患者,可保留一侧卵巢,但须作楔形切除活检,以排除癌瘤侵犯的可能性。第 3 种手术方式一般用于细胞分化不好,肌层浸润较深或癌瘤已侵及子宫外的病例,因这些情况下,淋巴转移率较高。病变属于临床早期,且仅有浅肌层浸润者,一般不考虑第三种手术,但手术中须探查淋巴结。

3.子宫内膜癌手术的麻醉特点

子宫内膜癌多见老年妇女,因此,对于子宫内膜癌的老年患者,麻醉医师应在麻醉前了解患者的全身情况,尤其要注意患者有无合并重要的心、肺、肝、肾等重要系统疾病。此类患者可能因全身情况差,对手术和麻醉耐受的能力差,因此,选择麻醉时应做出全面的评估。对于情况良好的患者可选用椎管内麻醉,情况差或合并有严重系统疾病患者,采用全身麻醉则更容易维持稳定的血流动力学和充分的氧供。

四、卵巢良性肿瘤

卵巢肿瘤(ovarian tumor)是妇科常见病。占女性生殖道肿瘤的 32%,可以发生于任何年龄,但多见于生育期妇女。实性肿瘤较少见,囊性肿瘤多为良性。目前无法预防卵巢肿瘤的发生,但早期发现及时处理,对防止其增长、恶变、发生并发症及保留卵巢功能有重要意义。

(一)卵巢良性肿瘤常见类型

良性卵巢肿瘤占卵巢肿瘤的75%,多数呈囊性,表面光滑,境界清楚,可活动。常见类型有以下几种。

1.浆液性囊腺瘤

约占卵巢良性肿瘤的25%,常见于30～40岁患者,以单侧为多。外观呈灰白色,表面光滑,多为单房性,囊壁较薄,囊内含淡黄色清亮透明的液体,有部分病例可见内壁有乳头状突起,群簇成团或弥漫散在,称乳头状浆液性囊腺瘤。乳头可突出囊壁,在囊肿表面蔓延生长,甚至侵及邻近器官,如伴有腹水者,则多已发生恶变。

2.黏液性囊腺瘤

占卵巢肿瘤的15%～25%,最常见于30～50岁。多为单侧。肿瘤表面光滑,为蓝白色,呈多房性,囊内含藕粉样黏液,偶见囊壁内有乳头状突起,称乳头状黏液性囊腺瘤,若囊壁破裂,瘤细胞可种植于腹膜及内脏表面,产生大量黏液,称腹膜黏液瘤。

3.成熟畸胎瘤

又称囊性畸胎瘤或皮样囊肿。占卵巢肿瘤10%～20%,占畸胎瘤的97%,大多发生在生育年龄。肿瘤多为成人拳头大小,直径多小于10 cm,单侧居多,约25%为双侧,外观为圆形或椭圆形,呈黄白色,表面光滑,囊壁较厚,切面多为单房,囊内常含皮脂及毛发,亦可见牙齿、骨、软骨及神经组织,偶见甲状腺组织。

(二)卵巢良性肿瘤的手术治疗

卵巢肿瘤不论大小,一经确诊,原则上一律行手术治疗。年轻或要求保留生育功能且肿瘤不大者,可行肿瘤剔除(剥出)术,较大肿瘤行患侧附件切除术,术前须排除卵泡囊肿、黄体囊肿、黄素囊肿、巧克力囊肿(即卵巢的子宫内膜异位囊肿)、输卵管伞端积液及输卵管卵巢囊肿(炎症性)等卵巢的瘤样病变。

卵巢良性肿瘤合并蒂扭转、囊内出血、感染、盆腔嵌顿或囊壁破裂者,一经确诊,应立即手术。

大型卵巢囊肿手术时,应尽可能将囊肿完整取出。如有粘连,应仔细分离,避免撕破囊壁。如延长切口仍不能取出时,可穿刺放出部分液体,但必须注意保护,勿使囊液流入腹腔,以防瘤细胞在其他组织上种植或引起化学性腹膜炎。

卵巢良性肿瘤常用术式有以下几种。

1.卵巢良性肿瘤剔除术

卵巢良性肿瘤剔除术是指将肿瘤从卵巢中剔除,保留正常卵巢组织,保留其功能的手术。缝合卵巢包膜重建卵巢组织,剔除肿瘤时切忌挤压,以防肿瘤破裂引起瘤细胞种植。

2.患侧附件切除术

患侧附件切除术适用于单侧卵巢良性肿瘤,对侧卵巢经查正常,或患者年龄较大(45岁以上),如浆液性乳头状囊腺瘤可行患侧附件切除术。

3.全子宫及附件切除术

发生于围绝经期或绝经期妇女患一侧或双侧卵巢肿瘤,则行全子宫及附件切除术。

4.双侧附件切除术

绝经期前后的妇女患一侧或双侧卵巢肿瘤而患者全身情况不能耐受手术或子宫周围严重炎症患者,可行此手术。

(三)卵巢囊肿蒂扭转

卵巢囊肿蒂扭转是卵巢囊肿的一种常见并发症。多数患者过去在下腹部有中等大小、能活动的肿块,扭转后,突然下腹一侧剧烈疼痛(多为持续性或发作性绞痛),或恶心、呕吐,疼痛有时可恢复。不能恢复的瘤蒂扭转,时间过长,瘤蒂内静脉闭塞,肿瘤充血,继而发生间质出血,且流入囊肿腔内,使囊肿呈紫茄色,还可继发感染或破裂,故一经确诊,应立即手术。

手术特点:主要是蒂的处理与卵巢囊肿有区别。在切除前,应先用弯止血钳夹住扭转蒂的根部正常组织,再行转回扭转的瘤蒂。因为卵巢囊肿扭转后、蒂内静脉淤血,可形成血栓,如不先夹住就复位,有可能造成血栓脱落,引起栓塞危及生命。也可先钳夹根部,不用复位,直接切除。手术步骤按输卵管卵巢切除处理。

（四）巨大卵巢囊肿手术

卵巢囊肿过大（如近足月妊娠大小）者，完整切除肿瘤要做很大的切口，从大切口突然托出巨大肿物，可因腹内压骤减而使血压下降，甚至休克。经探查无恶性征象时，可先做穿刺放液，然后再手术。用盐水棉垫隔开肠管，在囊壁较厚处先作一个荷包缝合，勿穿透囊壁，在其中心用刀或穿刺器刺入囊腔，连接吸管，吸出囊内液。待瘤体缩小后，将荷包缝合线抽紧结扎，防止液体继续外溢。如无吸引设备，也可用100 mL空针连续抽取囊内液，以缩小囊肿体积。抽液后以中弯止血钳夹住穿刺部位的囊壁，将囊肿托出切口外，进行切除。这样可避免延长腹壁切口，防止腹压骤降所引起的休克。巨大卵巢囊肿可能会压迫腹腔血管，引起仰卧位低血压综合征，这为实施麻醉增加了一系列需要处理的问题。在麻醉手术过程中，应当保证上肢静脉通路通畅。囊肿切除步骤同输卵管、卵巢切除术。

（五）卵巢良性肿瘤手术的麻醉特点

1.术前评估与准备

卵巢囊肿可发生于任何年龄，其囊肿的大小亦相去甚远，巨大的卵巢囊肿由于腹内压升高而出现相应的脏器受压症状，对心肺功能均构成一定威胁，术前访视应加以重视。卵巢囊肿发生蒂扭转，起病急骤需施行紧急手术，此时患者全身情况及术前准备难以达到通常的要求，所以麻醉医师术前访视应根据患者的特点，给予适当的调整，做好麻醉前的准备。

（1）一般卵巢囊肿的手术：对比较小的囊肿，患者往往因其他疾病就诊时被发现，或在妇科普查时才被发现，此类患者以年轻人居多，无明显的症状。中等大小的囊肿，患者因腰围增粗而被发现，患者多无压迫症状，全身情况较好。此类患者的手术，按麻醉常规准备即可。

（2）巨大卵巢囊肿的手术：巨大卵巢囊肿病程较长，全身状况较差，心肺功能受累较严重，巨大的囊肿充盈整个腹腔内，压力增高致膈肌上升胸腔内容积缩小，潮气量减少，故术前应进行肺功能检查和血气分析。下腔静脉受压，回心血容量减少，下腔静脉回流受阻，导致腹水和下肢水肿。术前应了解心脏功能，常规检查心电图，超声心动图。全身情况较差的如贫血、低蛋白血症，术前应积极纠正。

（3）卵巢囊肿蒂扭转：发生蒂扭转的囊肿一般为中等大小，可以是急性扭转，也可以是慢性扭转。发生急性扭转的患者，起病急骤，腹痛的同时伴恶心呕吐。卵巢囊肿在妊娠及产褥期由于子宫位置的改变也易发生蒂扭转。此类患者饱胃的比例较大，麻醉医师对此类患者应及时进行访视，重点了解患者循环、呼吸、神志及肝肾功能，是否进食，进食时间，做好饱胃患者麻醉的防治措施。

2.麻醉前用药与麻醉选择

麻醉前用药：对于巨大卵巢囊肿患者，术前避免使用阿片类镇痛药，以免加重呼吸抑制。对蒂扭转的急症患者，镇痛、镇静药要避免药量过大，以保持患者的意识和反射，对呕吐严重的给予抗吐药。

麻醉方式应根据患者的情况及手术要求进行选择。

（1）局部麻醉：适用于腹腔镜的检查，或在腹腔镜的检查中进行治疗，如腹腔镜下卵巢囊肿的穿刺，或剔除术。

（2）腰麻：适用于囊肿比较小而又年轻的患者，其手术范围不大，手术需时较短如卵巢囊肿除术，或一侧的输卵管、卵巢切除术。

（3）硬膜外阻滞或腰硬联合麻醉：对切口在脐以下的中等大小囊肿，可采用连续硬膜外麻醉或腰硬联合麻醉。对囊肿较大的患者，因囊肿长期压迫腔静脉，可使硬膜外腔血管扩张，在硬膜外穿刺及置管时易损伤血管，应予以注意，同时硬膜外的局麻药用量应减少。

（4）全身麻醉：对巨大卵巢囊肿，麻醉处理比较困难，采用全身麻醉比较稳妥。全麻药物的选择可根据患者心肺情况来决定。

3.术中管理

对于非巨大卵巢肿瘤情况良好的患者，麻醉则按常规管理即可。对蒂扭转的饱胃患者，术中慎用辅助用药，积极防止呕吐误吸。较大的囊肿，麻醉管理的难易与囊肿的大小直接相关。要注意患者平卧时可出现仰卧位低血压综合征，一旦发生立即手术床向左侧倾斜15°～30°角，必要时静脉注射适量麻黄碱。巨大卵巢囊肿，由于腹压升高，胃受压，麻醉诱导易导致反流误吸。麻醉前应置入胃管进行胃肠减压。全身麻醉诱导宜采用表面麻醉下清醒插管或慢诱导气管插管，如采用快速麻醉诱导插管，麻醉前应高流量8 L/min，吸氧3～5分钟，然后采用快速序贯法进行麻醉诱导插管，避免大潮气量辅助呼吸，以防气体进入胃内，增加反流误吸的风险。

术中探查及吸除囊内液时，要注意心率、血压、中心静脉压的变化。防止由于减压过快致腹压骤减，回心血量突然增加而发生肺水肿，故吸放囊液要分次，缓慢减压。当囊肿搬出腹腔时要立即给予腹部加压，可以将囊肿暂放在腹腔或用沙袋给腹部加压，患者采取头低位，以防腹内压骤然消失，腹主动脉的压迫突然解除造成血压骤降。注意术中输液的调整，囊肿减压前后应适当加快输液速度，补充血容量，同时根据中心静脉压随时调整输液速度，适当增加胶体的输入。

因巨大囊肿难以平卧的患者，如诊断明确，可以考虑术前B超引导下行囊肿穿刺，缓慢放液减压后再施行麻醉。

五、卵巢恶性肿瘤

恶性卵巢肿瘤是妇科多见的肿瘤之一，其发病率占女性全身恶性肿瘤的5%（仅次于乳腺癌、皮肤癌、胃肠癌、宫颈癌和肺癌），居第6位。在妇科恶性肿瘤中，发病率仅次于宫颈癌和恶性滋养细胞肿瘤，占第三位。由于卵巢位于盆腔深处，故对恶性卵巢肿瘤缺乏早期特异性诊断方法，又无特殊症状，所以当出现症状就诊时多数已达晚期，故其病死率超过宫颈癌和子宫内膜癌病死率的总和，居妇科恶性肿瘤病死率之首。

恶性卵巢肿瘤常见转移部位主要在盆腔器官，其次是腹膜、大网膜及肠壁，远处转移的器官有肝、胆囊、胰、胃肠道、肺、膈肌等。淋巴转移主要在腹主动脉旁及盆腔淋巴结等处。

（一）卵巢肿瘤的临床分期

在妇科癌瘤中，宫颈癌及宫体癌首先是局部浸润，继而远处扩散，而卵巢癌的转移，很早就出现盆腔或腹腔内扩散种植，或淋巴结转移。这些部位的转移，在早期无症状和体征，单凭临床检查不易发现。其转移部位及累及的范围也不易确定。因而卵巢癌的准确全面分期需要依靠手术所见和手术时详细探查的结果，而且还要配合病理组织学及细胞学的检查。国际妇产科联盟（FIGO）为取得一个卵巢癌完善的分期标准，曾对不同分期的定义多次反复修改。

（二）卵巢恶性肿瘤的手术治疗

目前对恶性卵巢肿瘤多数仍处于确诊晚、治疗效果差的状况，手术治疗仍是恶性卵巢肿瘤首选的方法，无论肿瘤属于早期或晚期都应行手术探查。原则上应尽量将癌瘤切除，强调首次手术的彻底性，但不宜进行不必要的扩大手术范围，术后辅以化疗或放疗。太晚期的患者以姑息性手术为妥。

1.手术适应证

几乎不受限制，初次接受治疗者，都应给予1次手术切除的机会。但对有大量胸腹水、不能耐受1次手术者，应于胸腹水基本控制后再手术；经探查，腹腔广泛种植，原发灶很小或大部分肠管包裹在肿瘤之中、肠系膜缩成一团已分不清，则不宜立即行手术切除。

2.各期卵巢恶性肿瘤的手术范围

一般根据手术分期、患者全身情况、年龄等来决定手术范围。

（1）对Ⅰ、$Ⅱ_a$期癌原则上行全子宫、双侧附件、阑尾、大网膜切除。

（2）对Ⅱ期以上的中晚期患者，初治病例应行肿瘤缩减术或细胞灭减术。

肿瘤细胞灭减术是将肉眼所见的肿瘤，包括全子宫和双侧附件、大网膜、阑尾、肠段、腹膜等转移病灶全部切除，还包括腹膜后淋巴结切除。

（三）卵巢恶性肿瘤手术的麻醉特点

卵巢恶性肿瘤患者年龄及全身情况个体差异悬殊。30%患者腹部肿块巨大或有大量腹水，近半数患者有化疗、激素或手术治疗史。近半数患者可出现心电图异常，其中心律不齐最为常见。一般病例全身情况尚好，肿瘤亦不太大，手术单纯行全子宫及附件切除或包括部分大网膜切除者，硬膜外麻醉或腰硬联合麻醉基本满足手术的要求。对于需清除腹主动脉旁淋巴结者，如果清除范围只达髂总动脉分叉处，椎管内麻醉平面亦无特殊。但如果若清除范围达肾门区，麻醉平面需相应提高达 $T_{4\sim5}$ 水平，此时可考虑采用两点穿置管（$T_{10\sim11}$，$L_{1\sim2}$），推荐采用全身麻醉。

晚期患者全身情况很差，常出现营养不良、贫血、低蛋白血症、腹部膨隆，腹腔内脏受压，肠曲被推向横膈，膈面抬高，膈肌活动受限，肺下叶受压发生盘状肺不张，肺容量减少，顺应性降低。呼吸浅速甚至呼吸困难，不能平卧。心脏被推移，活动受限，可能影响每搏量和心排血量。下腔静脉受压迫致腹壁静脉怒张，甚至波及胸壁静脉，回心血量减少，脉搏细速。反复放腹水可加重低蛋白血症和水电解质的紊乱。有的患者可伴有发热、低血容量。这些状态都给实施麻醉提出了挑战，麻醉前必须充分了解患者病情、准确评估麻醉风险，麻醉过程中必须处理好这些变化与麻醉的关系，尽可能保障麻醉安全。

对于腹腔肿块巨大，伴有大量腹水或呼吸困难不能平卧的患者，麻醉方式宜选用全身麻醉，以确保血流动力学的稳定和充分的氧供，防止低氧血症和高碳酸血症的发生。对曾用化疗药者，要了解用药及剂量，注意化疗药物对心肺等脏器功能的影响以及麻醉药与化疗药的协同作用。术前曾用皮质激素治疗者，麻醉前及术中、术后均需补充用药，以免引起肾上腺皮质功能低下，导致严重低血压。肿块巨大或伴有大量腹水的患者，在手术吸除腹水或搬出瘤体时，注意维持循环稳定，避免输液过多或过少。输入液体过多过快或麻黄碱多次反复使用，可导致心脏前负荷增加而诱发肺水肿。

六、外阴癌

外阴癌是最常见的外阴恶性肿瘤，占外阴恶性肿瘤的 95%，平均发病年龄 60 岁，但 40 岁以前也可发病。

（一）外阴癌的病理解剖

外阴是特殊的皮肤区域，可发生性质不同的肿瘤，最常见的是鳞状细胞癌，其次是恶性黑色素瘤、基底细胞癌及腺癌。发生部位以皮肤较黏膜多见，外阴前部较后半部多见。外阴受侵部位以大阴唇最常见，其次是小阴唇及阴蒂。癌瘤可多灶性或在两侧大阴唇对称性生长，称“对称癌”，这不是直接接种，而是属于多灶癌或经淋巴转移。根据镜下结构分类如下。

1.外阴原位癌

有时与宫颈原位癌同时存在，属多灶癌。基底完整，无间质浸润。镜下表皮增厚过度角化，棘细胞层排列紊乱，失去极性。外阴原位癌包括 3 类特殊原位癌：外阴鲍文病、外阴帕哲特（Paget）病及增生性红斑。

2.外阴镜下浸润癌

上皮内少数细胞侵入间质，侵入深度不超过 5 mm，局部基底膜断裂或消失，周围有淋巴细胞浸润。容易继发感染，流脓发臭，触及出血。镜下绝大多数为分化好的棘细胞癌，可见癌巢向间质浸润。分化差的鳞癌生长快，转移早且远。分化良好者生长慢易治愈。

3.外阴浸润癌

可继发于白斑、外阴原位癌或没有先驱病变。肉眼见溃疡、结节或菜花型。早期外阴鳞癌小结节状，表面有光滑的皮肤或黏膜。以后皮肤水肿与癌块粘连，继续发展表面破溃坏死脱落形成溃疡，表现为外凸或内陷。

4.基底细胞癌

早期为表面光滑圆形斑块，表皮菲薄，也可有边缘隆起的侵蚀性溃疡。除个别病例外，一般不发生转移。镜下特征性改变为细胞核大而呈卵圆形或长形，胞浆较少，各细胞质界线清，胞核无细胞间桥，无间变，大小不一，无异常核分裂象。

5.外阴腺癌

一般起源于前庭大腺。

(二)转移方式

局部蔓延与淋巴转移为主,极少血行转移。

1.局部蔓延

外阴部逐渐增大,可沿黏膜向内侵及阴道和尿道,并可累及肛提肌、直肠与膀胱。

2.淋巴转移

外阴有丰富的、密集的毛细淋巴网,错综复杂、互相吻合。大阴唇的淋巴管均沿大阴唇本身向前经阴阜外下转向腹股沟淋巴结。会阴部的淋巴管沿大阴唇外侧斜横向流经大腿部到达腹股沟淋巴结,且一侧癌肿可经双侧淋巴管转移。经腹股沟浅淋巴结转向腹股沟下方的股管淋巴结(Cloquet 淋巴结),并经此进入盆腔淋巴结。阴蒂部癌可直接至 Cloquet 淋巴结,而外阴后部及阴道下段癌可绕开直接转移到盆腔淋巴结,所以该处癌应清扫盆腔淋巴结。淋巴系统的转移主要是癌栓的转移,而不是渗透作用。外阴癌即使到晚期也很少血行远处转移,少数病例可以转移到远处器官脏器。

(三)外阴癌的手术治疗

1.癌前病变——白斑

外阴白斑剧烈瘙痒,经常搔破,治疗效果不佳者,应预防性切除。

2.原位癌

由于原位癌多灶性或隐性浸润,应行外阴广泛切除术,术后若浸润,应加双腹股沟淋巴结清扫。

3.镜下浸润癌的治疗

当肿块小于 2 cm,间质浸润<5 mm,无脉管浸润者,可以行外阴广泛切除术。否则应行外阴广泛切除加双腹股沟淋巴结清扫。

4.浸润癌

应行外阴广泛切除加双腹股沟淋巴结清扫术。当腹股沟管淋巴结(cloquet 淋巴结)转移时,应加盆腔淋巴结清扫术。对侵犯尿道直肠患者,可行部分尿道、直肠切除术。

(四)外阴癌手术的麻醉特点

根据患者情况及手术要求,外阴手术的麻醉方式可选用椎管内麻醉或全身麻醉。椎管内麻醉应根据手术范围选择相应的穿刺点。如作外阴广泛切除术加双腹股沟淋巴结清扫术,硬膜阻滞平面上达 T_{10},下达 S_5 即可。若需行腹膜外盆腔淋巴结清扫术则阻滞平面需达 $T_{8\sim9}$,方可阻滞腹膜刺激反应。全膀胱切除回肠代膀胱、直肠切除、人工肛门等需同时开腹者,麻醉平面要求与子宫内膜癌相同。如手术广泛、时间冗长,患者难以配合者,可考虑采用全身麻醉,且必须加强呼吸循环的管理。

(张田丽)

第七节 辅助生殖手术的麻醉

辅助生殖手术主要有输卵管造口术、输卵管粘连松解术、输卵管吻合术、输卵管宫腔移植术和体外受精胚胎移植术,现将五种手术分述如下。

一、输卵管造口术

输卵管造口术适合于输卵管伞端梗阻(亦称输卵管积水)的患者。

(一)经腹输卵管造口术的操作要点

于耻骨联合上正中切口,长 8 cm 左右,逐层切开腹壁。开腹后先仔细探查了解盆腔脏器情况,如子宫大小、有无畸形、有无肌瘤、与周围有无粘连等。了解双侧输卵管伞端是否可见，或已形成盲端，或有积水，周围有无粘连，输卵管粗细是否正常，弹性如何，有无局部增生、屈曲或结节等。了解卵巢的大小、硬度、与输卵管有无粘连等。如输卵管周围有粘连，先分离粘连，使输卵管和卵巢恢复正常位置。分离粘连时以锐性分离较好，可减少损伤。在输卵管伞闭锁端的扩大部最菲薄处用纤维细电刀或显微解剖刀作“十”字形或“米”字形切开。然后用6号平头针或细硅胶管自切口处插入，缓缓注入生理盐水，再进一步检查明确输卵管全段通畅情况，注入方法同输卵管吻合术。将切开之黏膜瓣外翻，用7-0尼龙线将外翻之伞端缝呈“花瓣状”。由于管腔较大，一般不需保留支架，术后宜早期通液。对粘连较重者，使用支架可预防新的粘连形成。

输卵管壶腹部造口术，由于伞端破坏严重或伞端被完全切除，近端输卵管正常，不能做伞部造口时，可切除病变部分，在壶腹部造口，但成功率很低。根据壶腹部病损的程度采取不同的手术方法，壶腹部长度超过3 cm者，于盲端处将输卵管的浆膜层做一环形切开，用小剪刀将远端做环形或斜至露出正常黏膜为止，插入导管通液检查，近侧段输卵管将膜作间断缝合，形成新口。如伞部及壶腹部外侧段全部闭锁，则切除瘢痕，在壶腹部接近卵巢侧作一斜切口，黏膜外翻缝合，将开口固定于卵巢上。造口完毕再作一次输卵管通液同时注入预防粘连的药物，生理盐水冲洗腹腔，腹腔内放置液体同输卵管吻合术，缝合腹壁各层，手术结束。

（二）腹腔镜下输卵管造口术的操作要点

（1）切口：脐皱褶下缘，腹壁最薄，容易穿刺，术后不留瘢痕，一般在脐缘下1 cm处做一小切口；病情复杂或需要运用腹腔镜附件协助操作手术时，可于耻骨联合上3～5 cm避开膀胱，或于左下腹部或右下腹部切第二、第三个小口，达筋膜。

（2）人工气腹。

（3）进入腹腔后的操作：如有粘连，应首先分离之。经宫颈加压注入亚甲蓝（美蓝）液，使输卵管远端膨胀。分离出盲端，仔细辨认伞端的细小开口痕迹，有时可见少许亚甲蓝液流出，有时伞端消失仅见膨胀的壶腹部积水。用尖头电凝器在伞端开口痕迹处作1～2 cm长的凝固区带。然后用钩形剪或微形剪顺输卵管纵轴方向，剪开输卵管壁，可见亚甲蓝流出。以无损伤抓钳插入壶腹部，反复开张闭合，使输卵管壁在切口处向外翻卷。用内缝针将向外翻卷的输卵管黏膜近1/3处间断缝合在浆膜层上。最后将透明质酸钠于缝针及开口处涂抹一薄层，以防粘连，手术结束。

二、输卵管粘连松解术

（一）经腹输卵管粘连松解术的操作要点

手术切口同输卵管造口术。手术时将输卵管周围特别是伞端的粘连分离，使输卵管保持伸直游离的状态，以免过分弯曲形成输卵管妊娠或不孕。手术时可用剪刀或手术刀行锐性分离，分离后创面必须用浆膜层包好，操作须细致，以免再次形成粘连。

（二）腹腔镜下输卵管粘连松解术的操作要点

切口同腹腔镜下输卵管造口术。先将粘连两端的器官分开或用分离棒将粘连带挑起选择无血管区用电凝剪剪断或用单极电凝器分离。如粘连带较厚或内有小血管时，可用鳄鱼嘴钳夹持，施行内凝后剪断，也可用鳄鱼嘴钳行双极电凝后剪断之。仔细检查断端无出血即可结束手术。

三、输卵管吻合术

（一）经腹输卵管吻合术手术的操作要点

切口同输卵管造口术。进入腹腔后进行下列操作。

（1）检查其周围有无粘连，影响范围，伞端外观是否正常。如有粘连应用剪刀实行锐性分离。

（2）检查闭锁近端、远端情况，切除闭锁处，用两手指夹着子宫下部宫颈处，经宫底刺入7号针头，注入稀释亚甲蓝液，可清楚见到输卵管近侧阻塞部位，在其近侧2～3 cm处垂直切断管腔；在瘢痕远端稍外处垂直切断，将两者之间瘢痕组织充分切除。向远端口注入生理盐水，证实输卵管远端通畅。并在镜下检查新切口创面有无瘢痕或纤维组织；肌层、黏膜是否正常、止血。这种经宫底注射亚甲蓝液法较经宫颈插造影器方便且可保持无菌。

(3)吻合输卵管。

(4)亚甲蓝通液检查输卵管通畅程度。

(二)腹腔镜下输卵管吻合术的操作要点

(1)患者取膀胱截石位，下腹壁行四点穿刺：第1穿刺点在脐部置入腹腔镜，在直视下于耻骨上部置入3个5 mm腹腔镜穿刺套管，其一位于正中线，分别在其两侧5 cm处各置一腹腔镜穿刺套管。经宫颈置入能进行亚甲蓝通液的举宫器。

(2)检查输卵管走向，辨认绝育处输卵管断端，分离粘连。

(3)在原结扎部位下方输卵管系膜处注射血管收缩剂以减少术中出血。可用1 U垂体加压素加入10 mL生理盐水或乳酸林格液中，分别浸润输卵管近侧或远端附着的输卵管系膜。

(4)切除阻塞的输卵管。

(5)检查输卵管是否通畅。

(6)吻合输卵管。

(7)亚甲蓝通液检查输卵管通畅程度。通过子宫腔注入亚甲蓝液，如吻合成功，可见亚甲蓝液自输卵管伞端流出。

四、输卵管宫腔移植术

输卵管宫腔移植术适用于输卵管腐蚀粘堵术需复通者。输卵管宫腔移植术的操作步骤如下。

(1)切除输卵管峡部阻塞部分。

(2)试通剩余输卵管检查是否通畅。在近端管口两侧边(3点、9点处)剪开约5 mm长度，将前、后壁各缝肠线，用17 mm圆孔铰刀在近子宫角子宫后壁上钻通肌壁，然后将已缝好的肠线4个线头自孔的上、下壁穿出，穿出部位距孔缘3～5 mm各自打结，移植的输卵管引入并固定在子宫腔顶部两侧。用肠线将输卵管浆膜层固定于子宫浆膜层。子宫上部两侧后壁打洞的优点是使输卵管伞部与卵巢间距接近。

(3)不论哪种部位吻合，完成吻合术后，应再次向宫腔内注入亚甲蓝液，注液时手指捏紧子宫颈上部，检查吻合口有无渗漏，亚甲蓝液有无经伞端流出。如一切正常，注入32%低分子右旋糖酐(70)20 mL及异丙嗪25 mg，以防粘连和过敏。

五、体外受精-胚胎移植术

体外受精-胚胎移植术(In vitro fertilization and embryo transfer，IVF-ET)是指从女性体内吸取卵子，于体外培养后，加入经处理过的精子，待卵子受精后，发育成2～8细胞周期，再植入子宫内，发育成胎儿，分娩。因为这项技术的最早阶段是在培养皿中进行，故俗称试管婴儿。宫腔内人工授精(intrauterine insemination，IUI)是最简单的人工助孕技术，是指在女性排卵期，将处理过的精子直接注入女性子宫腔内，达到受孕目的。体外受精胚胎移植术主要步骤为取卵、体外授精和胚胎移植，其中部分患者在取卵或胚胎移植时，由于不能忍受操作疼痛，需要在麻醉下进行。现就取卵及胚胎移植两大步骤简述如下。

(一)取卵

在注射HCG后34～36小时之间进行取卵，若继续推迟有可能在取卵时已自然排卵或者在手术操作过程中容易造成一些卵泡自行破裂。

(二)取卵方式

(1)超声引导下经阴道取卵在阴道超声探头引导下，经阴道穿刺抽吸卵泡取卵。目前阴道超声取卵已取代腹腔镜成为最常用的取卵方式。取卵时患者采取截石体位，用生理盐水冲洗阴道或先用含碘液冲洗，然后用生理盐水冲洗。阴道超声探头外套无菌无毒乳胶套，配穿刺架与专用穿刺针，在超声穿刺线引导下从穹窿部进针，尽量不经宫颈、膀胱与子宫，依次穿刺抽吸两侧卵巢的卵泡，抽吸负压为 15 kPa，待一个卵泡抽吸干净后再进入第 2 个卵泡，每次进针可穿刺多个卵泡，但要注意不要伤及周围脏器与血管。

(2)在阴道超声取卵术出现之前，腹腔镜下卵泡穿刺抽吸术曾经是最主要的取卵手段，腹腔镜取卵术成功与否与盆腔状态有关，至少 50%的卵巢表面可以由腹腔镜暴露直视才能保证顺利抽吸卵泡。因此，对于那些可疑盆腔粘连的患者，体外受精及胚胎移植之前要先进行一次腹腔镜检查，明确盆腔情况和估计腹腔镜取卵的可行性。目前，腹腔镜取卵主要用在输卵管内配子移植术和受精卵输卵管内转移等助孕治疗中，另外，当卵巢被粘连固定在较高位置经阴道穿刺无法达到时仍可借助腹腔镜取卵。

(3)开腹取卵目前很少使用，仅在有其他指征需要开腹时可同时取卵。

(三)胚胎移植的方法

胚胎宫腔内移植：指将受精卵或胚胎转移至于宫腔内，经子宫颈宫腔内移植是最常用的胚胎移植方法。

移植前嘱患者排空大小便，移植时一般采取膀胱截石位，前位子宫患者采用膝胸卧位移植，暴露宫颈后用蘸有培养液的棉球清洁宫颈，并用长棉签拭去宫颈管内的黏液，必要时先用一根试验移植管探清宫腔方向。目前多选用带外套管的有弹性的无创伤软移植管，确保抽吸胚胎后顺利移入宫腔。

六、辅助生殖手术的麻醉特点

妇女不育手术均为育龄妇女，全身状况一般良好，术前按常规做好麻醉前准备即可。麻醉方式可选择连续硬膜外阻滞或腰硬联合麻醉，对精神过于紧张的患者或腹腔镜下手术的患者可选用全身麻醉。施行椎管内麻醉的患者，如手术时间过长，患者无法耐受手术体位时，可考虑适当镇静，以确保患者的安静，以免影响手术操作。

体外受精胚胎移植术最关键的步骤之一是取卵。超声引导下经阴道取卵虽然部分患者可在局麻下完成，但局麻有时难以保证患者完全无痛，所以目前已有不少生殖中心为了完全消除患者取卵时的疼痛，采用全身麻醉或硬膜外阻滞下取卵。其中以丙泊酚复合芬太尼最为简便有效，上述两种麻醉方法均不影响总取卵数、受精、卵裂、移植胚胎分级、种植率、流产率等，但与硬膜外阻滞相比，丙泊酚复合芬太尼麻醉具有操作简单和耗时短的优点，可作为取卵的常规麻醉方法。哌替啶和氧化亚氮也可用于减轻患者取卵时的痛苦。胚胎移植一般不需全身麻醉。

(张田丽)

第十章 产科手术麻醉操作

第一节 分娩镇痛

分娩疼痛是人类最常见的疼痛，亦是大部分妇女一生中所遭遇的最剧烈的疼痛。有统计资料表明约80%的初产妇认为分娩时宫缩痛难以忍受，同时因疼痛而烦躁、大声喊叫、影响休息可增加体力消耗，并影响子宫收缩，易造成产妇衰竭、难产，此外部分产妇因担心剧烈疼痛而选择剖宫产，从而使剖宫产率增加。从1847年英国医师John Snow用氯仿为Victoria女王实施第1例分娩镇痛以来，临床上进行了各种方法和药物的研究，如全身给予镇静或镇痛药物、全身麻醉法、局部神经阻滞法和椎管内间断推注镇痛法等。但由于镇痛效果不确定、方法较烦琐，易产生产妇低血压和对胎儿呼吸抑制等不良反应，因此未能在临床推广应用。随着患者自控镇痛和新药罗哌卡因的临床应用，大大减少了分娩镇痛对产妇、胎儿及分娩过程的不良影响，提高了分娩镇痛的有效性和安全性，使分娩疼痛治疗进入了一个新时代。分娩镇痛越来越受到产科医师、麻醉医师及患者的高度重视，成为临床重要的疼痛治疗手段。

选择分娩的镇痛方式应以患者状态、产程以及设备条件为依据，椎管内麻醉是较为理想的一种方法，其目的是在分娩时提供充分的镇痛，而尽可能减少运动阻滞。使用低浓度局麻药物可达到这一目的，复合阿片类药物时局麻药物浓度可进一步降低而仍能提供完善镇痛。

一、相关问题

(一)分娩生理

1.分娩动因的内在机制

分娩的发生、发展及完成由胎盘-胎儿分泌的一系列激素和细胞因子所决定，如前列腺素(特别是PGE_2)、皮质醇、雌/孕激素、缩宫素以及细胞因子等，各种激素和细胞因子的分泌在妊娠末期即明显增加，分娩临产后迅速达到高峰，使子宫产生强烈的有规律的收缩，导致了分娩的发生。

2.分娩动因的外在表现

从分娩动因的外在表现看，分娩的发生是由于子宫强烈的有规律收缩，在各种辅助肌肉的配合下，使胎儿排出体外。

3.分娩的分期

分娩全过程是从有规律宫缩开始至胎儿胎盘娩出时为止，共分为3个产程。第一产程：从间歇5～6分钟的规律宫缩开始，到子宫颈口开全。初产妇需11～12小时，经产妇需6～8小时；第二产程：从子宫颈口开全到胎儿娩出，初产妇需1～2小时；第三产程：从胎儿娩出至胎盘娩出，需5～15分钟，不超过30分钟。

（二）分娩的疼痛路径

在决定采用哪种镇痛方法之前，了解分娩的疼痛路径很重要。国际疼痛研究协会将疼痛定义为“一种与确切或潜在组织损伤有关的不愉快的感觉和情感体验”。产妇对疼痛的理解是一个包括了外周和中枢机制的动态过程。有许多因素影响妇女在分娩过程中所体验的疼痛程度，包括心理准备，分娩过程中的情感支持，过去的经验，患者对生产过程的期望、缩宫素、胎位异常（例如枕后位）可能也会促使早期的分娩痛更剧烈。然而，毫无疑问的是对于大多数妇女，分娩和剧烈的疼痛是相伴的，并且往往超出预料。

第一产程痛主要由于子宫收缩，子宫下段和宫颈进行性扩张引起，信号经内脏神经的 c 和 A_δ 纤维传至 T_{10}～L_1 脊神经，形成典型的“内脏痛”，同时邻近盆腔脏器，神经受牵拉和压迫产生牵扯痛。因此，第一产程痛特点为疼痛范围弥散不定，产妇对疼痛部位和性质诉说不清。

第二产程自宫口开全至胎儿娩出，其痛源于先露部对盆腔组织的压迫及对骨盆出口及下产道（包括会阴部）的扩张、牵扯、撕裂等，疼痛冲动经阴部神经传入 $S_{2\sim4}$ 脊髓节段构成典型的“躯体痛”，第二产程特点为刀割样剧烈疼痛、疼痛部位明确集中在阴道、直肠和会阴部。

第三产程自胎儿娩出到胎盘娩出，一般痛觉已显著减轻。

因此，要消除子宫收缩引起的疼痛需阻滞 T_{10}～L_1；而要消除宫颈和盆底组织的疼痛则需阻滞 S_2～S_4 节段。分娩疼痛的强度通常与产妇的痛阈和分娩次数等因素有关。

（三）分娩镇痛的目的及必要性

（1）可显著减轻或消除孕妇的分娩痛，最大限度地减少孕妇的痛苦。

（2）给孕妇提供人性化的医疗服务，这是社会生活发展的必然要求。

（3）帮助孕妇树立自然分娩的信心，提高自然分娩率。

（4）阻滞交感神经，理论上还可扩张胎盘血管，增加胎儿血供；减轻或消除疼痛所导致的过度通气及其带来的对母婴各方面的不良影响，消除疼痛给孕妇带来的不适，孕妇可适当进食、休息，为分娩做好充分的准备。

（四）分娩镇痛对母婴安全性的影响

分娩镇痛在近十几年来经过不断改进和更新，很多国家已在临床上大规模推广应用。实践证明，只要规范操作，严格管理，对孕妇是一种安全可靠的镇痛方法。

大量研究证明，分娩镇痛对胎儿或新生儿是比较安全的，对胎儿没有明显的不利影响。常用的监测及评价胎儿或新生儿的方法有胎心、脐动静脉血气分析、子宫胎盘血流速率检测、Apgar 评分、NACS 评分等指标，还没有发现分娩镇痛对上述指标造成严重影响。局麻药（罗哌卡因、丁哌卡因）都有微量通过胎盘进入胎儿体内，但对胎儿没有明显不利影响；而阿片类药一般都可迅速通过胎盘，大剂量反复应用时对胎儿有一定的抑制作用。从目前来看，芬太尼等是目前最为安全的阿片类药，分娩镇痛常用的芬太尼浓度一般仅为 1～2 μg/mL，对胎儿没有明显的不利影响。

（五）分娩镇痛对分娩的影响

分娩镇痛对分娩过程和母婴后果的影响是麻醉科和产科医护人员所共同关注的问题。硬膜外镇痛广泛用于分娩镇痛是在 20 世纪，目前在英国大约 20%、在美国 58%的产妇采用硬膜外分娩镇痛。很多学者对分娩镇痛模式（主要是椎管内麻醉）对母婴的影响，尤其是分娩过程，进行了评价。

1.对分娩内在机制的影响

分娩的发生、发展及完成由胎盘-胎儿分泌的一系列激素和细胞因子所决定，如前列腺素（特别是 PGE_2）、皮质醇（Cortisol）、雌/孕激素、缩宫素以及细胞因子等，各种激素和细胞因子的分泌在妊娠末期即明显增加，使子宫产生强烈的有规律的收缩，导致了分娩的发生。“胎盘-胎儿”是一个相对独立的系统，决定着分娩的发生、发展及完成。有研究证明，分娩镇痛没有影响“胎盘-胎儿”这一相对独立的系统中各种激素的分泌，因此，对分娩的内在机制无不良影响。

2.对产程以及分娩方式的影响

准确地评价椎管内麻醉分娩镇痛对产程和剖宫产率的影响非常困难，因为要求分娩镇痛的产妇可能存在一些增加分娩不良后果的特征，如入院时属于分娩早期或胎头高浮、骨盆出口偏小、胎儿较大、初产妇等，这些特征因素可能会增加产程延长、器械助产、剖宫产以及其他不良后果（背痛、发热、会阴损伤、胎儿窘迫等）。一些回顾性研究结果认为，椎管内阻滞分娩镇痛与剖宫产率增高有关。但近期的前瞻性研究结果及循证医学的系统评价认为采用椎管内麻醉进行分娩镇痛可能增加了阴道助产率、延长产程、增加产妇发热和新生儿感染的发生率，但不增加剖宫产率。

分娩镇痛（主要以硬膜外镇痛为例）可能从以下几个方面对产程和分娩方式造成影响：①影响子宫收缩。分娩时子宫的收缩主要由胎盘各种组织分泌的各种子宫收缩激素决定，另外，交感神经也参与调节子宫的收缩。有学者的研究证明，硬膜外镇痛没有影响子宫收缩激素的分泌，但由于阻滞交感神经而造成子宫收缩一过性减弱。②腹肌和膈肌等辅助肌肉收缩力减弱及减弱程度与局麻药浓度及麻醉阻滞平面相关。③使肛提肌和盆底肌肉的收缩减弱，使胎头俯屈和内旋转受到妨碍。④分娩时产妇主动用力的愿望减弱。

3.其他

有研究发现，椎管内阻滞分娩镇痛可能增加产妇发热与新生儿感染的发生率。一些临床观察发现椎管内阻滞镇痛的产妇体温升高达 38 ℃以上。椎管内阻滞镇痛是否增加产妇和新生儿感染尚有待研究。接受镇痛者产程可能更长，导致感染的可能性增加，也可能存在体温调节功能的改变以及产程中高代谢以及热量再分布等原因。

二、孕妇准备

（一）镇痛前评估及检查

1.产妇的病史和体检

重点应放在详细了解和麻醉有关的产科病史和仔细检查气道。如果选择区域性麻醉镇痛，应进行必要的背部和脊柱检查。为保障产妇和新生儿的安全以及产妇生产的顺利，麻醉医师应与产科和儿科医师，针对每个患者的具体情况进行讨论。此外，注意了解有无高血压、糖尿病等妊娠合并症。

2.禁食情况

在待产期间，适当饮用液体饮料可使患者减少口渴、提神、补充能量以及增加舒适感，但不是所有的饮料都可以饮用，这里指的是无渣的液体饮料，也就是国内所说的清流食，譬如：清水、无渣的水果汁、汽水、清茶和不加牛奶的咖啡等。产妇饮用的液体种类比饮用的液体容量更有临床意义。饮用液体应因人而异，如产妇有下列情况应适当限制液体的饮用：胃肠动力失调（如肥胖症、糖尿病、胃食管反流等情况）、困难气道、有需手术分娩的可能性（如胎儿健康情况不明、产程进展缓慢等情况）。

3.增加凝血功能检查

是否应对每个产妇做血小板检查，曾经有过争议。现认为对健康的产妇不需要常规做血小板的检查，但对患有能改变血小板浓度疾病（譬如妊娠高血压）的患者应做血小板检查。因此，临床决策应根据每个患者的具体情况而定。

（二）术前用药

（1）不建议常规术前用药（如阿托品，心率的增加可增加产妇的耗氧）。

（2）妊娠高血压疾病患者降压药持续至术前。

（三）术前准备

麻醉机和复苏用品，包括新生儿复苏用品及抢救药品。胎儿娩出时应有新生儿医师协助治疗。监测方面，除了常规监测以外，关于胎儿心率的监测，在美国，对妊娠超过 20 周的产妇实施区域阻滞麻醉前后，都应由专业人员监测胎儿的心率。

三、常用方法及优缺点

许多局部麻醉技术用于分娩时既提供理想的镇痛效果，同时对母亲和胎儿的不良影响又很小。与静脉和吸入麻醉技术相比，局部麻醉可控性更强，更有效，抑制效应更少。最常用的局部麻醉技术是椎管内麻醉镇痛，尤其是硬膜外镇痛。较少用的有腰交感神经阻滞。有时产科医师也使用宫颈旁麻醉、阴部麻醉、局部会阴浸润麻醉技术。每一种技术都有其优点和缺点，须根据设备条件、患者情况及麻醉医师的经验等选择采用。

（一）椎管内麻醉

1.蛛网膜下腔阻滞

穿刺点以 $L_{3\sim4}$ 为宜，可以采用坐位或侧卧位下实施。对于肥胖的产妇，坐位是蛛网膜下腔穿刺的最佳体位。蛛网膜下腔注入小剂量阿片类药物，可以迅速达到镇痛效果。例如10～20 μg芬太尼或 3～6 μg舒芬太尼，可以立即缓解产妇产程中疼痛。蛛网膜下腔阻滞的优点是起效快，阻滞效果完善，缺点是镇痛时间不易控制，不能任意延长镇痛时间，而且术后头痛的发生率较高，因此目前在临床上应用较少。

2.硬膜外阻滞

硬膜外阻滞是最为常用的分娩镇痛方法，其优点为镇痛效果好，麻醉平面和血压较容易控制，对母婴安全可靠。其缺点为起效缓慢。

有一点穿刺和两点穿刺置管两种。一点穿刺置管法：穿刺 $L_{3\sim4}$ 或 $L_{4\sim5}$ 间隙，向头置管 3 cm。两点穿刺法一般选用 $L_{1\sim2}$ 穿刺，向头置管 3 cm，和 $L_{4\sim5}$ 穿刺，向尾置管 3 cm，上管阻滞 T_{10}～L_2 脊神经，下管阻滞 $S_{2\sim4}$ 脊神经，常用 1%利多卡因或 0.25%罗哌卡因，在胎儿监测仪和宫内压测定仪的监护下，产妇进入第一产程先经上管注药，一次 4 mL，以解除宫缩痛。于第一产程后半期置管注药，一次 3～4 mL（含1∶20 万肾上腺素），根据产痛情况与阻滞平面可重复用药。只要用药得当，麻醉平面不超过 T_{10}，对宫缩可无影响。两点穿刺法对初产妇和子宫强直收缩、疼痛剧烈的产妇尤为适用，用于先兆子痫产妇还兼有降血压和防抽搐功效，但局麻药中禁加肾上腺素。分娩镇痛禁用于原发和继发宫缩无力，产程进展缓慢，以及存在仰卧位低血压综合征的产妇。两点穿刺法用于第二产程时，因腹直肌和提肛肌松弛，产妇往往屏气无力，由此可引起第二产程延长，或需产钳助产。因此，在镇痛过程中应严格控制麻醉平面不超过 T_{10}，密切观察产程进展、宫缩强度、产妇血压和胎心等，以便掌握给药时间、用药剂量和必要的相应处理。

硬膜外分娩镇痛常用的局麻药物为罗哌卡因和丁哌卡因，常复合应用阿片类药如芬太尼、舒芬太尼等。常用的药物浓度为 0.075%～0.125%罗哌卡因（丁哌卡因）＋1～2 μg/mL 芬太尼。常用的硬膜外分娩镇痛方法有连续硬膜外镇痛（CIEA）和孕妇自控硬膜外镇痛（PCEA），其中 PCEA 是目前最为常用的硬膜外镇痛方法。具体方法为：穿刺点选择 $L_{3\sim4}$ 或 $L_{2\sim3}$，穿刺成功后给 1.0%利多卡因 3～5 mL 作为试验量，观察 5 分钟无异常接电脑泵，首剂设为 8～10 mL，每小时量设定量 6～8 mL，PCA 量设定为 3～5 mL，锁定时间为 10～15 分钟。PCA 可由孕妇或助产士给药，胎儿娩出后可给予 2%利多卡因以消除会阴缝合的疼痛。其优点为镇痛效果满意，对运动神经影响轻，而且减轻了麻醉医师的工作量，又可个体化用药。其缺点为镇痛作用起效较慢。

PCEA 让患者自己用药来控制镇痛程度，而很少需要麻醉医师干涉，运动阻滞也轻，泵控可获得更广泛的药物扩散范围，较浅的麻醉也减少了产妇低血压的发生率。PCEA 使用局麻药的总量减少，提供更符合产妇需要的药物剂量，与标准硬膜外镇痛技术相比产妇的满意度增加。PCEA 是目前最有效的分娩镇痛方法，如果配合适当的产科处理，硬膜外镇痛技术可以达到令人满意的低钳助产率和剖宫产率，让患者享受到无痛分娩的经历。

3.蛛网膜下腔-硬膜外联合阻滞（CSE）

1984 年首次报道 CSE 用于剖宫产，现在已经迅速推广。近十几年来，CSE 在产科的应用越来越多。CSE 结合了腰麻和硬膜外的特点，起效快并且肌肉松弛良好，和腰麻相比可较好地控制麻醉平面并可任意延长麻醉时间；由于可以随时追加药物，因而可以使用小剂量局麻药，这样可以减少蛛网膜下腔阻滞平面过高和低血压的发生；还可提供术后镇痛。此外，现在 CSE 的穿刺器械有了很大的改进。例如普遍使用管内针技术，从而使针芯更细，减弱了硬膜的损伤程度，同时避免了和皮肤的直接接触，减少了感染的机会；笔尖式针芯、针孔侧置使针芯不似传统的斜面式腰麻针那样切开硬脊膜，而是分开硬脊膜，对硬脊膜的损伤更小、且更容易愈合，明显减少了脑脊液的外漏等。正是由于这些方法和技术上的改进，使 CSE 的并发症发生率大大降低。

具体方法：硬膜外穿刺成功后，用特制细针芯刺穿硬膜，见有脑脊液流出，推入小剂量镇痛药（15～20 μg芬太尼或 3～6 μg 舒芬太尼＋1.5～2.5 mg 罗哌卡因或丁哌卡因），然后从硬膜外置管保留，至孕妇自感疼痛时再从硬膜外给低浓度局麻药（0.075％～0.125％罗哌卡因＋1～2 μg/mL 芬太尼或0.1 μg/mL舒芬太尼）。用 CSE 行分娩镇痛结合了腰麻和硬膜外的优点，先从蛛网膜下腔少量给药以快速起效，需要时再从硬膜外持续给药，可任意延长镇痛时间。该方法镇痛效果迅速、确切，对运动神经影响小，由于蛛网膜下腔给药量极少（1.5～2.5 mg 罗哌卡因或丁哌卡因），因此对呼吸循环的影响小。其缺点为有一定的不良反应，如芬太尼注入蛛网膜下腔可导致一定程度的瘙痒，存在一定的感染风险，其头痛发生率是否增高还存在争论，有研究认为由于穿刺器械的改进，头痛以及感染的发生率极低，和硬膜外相比并没有明显差别。

4.可行走式分娩镇痛（AEA）

可行走式分娩镇痛是根据孕妇的运动能力来定义的。它是指在给孕妇提供满意的镇痛的同时充分保留孕妇的运动能力，在分娩的第一产程，孕妇可自如的行走，并可适量进食，充分休息，对孕妇非常方便。AEA 对运动神经的影响轻微，最大限度地保留了辅助肌肉在分娩中的作用，减轻硬膜外阻滞对分娩的影响。而且孕妇在行走时，胎儿的重力作用可能会加速分娩，曾有研究报道可行走式分娩镇痛可以缩短产程。因此，目前应用越来越广泛。AEA 包括两种方法，原理基本相似。①患者自控硬膜外镇痛：是目前最为流行的方法，一般采用 0.075％～0.1％罗哌卡因＋1～2 μg/mL 芬太尼，镇痛效果确切，对母亲胎儿影响小。研究证明，罗哌卡因的量大于 0.1％则有可能影响孕妇运动能力，小于0.075％则有可能镇痛效果不满意，一般以0.1％罗哌卡因＋1～2 μg/mL 芬太尼为佳（PCEA）。②腰麻-硬膜外联合阻滞（CSE）：方法已如上述。其特点为蛛网膜下腔局麻药药量极少（1.5～2 mg 罗哌卡因或丁哌卡因），芬太尼药量 15～20 μg，硬膜外用量同上。

5.骶管阻滞

主要用于第二产程以消除会阴痛。缺点为用药量大；穿刺置管易损伤血管或误入蛛网膜下腔，发生局麻药中毒者较多；麻醉平面过高可能影响宫缩频率和强度。此外，因盆底肌肉麻痹而无排便感，不能及时使用腹压，延长第二产程。故一直未能广泛应用。

（二）全身麻醉

在分娩过程中，可使用亚麻醉浓度的吸入或静脉麻醉药来缓解产程中疼痛。这种疼痛缓解技术不能与临床普遍使用的全麻相混淆，后者可以产生意识模糊和保护性喉反射丧失。这种技术可以作为椎管内麻醉的辅助用药或者用于无法应用局部麻醉的产妇；可以间断性（在子宫收缩过程）或者连续性的给药。产妇可以自行给药，但是必须同时有一名医护人员在场来保证足够的意识水平和正确的使用仪器。

1.静脉给药分娩镇痛

麻醉性镇痛药（如吗啡、哌替啶、芬太尼等）及镇静药（如地西泮、氯丙嗪、异丙嗪等）在产科的应用时间较长，使用也较为普遍。须注意，二者都极易透过胎盘，且对胎儿产生一定的抑制。静脉全麻药应用较多的是氯胺酮。作为一种 NMDA 受体拮抗剂，氯胺酮可引起分离麻醉，早在 1968 年就已用于产科，具有催产、消除阵痛增强子宫肌张力和收缩力的作用，对新生儿无抑制，偶可引起新生儿肌张力增强和激动不安。

根据 Fick 定律，目前常用于产科的全麻药经胎盘转运至胎儿体内均是时间依赖性与剂量依赖性的，提示在全麻下用药剂量越大，母/脐静脉血药浓度越高，分娩时间越长，母/脐静脉血药浓度越接近而对胎儿影响越大。因此应强调低浓度、短时间使用。值得注意的是，研究表明不少临产妇禁食 8～24 小时后胃内仍有不少固体内容物，因此所有产科患者围麻醉期均应按饱胃处理，尤其是对于准备使用亚麻醉剂量的全麻药物的产妇，采用积极措施防治反流和误吸。①间断给药法：是指根据患者的需要，每隔一段较长的时间（60～90 分钟）将大剂量阿片类镇痛药从静脉给予，这种方法容易使母体、胎儿血药浓度急剧升高，造成呼吸抑制等不良反应的发生。②静脉自控镇痛（PCIA）其基本方法和硬膜外自控镇痛（PCEA）相似，先给一定量首剂，再静脉持续给予维持量，同时设置患者自控给予 bolus 量和锁定时间，这些都由电脑泵控制。可根据患者的需要自己给药，提高了镇痛的满意率，同时使母体和胎儿的血药浓度平稳，并减少了药物的需要量，采用 PCA 给药也体现了个体化给药的原则。PCIA 所用的药物仍以阿片类为主，一般为哌替啶(度冷丁)或者芬太尼，由于新出现的药物雷米芬太尼代谢快，蓄积量少，对胎儿的影响可能较小，其应用正在受到重视。

尽管静脉镇痛分娩的方法有了较大的改进，但所用传统的阿片类药仍存在较大不足：一是镇痛不完善，一般只有 2/3 左右的孕妇表示满意；二是阿片类药量偏大，对母婴的影响较大，无论是哌替啶还是芬太尼都可能引起胎儿呼吸的抑制、Apgar 评分、NACS 评分的改变，增加纳洛酮的使用率。有研究显示，新药瑞芬太尼用于 PCIA 有较为满意的镇痛效果，同时对胎儿无明显的不良反应，但也有研究者对此持谨慎态度。但对于孕妇有硬膜外阻滞禁忌证时，PCIA 也有应用的价值。

2.吸入给药分娩镇痛

氧化亚氮和氟类吸入麻醉药已被成功地应用于分娩的麻醉。氟类吸入麻醉药麻醉效果与氧化亚氮相当或更佳，但其应用由于可致困倦，气味难闻以及费用较高而受到限制。使用这类药物的最大风险就是意外的剂量过大导致的意识不清和保护性反射消失。此外，因多数采用半紧闭法给药，若产房没有换气系统，可能导致相关医护人员长期暴露在一个过高水平的吸入麻醉药的环境中。

(1)氧化亚氮：氧化亚氮吸入体内后显效快，30～60 秒即产生作用，停止吸入后数分钟作用消失。同时，氧化亚氮镇痛作用强而麻醉作用弱，质量分数为 30～50，亚麻醉质量分数>80 才有麻醉作用。这些药理学特点使氧化亚氮成为较理想的分娩镇痛药。氧化亚氮吸入分娩镇痛具有下列优点：①镇痛效果好，能缩短产程。②不影响分娩方式，不抑制胎儿呼吸和循环功能，不增加产后出血量，安全，无明显不良反应。③产妇始终保持清醒，能主动配合完成分娩。④显效快，作用消失也快，无蓄积作用。⑤有甜味，无呼吸道刺激性，产妇乐于接受，且使用方便。

氧化亚氮的镇痛效果与其间断吸入的时机和量有着重要的关系。由于氧化亚氮吸入后需 30～60 秒方起效，而子宫收缩又先于产痛出现，故间断吸入镇痛至少要在子宫收缩前 50 秒时使用，这样才能使镇痛作用发生与产痛的出现在时相上同步。若在疼痛时才开始吸入，不但起不到镇痛效果，反而易于在间歇期进入嗜睡状态，并伴有不同程度的头晕、恶心。一般应在每次子宫收缩前 30～45 秒时，嘱产妇吸入较适宜，宫缩间歇期停止吸入，这样既能有效镇痛，又不至吸入过量，同时严密监测产程进展及胎心变化情况，观察产妇的意识是否清醒，发现有头晕、恶心现象，可暂停吸入氧化亚氮即可很快恢复正常。

使用时应注意产妇对氧化亚氮的敏感性和耐受力有个体差异，麻醉医师须随时了解镇痛效果和不良反应，如出现头晕、乏力、嗜睡或不合作情况，说明已过量，应及时减少吸入次数和深度，以确保安全有效。其次，因氧化亚氮的弥散性缺氧作用，对于缺血缺氧的心肌可能有害，加之长时间(>50 小时)吸入氧化亚氮对骨髓增生可能有不良反应，因此对心肺功能不全、血液病及妊娠子痫等产科并发症患者须慎用。

(2)氟烷类吸入麻醉药：氟烷类吸入麻醉药都易于通过胎盘，可引起与剂量相关的子宫收缩抑制，浅麻醉时对子宫抑制不明显，对胎儿也无明显影响；深麻醉对子宫有较强的抑制，容易引起子宫出血。多作为氧化亚氮的辅助药物，有比氧化亚氮更强的镇痛效果，于第二产程开始时间断吸入。0.2%～0.25%恩氟烷、异氟烷及地氟烷也被成功地应用于分娩的麻醉，效果似乎与氧化亚氮相当。

(三)其他技术

局部麻醉包括宫颈旁阻滞、阴部神经阻滞、椎旁腰交感神经阻滞、外阴及会阴部局部浸润麻醉等，只要掌握合理的局麻药用量，避免误注入血管，局部麻醉不影响宫缩和产程，不抑制胎儿，对母子都可较为安全，更适于合并心、肺、肾功能不全的产妇。但这些方法都存在镇痛效果不确切，患者满意度不高的问题。虽然产科医师仍旧将这类技术用于非产科手术，但是它在产科的应用因为引起胎心减慢、局麻药中毒、神经损伤和感染而受到限制。这种胎心减慢的病因学可能与子宫血流降低以及胎儿血中局麻药水平较高有关。常用药物为 0.5%利多卡因。

1.宫颈旁阻滞

宫颈旁阻滞是一种用于不想或不能接受神经根阻滞的孕妇的替代技术，是一种操作相对简单的阻滞，为第一产程提供镇痛，并且不会影响分娩的进程。其方法是通过子宫和子宫颈结合的侧后部，将局麻药注入子宫颈阴道侧穹隆黏膜下以阻滞穿过子宫颈中心的神经。因为这种阻滞不影响会阴部的躯体感觉纤维，所以不能缓解第二产程的疼痛，仅适于第一产程镇痛，可加快宫口扩张，缩短第一产程减轻疼痛。

2.阴部神经阻滞麻醉

会阴神经来源于较低位骶部神经根($S_{2\sim4}$)，支配阴道下段、阴道外口和会阴部的感觉及会阴部肌肉的运动。经阴道途径容易阻滞该神经，在两侧骶棘韧带后注入局麻药。适于第二产程，在宫口开全后开始阻滞，可缩短第2产程。此法可为阴道分娩和低位产钳分娩提供满意的镇痛，但是在中位产钳分娩、阴道口损伤和宫腔探察时镇痛不足，而且阻滞的失败率较高。

3.其他

椎旁腰交感神经阻滞可用于阻止第一产程中由子宫产生的疼痛的传导。虽然这项阻滞技术实施困难，但与子宫颈旁阻滞相比，相关的并发症似乎要少得多。

四、注意事项

分娩结局受多方面因素的影响，包括镇痛药物种类及浓度的选择、镇痛实施的时机、分娩镇痛疗效的观察、分娩镇痛不良反应的防治、产妇对疼痛理解和对镇痛的要求、缩宫素的使用、产程中的积极管理以及产科医师对分娩过程的指导等。良好的分娩结局有赖于麻醉医师、产科医护人员以及产妇的密切配合。

(一)积极预防和处理分娩镇痛对产程的影响

1.积极地使用缩宫素

缩宫素是一种强烈的子宫收缩剂，早已在临床上常规使用。硬膜外分娩镇痛虽然可造成子宫收缩的一过性减弱，但完全可以用缩宫素来纠正。

2.降低局麻药的浓度

复合一定量的阿片类药物如芬太尼，可使局麻药物浓度大幅度降低，目前所用的局麻药浓度一般为0.075%～0.100%罗哌卡因或丁哌卡因，镇痛效果满意，患者可以自如行走，对运动神经影响轻微，对患者各种辅助肌肉几乎没有影响。

3.积极的产程管理

其管理措施包括：积极的宫颈检查，早期破膜，缩宫素的使用以及对难产严格的诊断标准。通过积极的产程管理可明显降低分娩镇痛对产程的影响。研究证明，通过这些方法的采用，硬膜外镇痛对分娩的影响是可以消除的，实验组和对照组的产程和分娩方式没有明显差别。

(二)积极预防和处理分娩镇痛的相关并发症

1.硬脊膜穿刺后的头痛

硬脊膜穿刺后头痛的病理生理主要有两个方面：颅内压降低与代偿性脑血管扩张。硬脊膜穿刺后头痛的临床过程并非都表现为自限性，亦并非都表现为良性，患者常主诉体位性头痛，有的可出现外展神经麻痹、听觉障碍和硬脊膜下出血。目前治疗多采用硬膜外填充和保守治疗。研究证据支持延迟填充，即在硬脊膜穿刺24小时后进行。

2.麻醉期间低血压

椎管内麻醉，尤其是蛛网膜下腔阻滞，对孕妇循环系统影响较大，诸多学者应用多种液体(胶体液、晶体液)、不同液体量(10～30 mL/L)和各种血管加压药物试图解决这一问题，但是并不能完全消除低血压的发生。麻醉之前一定要开放静脉通道，如果时间允许，尽可能在麻醉前迅速预防性扩容，同时准备好常用的升压药品。产妇最好采用左侧倾斜30°体位。液体预扩容能防止产科手术中低血压，不管使用何种液体预扩容，均必须有足够的量(最好是1 000～1 500 mL晶体液进行中度水化)，才能显著增加心排血量，以有效地防止椎管内麻醉时的低血压。液体预扩容可达到增加血容量，降低低血压发生率的目的，早期、积极地应用药物处理低血压，麻黄碱有防治产科低血压的效果，研究认为单次 5～10 mg 剂量麻黄碱对于液体预扩容的剖宫产者小剂量蛛网膜下腔麻醉时可起到预防低血压的作用。如果持续低血压，应立即手术分娩。

3.产后腰背痛

产后腰背痛较常见发生率为 15%～30%，主要原因为产妇负荷减轻、产妇体重增加和分娩后骨盆韧带及腹部肌肉还处于松弛状态。椎管内麻醉是否引起产后腰背痛目前还没有定论，但穿刺点局部不适在椎管内麻醉中常见。

4.神经损伤

近年来发现，由于神经损伤并发症引起的医疗纠纷较多，分析其原因有以下几种：①操作损伤，以感觉障碍为主，大多数患者数周内缓解，神经根损伤，有典型根痛症状，很少有运动障碍；与穿刺点棘突的平面一致，而脊髓损伤为剧痛，偶伴意识障碍。②脊髓前动脉栓塞，前侧角受损（缺血坏死）表现，以运动功能障碍为主的神经症状，因可能有严重低血压，局麻药中肾上腺素浓度过高，血管变（糖尿病）。③粘连性蛛网膜炎，注药错误或消毒液、滑石粉等误入蛛网膜下腔造成。④血肿压迫。凝血功能障碍，产妇的血管丰富易穿破出血造成血肿。

5.反流及误吸

产科麻醉中，产妇反流及误吸的发生率相当高。产妇发生误吸性肺炎的主要危险因素有四个：①胃内充满酸性内容物，尤其是在急诊产科手术患者。②腹内压或胃内压增加。③食管道下端括约肌（LES）的屏障压下降。④食管上端括约肌的保护机制丧失或实施环状软骨压迫操作延迟。产妇胃肠运动减弱和胃排空延长，因此术前禁食禁饮应相应延长。

降低产妇酸误吸危险性的主要措施包括：①降低产妇的胃液量和酸度，除进行胃内容物抽吸外，尚可采取药理学措施。②尽量避免产科患者使用全身麻醉，采用可维持母体意识清醒的其他麻醉方法。③对母体的呼吸道进行合理的评估，即使是急诊手术亦应如此。④提高紧急和择期气管插管（或通气）失败处理的水平。⑤气管插管操作中采用压迫环状软骨操作。

6.仰卧位低血压综合征

孕妇仰卧位时，子宫压迫下腔静脉及腹主动脉，静脉回心血量显著减少，心排血量降低，血压明显降低。这时应将子宫移向左侧，或将手术台往左侧倾斜。注意在硬膜外注药后血压急剧降低，用麻黄碱效果不理想或血压回升后又很快下降应考虑仰卧位低血压综合征。将子宫移向左侧是防治仰卧位综合征最有效的办法。

（陈朝良）

第二节　早产的麻醉

早产是指妊娠满 28 周至不满 37 足周间分娩者。在围生期死亡中约有 75%与早产有关。

一、病因学

与早产发生相关的因素有：①最常见的是下生殖道、泌尿道感染。②胎膜早破、绒毛膜羊膜炎，30%～40%早产与此有关。③子宫膨胀过度及胎盘因素：如羊水过多、多胎妊娠、前置胎盘及胎盘早剥等。④妊娠合并症与并发症：如先兆子痫、妊娠期肝内胆汁淤积症（intrahepatic cholestasis of pregnancy，ICP）、妊娠合并严重贫血、心脏病、慢性肾炎等。⑤子宫畸形：如纵隔子宫、双角子宫等。⑥宫颈内口松弛。⑦吸烟、酗酒。

二、病理生理学

早产儿死亡的原因多为缺氧、颅内出血、呼吸窘迫综合征等。病理基础有：①早产儿的呼吸中枢和肺发育不全，毛细血管通透性高，易出现肺透明膜病等导致呼吸窘迫综合征。②早产儿的颅骨钙化不全，硬脑膜脆弱，脑血流调节功能不完善，因此容易出现产时窒息、脑出血等，尤其是在缺氧情况下，早产儿颅内压升高，易加重肺出血，硬肿症及颅内出血，最终导致死亡。因此选择合适的分娩方式或积极采取围生期的处理措施，力求产程平顺可降低围生期早产儿的病死率。大量研究证实：在阴道分娩过程中恰当的镇痛与麻醉可降低围生期新生儿的病死率；剖宫产由于缩短了取胎时间，并避免早产儿在产道下降时的颅骨变形而可能出现的脑静脉窦破裂及大血管撕裂也降低了早产儿的病死率。

三、围生期处理

（一）抑制宫缩药物的使用

1.β_2 肾上腺素受体激动剂

能激动子宫平滑肌中的 β_2 受体，抑制子宫平滑肌收缩，减少子宫的活动。目前常用药物有利托君和沙丁胺醇。

2.硫酸镁

镁离子直接作用于子宫平滑肌细胞，拮抗钙离子对子宫收缩的活性，抑制子宫收缩。

3.钙拮抗剂

是一类能选择性地减少慢通道的 Ca^{2+} 内流，从而干扰细胞内 Ca^{2+} 浓度而影响细胞功能的药物，能抑制子宫收缩。

4.前列腺素合成酶抑制剂

前列腺素有刺激子宫收缩及软化宫颈的作用。前列腺素合成酶抑制剂可抑制前列腺素合成酶的合成或前列腺素的释放以抑制宫缩。

（二）预防新生儿呼吸窘迫综合征

对妊娠 35 周前的早产，应用肾上腺糖皮质激素 24 小时后至 7 天内，能促进胎儿肺成熟，明显降低新生儿呼吸窘迫综合征的发生率。

四、麻醉与镇痛要点

未成熟胎儿较到期新生儿更容易受产科镇痛与麻醉药物的影响。增强早产儿对药物敏感性的相关因素有：更少的药物结合蛋白；更高水平的胆红素，可以和药物竞争与蛋白的结合；由于血 脑屏障发育不完善更多的药物进入中枢神经系统；体水多而脂肪含量低；代谢和清除药物能力低。

尽管早产儿有如上的这些缺陷，但事实上并不像想象的那么严重，在选择麻醉药物和技术时，考虑药物对新生儿的作用远没有预防窒息对胎儿的损伤重要。对于经阴道分娩者，硬膜外阻滞能消除产妇的下推感，松弛产道和会阴部；对于剖宫产分娩者应根据病情的紧急程度、母儿的状况、母亲的意愿等选择麻醉方式。

术中管理 麻醉医师应该注意：产科医师为阻止早产经常术前应用多种药物抑制子宫活动，已报道了许多由此引发的母体并发症：低血压、低血钾、高血糖、心肌缺血、肺水肿和死亡。因此，术前应用了 β_2-肾上腺素受体激动剂者硬膜外阻滞时应减少一次用药量以防止产妇血压大幅度下降；术前存在心动过速、低血压和低血钾时全身麻醉会增加低血压发生的危险性；紧急扩容需小心以防发生肺水肿；避免应用氟烷（心律失常）、泮库溴胺（心动过速）；在非急诊条件下，从安胎停止到麻醉至少应延迟 3 小时以便 β 交感作用消退；尽管血清钾降低，但是细胞内钾浓度常是正常的，因此一般不需补钾。

五、对早产的患者，做好新生儿复苏的准备

Apgar 评分在 5 分以下者即为复苏的适应证，在 3 分以下为新生儿重度窒息，新生儿的复苏以保持呼

吸道通畅和使肺膨胀为首要，吸痰一定要充分，同时要注意保暖，因为温暖的环境(32～34 ℃)对新生儿的复苏最为有利。抗酸治疗常采用脐静脉给予5%$NaHCO_3$ 10 mL。人工呼吸，在徒手复苏无效时，应立即喉镜直视下清理呼吸道，并气管插管，动作要轻柔，以纯氧控制呼吸，频率为30～40次/分，同时行心外按压。复苏时纳洛酮的应用：有研究发现1分钟Apgar评分与脑脊液β内啡肽呈高度负相关，窒息新生儿脐血β内啡肽浓度升高，可引起新生儿肺功能障碍，由于纳洛酮与非特异性吗啡受体结合，成为竞争性吗啡抑制剂，使吗啡样物质β内啡肽失活而起到治疗作用，可消除因β内啡肽升高所致的一系列生物效应。再者纳洛酮还可拮抗因麻醉性镇痛药引起的呼吸抑制。复苏时建议采用心前区皮下注射纳洛酮0.4 mg。

(陈朝良)

第三节 剖宫产的麻醉

近年来，国内剖宫产率显著增高(25%～50%)，剖宫产麻醉是产科麻醉的主要组成部分。麻醉医师既要保证母婴安全，又要满足手术要求、减少手术刺激引起的有害反应和术后并发症，这是剖宫产手术麻醉的基本原则。剖宫产麻醉的特点：其手术与其他专科手术比较相对简单、时间短小，如果不出现并发症则恢复较顺利，但由于麻醉医师面对的是产妇特殊的病理生理改变以及孕妇、胎儿的双重安危，不恰当的麻醉处理可导致严重的甚至致死性的后果，因此，剖宫产手术对麻醉的要求很高，对围麻醉期的每一个环节都必须予以高度的重视，如采用的技术方法和药物在使用前应反复权衡，避免或减少使用可能透过胎盘屏障的药物，麻醉方法的选择应力求做到个体化。

剖宫产麻醉要点：①麻醉医师应有足够的经验和预防、处理并发症的能力与条件，以最大限度保证母婴安全。②在妊娠期间孕妇的病理生理发生了一系列明显的变化，必须针对这些变化考虑麻醉处理，做好紧急处理失血、栓塞、呼吸循环骤停等严重并发症的应对措施。③一些妊娠并发症如先兆子痫、子痫、产前与产后出血等增加了麻醉风险，麻醉医师应拓宽知识面，能事先考虑到并有效处理围生期的各种问题。因此，做好剖宫产麻醉的关键是必须通晓产妇的病理生理改变，掌握各种麻醉技术，了解麻醉药物对胎儿的影响，合理选择麻醉方法，并注重围术期麻醉医师、产科医师及相关人员及时有效的沟通与协作，这样才能最大限度地保证母婴安全。

一、择期剖宫产麻醉

(一)麻醉特点

目前，造成择期剖宫产率升高的原因是多方面的。

(1)选择性剖宫产比率的上升是使剖宫产率增高的原因之一。国外把以社会因素为指征的剖宫产称为选择性剖宫产，即指母体无合并症，缺乏明显的医学指征而患者积极要求的剖宫产。

(2)母婴有异常者，为了确保母婴安全，临床工作中常常放宽了剖宫产的指征，如：①头位难产，包括骨盆狭窄、畸形、头盆不称、巨大胎儿、胎头位置异常等。②瘢痕子宫。③胎位异常，包括臀位、横位等。④中重度妊娠高血压综合征。⑤前置胎盘。⑥妊娠合并症。

(3)剖宫产手术技术和麻醉安全性的提高，使剖宫产率有了不断上升的趋势。

其麻醉特点为：①麻醉医师、产科医师、患者三方都有充足的准备时间，利于术前准备，包括满意的禁食水，良好的术前评估、合理的麻醉选择等。②没有发动宫缩的产妇剖宫产后易出现宫缩乏力，应备好促进子宫收缩的药物及做好补液、输血的准备。

(二)麻醉前准备及注意事项

麻醉医师必须深刻地认识到产科麻醉的风险，高度的警惕性与合理的防范措施可确保产科麻醉的安全。

1.术前评估

麻醉医师应全面了解孕产妇有关病史，包括既往史、药物过敏史、实验室检查结果，同时在麻醉前产科医师应监测胎心，预测手术的紧迫程度及胎儿的风险，并同麻醉医师积极沟通母胎的情况，产妇是否合并有严重并发症，如妊娠高血压综合征、先兆子痫、心肝肾功能不良等，并了解术前多科会诊结果、术前用药的效果以指导术中用药，对凝血功能障碍或估计有大出血的产妇应做好补充血容量和纠正凝血障碍的各种准备。麻醉前必须评估凝血功能状态，对凝血功能的评估以及麻醉方法的选择可能是年轻麻醉医师的难点。许多行剖宫产的产妇往往合并凝血功能异常，如妊娠期高血压疾病、子痫、HELLP 综合征（妊娠高血压综合征患者并发溶血、肝酶升高和血小板减少，称为 HELLP 综合征）、预防性抗凝治疗等。评估凝血功能的方法包括实验室检查及临床观察是否有出血倾向的表现，其中实验室检查方法主要有：出血时间(BT)、凝血酶原时间（PT）、部分凝血酶原激活时间（APTT）、血小板计数（PC）、国际标准化比率(PT-INR)、血栓弹性图描记法等。只有通过对多种检查结果的综合分析，才能全面评估产妇的凝血功能情况。产妇的血小板由于高凝状态的耗损往往较低，美国麻醉学会（ASA）曾建议血小板$<100\times10^9/L$的产妇尽量避免椎管内麻醉而选择全身麻醉。但国内学者认为血小板$<50\times10^9/L$或出血时间>12分钟应禁忌椎管内麻醉。血小板在$(50\sim100)\times10^9/L$之间且出血时间接近正常者应属相对禁忌，预计全麻插管困难者可谨慎选用椎管内麻醉，但需注意操作轻柔。另外，如果各项凝血功能的实验室检查结果都正常而且临床上无任何易出血倾向表现者，只要血小板$>50\times10^9/L$，也可谨慎选用椎管内麻醉。当然，麻醉方法的选择还与麻醉医师的熟练程度密切相关。

2.术前禁食禁饮

由于产妇胃排空延迟、不完全，对于择期剖宫产产妇必须禁食固体食物 6～8 小时，对于无并发症的产妇在麻醉前 2 小时可以进清液体。由于产妇糖耐量下降，考虑到胎儿的糖供应，术前可补充适量的 5%葡萄糖液。

3.术前用药

目前，剖宫产术前镇静药的应用并不常见，但对于某些具有合并症的产妇，如：先兆子痫或其他原因引起的癫痫样发作、抽搐等，必须给予镇静剂加以控制。对于合并精神亢奋、焦虑过度的产妇在耐心劝解效果不良时可以在严密监测母胎情况下静脉注射咪达唑仑 1.0～2.5 mg。

对于可以选择椎管内麻醉的产妇，不常规给予抗酸剂，选择全麻的产妇为了降低胃内容物的酸度，可在麻醉前给予抗酸剂，临床常用 H_2 受体拮抗剂，如西咪替丁、雷米替丁以减少胃酸的分泌，需要注意的是 H_2 受体拮抗剂不能影响胃内容物本来的酸度，需在麻醉前 2 小时前应用才有效。或者术前 30 分钟内口服枸橼酸钠液 30 mL，效果更佳。

对于易恶心、呕吐的产妇可以麻醉前静脉注射 5-HT 受体拮抗剂如格雷司琼、恩丹西酮等，以预防术中各种原因导致的恶心、呕吐，减少反流、误吸的发生率。

4.麻醉方法的选择及准备

择期剖宫产术的麻醉选择主要取决于产妇的情况，大多数可以选择椎管内麻醉，包括硬膜外麻醉，蛛网膜下腔麻醉或腰麻-硬膜外联合麻醉。对于椎管内麻醉有禁忌证或合并精神病不能合作的患者，可选择全身麻醉。

麻醉前，麻醉医师必须亲自检查麻醉机、氧气、吸引器、产妇及新生儿的急救设备、药物，以便随时取用。根据术前的评估状况，向巡台护士口头医嘱患者所需的套管针型号及穿刺部位，以便输血、补液。备好各项监测手段，包括血压、心电图、脉搏氧饱和度。对于心肺功能障碍、凝血功能障碍等高危产妇应进行有创监测，动态观察动脉压及中心静脉压，以指导术中容量补充，并可以及时进行血气分析，合理调节产妇的内环境稳态。

5.术前知情同意

麻醉医师经过认真的术前评估后，拟定麻醉方案，向产妇简述麻醉过程，以征得其信任与配合，并客观地向患者及其家属交待麻醉风险，以获得理解与同意并签写麻醉同意书。对于选择性剖宫产者，要特别注意意外情况的告知，如麻醉的严重并发症，围生期大出血等。

6.关于预防性扩容

剖宫产麻醉大多数选择椎管内麻醉，椎管内麻醉后，由于交感神经阻滞，血管扩张，相对血容量不足而引起低血压；加之产妇仰卧位时下腔静脉受压，使回心血量下降而发生仰卧位低血压综合征。产妇低血压又会导致子宫血流量下降，引起胎儿缺氧，所以为了减少椎管内麻醉所致低血压的发生，在实施椎管内麻醉前进行预防性扩容治疗是十分必要的。

(1)晶体液的选择：生理盐水虽为等张液，但除含钠离子和氯离子外不含其他电解质，且氯离子含量高于血浆，大量输入可造成高钠血症和高氯血症，现已被乳酸钠林格液取代。

1)乳酸钠林格液：林格液是在生理盐水的基础上增加了 Ca^{2+}、K^{+} 等电解质，属等张溶液。乳酸钠林格液在此基础上又增加了乳酸钠 28 mmol/L，更接近于细胞外液的组成，但为低 Na^{+}、低渗液。乳酸钠林格液又称为平衡盐溶液，主要用于补充细胞外液容量。输入后在血管内存留时间很短，且还有稀释血液，对红细胞的解聚作用，妊娠末期，产妇自身血容量增多，常合并有稀释性血细胞降低，因此，椎管内麻醉引起的低血压不能完全通过乳酸钠林格液来纠正，相反，大量输注可以降低携氧能力，使剖宫产后肺水肿与外周水肿的危险性增加。

2)葡萄糖液：葡萄糖液是临床上常用的不含电解质的晶体液，然而，麻醉与手术期间由于应激反应会使血糖增高，若术中输入葡萄糖液，产妇和胎儿都可能发生高血糖，并且出现相关的不良反应，可降低脐动静脉血的 pH 和胎儿的血氧饱和度，出现新生儿反应性低血糖和大脑缺血引起的神经系统功能损伤。因此，剖宫产术中基本不用葡萄糖液扩容。

(2)胶体液的应用：剖宫产麻醉前应用胶体液主要是预防低血压，在 Ueyama 的研究中用晶体液(乳酸林格液)与胶体液(中分子羟乙基淀粉)做了扩容效应的比较：当快速输注 1 500 mL 晶体液后 30 分钟，仅 28%的输注量留在血管内，只增加血容量 8%，而心排血量无显著变化。当输注胶体液(贺斯，HES)后，100%留在血管腔内，输入 500 mL 和 1 000 mL 胶体液可分别增加心排血量 15%和 43%，同时降低腰麻引起的低血压发生率达到 17%和 58%。这一研究结果表明若想有效降低低血压的发生率，预防性扩容必须足量到使心排血量增加，选择胶体液可以达到事半功倍的效果。

在剖宫产术中目前常用的胶体液有羟乙基淀粉(贺斯和万汶)、琥珀酰明胶(佳乐施)。临床一般选择晶体液与胶体液的容量比为 2：1 至 3：1 之间，既可有效减少低血压的发生，对产妇和新生儿又不会带来任何不良影响，但研究显示明胶的类变态反应发生率较羟乙基淀粉明显增高。

7.围术期的用药

(1)术前应用地塞米松：择期剖宫产，尤其是选择性剖宫产，多数是在产程未发动、无宫缩情况下进行，容易引起新生儿湿肺等并发症，应用地塞米松预防可减少并发症的发生。地塞米松为糖皮质激素类药物，能刺激肺表面活性物质基因的转录，上调肺表面活性物质 mRNA(SPmRNA)的表达，并维持其稳定性，从而增加肺表面活性物质产生。此外应用地塞米松可以增加 SPmRN A 的水平，提高肺泡Ⅱ型细胞对表面活性物质激动剂如 ATP 的敏感性，且随地塞米松浓度升高敏感性升高。另外它还可通过多种途径促进肺成熟，如通过增加肺组织抗氧化酶活性，增加肺组织抗氧化损伤的能力，上调肺内皮型一氧化氮合成酶表达，增加上皮细胞钠离子通道活性等。而且静脉注射地塞米松有预防恶心、呕吐的作用，研究显示，此作用的最低有效剂量为 5 mg。

(2)预防性应用葡萄糖酸钙：妊娠时子宫肌组织尤其是子宫体胎盘附着部的肌细胞变肥大，胞浆内充满具有收缩活性的肌动蛋白和肌球蛋白，进入肌内的钙离子与肌动蛋白、肌球蛋白的结合，引起子宫收缩与缩复，对宫壁上的血管起压迫结扎止血作用，同时由于肌肉缩复使血管迂回曲折、血流阻滞，有利血栓形成血窦关闭。另外钙离子是凝血因子Ⅳ，在多个凝血环节上起促凝血作用。尤其是对于术前没发动宫缩但要行选择性剖宫产的患者，由于术后部分患者子宫平滑肌细胞不能及时收缩致产后出血量增多。有研究报道，妊娠晚期选择性剖宫产术前静脉滴注葡萄糖酸钙能有效预防产后出血、降低产后出血发生率。

(3)预防性应用抗生素：关于预防性应用抗生素问题一直有争议，提倡应用者认为，正常孕妇阴道和宫颈内存在着大量细菌,各种菌群保持着相对稳定性,当剖宫产时子宫切口的创伤,手术干扰和出血等可使机体免疫抵抗力下降,为阴道内细菌上行入侵和繁殖创造了机会。细菌一旦入侵后即大量繁殖,其倍增时间为15～20分钟。因此选择性剖宫产术后感染实为阴道内潜在病原菌的内源性感染。鉴于选择性剖宫产术前患者并无感染存在,抗生素的使用完全是预防手术创伤而引起的感染,故抗生素应在细菌污染或入侵组织前后很短时间内达到局部组织。术前30分钟应用抗生素能把大量的细菌消灭在手术前,当手术时药效在血液中已达到高峰。但麻醉医师须了解抗生素与麻醉药物的关系,避免围术期药物的相互作用对母婴安全造成影响。

总之,应高度重视剖宫产麻醉的术前评估与准备工作,产科医师、接产护士、麻醉医师必须训练有素,各负其责并能积极配合,从而避免人为因素、设备因素等造成严重并发症。

(三)麻醉方法的选择

择期剖宫产最常用的麻醉方法为椎管内麻醉(腰麻、连续硬膜外麻醉、腰麻-硬膜外联合麻醉)和全身麻醉,只有在极特殊的情况下,选用局部浸润麻醉,每种麻醉方法都有其优缺点,麻醉方法的选择应根据产妇的身体状况、预计剖宫产手术时间、麻醉医师对麻醉技术的熟练程度等来决定。尽可能做到因人施麻,在保证母婴安全的前提下个体化地选择麻醉方法、麻醉药物的种类和剂量。

(四)椎管内麻醉

因具有镇痛完善、肌松满意、便于术后镇痛、对胎儿影响小等特点,适用于大多数择期剖宫产手术患者。

1.连续硬膜外阻滞(continuous epidural anesthesia,CEA)

(1)连续硬膜外阻滞的特点:①硬膜外阻滞在剖宫产术中镇痛效果可靠,麻醉平面易于控制,一般不超过T_6。②局麻药起效缓慢,血压下降缓慢易于调节,仰卧位低血压综合征的发生率明显低于蛛网膜下腔阻滞。③并发症少,便于术后镇痛。④对母婴不良影响小,由于阻滞区的血管扩张,动静脉阻力下降,可减轻心脏前后负荷,对心功能不全的产妇有利;区域阻滞后可增加脐血流而不增加其血管阻力,对胎儿有利。⑤与全麻相比降低了静脉血栓的发生率。

(2)连续硬膜外阻滞的方法:硬膜外隙穿刺采取左侧卧位(或右侧),常用的CEA有两种。①一点法:$L_{1\sim2}$或$L_{2\sim3}$穿刺置管的连续硬膜外麻醉,麻醉平面上界控制在$T_{6\sim8}$。优点:减少多点穿刺所造成的穿刺损伤;不足之处在于麻醉诱导潜伏期较长,延长了胎儿娩出时间,对急需娩出胎儿者不利。②两点法:$T_{12}\sim L_1$,$L_{2\sim3}$或$L_{3\sim4}$穿刺分别向头尾侧置管进行双管持续硬膜外麻醉。优点在于用药量小,阻滞作用出现快于一点法,但$L_{2\sim3}$或$L_{3\sim4}$易置管困难,可在备好急救药品、静脉通路的前提下行$T_{12}\sim L_1$穿刺向头侧置管,$L_{2\sim3}$或$L_{3\sim4}$不置管,单次推入适量局麻药,平卧后了解麻醉平面情况后于$T_{12}\sim L_1$再注入适量局麻药。其优点是用药量小,麻醉阻滞作用出现快,无置管困难发生。通过大样本的临床研究显示:硬膜外导管置入的顺畅程度、注入试验量以后导管内是否有回流均与硬膜外麻醉效果有显著的相关性。

(3)常用局麻药的选择:由于酰胺类局麻药渗透性强,作用时间较长,不良反应较少,普遍用于产科麻醉。我国目前最常用的局麻药为利多卡因、丁哌卡因、罗哌卡因。①利多卡因:为酰胺类中效局麻药。剖宫产硬膜外阻滞常用1.5%～2.0%溶液,起效时间平均5～7分钟,达到完善的节段扩散需15～20分钟,时效可维持30～40分钟,试验量后应分次注药,总量因身高、肥胖程度不同而应有所差异。可与丁哌卡因或罗哌卡因合用,增强麻醉效果、延长麻醉时间。1.73%碳酸利多卡因制剂,渗透性强,起效快于盐酸利多卡因,适于产科硬膜外麻醉,但其维持时间亦短于盐酸利多卡因。②丁哌卡因:为酰胺类长效局麻药。0.5%以上浓度腹部肌松尚可,起效时间约18分钟,镇痛作用时间比利多卡因长2～3倍,由于其与母体血浆蛋白的结合度高于利多卡因等因素,相比之下丁哌卡因不易透过胎盘屏障,对新生儿无明显的抑制作用,但丁哌卡因的心脏毒性较强,一旦入血会出现循环虚脱,若出现严重的室性心律失常或心搏骤停,复苏非常困难。因此剖宫产硬膜外麻醉时很少单独使用丁哌卡因,可与利多卡因合用,增强麻醉效果,减少毒性反应。③罗哌卡因:是一种新型的长效酰胺类局麻药,神经阻滞效能大于利多卡因,小于丁哌卡因。起效时间5～15分钟,作用时间与丁哌卡因相似,感觉阻滞时间可达4～6小时,与丁哌卡因相当浓度、相同容量对比，罗哌卡因起效快、麻醉平面扩散广、运动阻滞作用消退快、感觉阻滞消退慢、肌松效果略弱，但神经毒性、心脏毒性均小于丁哌卡因。在剖宫产硬膜外麻醉中其常用浓度为0.50%～0.75%的溶液，总量不超过150 mg，可与盐酸利多卡因合用，但不可以与碳酸利多卡因合用(避免结晶物的产生)。

2.常见并发症及处理

(1)低血压：硬膜外阻滞后引起交感神经阻滞，其所支配的外周静脉扩张，导致血容量相对不足，易发生低血压；如平面高达 $T_{1\sim5}$ 时则阻滞心交感神经，迷走神经相对亢进，出现心动过缓，分钟心排血量下降，进一步引起血压下降；有90%临产妇在仰卧位时下腔静脉被子宫压迫，使回心血量减少，即出现仰卧位低血压综合征，表现为血压降低、心动过速或过缓、并伴恶心、呕吐、大汗。如不及时处理，重者会虚脱和晕厥，甚至意识消失。持续低血压将影响产妇肾与子宫胎盘的灌注，对母胎都会带来不良影响，应高度重视，积极防治。

预防性的扩容会减低硬膜外麻醉下低血压的发生率；由于子宫压迫下腔静脉，其回流受限，下肢静脉血通过椎管内和椎旁丛及奇静脉等回流至上腔静脉，使椎管内静脉扩张，硬膜外间隙相对变窄，因此临产妇硬膜外腔局麻药的容量应少于非产妇，且应根据身高、体重做到个体化，少量分次注入直到满意的阻滞平面可降低低血压的发生率；产妇在硬膜外穿刺后向左倾斜30°体位可避免仰卧位低血压综合征的发生。在扩容的基础上如血压下降大于基础值的20%，可使用血管活性药物，目前常用静脉注射麻黄碱5～10 mg，但研究显示，麻黄碱在维持血流动力学稳定的同时却减少了子宫胎盘的血流。2007年ASA产科麻醉的指南中指出对于不存在心动过缓的患者可以优先使用去氧肾上腺素(0.1 mg/次)，因为它可以改善胎儿的基础酸状态。如出现心动过缓，可静脉注射阿托品0.3～0.5 mg。麻醉中除连续监测心率血压外，产妇应持续面罩吸氧。

(2)恶心呕吐：硬膜外麻醉下剖宫产时的恶心、呕吐主要源于血压骤降，脑供氧减少，兴奋呕吐中枢；其次，迷走神经功能亢进，胃肠蠕动增加也增加了此并发症的风险。

处理上应首先测定麻醉平面和确定是否有血压降低，并采取相应措施；其次，暂停手术，以减少迷走神经刺激，一般多能收到良好效果。若不能控制呕吐，可考虑使用止吐药氟哌利多，甲氧氯普胺(胃复安)或5-HT_3受体拮抗剂恩丹西酮、格雷司琼、阿扎司琼、托烷司琼等。

(3)呼吸抑制：硬膜外麻醉下剖宫产时的呼吸抑制多数是由于局麻药误入蛛网膜下腔，或局麻药相对容量过大，使药物扩散广泛引起，由此导致麻醉平面过高，胸段脊神经阻滞，引起肋间神经麻痹、呼吸抑制，表现为胸式呼吸减弱，腹式呼吸增强，严重时产妇潮气量不足，咳嗽无力，不能发声，甚至发绀。

因此，再次强调注入局麻药时应少量多次给予到满意平面，严密观察心率、血压变化及麻醉平面的扩散范围，能及时避免此并发症的发生。一旦出现呼吸困难处理原则同全脊麻，应迅速面罩辅助或控制通气，直至肋间肌张力恢复为止，必要时行气管内插管机械通气。同时静脉注射血管活性药来维持循环的稳定。

(4)寒战：与其他手术相比，剖宫产产妇的寒战发生率较高，可高达62%。其机制可能为：①妊娠晚期基础代谢率增高，循环加快，阻滞区血管扩张散热增加。②在胎儿娩出后，因腹内压骤降，使内脏血管扩张而散热增多。③羊水和出血带走了大量的热量。④注射缩宫素后，血管扩张等因素而使寒战更为易发。寒战使产妇耗氧量增加，引起产妇不适，重者可导致胎儿宫内窘迫。目前，尚未发现决定寒战反应的特定解剖学结构或生理药理作用部位，可能是神经内分泌及运动等系统共同调节寒战的发生、发展过程。

建议椎管内麻醉下剖宫产产妇应采取保温措施，维持适当的室温，尽可能使用温液体输注，最大限度地减少产妇寒战的发生。寒战发生后，应当常规面罩吸氧，避免因产妇缺氧而导致胎儿宫内窒息的发生，并且及时采取有效的治疗措施。有研究表明，μ受体激动剂对术后寒战有一定的治疗效应，其中镇痛剂量的哌替啶具有独特的抗寒战效应；有研究证实硬膜外麻醉前静脉注射1 mg/kg曲马朵可防治剖宫产产妇的寒战，而曲马朵的镇静作用较弱且极少透过胎盘，对新生儿基本上无影响，现已有静脉注射曲马朵施行分娩镇痛的报道。

(5)硬膜外阻滞不充分：剖宫产麻醉在置管时发生异常感觉及阻滞效果不全的发生率显著高于一般人

及同龄女性，当硬膜外麻醉后，阻滞范围达不到手术要求，产妇有痛感，肌松不良，牵拉反应明显，其原因有：硬膜外导管位置不良：包括进入椎间孔、偏于一侧、弯曲等；产妇进行过多次硬膜外阻滞致间隙出现粘连，使局麻药扩散受阻；局麻药的浓度与容量不足。

对于局麻药的浓度与容量不足，可追加局麻药量，静脉使用阿片类药最好在胎儿娩出后给予。Milon等发现，硬膜外使用 1 μg/kg 或 0.1 mg 芬太尼，可以使产妇疼痛有所改善，芬太尼剂量<100 μg 时对母婴未见不良影响。如经以上处理后产妇仍感觉疼痛时可视母胎状况改换间隙重新穿刺或改成蛛网膜下腔阻滞或全麻完成手术。

(6)局麻药中毒：临产产妇由于下腔静脉受压、回流受限，硬膜外间隙内静脉血管怒张，穿刺针与导管易误入血管，一旦局麻药注入血管后会引发全身毒性反应。早期神经系统表现为头晕、耳鸣、舌麻、多语；心血管系统表现为心率加快、血压增高；呼吸系统表现为深或快速呼吸。血浆内局麻药浓度达到一定水平会出现面肌颤动、抽搐、意识丧失、深昏迷；心血管毒性反应：血压下降、心率减慢、心律失常甚至心脏停搏。

硬膜外穿刺置管后、给药前应常规回抽注射器，看有无血液回流；给局麻药开始就密切观察产妇以早期发现中毒反应。一旦可疑毒性反应立即停止给药，面罩吸氧的同时注意观察产妇或试验性的再次给予并观察产妇的反应，如确定为全身毒性反应，应拔管重新穿刺。若没有及时发现，出现抽搐与惊厥应立即面罩加压给氧，静脉注入硫喷妥钠、咪达唑仑或地西泮中止抽搐与惊厥。同时边准备心肺复苏边继续行剖宫产术立刻终止妊娠，并做好新生儿复苏准备。

(7)全脊麻：全脊麻是硬膜外麻醉中最严重的并发症，若大量局麻药误入蛛网膜下腔，可迅速麻痹全部脊神经与脑神经，使循环与呼吸中枢迅速衰竭，若处理不及时则为产妇致死的主要原因。临床表现为注药后，出现迅速广泛的感觉与运动神经阻滞，意识丧失、呼吸衰竭、循环衰竭。

预防措施：麻醉医师熟练操作技巧，按常规细心操作，以免刺破硬膜，一旦穿破可向上改换间隙，但需注意注入局麻药用量减少，必要时改全麻完成手术。同时要求规范的操作程序，如试验剂量 3～5 mL 后的细心观察，置管、给药前的常规回抽，以及少量间断注药。

处理原则：一旦发现全脊髓麻醉，应当立即按照心肺脑复苏(CPCR)程序实施抢救处理，维持产妇呼吸及循环功能的稳定，若能维持稳定对产妇及胎儿没有明显不利影响。争取同时实施剖宫产术，尽快终止妊娠娩出胎儿。如果心搏骤停发生，施救者最多有 4～5 分钟来决定是否可以通过基本生命支持和进一步心脏生命支持干预使心脏复跳。娩出胎儿可能通过缓解对主动脉、腔静脉的压迫来改善心肺复苏产妇的效果。

3.腰麻(SA)

(1)腰麻的特点：①起效快，肌松良好，效果确切。②与硬膜外阻滞相比，用药量小，对母胎的药物毒性作用小。

(2)腰麻的方法：左侧(或右侧)卧位，选择 $L_{3\sim4}$ 为穿刺部位。

(3)常用局麻药及浓度的选择。①轻比重液：0.125%丁哌卡因 7.5～10 mg(6～8 mL)，0.125%罗哌卡因 7.5～10 mg(6～8 mL)。②等比重液：5%丁哌卡因≤10 mg，0.5%罗哌卡因≤10 mg。③重比重液：0.75%丁哌卡因 2 mL(15 mg)+10%葡萄糖 1 mL=3 mL，注药 1.0～1.5 mL(5～7.5 mg)，0.75%罗哌卡因 2 mL(15 mg)+10%葡萄糖 1 mL=3 mL，注药 2～2.5 mL(10～12.5 mg)，临床中轻比重与重比重液常用。

(4)常见并发症及处理。①头痛：是腰麻常见的并发症，由于脑脊液通过硬脊膜穿刺孔不断丢失，使脑脊液压力降低、脑血管扩张所致。腰麻后头痛与很多因素有关：穿刺针的直径、穿刺方法以及局麻药中加入辅助剂的种类均会影响到头痛的发生率，如加入葡萄糖可使头痛发生率增高，而加入芬太尼(10 μg)头痛发生率则降低。典型的症状为直立位头痛，而平卧后则好转。疼痛多为枕部、顶部，偶尔也伴有耳鸣、畏光。预防措施：尽可能采用细穿刺针(25G、26G 或 27G)以减轻此并发症；新型笔尖式穿刺针较斜面式穿刺针占有优势；直入法引起的脑脊液漏出多于旁入法，所以直入法引起的头痛发生率也高于旁入法。治疗方法主要有：去枕平卧；充分扩容，避免应用高渗液体，使脑脊液生成量多于漏出量，其压力可逐渐恢复正常;静脉或口服咖啡因可以收缩脑血管,从而用于治疗腰麻后头痛;硬膜外持续输注生理盐水(15～25 mL/h)也可用于治疗腰麻后头痛;硬膜外充填血(blood patch)法,经上述保守治疗后仍无效,可使用硬膜外充填血疗法。80%～85%脊麻后头痛患者,5天内可自愈。②低血压:单纯腰麻后并发低血压的发生率高于硬膜外阻滞,其机制与处理原则同前所述,麻醉前进行预扩容,麻醉后调整患者的体位可能改善静脉回流,从而增加心排血量,防止低血压。进行扩容和调整体位后血压仍不升,应使用血管加压药,麻黄碱是最常用的药物,它兼有α及β受体兴奋作用,可收缩动脉血管以升高血压,也能加快心率,一次常用量为5～10 mg。③平面过广:腰麻中任何患者都可能出现平面过广,通常出现于脊麻诱导后不久。平面过广的症状和体征包括:恐惧、忧虑、恶心、呕吐、低血压、呼吸困难甚至呼吸暂停、意识不清,治疗包括给氧、辅助呼吸及维持循环稳定。④穿刺损伤:比较少见。在同一部位多次腰穿容易损伤,尤其当进针方向偏外侧时,可刺伤脊神经根。脊神经被刺伤后表现为1根或2根脊神经根炎的症状。⑤化学或细菌性污染:局麻药被细菌、清洁剂或其他化学物质污染可引起神经损伤。用清洁剂或消毒液清洗脊麻针头,可导致无菌性脑膜炎。使用一次性脊麻用具既可避免无菌性脑膜炎,也可避免细菌性脑膜炎。而且局麻药的抽取、配制应注意无菌原则。⑥马尾综合征:通常用于腰麻的局麻药无神经损伤作用,但是目前临床有腰麻后截瘫的报道。表现为脊麻后下肢感觉及运动功能长时间不恢复,神经系统检查发现鞍骶神经受累、大便失禁及尿道括约肌麻痹,恢复异常缓慢。

由于腰麻的并发症多且严重,近年来单独腰麻应用得较少。

4.连续腰麻

随着微导管技术的出现,使得连续腰麻成为可能。连续腰麻的优点主要是使传统的腰麻时间任意延长;但是连续腰麻不仅操作不方便,而且导管置入蛛网膜下腔较费时、腰麻后头痛的发生率也随之增加,目前在临床上还很少应用。

5.腰麻-硬膜外联合麻醉(CSEA)

(1)腰麻-硬膜外联合麻醉的特点:CSEA是近年来逐渐受欢迎的一种新型麻醉技术,其优点:①起效快、肌松满意、阻滞效果好、镇痛作用完善。②麻醉药用量小,降低了药物对母体和胎儿的不良影响。③可控性好,灵活性强,可任意延长麻醉时间,并可提供术后镇痛。④笔尖式穿刺针对组织损伤小,脑脊液外漏少,头痛发生率低。

(2)腰麻-硬膜外联合麻醉的方法:常用的CSEA有两种。①单点法(针内针法):左侧(或右侧)卧位,选择$L_{3\sim4}$进行穿刺,穿刺针进入硬膜外隙后,将腰麻针经硬膜外针内腔向前推进直到出现穿破硬脊膜的落空感,拔出腰麻针芯,见脑脊液流出,将局麻药注入蛛网膜下腔,然后拔出腰麻针,再经硬膜外针置入导管。其不足之处是当发生置管困难时,可能在置管时其麻醉固定于一侧或放弃置管则会出现麻醉平面不够。②双点法:常用T_{12}～L_1间隙行硬膜外穿刺置管,$L_{3\sim4}$间隙进行腰麻。优点在于麻醉平面易控性好,硬膜外穿刺和腰穿不在同一椎间隙,减少硬膜外注入的局麻药进入蛛网膜下腔的量及导管进入蛛网膜下腔的机会。

(3)常用局麻药及浓度选择:常用局麻药的比重、浓度与药量同腰麻所述。

(4)腰麻-硬膜外联合麻醉在临床应用中的地位及注意事项:①由于其阻滞快速、肌松完善等特点,使CSEA优于CEA,尤其在紧急剖宫产时。②由于其头痛发生率、局麻药的用量、低血压发生率均低于SA,使CSEA的临床应用多于SA。③CSEA在临床中应用的比例越来越高,但应注意硬膜外导管可经腰麻针穿破的硬脊膜孔误入蛛网膜下腔,硬膜外给药进行补充阻滞范围或进行术后镇痛时均应先注入试验量。④鉴于CSEA的患者有截瘫等神经损伤的发生率,建议选择$L_{3\sim4}$间隙实施腰穿。

(五)全身麻醉

1.全麻的特点

剖宫产全身麻醉最大的优点是诱导迅速,低血压发生率低,能保持良好的通气,便于产妇气道和循环的管理。其次,全身麻醉效果确切、能完全消除产妇的紧张恐惧感、产生理想的肌松等都是区域麻醉无法比拟的,尤其适用于精神高度紧张与椎管内麻醉有禁忌的产妇。其不足在于母体容易呕吐或反流而致误吸，甚至死亡。此外，全麻的操作管理较为复杂，要求麻醉者有较全面的技术水平和设备条件，麻醉用药不当或维持过深有造成新生儿呼吸循环抑制的危险。

在我国，全麻在产科剖宫产术中应用不多，但近几年随着重症产妇的增多，为确保产妇与胎儿的安全，在全麻比例上升的同时，全麻的质量也逐渐在提高。

择期剖宫产采用全身麻醉的适应证：①凝血功能障碍者。②某些特殊心脏病患者，因心脏疾患不能耐受急性交感神经阻滞，如肥厚型心肌病，法洛四联症，单心室，Eisen-menger 综合征，二尖瓣狭窄，扩张型心肌病等。③严重脊柱畸形者。④背部皮肤炎症等不宜行椎管内麻醉者。⑤拒绝区域麻醉者。

全身麻醉对胎儿的影响主要通过 3 条途径。

(1)全麻药物对胎儿的直接作用：目前所用的全麻药物几乎都会对胎儿产生不同程度的抑制作用，其中镇静、镇痛药的作用最明显。决定全麻药物对胎儿影响程度的关键因素除了用药种类和剂量外，主要是麻醉诱导至胎儿娩出时间(I-D Intervals)的长度。Datta 等认为，全麻下 I-D 时间>8 分钟时就极有可能发生低 Apgar 评分，因此，应尽量缩短麻醉诱导至胎儿娩出时间，提高手术者的操作水平以缩短切皮至胎儿娩出时间，使全麻对胎儿的影响降到最低点。

(2)全麻引起的血流动力学变化特别是子宫胎盘血流的改变对胎儿氧供的影响：在全麻时，尽管低血压发生率较低，但也应该意识到 90%的临产产妇平卧时子宫都会对腹主动脉、下腔静脉造成压迫，在手术前应考虑到体位的问题，避免仰卧位低血压综合征的发生，减少血管活性药物的使用，因为这些药物虽然可以维持血流动力学的稳定但是他们却减少了子宫胎盘的血流。

(3)全麻过程中通气、换气情况的改变所致的酸碱变化及心排血量的变化对胎儿的影响：因产妇的氧耗量增加，功能残气量减少，氧储备量下降，在麻醉诱导前先用面罩吸纯氧或深吸气 5 分钟，以避免产妇及胎儿低氧血症的发生。而且在全麻中应维持动脉二氧化碳分压在 4.27～4.53 kPa(32～34 mmHg)，在胎儿娩出前避免过分过度通气，因由此产生的碱血症会使胎盘和脐带的血流变迟缓，并使母体的氧离曲线左移，减少氧的释放，影响母体向胎儿的氧转运。

2.麻醉方法

产妇进入手术室后，采取左侧卧位或垫高右侧臀部 30°，使之稍向左侧倾斜。连续监测血压、心电图、脉搏血氧饱和度，开放静脉通路，准备吸引器，选择偏细的气管导管(ID 6.5～7.0 mm)、软导丝、粗吸痰管及合适的喉镜，做好困难插管的准备。同时手术医师进行消毒、铺巾等工作准备，开始诱导前，充分吸氧去氮 3～5 分钟。静脉快速诱导，硫喷妥钠(4～6 mg/kg)或丙泊酚(1.0～2.0 mg/kg)、氯琥珀胆碱(1.0～1.5 mg/kg)静脉注射，待产妇意识消失后由助手进行环状软骨压迫(用拇指和中指固定环状软骨，示指进行压迫)，待咽喉肌松弛后放置喉镜行气管内插管。证实导管位置正确并使气管导管套囊充气后才可松开环状软骨压迫，此法可有效减少呕吐的发生。麻醉维持在胎儿娩出前后有所不同，胎儿娩出前需要浅麻醉，为满足产妇与胎儿的氧供可以吸入 1∶1 的氧气和氧化亚氮，并辅以适量吸入麻醉药(恩氟烷、异氟烷、七氟烷)，以不超过 1%为佳，肌松剂选用非去极化类(罗库溴铵、维库溴铵、顺阿曲库铵)，这些药通过胎盘量少。阿片类药对胎儿异常敏感，宜取出胎儿，断脐后应用以及时加深麻醉。娩出胎儿后静脉注射芬太尼(100 μg)或舒芬太尼(10 μg)，同时氧化亚氮浓度可增至 70%。手术结束前 5～10 分钟停用吸入药，用高流量氧“冲洗”肺泡以加速苏醒。待产妇吞咽反射，呛咳反射和神志完全恢复后才可以拔除气管内导管。

总之，剖宫产全麻应注意的环节有：①仔细选择全麻药物及剂量。②有效防治仰卧位低血压综合征。③断脐前避免过度通气，以防止子宫动脉收缩后继发胎盘血流降低，对胎儿造成不利影响。④认真选择全麻诱导时机(待消毒，铺巾等手术准备就绪后再诱导)，以尽力缩短 ID 时间。通过注意各环节，全麻对胎儿的抑制是有可以避免的。

3.全身麻醉的并发症及处理

(1)插管困难：由于足月妊娠后产妇毛细血管充血，体内水分潴留，致舌、口底及咽喉等部位水肿；另一方面脂肪堆积于乳房及面部。这些产妇特有的病生理特点使困难气管插管的发生率大为提高。产妇困难插管的发生率约为0.8%，较一般人群高10倍，Mallampati气道评分Ⅳ级和上颌前突被认为是产妇困难气道的最大危险因素。产妇死亡病例中有10%没有进行适当的气道评估，随着椎管内麻醉比例的增加，产妇总的病死率有所下降，但全麻病死率几乎没有改变。1979—1990年的一项麻醉相关的产妇死亡的研究显示，因气道问题死亡占全麻死亡的73%。问题在于：没有足够时间评估气道；意料外的气道水肿；急诊手术；操作者水平所限；对插管后位置确认不够重视等。对策：根据实际情况尽可能全面的评估气道；除常规备齐各型导管、吸引器械等设施外，可能尚需备气道食管联合导管、喉罩等气道应急设施，并做好困难插管的人员等准备，当气管插管失败后，使用面罩正压通气，或能使口咽通畅的仪器保证通气，如果仍不能通气或不能使患者清醒，那么就应该实施紧急气管切开了。

(2)反流误吸：反流误吸也是全麻产妇死亡的主要原因之一，急诊手术和困难插管时更容易出现。不做预防处理时，误吸综合征的发生率为0.064%。在美国，大多数医院碱化胃液已作为术前常规。尽管没有一个药物能杜绝反流，但30 mL的非颗粒抗酸剂可显著降低反流后的风险。H_2受体阻滞剂(如雷尼替丁)虽能碱化胃液但不能立即起效，需提前2小时服用，其余对策包括：术前严格禁食水；麻醉前肌内注射阿托品0.5 mg；快速诱导插管时先给小剂量非去极化型肌松药如维库溴铵1mg以消除琥珀胆碱引起的肌颤，避免胃内压的显著升高；诱导期避免过度正压通气，并施行环状软骨压迫闭锁食管；给予5-HT受体拮抗剂如格雷司琼预防呕吐。

(3)术中知晓：术中知晓是产科全身麻醉关注的另一个问题，部分全麻剖宫产者主诉术中做梦或能回忆起术中的声音，但全麻剖宫产术中知晓的确切发生率目前尚无统计。术中知晓并不一定导致显性记忆，但即便是在没有显性记忆的情况下，隐性记忆也可产生不良影响，甚至是创伤后应激反应综合征(PTSD)。有研究发现，单纯50%的氧化亚氮(笑气)并不能提供足够的麻醉深度，术中知晓的发生率可高达26%。有学者对3 000例孕妇辅以低浓度的强效挥发性麻醉药(如0.5%的氟烷、0.75%的异氟烷或1%的恩氟烷或七氟烷)，可使知晓发生率降至0.9%，同时不增加新生儿抑制。娩出后适当增加笑气和挥发性麻醉药的浓度，给予阿片类或苯二氮䓬类药物以维持足够的麻醉深度也可降低知晓的发生率。

(4)新生儿抑制：除某些产前急症外，很多原因都可导致新生儿抑制，已证实，臀位和I-D时间延长是导致全麻下剖宫产新生儿抑制和窒息的重要因素。有研究显示，全麻和椎管内麻醉下行择期剖宫产时，新生儿酸碱状态、Apgar评分、血浆β内啡肽水平、术后24小时和7天行为学均无明显差异，但全麻下ID时间与1分钟Apgar评分存在显著相关。ID时间<8分钟，对新生儿的抑制作用有限；ID时间延长，可减少Apgar评分，但只要防止产妇低氧和过度通气、主动脉压迫和低血压或是控制ID时间<3分钟，新生儿的酸碱状态可不受影响。

(5)宫缩乏力：挥发性吸入麻醉药呈浓度相关性抑制宫缩，这在娩出前是有益的，但术后可能导致出血。有人分别用0.5MAC的异氟烷和8 mg/(kg·d)丙泊酚持续输注维持麻醉(两组都合用67%N_2O和33%O_2)，结果异氟烷组产妇宫缩不良比例较高。如果能将挥发性吸入麻醉药浓度控制在0.8～1.0MAC以下，子宫仍能对缩宫素有良好的反应。氧化亚氮对子宫张力无直接影响。氯胺酮对宫缩的影响各家报道不一。

(6)产妇死亡和胎儿死亡：尽管全麻下剖宫产的相对危险度较高，但考虑到全麻在高危剖宫产术中的地位，全麻剖宫产母婴病死率高居不下也不足为奇。美国麻醉护士协会(AANA)对1990—1996年有关产科麻醉的内部资料进行回顾：新生儿死亡和产妇死亡是最常见的严重并发症，分别占27%和22%，产妇死亡病例中有89%是在全麻下实施剖宫产的，不能及时有效控制气道是导致产妇死亡最主要原因。

二、紧急剖宫产麻醉

紧急剖宫产是指分娩过程中母体或胎儿出现异常紧急情况需快速结束分娩而进行的手术，是产科抢救母胎生命的有效措施之一。常见原因为胎儿宫内窘迫、前置胎盘、胎盘早剥、脐带脱垂、忽略性横位、肩难产、子宫先兆破裂、产时子痫等，以急性胎儿宫内窘迫因素手术者为多见。由于手术是非常时刻临时决定的，以最快的速度结束产程、减少手术并发症、降低新生儿窒息率、保证母婴安全，高质量地完成手术是最终目的。故急诊剖宫产麻醉的选择非常重要。

紧急剖宫产时通常选择全麻，或静脉麻醉辅助下的局麻，也可通过原先行分娩镇痛的硬膜外导管施行硬膜外麻醉。美国妇产科学会(ACOG)指出，对于因胎心出现不确定节律变化而行剖宫产者，不必要将椎管内麻醉作为禁忌，腰麻-硬膜外联合麻醉使麻醉诱导时间缩短，镇痛及肌松作用完全，内脏牵拉反应少，避免了应用镇静镇痛药对胎儿造成的不良影响，减少新生儿窒息和手术后并发症，提高了剖宫产抢救胎儿的成功率，对减少手术后并发症起到很大的作用，是多数胎儿宫内窘迫可选择的麻醉方式。而且如果事先已置入硬膜外导管，通过给予速效的局麻药足以应付大多数紧急情况。如遇到子宫破裂、脐带脱垂伴显著心动过缓和产前大出血致休克等情况仍需实施全麻。

注意要点：①对急诊或子痫昏迷患者需行全麻时，宜按饱胃处理，留置胃管抽吸，尽可能排空胃内容物。术前给予 H_2 受体阻滞药，如西咪替丁以减少胃液分泌量和提高胃液的 pH，给予 5-HT 受体拮抗剂如格雷司琼预防呕吐。②快速诱导插管时先给小剂量非去极化型肌松药以消除琥珀胆碱引起的肌颤，避免胃内压的显著升高，插管时施行环状软骨压迫闭锁食管，以防反流误吸。③常规备好应对困难气道的器具如：小号气管导管、管芯、喉罩、纤支镜等。④由于氯胺酮的全身麻醉效应及其固有的交感神经兴奋作用，故对妊娠高血压综合征、有精神病史或饱胃产妇禁用，以免发生脑血管意外、呕吐误吸等严重后果。

三、特殊剖宫产麻醉

(一)多胎妊娠

一次妊娠有两个或两个以上的胎儿，称为多胎妊娠。多胎妊娠属高危妊娠，与单胎妊娠相比较，具有妊娠并发症发生率高，病情严重等特点，并易导致胎儿生长受限，低体重儿发生率高，其围产儿病死率是单胎妊娠的 3～7 倍，随着辅助生育技术的提高和广泛开展，多胎妊娠发生率近年来有上升趋势，故如何做好多胎妊娠的分娩期处理十分重要。而多胎妊娠的分娩方式选择又与新生儿窒息密切相关，所以选择正确的分娩方式尤为重要。分娩方式对新生儿的影响：研究表明，第一胎儿出生后新生儿评分在剖宫产与阴道分娩两组间并无差异，而第二、三胎经阴道分娩组新生儿窒息率显著高于剖宫产组。因此，对于手术前已明确胎位不正、胎儿较大、产道狭窄或阴道顺产可能性不大的多胎妊娠以及前置胎盘、妊娠高血压综合征、瘢痕子宫及有母体并发症的产妇等应以剖宫产为宜。

1.多胎妊娠，妊娠期和分娩期的病理生理变化

(1)心肺功能易受损：多胎患者，宫底高，可引起腹腔和胸腔脏器受压，心肺功能受到影响，血流异常分布。胎儿取出后腹压骤减，受压的腹部脏器静脉扩张，双下肢血流增加，循环血容量不足引起血压下降；或胎儿取出后腹压骤减使下肢淤血回流，血压上升加重心力衰竭。因此在取胎儿时严密观察血压、心率、呼吸的变化，进行补液和使用缩血管药或扩血管药维持循环稳定。

(2)易并发妊娠高血压综合征：由于子宫腔过大，子宫胎盘循环受阻造成胎盘缺氧，如合并羊水过多，使胎盘缺血更甚，更易发生妊娠高血压综合征，比单胎妊娠明显增多，发生时间更早，而且严重并发症如胎盘早剥、肺水肿、心力衰竭多见。

(3)易并发贫血：多胎妊娠孕妇为供给多个胎儿生长发育，从母体中摄取的铁、叶酸等营养物质的量就更多，容易引起缺铁性贫血和巨幼红细胞性贫血；另外，多胎妊娠孕妇的血容量平均增加 50%～60%，较单胎妊娠血容量增加 10%，致使血浆稀释，血红蛋白和血细胞比容低、贫血发生程度严重，使胎儿发育受限。贫血不及时纠正，母体易发贫血性心脏病。

(4)易并发早产：多胎妊娠子宫过度膨胀，宫腔内压力增高，易发生胎膜早破，常不能维持到足月，早产儿及低体重儿是围产儿死亡的最主要因素，也是多胎妊娠最常见的并发症之一。

(5)易并发产后出血：多胎妊娠由于子宫腔容积增大，压力增高，子宫平滑肌纤维持续过度伸展导致其失去正常收缩功能，且多胎妊娠有较多的产前并发症。妊娠高血压综合征者因子宫肌层水肿，及长期使用硫酸镁解痉易引起宫缩乏力导致产后出血。此外，多胎妊娠子宫肌纤维缺血缺氧、贫血和凝血功能的变化、胎盘附着面大，使其更容易发生产后出血。准备好常用的缩宫剂：如缩宫素、卡孕栓等，以及母婴急救

物品、药品;术中建立两条静脉通道,做好输血、输液的准备。

2.多胎妊娠的麻醉处理要点

(1)重视术前准备:合并心力衰竭者一般需经内科强心、利尿、扩血管、营养心肌等综合治疗以改善心功能。妊娠高血压综合征轻、中度者一般不予处理,重度者给硫酸镁等解痉控制血压,以提高麻醉和手术耐受性。

(2)椎管内麻醉是首选方法:因其止痛效果可靠,麻醉平面和血压较易控制。宫缩痛可获解除,对胎儿呼吸循环几乎无抑制。

(3)充分给氧:妊娠晚期由于多胎子宫过度膨胀,膈肌上抬可出现呼吸困难等压迫症状。贫血发生率达40%,还有严重并发症如心力衰竭。氧疗能提高动脉血氧分压,对孕妇和胎儿均有利,故应常规面罩吸氧。

(4)合适体位:仰卧位时手术床应左倾20°~30°角,以防仰卧位低血压综合征的发生。有报道90%产妇于临产期取平卧位时出现仰卧位低血压综合征。多胎妊娠发生率更高。

(5)加强术中监护:常规监测心电图、血压、脉搏血氧饱和度、尿量,维持术中生命体征平稳。血压过低、心率过缓者,给麻黄碱、阿托品等心血管活性药。心力衰竭、妊娠高血压综合征者,随着硬膜外麻醉起效,血管扩张,血压一般会有所下降,只有少数患者才需降压处理。注意补液输血速度,特别是重度妊娠高血压综合征者,往往已使用大量镇静解痉药及降压利尿药,注意预防术中、术后循环衰竭的发生。

(6)促进子宫收缩减少产时出血:多胎妊娠剖宫产中最常见并发症是产后出血,主要原因是子宫收缩力差。子宫肌层注射缩宫素10 U,静脉滴注缩宫素20 U,多能获得理想的宫缩力量,促进子宫收缩减少产后出血。

(7)重视新生儿急救处理:由于双胎妊娠子宫过度膨胀,发生早产可能性明显增加,平均孕期260天,有一半胎儿体重<2500 g。多胎妊娠的新生儿中低体重儿,早产儿比例多,应做好新生儿抢救保暖准备,尽快清除呼吸道异物。重度窒息者尽早气管插管,及时建立有效通气。心率过缓者同时胸外心脏按压,并注射血管活性药物和纠酸药品等。

(8)术后镇痛:适当的术后镇痛可缓解高血压,心力衰竭,有利于产妇康复。

(二)畸形子宫

畸形子宫类型有双子宫、纵隔子宫、双角子宫、单角子宫、弓形子宫等。畸形子宫合并妊娠后,在分娩时可发生产程延长,胎儿猝死以及胎盘滞留等。为挽救胎儿,畸形子宫妊娠的分娩方式多采用剖宫产。但就麻醉而言,无特殊处理,一般采用椎管内麻醉均可满足手术。

(三)宫内死胎

指与孕期无关,胎儿在完全排出或取出前死亡。尽管围生期病死率下降,宫内死胎的发生率一直持续在0.32%,宫内死胎稽留可引起严重的并发症——“死胎综合征”,这会引起潜在的、渐进的凝血障碍,纤维蛋白原浓度下降<120 mg/dL,血小板减少<100 000/μL,aPTT 延长大多在纤维蛋白原浓度下降<100 mg/dL时才出现。凝血障碍发生率(平均20%)首先取决于死胎稽留的时间:在宫内胎儿死亡最初10天内这种并发症很少出现,时间若超过5周,25%~40%的病例预计发生凝血障碍病。因为从胎儿死亡到开始治疗的时间大多不明,确诊死胎后,为排除凝血障碍的诊断必须立即进行全套凝血检查:纤维蛋白原浓度、抗凝血酶Ⅲ浓度、血小板计数、aPTT、凝血活酶值以及*D*-二聚体。对血管内凝血因子消耗有诊断意义的是纤维蛋白原浓度下降至120 mg/dL以下,抗凝血酶Ⅲ的明显下降,血小板减少至100 000/μL以下,aPTT 延长以及 D-2 聚体浓度升高。治疗应在止血能力降低时(如纤维蛋白原<100/dL),及时给予新鲜冰冻血浆,给予浓缩血小板的绝对适应证是血小板降至20 000/μl以下。凝血障碍严重者均采用全麻完成手术。

(四)产妇脊柱畸形

产妇脊柱畸形,伴随不同程度的胸腔容量减小,加上妊娠中晚期膈肌上抬,严重者可出现肺纤维化、肺不张、肺血管闭塞或弯曲等,引起肺活量降低和肺循环阻力增加,导致肺动脉高压和肺源性心脏病。如发生肺部感染，更增加通气困难，易致心肺功能不全。此外，妊娠期血容量比非孕时血容量增加约35%，至孕32～34周达高峰，每次心排血量亦增加20%～30%，心脏负荷明显加重。因此脊柱畸形合并妊娠常引起呼吸衰竭、循环衰竭，严重者威胁母儿生命。脊柱畸形孕妇对自然分娩的耐受力极低，一旦胎儿成熟，应择期行剖宫产终止妊娠，以孕36～37周为宜。临床麻醉医师应依据脊柱畸形部位、严重程度以及自身的麻醉技术水平来选择麻醉方式。

（陈朝良）

第四节　先兆子痫-子痫的麻醉

先兆子痫是在世界范围内引起母亲严重并发症甚至死亡和胎儿死亡的主要原因，在第三世界国家尤其突出。引起孕产妇死亡的原因包括：脑血管意外、肺水肿和肝脏坏死。

先兆子痫最重要的特征是在妊娠20周后初次发生的高血压和蛋白尿，可进一步分为轻度、中度和重度。轻度先兆子痫的定义是既往血压正常的女性其舒张压超过90 mmHg，蛋白尿小于0.3 g/24 h。重度先兆子痫是指满足如下条件中至少一项者：①间隔6小时以上的两次测压，收缩压大于160 mmHg或舒张压大于110 mmHg。②迅速升高的蛋白尿（>3 g/24 h）。③24小时尿量少于400 mL。④脑激惹或视觉障碍症状。⑤肺水肿或发绀。此外，不论高血压的程度如何，只要有惊厥发生就应诊断为子痫。

一、病因学

先兆子-子痫的潜在机制目前仍未做出定论。一个主要理论是母体对胎儿组织出现了免疫排斥，最终引起子宫胎盘缺血。

二、病理生理学

许多研究已表明，先兆子痫中缺血胎盘释放的子宫肾素、血管紧张素能广泛地影响全身小动脉，这将导致其闭塞性痉挛，特别是直径200 μm以下的小动脉更易发生痉挛，从而引起高血压、组织缺氧、内皮受损。同时血管内物质如血小板，纤维蛋白等通过损伤的血管内皮而沉积，进一步使小动脉管腔狭小，外周血管阻力增加，使血液浓缩，血容量不足，全血及血浆黏度增高及高脂血症，可明显影响微循环灌流，促使血管内凝血的发生。血管紧张素介导的醛固酮分泌增加可增加钠的重吸收与水肿。这些病理变化必将导致重要脏器相应变化和凝血活性的改变。涉及的系统包括：

（一）中枢神经系统

中枢神经系统激惹可表现为头痛、视觉障碍、反射亢进甚至惊厥。其病因学更倾向于建立在血管痉挛和缺氧的基础上，而非原先认为的大脑水肿。与高血压脑病不同的是，惊厥并非与血压的升高直接相关。

（二）心血管系统

尽管先兆子痫常伴有水钠潴留，但液体与蛋白从血管内转移至血管外可导致血容量不足。先兆子痫产妇平均血容量较正常产妇血容量低9%，在重度病例中可低至30%～40%。外周血管收缩导致的体循环阻力增高和左室每搏功指数升高，易导致左室劳损，由此可能出现与中心静脉压和肺毛细血管楔压无甚关联的左室舒张功能障碍。因此容量治疗时应在MAP、CVP的监测下、在合理应用扩血管的药物下小心进行。

（三）凝血系统

血小板附着于内皮损伤处导致消耗性凝血病，使多达1/3的患者罹患血小板减少症，某些严重病例其血小板计数可急剧下降。此外还可能存在血小板功能的异常。严重病例可能进展为先兆子痫的特殊类型——HELLP综合征，即：溶血，肝酶升高，血小板数降低，而高血压和蛋白尿反而是轻微的。

(四)呼吸系统

可表现为肺水肿和上呼吸道(特别是喉)水肿,它可造成呼吸窘迫和气管插管困难,临床中应特别注意,但在病程末期以前很少出现肺的受累。肺水肿最常见于分娩之后,多是由于循环负荷过重、心力衰竭或惊厥时吸入胃内容物造成。

(五)肝脏

肝功能实验室检查显示肝酶水平升高而活性降低,在 HELLP 综合征中尤为突出,这可能是由肝血流降低导致不同程度和范围的缺血或坏死引起。肝破裂是一项罕见但常可致死的并发症。

(六)肾脏

在肾脏肾小球内皮细胞水肿和纤维素沉积,造成毛细血管收缩,肾血流和肾小球滤过率降低,出现少尿和蛋白尿的特征性症状。在伴有低血压和 HELLP 综合征时,疾病常常进展到急性肾衰竭,不过肾脏的预后通常良好。

(七)胎儿胎盘单位

胎盘灌注减少普遍会导致胎儿宫内发育迟缓,胎盘早剥和早产也有很高的发生率。通常需要提早分娩,从而导致胎儿不成熟。

三、围术期处理

先兆子痫的处理包括手术和非手术两方面。因为重症监护技术特别是心血管监控以及疼痛管理领域的专门技术均会起到重要的作用,所以严重先兆子痫病例的两方面处理都应有麻醉医师的参与。

减少母体和胎儿并发症的目标:处理高血压、预防与控制惊厥、提高组织灌注、液体疗法与少尿的处理、决定何时分娩、凝血功能异常的处理。在严重病例治疗应持续至分娩后 24～48 小时。

(一)高血压的控制

先兆子痫患者在降低血压的同时维持甚至提高组织灌注很重要,因此把高血压降至正常水平低限并不恰当,将平均动脉压控制在 100～140 mmHg(130/90～170/110 mmHg)较合适。轻度先兆子痫可能只需要卧床休息,以避免主动脉和腔静脉受压。扩血管应在扩容之后进行,以避免血压下降。

1.肼屈嗪

静脉注射,每次给药 5 mg,随后以 5～20 mg/h 的速度持续静脉滴注以控制血压。该药物是直接生效的血管扩张药,是用于控制先兆子痫性高血压的最常用药物,它可增加子宫胎盘和肾血流。双肼屈嗪起效缓慢(约 15 分钟),重复给药应该间隔 20 分钟。如果间隔时间不够可能会发生严重的低血压。低血压和心动过速通常对补液有良好的反应。

2.甲基多巴

通常是有一定慢性因素的高血压患者的用药。标准剂量也可引起嗜睡、抑郁和直立性低血压。长期用药经验表明,孕妇分次用药,日剂量 1～3 g 是安全的。

3.硝苯地平

硝苯地平虽然是个合理的选择,但对于在先兆子痫患者中的应用尚未得到广泛研究。它的主要用途是对超高血压的紧急处理,常用剂量为 10 mg 口服。短效硝苯地平的剂型为嚼服胶囊的形式,这种服药方法和广泛应用的舌下含服相比要有效和可靠得多。

4.β受体阻滞剂

由于β受体阻滞剂对妊娠中晚期胎儿有毒性作用,出于担心β受体阻滞剂对胎儿的影响,在妊娠危重患者使用这类药物是不明智的。然而有人报道拉贝洛尔已在小部分患者中成功使用。

5.硝普钠/硝酸甘油(持续泵入)

硝酸甘油主要作用于静脉容量血管,在扩容之后疗效会降低。硝普钠,一种强效的阻力和容量血管扩张剂,具有起效快和持续时间短的特点,看似理想的降压药,然而出于其代谢产物——氰化物对胎儿毒性的担心,限制了该药的临床应用。

6.静脉液体疗法

有学者报道扩充血浆容量可从本质上促使血管扩张,降低血压,改善局部血流,优化血管扩张药物的效果。然而在严重的特别是产后发生的先兆子痫中,血浆胶体渗透压降低伴有左室功能障碍,可导致肺水肿和脑水肿的高发率。因此,如果对严重病例进行扩容,就必须监测肺毛细血管楔压。中心静脉压的绝对值对预测肺水肿的风险并无价值,但是通过观察 CVP 的反应谨慎地静脉滴注补液,也是判断心室处理新增容量能力的有用手段。

(二)惊厥管理

目前硫酸镁已被确立为预防反复的子痫惊厥的特效药。在先兆子痫患者惊厥的预防中,静脉注射镁剂的地位也是明确的。尚无文献明确表明什么是终止子痫惊厥的最佳药物。

1.硫酸镁

既是有效的脑血管扩张药,又是强有力的儿茶酚胺受体拮抗剂。治疗血药浓度位于2～4 mmol/L之间。有两种普遍应用的给药方法:①肌肉加静脉注射法指的是静脉注射 4 g 硫酸镁,静脉注射时间要超过 20 分钟;加上一次肌内注射 10 g,随后每 4 小时在每侧臀部各肌内注射 5 g。②静脉注射法则给予 4 g 的负荷剂量,然后每小时 1～3 g 持续静脉泵入以维持治疗血药浓度水平。

镁剂注射的主要不良反应是神经肌肉阻滞,它和血浆镁浓度呈线性关系。通过每隔 1 小时检查膝反射的方法进行神经肌肉监测是判断早期毒性的标准手段。如果发生反射减退,应停止输液直至反射恢复。因为镁通过降低运动神经末梢乙酰胆碱释放,降低终板对乙酰胆碱敏感性和抑制骨骼肌膜兴奋性而增强去极化和非去极化肌松药作用时间和作用强度,在全麻应用肌松剂时最好有神经肌肉监测。肾脏是镁剂的唯一排泄途径,因此肾功能受损是使用镁离子的相对禁忌证。

2.地西泮

仍是广泛用于终止惊厥发作的一线药物,每次给药 5～10 mg,重复给药直至起效。可预防性使用地西泮 10 mg/h 持续泵入,但可能导致过度镇静从而给气道带来危险。对胎儿特别是早产儿产生抑制是导致该药应用减少的主要原因之一。目前更倾向于使用硫酸镁。

3.苯妥英

虽然该药在过去广泛用于子痫惊厥的预防和控制,但最近的证据并不支持这一用法。

惊厥的预防应该从出现头痛、视觉障碍、上腹痛或反射增强等大脑激惹征象时开始。单独的高血压并不一定是抗惊厥治疗的指征,惊厥也有可能在血压中度升高时发作,因此仅血压一项并非为预测惊厥发作可能性的可靠指标。

决定分娩:产科医师通常在母亲的疾病极其严重时采取择期剖宫产。这往往取决于母亲疾病和胎儿存活力之间的平衡。

四、麻醉与镇痛

(一)术前准备

1.详细了解治疗用药

包括药物种类和剂量,最后一次应用镇痛药和降压药的时间,以掌握药物对母胎的作用和不良反应,便于麻醉方法的选择和对可能发生不良反应的处理。

2.临床观察

应常规观察硫酸镁用药后的尿量,有无呼吸抑制,检查膝反射、心率和心电图,有无房室传导阻滞,如有异常应查血镁离子浓度。一旦有中毒表现应给予钙拮抗剂治疗。

3.术前停用降压药

应用 α、β 受体拮抗药;血管紧张素转换酶抑制剂,应在麻醉前 24～48 小时停药。该类药与麻醉药多有协同作用,易导致术中低血压。

总之,麻醉医师必须确保血容量、肾功能以及高血压的控制和抗惊厥治疗是否已达到最佳状态。

（二）分娩镇痛

可以允许轻到中度先兆子痫患者继续正常分娩。如果凝血功能正常，及早进行硬膜外阻滞不仅有助于控制血压和扩张血管，还能减轻由疼痛引起的应激反应和儿茶酚胺释放，往往对患者的管理有所裨益。

（三）麻醉选择

先兆子痫剖宫产手术时怎样选择麻醉技术？是全身麻醉还是区域阻滞？母亲和胎儿的利益以及麻醉医师的相关技能都应被考虑在内。

全身麻醉是用于意识程度降低患者的唯一推荐方法，比如子痫、刚刚有惊厥发作或存在以下问题之一的患者：濒临子痫、严重凝血障碍、妨碍区域阻滞进针的解剖学问题、拟行区域阻滞的穿刺部位有感染。

1.全身麻醉的实施

(1)气道评估：气道水肿并非总是可预见的，但是喘鸣或面部水肿的存在可作为线索。Mallampati 评分可能在分娩中产生显著变化，所以应在立刻要实施全麻之前进行评分。惊厥发作后期、舌或黏膜破裂口也可作为困难插管的警示征象，这类病例可能需要在清醒时行经鼻气管插管。然而，由于这些患者困难气道的不可预见性，麻醉医师应针对不同病例准备相应的器具（比如管芯，喉罩，手术开放气道等）以及有经验的麻醉医师慎重对待困难或失败的插管。

(2)诱导：预充氧气至少 3 分钟后予快速诱导剂；硫喷妥钠 4～5 mg/kg 或丙泊酚 2 mg/kg 或依托咪酯 0.2 mg/kg（不用氯胺酮），加琥珀酰胆碱（1.0～1.5 mg/kg）。

不过在这段时间必须用一定的方法减轻喉镜和插管带来的血流动力学反应。有些方法已证实对胎儿健康有害，比如利多卡因、β 受体阻滞剂和长效阿片类药物等。有人使用血管扩张药（硝酸甘油和硝普钠），但是对胎儿氰化物中毒和母亲颅内压变化的担心限制了其应用。在使用琥珀酰胆碱前给予阿芬太尼 10 μg/kg 能缓解升压反应，而且由于其作用时间短，只引起最小限度的胎儿抑制。

硫酸镁既有血管扩张作用，又有抗儿茶酚胺的作用。诱导后予 40 mg/kg 静脉推注既能缓和升压反应又不会导致随后的血压过低（在清醒时给药会导致疼痛）。$MgSO_4$ 和阿芬太尼可合并用于严重病例从而减少各自的剂量（30.0 mg/kg+7.5 μg/kg）。但如果孕妇高危（MAP 达 180 mmHg），也可使用更高的剂量（60 mg/kg+30 μg/kg）。

不推荐使用肌松药，尤其是在使用硫酸镁之后，因为前者可能在诱导前导致严重的肌无力。需注意的问题是在给予硫酸镁之后，琥珀酰胆碱应带来的肌束颤动可能不出现，给予琥珀酰胆碱后应计时 60 秒再尝试插管。

考虑到异氟烷可能引起脑血管痉挛或脑水肿或两者兼有，最好用中低浓度（0.5～1MAC）维持麻醉，并且在断脐后使用适当的阿片剂。

(3)拔管：拔管引起的过度心血管反应常常被忽视，但它可能和插管时的心血管反应一样严重且具灾难性。此时使用 $MgSO_4$ 和阿芬太尼是不合理的，可以使用血管扩张药物（β 受体阻滞剂，特别是艾司洛尔），或者也可使用利多卡因。

2.区域麻醉的实施

长期有人坚持认为除了最轻微的高血压以外，脊髓麻醉并不适合用于先兆子痫患者，因为可能会导致急剧的低血压。然而最近有作者研究脊髓麻醉在严重妊娠高血压综合征的应用后得到了乐观的结论：虽然在考虑到保守补液时低血压仍然是个问题，但是已经发现子宫胎盘血流并未减少甚至有可能增加，推测其可能的原因是小动脉扩张。

而实践证明，正在使用血管扩张药（甲基多巴，硝苯地平，肼苯曲哒嗪等）治疗的稳定高血压患者是采用脊髓麻醉的合适候选病例，且术前药物管理得越好（液体加上血管扩张药），低血压的问题就越少，与未经治疗的患者相比较越不容易发生血压降低。对于血压未控制、新近诊断或严重的高血压病例，如果没有快速分娩的必要（胎盘早剥，严重胎儿心动过缓），硬膜外阻滞因具有起效慢、可控性好而成为先兆子痫患者的最理想选择。

3.硬膜外麻醉和蛛网膜下腔阻滞的实施

(1)蛛网膜下腔阻滞:建议使用26G或更细的笔尖式穿刺针,根据患者的身高和腹围用1.0～1.6 mL的重比重(加上葡萄糖)0.5%丁哌卡因进行麻醉。较高的患者需用较大的剂量,而体重较重的患者因其有较高的蛛网膜下腔压力,故而需要的量较少。阻滞平面高度的理想目标是T_6。

(2)硬膜外麻醉:选择$L_{1\sim2}$或$L_{2\sim3}$的间隙实施硬膜外腔穿刺置管,使用标准试验剂量。负荷剂量应分次给予而非一次大量注入,从而使阻滞平面的高度缓慢上升,目标也是达到T_6的感觉平面。

在实施蛛网膜下腔阻滞时给予芬太尼的主剂量是10 μg,硬膜外麻醉则是50～100 μg,这会使感觉阻滞更加彻底。

不能仅仅应用扩容疗法简单处理低血压。更为理想的做法是使用合成胶体液(500 mL琥珀酰明胶溶液或羟乙基淀粉溶液)和晶体液(1 000 mL乳酸钠林格液)扩容的同时,必要时分次静脉给予5 mg麻黄碱,因为后者不会对子宫血流产生不利影响,维持血流动力学平稳。

五、术后监护

先兆子痫中70%的惊厥和肺部并发症在术后发生。喉水肿可能在术中恶化,拔管后也可能发生气道窘迫,严重时需要再次插管。只要有临床指征,抗高血压治疗就应继续;只要患者有症状,抗惊厥药物也应维持。如果在术中使用了有创监测,术后就应在重症监护环境下继续使用。良好的术后镇痛可使这类病例的管理变得容易些。在少尿的情况下必须不断地密切关注液体平衡并加以纠正。

(陈朝良)

第五节 围生期出血的麻醉

一、产前出血

产前出血(antepartum haemorrhage,APH),是妊娠期严重并发症,处理不当能危及母儿生命。最常见的产科原因为前置胎盘、胎盘早剥。

(一)前置胎盘

孕28周后胎盘部分或全部附着于子宫下段,甚至胎盘下缘达到或覆盖宫颈内口,其位置低于胎先露部,称前置胎盘。分为完全型、部分型、边缘型。前置胎盘由于胎盘种植于子宫下段,部分并发胎盘植入,该部位肌层菲薄且已被动牵引伸长,缺乏足够有力的平滑肌层收缩止血,因此易发生产前出血休克与产后出血。

1.病因

(1)子宫内膜病变与损伤:如产褥感染、多产、人工流产、剖宫产等。

(2)胎盘发育异常:如多胎妊娠、糖尿病、母儿血型不合、副胎盘、膜状胎盘等。

(3)精卵滋养层发育迟缓。

(4)其他:孕妇年龄大、经产妇、吸烟、可卡因成瘾等。

2.诊断

当患者出现无痛淡红色阴道出血,尤其是怀孕第7个月以后应怀疑前置胎盘。超声可帮助确定诊断。

3.围生期处理

(1)期待治疗:适用于妊娠小于36周,胎儿存活,阴道流血不多,一般情况良好无须紧急分娩者。应绝对卧床休息,左侧卧位,吸氧;纠正贫血;适当用镇静剂;注意阴道流血情况,给予宫缩抑制剂,常用的有硫酸镁、沙丁胺醇,并应用地塞米松促胎儿肺成熟。

(2)终止妊娠:①剖宫产是目前处理完全性及部分性前置胎盘的主要手段。切口应尽量避开胎盘附着处,胎儿娩出后给予宫缩剂,迅速徒手剥离胎盘,大纱垫压迫止血;也可在吸收性明胶海绵上放凝血酶置出血部位再加纱垫压迫;或缝合子宫下段开放的血窦;或结扎子宫动脉或髂内动脉;或纱布条填塞宫腔;上述措施无效时,行子宫切除术。②经阴道分娩适用于边缘性前置胎盘、枕先露、出血量不多、短时间可经阴道分娩者。首先行人工破膜,使胎先露压迫胎盘止血,并可促进子宫收缩加速分娩,如出血量大或产程进展不顺利,立即改行剖宫产。

(二)胎盘早剥

妊娠 20 周后或分娩期,正常位置的胎盘在胎儿娩出前部分或全部从子宫壁剥离称为胎盘早剥。胎盘早剥起病急、进展快,易发生凝血功能障碍,引起 DIC,休克及 DIC 使肾脏的血液灌注量减少,导致急性肾衰竭,也可引起垂体前叶缺血坏死(席汉综合征,Sheehan syndrome)。产妇的病死率很高(1.8%~11.0%),而新生儿的病死率更高,超过 50%。

1.病因

(1)子宫血管病变:慢性高血压、慢性肾脏疾病、重度先兆子痫等。

(2)机械性因素:腹部外伤或孕期性交,外倒转胎位术、脐带过短等。

(3)宫腔内压力突然降低。

(4)子宫静脉压突然升高。

(5)其他:前次胎盘早剥、孕妇吸烟、子宫平滑肌瘤、经产妇等。

2.诊断

子宫触痛、张力过高和暗黑色、凝固的阴道出血是其特有的症状。但阴道失血量常会误导低估母体的实际失血量,胎盘后方可达 3 000 mL 以上的隐性失血而并无明显的外出血。然而,母亲血压和脉搏的改变会提示血容量不足。

3.围生期处理

(1)开放静脉,补充血容量,纠正休克。

(2)终止妊娠:①剖宫产术适用于胎儿窘迫,重型胎盘早剥尤其是初产妇,或孕妇病情恶化,不能在短时间内分娩者,而不论胎儿是否存活。取出胎儿后应马上给予宫缩剂,并按摩子宫。若发现子宫胎盘卒中,通过注射宫缩剂、热盐水湿敷,若不奏效可行子宫动脉上行支或髂内动脉结扎,或用可吸收线大 8 字缝合卒中部位的浆肌层,多能止血而保留子宫。若属不能控制的出血,应行子宫切除。②阴道分娩适用于孕妇一般情况较好,短时间内能结束分娩者。应立即人工破膜,宫口开全后,助产缩短第二产程。胎儿娩出后,立即手取胎盘,给予宫缩剂。应密切观察血压、脉搏、宫高,监测胎心率变化。必要时改行剖宫产。

二、产后出血

产后出血(post partum hemorrhage,PPH)系指胎儿娩出后 24 小时内阴道出血量超过或达到 500 mL,是分娩期严重并发症,是产妇死亡的重要原因之一。最新的研究报道在欧美发达国家产后出血居孕产妇死亡原因的第 2 位,占 21.3%,仅次于先兆子痫(28%),而在我国居产妇死亡原因的首位。

(一)病因

子宫收缩乏力是最常见的原因,占产后出血总数的 70%~90%。胎盘因素:胎盘粘连、植入及畸形等。软产道裂伤。凝血功能障碍、羊水栓塞、重型胎盘早剥、重度先兆子痫等。

(二)诊断

胎儿娩出后 24 小时内阴道出血量超过或达到 500 mL 即可诊断。

(三)围生期处理

(1)补足血容量、面罩高浓度吸氧、子宫按摩以及使用促子宫收缩药物。缩宫素是一种合成的九肽激素,是预防和治疗宫缩乏力性产后出血的常规药物,应引起注意的是使用缩宫素时无须使用大剂量。因为缩宫素是通过缩宫素受体起作用的,而体内缩宫素受体数量有限,大剂量的缩宫素对缩宫素受体起下调作用，从而影响疗效，同时缩宫素是一种血管扩张剂，可加剧低血压，继而引起循环衰竭。另一常用药物甲麦角新碱常规不能静脉注射，因为可能引起高血压，发生脑血管意外，只有抢救时可考虑静脉使用。应该在监测血压的情况下缓慢注射，一般不少于 60 秒。

(2)立即采取措施，暂时阻断子宫血运。宫腔填塞纱条将子宫提出腹腔，止血带绕经双侧骨盆漏斗韧带、子宫动脉于子宫下段后方扎紧，可达到预期效果。

(3)经短期内积极治疗无效者，应行子宫切除。

三、产前、产后出血麻醉与镇痛要点

有产前、产后出血的产妇均有休克、重要脏器灌注不足的危险，因此麻醉医师除了提供麻醉以外更主要的是做好产妇复苏的准备。

(1)麻醉前准备：该类患者麻醉前应注意评估循环功能状态和贫血程度。除检查血、尿常规、生物化学检查外，应重视血小板计数、纤维蛋白原定量、凝血酶原时间和凝血酶原激活时间检查，并做 DIC 筛查试验。警惕 DIC 和急性肾衰竭的发生，并予以防治。胎盘早剥是妊娠期发生凝血障碍最常见的原因，尤其是胎死宫内后，很可能发生 DIC 与凝血功能障碍。DIC 可在发病后几小时内，甚至几分钟内发生，应密切注意监测。

(2)做好抗休克治疗的准备：必须开放两条静脉或行深静脉穿刺置入单腔或双腔静脉导管，监测中心静脉压，为快速补血、补液，及时纠正凝血异常做好准备。术中除备好充足的血源还需做好成分输血的准备，如新鲜冷冻血浆、冷沉淀和浓缩血小板，在出血快速的情况下应使用加压输血器，大量输血易并发低体温，应及早使用液体加温的办法，在血源不足等特殊情况下可用 O 型血救急。

(3)麻醉选择：产前出血多属急诊麻醉，麻醉选择应依病情轻重，胎心情况等综合考虑。凡母体有活动性出血，低血容量休克，有明确的凝血功能异常或 DIC 或要求在 5～10 分钟内进行剖宫产终止妊娠者，全身麻醉是唯一安全的选择。

(4)做好人员及器械准备警惕困难气道。

(5)全麻期间应避免母体过度通气。过度通气可使胸膜腔内压升高，心排血量减少，引起子宫与脐血流量减少，同时呼吸性碱中毒可导致子宫血管收缩，可能导致胎儿低氧血症、胎儿代谢性酸中毒、降低 1 分钟 Apgar 评分以及延迟胎儿开始自主呼吸的时间。

(6)胎儿娩出后，立即使用宫缩剂子宫肌内及静脉注入，同时手法止血，若出血量太大，经短期内积极治疗无效者，应行子宫切除。

(7)预防急性肾衰竭：记录尿量，如每小时少于 30 mL，应补充血容量，如少于 17 mL/h 应考虑有肾衰竭的可能。除给予呋塞米外，应即时检查尿素氮和肌酐，以便于相应处理。

(8)防止 DIC：胎盘早剥时剥离处的坏死组织、胎盘绒毛和蜕膜组织可大量释放组织凝血活酶进入母体循环，激活凝血系统导致 DIC。麻醉前、中、后应严密监测，积极预防处理。

(陈朝良)

第六节 妊娠合并肝炎的麻醉

病毒性肝炎为多种病毒引起的以肝脏病变为主的传染性疾病，目前已发现甲肝病毒(HAV)、乙肝病毒(HBV)、丙肝病毒(HCV)、丁肝病毒(HDV)、戊肝病毒(HEV)以及新的肝炎病毒庚肝病毒(HGV)、输血传播性病毒(TTV)、微小病毒 B19(parvovirus B19)等均可引起病毒性肝炎，但以 HAV、HBV、HCV、HDV 为常见。我国属于乙型肝炎的高发国家，同时妊娠合并病毒性肝炎有重症化倾向，是我国孕产妇死亡的主要原因之一。

一、妊娠与病毒性肝炎的相互影响

（一）妊娠分娩对病毒性肝炎的影响

由于妊娠期肝脏可发生一些生理变化，如由于母体胎儿的营养及排泄，母体新陈代谢旺盛，肝脏负担增大；肝血流从非孕期占心排血量的35%降到28%，胎盘激素阻碍肝脏对脂肪的吸收转运及胆汁的排泄；肝功能也与非孕期略有变化，如血清蛋白降低、α、β球蛋白升高、A/G比值下降、甘油三酯可增加3倍、胆固醇增加2倍、血浆纤维蛋白原升高5%、ALT增高2倍等，这些生理变化可改变病毒性肝炎的病理生理过程和预后，如出现黄疸、肝功能损害较重，比非孕期容易发展为重症肝炎和肝性脑病，其病死率很高。

（二）病毒性肝炎对母体的影响

慢性肝炎者妊娠可使肝炎活动，诱发为慢性重型肝炎。慢性肝炎合并肝硬化的孕妇则18%～35%发生食管静脉曲张出血，病死率高。早孕期病毒性肝炎可加重妊娠反应，常与正常生理反应相混淆而延误诊断，妊娠晚期的病毒性肝炎患者由于醛固酮的灭活能力下降，妊娠高血压综合征发病率增高，而且由于凝血因子合成障碍致产后出血，增加其病死率。在肝衰竭的基础上，以凝血功能障碍所致的产后出血、消化道出血、感染等为诱因，最终导致肝性脑病和肝肾综合征，直接威胁母婴安全。

（三）病毒性肝炎对围生儿的影响

妊娠早、中期肝炎患者流产率可达20%～30%；妊娠晚期肝炎患者早产率可达35%～45%，死产率为5%～20%，胎膜早破率达25%，新生儿窒息率高达15%，而正常妊娠组上述各病的发生率均明显低于肝炎组。多重感染（即有两种或以上病毒复合感染）者比单一感染者预后更差。目前，尚无病毒性肝炎致先天性畸形的确切证据。母婴传播致宫内及新生儿肝炎病毒感染，乙、丙型肝炎多见，甲、戊型肝炎少见，围生期感染的婴儿有相当一部分转为慢性病毒携带状态，以后容易发展为肝硬化或原发性肝癌。

二、病毒性肝炎的分类与诊断

病毒性肝炎按临床表现可分为急性、慢性和重症肝炎3种类型，此外还有一特殊类型，即妊娠急性脂肪肝（acute fatty liver of pregnancy，AFLP）。各型诊断标准：①急性肝炎，近期内出现消化道症状和乏力，血清丙氨酸氨基转移酶（ALT）升高，胆红素升高，病原学检测阳性。②慢性肝炎，肝炎病程超过半年，或原有乙型、丙型、丁型或HBsAg携带史，本次又因同一病原再次出现肝炎症状、体征及肝功能异常。本型中根据肝损害程度，可分为轻度、中度和重度肝炎。轻度患者临床症状体征轻微或缺如，肝功能指标仅1～2项异常。重度患者有明显或持续肝炎症状，如乏力、纳差、尿黄、ALT持续升高、血清蛋白降低，A/G比值异常，血清胆红素升高≤正常值5倍，凝血酶原活动度小于60%，胆碱酯酶＜2 500 U/L。③重症肝炎，起病2周内出现极度乏力、消化道症状和精神症状，黄疸急剧加深，血清胆红素≥正常值10倍，或每天上升≥10 μmol/L，凝血酶原活动度小于40%。④妊娠急性脂肪肝为多发生于妊娠晚期的特殊类型肝损害。病因不甚明确，主要临床表现具重症肝炎的特点，不同的是病原学检查均阴性，病情发展更为迅速和凶险。

妊娠合并肝病的临床表现和预后主要取决于肝细胞损害程度。轻度慢性肝炎肝细胞损伤轻，孕期提高认识，加强监测，注意保肝和营养治疗，预后一般均较好，多数临床无明显症状，在严密观察肝功能、凝血指标及胎儿生长发育下继续妊娠，多数可达到妊娠晚期或足月自然临产，有阴道分娩条件者阴道分娩是安全的。重度或重症以及AFLP临床症状明显，多数有消化道症状，如恶心、厌食、上腹部不适及萎靡不振，临床上易当成一般的不适。尤其是重症或AFLP患者，病情多在2周内迅速恶化，其中AFLP由于无肝炎病史，血清学检查阴性，往往更不易得到及时认识，在出现胃肠道症状时多错当成胃肠炎治疗，影响早期诊断和治疗，这类患者应根据病情及时或尽早终止妊娠，终止妊娠的指征是：①黄疸重，血清胆红素持续升高＞100 μmol/L或每天上升≥10 μmol/L。②转氨酶进行性升高，胆酶分离。③凝血指标变化：PT、APTT延长，血小板减少，凝血酶原活动度＜40%，纤维蛋白原下降等出血倾向。此三项指征中任一项明显加剧，均可为终止妊娠的指征。

三、合并重症肝炎产妇剖宫产的麻醉处理

(一)麻醉选择

在妊娠合并重症肝炎剖宫产的麻醉方式选择时,应根据患者的凝血功能及血小板综合考虑。麻醉要点在于维持呼吸循环的稳定,改善凝血功能及尽量应用对肝功能损害少的药物。

目前,一般的观点认为,在血小板数>60×10^9/L,PT<20 秒,APT T<60 秒,PT 和 APTT 不大于正常值 1.5 倍的情况下,可慎重选用椎管内麻醉,它能减少全麻用药,在无血压下降的情况下,对肝脏无明显影响。

当血小板数<60×10^9 时,则选用全身麻醉。因肝功能损害严重,在麻醉用药中应尽量选用对肝功能和肝血流影响小的药物,剂量也应酌减。此外还应考虑用药的时机,即药物对胎儿的影响。丙泊酚和氯胺酮可以应用于重症肝炎孕妇。琥珀胆碱脂溶性很低,且易被胆碱酯酶迅速分解,难以快速通过胎盘,在常用剂量时极少向胎儿移行,破宫前给予适量的琥珀胆碱,可使子宫充分松弛,有助于胎儿的快速取出。阿曲库铵通过 Hofmann 降解,代谢不依赖于肝肾功能,有利于术后拔管。有报道对重症肝炎孕妇采用氧化亚氮(笑气)与异氟烷维持麻醉,术前后肝功能改变未发现显著性差异,说明上述药物在短时间内对肝功能的影响不大。

(二)麻醉管理

术前避免加重或诱发肝性脑病的因素,保护尚存的肝功能及胎儿,治疗肝性脑病,保护肾功能,补充凝血因子、血小板、新鲜血,防止出血及纠正低蛋白血症等,维持循环稳定,纠正低血压。术中管理应保持呼吸道通畅和持续给氧,维持循环稳定,避免发生低血压,因为缺氧和低血压可造成肝细胞损害加重。术中酌情使用血小板及纤维蛋白原和凝血酶原复合物,改善凝血机制障碍与 DIC。有分析认为胎儿娩出后子宫大出血,行子宫切除不仅能有效制止子宫出血本身,同时也减少了子宫内促凝物质继续释放入血,是治疗 DIC 的有效措施。人工肝支持系统是近年来出现的新技术,即用人工的方法清除血循环中因肝衰竭而产生有害物质的一系列装置,可使肝代谢功能得到一定代偿,从而为肝细胞的再生赢得时间,度过危险期获得康复。

(陈朝良)

第七节 妊娠合并心脏病的麻醉

一、概述

妊娠合并心脏病的发病率高达 0.4%~4.1%,是产妇死亡的第二大原因。妊娠及分娩过程中机体发生了一系列病理生理改变,心血管系统的变化尤为显著。因此,妊娠合并心脏病产妇的麻醉选择和实施,对于麻醉医师来说是一个巨大的挑战。麻醉医师必须通晓妊娠期心血管系统、血流动力学的变化,掌握心脏病的本质特别是不同心脏病的病理生理特点,了解各种麻醉药物对心血管系统的影响以及处理各种术中并发症的常用方法。

(一)妊娠期心血管系统的变化

妊娠期间心血管系统主要发生四方面改变。首先,血容量增加,在妊娠晚期可增加 50%左右。第二,体循环阻力(SVR)进行性下降,虽然心排血量增加 30%~40%,但平均动脉压仍维持正常,收缩压略下降。第三,心脏做功增加,在分娩过程中,由于疼痛及应激,心排血量可增加 40%~50%以上,对于有病变的心脏可能发生严重后果。而且,强烈的子宫收缩可导致“自体血液回输”,使心排血量再增加 10%~15%。第四,产妇往往处于高凝状态,对于一些高血栓风险的患者(瓣膜修补术后)容易导致血液

栓塞。

（二）妊娠合并心脏病的分类

1.风湿性心脏病

随着医疗技术的发展，风湿性心脏病的发病率有所下降。但是风湿性心脏病仍然是妊娠期间最常见的心脏病。主要是瓣膜性心脏病，包括二尖瓣狭窄、二尖瓣关闭不全主动脉瓣狭窄、主动脉瓣关闭不全以及三尖瓣病变。

2.先天性心脏病

大部分先天性心脏病在妊娠前都已实施了心脏手术，只有少部分患者未进行手术。先天性心脏病主要分为：左向右分流（房间隔缺损、室间隔缺损、动脉导管未闭）；右向左分流（法洛四联症、艾森曼格综合征）；先天性瓣膜或血管病变（主动脉瓣狭窄、主动脉瓣关闭不全、肺动脉狭窄）等。

3.妊娠期心肌病

妊娠期或产后 6 个月内出现不明原因的左心衰竭被称为妊娠期心肌病（也有人称之为围生期心肌病）。其发病率有上升趋势，有报道称 7.7％的妊娠相关性孕妇死亡是妊娠期心肌病所致。

4.其他

包括：冠状动脉性心脏病、原发性肺动脉高压、不明原因性心律失常。

（三）麻醉的总体考虑

1.术前评估

对妊娠合并心脏病的孕妇实施麻醉前必须进行充分的评估，包括心脏病的类型、心脏病的解剖特点、病理生理改变特点。重点评估心功能状态以及对手术、麻醉的耐受程度。必要时联合心血管专家、产科专家一同会诊，以便做出正确的判断。

目前对妊娠合并心脏病的功能状态及风险等级评估常采用 Siu 和 Colman 推荐的方法。

2.麻醉选择

麻醉医师在选择麻醉方式时，除了重点考虑心脏病性质和风险分级，还应考虑以下问题：①患者对手术过程中疼痛的耐受程度。②子宫收缩引起的自体血液回输对患者的影响。③子宫收缩剂的影响。④胎儿娩出后解除了下腔静脉的受压所引起的血流动力学急剧改变。⑤产后出血。到目前为止尚没有一种麻醉方法是绝对适用或不适用的。常用的麻醉方法及其优缺点如下。

（1）全身麻醉：其优点为能提供完善的镇痛和肌松；保证气道通畅及充分的氧和；避免椎管内麻醉所致的体循环血压下降等。但也存在一些缺点：若麻醉深度不当，气管插管和拔管过程易导致血流动力学剧烈变化；麻醉药物对心功能的抑制作用；增加肺循环阻力；增加肺内压，导致右心后负荷增加；插管困难发生率高；易发生反流误吸；全身用药对新生儿的影响等。

全身麻醉可用于绝大多数妊娠合并心脏病，特别适用于右向左分流的先天性心脏病如法洛四联症和艾森曼格综合征、原发性肺动脉高压、肥厚型心肌病等。而对于其他类型心脏病患者，全身麻醉不如连续硬膜外麻醉更理想。

（2）椎管内麻醉：连续硬膜外阻滞麻醉是目前妊娠合并心脏病的主要麻醉方法，在高风险的心脏病患者中也有应用。若采用间歇、缓慢追加局麻药，能保持较稳定的血流动力学状态；避免全麻所致的各种不良反应等优点。但是，硬膜外阻滞也存在阻滞不全的可能，以及神经损伤、全脊髓麻醉和椎管内出血等风险。

虽然对于一些病变较轻而且代偿完全的心脏病患者，单次蛛网膜下腔阻滞（腰麻）也可应用，但大多数学者并不主张单次腰麻用于妊娠合并心脏病患者，因为其可导致剧烈的血流动力学变化。

近年来较时髦的方法是连续腰麻，通过留置蛛网膜下腔微导管分次加入微量局麻药，从而达到镇痛完善、血流动力学扰乱轻的效果。已有较多的文献正面报道了该方法在妊娠合并心脏病患者中的应用。

（3）局部麻醉：目前已很少采用。只有在一些麻醉设施较差的小型医院偶尔被采用。

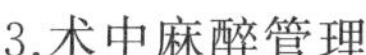

3.术中麻醉管理

(1)妊娠合并心脏病患者的麻醉管理的基本原则是:①维持血流动力学稳定,避免或尽量减少交感神经阻滞。②避免应用抑制心肌功能的药物。③避免心动过速或心动过缓。④根据心脏病的不同类型,选择合适的血管活性药物。⑤避免腹主动脉、下腔静脉受压,保证子宫胎盘的血液灌注。⑥预防反流误吸。⑦对产妇和胎儿实行严密监护。

(2)术中监护首选无创性的方法,常规的检测项目包括:血压、心电图、脉搏血氧饱和度、呼吸等。至于是否需要进行有创性监测取决于患者心脏病的类型及其严重程度。如患者心功能较差、临床症状明显者可施行有创监测。但有些类型的心脏病,如右向左分流、严重的主动脉瓣狭窄、原发性肺动脉高压等,即使症状不明显或没有症状也有必要进行有创监测。包括中心静脉压(CVP)、桡动脉置管测压等。肺动脉导管测压需要较高的技术,而且有较高的风险,但在严重的心脏病患者进行此项监测还是很有必要的。但近来有人对肺动脉监测提出异议,认为此项监测风险过大,得不偿失。故建议使用无创性的经食管心脏超声作为首选的监测方法。

(3)术中应用子宫收缩剂的问题:对于妊娠合并心脏病患者,如果子宫收缩尚可,应尽可能避免使用缩宫素。即使有时必须使用,也应通过静脉缓慢滴注,切忌静脉注射。因为缩宫素能降低体血管阻力和血压,减少心排血量,增加肺血管阻力,外周血管总阻力的下降可引起快速性心律失常。合成的 $PGF_{2\alpha}$ 是一个强效子宫平滑肌收缩剂,可引起严重高血压、支气管痉挛、肺血管和体血管收缩等,因此也禁用于妊娠合并心脏病患者。米索是 PGE1 的类似物,已成功用于产后出血。但对于有冠心病或高血压患者应慎重,因为它可导致血压的剧降。近来有学者建议使用一种称为 B-Lynch 的压力缝合器缝合子宫切口来避免使用子宫收缩剂。

(4)术中应用血管活性药物的问题:术中有许多情况都需要使用血管活性药物。但对于心脏病患者,合理选择血管活性药物尤为重要。麻黄碱、肾上腺素因兼有 α 受体和β受体激动作用,可引起心动过速、增加心脏做功,同时增加肺血管阻力。因而不适用于大多数心脏病患者。纯 α 受体激动剂如去氧肾上腺素、间羟胺可引起反射性心率下降,可用于多数心脏病患者特别是有瓣膜狭窄或肥厚型梗阻性心肌病的患者,但对于有反流性病变的患者可能不利。

4.术后管理

产后头 3 日内,由于子宫收缩缩复,胎盘循环不复存在,大量血液从子宫回输至体循环,加之妊娠期过多的组织间液的回吸收,使血容量增加 15%~25%,特别是产后 24 小时内,心脏负荷增加,容易导致心脏病病情加重,甚至发生心力衰竭或心脏停搏。因此,妊娠合并心脏病的患者在产后 72 小时内必须予以严密监护,对于合并有肺动脉高压者需持续监护到术后 9 天。

另外,有效的术后镇痛对于妊娠合并心脏病患者极为重要。可优先选择患者自控硬膜外镇痛(PCA)。

二、各种类型心脏病的麻醉要点

(一)瓣膜性心脏病

瓣膜性心脏病分为先天性或继发性,风湿热是继发性病变的主要病因。总体上说,妊娠期间由于血容量增加及体循环阻力降低,反流性瓣膜性心脏病患者对妊娠的耐受性高,而狭窄性瓣膜病变因为不能随着前负荷的增加同步增加心排血量,对妊娠的耐受性差。

1.二尖瓣狭窄

二尖瓣狭窄占妊娠期风湿性心脏病的 90%,大约 25%的患者在妊娠期间才出现症状。二尖瓣狭窄可以是独立性病变也可伴有其他瓣膜病变。

(1)病理生理改变:二尖瓣狭窄的最主要病理生理改变是二尖瓣口面积减小导致左房向左室排血受阻。早期,左房能克服瓣膜狭窄而增加的阻力,但随着疾病的发展,左室充盈负荷不足,射血分数降低,同时左房容量和压力增加,并导致肺静脉压和肺毛细血管楔压升高,从而发生肺间隙水肿、肺顺应性下降、呼吸功增加。最终可发展为肺动脉高压、右心室肥厚扩张、右心衰竭。妊娠能加重二尖瓣狭窄,解剖上的中度狭窄可成为功能性的重度狭窄。而且妊娠合并二尖瓣狭窄发生肺充血、房颤、室上速的发生率增加。

(2)麻醉注意事项:妊娠期合并二尖瓣狭窄患者麻醉时应重点关注以下问题。①避免心动过速:因为心动过速时,舒张期充盈时间缩短较收缩期缩短更明显,导致心室充盈减少。若术前存在房颤,尽量控制室率在 110 次/分以下。②保持适当的血容量和血管容量:患者难以耐受血容量的突然增加,术中过快过量输液、强烈子宫收缩等都可导致心脏意外如右心衰竭、肺水肿、房颤等。③避免加重已存在的肺动脉高压:正压通气、CO_2 蓄积、缺氧、肺过度膨胀、前列腺素类子宫收缩剂等都可增加肺动脉阻力,应予以重视。④保持体循环压力稳定:对于重度二尖瓣狭窄,全身血管阻力下降时可被心率增快(心搏量固定)所代偿,但这一代偿很有限。所以,术中应及时纠正低血压,必要时用间羟胺静脉滴注。

至于术中监护,足月妊娠而无症状者,一般不建议有创监护。对于症状明显的高风险患者,可给予有创监护包括 CVP、PAWP 等。

(3)麻醉选择:经阴道分娩者,建议优先选择连续腰段硬膜外阻滞镇痛,能较好保持血流动力学稳定。但近年有学者认为腰麻-硬膜外联合阻滞也是较好的镇痛方法。药物可采用局麻药加阿片类药,加用阿片类药能降低局麻药浓度又不增加交感神经阻滞。在产程早期,可硬膜外或蛛网膜下腔单独应用阿片类药物,也能取得很好的镇痛效果。对于椎管内麻醉禁忌者还可采用阴部神经阻滞的方法。

剖宫产麻醉的选择应考虑麻醉技术导致的体液转移、术中出血等问题。优先选择是硬膜外麻醉,通过缓慢注药来避免血流动力学波动。切忌预防性应用麻黄碱和液体预扩容。对于有症状者,术中补液应根据有创监测结果慎重进行。有些患者术前限制补液、应用β受体阻滞剂和利尿剂等,硬膜外麻醉时可发生严重低血压,此时可小心使用小剂量去氧肾上腺素(不增加心率、不影响子宫胎盘血流灌注)及适当补液来维持血压。房颤患者若出现室率过快,可予以地高辛或毛花苷 C 控制室率在 110 次/分以下,也可使用电复律(但在胎儿娩出前慎用),功率从 25 W/s 开始。窦性心动过速者可用普萘洛尔或艾司洛尔静脉注射。

某些重度二尖瓣狭窄者或硬膜外阻滞禁忌者需行全身麻醉。只要麻醉深度适当,较好抑制喉镜置入、气管插管、拔管等操作所致的应激反应,全麻能够维持较稳定血流动力学。诱导药物避免应用对血流动力学影响较大的药物,建议使用依托咪酯。诱导前最好预防性应用适量β受体阻滞剂如艾司洛尔及阿片类镇痛剂。避免使用能导致心动过速的药物如阿托品、哌替啶及氯胺酮等。瑞芬太尼也是值得推荐的麻醉维持药物。缩宫素应慎用。

2.二尖瓣关闭不全

二尖瓣关闭不全在妊娠合并心瓣膜病变中位居第 2 位。年轻患者中,二尖瓣脱垂是二尖瓣关闭不全的主要原因。单纯的二尖瓣关闭不全患者能很好耐受妊娠。但后期容易出现房颤、细菌性心内膜炎、体循环栓塞以及肺动脉充血。

(1)病理生理学改变:二尖瓣关闭不全,左室收缩期血液反流入左房,导致左房扩大,由于左房顺应性好,早期不易出现肺充血的表现。但随着病程进展,左房心肌受损,以及左房和肺毛细血管楔压升高及肺充血。由于左室慢性容量负荷过多,一部分血液反流入左房,心室需要通过增加做功才能泵出足够的血液进入主动脉,会导致左室心肌肥厚,晚期左室扩大。另外,通过主动脉瓣的前向血流可减少 50%～60%,这取决于血流通过主动脉瓣和二尖瓣之阻力的比率。因此,降低左室后负荷可增加二尖瓣关闭不全患者射血分数。

在妊娠期,左室受损的患者难以耐受血容量增加,容易发生肺充血。不过妊娠时的外周血管阻力降低可增加前向性血流,相反分娩时或麻醉不完善时的疼痛、恐惧以及子宫收缩都可增加儿茶酚胺的水平而导致体循环阻力增高。

(2)麻醉注意事项:妊娠合并二尖瓣关闭不全麻醉时应重点关注以下问题。①保持轻度的心动过速,因为较快的心率可使二尖瓣反流口相对缩小。②维持较低的外周体循环阻力,降低前向性射血阻抗可有效降低反流量。③避免应用能导致心肌抑制的药物。

(3)麻醉选择:分娩时提供有效镇痛能避免产痛所致的外周血管收缩,从而降低左室后负荷。连续硬膜外阻滞和腰硬联合阻滞是首选的镇痛方法。

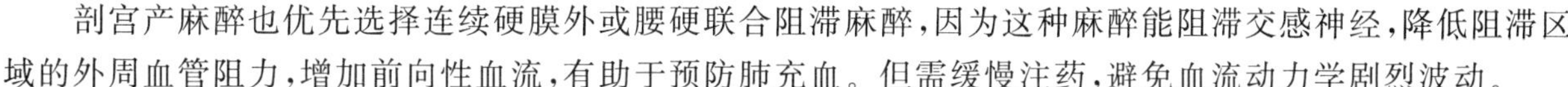

剖宫产麻醉也优先选择连续硬膜外或腰硬联合阻滞麻醉，因为这种麻醉能阻滞交感神经，降低阻滞区域的外周血管阻力，增加前向性血流，有助于预防肺充血。但需缓慢注药，避免血流动力学剧烈波动。

如果选择全麻，氯胺酮、泮库溴铵是值得推荐的药物，因为两者都能增加心率。如果术中出现房颤应及时处理。其他注意事项及术中监护也同二尖瓣狭窄。

3.主动脉瓣狭窄

主动脉瓣狭窄是罕见的妊娠合并心脏病，发病率仅0.5%～3.0%。临床症状出现较晚，往往需经过30～40年才出现。因正常主动脉瓣口面积超过3 cm^2，只有当瓣口面积小于1 cm^2 时才会出现症状。但一旦出现症状，病死率高达50%以上。妊娠不会明显增加主动脉瓣狭窄的风险。

(1)病理生理学改变：主动脉瓣狭窄导致左室排血受阻，使左室慢性压力负荷过度，左室壁张力增加，左室壁向心性肥厚，每搏心排血量受限。正常时心房收缩提供约20%的心室充盈量，而主动脉瓣狭窄患者则高达40%，因此保持窦性心律极为重要。左室心肌肥厚及心室肥大导致心肌缺血，加之左室收缩射血时间延长降低舒张期冠状动脉灌流时间，最终发生左室功能不全，肺充血。

主动脉瓣狭窄的风险程度取决于瓣膜口的面积及主动脉瓣口两端的收缩期压力梯度。收缩期压力梯度>50 mmHg表明重度狭窄，风险极大。妊娠期由于血容量增加及外周阻力下降可增加收缩期压力梯度。

(2)麻醉注意事项：妊娠合并主动脉瓣狭窄的麻醉应重点关注以下问题。①尽量保持窦性心律。避免心动过速和心动过缓。②维持充足的前负荷，特别要避免下腔静脉受压，以便左室能产生足量的每搏输出量。③保持血流动力学稳定，只允许其在较小的范围内波动。

对于收缩期主动脉瓣口两端的压力梯度大于50 mmHg者或者有明显临床症状者，建议给予有创监护(如前)。

(3)麻醉选择：经阴道分娩者建议行分娩镇痛。连续硬膜外阻滞或腰硬联合阻滞用于分娩镇痛存在争议。因为主动脉瓣狭窄患者不能耐受交感神经阻滞引起的前负荷和后负荷的下降。尽管有文献报道成功地将CSEA用于主动脉瓣狭窄产妇的分娩镇痛，但并不主张其作为常规应用。蛛网膜下腔或硬膜外单纯注射阿片类镇痛药用于分娩镇痛值得推荐，因为其对心血管作用轻，不影响心肌收缩，不影响前负荷，不降低SVR等。

对于合并主动脉瓣狭窄患者行剖宫产的麻醉，区域麻醉和全身麻醉都可谨慎选用。但到底哪种麻醉方式更适合，存在争论。最近在Anesthesia上的两篇关于该类产妇麻醉方式选择的编者按，认为区域阻滞特别是椎管内麻醉存在深度的交感神经阻滞引起低血压、心肌和胎盘缺血的缺点。故有人提出，传统的硬膜外麻醉禁用于此类患者，但国内外大多数学者认为可谨慎使用。而全身麻醉可避免这些不良反应，提供完善的镇痛，而且在发生临床突发心脏意外时，保证气道通畅、充足氧供，使紧急心脏手术成为可能。因此，相对而言，全身麻醉更可取。全身麻醉的注意点参照二尖瓣狭窄。药物可选择对血流动力学影响较轻的依托咪酯联合适量阿片类药物及肌松药琥珀胆碱。应避免使用挥发性麻醉剂，但可应用氧化亚氮。同时尽量避免使用缩宫素。术中低血压可用间羟胺或去氧肾上腺素。

4.主动脉瓣关闭不全

主动脉瓣关闭不全可以先天性或后天性的。约75%的病例是由风湿热所致。该类患者往往有较长的潜伏期，因此常在40～50岁才出现症状。大部分主动脉瓣关闭不全的患者都能安全度过妊娠期，但仍有3%～9%的患者可能出现心力衰竭。

(1)病理生理学改变：主动脉瓣关闭不全时，左心室长期容量超负荷，产生左室扩张、心肌肥厚、左室舒张末期容量(LVEDV)降低以及射血分数降低等。病变程度取决于反流口的面积、主动脉与左心室间的舒张压梯度以及病程的长短。随着疾病的进展，可发生左心衰竭，肺充血及肺水肿等。妊娠可轻度增加心率，因此可相对缓解主动脉瓣关闭不全的症状。

(2)麻醉注意事项：妊娠合并主动脉瓣关闭不全的麻醉应重点关注以下问题。①避免体循环阻力增加。需要提供完善的镇痛，避免儿茶酚胺增加而导致SVR上升，术中可用硝普钠或酚妥拉明来降低

SVR。②避免心动过缓。该类患者对心动过缓耐受性很差，因心动过缓延长心室舒张期的持续时间，主动脉的反流量也增加，应维持心率在80～100次/分。③避免使用加重心肌抑制的药物。

(3)麻醉选择：经阴道分娩者建议优先选择硬膜外或腰硬联合行分娩镇痛。因为其降低后负荷、预防SVR上升和急性左室容量超负荷。

剖宫产的麻醉选择及处理与二尖瓣关闭不全基本相同

5.瓣膜置换术后

随着经济的发展和医学技术的提高，妊娠合并瓣膜性心脏病患者有许多都在产前施行了瓣膜置换术。对于此类患者，应了解是否有血栓形成、瓣膜流出口大小、有否心内膜炎及溶血等情况。但重点应关注抗凝剂的使用情况。为了避免双香豆素对胎儿的致畸作用，妊娠期间应用肝素代替进行抗凝治疗。因此，对此类患者实施椎管内麻醉时应评估凝血功能，以免硬膜外血肿、蛛网膜下腔出血等不良反应的发生。近来，也有人应用低分子肝素来抗凝。由于低分子肝素的半衰期长，除非停用12～24小时，否则对此类患者不得使用硬膜外或蛛网膜下腔阻滞麻醉。

(二)先天性心脏病

1.左向右分流心脏病

主要有房间隔缺损(ASD)、室间隔缺损(VSD)及动脉导管未闭(PDA)等。

(1)室间隔缺损：发病率占成人先天性心脏病的7%。病情严重程度取决于缺损口的大小及肺动脉高压的程度。大部分无肺动脉高压者都能很好耐受妊娠。但少数较大缺损合并有肺高压者，病死率高达7%～40%。妊娠期间血容量、心排血量增加可加重左向右分流及肺动脉高压。

1)病理生理学改变：血液从左室分流至右室，增加肺血流，早期可通过代偿性肺血管阻力降低而保持正常的肺动脉压。晚期，特别是较大缺损的VSD，分流量大，肺血管阻力不能代偿，可导致肺动脉高压，加上左室做功过度而发生左心衰竭，肺动脉高压加剧，最终致右心衰竭，当左右心室压力相等时，可出现双向分流或右向左分流。

2)麻醉注意事项：VSD患者的麻醉应重点关注以下问题。①避免体循环阻力增加。但对于伴有肺高压者，也不应过度降低体循环阻力。②避免心率过快。③避免肺循环阻力升高，以免发生分流反转。关于麻醉选择，剖宫产和分娩镇痛都可优先选择硬膜外或腰硬联合阻滞麻醉。必要时也可选择全身麻醉。

(2)房间隔缺损：是最常见的先天性心脏病。病情进展缓慢，即使存在肺血流增加，也能较好耐受妊娠。但妊娠引起的血容量、心排血量增加可加重左向右分流以及右室做功增加，心力衰竭发生率增加。其病理生理学改变也类似于VSD。麻醉注意事项：ASD患者麻醉时应重点关注以下问题。①避免体循环阻力增加。②避免肺循环阻力下降，但对于肺动脉高压者应避免肺循环阻力增加。③防止并及时纠正室上性心律失常。麻醉选择可参照VSD。

(3)动脉导管未闭：较大分流的PDA患者往往已接受手术治疗。而较小者临床发展缓慢，能较好耐受妊娠。①病理生理改变：主要是主动脉血液直接向肺动脉分流。增加肺血流量，最终形成肺动脉高压、右心衰竭。严重者也可致右向左分流。②麻醉注意事项：基本与ASD患者的麻醉相同。

2.右向左分流的心脏病

(1)法洛四联症：对妊娠的耐受性很差，孕妇合并该心脏病的病死率高达30%～50%。这种心脏病包括右心室流出道梗阻、室间隔缺损、右心室高压及主动脉骑跨等4个解剖及功能异常。

1)病理生理改变：右心室流出道梗阻导致通过室间隔缺损的右向左分流，分流程度取决于室缺的大小、右室流出道梗阻的程度及右室收缩力。因此保持右室收缩力对于保持肺动脉血流和外周血氧饱和度很重要。但对于存在有动脉圆锥高压者，增加心肌收缩力可加重梗阻。另外，体循环压下降可加重分流及发绀。妊娠增加肺血管阻力、降低体循环阻力而加重分流。

2)麻醉注意事项：法洛四联症患者麻醉时应重点关注以下问题。①保持血流动力学稳定，避免体循环阻力下降。②避免回心血量减少。③避免血容量降低。④避免使用能引起心肌抑制的药物。

3)麻醉选择：阴道分娩者建议分娩镇痛。可以选择阿片类药物全身用药、椎管内应用阿片类药物及谨慎使用连续硬膜外阻滞(如果SVR能很好维持的话)。第一产程椎管内单纯应用阿片类镇痛药是最安全的方法。第二产程骶管阻滞较硬膜外安全。小剂量氯胺酮在产钳术中应用被证明是安全的。

剖宫产麻醉应优先选择全身麻醉，虽然小剂量低浓度的硬膜外麻醉也可谨慎使用，甚至近来有人报道了成功地使用连续腰麻，但血流动力学变化难以预料，风险较大。麻醉诱导应缓慢，避免过剧的血压下降，可复合采用阿片类药、依托咪酯及肌松药。术中维持可采用瑞芬太尼、卤族类吸入麻醉剂(如异氟烷可维持正常或轻微升高右心室充盈压)。建议行有创监护，一旦出现体循环压下降，应予以及时处理。

(2)艾森曼格综合征：约占先天性心脏病的3%。该病包括肺动脉高压、原有的左向右流出道由于肺动脉高压而发生右向左分流、动脉低氧血症。各种左向右分流的心脏病晚期都可发展成艾森曼格综合征。该病的病死率极高，达50%以上。其病理生理学改变与法洛四联症相似，右向左分流程度取决于肺动脉高压程度、分流孔大小、体循环阻力、右心收缩力等。妊娠可显著加重分流程度。麻醉注意点同法洛四联症。

(三)妊娠期心肌病

又称围生期心肌病(peripartum cardiomyopathy，PPCM)，是指既往无心脏病史，又排除其他心血管疾病，在妊娠最后一个月或产后6个月内出现以心肌病变为基本特征和充血性心力衰竭为主要临床表现的心脏病。该病发病率1∶3 000到1∶15 000不等。其病因不明，可能与病毒感染、自身免疫及中毒有关。高龄、多产、多胎、营养不良的产妇中发病率较高。随着治疗技术的提高以及心脏移植的开展其病死率有所下降，但仍然在15%～60%，更有报道其病死率高达85%。

1.病理生理学改变

主要是心肌受损，心肌收缩储备能力下降。分娩和手术应激都可增加心脏做功如心率增快、心搏量增加、心肌收缩加强等，导致心肌氧耗增加，进一步加剧心肌损害，舒张末期容量增加、心排血量下降，最终导致心室功能失代偿。

2.麻醉注意事项

PPCM患者麻醉时应重点关注：①避免使用抑制心肌的药物。②保持窦性心律和正常心率。③避免增加心肌氧耗的各种因素。④谨慎使用利尿剂和血管扩张剂，注意控制液体输入量。⑤注意预防术中血栓脱落。

3.麻醉选择

经阴道分娩的产妇行分娩镇痛时可优先选用连续硬膜外阻滞镇痛。该方法有助于避免产痛所致的后负荷增加。对有心功能失代偿的患者，可缓慢注射局麻药加或不加阿片类镇痛药以降低心脏前后负荷。不主张硬膜外阻滞前常规给予预防性扩容或预防性使用血管活性药物。第二产程避免过度使用腹压，必要时可采用产钳或头吸器助产。产后慎用缩宫素。

剖宫产麻醉全身麻醉和区域阻滞麻醉都可选用。虽然全身麻醉具有完善的气道管理、充分的氧供和完善的镇痛，但多种全麻药物都有加重心肌抑制的作用以及全麻插管和拔管过程增加心脏负荷。因此，PPCM患者选用全身麻醉的比例正在下降。若区域阻滞禁忌，可谨慎选用全身麻醉。全麻时可选用氧化亚氮、依托咪酯、瑞芬太尼等对心血管影响较小的药物。有人主张用喉罩来代替气管插管，以避免插管所致的过剧应激反应。区域阻滞可优先选择硬膜外麻醉，但需避免过快建立麻醉平面，导致血流动力学过剧改变。另外，腰硬联合麻醉也非常适用于该类患者，但需控制腰麻药物剂量。近年报道较多的、也被多数专家接受的方法是连续腰麻(CSA)，采用小剂量局麻药加阿片类镇痛药缓慢注射，从而避免血流动力学过剧波动，又有较完善的镇痛和麻醉效果。术中若出现明显的心力衰竭，可使用血管扩张剂硝酸甘油和利尿剂如呋塞米(速尿)，谨慎使用强心剂毛花苷C(西地兰)。若哮喘症状明显，必要时使用沙丁胺醇(舒喘灵)。

总之，该疾病风险较大，需做好充分的术前准备，必要时联合心内科医师会诊，做出正确判断，制订合理预案。严密术中监护，特别是有创监测。

(陈朝良)

第八节　妊娠糖尿病的麻醉

妊娠可引起机体能量代谢复杂变化，包括胰岛素分泌过多和抗胰岛素效应增加、空腹血糖低、对酮体易感等。胰岛素通过调节血糖、脂肪和蛋白质代谢对母婴健康起关键作用。妊娠糖尿在妊娠妇女中发病率高达2%～4%，其中90%的病例是妊娠期糖尿病(GDM)。GDM被分为两型：A1型糖尿病空腹和餐后2小时血糖分别低于5.2 mmol/L和6.67 mmol/L，可通过控制饮食治疗，不需要胰岛素。A2型糖尿病空腹治疗和餐后2小时血糖分别高于5.2 mmol/L和6.67 mmol/L，需要胰岛素治疗。

非妊娠期糖尿病分为1型和2型，其中1型糖尿病由于自身免疫破坏胰腺胰岛细胞引起，该类型患者依赖外源性胰岛素。2型糖尿病与GDM相似，都是由于胰岛素抵抗引起的。90%以上的GDM产妇在分娩前病情会有所发展，30%～50%的GDM产妇在未来7～10年可能发展成为2型糖尿病。

一、糖尿病对妊娠的影响

(一)对孕妇的影响

GDM主要由于对胰岛素抵抗增加引起胰岛素分泌相对不足，糖不能进入外周组织及糖利用下降，糖原分解增多，血糖增高。脂肪降解增多，游离脂肪酸释放过多引起酮体增多，酮体在体内聚集到一定程度会发生代谢性酸中毒如酮症酸中毒。另外，高血糖还可引起细胞内外渗透压发生变化，继发于尿糖的渗透性利尿使体内水分和电解质丢失增加，如果不及时治疗将引起血容量减少、酮体聚集、酸中毒和电解质紊乱。血浆高渗状态还可使细胞内钾外流，酸中毒加重细胞内钾外流。高血糖同时还可以使机体对感染的抵抗力下降，不利于伤口愈合。

在糖尿病孕妇中，高血压和先兆子痫的发生率高于正常人群，有肾病和高血压的糖尿病孕妇更易患肺水肿和左心室功能不全。

(二)对胎儿及新生儿的影响

糖尿病产妇所生新生儿病死率增加的主要原因有先天发育异常、胎儿宫内窘迫、巨大儿、早产和新生儿低血糖等。

巨大儿在糖尿病产妇中很常见，可能的机制是在糖尿病未控制的产妇存在胎儿高血糖症和高胰岛素血症。其确切机制还不清楚。糖尿病产妇的胎盘因绒毛扩大而稠密，这些扩大的绒毛通过减少绒毛内间隙使子宫胎盘血流减少35%～45%，合并有心血管病变和肾功能不全的糖尿病产妇其子宫胎盘血流减少更加明显，宫内生长迟缓和新生儿代谢并发症同样与脐动脉血流减少有关。糖尿病未控制产妇还可引起胎儿血糖的慢性波动，由于葡萄糖胎盘通过率大于胰岛素，加上胎儿的胰岛素抵抗性，可引起新生儿低血糖。

二、麻醉前准备

对不同类型与不同阶段的患者采用不同的治疗措施，包括饮食疗法、口服降糖药和胰岛素治疗等，改善全身状况，增加糖原贮备，提高患者对麻醉、手术的耐受性。

(一)择期手术患者的麻醉前准备

糖尿病产妇理想的饮食控制为：126～209 J(30～50 cal/kg)体重。糖类食物应占总热量的40%～50%，剩余的热量由脂肪和蛋白质提供。

麻醉手术前对糖尿病产妇血糖控制标准为：①空腹血糖控制在5.6 mmol/L或更低，餐后2小时血糖低于7.8 mmol/L。②无酮血症、尿酮体阴性。③尿糖测定为阴性或弱阳性(＋或＋＋)。患者经过饮食控制疗法及口服降糖药物达上述标准，为避免术中发生低血糖，术前不要求血糖降到正常水平。已用长效或中效胰岛素的患者，最好术前2～3天改用普通胰岛素，以免麻醉与手术中发生低血糖。对酮症酸中毒患

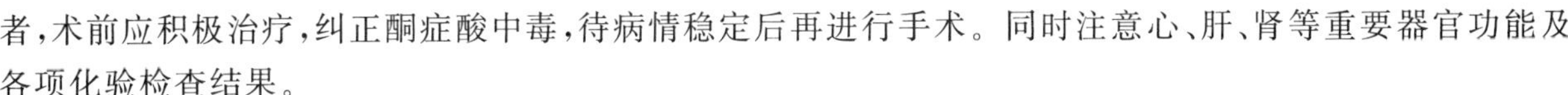

者，术前应积极治疗，纠正酮症酸中毒，待病情稳定后再进行手术。同时注意心、肝、肾等重要器官功能及各项化验检查结果。

（二）急诊手术的术前准备

糖尿病产妇行急诊手术时，首先应急查血糖、尿糖、尿酮体，做血清钾、钠、HCO_3^-、pH 等测定。如患者血糖高伴有酮血症时，权衡酮症酸中毒的严重性和手术的紧迫性，如果非紧迫性急诊应先纠正酮症酸中毒。酸中毒的主要原因是胰岛素的分泌不足所致，因此应以补充胰岛素为主纠正酸中毒。如血糖＞22.2 mmol/L、血酮增高达（＋＋＋＋）以上，第 1 小时给普通胰岛素 100 U，待血糖下降至13.8 mmol/L 时，每小时给普通胰岛素 50 U，静脉注射葡萄糖 10 g。同时严密监测血糖和尿糖；每 4～6 小时给普通胰岛素 10～15 U，维持血糖 8.3～11.1 mmol/L 之间。pH＜7.1 时应给 5％碳酸氢钠 250 mL，根据血气及 pH 结果调整剂量。最好待尿酮体消失、酸中毒纠正后再行手术，如果是紧迫性急诊可边手术边纠正酮症酸中毒。

三、麻醉方法的选择

尽可能选择对糖代谢影响最小的麻醉方法和麻醉药物。硬膜外阻滞对糖代谢影响小，可部分阻滞交感肾上腺系统，减少母体儿茶酚胺的分泌，有助于对血糖的控制，还可能有利于胎盘灌注，对糖尿病产妇尤为有利，应作为首选方法。但对糖尿病产妇剖宫产实施硬膜外阻滞容易引起低血压，糖尿病产妇的胎儿比非糖尿病产妇的胎儿更易发生低氧血症及低血压，这对胎儿宫内生长迟缓和胎儿宫内窘迫者有很大危害。低血压的预防比治疗更为重要，可在麻醉前预防性快速输注林格液 1 000 mL，麻醉完成后将手术台左倾 15°使子宫左侧偏移可有效预防低血压的发生。治疗低血压可通过快速输注液体和血管加压药。如果糖尿病产妇能很好地控制或分娩前不用含糖液体充分扩容，避免发生低血压，对于糖尿病产妇剖宫产实施腰麻也是安全的。全麻对机体的代谢影响较大，且该类患者可能出现插管困难，故不作为首选麻醉方法。对需要全麻的产妇应选择对血糖影响最小的全麻药如安氟醚、异氟醚、氧化亚氮及麻醉性镇痛药，麻醉深度适宜，麻醉期间加强对循环、呼吸、水电解质及酸碱平衡的管理。不论选用何种麻醉方法，应避免使用肾上腺素等交感兴奋药，局麻药中不加肾上腺素，可用麻黄碱代替。

四、围术期处理

（一）术中葡萄糖和胰岛素的应用

术中血糖、尿糖的监测应作为常规监测项目，一般术中每 2 小时测定一次，以控制血糖在 5～6.94 mmol/L，尿酮阴性、尿糖维持在（±）的程度为宜。

术中一般应用短效普通胰岛素。应根据血糖及尿糖结果给予胰岛素。糖尿病产妇分娩时，小量的胰岛素就可以维持血糖接近正常水平。

椎管内麻醉患者清醒时诉心慌、饥饿感、眩晕、出冷汗可考虑有低血糖。全麻期间患者出现不明显原因的低血压、心动过速、出汗、脉压增大或全麻停药后长时间不苏醒，也应考虑有低血糖可能，最好及时抽血查血糖，如低于 2.7 mmol/L，可明确诊断。治疗通过静脉注射 50％葡萄糖 20～40 mL 即可。

（二）麻醉管理

在麻醉与手术期同应尽量避免严重缺氧、CO_2 蓄积、低血压等可使儿茶酚胺释放增加、导致血糖升高的不利因素。加强对呼吸管理，维持适宜的麻醉深度，保持血流动力学稳定，对糖尿病患者尤为重要。糖尿病患者胃排空时间延迟，术中注意预防呕吐误吸的发生。糖尿病患者对感染的抵抗力较差，在应用局麻或椎管内麻醉时，穿刺应严格无菌操作，如穿刺部位有感染应改其他麻醉方法，或避开感染部位，以防感染扩散。围术期感染的防治很重要，除生殖道感染外，术后留置导尿易发生泌尿道感染，应常规应用抗生素 3～5 天，使母婴安全渡过围术期。术后由于胎盘排出后胰岛素的抵抗激素迅速下降，因此需根据血糖监测结果、调整胰岛素用量、同时注意酮症酸中毒、电解质平衡，防止低血钾。

（陈朝良）

第九节 孕妇非产科手术的麻醉

妊娠期实施外科手术的情况并不多见，有1%～2%的孕妇需要实施非产科手术，然而一旦需要实施手术，则这些手术都是不可避免的，并且比较紧急甚至有生命危险，这无疑给麻醉科医师和手术医师提出了挑战。常见妊娠期手术包括与产科原因相关的宫颈功能不全、与外伤有关的手术、一些急腹症和近年兴起的胎儿手术等。妊娠期手术的麻醉处理比非孕状态手术的麻醉处理复杂得多，妊娠期麻醉要同时考虑孕妇与胎儿的安全，与围生期产科麻醉不同的是，妊娠期非产科手术麻醉要考虑的最重要问题是防止流产，同时防止因麻醉剂通过胎盘抑制胎儿发育，还必须考虑早期妊娠妇女胎儿畸变的危险性。胎儿手术的目的是通过多学科合作治疗胎儿疾病，胎儿手术的麻醉既要考虑给孕妇实施麻醉，又要考虑如何使胎儿安全度过围术期。

一、妊娠期孕妇的生理改变及麻醉对孕妇的影响

(一)妊娠期孕妇的生理改变

妊娠使孕妇的生理发生很大的变化，这些变化会影响麻醉的实施。

1.循环系统改变

(1)心排血量增加。

(2)血容量增加。

(3)妊娠子宫对主动脉、下腔静脉的压迫引起的改变，即仰卧位低血压综合征(supine hypotensive syndrome，SHS)。

2.呼吸系统改变

(1)呼吸系统黏膜毛细血管充血、肿胀(孕妇渗透压降低引起)。

(2)由于潮气量和呼吸频率增加导致每分通气量增加。

(3)呼气末二氧化碳浓度降低。

(4)功能残气量减少。

(5)氧需要增加。

3.胃肠道改变

(1)由于胃动力降低导致胃液容量增加，酸度增加。

(2)食管下端括约肌压力降低。

4.中枢和周围神经系统改变

全麻、硬膜外麻醉和蛛网膜下腔麻醉的麻醉剂用量降低。

(二)麻醉对孕妇的影响

妊娠后孕妇的生理变化使其各个系统的代偿能力降低，麻醉药物对孕妇的影响要比对普通人群的影响更大、更剧烈。

1.麻醉对孕妇呼吸系统的影响

孕妇FRC下降，对缺氧的代偿能力下降，由于乳房发育、胸部脂肪增加，也限制了胸式呼吸动作，使胸廓顺应性降低，麻醉诱导后可使FRC进一步降低，而正常人麻醉诱导并不导致FRC的明显下降。$PaCO_2$下降，氧离曲线右移，有利于胎儿血供增加，全身麻醉时$PaCO_2$应该维持在28～32 mmHg。体重增加，毛细血管通透性增加，呼吸道、声门水肿，麻醉诱导后孕妇容易发生舌后坠，这通常会给全身麻醉诱导过程中维持气道通畅增加麻烦。

2.麻醉对孕妇循环系统的影响

孕妇循环系统改变表现为血容量、心排血量增加，稀释性贫血，仰卧位动脉-腔静脉受压，血管反应性

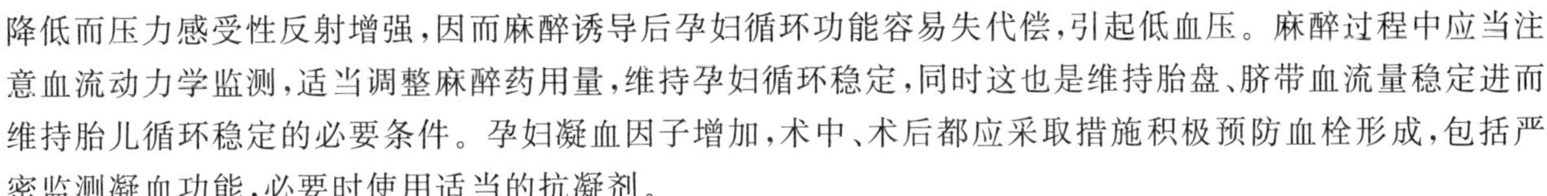

降低而压力感受性反射增强，因而麻醉诱导后孕妇循环功能容易失代偿，引起低血压。麻醉过程中应当注意血流动力学监测，适当调整麻醉药用量，维持孕妇循环稳定，同时这也是维持胎盘、脐带血流量稳定进而维持胎儿循环稳定的必要条件。孕妇凝血因子增加，术中、术后都应采取措施积极预防血栓形成，包括严密监测凝血功能，必要时使用适当的抗凝剂。

3.麻醉对孕妇消化系统的影响

妊娠期由于胃动力降低导致胃液容量增加，酸度增加，胃-食管括约肌张力常减低，麻醉后胃-食管括约肌张力变得更加低，胃内容物更容易反流，高酸度胃液一旦误吸，将导致孕妇严重肺部并发症。

4.麻醉对孕妇神经系统的影响

孕妇自主神经系统的变化是双相的，早期迷走神经张力增加交感神经活动降低，血容量增加，中、晚期迷走神经张力降低，交感神经活动增加以适应子宫对血管的压迫效应和胎儿脐循环的低阻力状态。孕妇MAC降低30%，MV增大，吸入诱导变迅速，吸入药的排除也相应增快。神经组织对局麻药敏感度增加，治疗剂量和中毒剂量降低30%，同时蛛网膜下腔、硬膜外腔容积减小，所以常规剂量药物常会导致广泛的麻醉阻滞平面，因而麻醉时应当谨慎用药。

二、麻醉对胎儿的影响

对胎儿这一人群来说，麻醉最大的顾虑是麻醉剂对其的致畸作用，对于大多数麻醉剂的致畸作用目前尚无确切的证据；其次考虑的就是麻醉操作及麻醉药物对胎盘血流的影响。实际上胎儿血供不足导致胎儿发育受到影响甚至其致畸作用要远比麻醉药物的影响大。麻醉剂对胎儿的影响可分为镇静剂、催眠剂、阿片类镇痛剂、肌肉松弛剂以及吸入药物的急性影响和医务工作者因职业原因吸入麻醉剂引起的慢性影响。孕妇接受麻醉和手术可能导致胎儿的生活环境产生改变，引起先天性畸形、自然流产、宫内死胎和早产等后果。

导致孕妇围术期严重低血压或者低氧血症的因素极易引起胎儿畸形，碳水化合物代谢异常或者高热也是致畸的因素，低体温并不引起胎儿畸形。

离体或动物试验证明麻醉剂可以减缓细胞生长和分裂，具有细胞毒性与致畸作用，但是在人体却没有发现这些情况发生。这可能与以下因素有关：①对某一种属具有致畸作用的药物对其他种属没有致畸作用。②药物持续作用时间不同，实验时麻醉药在孕期只有21天的大鼠作用时间长达12小时到24小时得出的结果肯定是无法与孕期长达40周的人类只使用几个小时的麻醉药相比。③用药剂量的影响。

（一）急性暴露

虽然人体实验证明麻醉剂急性暴露可以导致自然流产的发病率增加，却不能证明麻醉剂对胎儿有致畸作用。国外研究证明孕妇在孕期早、中期实施手术者自然流产的发病率明显增加，该项研究发现这些手术多数是在全麻下实施的，所以无法比较全麻与局麻导致自然流产的发病率。孕期手术和非手术的孕妇所生胎儿先天性异常的发病率没有区别，而手术孕妇早产和宫内胎儿发育迟滞的发病率却很高。

（二）慢性暴露

有文献报道女性麻醉医师和其他手术室工作人员自然流产和胎儿先天性异常的发病率增加，工作时使用吸入麻醉剂的女牙科医师及其助手也比不使用吸入麻醉剂者自然流产的发病率增加，另外也有人证明麻醉护士比其他科室护士胎儿不良后果的风险增加。目前，吸入麻醉剂导致自然流产的确切原因不明，及时清除手术室内废气有助于降低吸入麻醉剂不良反应的发病率。目前，不同麻醉剂致畸作用的研究结果都是动物实验得出的，很难将这些结论外推到人类。美国食品药品管理局（FDA）根据药物对动物和人类所具有不同程度的致畸危险，将药物对妊娠危险性等级分5级：A、B、C、D、X级，供临床选择孕期安全用药参考。

三、常见孕妇非产科手术的麻醉

(一)概述

胎儿对母体低血压和缺氧十分敏感,当孕妇因出血导致低血压时,母体释放儿茶酚胺,引起子宫收缩,胎盘低灌注,可能导致胎儿损伤。

1.麻醉的目标

(1)使母体的生理功能理想化并维持正常。

(2)维持正常子宫-胎盘血流和氧供,避免并及时处理低血压,避免腹主动脉-腔静脉压迫。

(3)避免药物对胎儿的不良反应。

(4)避免刺激子宫肌(催产作用)。

(5)避免全麻术中知晓。

(6)尽可能不选择全身麻醉。

(7)有条件者监测胎心率、子宫活动。

2.麻醉前评估

麻醉前评估包括与产科医师、新生儿科医师密切的沟通,如果是临产孕妇应当进行超声波诊断,很多与心脏疾病有关的症状如呼吸困难、心脏杂音和周围组织水肿等在正常孕期常见。孕期可能的心电图改变包括心电轴左偏、期前收缩和非特异性的 ST-T 波改变等。术前应当检查相关的实验室检查,包括血常规、生化常规、肝肾功能和凝血功能等,大手术要进行交叉配血。必要时按照急救复苏原则进行抢救,同时采取左侧倾斜体位以防止仰卧位低血压。术前用药应当使用镇痛剂和抑制胃酸分泌药物等。此外,还要了解妊娠中、晚期的孕妇仰卧位时有没有不适感觉出现,平时平躺喜欢采取哪种姿势等,这些信息可供术中调节患者体位时参考。原则上择期手术应当尽量推迟到产后实施,限期手术则最好推迟到妊娠中、晚期实施。

3.妊娠早期实施麻醉要点

妊娠 6～8 周后,孕妇心血管系统、呼吸系统和代谢指标都相应地改变,每分通气量增加,耗氧量也增加,功能残气量降低,氧储备减少,因而孕妇在妊娠早期 6～8 周后已经很容易缺氧,所以麻醉时应当注意维持孕妇呼吸稳定,充分供氧,孕妇会有轻度过度通气,麻醉过程中 $ETCO_2$ 应该维持在 32～34 mmHg。由于妊娠期黏膜血管增加,应该尽量避免经鼻置入通气道;孕妇对麻醉药敏感,吸入麻醉药 MAC 降低约 30%,静脉麻醉药的用量也要相应减少。在孕 15～56 天时胚胎对药物的致畸作用是最敏感的,虽然既往的研究没有确定目前临床上所用的静脉镇静催眠药、阿片类药物等对胚胎有致畸作用,但在这一时期最好避免使用苯二氮䓬类药物,以防导致唇腭裂畸形。这一时期也要避免使用氧化亚氮(笑气),因为氧化亚氮是蛋氨酸合成酶抑制剂,可能影响叶酸代谢,干扰 DNA 合成,从而影响胚胎发育。麻醉维持过程中应当避免出现低血压,以维持子宫、胚胎血供。

4.妊娠中、晚期实施麻醉要点

妊娠中、晚期实施麻醉建议预防性使用制酸剂以防误吸,此时实施麻醉同样要注意妊娠早期麻醉的注意事项。孕妇妊娠中晚期胸壁前后径增加,乳房增大,体重增加,组织水肿,困难气道的可能性增加,麻醉前要充分准备。

处于妊娠中、晚期的孕妇,随着胎儿、子宫的增大,子宫压迫腹腔内血管引起母胎相应的改变是麻醉中要警惕的问题,因为一旦出现腹腔血管受压,不仅会影响母体循环稳定,而且也会进一步导致子宫、胎盘供血不足,使胎儿处于缺氧的威胁之下。孕妇侧卧位、令手术台左偏 15°或者在孕妇右臀下垫枕等都可以使子宫向左移位,有效缓解腹腔血管受压。妊娠期孕妇处于高凝状态,并发症血栓栓塞的发病率至少增加 5 倍,应当采取预防措施。

麻醉过程中最重要的是避免胎儿宫内缺氧,这就要求维持母体正常的氧合与正常的血流动力学状态。麻醉过程中避免母体低氧血症、高碳酸血症、低碳酸血症、低血压和子宫张力增高是十分重要的,这比考虑避免不同麻醉剂的致畸作用还要重要。母体短期轻度缺氧尚可令胎儿耐受，然而母体长时间严重缺氧会引起子宫-胎盘血管收缩、减少子宫 胎盘血流灌注，导致胎儿低氧血症、酸中毒甚至胎儿死亡。母体高碳酸血症直接导致胎儿呼吸性酸中毒，严重呼吸性酸中毒可以引起胎儿心肌抑制，高碳酸血症还引起子宫动脉收缩从而减少子宫、胎儿血供，低碳酸血症也会引起子宫动脉收缩从而减少子宫、胎儿血供，最终导致胎儿酸中毒。过去人们认为处理术中低血压首选麻黄碱，因为动物实验发现与α受体阻断剂相比麻黄碱对子宫血流影响最小，然而最近的调查发现麻黄碱有很多不良反应，如难以静脉持续用药、可以引起母体心动过速以及降低胎儿 pH 可能引起酸中毒等。去氧肾上腺素(新福林)是一种快速、持续时间短的强效缩血管药，具有可以持续静脉输注用药、患者恶心、呕吐发生率低、不会导致胎儿酸中毒等特点，配合晶体液和胶体液静脉快速输注是目前最有效的纠正低血压的方法。然而去氧肾上腺素也有降低心率和心排血量的缺点，临床上用于高危孕妇的资料还不足够多，具体应用时也要严密监测患者病情。

胎心率监测和宫缩描记图监测 妊娠 18～22 周以后就可以监测胎心率，25 周以后就可以监测胎心变异性，如果有条件，手术过程中应该监测胎心率，虽然没有证据表明胎心监测可以改善胎儿结果，但是胎心率监测确实是提示子宫-胎盘灌注不足的很好指标，因而很多产科教科书建议进行监测。

(二)妊娠期外伤手术的麻醉

在导致孕妇死亡的原因中，外伤排在第一位，车祸是导致孕妇外伤的首要因素，其次是摔伤，再次是家庭暴力。孕妇损伤越严重，胎儿受到损伤的风险越高，孕妇外伤后存活者其胎儿死亡常常是由于前置胎盘引起，也可能是由于早产并发症或者对胎儿的直接穿通伤引起。妊娠期外伤分为钝器伤和穿通伤。钝器伤多由车祸、摔伤引起，可能导致包括颅脑外伤、肝脾破裂腹腔内出血、骨盆骨折、子宫胎盘血管损伤等威胁生命的多发性复合伤，由于骨盆区血供丰富，骨盆骨折时可能存在大量隐性失血，妊娠期子宫血流量达 500 mL/min，因此子宫损伤时可能导致大出血。妊娠期增大的子宫将膀胱向腹腔内推移，所以膀胱受损的可能性增加。由于增大的子宫具有保护作用，妊娠期妇女消化道受损的机会降低，由于腹壁和子宫的保护，钝器伤时直接损伤胎儿的可能性较小，但也可能导致胎儿颅骨骨折、颅内出血或者胎盘前置。穿通伤常常导致胎儿损伤，这种情况胎儿病死率高达 40%～70%，妊娠早期因子宫尚在盆腔内受骨盆保护的胎儿受损伤的可能性不大，妊娠中、晚期子宫位于腹腔内时受到穿通伤则容易直接损伤胎儿或者导致胎膜破裂。处理孕妇外伤原则上首先稳定孕妇病情，这样能改善母婴存活率。对于大部分外伤孕妇主要处理方法与普通外伤处理相同，多数需要急诊手术治疗，对于腹部穿通伤，多数专家都建议实施剖腹探查，如果处于妊娠晚期的胎儿宫内窘迫，应该行剖宫产术。

1.麻醉前评估和准备

妊娠期外伤患者病情多数是比较紧急的，麻醉前评估所见病历资料可能不足以充分评估患者状态，故在麻醉前应该更加仔细询问病史、既往史等以采集第一手临床资料，细心地进行体格检查，并且与外科医师、产科医师充分交流，总体掌握患者病情。对于外伤致腹腔内出血比较重、失血量大、病情紧急的孕妇，要准备足够的同型血以备输入，同时准备实施有创监测生命体征器械和血管活性药物。

2.麻醉方法

(1)麻醉方式：①局麻，适合于小伤口的清创缝合术。②臂丛神经阻滞，适合于上肢外伤手术的麻醉。③椎管内麻醉，适合于下肢外伤、下腹部轻伤手术的麻醉。④全身麻醉，适合于所有外伤手术的麻醉，病情严重者首选；妊娠早期患者非全身麻醉可以满足手术要求者尽量不选择全身麻醉。

(2)麻醉实施：①上肢外伤手术选用臂丛神经阻滞麻醉，根据手术部位可以选择肌间沟、锁骨上或者腋路臂丛神经阻滞麻醉，根据手术估计用时的长短可以选择单次或者置管连续阻滞，麻醉诱导时注入局麻药时一定要确定没有注入血管内，预防局麻药毒性反应。②下肢外伤、下腹部轻伤手术可以选择椎管内麻醉，根据不同手术区域选择相应的间隙穿刺(置管)实施麻醉。③病情严重者首选全身麻醉，外伤严重者区域阻滞无法满足手术需要，外伤严重、失血较多甚至失血性休克代偿期的患者都应该选择全身麻醉。麻醉诱导前应当根据个体情况充分准备好应对困难气道措施，麻醉诱导时用药剂量应当根据具体情况相应减小，诱导时尽量避免血流动力学指标大幅度波动，以保障子宫-脐动脉血液供应，同时应当选用临床用药记录良好的药物，减小致畸的可能性。气管插管时操作动作要轻柔，避免加重本来就存在水肿的咽喉区的水肿程度。妊娠8～56天的患者尽量避免使用可能有致畸作用的药物。已经处于失血性休克代偿期的患者，应该首先补充血容量，纠正休克状态的同时实施麻醉诱导。麻醉诱导时要更加小心用药剂量与速度，力求诱导期血流动力学稳定。

3.术中麻醉管理

术中严密监测，及时处理可能出现的胆心反射，术中应当维持确切的镇痛效果，$ETCO_2$ 维持在32～35 mmHg，以适应孕妇妊娠期生理需要。妊娠中、晚期孕妇应该调整体位使子宫偏移以避免仰卧位综合征。术中液体维持量应相对增加以适应妊娠期血容量增加的需要。妊娠期血容量增加、心排血量增大，这通常会掩盖低血容量病情，在发现血流动力学指标不稳定前可能已经失血达2 L或者孕妇血容量的30%，所以应该警惕潜在的低血容量，及时纠正，维持麻醉过程中血流动力学稳定。必要时监测有创血流动力学指标，根据监测结果指导治疗。

（三）妊娠期急性阑尾炎行阑尾切除术的麻醉

急性阑尾炎是妊娠期较常见的外科并发症，妊娠期发病率为0.1%～3%，妊娠各期均可发生急性阑尾炎，但以妊娠前6个月内居多，妊娠并不诱发阑尾炎。因妊娠期病程发展快，易形成穿孔和腹膜炎，因而是一种潜在危险的并发症，早期诊断和处理极为重要。妊娠期间，随着子宫的增大，盲肠和阑尾向上向外移位，临床表现不典型，给诊断造成困难，常因延误诊疗发生坏疽和穿孔，其穿孔率比非孕期高2～3倍。同时增大的子宫把大网膜向上推，不能包围感染病源，炎症不易局限而扩散、造成广泛的腹膜炎，当炎症波及子宫浆膜层时，可刺激子宫收缩，发生流产、早产或刺激子宫强直性收缩，导致胎儿缺氧而死亡。

妊娠合并阑尾炎，宜手术治疗。妊娠早期（1～3个月），阑尾切除术对子宫干扰不大；中期（4～7个月），胚胎在子宫内已固定，不易流产，是手术切除阑尾的最好时机；晚期（8～9个月），即使手术造成早产，婴儿大多也能存活。可以说，妊娠并发阑尾炎对胎儿存活的危险不是手术造成的，而是延误诊断或拖延手术引起的，特别是一旦阑尾穿孔，后果不堪设想。

1.麻醉前评估和准备

麻醉前应该详细询问孕妇现病史、既往史、手术史、药物过敏史等，询问术前禁食禁饮时间，复习术前必要检查结果，包括血常规、血清电解质检查结果、凝血功能等，病情较重患者应该了解更多的相关检查信息。与患者充分沟通，解除患者恐惧心理。并且与外科医师、产科医师充分交流，总体掌握患者病情。察看腰背部皮肤是否适合实施椎管内麻醉，检查背部是否有水肿，椎间隙是否可以触诊清楚等。

2.麻醉方法

（1）麻醉方式：首选连续硬膜外麻醉，不适合实施硬膜外麻醉的患者则选择全身麻醉。

（2）麻醉实施：硬膜外麻醉选择 $T_{11,12}$ 或 T_{12}/L_1 间隙穿刺硬膜外置管，硬膜外置管时要细心谨慎，尽量减少导管对硬膜外腔内血管的损伤甚至导管置入硬膜外腔血管丛内导致置管失败，硬膜外麻醉诱导的剂量应该根据具体情况相应减小，因为妊娠期患者神经组织对局麻药敏感度增加，治疗剂量和中毒剂量降低30%，同时蛛网膜下腔、硬膜外腔容积减小，所以常规剂量药物常会导致广泛的麻醉阻滞平面。同时要尽量避免麻醉阻滞平面过广，导致患者血压下降，这对胎儿极其不利。

（3）麻醉监测和维持：麻醉过程中应该常规监测血压、呼吸频率和幅度、SpO_2、尿量、体温等指标，孕25周以上的患者有条件应监测胎心率和宫缩描记图。

3.术中麻醉管理

术中麻醉维持应该确保镇痛完善，可以适当使用镇静镇痛剂，但是应当避免使用可能有致畸作用的药物，例如咪达唑仑、地西泮等，尽量使用B级药物进行镇静镇痛。术中应该及时补液，以补充代偿性血管内容量扩张量、缺失量、维持量、丢失量和液体再分布量。术中吸氧，增加孕妇氧储备，维持患者循环稳定，这样就能够维持子宫和脐动脉的血供和氧供。

（四）妊娠期胆囊切除术的麻醉

妊娠期急性胆囊炎和胆石症的发病率仅次于急性阑尾炎，国外报道妊娠期急性胆囊炎的发病率为

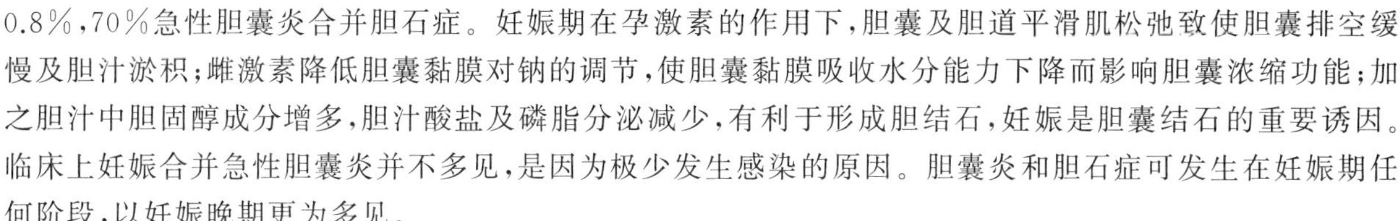

0.8%,70%急性胆囊炎合并胆石症。妊娠期在孕激素的作用下,胆囊及胆道平滑肌松弛致使胆囊排空缓慢及胆汁淤积;雌激素降低胆囊黏膜对钠的调节,使胆囊黏膜吸收水分能力下降而影响胆囊浓缩功能;加之胆汁中胆固醇成分增多,胆汁酸盐及磷脂分泌减少,有利于形成胆结石,妊娠是胆囊结石的重要诱因。临床上妊娠合并急性胆囊炎并不多见,是因为极少发生感染的原因。胆囊炎和胆石症可发生在妊娠期任何阶段,以妊娠晚期更为多见。

妊娠合并急性胆囊炎,绝大多数合并胆石症,主张非手术疗法,多数经非手术治疗有效。经非手术治疗效果不佳且病情恶化者,或并发胆囊积脓、胆囊穿孔及弥漫性腹膜炎时,应尽快行手术治疗。于妊娠早、中期行腹腔镜切除胆囊,对母婴较安全,对妊娠无明显不良影响。于妊娠晚期手术时,应行术式简单的胆囊造瘘,保持引流通畅,伴胆管结石者,行切开取石及引流术。

1.麻醉前评估和准备

尽量避免妊娠早期麻醉手术,麻醉前应该详细询问孕妇孕期、现病史、既往史、手术史、药物过敏史等,询问术前禁食禁饮时间,复习术前必要检查结果,包括血常规、血清电解质检查结果、凝血功能等,病情较重患者应该了解更多的相关检查信息。与患者充分沟通,解除患者恐惧心理。并且与外科医师、产科医师充分交流,总体掌握患者病情。体格检查重点检查孕妇张口程度,是否有黏膜水肿,头后仰、转动角度,气管是否居中等情况,评价是否属于困难气道,以做好麻醉准备。孕妇平时习惯的平躺体位也对术中麻醉有参考价值。

2.麻醉方法

(1)麻醉方式:首选全身麻醉

(2)麻醉诱导:麻醉诱导前应当根据个体情况充分准备好应对困难气道措施,麻醉诱导时用药剂量应当根据具体情况相应减小,诱导时尽量避免血流动力学指标大幅度波动,以保障子宫-脐动脉血液供应,同时应当选用临床用药记录良好的药物,减小致畸的可能性。气管插管时操作动作要轻柔,避免加重本来就存在水肿的咽喉区水肿程度。

(3)麻醉监测和维持:麻醉过程中应该常规监测血压、呼吸频率和幅度、SpO_2、尿量、体温等指标,有条件者最好监测 $ETCO_2$,孕 25 周以上的患者有条件应监测胎心率和宫缩描记图。麻醉维持可以采用静吸复合或者 TIV A(TCI)维持,术中避免使用氧化亚氮(笑气)吸入麻醉,尤其是在妊娠15~56 天期间。

3.术中麻醉管理

术中严密监测,及时处理可能出现的胆心反射,术中应当维持确切的镇痛效果,$ETCO_2$ 维持在 32~35 mmHg,以适应孕妇妊娠期生理需要。妊娠中、晚期孕妇应该调整体位使子宫偏移以避免仰卧位综合征。术中液体维持量应相对增加以适应妊娠期血容量增加的需要。

(五)妊娠期妇科手术的麻醉

妊娠期常见需要实施手术的妇科疾病,妊娠期间与妇科相关的需要实施手术的疾病有卵巢囊肿蒂扭转、宫颈功能不全等,极其罕见的有因试管婴儿技术引起的宫内孕合并异位妊娠需要清除异位妊娠病灶者,偶见附件其他可疑恶性肿瘤需要立即手术切除者。

1.麻醉前评估和准备

麻醉前应该详细询问孕妇现病史、既往史、手术史、药物过敏史等,询问术前禁食禁饮时间,复习术前必要检查结果,包括血常规、血清电解质检查结果、凝血功能等,病情较重患者应该了解更多的相关检查信息。与患者充分沟通,解除患者恐惧心理。并且与妇科医师、产科医师充分交流,总体掌握患者病情。了解患者呼吸循环状态是否稳定,有无活动性出血,进行全面的体格检查,了解患者的心肺功能,气道情况是否适合气管插管,是否属于困难气道,察看腰背部皮肤是否适合实施椎管内麻醉,检查背部是否有水肿,椎间隙是否容易定位等。

2.麻醉方法

(1)麻醉方式:生命体征稳定的患者首选椎管内麻醉,尤其是妊娠早期的患者,采取椎管内麻醉时所用药物对胎儿影响较小。但是在椎管内麻醉不能满足手术需要或者不能实施椎管内麻醉时则要选择全身麻醉。

(2)麻醉诱导:①根据手术方式、时间可以选择腰麻、连续硬膜外麻醉或者腰硬联合麻醉,实施腰麻穿刺点多选择 $L_{3\sim4}$ 椎间隙,腰麻药用量要相应降低。根据具体情况实施连续硬膜外麻醉穿刺点选择 $T_{11}\sim L_1$ 进行硬膜外腔置管。②选择全身麻醉诱导时尽量避免血流动力学指标大幅度波动,以保障子宫-脐动脉血液供应,同时应当选用临床用药记录良好的药物,减小致畸的可能性。如果评估可能为困难气道,则应做好充分准备。

(3)麻醉监测和维持:麻醉过程中应该常规监测血压、呼吸频率和幅度、SpO_2、尿量、体温等指标,有条件者最好监测 $ETCO_2$,孕 25 周以上的患者有条件应监测胎心率和宫缩描记图。连续硬膜外麻醉维持硬膜外腔应用局麻药的剂量要相应降低,防止阻滞平面过广,引起孕妇低血压;全身麻醉维持可以采用静吸复合或者 TIVA(TCI)维持,术中避免使用氧化亚氮吸入麻醉,尤其是在妊娠 15～56 天期间。麻醉时尽可能选用临床记录良好的药物维持麻醉。

3.术中麻醉管理

术中应当维持确切的镇痛效果,$ETCO_2$ 维持在 32～35 mm Hg,以适应孕妇妊娠期生理需要。维持循环稳定以保障子宫、胎盘血流,防止因麻醉影响胎儿发育,尤其是在孕早期。妊娠中、晚期孕妇应该调整体位使子宫偏移以避免仰卧位综合征。术中液体维持量应相对增加以适应妊娠期血容量增加的需要。

(六)其他急腹症手术的麻醉

除外急性阑尾炎、胆囊炎和卵巢囊肿蒂扭转等疾病,妊娠期其他急腹症还有肠梗阻、胰腺炎、十二指肠溃疡穿孔等,这些急腹症也要及时急诊手术治疗,一旦耽误治疗时机,将导致严重后果。

1.麻醉前评估和准备

麻醉前应该迅速评估患者状态,详细询问孕妇现病史、既往史、手术史、药物过敏史等,询问术前禁食禁饮时间,复习术前必要检查结果,包括血常规、血清电解质检查结果、凝血功能等,病情较重患者应该了解更多的相关检查信息。与外科医师、产科医师充分交流,总体掌握患者病情。了解患者呼吸循环状态是否稳定,有无活动性出血,快速进行全面的体格检查,了解患者的心肺功能,气道情况是否适合气管插管,是否属于困难气道,根据个体情况充分准备好应对困难气道措施,快速准备好相应麻醉物品和药物。

2.麻醉方法

(1)麻醉方式:首选全身麻醉

(2)麻醉诱导:醉诱导时用药剂量应当根据具体情况相应减小,诱导时尽量避免血流动力学指标大幅度波动,以保障子宫-脐动脉血液供应,同时应当选用临床用药记录良好的药物,减小致畸的可能性,尤其是孕 2～8 周的孕妇。气管插管时操作动作要轻柔,避免加重本来就存在水肿的咽喉区水肿程度。

(3)麻醉监测和维持:麻醉过程中应该常规监测血压、呼吸频率和幅度、SpO_2、尿量、体温等指标,有条件者最好监测 $ETCO_2$,孕 25 周以上的患者有条件应监测胎心率和宫缩描记图,病情危重患者应当监测有创动脉血压、CVP、PCWP、血气分析等指标。全身麻醉维持可以采用静吸复合或者 TIVA(TCI)维持,术中避免使用氧化亚氮(笑气)吸入麻醉,尤其是在妊娠 15～56 天期间。麻醉时尽可能选用临床记录良好的药物维持麻醉。

3.术中麻醉管理

术中应当维持确切的镇痛效果,$ETCO_2$ 维持在 32～35 mm Hg,以适应孕妇妊娠期生理需要。维持循环稳定以保障子宫、胎盘血流,防止因麻醉影响胎儿发育,尤其是在孕早期。妊娠中、晚期孕妇应该调整体位使子宫偏移以避免仰卧位综合征。术中液体维持量应相对增加以适应妊娠期血容量增加的需要。对于存在感染性休克患者,应适当使用血管活性剂,维持患者循环稳定,如前所述可以选用去氧肾上腺素或者麻黄碱等。

(七)神经系统疾病手术的麻醉

神经系统疾病是非产科手术导致产妇死亡的主要因素之一。神经系统疾病包括原发性和转移性脑肿瘤、外伤及非外伤所致的急性脑损伤和蛛网膜下腔出血(subarachnoid hemorrhage,SAH)。非外伤性 SA

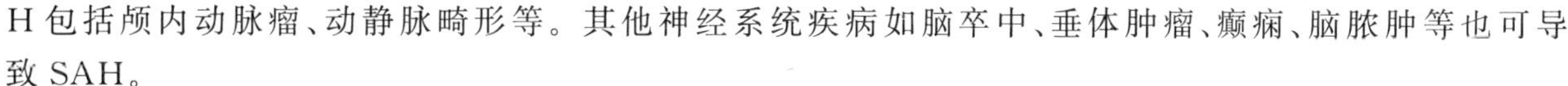

H包括颅内动脉瘤、动静脉畸形等。其他神经系统疾病如脑卒中、垂体肿瘤、癫痫、脑脓肿等也可导致SAH。

1.妊娠与神经系统疾病

(1)妊娠期颅内肿瘤:孕期原发性脑肿瘤的发生率并不高,但妊娠激素改变包括催乳素和孕激素的增加可以使肿瘤生长加快,使临床症状恶化或加重。孕期神经系统症状如恶心、呕吐、头痛等易被误认为是妊娠反应。在密切监护下多数患者可继续妊娠至胎儿成熟,神经外科手术一般延迟至产后。

(2)妊娠期蛛网膜下腔出血:SAH占孕产妇死亡原因的5%~12%,在非产科因素孕产妇死亡中占第三位。血液进入脑室间隙可引起颅内高压症状。血液及其分解物可刺激脑膜、脑实质和血管,导致无菌性脑膜炎、脑激惹、迟发性脑缺血或血管痉挛。SAH最常见的非产科原因是颅内动脉瘤破裂和动静脉畸形(arteriovenous malforma-tions,AVMs)。虽然妊娠是否增加SAH的风险一直存在争议,但迄今为止尚无明确证据表明妊娠能增加动脉瘤破裂或AVMs相关的SAH。

(3)妊娠期脑卒中:妊娠尤其是多胎和未治疗的先兆子痫是脑卒中发生的危险因素。妊高征可能是妊娠和产后妇女非出血性脑卒中和脑实质出血最常见的因素。继发于子痫的出血是血管痉挛、自身调节失调导致的严重高血压及突破血-脑屏障的结果,其凝血功能障碍也可能起一定作用。

2.妊娠期神经外科手术的麻醉

对颅内病变孕妇的麻醉关键在于严格控制血流动力学变化,避免颅内压升高引起再次出血导致神经系统损害加重,避免发生迟发性脑缺血,保证母婴健康。此外,要选择避免引起胎儿窒息、胎儿畸形和早产的麻醉药物和术中管理方法。

(1)麻醉前评估及准备:术前评价应包括详细的神经系统检查、确定病变部位、患者术中体位等。神经系统检查主要使用Glascow昏迷度评分对神经系统基本状况进行定量分析。对有颅神经受累症状和体征的患者应进行术前检查确定病变部位。患者术中体位也是术前评价应考虑的,自孕中期开始,患者在术中的体位不应为仰卧或俯卧位,应选择侧卧位,减少妊娠子宫对下腔静脉的压迫。

(2)麻醉方法:①麻醉方式是全身麻醉。②麻醉诱导,在诱导期间能否控制血流动力学参数及颅内压是选择麻醉诱导剂时最重要的考虑因素。血压过低将会导致低血流灌注区发生缺血改变及子宫血供减少。血压过高则会加重颅内高压。诱导剂量应个体化并注意血流动力学变化。常用麻醉诱导药物包括阿片类药物(芬太尼、舒芬太尼等)、丙泊酚和非去极化肌松剂。另外,可合用利多卡因或β受体阻滞剂艾司洛尔预防气管插管应激反应。诱导使用快速静脉诱导,困难气道患者可行清醒插管、光导纤维引导气管插管。③麻醉监测和维持,在麻醉诱导前除建立常规心电、血压和呼气末二氧化碳监测外,还应准备多普勒胎心监护仪监测胎心率的变化。在神经血管手术中,术中可能发生大量而快速的出血,因此术前必须建立通畅的大静脉通道以利于术中输血。放置动脉导管和中心静脉导管测量动脉压和监测血容量也是有必要的。神经外科手术时间可能比较长,对于长时间手术的情况术中应该监测动脉血气分析,尤其是使用丙泊酚全凭静脉麻醉维持时则更应该监测,因为使用丙泊酚为孕妇实施麻醉中容易出现代谢性酸中毒。

目前,提倡术中应用稳定的吸入或全凭静脉麻醉维持麻醉。吸入麻醉药对脑血流灌注的影响很小,并且能降低脑代谢耗氧量。但对于大脑自主神经调节异常的患者,最好应用非挥发性麻醉药,如丙泊酚也许更合适。氯胺酮能增加CBF,去极化肌肉松弛剂琥珀酰胆碱可增加颅内压,因此禁用于神经外科手术。

(3)术中麻醉管理:①控制性降压,通常在神经血管手术时,为预防和减少手术野出血,常用药物将血压维持在较低的水平。最常用的药物包括吸入麻醉剂、硝酸甘油和硝普钠。它们均有引起胎盘血流灌注减少的危险,通常,收缩压降低25%~30%或平均动脉压低于70 mmHg可引起子宫胎盘血流减少。吸入麻醉剂可剂量依赖性降低血压和CBF,但高浓度的吸入麻醉剂可抑制心肌收缩力,产生严重低血压,以致子宫血供减少,从而导致胎儿窒息,因此应使用低浓度的吸入麻醉剂(<0.5 MAC)。硝普钠的代谢产物氰化物可在胎儿体内蓄积对胎儿毒性很大并可致死,如果使用必须短期、小剂量使用,如果出现母体酸中毒或药物耐受或输注速率超过0.5 μg/(kg·h)时应停止使用。硝酸甘油的代谢产物亚硝酸盐可使胎儿发生高铁血红蛋白血症。因此,使用以上三种药物控制降压时,应密切监测胎儿心率和母体血压。②过度通

气，神经外科术中通常使用过度通气，因为低碳酸血症可降低脑血流。孕妇妊娠期生理改变，正常的 $ETCO_2$ 范围是 32～35 mmHg，因此通常维持母体 $ETCO_2$ 接近 25 mmHg 并不会发生胎盘氧的转运下降和脐血管收缩等不良反应。但胎儿状态不佳时，即使轻度过度通气也可能使胎儿发生缺氧和酸中毒。因此，应根据临床情况调整过度通气的程度和持续时间，并严密监测胎儿心率。③利尿，对孕妇使用渗透性利尿剂甘露醇要慎重，并小剂量(0.25 g/kg)使用，因为甘露醇可导致母体脱水致使孕妇血压降低、子宫胎盘血流灌注不足等，另外，甘露醇还可通过胎盘而在胎儿体内蓄积，导致胎儿严重脱水。呋塞米对母婴很少有不良反应，在某些情况下可代替甘露醇。即使如此，应用利尿剂要慎重，术中应动态监测母体血浆渗透压，使其至少维持在(300～310)mmol/kg。④输血及输液，长期以来，在神经外科中补液治疗使用晶体液还是胶体液问题上存在很大争议。通常，在颅内肿瘤切除术时由于血-脑屏障受到破坏，其通透性增加，补液要以胶体液为主，避免脑水肿发生，同时要根据尿量和中心静脉压监测血容量。神经血管手术发生快速而大量的出血时，要及时输血。一般来说，对没有高危因素(如存在脑缺血及心肌缺血)的患者，可把其血红蛋白低于 8.0 g/dL 或血细胞比容低于 24%～25%作为输血指征。同时要注意避免大量使用晶体液而引发脑水肿。⑤低体温，轻度低温(32～34 ℃)可降低母体脑代谢、脑血流和心率，胎儿也处于低温状态，其代谢和心率也下降，但复温后可恢复正常。低温虽然可使子宫血管阻力增加，但并不会影响氧气交换，对胎儿并无不利影响。

(4)术后麻醉处理：手术刚结束时及术后均应注意避免发生高血压，因其可引起手术野出血及心血管并发症。β受体阻滞剂艾司洛尔、拉贝洛尔及血管扩张药肼屈嗪、硝酸甘油和硝普钠可成功用于控制血压。术后肌松拮抗多选用阿托品而非长托宁拮抗新斯的明的毒蕈碱样作用，因为长托宁不通过胎盘，新斯的明却部分通过胎盘引起胎儿心动过缓。术后应根据患者自身情况来决定是恢复自主呼吸还是使用控制呼吸，如合并头面部外伤，特别是下颌下区外伤的患者可能存在严重的呼吸道水肿，故不应拔管。

总之，对颅内病变孕妇的麻醉关键在于严格控制血流动力学变化，避免颅内压升高，同时还应密切监测胎儿的心率变化。术中麻醉管理十分重要，主要包括合理控制降压、过度通气、利尿、输血及输液和低温等。

四、胎儿手术的麻醉

自从 1963 年 William Liley 报道首例为胎儿输血成功救治溶血性贫血胎儿的病例以来，逐渐出现了以胎儿诊断、治疗为内容的胎儿诊治学分支学科。随着近年来科技的发展，在包括对胎儿异常的实验室诊断、基因诊断、超声学诊断、超声心动图诊断、磁共振成像诊断等胎儿诊断学方面有重大进展，相应地在基因治疗、新生儿重症治疗计划甚至为未出生胎儿在子宫内实施手术治疗等方面也取得了重大进展，因此，胎儿手术围术期母婴管理就成了麻醉医师的关注点。

(一)胎儿手术简介

1963 年，Liley AW 为溶血性贫血胎儿实施了腹腔内输血，从那时起就开始出现了一门新兴的医学学科，通过多学科合作来诊断、治疗胎儿疾病。近年来在实验室诊断、基因诊断、超声心动图、MRI 等诊断胎儿异常方面有重大进展，因而使为胎儿实施治疗措施成为可能，一旦诊断胎儿异常，就可以实施遗传咨询、新生儿监护预约安排或者实施宫内治疗，即实施胎儿手术。

1.定义

为达到治疗胎儿的目的而在手术室对孕妇、胎儿或者两者都实施外科干预措施的过程称胎儿手术。通常包括：产程中子宫外治疗(ex utero intrapartum treatment，EXIT)、妊娠中期切开手术和妊娠中期微创伤手术。

2.产程中子宫外治疗(ex utero intrapartum treatment，EXIT)

当产前诊断发现胎儿异常时，就可以计划为胎儿实施手术治疗，专家们认识到在夹闭脐带前实施手术可以使胎儿受益，因而最初的报道把这类操作称为“胎盘支持下手术(operation on placental support，OOPS)”，由于最初都是为经阴道分娩的胎儿实施手术，胎盘支持的时间很少超过 10 分钟，所以操作仅限于气管内插管、检查颈部肿块等短时间处理，随着经验的增加，现在人们可以在剖宫产娩出胎儿后实施EXIT，胎盘可以维持供血长达1小时或更长时间，其适应证也逐步扩大。

3.妊娠中期切开手术

如果在妊娠中期就发现了胎儿先天性异常，可以实施手术切开子宫完成胎儿手术后再缝合子宫与切口，使胎儿在被纠正了异常后继续在宫内发育成长直至足月分娩。例如脊髓膜膨出胎儿在孕22周时接受治疗可以避免与羊水长时间接触的损伤，从而不再发生便失禁和马蹄足等后遗症。

4.妊娠中期微创伤手术

继腔镜外科技术成熟地用于成人手术以后，这一技术很快在小儿外科开展起来，随后该技术也被应用到胎儿手术领域内——胎儿镜技术。胎儿镜手术是将小穿刺套管和胎儿镜经皮置入子宫内实施手术的过程，由于孕期子宫是充满羊水的，所以当灌注液体维持子宫扩张状态下，使用小胎儿镜可以获得良好视野以观察胎儿及胎盘，从而可以实施相应的手术。常见胎儿镜手术的适应证有：双胎间输血综合征（twin-twin transfusion syndrome，TTTS）实施异常血管交通支激光电凝术；双胎反向动脉灌注综合征（twin reversed arterial perfusion sequence，TRAP）实施射频消融或双极电凝结扎无活性胎儿脐带；羊膜带综合征（amniotic band syndrome，ABS）实施羊膜带分离术。

（二）胎儿手术麻醉要点

胎儿手术麻醉与剖宫产手术麻醉完全不同，剖宫产手术时麻醉主要考虑麻醉产妇而尽量减少麻醉剂对胎儿的影响，以防胎儿娩出后因麻醉剂的作用而产生不良事件，所以多倾向于采用椎管内麻醉，如果选择全身麻醉，在娩出胎儿前麻醉维持要尽量减少麻醉剂的用量，以使新生儿出生后少受麻醉剂的影响；而胎儿手术时，胎儿同样受到外科手术的伤害刺激，因而此时的麻醉任务要同时兼顾母婴均在麻醉的保护之下，以减少母婴的应激反应。在这种情况下，希望麻醉剂能够尽可能多地通过胎盘到达胎儿体内，这就需要在维持孕妇麻醉的同时维持脐带血流的稳定，并且选用容易通过胎盘的药物实施麻醉。

1.孕妇麻醉

妊娠期的生理学改变导致了孕妇麻醉过程中出现了一些需要特别注意的问题，如前所述，妊娠期孕妇呼吸系统、循环系统、消化系统、神经系统及体格形态均发生了巨大的改变，而胎儿手术时要求母体的循环稳定，血压不能波动太大以维持脐带血流稳定，所以全麻诱导时的用药就要精心设计，既要满足抑制诱导期应激反应的需要，又要保证胎盘的血流供应。一般选用快速诱导气管插管全身麻醉主要注意：①快速诱导后气管插管，防止孕妇反流、误吸。②麻醉后采用合适的体位（例如左侧卧位）防止仰卧位低血压综合征影响胎盘血流。③孕妇对麻醉剂的需要量降低，麻醉过程中肌松剂和吸入药的用量要相应减少。

2.维持胎盘血流稳定

维持胎盘血流以保证胎儿血供是胎儿手术麻醉的重要任务。胎盘血流供应不足导致胎儿缺氧是对胎儿最严重的打击，它将影响到妊娠中期胎儿的发育与生长，影响到新生儿的心血管稳定状态，甚至影响到胎儿的生命，所以麻醉过程中应当处理好这一问题。麻醉时应该注意：①维持母体循环稳定，这是维持胎盘血流稳定的前提。②孕妇采用合适的体位（例如左侧卧位），这样免除了局部受压迫导致供血不足的顾虑。③严密监测手术中胎儿的液体、血液丢失量，及时补充。整个手术操作应该在温暖湿润的环境下进行，防止胎儿液体丢失，胎儿体内循环血量很低，少量的出血都会导致胎儿低血容量。

3.胎儿麻醉

研究证明胎儿也是有痛觉的，创伤性刺激同样会引起胎儿应激反应，从而对胎儿的生存状态产生威胁，所以麻醉过程中要同时考虑实施抑制胎儿应激反应的措施。目前使用的吸入麻醉剂都可以通过胎盘，因此临床上多采用吸入麻醉复合静脉注射肌松剂维持麻醉，也有报道在切开子宫前B超引导下胎儿肌内注射芬太尼和肌松剂直接为胎儿实施麻醉的方案。麻醉时注意：①胎儿对麻醉剂很敏感，少量麻醉剂通过胎盘就能达到麻醉效果。②术中使用无菌超声心动图探头监测胎心率、每搏量及使用无菌脉搏血氧饱和度探头监测胎儿血氧饱和度等指标，有利于及时发现异常情况。

（三）胎儿手术麻醉

1.产程中子宫外治疗（EXIT）的麻醉

实施 EXIT 需要在全身麻醉下剖开母腹切开子宫的同时维持子宫胎盘的血流灌注正常，从而达到胎盘维持循环下手术（operations on placental support，OOPS）的目的，麻醉要求与剖宫产手术麻醉完全不同。其不同点主要在于：①通常需要吸入高浓度的挥发性麻醉剂（超过 2MAC）维持麻醉以使通过胎盘的麻醉药达到麻醉胎儿的目的。②不需要限制麻醉诱导到胎儿娩出的时间。③术中维持母体心排血量和血压有时可能需要静脉输注血管活性药物，例如麻黄碱、去氧肾上腺素或多巴胺等。④与常规剖宫产使用缩宫素以防止产后出血相反可能需要使用抑制宫缩的药物如硝酸甘油静脉输注。⑤胎儿只是部分娩出，需要胎盘血流维持血供。⑥胎儿手术时可以直接对胎儿实施麻醉，例如肌内注射芬太尼 20 μg/kg。⑦在胎儿手术结束，胎儿完全娩出后要逆转子宫松弛状态，使用缩宫素防止产后出血。

（1）麻醉前评估与用药：麻醉前应该常规复习孕妇病史，详细查阅各项检查指标，与产科医师充分交流，总体掌握孕妇、胎儿病情。了解孕妇的心肺功能，气道情况是否适合气管插管，是否属于困难气道，根据个体情况充分准备好应对困难气道措施，准备好麻醉过程中可能用到的相应物品和药物，例如麻黄碱、去氧肾上腺素和硝酸甘油等。麻醉前用药的目的：①减少分泌物。②预防有害迷走神经反射活动。③解除焦虑。④减少麻醉操作的不适。⑤为手术准备合适的条件，比如使用防止宫缩药物。通常妊娠妇女避免使用镇静剂，但并不是绝对禁忌证，阿托品容易通过胎盘，引起胎心率变快，格隆溴铵不通过胎盘，是可以选择的抗胆碱能药物，为防止胃酸误吸，也可以使用适当的制酸剂。

（2）监测：OOPS 术中需要严密监测母、胎各项指标，主要包括监测孕妇血压、脉率、心电图、体温、呼吸频率、脉搏氧饱和度和呼气末 CO_2 浓度等常规监测项目，必要时需要监测有创直接动脉血压。

通过超声多普勒监测胎心率和心排血量，通过胎儿脉搏氧饱和度仪监测脉搏氧饱和度，必要时监测血气分析指标。

（3）麻醉处理：麻醉方式多选用全身麻醉；全身麻醉诱导时行快速静脉诱导，防止孕妇诱导期反流误吸。在手术开始时麻醉维持应吸入高浓度吸入麻醉药（2 MAC）以使吸入药通过胎盘麻醉胎儿。

术中必须防止子宫压迫主动脉和下腔静脉，可以在孕妇右侧垫薄垫或者手术台向左倾斜 15°～30°以使子宫左移避免压迫。术中监测 $ETCO_2$ 浓度，使之控制在 32～35 mmHg，防止呼吸性碱中毒，因为呼吸性酸中毒会导致氧离曲线左移，不利于组织供氧，胎盘氧合受到影响，从而也影响了胎儿的氧供应，而且碱中毒也使脐带血流量降低，不利于胎儿氧摄取。

实施 EXIT 的新生儿手术结束后应该在 NICU 进行监护治疗，所以在切开子宫前，在 B 超引导下肌内注射芬太尼 20 μg/kg，然后再为胎儿实施手术，这样可以保证胎儿得到足够的镇痛剂，最大限度地减少手术刺激引起的应激反应。

在胎儿手术结束确保可以控制胎儿气道保证胎儿氧供的情况下才可以娩出胎儿、夹闭脐带，转入 NICU 治疗。此时对孕妇的处理应该开始降低吸入麻醉剂浓度或者停止吸入麻醉剂，以减轻、消除吸入麻醉剂松弛子宫平滑肌的作用，同时使用缩宫素以防产后出血。

由于术中需要子宫松弛的时间较长，产妇失血量一般较多，所以术中要注意及时液体治疗并及时补充丢失的红细胞，积极纠正产妇低血容量。

2.妊娠中期切开手术的麻醉

妊娠中期切开手术与 EXIT 最大不同点是手术结束后胎儿要放回子宫内继续生长发育直至成熟后分娩，所以此类手术的麻醉要相应地考虑与其相关的一系列问题。其麻醉处理有大部分与 EXIT 的麻醉处理相似，不同之处主要有麻醉过程中需要全程维持子宫松弛状态，术中需要限制液体输入以防术后孕妇发生肺水肿。

（1）麻醉前评估与用药：麻醉前应该常规复习孕妇病史，详细查阅各项检查指标，与产科医师充分交流，充分了解手术操作方式、治疗重点等内容。了解孕妇的心肺功能，气道情况是否适合气管插管，是否属于困难气道，根据个体情况充分准备好应对困难气道措施。充分了解胎儿麻醉前情况，包括详细了解

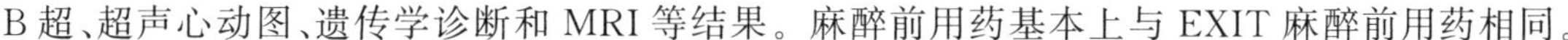

B 超、超声心动图、遗传学诊断和 MRI 等结果。麻醉前用药基本上与 EXIT 麻醉前用药相同。

(2)监测:妊娠中期切开手术麻醉的监测项目与 EXIT 麻醉中监测相同。

(3)麻醉处理:与 EXIT 相同,麻醉方式多选用全身麻醉;全身麻醉诱导时行快速静脉诱导,防止孕妇诱导期反流误吸。在手术开始时麻醉维持应吸入高浓度吸入麻醉药以使吸入药通过胎盘麻醉胎儿;必须防止子宫压迫主动脉和下腔静脉;术中监测 $ETCO_2$ 浓度,使之控制在 32~35 mmHg,防止呼吸性碱中毒;为胎儿实施手术前 B 超引导下肌内注射芬太尼 20 μg/kg 以降低胎儿应激反应。

妊娠中期手术成功的关键在于手术结束以后仍然需要抑制宫缩,防止子宫因手术刺激导致宫缩增强引发早产/流产。所以手术中就开始静脉输注硫酸镁以抑制宫缩,然而使用硫酸镁增加孕妇发生肺水肿的风险,因此术中要适当限制静脉液体的入量,防止肺水肿。硫酸镁还增加肌松剂的敏感性,所以术中应当进行肌松监测。由于吸入高浓度麻醉剂同时限制液体入量,所以术中需要使用麻黄碱、去氧肾上腺素等血管活性药物维持母体合适的血压水平以维持胎盘正常血供。

3.妊娠中期微创手术的麻醉

妊娠中期微创手术通常在超声引导下使用 5 mm 穿刺套管在胎儿镜辅助下完成,胎儿 trocar 容许胎儿镜和纤维激光电凝电极通过以实施手术,因此在孕妇的腹部切口很小,胎儿镜下实施 TTTS 异常血管交通支激光电凝术、TRAP 射频消融或双极电凝结扎无活性胎儿脐带、ABS 羊膜带分离等手术对胎儿的刺激也不重,所以可以在椎管内麻醉或者全身麻醉下实施。

(1)麻醉前评估与用药:麻醉前应该常规复习孕妇病史,详细查阅各项检查指标,与产科医师充分交流,充分了解手术操作方式、治疗重点等内容。了解孕妇的心肺功能,气道情况是否适合气管插管,是否属于困难气道,根据个体情况充分准备好应对困难气道措施。如果计划在椎管内麻醉下实施手术,要向孕妇详细解释手术不会对她造成伤害,令其做好心理准备。充分了解胎儿麻醉前情况,包括详细了解 B 超、超声心动图、遗传学诊断和 MRI 等结果。麻醉前用药基本上与 EXIT 麻醉前用药相同。

(2)监测:妊娠中期微创手术麻醉的监测项目与 EXIT 麻醉中监测相同,对于时间较短、不对胎儿实施创伤性刺激的手术,可以不监测胎儿超声心动图。

(3)麻醉处理:通常胎儿镜手术可以在椎管内麻醉下实施,连续硬膜外麻醉、腰麻或者腰硬联合麻醉均可以满足手术需要。但手术过程中应当辅助静脉镇静以解除孕妇焦虑,可以静脉持续输注小剂量丙泊酚或瑞芬太尼,同时必须注意避免深镇静甚至静脉全身麻醉,因为产妇在深镇静或全麻状态下又没有控制气道情况下有误吸和气道梗阻的危险。这种麻醉方法的缺点是不能令子宫处于松弛状态,不能麻醉胎儿。胎儿镜也可以在全身麻醉下实施,可以使孕妇免除清醒焦虑状态,可以麻醉胎儿,利于手术操作,缺点是可能会抑制胎儿循环系统,减少子宫胎盘血供。

胎儿镜手术时需要温暖的生理盐水灌注子宫以维持子宫扩张便于手术操作,利于胎儿镜视野清晰,降低了羊水栓塞的风险。但是应该警惕生理盐水灌注可能会使大量水分经输卵管进入腹腔,经腹膜吸收水引起水中毒,甚至导致肺水肿,当灌注液入、出量之差超过 4L 时容易发生肺水肿,所以术中要严密监测灌注液的出入量,把出入量之差控制在 2L 以内。

与妊娠中期切开手术相同,胎儿镜手术后也要抑制子宫收缩,所以也要使用硫酸镁等药物,因而术中也要控制液体入量,防止肺水肿发生。

总之,胎儿手术是近年来新开展的胎儿治疗手段,尚处于发展阶段,胎儿手术麻醉也将得到发展,随着科技的进步,将会出现更加先进的监测手段和麻醉手段。

(陈朝良)

第十节 病态肥胖孕产妇的麻醉

肥胖源于过多的热量摄入和异常的新陈代谢,但遗传、环境、心理、经济、社会等因素也加剧了妊娠合并肥胖的增多。Michigan 的一个关于孕妇病死率的报告中指出，在麻醉所致的死亡患者中，80%存在肥胖这一危险因素。

一、定义

肥胖的定义是脂肪过剩。在不肥胖的年轻女性中，身体重量的 20%～25%由脂肪构成，并随年龄的增加，脂肪的比例也增加。理想体重用 Broca 指数估计：理想体重(kg)＝身高(cm)－100，超过理想体重 20%的人可以归为肥胖。用来计算肥胖的简单方法还有皮褶厚度、重量/高度指数、重量指数(身高/体重的立方根)等，最有用的是体重指数(BMI)：体重指数(BMI)＝体重(kg)/身高(m^2)，它与肥胖的程度有很好的相关性，并很少受身高的影响，BMI<25 正常，BMI25～29.9 超重，BMI>30 明显肥胖，BMI>40 是病态肥胖。

妊娠期体重的增加不仅来自脂肪组织的增加，还有血容量增加、子宫增大和水肿。虽然孕妇中使用过许多关于肥胖的定义，如体重超过 80～114 kg，超过理想体重的 50%～300%，但目前认为 BMI 是对临床和研究最合适的概念。

肥胖分两种亚型：单纯肥胖和 Pickwickian 综合征。单纯肥胖患者动脉 CO_2 分压在正常范围；有 5%～10%患者出现低通气量和高碳酸血症，即肥胖通气不足综合征(OHS)，或 Pickwickian 综合征，包括极度肥胖、嗜睡、肺泡低通气量、低氧血症、继发性红细胞增多症、肺动脉高压、心脏肥厚等。

二、生理影响

妊娠和肥胖的生理变化已有广泛的研究，但很少有资料研究肥胖孕产妇。孕期主要变化来自激素的影响和子宫增大的生理影响。肥胖的异常由于多余脂肪代谢异常和机械性负荷增加引起。

(一)呼吸系统

肥胖和妊娠导致腰椎明显前凸，妊娠子宫底升高使膈肌上抬，腹部和胸部脂肪的大量堆积都限制肋骨运动，使胸廓顺应性降低。肺血容量增加及小气道关闭也使肺顺应性降低。另外，肥胖患者因心排血量和循环血量增加使肺灌流量增加，肺通气量却由于小气道闭合和补呼气量减少而下降，使肺内分流增加。严重者可使动脉氧分压下降。

但妊娠并不是使肥胖所致的呼吸系统影响加剧。实际上有些情况还得以改善，比如黄体酮对平滑肌的松弛作用降低了气道阻力，减少了肥胖对呼吸系统的负性效应。

(二)心血管系统

妊娠期心排血量增加 35%～45%，肥胖患者的心排血量和血容量随妊娠需要和脂肪组织营养需要的增加而增加，而且呼吸频率的增加和可能存在的低氧血症可刺激心排血量增加。正常妊娠时，由于血管阻力下降，血压降低，但在肥胖患者中由于血管阻力增加，血压可能升高。在一项对 36 周妊娠妇女的研究中显示，没有糖尿病、心脏病、高血压的肥胖孕妇组和非肥胖孕妇组之间，左室舒张末容积、射血分数和心脏指数没有差别，但肥胖患者妊娠晚期左心室半径/肌壁厚度的比值明显低于正常妊娠者。

(三)胃肠道功能

正常妊娠使胃排空时间延长，胃酸分泌增多，食管括约肌功能降低，肥胖孕妇由于胃内压升高使其发生率增加。体重大于 72.57 kg 的孕妇分娩时平均胃容量超过 131 mL，而正常体重的妇女仅为 22 mL。

三、麻醉处理

(一)术前评估

必须仔细评估呼吸系统和心血管系统，检查仰卧位时有无呼吸困难、水肿、头晕、眼花，有无高血压、冠心病等。气道的评估必不可少，目前导致孕妇麻醉死亡的主要原因是气管插管的失败。插管困难与面部、肩部、颈、乳房的肥胖程度有关，寰枕间隙消失、头后仰困难、颈椎弯曲、喉移位、乳房增大都使插管的困难程度加大。脉搏血氧计测定坐位、仰卧位、垂头仰卧位的氧饱和度可以辅助判断气道关闭程度。

(二)经阴道分娩麻醉

椎管内麻醉可以改善肥胖孕妇经阴道分娩的呼吸功能,阻止儿茶酚胺分泌增加引起的心排血量增加,对经阴道手术或剖宫产也非常有益,但肥胖孕妇行椎管内麻醉常遇到技术性困难,如穿刺体位、定位中线、定位穿刺深度、导管固定等,初次置管的失败率高达42%。如果椎管内麻醉困难,在血氧饱和度检测仪严密监护孕妇的呼吸情况下,在第一产程可通过静脉应用小剂量的阿片类药物,在第二产程初或全程氧化亚氮吸入,但必须保持意识清醒、喉反射活跃。

(三)剖宫产的麻醉

肥胖孕妇多因合并糖尿病或先兆子痫而具有剖宫产指征,椎管内麻醉是首选,其可避免气管插管,降低血压升高和呼吸系统并发症发生率。麻醉处理关键是防止误吸,严密管理呼吸道和通气,预防增加心脑血管压力和防止低血压。

1.椎管内麻醉

肥胖孕妇常遇到椎管穿刺困难,硬膜外腔的深度与患者的体重、肥胖程度密切相关,常需准备特别长的穿刺针。对患者来说坐位比较舒适,也易于定位中线,而且患者腿抬高贴近胸前有助于脊柱弯曲。Wallace采用间接超声指导定位中线,通过测量皮板距离预测皮肤到硬膜外腔的垂直距离,可以提高穿刺成功率。一旦硬膜外腔定位后,建议导管至少插入5 cm,以免由于皮下脂肪可动性导致的导管移位。当患者坐位时插入硬膜外导管并固定在皮肤时,改侧卧位后导管会向皮端移位,这是因为皮肤至硬膜外腔的距离在侧卧位时加大,预防的最好办法是在侧卧位时加固导管。Hodgkinson和Hussain证实一定容量局麻药的阻滞平面宽度与BMI和体重有关。有研究建议肥胖患者应用较少容量的局麻药可达到足够的硬膜外麻醉效果,可能是由于脂肪组织和主动脉下腔静脉受压使静脉扩张,硬膜外容积减少所致。腰硬联合麻醉具有起效快,阻滞完善,能满足长手术时间和术后镇痛需求等特点,是比较理想的麻醉选择。

2.全身麻醉

对于紧急剖宫产或有椎管内麻醉禁忌或技术问题无法行椎管内麻醉的患者,气管内全麻是必要的。首先是预防误吸的发生,预防措施是增加胃液的pH或减少胃容量。对择期手术,于手术前夜和当日清晨给予H_2受体拮抗剂有助于降低胃液pH。对肥胖孕妇有紧急剖宫产指征时,应立即给予H_2受体拮抗剂和甲氧氯普胺来抑制胃酸分泌并有助于胃内容物的排出。由于颈、肩、胸部大量脂肪堆积,肥胖孕妇多有气管插管困难,气管插管失败合并肺部误吸是肥胖孕妇麻醉死亡的常见原因之一。肩部上提,将头放置成吸气位,有利于喉镜的插入。对预测到有气道困难并时间允许,可应用适量的镇静药在局麻下行清醒纤支喉镜插管或置入喉罩(LMA)。肥胖外科患者和非肥胖孕妇采用3分钟预充氧和4次用力呼吸,增加动脉血氧饱和度的作用相同。在肥胖患者的研究中,Cambee等证实3分钟预充氧比4次用力呼吸在呼吸暂停时氧饱和度下降慢。由于呼吸暂停时病态肥胖患者和孕妇氧饱和度下降很快,所以建议肥胖孕妇行3～5分钟的自主呼吸吸氧除氮。

硫喷妥钠(5 mg/kg理想体重或350～500 mg标准剂量)和琥珀胆碱(1 mg/kg总体重或120～140 mg标准剂量)快速麻醉诱导常用于急症或呼吸道通畅患者。最近,Bouillon和Shafer的一篇综述在关于肥胖患者的用药剂量是依据总体重还是理想体重而定合理性的讨论中,提倡根据理想体重决定静脉用药剂量更合理。虽然理论上讲,孕期血容量增加能为增加剂量提供正当理由,但在孕期对麻醉药需要量的减少将会使其抵消。根据临床经验,谨慎的做法是试验正常剂量或比麻醉诱导药、阿片类、苯二氮䓬类初始剂量稍微增加剂量,根据患者反应再追加用药。Bentley认为肥胖者的体表面积和假性胆碱酯酶增加,因此所需要的琥珀胆碱的剂量与体重和体表面积成正比。Vain观察到虽然阿曲库铵在肥胖患者体内分布的容量没有增加,但要达到与非肥胖患者相当的阻断程度,需要加大药物浓度,建议依体重决定其剂量。由于阿曲库铵的代谢不依赖肝肾,即使使用较大剂量阿曲库铵也不延长神经肌肉阻断时间,但维库溴铵会由于脂肪肝或肝血流相对减少作用时间延长。分娩前用50%氧化亚氮和低浓度吸入麻醉药维持麻醉,分娩后可以停用后者,给予短效阿片类药物。对非孕肥胖患者研究表明,较大潮气量的正压通气可以使气道封闭减到最低程度。在拔管前,肥胖孕妇必须保持完全清醒,呼吸和神经肌肉功能恢复,否则容易发生缺氧，回病房后应监测氧饱和度并吸氧。

（四）术后管理

术后低氧血症可持续几天，让患者保持坐位并吸氧，可以使气道闭合最小化并改善氧合作用。合并呼吸功能或心功能不全的肥胖患者，术后至少严密监测24～48小时。胃肠外、硬膜外、蛛网膜下腔内给阿片类药物镇痛可促进更好通气、早期活动预防深部血栓、早期肠功能恢复，但必须防止出现中枢性呼吸抑制或呼吸肌功能减弱。

（王庆元）

第十一节 免疫功能紊乱妊娠妇女的麻醉

免疫系统导致免疫损伤时通过四种经典途径实现的：速发型超敏反应；细胞毒反应；循环免疫复合物性疾病；迟发型超敏反应。以下就常见的几种免疫疾病进行探讨。

一、速发型超敏反应

速发型超敏反应的临床症状取决于个体对抗原的易感性、接触抗原的量和暴露的情况，症状可以轻微，也可能危及生命，炎症介质可引起血管舒张和通透性增加，导致低血压和组织水肿；刺激呼吸道平滑肌收缩导致支气管痉挛；刺激神经导致瘙痒、皮肤红肿。

变态反应的处理首先要终止接触致敏原，保持气道通畅、支持呼吸和循环。气道必须能够满足呼吸的需要。如果上呼吸道阻塞并伴有喘鸣与发绀，应立即行气管内插管或气管切开术。对于非心源性肺水肿和支气管痉挛的患者，人工通气时应延长通气时间并加用PEEP。胎盘屏障使胎儿避免暴露于炎症介质，因此变态反应对胎儿的影响限于胎盘灌注和氧和不足，严重的低血压和低氧能够引起胎儿窒息。对产妇低血压和支气管痉挛可以使用最小有效剂量肾上腺素同时纠正子宫右倾并快速补液。幸运的是，在严重的过敏病例中大剂量使用肾上腺素，由于立即分娩胎儿，母体与胎儿的病死率也未见升高。肾上腺素的常用剂量是1～2 μg/kg或每次200～500 μg，肌内注射，每10～15分钟重复一次直至静脉通道建立，如果症状持续，则需要静脉内滴注1～4 μg/min。抗组胺药对血管神经性水肿和荨麻疹特别有效，皮质醇可以减少复发和变态反应延长的危险，沙丁胺醇和氨茶碱可用于治疗顽固性支气管痉挛。

如需行剖宫产，患者血流动力学稳定，无胎儿宫内窘迫征象，可采取局麻。但局麻后患者可能产生严重的咽喉水肿，这就使全麻变得困难。

二、特发性血小板减少性紫癜

特发性血小板减少性紫癜(ITP)是自身免疫机制使血小板破坏过多的临床综合征。文献报道大多数妊娠使病情恶化或处于缓解期的ITP病情加重，但不影响其病程和预后。ITP对妊娠的影响主要是出血和围生儿血小板减少。

由于胎儿可能有血小板减少，经阴道分娩有发生颅内出血的危险，因此ITP产妇剖宫产的指征为：产妇血小板数低于50×10^9/L；有出血倾向；胎儿头皮血或胎儿脐血证实胎儿血小板数低于50×10^9/L。ITP产妇剖宫产的最大危险是分娩时出血，选择常规全麻，术前应用大剂量肾上腺皮质激素减少血管壁通透性，抑制抗血小板抗体的合成及阻断巨噬细胞破坏已被抗体结合的血小板，备好新鲜血和血小板悬液。

三、风湿性关节炎

风湿性关节炎(RA)是一种累及活动关节的慢性疾病，常合并有其他系统器官功能不全，多见于女性且可发生于任何年龄阶段，病因不明。通常先累及手足部小关节，由关节轻微炎症、滑膜增厚至关节软骨破坏、关节强直活动受限,任何活动关节都可受累,包括颈椎、颞下颌关节、寰枢关节、腰椎的椎间关节等。

术前应测定关节的活动范围,评价椎管内穿刺和全麻气管插管的困难程度。一些患者因皮质醇治疗和缺乏活动引起骨质疏松,应特别小心发生骨折。对病情轻微无复合型畸形或无须药物治疗者,分娩止痛的方法同正常产妇一样。对服用非甾体抗炎药者产后出血率增加,应准备好静脉通路并备血。对上呼吸道和颈椎畸形患者首选椎管内麻醉。严重上呼吸道畸形患者行全麻时,气管插管困难程度很大,可以考虑清醒插管、纤支镜等辅助插管,确保呼吸道通畅。如果条件允许,诱导前头颈部应放在合适的位置以避免神经系统后遗症。

四、系统性红斑狼疮

系统性红斑狼疮(SLE)是一种多发于青年女性,累及多脏器的自身免疫性结缔组织病。国外报道孕妇发病率为1/5 000。

一般认为妊娠不改变SLE患者的长期预后。妊娠后母体处于高雌激素环境,可诱发SLE活动,10%～30%的SLE患者在妊娠期和产后数月内病情复发或加重,合并胸膜炎、心包炎、狼疮肾炎、凝血功能障碍、关节炎和神经系统病变等。SLE不影响妇女的生育能力,但对胚胎和胎儿会产生不良影响,反复流产、胚胎胎儿死亡、胎儿生长受限、围生儿缺血缺氧性脑病发生率均较高。

SLE麻醉前应重点关注重要脏器的累及情况,如肾功能、心功能、凝血功能等。而且,SLE患者往往长期服用肾上腺皮质激素,应注意其肾上腺皮质功能及有无骨质疏松等情况。在无凝血功能异常及骨质异常时,可优先选择椎管内麻醉用于剖宫产。否则,选用全麻。SLE患者血浆内存在多种抗体会引起交叉配血异常,应提前准备好几个单位的相容性血。加强监测呼吸和循环功能。

(王庆元)

第十一章 儿科手术麻醉操作

第一节 新生儿手术的麻醉

一、新生儿麻醉的基本原则

（一）术前准备

新生儿麻醉多为急症手术。麻醉前首先要详细了解病情，并在相对短的时间内纠正相关并发症，使新生儿在适宜的状态下接受手术治疗，以减少术中和术后并发症的发生。

(1)放置胃管、开放静脉进行补液。

(2)纠正水、电解质紊乱，纠正酸碱失衡和(或)低血容量。目的是使血流动力学状况尽可能接近正常，使 PaO_2 及 $PaCO_2$ 维持在正常范围。血容量补充常采用20%清蛋白 10～20 mL/kg 或用生理盐水稀释一倍的新鲜冷冻血浆，并备好足量的新鲜血浆和浓缩红细胞。

(3)新生儿保温这一特殊要求，是防止在整个手术过程中的体温下降。主要方法包括：保温毯、提高室温于 26～32 ℃、吸入加温气体及红外线辐射加温等；若带有红外辐射加温功能的特殊手术台最好。

(4)物品准备：①检查麻醉用通气器械(250 或 500 mL 呼吸囊)。②插管用具(喷雾器、直型喉镜、合适的面罩及气管导管)。③微量泵、液体及血制品。④监测设备：新生儿血压袖带、体温监测探头及合适的脉搏氧饱和度监测仪探头。⑤根据术前检验的特殊要求准备的药液(如含糖盐液)及其他用品。

（二）气管内插管及呼吸功能维持

由于新生儿特殊的生理功能及解剖特点，无论采用何种麻醉方法，都必须进行气管内插管。同时注意以下几点。

(1)要了解新生儿呼吸、循环的生理解剖关系，插管前后始终要保持呼吸道通畅。

(2)注意减少面罩和麻醉环路机械无效腔的增大。

(3)注意面罩正压通气使胃内气体增加而影响膈肌运动。

(4)原则上新生儿应采用控制呼吸，以保证维持足够的通气。

(5)机械通气应采用有适合于小儿呼吸控制功能的麻醉机，如：能够输出很小的潮气量，提高呼吸频率并给予不同的呼气末正压通气(PEEP)。有空气-氧混合装置，吸入不同的氧浓度并配有小儿用环路和可调的报警装置。环路中配有加热、过滤、湿化装置等。

（三）麻醉诱导

如果新生儿呼吸、循环系统稳定且无插管困难，麻醉医师可根据自己的习惯采用常规气管内插管。

(1)在基础麻醉下，通过面罩吸入氟烷或异氟烷，然后在肌松药的配合下进行气管内插管。

(2)通过静脉用药。如硫喷妥钠(2～5 mg/kg)、羟丁酸钠(80～100 mg/kg)、S-氯胺酮(1～3 mg/kg)或丙泊酚(1～3 mg/kg)麻醉后,再给予肌松药配合气管内插管。肌松药用量为维库溴铵 60～80 μg/kg 或阿曲库铵 0.25～0.35 mg/kg。为保证循环稳定,在上述基础上考虑静脉注射小剂量芬太尼可有满意效果。

(3)如果新生儿全身状态不稳定、呼吸功能受累或可能有气管内插管困难的病例。可考虑清醒插管或慢诱导气管内插管。慢诱导插管可缓慢静脉注射羟丁酸钠(80～100 mg/kg)和(或)阿托品(10～20 μg/kg),在喉镜明视下,用喷雾器进行咽、喉及气管内表面麻醉(注意局麻药用量)后气管内插管。由于在插管时保留自主呼吸,此法较为安全。

(4)慢诱导方式还可以在上述表面麻醉下经鼻气管内插管,这样的气管导管固定牢靠,能避免移位。出生时气管长约 4 cm,气管导管位置如稍有不当,甚至导管滑脱或插入过深,就会很快影响通气。

(四)麻醉维持

新生儿全麻要点:①意识消失;②镇痛完善;③足够的肌松。

为确保患儿安全及血流动力学稳定,除保证通气处于良好状态外,还要根据新生儿的生命体征、手术类型及方式、手术时间,以及考虑所选麻醉药对患儿的影响程度等而选择麻醉药。吸入麻醉药的 MAC 随小儿月龄的增加而增加。如异氟烷,早产儿的最低肺泡有效浓度是 1.3%,新生儿为 1.45%,而婴儿为 1.6%。如果吸入同样浓度的麻醉药,新生儿脑和心脏中的浓度要比大龄儿童和成人高,因而容易导致吸入麻醉药过量,引起严重低血压和心动过缓。羟丁酸钠作为静脉基础麻醉药,对呼吸及循环系统影响较轻、毒性小、安全性好,易于掌握,可引起较长时间的睡眠状态,但应注意分泌物增多、心动过缓及术中保温。近来,丙泊酚在新生儿诱导和微量泵持续静脉注射维持麻醉方面也取得了较好的效果。

(五)监测

由于新生儿体形娇小柔弱,临床提供的资料有限,而有创监测的难度、创伤及风险都比较大,使麻醉监测更显得重要,需要谨慎对待。实际上近几年来血氧监测仪、自动血压计、持续体温监测和心电图监测推广应用,给临床带来更多的方便和实用价值。当然心前区听诊仍然很重要。麻醉诱导前应安置好所有的监测,合适新生儿袖带的选择、持续体温探头的安置、胸前听诊器及血氧仪探头的牢靠固定等。值得提出的是,脉搏血氧饱和度监测仪的临床应用,是近年来小儿监测的一大进展,可及时监测患儿的血氧状况,为呼吸功能多变的儿科麻醉提供了安全保障。使用时应当注意选用适合新生儿的探头,并放置于手掌或脚掌固定牢靠。手指和耳垂放置探头困难且容易脱落或移位;外周血流动力学不稳定时监测的准确性下降。如果麻醉过程出现报警,则首先应该听诊呼吸音,判断通气和呼吸功能而不是反复检查探头位置。此外,还要注意血流动力学的稳定情况。

新生儿较大手术在补充血容量基础上,可试做桡动脉穿刺置管(22 号),以监测动脉压。有创动脉监测可提供连续的动脉压曲线,以提供血流动力学的基本情况,还便于随时抽取血标本。配置肝素液(浓度:1 μg/mL,滴速:1～2 mL/h)输注,可防止导管阻塞。

二、新生儿急症手术麻醉

(一)先天性膈疝

1.病理生理

这种畸形发生率占 1/(4 000～5 000),主要有胸骨旁疝、食管裂孔疝和胸腹裂孔疝。疝囊内可容有部分的腹腔脏器:小肠、结肠、肝脏及胃等。疝囊中的脏器通过膈肌缺损压迫肺组织,造成患侧胸腔内压力增加;纵隔向健侧移位而导致双侧肺均受压,影响气体交换而出现呼吸困难。同时肺及体循环静脉回流受阻,导致肺动脉高压,动脉导管持续开放,缺氧又使肺血管进一步收缩,阻力增加,最后导致循环衰竭。胎儿在发育早期若有膈疝形成,则会影响同侧及对侧肺脏的发育成熟,因而肺发育不良是膈疝导致新生儿早期死亡的主要原因。

2.麻醉要点

麻醉过程主要致力于避免低氧血症的发生以及引起的恶性循环。

(1)膈疝新生儿多有呼吸窘迫,应立即面罩吸入纯氧或辅助呼吸;但避免正压通气,以防胃内积气增加腹内压。并于插管后放置胃管。

(2)严重呼吸困难且有发绀者,立即应用维库溴铵和芬太尼进行气管内插管,并采用小潮气量,低压(15～20 cmH_2O 以内)高频率的机械通气,以避免对肺泡的压力性损伤。

(3)继续纯氧吸入并给予辅助呼吸的同时,安放好监测(心电图、体温、动脉压、$PETCO_2$、SpO_2),建立两条静脉通道,放置胃管,核实气管导管位置。如果情况允许,可试做右侧桡动脉穿刺置管,但不要耽误时间。查动脉血气,如有代谢性酸中毒,特别是 pH＜7.15 时,应给予碳酸氢钠(10 分钟内给予1～2 mmol/kg,必要时重复)。

(4)窘迫状态下多伴有低血容量,可输注血浆清蛋白加以纠正。

3.注意事项

(1)放置胃管,避免腹胀。

(2)高频率、小潮气量、高氧浓度控制呼吸,避免膨肺;大部分膈疝患儿肺发育不良,术后切忌膨肺,经几天的监护室呼吸治疗后肺才会完全膨起。

(3)过度通气使血液偏碱(呼吸性或代谢性均可),必要时可给予碳酸氢钠,有助于增加肺血流量。

(4)术后持续胃肠减压,并常规辅助通气维持全麻数小时;辅助呼吸需在几天内逐渐停止。为尽可能避免低氧血症的因素,力争维持 PaO_2＞150 mmHg,$PaCO_2$＜25 mmHg,pH＞7.55。对于动脉导管所致的分流,应监测导管上下游的氧合情况,可通过放置 2 个皮肤电极监测:一个置于上胸部,另一个置于腹部。如果上述措施还不能维持满意的氧合,可用肺血管扩张药妥拉唑林 1～2 mg/(kg·h)。

(二)食管闭锁及气管食管瘘

1.病理生理

伴有或不伴有气管食管瘘的食管闭锁,在新生儿的发生率约为 1/4 500,最常见的为食管下部有气管食管瘘的Ⅲ型闭锁。新生儿如果唾液过多和继发的呼吸衰竭时,应考虑此诊断。此病常同时伴有其他畸形,尤其是脊柱畸形和心脏畸形。食管闭锁可以是 Water 综合征的一个组成部分,该综合征包括脊柱畸形、肛门闭锁,食管闭锁伴气管食管瘘和肾脏畸形。

2.麻醉要点

(1)由于伴有气管食管瘘的食管闭锁伴有气管畸形,为避免胃液反流与误吸危险,通常对新生儿做清醒状态下保留自主呼吸的气管内插管。

(2)麻醉诱导前将一吸引管放在食管口并持续抽吸,以减少分泌物及误吸。

(3)为避免正压通气造成气流通过瘘管进入胃内造成胃扩张破裂,通常可采取以下措施:①呼吸窘迫需要正压通气的新生儿,通常在镇静局麻下先做胃造瘘术。②插管时,深入气管导管于右侧支气管,再缓慢退管,并通过听诊呼吸音,以使气管导管尖端位于气管隆嵴之上。且在瘘管之下时固定导管,并在术中密切监测气管导管的位置,以避免意外。③尽早结扎气管食管瘘口,延期纠正食管闭锁。

3.麻醉注意事项

食管闭锁患儿气道发育差,呼吸道狭窄,分泌物潴留使气道阻力增加,肺顺应性差,肺血管阻力增加,血流减少,低氧血症发生率高。通常小儿侧卧开胸,由胸膜外进路接近纵隔。在结扎瘘口和重建食管阶段,肺脏被挤压,手术操作也有可能压迫气管或心脏。因此,需要密切关注患儿的氧合及心电图变化。如果出现血氧饱和度下降或心律失常,可要求外科医师暂停手术,正压呼吸膨胀被挤压的术侧肺脏,待氧饱和度上升、心脏电生理稳定后再继续手术。

(三)脐膨出及腹裂

1.病理生理

脐膨出及腹裂的患儿都是腹壁缺损。脐膨出的内脏被膜囊覆盖,功能正常,但往往伴有其他的先天异

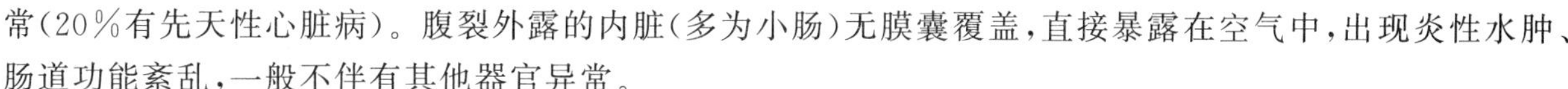

常(20%有先天性心脏病)。腹裂外露的内脏(多为小肠)无膜囊覆盖,直接暴露在空气中,出现炎性水肿、肠道功能紊乱,一般不伴有其他器官异常。

2.麻醉要点

麻醉诱导和气管内插管都不存在特殊困难,可按照一般原则实施。必要时可进行动静脉置管监测。合并巨舌可有插管困难。

3.麻醉注意事项

(1)保持体温(同前述),低温是死亡的诱因。

(2)水、电解质的补充需要量取决于外露内脏的多少,在内脏未还纳时通常需给予 15~25 mL/(kg·h),同时注意监测血气及血糖。

(3)由于患儿对外露器官还纳的耐受能力,在腹裂时内脏常易于复位,但巨大脐疝时内脏的复位可影响肺功能。因为腹部膨胀有时可显著减少胸廓的顺应性,并限制膈肌运动。因此,腹腔内脏还纳常伴有血流动力学改变,血管有可能受压,在有动脉置管时可通过动脉压波形很好显示。实际上,外科医师往往是以肺功能和术中血流动力学耐受程度来指导内脏还纳的操作。

(4)脐膨出患儿术后常需要长时间的辅助呼吸。此外,术后还要控制感染,肠道外营养及监测肾功能。

(四)先天性幽门狭窄

1.病理生理

该病系幽门环形肌肥厚,导致幽门狭窄而发生不全梗阻,是新生儿时期常见病(发生率 3‰),男婴占 3/4,病因不明。外科治疗是幽门切开术,为小于 3 个月婴儿最常见的手术之一。手术时间短,约 30 分钟,其存在的问题是饱胃。症状最初表现为反流,逐渐进展至喷射性呕吐。由于持续呕吐,引起脱水伴低钠血症、低氯血症和代谢性碱中毒。肾呈双相反应:首先通过肾排泄含有钠、钾的碱性尿来维持 pH。随着钠、钾减少,肾回收氯化钠,并排出酸性尿以维持细胞外容量。这种反常性酸性尿加重碱中毒,于是出现代偿性呼吸性酸中毒。有低血容量的严重病例,还可出现乳酸性酸中毒。

2.麻醉要点

(1)一旦确诊,应即刻术前准备,包括纠正脱水、电解质紊乱,纠正贫血和营养不良。并通过胃管充分吸引胃容物。

(2)尽管术前患儿已经安放胃管进行减压,但诱导前还应该仔细地吸尽胃液。即使吸引后,对幽门狭窄的小儿仍应看作胃内饱满,因此,需要进行快诱导气管内插管以确保安全。术中应确保患儿安静,避免操作损伤。

3.注意事项

幽门狭窄是内科急症,最早可在出生后 36 小时确诊。但发病在出生后第 2~6 周。只有在水、电解质紊乱和血容量做必要的纠正和补充之后,手术才可安全实施。准备时间随临床表现及化验情况而不同。大多数病例,补液 12~24 小时足够。包括纠正脱水,电解质紊乱,需要时可用 10%清蛋白扩容,用量 10~15 mL/kg,滴注 30 分钟。有凝血功能障碍者肌内注射维生素 K 12 mg/kg 等。

术后患儿可出现呼吸恢复及苏醒延迟,可能与术前水、电解质紊乱有关:麻醉过度通气、麻醉药残留、低温等均可使苏醒延迟。应考虑以上因素加以处理。胃管可在手术结束后即拔除。

(五)新生儿巨结肠

1.病理生理

由于结肠远端运动功能紊乱,粪便都滞留于近端结肠,以至肠管扩张肥厚,为远端结肠肠壁神经丛内的神经节细胞缺如所致的遗传性肠道疾病,无神经节细胞区的下界在直肠括约肌,上界不定,但最常见的是在直肠或直肠乙状结肠交界处。巨结肠表现为神经节细胞缺少区上方结肠对抗性肥大。由于病变部分的肠管经常处于痉挛状态,形成功能性梗阻,以致粪便排泄困难。新生儿期间常因病变段的肠管痉挛而出现全部结肠甚至小肠极度扩张,肠壁变薄,而无结肠典型肥厚变化。新生儿巨结肠有时并发肠炎,病变部位肠黏膜充血、水肿及多发的散在小溃疡。

2.麻醉要点

手术治疗是将病变结肠连同乙状结肠、直肠、缺少神经节细胞的肠段切除，然后做结肠、直肠吻合术。对有合并症的患儿先造瘘，Ⅱ期再做根治术。麻醉方法根据手术需要而决定。经腹巨结肠根治术可选用气管内插管加硬膜外阻滞，亦可全麻。手术2～3小时可能出血较多。麻醉应提供肌松和镇痛。硬膜外常选择 L_3～L_4 或 L_2～L_3，使镇痛平面达 T_6，以满足手术时游离结肠左曲（脾曲）的需要。连续硬膜外阻滞除利于手术外，也有利于术后镇痛和护理。

3.注意事项

由于患儿多伴有消化不良，加之洗肠等术前准备，易出现水、电解质紊乱。术前应做电解质检查，及时纠正。合并肠炎的患儿给予抗菌药治疗。

（六）新生儿肠梗阻

1.病理生理

肠梗阻是新生儿期常见病。主要有先天的完全性和不完全性肠道狭窄或闭锁（约占1/3），以及其他原因（如：肠扭转、环状胰腺，胎粪梗阻，肛门闭锁）导致的新生儿肠梗阻。高位梗阻时，主要临床表现为最初几小时呕吐胆汁。低位梗阻时则出现严重的腹部膨胀，最后导致由于膈肌运动受限和肺顺应性降低所致呼吸窘迫的危险。

(1)高位消化道梗阻：包括十二指肠和小肠闭锁以及不完全性梗阻。十二指肠梗阻的特点就是早期呕吐胆汁。梗阻可为外在性（Ladd系带）或内在性（隔膜或闭锁），常合并唐氏综合征（又称21-三体综合征）。手术较简单，行隔膜切除或消化道吻合术。常在手术后第8天之前即可经胃肠道进食。小肠闭锁的处理可做一期完成的消化道吻合和暂时性回肠造瘘术，这取决于闭锁段的长度、两段肠腔内径是否相同、诊断的早晚以及有无感染征象。术后需要长时间的肠道外营养。

(2)低位肠梗阻：常表现为腹部膨隆，有时很严重，伴有迟迟不见的胎粪排出，或胎粪成分异常。①先天性巨结肠（Hirschsprung病）的特点是部分或全部结肠内神经丛缺乏。在局限性，病变部位上游肠管扩张；在完全性，整个结肠和小肠末端无功能，膨胀累及上游无病变的回肠。同时伴随粪便潴留和小肠梗阻，病情轻者则发生便秘。先天性巨结肠患儿出生即发病者占10%～20%，症状有胎粪排出延迟，易激惹，生长迟缓和腹部膨隆，稍大儿童可表现为便秘和腹泻。最严重的早期并发症是溃疡性小肠结肠炎，其预后恶劣。先天性巨结肠可通过放射检查和直肠活检确诊，发病机制不明。②肛门闭锁：出生时对肛门闭锁容易做出诊断。肛门闭锁有许多种畸形。包括肛门狭窄、肛门膜状闭锁、肛门发育不全、直肠发育不全和直肠闭锁。低位闭锁可做一期根治性手术；高位闭锁常先做暂时性结肠造瘘术，几个月后对畸形做根治性手术。术前必须对病变的确切部位做出诊断，以便根据手术时间的长短确定麻醉方法。

2.麻醉要点

麻醉诱导气管内插管和维持方法根据患者一般情况和手术要求而定。麻醉维持可选用静-吸复合方法。新生儿可根据情况做清醒气管内插管和静脉快速诱导气管内插管。麻醉应该有良好的镇痛和肌松，输液要注意量与质的控制和选择。

3.注意事项

一旦诊断明确，应开始胃肠减压，补液和保温等治疗措施。延迟诊断可发生脱水及严重感染。胃肠减压前避免使用 N_2O。实验室检查（Hct、血气分析、电解质和血葡萄糖测定）可辅助评估患儿状态及指导液体治疗。有肠管血运障碍、腹膜炎者应尽早手术，否则发生肠坏死、出血、休克，甚至死亡。

（七）坏死性小肠结肠炎

1.病理生理

坏死性小肠结肠炎病因复杂，见于危重患者，通常是早产儿。病变累及不同范围的结肠，有时累及小肠。其特点为肠黏膜坏死并可累及肠壁其他层次，直至穿孔。可伴有出血性或感染性病损及细菌侵害。临床表现为粪便带血、腹痛、发热、阻塞综合征，全身情况差。症状包括肠腔内空气积聚（小肠积气），腹腔内出现空气（气腹）和休克。

2.麻醉要点

(1)需要手术切除坏死肠段和肠造口术的患儿,应充分评估心肺功能,进行血气分析,测定血糖和凝血时间。

(2)对早产儿常在转送前就已经处于控制呼吸,应力求 PaO_2 波动于 6.7～9.3 kPa(50～70 mmHg)。

(3)至少应维持两条可靠的静脉通路,给予充分的水及电解质溶液,术中一般需输入 50～150 mL/(kg·h)。尽管有时手术简单,但还是很容易出血,这是由于病变严重和在此疾病阶段常有凝血功能障碍所致,宜输注浓缩红细胞和新鲜冰冻血浆,应维持 Hct 在 0.40～0.45。血小板严重减少($<20\times10^9$/L)时,应输注血小板。

(4)小体重婴儿和肠道外露时,维持体温特别困难。麻醉中应注意手术室保温,腹腔冲洗液和胃肠管外液应加温使用。

(5)血管活性药如多巴胺 2.5～5 μg/(kg·min)可改善肠系膜和肾灌注,并可提供循环支持。

3.注意事项

重症患儿术后应运送到新生儿重症监护治疗病房(NICU)持续重症监测和通气治疗。

(刘恒明)

第二节　小儿普外科手术的麻醉

一、腹股沟管疾病

(一)病理生理

1.腹股沟疝

从定义上讲是腹内脏器或组织从腹壁缺损向外突出称为疝。当疝不能减小或还纳至正常位置时,称为嵌顿。疝内容物血供损害时,称为绞窄。小儿腹股沟疝是由于腹膜鞘状突未闭造成,外科手术治疗时间短,约 15 分钟。手术除对腹膜囊的短时牵拉外,手术刺激小。鞘膜积液、精索囊肿不论在外科手术或麻醉技术方面都与之相仿。

2.隐睾症

当睾丸持续未能进入阴囊称为隐睾症。完全性隐睾多在腹腔内,不完全性则位于腹股沟高位或低位,最常见的是位于腹股沟下段。手术持续时间因睾丸位置而有所不同,大约 30 分钟。

(二)麻醉要点

鞘膜积液及斜疝修补术属择期手术,手术时间较短,除 6 个月以下小儿,不一定必须气管内插管。喉罩可以替代插管或由有经验的医师实施面罩麻醉下自主或辅助呼吸,有通气障碍时再行气管内插管。全麻联合局部浸润、骶管阻滞或髂腹股沟/髂下腹神经阻滞可减少术中全麻药用量,且有利于患儿术后镇痛。类似手术采用骶管阻滞复合全身浅麻醉(非插管全麻),除有禁忌证外,不失为一种替代气管内插管全麻的好办法,全麻药用量少,呼吸抑制轻,镇痛完全,平面理想,并且术后有良好的镇痛效果,这种技术主要适用于体重 25 kg 以内的小儿。最大容量是加肾上腺素的0.25%或 0.19%丁哌卡因,最大剂量不应超过 2 mg/kg。也可配合其他局部区域阻滞的方法。

(三)注意事项

(1)合并嵌顿疝和肠梗阻患儿应按饱胃处理,麻醉前应进行胃肠减压,治疗原则同肠梗阻。

(2)如果麻醉偏浅,隐睾手术牵拉精索时的疼痛反射可诱发喉痉挛和心动过缓。

二、小儿腹腔内肿瘤

(一)病理生理

小儿腹部肿瘤多为恶性,常位于腹膜后。尽管肿瘤的放疗及化疗已取得相当进展,然而手术乃是腹部肿瘤的主要治疗手段。神经母细胞瘤和肾胚胎瘤是最常见的实质性肿瘤,其次为畸胎瘤、肝脏肿瘤和横纹肌瘤。肿瘤的体积可对患儿消化道、呼吸动力学以及全身情况产生不利影响。为了缩小肿瘤体积和提高疗效,术前常给予化疗,而化疗可对全身情况、心及肾功能、生化尤其是血液学产生影响,应评估有无贫血及低血容量,对外科肠道准备非常重要。有些患者术前进行化疗,常会有不可逆的心肌病,应注意收集病史,根据体格检查、辅助心电图、胸片及超声心动图进行评估及是否有心脏储备功能的降低。手术期间出血危险大,故术前备足血液制品是必须的。

(二)麻醉要点

(1)常规快诱导气管内插管,持续机械通气。维持以充分的镇痛、肌松和控制呼吸,可提供腹肌松弛满意的手术视野。开放肢体 2～3 条血管通路,进行中心静脉压和有创动脉压置管的基本监测,以便在血流动力学监测下有效补充血容量。还应放置导尿管及胃管,并进行体温、脉搏血氧饱和度(SpO_2),以及呼气末 CO_2 分压($PETCO_2$)监测,必要时检测血生化和做血气分析。

(2)注意血流动力学稳定,特别是肿瘤压迫、包绕或浸润大血管产生的出血危险。年龄越小,安全性越差。应避免代偿不足的低血容量或输液过度的高血容量,因有持续的渗血、液体冲洗、隐蔽的损失,很难估计失血量,肝功能受损或大量输血可发生凝血功能障碍,所以要密切监测血压、脉率和中心静脉压。尿量的监测也利于评估患者血容量状态。

(3)动静脉通路之所以要开放在上肢,是因肿瘤或手术操作可能造成下腔静脉和腹主动脉的血流阻断。当翻动肝脏则可造成一定的下腔静脉压迫,从而下腔静脉回流受阻,动脉压骤降,以及突发的心动过缓,甚至心搏骤停。手术医师应随时准备暂停手术,实施压迫止血,以配合麻醉医师纠正血流动力学变化。

(4)手术时间冗长和大面积腹腔开放会使体温降低,必须保持足够的室温,放置电热毯,加温冲洗液和静脉液体。

(三)注意事项

患儿术后通常需要机械通气支持,辅助呼吸可能需要几天时间,因而需要准备重症监护。

三、先天性胆管发育畸形

(一)病理生理

先天性胆管闭锁、先天性胆管发育不全、先天性胆总管囊肿,均可引起婴幼儿阻塞性黄疸。先天性胆管闭锁是肝内外胆管呈膜状或条索状闭锁。先天性胆管发育不全是肝内外胆管细小,胆汁引流不畅,而出现胆汁淤滞性肝大及黄疸,其病因学无统一结论。先天性胆总管囊肿患者常有腹痛、腹部肿块、黄疸三大典型症状,间歇性黄疸为其特点。大部分阻塞性黄疸患儿有肝脾大,个别患儿有发绀及杵状指,晚期可出现腹壁静脉怒张,腹水及严重的凝血功能障碍。为提高手术成功率,一经确诊应在积极术前准备的同时及时手术,重建胆管。

(二)麻醉要点

(1)手术多为较小婴儿,手术持续时间较长,为 3～4 小时。腹部行较大的横切口,可能出血较多,必须在上肢开放两条静脉,最好备新鲜浓缩红细胞及冷冻血浆。

(2)麻醉药选择应以不加重肝脏负担为原则,尽量减少静脉全麻药用量,以免加重肝损害和药物蓄积。诱导插管可选用静脉注射丙泊酚或 1%硫喷妥钠辅用肌松药(维库溴铵或潘库溴铵),麻醉维持用麻醉性镇痛药复合异氟烷。

(3)探查肝门时必须翻动肝脏,可导致下腔静脉回流受阻,引起低血压。用 4%清蛋白10 mL/kg扩容有较好的预防作用。对于黄疸患儿,副交感神经系统处于敏感状态,故插管或术中操作可引起心动过缓,术前术中应备有阿托品。术中保持液路通畅，及时补充新鲜血液，手术时间较长者，患儿体液丢失较多，应充分补液并注意保暖。

（三）注意事项

（1）由于胆管功能障碍，维生素 K 合成减少，再加患儿多有不同程度的肝损害，引起凝血因子Ⅱ、Ⅶ、Ⅸ、Ⅹ生成障碍，有自然出血倾向。所以术前 3 天肌内注射维生素 K，补充葡萄糖及维生素 B、维生素 C、维生素 D。如果有贫血，及时输血，纠正水、电解质紊乱和酸碱失衡。

（2）术后防止感染，保持胆汁引流通畅，加强呼吸道管理，预防腹水，严密监测水、电解质平衡。

四、择期脾脏切除术

（一）病理生理

小儿择期脾切除的主要指征是溶血性贫血，包括遗传性球形红细胞增多症以及血小板减少症。前者由于红细胞的膜结构改变，而致使红细胞在脾脏内破坏。因此，脾切除手术是此病真正的根治性措施。其他溶血性贫血中，如珠蛋白生成障碍性贫血（又称地中海贫血）（β 或 α 球蛋白链合成降低）。镰状细胞贫血（β 链结构异常引起的病态 S 血红蛋白）或葡萄糖-6-磷酸脱氢酶（G6PD）缺乏，只有当核素检查证明是溶血性贫血时，才是脾切除的指征。慢性血小板减少性紫癜病例，只有当皮质激素治疗无效时才考虑脾切除。

（二）麻醉要点

（1）患者大多为 6～10 岁儿童，可常规快诱导全麻气管内插管，维持以肌松静-吸复合麻醉。

（2）对血小板减少的病例，气管内插管和放置胃管时应轻柔操作，以避免黏膜损伤而导致出血。

（3）对镰状细胞贫血，应避免低氧血症、心血管抑制、静脉淤滞以及低温。应该注意脉搏血氧饱和度监测。

（三）注意事项

（1）手术应在近期无任何感染情况下进行。

（2）溶血性贫血病例，必要时可于术前输入浓缩红细胞，以使血红蛋 A 在 100 g/L 左右。

（3）血小板减少病例，术前输注血小板无效。注意避免术前肌内注射用药。

（4）如果较长时间应用皮质激素治疗的患儿，诱导前必须注射皮质激素。

（5）重症珠蛋白生成障碍性贫血，可发生输血后铁的超负荷，特别是对心脏负荷的影响，故术前应摄胸片、查心电图和超声心动图。

五、急性阑尾炎和腹膜炎

（一）病理生理

急性阑尾炎的病理生理变化是阑尾腔堵塞继发细菌过度繁殖，阑尾肿胀。延误治疗会使过度肿胀的阑尾坏疽、溃破而导致腹膜炎和脓肿形成。急性阑尾炎高发于 10～19 岁。穿孔发生率为 30%～45%。阑尾炎发病一旦诊断明确，应立即手术。

（二）麻醉要点

（1）评估患儿体液和电解质状态，注意补液和血容量的补充。高热应采用物理降温等手段控制体温。

（2）麻醉可根据小儿的年龄、体重和全身情况，采用快诱导气管内插管全麻，用吸入麻醉、麻醉性镇痛药和肌松药维持麻醉。

（三）注意事项

（1）由于腹膜炎、不同程度的肠道梗阻以及发热等，造成血管间隙的消化道第三间隙积存了大量体液和电解质，这样形成的肠腔内水、电解质潴留，导致离子和血容量的失衡。因此，补充液体以及必要的扩容是急腹症患儿麻醉的先决条件。

（2）急腹症患儿因胃与食管压差的逆转，即使几小时未进饮食，也必须视为饱胃处理，术前置胃管是必须的。急腹症患儿手术麻醉的主要危险是反流与误吸，且被动性反流的危险最大。因此，麻醉医师要始终注意采取预防性措施，比如使用带套囊的气管导管清醒表麻下插管等。

六、急性肠套叠

(一)病理生理

急性肠套叠是任何一段肠管套入其下游的另一段肠管内。男性多于女性，多发生在2～12个月的婴儿。病因可能与病毒感染及其导致的淋巴结肿大有关。约90%肠套叠发生于回肠、结肠。主要症状为腹痛、便血及腹部包块。其他症状有腹泻、呕吐、发热及脱水等。也可出现神经系统体征如嗜睡等。新生儿则表现为急性坏死性小肠结肠炎的症状。

(二)麻醉要点

(1)肠套叠儿童误吸发生率高，麻醉诱导注意反流。

(2)如果患儿血流动力学状态不稳定，麻醉药可选用氯胺酮、依托咪酯等对心血管无抑制的药物。

(3)钡灌肠或空气灌肠纠正肠套叠成功率为80%，但必须有麻醉医师在场。

(三)注意事项

同急性阑尾炎。

七、腹股沟嵌顿疝

(一)病理生理

同腹股沟疝。当腹股沟疝囊不能还纳，并发生疝内容物缺血性损害时便发生嵌顿。最常见于6个月以内的婴儿。

(二)麻醉要点

患儿往往有早产史，通常呼吸暂停发生率高，故多采用气管内插管全身麻醉，术中保障呼吸道通畅，做好呼吸管理，关注呼吸功能变化。

(三)注意事项

密切注意呼吸道状况，防止围术期呼吸道梗阻，避免机体缺氧与二氧化碳蓄积。

八、肝功能障碍患儿的麻醉

(一)病理生理

肝脏为机体的重要消化器官，具有胆红素代谢、蛋白质合成、凝血因子的生成、碳水化合物代谢和药物的生物转化等诸多生理功能。肝脏生理功能多且潜力巨大，难以用简单的功能实验准确判断肝脏的多种功能。除非病情严重或全肝病变方可有明显的肝功能实验异常。比较敏感的功能实验为血清胆红素、清蛋白含量以及凝血酶原时间。凝血酶原主要在肝脏合成，合成中需要维生素K参与，如果患儿无维生素K缺乏或经过维生素K治疗，而凝血酶原时间延长超过6秒以上者，说明有明显肝损害。严重肝损害时，血清胆红素>51.3 μmol/L、清蛋白<30 g/L。患儿如营养状态极差，同时患有肝硬化、病毒性肝炎或梗阻性黄疸时，其肝功能亦可能明显受损。按患儿肝病种类、症状体征及化验检查进行综合分析，即可判断肝功能状态。

(二)麻醉相关问题

(1)肝脏耗氧量较大(占全身耗氧量的1/3)，任何麻醉技术和手术操作都会影响肝血流(LBF)。肝血流的减少可导致肝细胞缺氧，从而加重肝功能的损害，故术中应避免低氧、低血压、二氧化碳蓄积以及大剂量血管收缩药的应用。手术操作可引起内脏血管阻力增加，肝血流减少，上腹部比下腹部手术明显，肝胆手术较上腹部手术更甚。因此，肝病患儿有肝功能受损或在肝炎急性期，麻醉手术后并发症多，死亡率高，需充分准备后方可实施。

(2)麻醉应尽量选择对肝功能影响较小的局麻、神经阻滞或椎管内阻滞。在凝血功能正常的患者硬膜外阻滞后，每搏量增加，心率缓慢，平均动脉压和外周血管阻力减小，肝动脉总血流和肝总血流有增加趋势，肝血管阻力减小，使肝血流增加。但若阻滞平面过广，发生有效循环血容量不足时，肝血流会随血压呈比例地下降。部位麻醉可在基础麻醉下实施，术中可辅助用药以保持患儿安静。

(3)所有麻醉药都可引起肝血流减少。吸入麻醉药除氧化亚氮外，氟烷、恩氟烷和异氟烷都减少肝血流，其中，异氟烷影响相对较小。静脉麻醉药中氟哌利多、氯胺酮、芬太尼、劳拉西泮对肝功能无明显影响，可以选用；硫喷妥钠、哌替啶、地西泮、咪达唑仑、丙泊酚及普鲁卡因静脉麻醉，均可使用，但须减少用量。维库溴铵主要经肝脏排泄，肝功能不良患者阻滞时间可明显延长，阿曲库铵不受肝、肾功能和循环功能变化的影响，仅分布容积增加。在肝硬化患者，这些药物需要用较大的首次剂量才能达到完善的肌松。肝功能障碍患者血浆胆碱酯酶含量和活性有不同程度下降，因而琥珀胆碱作用时间延长。麻醉性镇痛药哌替啶半衰期较正常人延长 1～1.5 倍，血浆清除率下降 50%，但分布容积和与蛋白结合基本不变。吗啡和芬太尼经肝代谢，用药后血浆游离成分增加，药效增强。芬太尼分布容积增大，肝硬化患者用芬太尼后半衰期延长 4～5 倍，应用时特别小心。尤其是新生儿和小婴儿肝病患者，对麻醉性镇痛药特别敏感，这类患者用药一定做气管和呼吸支持或尽量不用。

(三)麻醉要点

(1)术前准备主要是纠正凝血功能障碍、预防感染和防止术中低氧血和低血压。预防性抗生素应用：备新鲜血及血浆。梗阻性黄疸的凝血功能障碍主要是补充维生素 K。如果条件允许，肝病患儿麻醉前还应给予高蛋白、高糖和低脂肪饮食，增加血浆蛋白，增加肝糖原储备，有利于保护肝脏。

(2)麻醉最好选择部位麻醉或气管内麻醉加硬膜外阻滞。完善的硬膜外阻滞可减少或不用镇痛药和肌松药，减少镇静药的使用，利于病儿术后复苏。因患儿血浆胆碱酯酶含量及活性降低，应注意局麻药使用；有出血倾向的患者应避免使用硬膜外阻滞。

(3)入手术室即监测血压、脉搏、呼吸、血氧饱和度和心前听诊。诱导前充分供氧，术中出血患者开放两条静脉，最好是上肢。术中处理重点是维持患儿体温、充分供氧和防止低血压。5%葡萄糖溶液以 4 mL/(kg·h)持续输入并反复监测血糖，第三间隙丢失用乳酸钠林格液补充，严格计算失血量，及时补充以维持血流动力学稳定。术后送 ICU，待病儿完全清醒后拔除气管导管。此间尤其注意血压和神志的监测，并注意是否尿少。

(四)注意事项

(1)术中严格避免低氧血和 CO_2 蓄积，避免低血压。

(2)出血患者给予新鲜血和新鲜血浆。

(3)注意减少麻醉药用量，注药速度应缓慢，以预防心肌抑制。

(4)避免插管应激反应。

(5)工作人员皮肤伤口接触 HBsAg 阳性物质，应于 7 天内注射乙肝免疫球蛋白(HGIg)。乙肝母亲的新生儿出生后 24 小时内及生后 1、4、12 个月时各注射 1 次 HBIg，或乙肝疫苗与 HBIg 一起注射。

(6)手术结束后，应送 ICU 继续呼吸支持和维持血流动力学稳定，如果患儿未能及时清醒，应警惕肝昏迷的可能。

(刘 宁)

第三节 小儿骨科手术的麻醉

一、小儿骨科麻醉特点

小儿骨科麻醉的对象是小儿：年龄自新生儿至 14 岁，施行麻醉时必须对与麻醉有关的小儿解剖、生理及药理特点有所了解，才能顺利配合手术。有关小儿麻醉的解剖、生理及药理特点见(表 11-1)，可供参考。年龄越小，这些特点越明显。除麻醉方法及器械需适合小儿特点外，对小儿骨科手术也应了解。

表 11-1　与麻醉有关的小儿解剖、生理、药理特点

解剖	头大，舌大，扁桃体及增殖体大，鼻腔及呼吸道小，分泌物多
	喉头位置高，会厌长
	颈及气管较短
	肋间肌及膈肌较弱
	残余胎儿循环
	左心室顺应性低
	动静脉穿刺较困难
生理	肺顺应性低、气道阻力大
	功能残气量(FRC)低
	血压较低、心律较快
	心排血量属心律依赖性
	体表面积/体重较高
	体液总量/体重较高
	体温易于波动
药理	肺泡气麻醉药浓度/吸入麻醉药浓度(F_A/F_I)升高快
	全身麻醉诱导及苏醒迅速
	吸入全麻药最低肺泡气浓度(MAC)较高
	肝脏生物转化机制不全
	药物分布容积大
	蛋白结合率较低

小儿骨科手术包括创伤(骨折、脱臼的清创和整复)、先天性畸形(如先天性髋关节脱位、斜颈等)、感染(急性骨髓炎、风湿性关节炎等)、生长或代谢障碍(如一侧下肢过长或过短、成骨不全、幼年性变形性骨软骨炎、突发性脊柱侧突等)、神经肌肉疾病(如脊髓灰质炎后遗症、先天性肌强直等)、神经性疾病(如大脑瘫痪、多发性神经纤维瘤等)以及骨肿瘤、骨囊肿等主要涉及四肢、脊柱及骨盆的手术。

小儿骨科患者一般健康情况较好，麻醉时无须极度肌松，麻醉处理也较简单，但某些患儿麻醉处理存在一定困难，如脊柱侧突患儿常有心肺功能障碍，手术出血多，术中需测定脊髓功能，术后常应用机械通气以防治呼吸功能不全。对神经肌肉疾病患儿，麻醉期间需随时警惕发生恶性高热。

小儿骨科疾病常需多次手术及麻醉，术前访视时需态度亲切和蔼，取得患儿的信任和合作。骨科手术的体位随手术病种而异，仰卧位常无特殊问题，但俯卧位或侧卧位常给麻醉管理造成一定困难，气管插管患儿自仰卧位转为俯卧位或侧卧位时，需认真保护气管导管，防止导管滑出或深入至一侧支气管。每次改变体位后，均应重新进行两肺听诊，证实导管位置正确，如发现导管进入一侧支气管，应及时纠正，否则长期单肺通气可引起严重缺氧。此外，还应注意体位变动对血流动力学的影响。俯卧位时应采用特殊支架垫起双肩及双髋部，避免对胸腹部压迫而致呼吸循环功能障碍。俯卧位患儿均应进行扶助或控制呼吸，以保证良好通气。对骨突部位要安放软垫，避免压迫神经和血管。

小儿四肢手术常放置止血带，使手术在“无血”状态下进行，使手术出血减少，但手术野血液色泽已不能作为衡量患儿情况的指标，应予注意。止血带充气压力应根据患儿收缩压而定，上肢压力高于收缩压 0.67～1.33 kPa(5～10 mmHg)，下肢压力高于其收缩压 2.67～4.0 kPa(20～30 mmHg)。止血带维持时间上肢以 1 小时，下肢以 1.5 小时为限，麻醉医师应在麻醉单上记录止血带充气时间，到时及时减压，等待

10 分钟再充气。止血楷充气时间过长，压力过大，均可造成神经损伤及肢体缺血等并发症。

某些骨科手术（创伤、脊柱、髋部手术）出血量多，由于小儿总血容量小，不能耐受大量出血，术前应准备充足血源，术中应保证输液通畅，并及时输血，必要时麻醉期间可进行血液稀释或控制性降压以减少出血量。控制性降压除可减少出血外，并可为手术者提供较清晰的手术视野，从而缩短手术时间，并提高手术安全性。

某些先天性畸形患儿常有潜在的神经肌肉疾病，肌肉受累的患儿应用卤代吸入性全麻药及琥珀胆碱时除易引起恶心高热外，并有引起心搏骤停的可能，应提高警惕。此外，对先天性骨科畸形患儿还要注意身体其他部位畸形。

骨科手术小儿有些已经石膏固定治疗，甚至长期卧石膏床，术前应尽量拆除石膏，以免影响麻醉操作。很多骨科手术结束后需行石膏固定，应作为手术的一部分对待，应待石膏固定并成型后再停止全麻，避免麻醉苏醒期躁动，影响石膏固定，从而影响手术效果。

骨科手术后疼痛常较剧烈，现已明确，小儿同样需要完善的术后镇痛治疗，否则术后并发症可能增多。

二、术前准备和麻醉前用药

（一）术前准备

小儿由于住院而离开家庭及父母，可产生严重心理创伤，有些矫形外科患儿需进行多次手术，住院时间较长，术前访视时对这些患儿更需关怀和同情，应与患儿建立感情，并对麻醉及手术情况进行必要的解释，减少其恐惧心理，从而避免手术后精神创伤、夜尿等后遗症。应从家长处了解病史及过去史，有无变态反应史及应用特殊药物（如肾上腺皮质激素）史以及麻醉手术史。家族中有无遗传缺陷病或麻醉后长期呼吸抑制（可能假性胆碱酯酶不足或神经肌肉疾病）。体检时应注意患儿体重，并与预计体重[年龄（岁）×2＋8 kg]比较，可了解小儿发育营养情况，有无体重过低或超重，并应注意有无发热、贫血、水电解质失衡情况，如有上述情况，术前应先纠正后再手术。此外，还应了解拟施手术的体位，手术创伤程度以及可能的出血量。

小儿不易合作，即使应用部位麻醉（包括局麻）也应按全身麻醉准备，以便随时更改麻醉方法。手术前应禁食以免全麻诱导时呕吐误吸，但小儿代谢旺盛，禁食时间过长，可引起患儿脱水、低血糖和代谢性酸中毒。近年研究麻醉前 2 小时小儿口服清淡液体与禁食 8 小时的小儿比较，胃内容物数量基本相同，而患儿术前哭闹现象明显缓解，故主张缩短麻醉前禁食时间，但固体食物、牛奶及含渣饮料仍应禁食 6～8 小时。目前推荐的小儿麻醉前禁食时间见（表 11-2），对以往有呕吐史患儿，术前仍应禁食 6～8 小时。

表 11-2　小儿术前禁食时间(h)

年龄	固体食物、牛奶	水、清淡流汁
＜6 个月	6	2
6～36 个月	6	3
＞36 个月	8	3

（二）麻醉前用药

麻醉前用药的目的是使小儿镇静、抑制呼吸道黏膜及唾液分泌，减少麻醉期间迷走神经反射以及减少麻醉药用量。常用的麻醉前用药包括镇静镇痛药、抗胆碱能药及巴比妥类药。1 岁以下婴儿不用镇静镇痛药，以免引起呼吸抑制，术前仅用阿托品 0.02 mg/kg 肌内注射。1 岁以上小儿除应用阿托品外，可合用镇静镇痛药，常用哌替啶 1 mg/kg 或吗啡 0.04 mg/kg 对术前已有呼吸抑制或缺氧的小儿，禁用吗啡或哌替啶。近年小儿术前常用氯胺酮 4～5 mg/kg 肌内注射作为基础麻醉，故镇痛镇静药常省略。

小儿麻醉常用药如硫喷妥钠、羟丁酸钠、芬太尼、氟烷、琥珀胆碱等均有迷走神经兴奋作用，氯胺酮使呼吸道及口腔分泌增加，均需用阿托品对抗，故小儿麻醉前用药中阿托品有重要作用，不可省略。阿托品肌内注射作用可维持 1 小时，如手术时间冗长，术中应追加阿托品，追加量是 0.01 mg/kg 静脉注射，术前用药均在手术前 45～60 分钟肌内注射，急诊手术可静脉给药。

为减轻小儿术前注药痛苦，近年提倡术前口服给药，氯胺酮 6～10 mg/kg 加糖水至 5 mL 口服后 20 分钟起效，持续 45～90 分钟。也可用咪达唑仑 0.5～0.6 mg/kg 和氯胺酮 5～6 mg/kg 混合液口服或滴鼻，用药后 3～5 分钟入睡，并可耐受静脉穿刺。阿托品 0.05 mg/kg 口服 2 小时达作用高峰，口味不好且延迟胃排空时间，小儿不适用。术前口服用药不适于易引起恶心呕吐的患儿。目前术前用药口服法尚未得到推广。

三、常用麻醉方法

小儿骨科手术常在四肢进行，是部位麻醉的良好对象。对能合作的儿童。下肢手术可用硬膜外或蛛网膜下腔阻滞，上肢手术可用臂丛神经阻滞。对不能合作的小儿可在氯胺酮基础麻醉下施行部位麻醉。对脊柱手术或手术时间冗长的四肢手术，仍以全身麻醉为首选。

（一）全身麻醉

全身麻醉是小儿麻醉的基本方法，骨科小手术可在肌肉、静脉注射或面罩吸入麻醉下完成，中等以上手术均应在气管内麻醉下施行。小儿气管插管可维持呼吸道通畅，减少呼吸无效腔，便于扶助或控制呼吸。现常用静脉及吸入复合麻醉维持麻醉。

全麻药中乙醚对呼吸道有刺激、术后恶心呕吐多，甲氧氟烷虽镇痛好，但术后可引起肾衰竭，这些药现均已被淘汰。氟烷有芳香味，对呼吸道无刺激性，适宜小儿麻醉的诱导和维持。对短小手术、合并哮喘患儿手术尤为适宜。氟烷麻醉下心肌对儿茶酚胺的应激性增高，麻醉时应避免应用肾上腺素。小儿氟烷麻醉后肝毒性少，但前次氟烷麻醉后出现发热、黄疸或使用酶诱导药的小儿，以不用氟烷为宜。安氟醚及异氟醚麻醉诱导及苏醒迅速，且代谢降价产物少，因此并发症也少。安氟醚及异氟醚对循环功能的影响较小，但血容量不足小儿，应用异氟醚易引起血压下降。二药均可引起呼吸抑制，麻醉时必须进行扶助或控制呼吸。七氟醚血气分配系数低，麻醉诱导及苏醒迅速，但其麻醉效能较低，小儿七氟醚最低肺泡气浓度(MAC)为 2.45，故诱导时吸入浓度需 3%～4%。七氟醚对呼吸道无刺激性，对呼吸循环抑制轻微，不增加心肌对儿茶酚胺的刺激性，对肝肾功能影响也小，适用于小儿麻醉。地氟烷对呼吸道有刺激，不适合诱导麻醉。

除吸入麻醉药外，静脉麻醉药氯胺酮镇痛好，静脉注射及肌内注射均有效，在小儿骨科手术中已广泛应用。肌内注射氯胺酮 4～6 mg/kg，2～8 分钟入睡，麻醉维持 20～30 分钟，静脉注射 2 mg/kg，注射后 60～90 秒入睡，作用维持 10～15 分钟。氯胺酮引起唾液及呼吸道分泌物增加，麻醉前必须应用抗胆碱药。氯胺酮常用于麻醉诱导或骨科小手术。氯胺酮兴奋交感神经，使血压升高，脉搏增快，外周血管阻力增加。氯胺酮可引起舌下坠及喉痉挛，应严密观察。氯胺酮对心肌有负性变力作用，直接抑制心肌，对危重、休克小儿不宜应用。氯胺酮缺点是苏醒迟，术后恶心呕吐多见。此外，硫喷妥钠 4 mg/kg 静脉注射可用于小儿麻醉诱导，羟丁酸钠 50～80 mg/kg 静脉注射也可用于麻醉诱导及维持。异丙酚静脉注射 2～3 mg/kg起效快，催眠作用好，维持时间短 5～10 分钟，苏醒迅速，术后恶心呕吐少，但用药后血压下降 10%～25%，心率减慢 10%～20%，且对呼吸有抑制作用，应严密观察，3 岁以下小儿不宜应用异丙酚。

肌松药在小儿骨科麻醉中也已普及，常用药有琥珀胆碱 0.8～1 mg/kg、阿库溴铵 0.5 mg/kg、维库溴铵 0.08 mg/kg 和潘库溴铵 0.08 mg/kg，其中琥珀胆碱仅用于气管插管，后三种药可用于气管插管及术中肌松维持。琥珀胆碱静脉注射 30 秒即产生肌松，维持 3～6 分钟。如小儿静脉穿刺困难，可肌内注射 2 mg/kg，3～4 分钟可产生满意肌松。小儿静脉注射琥珀胆碱易引起心动过缓及心律失常，术前注射阿托品可预防。静脉注射琥珀胆碱引起血钾升高甚至心跳停止，对有血钾增高（严重创伤、截瘫）或有神经肌肉疾病的患儿应禁用琥珀胆碱。阿库溴铵、维库溴铵对心血管无不良反应，维持时间 20～30 分钟。潘库溴铵肌松维持时间40 分钟，用药后心率增快，应避免与氯胺酮合用，但伍用芬太尼可消除芬太尼的心率减慢作用。

小儿气管插管以静脉快速诱导应用肌松药插管为常用，对估计插管困难的患儿可在静脉注射安定、羟丁酸钠或面罩吸入全麻下，保持自主呼吸，进行气管插管。气管导管以内径为标准(mm)，1 岁用 3.0～

3.5 号，2 岁用 4 号导管，2 岁以上小儿按公式 $4.0+\frac{年龄(岁)}{4}$ 计算导管号码。因有个体差异，应准备三根不同号码导管供插管时选用。小儿气管短，插管后应进行双肺听诊，避免导管插入过深误入一侧支气管。

气管内插管需维持较深的麻醉，以免引起呛咳，插管时可产生应激反应，插管后可产生喉痛等并发症。为避免这些不良反应，可选用喉罩，对喉、气管不会产生损伤，气道可以保持通畅。喉罩只适用于仰卧位手术，对俯卧位或侧卧位手术患儿不能应用。

对 6 岁以上小儿，气管插管后可应用循环麻醉机进行扶助或控制呼吸，6 岁以下小儿可应用 Jackson-Rees装置，该装置呼吸囊末端有活瓣可调节其开口大小(图 11-1)，有利于控制呼吸。当活瓣全部开放时，该装置可在小儿自主呼吸时应用，为避免自主呼吸时呼出的二氧化碳再吸入，氧流量应是患儿每分通气量的 2.5～3 倍。

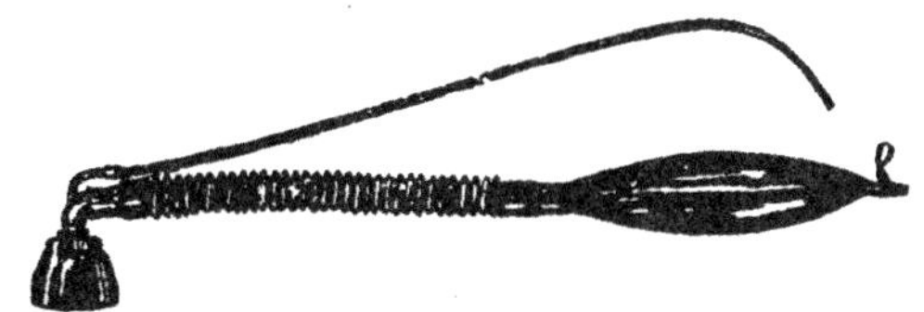

图 11-1　Jackson-Rees 装置

（二）部位麻醉

在适当的基础麻醉和辅助麻醉配合下，某些小儿骨科手术可在部位麻醉下完成。部位麻醉可以单独应用，也可与全身麻醉复合应用，可减少全麻药用量，并可用作术后镇痛。小儿常用的局麻药是利多卡因和丁哌卡因，其有关药理见(表 11-3)。丁哌卡因进入血液后与 2-1 糖蛋白酸结合，年龄越小，血中 2-1 糖蛋白酸越低，因此血中游离丁哌卡因多，易于产生毒性反应，1 岁以下小儿以不用丁哌卡因为宜。

表 11-3　应用于小儿的局麻药药理

局麻药	药效	起效	维持时间(分钟)	最大剂量(mg/kg)	蛋白结合率(%)	脂肪溶解度	消除率(L/min)	消除半衰期(分钟)
利多卡因	1	快	60～90	8	70	2.9	0.95	96
丁哌卡因	4	慢	120～180	2	95	28	0.47	210

骨科小手术可应用局部麻醉，局麻药以 0.5%普鲁卡因或 0.5%利多卡因为常用，一次最大剂量普鲁卡因不超过 15 mg/kg，利多卡因不超过 8 mg/kg，以免局麻药逾量中毒。

下肢手术国内应用椎管内麻醉较多，5 岁以上小儿可应用蛛网膜下腔阻滞腰麻，5 岁以下小儿应用硬膜外或骶管阻滞。小儿蛛网膜下腔阻滞维持时间较成人短，可能与小儿脑脊液循环较快、代谢率较高有关。小儿腰麻可按体重、年龄或脊椎长度(自第七颈椎棘突至骶裂孔的长度，简称椎长)而用药，其剂量见表 11-4。普鲁卡因作用时间短暂，仅 45 分钟，利多卡因阻滞平面易升高，影响呼吸和循环，均不适用于小儿腰麻，故药物以丁卡因和丁哌卡因为常用，以年龄或脊椎长度给药，麻醉维持 150 分钟。小儿循环代偿功能良好，麻醉期间血压较平稳，但如阻滞平面超过 T_6 脊神经，血压可能下降，呼吸也可部分抑制。小儿下肢手术腰麻阻滞平面在 T_{12} 以下，即可满足手术需要，但小儿难以忍受下肢麻木，术前应向患儿解释清楚，必要时可给辅助用药。小儿腰麻操作虽简单，但不能忽视麻醉管理，麻醉机及急救药物应准备在侧，术中要严密观察。小儿腰麻后头痛及尿潴留少见，是其特点。

小儿硬膜外腔脂肪组织、淋巴管及血管丛较丰富，腔内间隙相对较小，注药后麻醉平面易升高。小儿硬膜外神经纤细，鞘膜薄，局麻药注入硬膜外腔后麻醉作用出现较早，药物浓度可相应降低。小儿骶管腔容积小，从骶管给药，可施行下肢手术。小儿硬膜外常用药物是 0.8%～1.5%利多卡因、0.1%～0.2%丁卡因、0.2%丁哌卡因或利多卡因、丁哌卡因混合液，按体重给药，利多卡因 8～10 mg/kg、丁卡因 1.2～1.5 mg/kg、丁哌卡因 1.5～2 mg/kg，用混合液时剂量要相应减少。小儿硬膜外阻滞时辅助药用量要严格控制，术中要严密监测呼吸循环状况，以防意外。

表 11-4 小儿腰麻药物及剂量

局麻药	浓度(%)	体重剂量(mg/kg)	年龄剂量(mg/岁)	脊椎长度剂量(mg/cm)
普鲁卡因	3～5	2	8	1.5
利多卡因	2	2	8	1.2
丁卡因	0.3～0.5	0.2	0.8	0.12
丁哌卡因	0.25	0.2	0.6～0.8	0.12～0.15

小儿上肢手术可应用臂丛神经阻滞，特别适宜于已进食而又必须进行的急诊手术。腋路法以腋动脉搏动为阻滞依据，适用于任何年龄小儿，而肌间沟法需以针刺异感作为阻滞依据，只适用于能合作的小儿，但如应用神经刺激器做阻滞依据，则全麻小儿也可用臂丛阻滞。局麻药中 0.7%～1.5% 利多卡因 8～10 mg/kg加肾上腺素 5 μg/mL，药效可维持 1.5～2 小时。0.1%～0.15%丁卡因按 1.2～1.5 mg/kg 给药，可维持 1.5 小时；0.25%丁哌卡因 1.5～2 mg/kg 给药，可维持 2～3 小时。为减少局麻药中毒反应，麻醉前应肌内注射安定 0.2 mg/kg 或苯巴比妥钠 2 mg/kg。

四、麻醉期间监测和管理

小儿麻醉期间情况变化快，应密切监测病情以保证患儿安全。现代化仪器给临床提供了很多方便，但任何仪器都不能代替麻醉医师的临床观察，心前区听诊心音强弱、心率、心节律、呼吸音和皮肤色泽，可为临床麻醉提供重要信息。小儿麻醉期间应测血压，只要血压表袖带合适，新生儿也可测得血压。正确的袖带宽度应为患儿上臂长度的 2/3，袖带过宽测得血压偏低，过窄则测得血压偏高。

小儿麻醉期间易发生缺氧、二氧化碳蓄积及体温变化，故麻醉期间应监测脉搏血氧饱和度(SpO_2)、呼气末二氧化碳($ETCO_2$)和体温。SpO_2 测定可及时发现低氧血症，$ETCO_2$ 测定除可早期发现 CO_2 过高或过低外，并可及时发现气管导管滑出、恶性高热以及心跳停止等情况。体温监测在小儿也很重要，1 岁以下小儿麻醉期间体温易下降，1 岁以上小儿体温易升高。此外，心电图监测很必要。尿量代表内脏血流灌注情况，中等以上手术应留置导尿管记录尿量。大手术可根据情况监测桡动脉压、中心静脉压以及肌松程度、血糖及电解质测定。

小儿麻醉期间输液输血是保证手术安全的重要措施，小儿细胞外液多，水代谢率高，不能耐受脱水。手术前禁食及手术创伤出血均有液体丧失，必须及时补充。小儿液体需要量随体重增长而有不同，低于 10 kg 小儿每小时需水 4 mL，11～20 kg 小儿每小时需水 2 mL，21 kg 以上每小时需水 1 mL，可按表 11-5 计算小儿每小时需液量。

表 11-5 按体重计算每小时需液量

体重(kg)	每小时需液量(mL)
<10	kg×4
11～20	kg×2+20
>20	kg+40

麻醉期间输液量应包括：①正常每小时维持量。②术前禁食所致的失液量。③麻醉引起的液体丢失量，随麻醉装置而不同，紧闭法呼吸道液体丧失少，半开放装置吸入冷而干燥的气体时失液多。④手术引起的液体转移及丢失量，手术及出血均有细胞外液丢失，骨科小手术每小时液体丧失 2 mL/kg，中等手术失液每小时 4 mL/kg，大手术失液 6～10 mL/kg。

麻醉期间损失的是细胞外液，故术中应输乳酸钠复方氯化钠液(平衡液)，平衡液所含电解质与细胞外液相近，输注时可补充血容量，维持血压，增加尿量，预防术后肾功能不全。平衡液不提供热量，小儿输液时应补充葡萄糖液，以预防低血糖，对禁食时间长的小儿输注葡萄糖液更有必要。输注葡萄糖可减少糖原分解及蛋白质消耗，预防酮中毒，但输注葡萄糖过多，可致高血糖，导致血浆渗透量过高及渗透性利尿，对患儿不利。目前认为按上述用量输注1%葡萄糖平衡液,可提供适宜的葡萄糖需要量。术中监测血糖,可指导输注葡萄糖液量。

小儿血容量少,不能耐受失血,新生儿失血30 mL,相当于成人出血400 mL。小儿术中输血除考虑失血量,还要考虑失血占血容量的百分比以及术前有无贫血。小儿血容量按70 mL/kg估计(新生儿按85 mL/kg估计)。凡失血量<10%血容量,可不输血而仅输平衡液及血浆代用品(右旋糖酐、羟乙基淀粉、明胶制剂等)失血10%~14%血容量,应根据患儿情况输血输液。失血>14%血容量,除输平衡液外,还应输血。输注平衡液与失血量之比是3∶1,输注胶体液与失血量之比是1∶1。输血时可输全血或红细胞液。对估计失血量较多的手术,术中应保证静脉通畅。

五、术后管理

全麻患儿麻醉结束,应转送麻醉后恢复室。待反射恢复,吸除分泌物后拔除气管导管,如通气情况良好,SpO_2 95%以上,且循环情况稳定后,符合出恢复室条件时,可转送至病室。转送途中为防止舌下坠而致呼吸道阻塞,应将患儿头部转向一侧,以保持呼吸道通畅。据调查,小儿麻醉后在转送途中SpO_2下降至90%以下者达18%。

苏醒期应特别注意呼吸系护理,由于全麻药、麻醉性镇痛药以及肌松药仍可有残余作用,可导致通气不足,而舌下坠可引起上呼吸道阻塞,必要时应置入口咽通气道。苏醒期患儿应常规吸氧并监测SpO_2。对气管内麻醉的患儿应注意有无喉痛、声音嘶哑或呼吸困难症状,应做对症处理。

麻醉后循环系统的处理应尽量维持血容量及心排血量正常,术后应适当输液,纠正血容量。

对部位麻醉患儿术后应观察麻醉平面恢复情况,有无神经系统并发症、尿潴留、头痛、恶心呕吐等情况。

麻醉医师可按神志、呼吸、肢体运动、血压及皮肤色泽对小儿进行麻醉后恢复情况评分(表11-6),以10分为满分,如达10分,表示患儿情况良好,可以不必做特殊观察及护理。

表11-6 小儿麻醉后恢复情况评分

情况	评分
神智	
完全清醒	2
呼吸有反应	1
呼吸无反应	0
呼吸	
咳嗽或深呼吸	2
呼吸困难或受限	1
无呼吸	0
肢体运动	
有目的地运动	2
无目的地运动	1
无运动	0
血压	
术前水平±20%	2
术前水平±20%~50%	1
术前水平±50%以上	0
皮肤色泽	
红润	2
苍白、暗红或斑纹	1
发绀	0

小儿骨科手术后疼痛常较剧烈,术后疼痛不仅应激反应增高,由于疼痛,患儿常不敢深呼吸,从而影响

呼吸功能，故小儿术后疼痛也应进行镇痛治疗。肌内注射给药本身引起疼痛，常不受患儿欢迎。对轻度术后痛可应用乙酰氨基酚 15～20 mg/kg 口服或用肛门栓剂 25 mg/kg。乙酰氨基酚不抑制呼吸，也无成瘾性。中度及重度手术后疼痛可应用麻醉性镇痛药，常用药是哌替啶 0.5 mg/kg 或吗啡 0.04 mg/kg 静脉注射。单次静脉注射给药作用时间短，需重复用药，现常用输液泵静脉连续输注给药，吗啡按每小时 10～20 μg/kg给药，可提供良好镇痛。麻醉性镇痛药可引起呼吸抑制，婴幼儿以慎用为宜。对 6 岁以上可用患者自控镇痛(patient controlled analgesia，PCA)装置，根据疼痛按需给药。小儿术后疼痛也可应用硬膜外或骶管注入阿片类药及(或)局麻药镇痛。硬膜外注入丁哌卡因 0.8 mg/kg，术后可镇痛 6～8 小时，注入吗啡0.04 mg/kg加 0.9%氯化钠液至 10 mL，镇痛时间达 18～28 小时，用药后测定血压、脉搏、SpO_2、$ETCO_2$均在正常范围。但静脉注射或硬膜外注入阿片类药，均有产生呼吸抑制可能，用药后应严密观察，如患儿出现过度镇静、嗜睡、呼之不应以及呼吸幅度下降等，应及时处理。应用面罩加压氧吸入，静脉注射纳洛酮 0.5 μg/kg，已产生呼吸抑制者更应及时处理。除呼吸抑制外，硬膜外注入吗啡还可产生尿潴留、恶心呕吐、抓痒等并发症。

六、若干小儿骨科手术的麻醉问题

(一)创伤或车祸

小儿创伤或车祸除涉及四肢及骨盆骨折外，还应注意有无脑外伤、内脏损伤及气胸等。车祸出血多，常有休克症状，必须快速输平衡液及血浆代用品，及时进行骨折固定，并应分别轻重缓急进行处理。对脾破裂大出血，必须紧急手术。对气胸血胸应紧急进行胸腔引流。必要时可由各专科医师同时进行手术，其处理与成人相同，与成人比较，小儿创伤或车祸预后较好。

小儿最常见的创伤是单纯骨折，如肱骨髁上骨折、桡骨下端骨折、股骨骨折等，需在麻醉下闭合复位或手术复位。此类患儿常属急诊手术，术前除了解是否进食外，还要明确进食与受伤的间隔时间，如在进食后 1～2 小时受伤，由于创伤应激反应，幽门括约肌痉挛，胃内容物无法进入十二指肠，即使禁食 6～8 小时，全麻后仍可能发生呕吐误吸，从而危及患儿生命，选择麻醉时应考虑此点，已进食者应尽量避免全身麻醉，而选用部位麻醉。上肢手术可用腋路法臂丛神经阻滞。颈部肌间沟法臂丛阻滞用于小儿，常伴有膈神经阻滞，影响横膈活动，应予注意。下肢手术可用硬膜外或蛛网膜下腔神经阻滞，但麻醉前应先静脉输液。

(二)先天性髋关节脱位手术的麻醉

先天性髋关节脱位发病率占国内新生儿的 1‰，是常见的小儿骨科疾病，出生后早期诊断仅需手法复位及石膏固定治疗。可在氯胺酮麻醉下进行，麻醉医师应观察患儿石膏固定是否影响呼吸。儿童期发现先天性髋脱位常需手术治疗。进行髋关节切开复位或骨盆及股骨截骨术，此手术创伤大，出血多，术前应充分准备，待患儿营养状况改善后再施行手术，术前应准备足量血液。术前用药阿托品 0.02 mg/kg 及哌替啶 0.5 mg/kg 肌内注射，由于手术在侧卧位进行，对呼吸循环功能有一定影响，麻醉选择以气管内麻醉为首选，便于术中进行呼吸管理，保证患儿供氧。患儿可在静脉麻醉诱导[安定 0.2 mg/kg、氟哌利多 0.05 mg/kg、芬太尼 2 μg/kg、硫喷妥钠 4 mg/kg 或羟丁酸钠 60～80 mg/kg 及琥珀胆碱(或阿库溴铵)静脉注射后快速气管插管，继以氧化亚氮-氧-安氟醚或异氟醚吸入维持麻醉，术中辅以肌松药(潘库溴铵或维库溴铵)]。当患儿安置好手术体位后需再次进行二肺听诊，确保导管在气管内而无滑出或进入一侧支气管。术中应用粗套管针穿刺静脉，保证输液通畅，并根据出血情况及时输血。除气管内麻醉外，也可选用连续硬膜外阻滞，但小儿难以长时间忍受侧卧位下手术，术中必须加用辅助麻醉药甚至全麻药，增加了麻醉管理的复杂性。因此，作者单位较少应用连续硬膜外阻滞，必要时采用气管内麻醉与硬膜外阻滞复合麻醉，可减少全麻药用量，并可通过硬膜外用药作为控制性降压，减少术中出血。不论何种麻醉，术中应监测血压、脉搏、心电图、SpO_2 及 $ETCO_2$，必要时监测中心静脉压。术中应对出血量进行估计，出血纱布称重法有助于正确估计出血量，但需增加 20%纱布吸血以外的出血量。为减少术中出血，除手术切口可用肾上腺素溶液浸润外，也可应用控制性降压(如硝普钠、硝酸甘油静脉滴注)减少出血量。对出血量不必等量输血，除补充部分血液外，可输注平衡液、血浆代用品(右旋糖酐、羟乙基淀粉、明胶制剂等)替代部分输血。

术毕自侧卧位转为平卧位时要密切注意呼吸循环变化。由于手术结束后需做髋人字型石膏固定，耗时较长，仍需维持麻醉，使患儿无躁动，应一直维持麻醉至石膏干燥成型，否则患儿躁动可影响石膏固定，从而影响手术效果。石膏固定后应注意是否影响患儿呼吸，必要时应拆除部分石膏，使患儿通气满意。应待患儿反射完全恢复、初步清醒后再返回病室。

(三)先天性斜颈纠正术

斜颈是儿童较常见的先天性畸形，主要因胸锁乳突肌挛缩所致。手术以切断挛缩的胸锁乳突肌为主，为防止畸形复发，手术后需上颈部石膏并向相反方向固定(过度矫正位)，应作为手术的一部分对待。此类小儿一般情况良好，麻醉并无特殊问题，可在氯胺酮麻醉下手术，注意手术医师切断胸锁乳突肌附着点时，可能损伤颈外静脉，引起出血。当进行石膏固定时应保持患儿无躁动，故麻醉不应过早停止，否则影响手术效果。石膏干燥固定后仍应严密观察，应待反射完全恢复、清醒后再送回病室。

(四)脊髓灰质炎后遗症手术的麻醉

脊髓灰质炎是病毒引起的传染病，主要侵犯脊髓前角细胞，引起肌肉瘫痪，导致肢体及躯干畸形，发病2年后畸形成永久性，神经细胞也不能恢复，称脊髓灰质炎后遗症，俗称小儿麻痹后遗症。为改善各种畸形(如马蹄内翻足、股四头肌瘫痪、髋关节屈曲挛缩、膝屈曲畸形、肩关节或肘关节瘫痪畸形等)，常需进行矫形外科手术。近年来，随着脊髓灰质炎口服疫苗的普及，脊髓灰质炎发病逐年减少。世界卫生组织提出2000年消灭脊髓灰质炎，我国政府也已做出承诺，到期消灭此病，但以前发病的脊髓灰质炎后遗症仍不在少数，仍需进行手术，纠正畸形。

脊髓灰质炎后遗症手术以下肢手术居多，除做肌肉移位或替代手术外，有时也进行足骨的切开矫形融合手术，有时多个手术同时进行，切口分布在不同部位，麻醉时要考虑此点。此类手术常在儿童期进行，由于畸形，患儿迫切希望手术，麻醉期间常能合作，适宜施行部位麻醉，硬膜外阻滞常不能满足自下腹部至足部多个手术切口的镇痛要求，选用蛛网膜下腔阻滞可以满足手术要求。脊髓灰质炎后遗症手术时距急性期已多年，其病变已经静止，脊髓受侵的前角细胞已经死亡，病情已经稳定，故有的医疗单位采用蛛网膜下腔阻滞于脊髓灰质炎后遗症手术，经数千例患儿应用，效果良好，尚未发现麻醉后病情加重等并发症。常用丁哌卡因或丁卡因按脊椎长度用药，加肾上腺素后可满足手术要求。

(五)大脑瘫痪后遗症手术的麻醉

大脑瘫痪是一种上运动神经元的伤残综合征，常后遗痉挛性瘫痪，患儿常有大脑发育不全，智力迟钝，手术目的是解除痉挛，松弛肌肉。手术分三类：①骨与关节的手术主要是关节融合术，矫正畸形和稳定关节；②肌腱肌肉手术包括肌腱移位、切断、延长术，可纠正畸形且改进平衡；③选择性脊神经后根切断术解除痉挛和改善功能。前两类手术常需多次手术。目前认为选择性脊神经后根切断术最有效，其机制是选择性切断来自肌梭的$Ⅰ_a$类纤维，破坏肌梭的传入联系，阻断γ-环路，降低肌张力和解除痉挛，同时最大限度地保留感觉功能。

脑瘫患儿因脑发育不全，术前访视时应了解其智力情况，患儿常不能合作且对麻醉耐受性差，但要求肌松良好，麻醉需一定深度，以保证手术顺利。脑瘫手术均选用气管内全身麻醉，氯胺酮引起肌强直，不能用于脑瘫手术。对骨、关节、肌肉及肌腱手术，患儿取平卧位，除需用肌松药保持肌松外，无特殊要求。可静脉注射安定 0.2 mg/kg、芬太尼 2 μg/kg、氟哌利多 0.03 mg/kg、硫喷妥钠 4～5 mg/kg 或异丙酚 2 mg/kg 后加琥珀胆碱 2 mg/kg 快速诱导气管插管，继以安氟醚或异氟醚吸入，间断静脉注射阿库溴铵 0.5 mg/kg 或维库溴铵 0.08 mg/kg 维持肌松。脊神经后根切断术手术系俯卧位，且术中要求脊神经后根对电刺激必须有反应，除必须采用气管内全麻外，麻醉中还应控制肌松药的应用，以免影响肌肉对脊神经后根的反应。肌松药以应用中效或短效为佳，并应对肌松药进行监测。在电刺激脊神经后根时，肌力恢复到四个成串刺激中的第 3 个刺激颤搐反应出现较合适，如第 2 个或第 4 个刺激颤搐反应也出现，将明显影响电刺激的阈值，妨碍手术的顺利进行。根据某些医疗人员的经验，在麻醉诱导时用琥珀胆碱后不追加任何肌松药，经40～50 分钟后对电刺激阈值无明显影响，电刺激脊神经后根时并降低全麻药吸入浓度，以满足手术要求。

电刺激脊神经后根时可引起心率增快、血压略升高，可能系电刺激通过脊髓上行后束传导而反射性引起心脏交感神经所致。电刺激时气道内压可升高，可能与麻醉浅、肌松药作用减弱以及电刺激引起全身肌张力有关，停止电刺激后，其对循环呼吸的影响可消失，无须特殊处理。

（六）脊柱侧突手术的麻醉

脊柱侧突是脊柱侧移和旋转相结合的一种复杂畸形，导致胸廓畸形。先天性占15%，后天性占85%，其中继发于神经肌肉疾病占20%，特发性占65%。脊柱侧突由于脊柱弯曲而对心肺功能有影响，弯曲度低于65%，肺功能相对较正常，特发性脊柱侧突患儿弯曲度超过65%，对心肺功能影响大。先天性或因肌肉麻痹引起的脊柱侧突，对心肺功能影响也大。

脊柱侧突引起胸廓畸形，由于肺受压，导致限制性通气功能障碍，肺顺应性降低，潮气量、肺活量和肺总容量下降，功能性残气量减少，而余气量则正常。由于通气/血流比例失调，常同时有肺内分流增加。此外，并有胸壁弹性阻力增高，呼吸费力，能量消耗增多。病程越长，对心肺功能的影响越严重。脊柱侧突对心肺功能的影响（图11-2）。

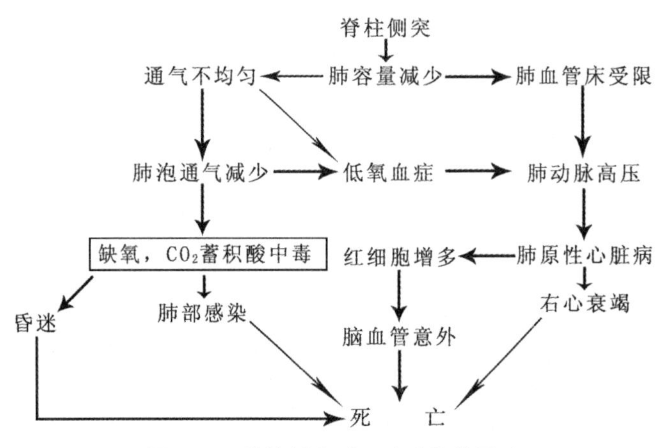

图11-2　脊柱侧突对心肺功能的影响

并发于肌肉或神经退行性病变的脊柱侧突患儿，除限制性通气功能障碍外，可同时有阻塞性通气功能障碍（时间肺活量降低），并可能伴有心肌损害。

术前访视时应了解：①脊柱侧突的病因及严重程度；②呼吸循环功能损害程度；③矫正手术的类型。对继发于神经肌肉疾病的脊柱侧突，对麻醉用药需特殊考虑，术中并应警惕恶性高热的可能。根据以上情况，估计患儿对麻醉和手术的耐受性，特别应注意有无呼吸困难、肺功能及血气分析检查结果。凡肺活量≤正常值35%，每分钟最大通气量≤正常值25%，时间肺活量≤正常值的50%，$PaO_2<8$ kPa（60 mmHg），$PaCO_2>7.46$ kPa（55 mmHg），手术后应施行机械通气。

脊柱侧突手术目的是利用矫正棒撑开矫正侧弯，使脊柱伸直，手术方式有Harrigton棒矫形术、Luque棒矫形术及多根肋骨切断矫形术等，手术需在俯卧位进行，手术切口长，创伤大、出血多、时间长。术中为确定手术是否损伤脊髓，麻醉中需进行“唤醒”试验，即麻醉期间使患儿暂时清醒，能根据医师指令活动下肢，如下肢能活动，表明脊髓无损伤，否则需重新调整手术。由于手术常在儿童期进行，术前访视应向患儿解释清楚，并教会他们术中服从指令，活动下肢。手术出血多，术中可进行血液稀释，应检查术前红细胞及血细胞压积（Hct）数值、应充分备血，准备好抢救设备及药品。鉴于患儿常有呼吸功能障碍，术前用药不用麻醉性镇痛药，仅口服安定及肌内注射阿托品。

脊柱手术系俯卧位，为保持呼吸道通畅，患儿均应在气管内麻醉下进行手术，气管内全麻术中可进行机械通气。由于手术可能损伤胸膜（尤以肋骨切断矫形术），气管内麻醉更属必要。国内少数单位提出气管内复合硬膜外阻滞，但脊柱侧突硬膜外穿刺困难，且穿刺点与手术区域冲突，不便留置硬膜外导管，常需单次硬膜外用药，因此未能推广应用。对估计插管无困难的患儿，均采用静脉快速诱导插管，可在硫喷妥钠、安定、芬太尼静脉诱导后继以琥珀胆碱静脉注射插管。对有神经肌肉疾病的患儿，不用琥珀胆碱而改用维库溴铵或潘库溴铵插管。对估计插管有困难的患儿，不用肌松药而用慢诱导在自主呼吸下插管，必要时通过纤维气管镜插入气管导管。插管后麻醉维持应考虑术中“唤醒”需要，麻醉不宜过深，可选用氧化亚氮-氧-安氟醚麻醉，术中注入小量芬太尼镇痛。患儿需俯卧位，麻醉后应将患儿放置于脊柱手术专用手术台上，避免压迫胸腹部。如体位放置不当，椎静脉淤血，手术出血可以增多。在手术开始时可用中效肌松药如阿库溴铵、维库溴铵，估计手术放置 Harrigton 棒快完成前 1 小时免用肌松药，唤醒前 10 分钟停用氧化亚氮，进行唤醒，令患儿移动足趾，如足趾能移动，提示脊髓功能完整，手术成功，此时用小剂量硫喷妥钠 2 mg/kg静脉注射，使患儿入睡，并继续用氧化亚氮及安氟醚吸入。

脊柱侧突手术出血多，常达患儿血容量的 20%～30%，甚至达 50%，术中应保证静脉输液通畅，并观察出血量。手术医师在切口深部用 1∶50 万肾上腺素氯化钠溶液浸润，使血管收缩，可减少出血。术中不用氟烷、异氟醚等引起血管扩张的全麻药。控制性降压虽可减少出血，但俯卧位患儿有潜在危险性，当牵拉脊髓或操作时可引起脊髓缺血，可导致截瘫，故多数医疗工作者不主张使用。为减少出血及输血量，可应用血液稀释法，根据患儿术前血细胞压积，在麻醉后自静脉放血至血袋并贮存，同时加倍输注平衡液，使血压、脉搏保持正常，并保持 Hct 在 30%，至手术后期再输回放出的血液。脊柱侧突手术中要严密监测血压、脉搏、心电图、SpO_2 及 $ETCO_2$，以监测心肺功能，并进行中心静脉压及尿量监测，从而指导输液输血。由于输血量多，可导致体温下降，麻醉期间应监测患儿体温。大量输血时血液应加温后输入，应注意凝血情况。

手术结束，待患儿反射恢复，吸尽呼吸道及口腔分泌物后，将患儿带气管导管送回麻醉后恢复室。患儿常有呼吸功能不全，可根据 SpO_2 及 $ETCO_2$ 及潮气量情况，预防性进行机械通气，以改善呼吸功能。24 小时后根据血气分析及每分通气量决定是否继续机械通气，应待患儿全身情况改善，氧分压及 CO_2 分压正常后再撤离呼吸机，并拔除气管导管。

脊柱侧突手术创伤大，术后疼痛较剧烈，应进行术后镇痛治疗。

（刘　宁）

第四节　小儿泌尿外科手术的麻醉

一、常见泌尿系统手术概述

（一）小儿泌尿疾病特点

(1)儿科泌尿系统疾病大多发生在胚胎或胎儿期，畸形发生越早病情越重。某些畸形不仅影响泌尿系统，也可能影响其他器官系统。如尿路梗阻导致肾发育障碍，肾功能不良，羊水生成减少而导致肺发育不良。如果合并其他器官疾病，可直接影响病儿手术和麻醉处理以及预后，术前评估要仔细。

(2)常见的小儿泌尿系统肿瘤发病年龄小，50%左右在 2 岁以下，恶性程度高，病灶可较早向周围组织浸润，或转移至肺、肝、骨髓及脑等部位。并可伴有全身状况不良及贫血。

(3)小儿泌尿系统疾病引起的高血压往往是在体检时发现。完善的硬膜外阻滞可不需要使用降压药，多数患儿术后可逐渐恢复正常。

(4)并发症严重或术前化疗的患儿，可有贫血和(或)骨髓抑制，全身情况差，对应激反应能力低下。如果肿瘤浸润周围大血管需大范围游离的手术患者，可发生大量出血，很容易超过其代偿能力。因此，术前贫血应适当补血，使 Hb>80 g/L 以上并充分备血。

(5)术中注意保温。

（二）麻醉要点

麻醉应根据病儿年龄、全身状况、手术部位和范围以及是否合并其他器官损害等问题综合考虑。隐睾、包皮环切、尿道下裂修补等，可施行适当浅麻醉状态下的骶管阻滞。若病儿较小，手术时间长，无论选择什么麻醉，都应气管内插管。硬膜外阻滞可满足大多数泌尿系统手术需要的镇痛、肌松和反射抑制。3个月以内小婴儿可选用骶管阻滞。在硬膜外(骶管)阻滞的基础上气管内插管，使用让小儿能够耐受气管导管的麻醉用药即可，能减少吗啡类药物的应用，保留自主呼吸，使麻醉对循环和呼吸的抑制减少至最低。手术结束后，病儿苏醒快，拔管后有硬膜外良好的镇痛作用亦便于术后护理。根据患儿情况也可选用喉罩替代气管导管通气。

(三)麻醉注意事项

全身麻醉下气管内插管配合硬膜外(骶管)阻滞时，保持自主呼吸的麻醉较浅，要注意全麻的麻醉深度，以避免呛咳。尤其是使用喉罩时更应该注意，因为使用喉罩时的呛咳会引发支气管及喉痉挛而可能造成严重后果。喉罩复合应用肌松药控制呼吸的麻醉状态，可以避免麻醉过浅所致的并发症。

二、肾上腺皮质癌

(一)病理生理

肾上腺皮质癌是发生在肾上腺皮质的恶性肿瘤，发病年龄小，主要在幼儿和儿童。肿瘤刺激皮质醇分泌增加，主要为糖皮质激素和雄激素。盐皮质激素醛固酮增加对钠的重吸收和排钾，高血钠致细胞外液增加、水钠潴留和血压升高。糖皮质激素促进肝糖原异生，增加肝糖原，升高血糖，抑制蛋白质合成，增高血浆胆固醇，四肢脂肪分解，脂肪重新分布，形成向心性肥胖。病儿颈短、肥胖、水牛背、满月脸、多毛、衰弱无力。雄激素促进男孩性早熟，阴茎增大，睾丸和前列腺发育正常。女孩则阴蒂肥大和肌肉过于发达。

(二)麻醉要点

(1)此类患儿术前准备是降低血压，可口服降压药，补充氯化钾，以纠正血钾，补充皮质激素。

(2)因病儿年龄小，术中情况复杂，最好选用气管内插管全麻加硬膜外阻滞，以便于呼吸管理和抢救便利。术中严密监测 BP、HR、ECG、SpO_2 等。

(3)手术切除肿瘤时，皮质激素分泌突然减少，应持续静脉滴注氢化可的松 100～200 mg，若不能维持血压，可增加用量以达到血压维持平衡为好。术后继续补充 1～2 天，后改口服用药。为防止大出血，应充分备血。

(三)麻醉注意事项

关注血流动力学监测与输血、补液，以及皮质激素的补充等。

三、嗜铬细胞瘤

(一)病理生理

嗜铬细胞瘤在小儿罕见，肿瘤常位于肾上腺髓质，大小不一，一般多为 4～6 cm，被受压的肾上腺组织包绕。20%为双侧。这些细胞分泌多巴胺、肾上腺素和去甲肾上腺素。主要症状为持续性和突发性高血压。持续性高血压伴血管收缩使血管床容量缩小，血细胞比容升高。持续高血压可导致左心肥大、高血压心脏病及充血性心力衰竭。可能有高血糖和尿糖，糖耐量不正常，基础代谢高等。

(二)麻醉要点

(1)术前数天应使用 α 受体阻滞药治疗，直到血压持续正常，血细胞比容降低。同时备足新鲜血液，准备好降压药、升压药、抗心律失常药等。

(2)麻醉处理的主要问题是高血压危象、严重低血压及室性心律失常，尤其在麻醉诱导、挤压肿瘤或阻断肿瘤静脉血管时发生。患儿应监测 HR、BP、ECG，最好能监测中心静脉压(CVP)，使之维持在 1.177～1.373 kPa(12～14 cmH_2O)。

(3)麻醉可采用气管内插管加硬膜外阻滞。儿童可选用咪达唑仑、芬太尼、丙泊酚、维库溴铵做慢诱导，诱导过程务必平稳，气管内插管后行硬膜外穿刺。硬膜外阻断交感神经反射，使手术操作过程减少血压波动。

(4)降压药可选用硝普钠静脉滴注。

(三)麻醉注意事项

(1)肿瘤摘除前:适量输血补液,补充血容量,防止肿瘤摘除后,血管床扩张导致血压下降。

(2)肿瘤切除时:由于儿茶酚胺水平迅速下降,需立即静脉注射去甲肾上腺素并加快静脉输液,扩张血容量维持血压。若术中出现室性心律失常,可用利多卡因或普萘洛尔处理。

(3)肿瘤切除后:因儿茶酚胺急剧减少及胰岛素分泌大大增加,可能发生低血糖,有人推荐手术开始至术后给含糖液体,并随时测量血糖。

四、肾衰竭患儿的麻醉

(一)病理生理

麻醉的危险有时来自肾功能的状态,肾功能不全可由于血小板减少、血小板功能变化以及毛细血管脆性增加,导致凝血功能障碍,具有出血倾向,贫血使红细胞携氧及运输能力降低。水、电解质紊乱使术中和术后维持水、电解质平衡困难,水中毒则是晚期肾稀释功能丧失的结果。多数患儿有明显的心力衰竭或血钾升高及酸中毒症状,心血管功能紊乱,使血流动力学的平衡不易维持。抗感染能力差,对手术麻醉耐受力明显下降。因此,术前应根据患儿贫血情况,如血红蛋白近期无下降或无突然下降。血红蛋白在50 g/L以上可接受手术。血钾应低于 5 mmol/L,如果钾离子过高应延迟手术至血液透析后,纠正酸碱失衡,把对患儿的干扰降至最低限度。

(二)麻醉要点

(1)重症患儿做短小手术,如果患儿能合作且情绪稳定,可采用局部麻醉,用 0.25%~0.5%利多卡因,不加肾上腺素,极量为 4 mg/kg。

(2)一般患儿应采用气管内插管全麻。由于肾功能减退,又加上酶功能障碍和酸碱失衡,情况复杂,要警惕麻醉药超量的危险。例如硫喷妥钠虽然经肾排出极少,但肾功能不全时,与血浆蛋白结合减少,游离份额增加而使其作用增强,故低蛋白血症时硫喷妥钠应减量。药物的药动学改变,主要与排除功能降低有关,但也与药物分布或肝脏生物转化的改变有关。①镇痛药芬太尼应为首选,因为其基本上是在肝脏代谢,而且其代谢产物无活性。②肌松药在肾功能不全的情况下应选用阿曲库铵,因其通过 Hoffman 途径降解,故清除与肾功能无关。也可用维库溴铵,对肾功能不全者很少有累积作用。③琥珀胆碱对心血管系统有不良影响和产生高钾血症的作用,应避免应用。④S-氯胺酮主要在肝脏生物转化,因而在肾功能不全的病例中没有蓄积的危险。但对于未经有效控制的严重高血压患者应该慎用。⑤咪达唑仑与丙泊酚的清除,在肾功能不全的病例无改变。⑥最好不使用恩氟烷,异氟烷则无肾毒性。

(3)术中应监测血压、脉搏、心电图,禁止在动静脉分流或瘘的肢体测血压。

(4)如果手术时间不超过 1 小时,术中不用肌松药。小量失血以乳酸钠林格液补充,大量失血以洗涤红细胞及低盐清蛋白补充,及时测定血红蛋白及血细胞比容,后者保持在 0.30 以下,避免过量输血。

(三)麻醉注意事项

对肾衰竭的患儿,应了解与麻醉直接有关的一些问题。

(1)肾衰竭患者对慢性贫血一般耐受较好,只有在明显需要的情况下才输血,而且最好应用洗涤红细胞。但 Hb<50 g/L 时不应接受任何麻醉。

(2)麻醉诱导前,即使是急症病例,血钾也应恢复到能接受的水平(5.5~5.6 mmol/L)。可应用注射葡萄糖酸钙或氯化钙、碱性药、高渗葡萄糖溶液、离子交换树脂,甚至必要时进行透析。显然还需监测 ECG。

(3)其他离子失衡也应该纠正。HCO_3^- 低于 15 mmol/L 者,应在手术前通过透析或注射碳酸氢钠纠正。术中过度通气应与术前过度通气同等对待。低钙血症、高磷血症、高镁血症,均应得到最好的纠正。

(4)术前不应停用抗高血压药。

(5)血液透析患者的最后一次透析,应在术前 12~24 小时内进行。

(6)麻醉及其他每项操作均应严格遵守无菌技术。

(文婷婷)

第五节　小儿眼科手术的麻醉

眼科手术根据手术部位不同分为内眼和外眼手术。需切开眼球者属内眼手术，不需切开眼球者属外眼手术。眼科手术要求：安全、运动不能、充分镇静、减少出血、避免或减轻眼心反射、控制眼压、注意药物的相互作用、手术过程平稳。小儿不能忍受镇静下行眼科手术，所以一般采用全身麻醉。通常内眼手术要维持眼内压稳定，外眼手术要注意眼心反射。

一、相关解剖生理

（一）眼心反射

眼科手术时压迫、刺激眼球或眼眶，牵拉眼外肌引起心脏迷走神经反射，导致心律失常（心动过缓甚至心搏骤停）称为眼心反射（oculocardiac reflex，OCR）。此反射弧的传入支为三叉神经的睫状长、短神经，传出支为迷走神经心支和心内神经节。眼心反射在小儿斜视手术中最易发生，视网膜手术、眶内手术及眼球摘除术也时有发生。

1.特点

首次刺激引起的眼心反射最显著，且刺激强度越大，越易发生。肌肉牵拉中止时眼心反射消失，再次牵拉会再引起眼心反射，但具有反射疲劳，持续或间断重复牵拉眼外肌不会引起同样强度的眼心反射。心率、节律的改变同眼外肌张力急性改变密切相关，快速牵拉眼球比缓慢地牵拉眼外肌更容易引起眼心反射。浅麻醉、缺氧或二氧化碳蓄积以及迷走张力增加时眼心反射加重。

2.预防和处理

在操作刺激前静脉注射阿托品 0.01～0.02 mg/kg 有一定的预防作用。不可通过肌内注射阿托品或局部麻醉来抑制这种反射。手术时应密切观察心率变化，一旦发生眼心反射，应立即停止刺激。若心率婴幼儿＜100 次/分，儿童＜60 次/分，需给阿托品（0.01～0.02 mg/kg，静脉注射）。球后阻滞有预防作用，但其本身也可引发眼心反射，所以不可通过球后阻滞来抑制这种反射。

（二）眼内压及影响因素

眼内压（intraocular pressure，IOP）为房水、晶体和玻璃体等眼球内容物作用于眼壁的、超过大气的压力，简称眼压。正常值为 10～21.7 mmHg，＞25 mmHg 为异常。正常的眼压是保持眼内液体循环和维持晶体代谢所必需。正常情况下，房水生成与排出率及眶内容物（晶状体、玻璃体、房水和血液）的容积处于动态平衡。术中眼内压突然、急剧的升高可影响眼内血供，且有发生眼内容物脱出、压迫视神经的危险，而眼压降低则增加视网膜剥脱和玻璃体积血的发生率。

1.生理因素对眼内压的影响

凡影响房水循环、脉络膜血容量、中心静脉压、血压、眼外肌张力等因素均可影响眼压。

（1）房水循环：房水由睫状突产生，进入后房，经过瞳孔流入前房，然后由前房角和虹膜角间隙内的小梁网排入巩膜外静脉系统。虹膜外静脉的压力正常为 8～11 mmHg，任何增加静脉压力（如咳嗽、用力、头低脚高位）或减少虹膜角间隙横截面积的因素都会引起房水流出阻力增加，从而增高 IOP。

（2）中心静脉压与 IOP 间有直接而密切的关系：静脉压升高、静脉回流受阻，压力可直接传到眼内，抑制房水排出，相应的 IOP 升高。眼内手术时，轻度头高位有助于抵消中心静脉压的影响。

（3）眼内血管张力主要受二氧化碳和间脑控制区影响。低碳酸血症通过使脉络膜的血管收缩而降低 IOP，而缺氧、高碳酸血症则增高 IOP。

2.麻醉药物对眼内压的影响

麻醉药和肌松药通过改变房水生成，影响房水流出道，或改变眼内血容量，影响中枢神经系统（尤其是间脑）对眼外肌张力的调节或眼内血管平滑肌张力均能使眼压改变（表 11-7）。

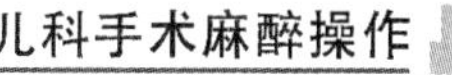

表 11-7 麻醉用药对 IOP 的影响

	剂量	用药途径	影响
增高眼内压的药物			
氯胺酮	1～2 mg/kg	静脉推注	↑
氯胺酮	5 mg/kg	肌内注射	轻度↑
琥珀胆碱	1～2 mg/kg	静脉推注	↑18%
眼内压无影响			
阿芬太尼	5 μg/kg	静脉推注	(—)
瑞芬太尼	0.5 μg/kg	静脉推注	(—)
哌替啶	0.5～1 mg/kg	肌内注射	(—)
阿托品	0.01～0.02 mg/kg	肌内注射	(—)
东莨菪碱	8 μg/kg	肌内注射	(—)
格隆溴铵	4～8 μg/kg	静脉推注	(—)
阿曲库铵	0.4～0.5 mg/kg	静脉推注	(—)
维库溴铵	0.08～0.1 mg/kg	静脉推注	(—)
N_2O	70%	吸入	(±)
降低眼内压的药物			
氯丙嗪	0.2～0.5 mg/kg	肌内注射	↓20%～30%
地西泮	0.2 mg/kg	静脉推注	↓
咪达唑仑	0.15 mg/kg	静脉推注	↓25%
氟哌利多	0.1～0.2 mg/kg	静脉推注	↓12%
恩氟烷	1%-N_2O	吸入	↓35%～40%
氟烷	1 MAC	吸入	↓14%～33%
异氟烷	1%～3%	吸入	↓40%
七氟烷	1%～3%+N_2O	吸入	↓40%
芬太尼	1～2 μg/kg	静脉推注	↓20%
舒芬太尼	1～2 μg/kg	静脉推注	↓
吗啡	0.2 mg/kg	肌内注射	↓
泮库溴铵	0.05 mg/kg	静脉推注	轻度↓
依托咪酯	0.3 mg/kg	静脉推注	↓30%
硫喷妥钠	2.5 mg/kg	静脉推注	↓30%
丙泊酚	1～2 mg/kg	静脉推注	↓

注：↑升高；↓降低(—)无变化

(1)阿托品(肌内注射、静脉注射或口服)仅引起眼内压轻微升高，因此青光眼患者仍可用阿托品作为术前用药。

(2)氯胺酮可通过增高眼外肌张力使眼内压升高。而在使用术前用药安定，应用氯胺酮并不会影响 IOP。

(3)吸入麻醉药、静脉麻醉药(巴比妥类、丙泊酚、精神类药和阿片类药)和非去极化肌松药均有降低眼内压的作用，且该作用呈剂量依赖性。

(4)静脉注射琥珀胆碱可引起眼内压的一过性升高，预先用非去极化肌松药不能使该反应消失。通常用药后 30 秒内发生眼内压的升高，6 分钟可恢复到正常。小儿眼内手术一般不用琥珀胆碱，已有眼内压升高(如青光眼)的患儿该作用不明显，但此类患儿还是应该慎用琥珀胆碱，尤其术中要测量眼内压时。

(5)利尿药降低眼内压,可减弱琥珀胆碱使用引起的眼内压升高。

3.麻醉操作和眼内压

(1)喉镜置入和气管插管可引起眼内压升高,可能与气管插管时交感神经的心血管反应有关。插管前3分钟静脉注射利多卡因(1～1.5 mg/kg)、舒芬太尼(0.05～0.15 μg/kg)或瑞芬太尼(0.5～1 μg/kg)可减轻该反应。喉罩(LMA)引起眼内压升高的幅度较小,取出喉罩时伴发咳嗽、紧张的可能性小,因此对于眼内手术的患者,喉罩是一个不错的选择。

(2)咳嗽、兴奋、哭闹、紧张均可显著升高眼内压,拔管前用利多卡因1～1.5 mg/kg静推可使拔管平稳、并无咳嗽反应。

二、麻醉前评估和准备

(一)注意并发症

小儿眼科异常可能是先天性综合征诸多系统功能异常的表现形式之一。

(1)眼外肌疾病有关的综合征有类重症肌无力综合征,与重症肌无力相似,不同点在于对非去极化肌松药敏感,但用胆碱酯酶抑制剂效果不明显,肌电图表现与重症肌无力不同。

(2)与晶状体疾病有关的综合征有马凡氏综合征,合并有主动脉瘤、二尖瓣关闭不全或脱垂、主动脉瓣关闭不全。

(3)先天性白内障因代谢障碍引起,糖代谢障碍和氨基酸代谢障碍多见,如半乳糖血症、酪氨酸血症、同型胱氨酸尿症。

(4)高胱氨酸尿症是一种罕见的氨基酸先天性代谢缺陷病,存在晶状体不全脱位或青光眼。全麻期间,患儿容易并发血管栓塞,高胰岛素血症和低血糖惊厥亦较常见。安全的麻醉处理需提前使用阿司匹林和双嘧达莫进行术前治疗,用葡萄糖或低分子右旋糖酐充分补液,并维持动脉血压正常,扩张外周血管。同时为了预防静脉淤血,在手术时应让患儿穿弹性长袜或充气靴,并应尽早下地行走。

(二)注意眼科用药的全身作用

某些眼科用药可产生不良反应。

(1)二乙氧膦酰硫胆碱碘化物是一种长效的胆碱酯酶抑制剂,某些有青光眼或斜视的患儿可能长期用于滴眼,全身吸收可导致毒性症状:恶心、呕吐、腹痛及增加琥珀胆碱或米库氯胺的肌松作用。

(2)马来酸噻吗洛尔(一种β受体阻滞剂)也是一种小儿的抗青光眼药物,该药从眼球结膜吸收,可产生阿托品无效的心动过缓和支气管痉挛,哮喘的小儿服用该药后会加重哮喘。

(3)碳酸酐酶抑制剂乙酰唑胺可导致代谢性酸中毒、低钠、低钾、脱水,偶有变态反应、Stevens-Johnson综合征及骨髓抑制。

(4)术中用于结膜或注射到眼内的药物可能引起全身性不良反应:①赛克罗奇是一种瞳孔放大剂,当浓度达到2%时可产生共济失调、精神症状、躁乱,婴儿可用0.5%的浓度,小儿为1%。②托吡卡胺(瞳孔散大剂)可导致行为失常、精神症状、偶有血管收缩功能不全。③东莨菪碱可引起兴奋和方向知觉的丧失,毒扁豆碱0.01 mg/kg可拮抗。④毛果芸香碱可引起高血压、心动过速、支气管痉挛、恶心、呕吐和腹泻。

(5)取出透镜后为了产生缩瞳作用,静脉注射乙酰胆碱可导致分泌物增多,支气管痉挛和心动过缓。

(6)视网膜修复手术,可能会注射硫磺六氟化物(SF6)或空气,以减少玻璃体出血,这种情况下应预先停用氧化亚氮(N_2O)20分钟,避免因注射空气时眼内压(IOP)升高,然而一旦停吸N_2O,又会发生更具危险的眼内压降低,甚至会影响整个手术。

(7)青光眼患儿为了降低眼压而长期服用乙酰唑胺(Diamox),可引起低血钾和代谢性酸中毒,围术期需注意纠正。

(三)术前用药

麻醉前用药的目的包括使患儿镇静,抑制呼吸道黏膜腺体和唾液分泌外,减少麻醉中自主神经反射,减少恶心、呕吐,维持稳定的眼压。术前用药剂量的抗胆碱药不会对眼压产生明显影响,因此青光眼患儿仍可用阿托品作为术前用药。阿托品不仅可有效地抑制呼吸道分泌物，还可在一定程度上预防术中眼心反射。安定有抗焦虑、遗忘作用，并能对抗氯胺酮的兴奋作用，剂量在0.1 mg/kg以内，一般不会使眼压升高。咪达唑仑起效快，半衰期短，肌内注射剂量0.07～0.1 mg/kg，效果满意。哌替啶、吗啡有镇静镇痛作用，但易致恶心呕吐，仅用于剧痛者。

三、麻醉管理

(一)一般原则

(1)不同的眼科手术对麻醉的要求不同。外眼手术麻醉的重点在于完善的止痛、预防眼心反射；内眼手术则防止眼内压升高和保持眼内压稳定。

(2)眼睛是神经分布十分丰富、感觉非常敏感的器官。眼科手术的麻醉必须达到一定深度，确保眼球固定在中央不动；浅麻醉时，眼球容易转动。小儿不能耐受镇静下行眼科手术，故需要足够深度的全麻，以防止眼球运动、咳嗽、屏气。吸入性全麻通常可达到满意效果，可辅以非去极化肌松药。

(3)麻醉中呼吸管理：眼科手术患者的头面部及颈部均被无菌巾覆盖，增加了麻醉中呼吸管理的困难，密切观察患儿的呼吸运动，监测无创脉搏血氧饱和度和呼气末二氧化碳分压，及时发现呼吸道轻微的梗阻情况。

(4)术毕由麻醉转至清醒，保护性反射由抑制至恢复的过程均可显著升高眼内压，因此麻醉清醒要快而完全，无呛咳、躁动、咳嗽、哭闹，拔管前用利多卡因1～1.5 mg/kg静推可使拔管平稳，并无咳嗽反应，避免眼内压的升高。

(5)术后疼痛可用非甾体抗炎药，如对乙酰氨基酚可提供足够的镇痛。术后恶心呕吐也较常见，用丙泊酚作为主要的麻醉用药时发生率降低，如在术中静脉推注茶苯海明(0.5 mg/kg)，昂丹司琼(0.1 mg/kg)或甲氧氯普胺(0.15 mg/kg)则可降低恶心呕吐的发生率。

(6)眼睑手术或其他小手术(如睑板腺囊肿切除)面罩供氧时要特别注意，使用电刀时避免高浓度的氧气泄漏到面罩周围以免发生严重的面部灼伤。

(二)麻醉方法

1.眼部区域阻滞

大部分小儿眼科手术需在全麻下完成，但有部分合作儿童、短小的外眼手术可以在区域阻滞下完成。

(1)球周麻醉：将局麻药注射到肌锥外，再向肌锥内渗透从而阻滞Ⅲ～Ⅵ颅神经末梢及睫状神经节，使眼外肌麻痹，产生完善的镇痛和眼球固定。对内眼手术安全、有效，并发症少。

(2)球后阻滞：将麻醉剂直接注入肌锥内，以阻滞睫状神经节和睫状神经的麻醉方法，使眼球完全麻醉，眼外肌松弛，降低眼压。

(3)上直肌鞘浸润麻醉：主要目的是上直肌牵引时，防止疼痛反应。

2.全身麻醉

(1)静脉吸入复合麻醉：常用的麻醉诱导用药为起效迅速地静脉麻醉药、强效止痛药和肌肉松弛剂。巴比妥类镇静催眠药、麻醉性镇痛药均可使眼内压下降10%～15%。丙泊酚降眼压效果明显大于硫喷妥钠，尤其对已有眼压增高的患儿，降眼压的效果更为显著。

肌肉松弛剂首选非去极化类，如维库溴铵、阿曲库铵。静脉注射琥珀酰胆碱可引起眼内压的一过性升高，通常用药后30秒内发生眼内压的升高，6分钟可恢复到正常。预先用非去极化肌松药不能使该反应消失。小儿眼内手术一般不用琥珀酰胆碱，已有眼内压升高(如青光眼)的患儿该作用不明显，但此类患儿还是应该慎用琥珀酰胆碱，尤其术中要测量眼内压时。穿透性眼外伤患儿是否能用琥珀酰胆碱是一个有争议的问题，以往认为是禁忌使用，而现在一系列资料证实是安全的。麻醉诱导先用硫喷妥钠，琥珀酰胆碱不会引起眼内压的升高。随着快速起效的非去极化肌松药(如罗库溴铵)的问世，穿透性眼外伤麻醉的快诱导有了更好的选择。

挥发性吸入麻醉药氟烷、安氟烷、异氟烷及七氟烷均有降低眼压作用，可控性强，诱导及苏醒迅速。静脉吸入复合麻醉诱导及维持平稳，无呛咳及躁动，有利于保持眼内压稳定。

(2)喉罩的应用:大多数眼科浅表手术如白内障吸取、人工晶体植入、青光眼手术、角膜移植、眼睑成型、眼肌和虹膜等常见手术不需要术中使用肌松剂控制呼吸,但要求麻醉清醒快而完全。气管内插管操作刺激较大,术中需较深的麻醉维持,术毕麻醉转浅、拔管呛咳和头部振动使眼压升高,均不利于内眼手术。喉罩不需使用肌松药,在保留自主呼吸的情况下插入,操作简便,而且不会像气管插管那样引起血流动力学的明显改变。可选用氧化亚氮-氧-七氟烷半紧闭吸入麻醉诱导,喉罩辅助吸入麻醉维持。

使用喉罩时要注意下列问题:①饱胃或胃内容物残余的患儿禁忌使用。②严重肥胖或肺顺应低的患者,应用喉罩行辅助或控制呼吸时,由于需要较高(>20 cmH_2O)的气道压,易发生漏气和气体入胃,诱发呕吐,故应列为禁忌。③有潜在气道梗阻的患儿,如气管受压、气管软化、咽喉部肿瘤、脓肿、血肿等禁忌使用喉罩。特殊体位,如俯卧位手术患儿不宜使用。④浅麻醉下置入喉罩易发生喉痉挛,应予避免。⑤置入喉罩后不得做托下颚的操作,否则将导致喉痉挛或位置移动,术中应密切注意有无呼吸道梗阻。⑥呼吸道分泌物多的患者,不易经喉罩清除。

(3)氯胺酮静脉麻醉:氯胺酮原先认为会使眼内压升高,现在认为可能只有轻微的作用。但易引起眼球震颤等不良反应,通常不适合眼科手术麻醉。

(4)监测下麻醉管理(MAC)与镇静术在眼科麻醉中的应用:复杂的内眼手术既往均需在气管插管下完成。静脉吸入复合麻醉,术毕清醒时间长,潜在危险较多,拔管时也难免引起呛咳,严重者直接影响手术效果。近年来,激光、玻璃体切割等技术的应用和改进使眼科手术的时间大大缩短,手术刺激也相应减少。因此,相当一部分手术可在局麻下完成。局部麻醉虽可完成手术,但不能消除患儿的恐惧和焦虑。局麻辅以镇静术既可以减轻恐惧和焦虑的程度,又安全无痛。Scamman 将镇静术的特点概括为 3 个方面:①可与患儿保持语言交流;②遗忘,消除焦虑;③止痛。又有学者将其称为镇静止痛术。目前 ASA 将麻醉科医师参加的从术前评估、制订麻醉计划到指导给药达到所需程度的镇静或对局麻患儿监护,随时处理紧急情况称为监测下麻醉管理(monitored anesthesia care,MAC),以强调麻醉安全。

镇静止痛术给药必须是渐进性的,在患儿舒适和安全之间获得一个满意的平衡点,防止镇静过深,同时对呼吸、循环系统的变化持续监护,否则难以保证患儿安全。如需逆转过深镇静,可用相应拮抗药。

(三)术中监测

常规监测心电图、心率、无创血压和脉搏氧饱和度等项目。全身麻醉患儿还需常规监测呼气末二氧化碳,有条件时行麻醉气体浓度监测呼吸力学、体温、肌松监测。术中患者的头面部及颈部均被无菌巾覆盖,应密切监测患儿的呼吸情况,及时发现呼吸道的梗阻情况。

四、几种常见小儿眼科手术的麻醉

(一)斜视矫正术

斜视矫正术是小儿最常见的眼科手术,通常手术时间均在 1 个小时内。气管插管或喉罩通气,静吸复合全麻或吸入麻醉均可。

1.术前准备

(1)不进行深度镇静,咪达唑仑作为术前用药,起效迅速。可乐定(4 μg/kg,口服)也可作为术前用药,但必须在术前 60~90 分钟给药,不良反应有心动过缓、低血压,优点是能提供一定的术后镇痛。

(2)建议诱导时静脉使用阿托品。

2.麻醉管理

(1)可采用静脉(硫喷妥钠或丙泊酚加用阿托品、肌松药、麻醉性镇痛药)或吸入麻醉诱导(氟烷或七氟烷),如采用吸入麻醉诱导,在手术开始前静脉给阿托品一次。

(2)可以采用气管插管或喉罩通气,如果手术时间不长,用 N_2O、氧气或七氟烷维持麻醉,可保留自主呼吸或控制呼吸。

(3)术中由于牵拉眼肌,特别是内直肌时易引起眼心反射,术中需密切监测心电图,一旦发生心动过缓(婴幼儿心率<100 次/分或儿童心率<60 次/分),并伴有血压下降,应暂停手术操作,同时静脉给阿托品

0.01～0.02 mg/kg。

(4)施行眼肌手术的患儿发生恶性高热的可能,如术中出现心动过速,呼吸频率加快,呼气末二氧化碳分压增高,但不能用麻醉浅解释者,应测体温。对于体温上升迅速,于 15 分钟内增高 0.5 ℃以上者,必须警惕恶性高热,避免用琥珀胆碱、强效吸入麻醉药。坦屈洛林(Dantrolene)对恶性高热患儿有特殊的逆转作用,麻醉中应用剂量为 10～20 mg/kg。

3.术后处理

(1)为了减少结膜下出血,拔管或取出喉罩时避免咳嗽或烦躁,在患儿处于较深的麻醉状态下拔管,面罩给氧直到患儿平稳的苏醒。拔管前静脉注射利多卡因(1～1.5 mg/kg)可减少咳嗽的发生。

(2)斜视术后患儿的疼痛很轻微,通常非麻醉性镇痛药(对乙酰氨基酚口服或直肠给药)可以缓解患儿的不适,必要时用吗啡(0.05 mg/kg,静脉推注)。

(3)眼胃反射:眼外肌手术牵拉眼外肌引起的术后恶心、呕吐很常见,手术开始前静脉注射茶苯海明(0.5 mg/kg)、昂丹司琼(0.1 mg/kg)或手术刚结束时给甲氧氯普胺(0.15 mg/kg)可以减少术后呕吐的发生。术中足够的补液可避免在麻醉恢复室早期进食,推迟进食可减少斜视术后发生呕吐的机会。

(二)眼外伤

眼外伤患儿多为饱胃,其急症麻醉处理要点在于既要防止胃内容物的误吸又要防止 IOP 骤增,因为这可能导致进一步的眼部损害和失明。对不合作的儿童,不宜采用眼部区域麻醉,清醒气管插管可增加 IOP,因此应避免采用清醒插管。

1.术前准备

(1)眼内压轻微的升高都可能导致前房和(或)玻璃体的突出,必要时给予轻微的镇静和镇痛,避免小儿烦躁,减少眼内压的升高。

(2)饱胃的处理:眼外伤小儿多为饱胃,需防止呕吐误吸,避免眼内压的升高。如病情许可,可延迟数小时再行全麻手术。术前肌内注射或静脉注射甲氧氯普胺 0.1 mg/kg 可加速胃排空,阿托品可减弱甲氧氯普胺作用,因此不能术前使用,应诱导时使用。减少胃液量和提高胃液 pH 可用竞争性 H_2组胺受体拮抗剂雷尼替丁等。

2.麻醉管理

(1)诱导时静脉使用阿托品。

(2)大部分患儿需快诱导插管,面罩供纯氧 4 分钟后缓慢静脉注射利多卡因 1～1.5 mg/kg,3 分钟后给硫喷妥钠或丙泊酚、非去极化肌松药、麻醉性镇痛药。

(3)快速诱导时给予琥珀胆碱可使眼内压增高约 10 mmHg,持续 5 分钟。以前常选用琥珀胆碱以提供快速插管的条件,现在常选用非去极化肌松药罗库溴铵,60 秒可获得充分的插管条件。

(4)插管前助手持续压环状软骨,以防胃内容反流。

(5)机械通气,麻醉维持可用 N_2O、氧气、氟烷/七氟烷或丙泊酚。

3.术后处理

(1)拔管前使用利多卡因减少咳嗽。

(2)当患儿完全清醒后侧卧位拔管。

(三)先天性青光眼

先天性青光眼是由于房水流出受阻造成眼球内压力异常升高,药物治疗无效,一经确诊应立即手术治疗。通常采用前房角切除和小梁切除术,在 1 岁以内手术者,可以收到良好疗效。

小儿青光眼手术一般都需要全身麻醉。麻醉药物和麻醉操作均可影响眼内压,并要注意眼心反射,咳嗽和紧张可升高眼内压。

1.术前准备

(1)充分镇静避免紧张,预防眼内压升高。

(2)先天性开角型青光眼患儿可以安全使用阿托品。

2.麻醉管理

(1)麻醉诱导尽可能平稳,可用硫喷妥钠或丙泊酚静脉诱导或用笑气和氟烷或七氟烷吸入诱导,不用琥珀胆碱。插管前加深麻醉并用利多卡因充分表面麻醉,或插入润滑的喉罩。较长时间的手术,插管前用非去极化肌松药。

(2)用 N_2O、氧气、氟烷或七氟烷维持麻醉,也可用丙泊酚维持,优点是可以减少术后呕吐的发生。如果术中要注射硫化六氟化物或空气,尽早停用笑气。

(3)手术结束患儿处于较深麻醉状态,将咽喉部吸引干净后拔管,拔管前利多卡因 1~1.5 mg/kg 静脉推注,可减少苏醒期咳嗽和紧张。保持气道通畅,充分供氧,直至患儿完全清醒。

3.术后处理

(1)完善的镇静和镇痛。

(2)必要时使用抗呕吐药。

(四)先天性白内障

先天性白内障是胎儿发育过程中晶体发育障碍形成的混浊。婴儿出生后 6 周是视力发育的关键期,理想的手术时间应在儿童视觉发育的关键期之前,即出生后数周内或 2 个月内,以保证其视功能恢复。通常行白内障超声乳化吸出术。

使用喉罩通气或气管插管的全身麻醉,应注意维持眼内压,避免呛咳、挣扎引起的眼内压增高。可用丙泊酚静脉诱导或用 N_2O 和氟烷或七氟烷吸入诱导,插入充分润滑的喉罩。用 N_2O、氧气、氟烷/七氟烷维持麻醉。

(五)视网膜母细胞瘤

本病是起源于视网膜核层的胚胎性恶性肿瘤,多见于 3 岁以下儿童,偶见于成人,多为单眼,但也可双眼,与遗传因素有关。大多数情况下采取眼球摘除术。

通常采用气管插管或喉罩通气的全身麻醉,如果手术时间不长,用 N_2O、氧气、七氟烷维持麻醉,可保留自主呼吸或控制呼吸。术中需切除视神经,四条直肌,上下斜肌。牵拉内直肌时易引起眼心反射,术中需密切监测心电图,一旦发生心动过缓(婴幼儿心率<100 次/分或儿童心率<60 次/分),并伴有血压下降,应暂停手术操作,同时静脉给阿托品 0.01~0.02 mg/kg。

手术牵拉眼外肌引起的术后恶心、呕吐很常见,手术开始前静脉注射茶苯海明(0.5 mg/kg)、昂丹司琼(0.1 mg/kg)或手术刚结束时给甲氧氯普胺(0.15 mg/kg)可以减少术后呕吐的发生。

(六)视网膜剥离

视网膜剥离是指视网膜和底下附着的色素上皮层(即脉络膜)分离而丧失视觉功能。视网膜剥离术用眼内充填物,常用人工合成的硅胶带或硅海绵以形成一个局部的或环行的巩膜切迹。视网膜剥离术基本上属于外眼手术,但当医师选用穿孔术引流视网膜下积液时就成为内眼手术。此外,牵引眼外肌旋转眼球时可引起眼心反射,因此麻醉医师必须警惕有潜在的心率失常。在巩膜上操作时希望使眼球软化,因此在视网膜手术中常规静脉使用乙酰唑胺或甘露醇。

麻醉诱导和麻醉苏醒要平稳,避免咳嗽和紧张升高眼内压,可用丙泊酚静脉诱导或用 N_2O 和氟烷/七氟烷吸入诱导,插入充分润滑的喉罩。用 N_2O、氧气、氟烷/七氟烷维持麻醉。由于血气分配系数不同,围术期应用 N_2O 时,可增强六氟化硫的内部填塞作用。N_2O 可进入六氟化硫的填塞气泡内,使眼压快速上升,在 20 分钟内达高峰;一旦停止使用 N_2O,眼压和眼内容量迅速下降。眼压的升高会影响视网膜的血供,在气体注入前 15 分钟停止使用 N_2O 可防止玻璃体内气体容积的变化。

这类患儿的麻醉管理与一些内眼手术的管理方法相同,只是围术期肌松的维持并不像内眼手术那样严格。因此,术中用吸入麻醉药时就没有必要同时用非去极化肌松药。短时间可保留自主呼吸,否则应机械通气以避免高碳酸血症。

手术结束患儿处于较深麻醉状态,将咽喉部位吸引干净后拔管或取出喉罩。拔管前利多卡因1~1.5 mg/kg静脉推注可减少苏醒期咳嗽和紧张发生。

(文婷婷)

第六节 小儿耳鼻喉科手术的麻醉

麻醉医师和耳鼻喉科医师要共用上呼吸道，而患儿往往存在一定程度的气道通畅问题，麻醉时甚至可能发生气道完全梗阻的情况（如取异物术）。如何保持足够的通气是耳鼻喉科手术麻醉的难点和重点。

一、麻醉特点

（一）气道管理难度及处理

（1）大多数手术涉及呼吸道，麻醉医师必须在维持安全气道的同时，提供清晰的手术野。

（2）小儿呼吸道的解剖特点与成人差异很大，即：头大、颈短、会厌软骨较大，腺体分泌旺盛，尤其是婴幼儿，呼吸肌薄弱，舌头易后坠等，易致呼吸道阻塞。

（3）这类患儿常有上呼吸道感染的症状（upper respiratory tract infection，URTI）。因此要同时考虑上呼吸道感染的严重性和手术的紧急性（如急性中耳炎）。

（4）先天性解剖异常、感染、异物、肿瘤、水肿和损伤等影响呼吸道通畅，引起不同程度的气道阻塞。喉乳头状瘤等脆性肿物占据或遮挡声门，多次复发及反复手术可造成局部解剖改变，增加了气管插管的难度和麻醉手术危险性。

（5）外科微创器械的发展为精巧的中耳手术提供新技术，麻醉必须为平稳的手术提供条件，减少出血，平稳苏醒，减少术后干扰。

（6）使用表面收缩剂时，麻醉医师必须对药物和剂量心中有数，因为该类药物吸收过多时，可导致严重的情况。小儿去氧肾上腺素的最大首次剂量是 20 μg/kg，临床上往往大于此剂量。用药时认真监测，去氧肾上腺素会使血压增高，但该作用消失很快，一般无须特别处理。偶有发生严重高血压，此时可用血管舒张剂（硝普钠）或 α 受体阻滞剂（酚妥拉明）降低血压。不能用 β 受体阻滞剂或钙通道阻滞剂，因为可能导致心排血量减少及肺水肿。

（二）喷射通气

高频通气（high frequency ventilation，HFV）是一种高频率低潮气量的通气方式。其通气频率至少是正常呼吸频率的 4 倍，而潮气量近于或少于解剖无效腔，据此能维持患儿有效的气体交换。HFV 通常分为三型：高频正压通气（high frequency positive pressure ventilation，HFPPV）、高频喷射通气（high frequency jet ventilation，HFJV）、高频震荡通气（high frequency oscillation ventilation，HFOV）。临床麻醉上最常用的是 HFJV。

现常用的 HFJV 机采用高压气源，通过一细孔导管以喷射的气流形式注入气道，通气频率为 60～120 次/分，儿童控制呼吸时驱动压为 0.6～1 kg/cm^2，辅助呼吸时为 0.3～0.5 kg/cm^2，吸呼比为 1∶2。它与 HFPPV 的主要区别不是频率的高低，而是采用了喷射装置，所以其潮气量除喷射容量外，还有一部分根据 Venturi 原理卷吸带入的气体。高频喷射通气具有高频率、低潮气量、低气道压、循环干扰少、不影响自主呼吸、不增加颅内压、不产生因通气引起的手术区干扰等优点，主要用于喉、气管、支气管检查和手术时的通气维持。

HFJV 时的肺泡通气是较大地依赖于潮气量，而较小的依赖呼吸频率。在 HFJV 期间，潮气量取决于呼吸频率，当呼吸频率增加时，潮气量减少，从而导致肺泡通气量减少。因此，HFJV 时，潮气量的控制是影响肺泡通气的最重要因素。

在 HFJV 期间，排出二氧化碳的方法主要是增加输送的潮气量，增加输送的潮气量可以靠升高吸气压来完成，这导致肺泡通气量的增加和通气/灌注比值的改善。如果发生肺不张，可增加 PEEP 以复原肺容量和维持适当的功能残气量。

在 HFJV 期间肺容量并没有显著改变，因为峰压是低的，吸气时间也较短。因此肺容量保持在静态平均肺容量的大致水平。平均肺容量是由平均气道压决定的。因此，HFJV 期间的氧合主要取决于平均气道压，增加平均气道压即增加了肺容量，从而改善通气/灌注比例和氧合。

HFJV 的适应证：①支气管镜检查时，应用 HFJV 不影响操作和通气；②支气管胸膜瘘、支气管食管瘘、气胸及休克等需要人工通气而要求避免胸肺内压过高的患儿；③气管插管困难者或导管置换者，可边插管边从导管内行 HFJV；④在口腔或喉部手术时，高频通气经环甲膜穿刺喷射可有辅助通气效果。

高频喷射通气的潜在危险有二氧化碳蓄积、气胸、纵隔气肿、胃膨胀和反流、误吸及黏膜表面脱水。

（三）激光手术时通气处理

与普通光相比，激光是波长相同、运动方向相同、位相相同的单色光。激光能将大量能量聚焦在极小区域，导致靶组织凝结、切开或蒸发，具有出血少、组织反应轻、切割组织精确等优点。激光用于气道手术，其处理精确局限在病变部位，极少出血和水肿，不损伤周围结构，愈合迅速。CO_2激光临床应用最广泛，尤其适用于治疗喉及声带乳头状瘤、喉蹼，切除声门下多余组织，凝固血管瘤。CO_2激光散发的能量被血液及组织中的水分吸收。人体组织约含 80%的水分，被组织水分吸收的激光能量迅速升高局部温度，使蛋白变性、靶组织挥发。激光热能气化组织的同时可烧灼血管，这样很少出血和发生术后水肿。

高度特异性的激光，定位不准的激光束可能造成患儿或无保护的手术室人员受伤。眼睛最易受损，因此所有的手术室人员都应佩戴有侧面保护的激光防护镜。CO_2的穿透力有限（0.01 mm），因此只损失角膜。其他激光，如 Nd-YAG 激光穿透力强，可损伤视网膜且留下疤痕。应让接受激光手术患儿的眼睛闭合，并覆盖湿纱布，再罩上金属防护罩。泄漏的激光束被湿纱布吸收，防止穿透患儿眼睛。激光辐射升高吸收光能组织的温度，因此易燃物，如手术铺单，应远离激光束的照射路径。激光用于气道时，应将湿毛巾覆盖面部和颈部暴露的皮肤，避免偏离的激光束灼伤皮肤。激光烟雾可损伤肺，已有长时间暴露引发间质性肺炎的报道。

激光可引燃麻醉所用的耗材，如气管导管，麻醉回路等。术中需使用金属、铝或铜箔包绕的气管导管，如果使用的是普通的气管导管，吸入氧气浓度（FiO_2）不能超过 40%。一旦发生导管或其他部位着火，立即停止通气，应尽快取出火源，将燃烧材料浸入水槽中。然后给予 100%氧气面罩通气，并继续麻醉。热气和（或）烟雾吸入可能造成肺损伤，需延长插管和机械通气时间，并应用大剂量皮质醇激素。

术后注意事项包括取头高位以减轻水肿和吸入湿化氧气，消旋肾上腺素有助于减轻喉头水肿。

二、麻醉前准备和术前用药

术前除检查耳鼻喉科情况外，还要了解全身状态。对伴上呼吸道感染者施行全麻时，麻醉并发症发生率较正常明显增高，择期手术应暂停。鼾症、肿瘤、再次手术、发育畸形者应进行困难气道程度估计，并做好技术和设备上的准备。拟经鼻气管插管者行术前鼻道检查；拟行气管异物取出术者明确气管异物的性质，有无肺不张、气胸；扁桃体手术出血再次手术患儿应考虑出血量、有无凝血功能障碍等。

术前用药常选颠茄类以抑制腺体分泌，保持呼吸道干燥，小儿阿托品 0.02 mg/kg。对于情绪紧张患儿给予咪达唑仑糖浆口服，有抗焦虑和顺行性遗忘作用。1 周岁以内婴儿和已有气道阻塞患儿一般不用阿片类术前药，严重气道梗阻或扁桃体出血再次手术者暂不给术前药，送至手术室后视病情给予颠茄类药。

三、麻醉药物的选择和管理

耳鼻喉科手术中一些手术的时间短、手术周转快，因而要求麻醉诱导快，术中达到一定的麻醉深度，术毕苏醒快，术后不良反应发生率低，通常需要选择一些短效的药物。

（1）瑞芬太尼作为一种新型 μ 阿片受体激动剂，主要经非特异性酯酶水解代谢，不依赖于肝肾功能，其起效时间迅速，作用时间短，1 分钟可达有效浓度，其持续半衰期为 3～5 分钟，清除半衰期为 9.5 分钟，长时间输注给药或反复给药，其代谢速度无变化，体内无蓄积作用。能有效抑制气管插管反应和手术应激时的高血压反应，已广泛用于全身麻醉的诱导及维持可致剂量依赖性血压降低、心率减慢。瑞芬太尼的缺点是术后无镇痛作用,需在停用瑞芬太尼或术毕给予其他镇痛措施。

(2)丙泊酚是快速、短效静脉全麻药,静脉注射丙泊酚诱导起效快(30～40 秒),无肌肉不自主运动、咳嗽、呃逆及术后恶心呕吐等不良反应,半衰期短(低于 40 分钟),体内无蓄积,通过调节输注速度,可使血药浓度迅速达到稳态。停药后苏醒快、彻底,无恶心、呕吐等并发症,有抑制气管反射的作用,可减轻手术操作的不良反应,且有一定的镇吐作用,是呼吸道手术较理想的静脉麻醉药。

(3)七氟烷的血/气分配系数为 0.63,故其诱导苏醒过程迅速。对呼吸道的刺激性小,诱导期平稳、无呛咳。即使长时间使用该药,患者麻醉苏醒亦很快,且对循环抑制轻微,对肝肾功能的影响小,还具有明确的心肌保护作用。七氟烷具有水果清香味,小儿对七氟烷的接受程度较好,常用于吸入麻醉诱导。

通常以氧气、N_2O、七氟烷混合诱导。另外也可以在给予睡眠量静脉麻醉剂后,以氧气、N_2O、七氟烷混合诱导。术中以氧气、N_2O、七氟烷维持麻醉,根据病儿的血压、心率变化调节吸入浓度。采用最小的有效浓度维持麻醉状态,手术结束前 15 分钟,将呼气末七氟烷浓度控制在 2.5%,直至手术结束,停止七氟烷吸入。

(4)罗库溴铵是起效快的中时效甾类非去极化肌松药,其作用强度为维库溴铵的 1/7,时效为维库溴铵的 2/3。气管插管剂量 0.6 mg/kg,注药 90 秒后可作气管插管,临床肌松维持 45 分钟。无明显的心率和血压变化,适用于耳鼻喉科短小手术的麻醉。

四、苏醒期的观察和处理

术后,应维持气道通畅。拔管前,仔细检查咽喉部确认无血或无异物(纱布、牙齿或肿瘤残余物),在患儿清醒、咳嗽及吞咽反射恢复后拔管。涉及呼吸道的手术,应在麻醉恢复室接受有丰富经验护士的护理,以便早期发现异常情况,及时处理。因分泌物增多、舌后坠、声门水肿术后易发生呼吸道不全梗阻,经吸痰、放置通气道、纠正体位、吸氧、静脉注射地塞米松等治疗后缓解。必要时放置口咽通气道,防止舌后坠和分泌物过多引起呼吸道梗阻及呕吐物误吸。术后可能发生气道梗阻,如果时间长,会导致肺水肿,需要给氧,严重时甚至需要重新气管插管和正压通气。

术后呕吐很常见,在手术结束前预防性给予抗呕吐药,但是止吐药物可能会掩盖出血。

由于使用短效麻醉药物,通常需要术后镇痛,一般不用水杨酸,因为会诱发出血,可用对乙酰氨基酚(泰诺 10～20 mg/kg 口服)。对烦躁的小儿要慎用麻醉镇痛药,尤其是有气道不畅的迹象时,烦躁可能提示缺氧而不是镇静不够,过度镇静可能导致气道完全梗阻。

五、耳鼻喉科常见手术的麻醉

(一)耳部手术麻醉

1.鼓膜切开置管术

鼓膜切开置管术用于治疗中耳炎、中耳渗出或慢性上呼吸道感染综合征的小儿,手术时间一般 5～10 分钟,通常门诊即可完成。

N_2O、氧气、氟烷/七氟烷面罩吸入不仅可获得足够的麻醉深度,而且能迅速苏醒。一般不需要气管插管,但是要准备好喉镜和气管导管以防意外。也可以在局部麻醉和适量镇静剂下手术,在注射局麻药前,静脉注射适量的丙泊酚可以提供轻度镇静,必要时也可加用咪达唑仑(0.02～0.04 mg/kg)。

这类患儿常有上呼吸道感染的症状,因此,要同时考虑上呼吸道感染病情的严重性和手术的紧急性(如急性中耳炎)。如患儿体温正常,胸片上没有异常表现,可进行手术。

术前口服对乙酰氨基酚或对乙酰氨基酚可待因可以镇痛,如果术中使用混有 4%利多卡因的滴耳剂,术前则不需口服镇痛药。

2.乳突根治术和鼓室成形术

乳突根治术常用于慢性乳突炎患儿,鼓室成形术常用于鼓膜穿孔或中耳畸形的患儿。手术时间通常 1～3 小时,如乳突根治术和鼓室成形术同期进行则时间更久。此类手术需全麻,行气管插管控制呼吸,一般采用静吸复合麻醉。儿童可用咪达唑仑或丙泊酚、肌松药、麻醉性镇痛药诱导，婴幼儿可面罩吸入氧气、N_2O、七氟烷诱导。麻醉管理应注意以下 4 个方面。

(1)鼓室成形术中容易发生鼓膜凸出和鼓膜移植物移位。在放置筋膜移植物过程中及之后，避免用 N_2O，因为 N_2O 会增加密闭腔隙中的压力，使移植物移位。咽鼓管不通的患儿，吸入 N_2O 还会使鼓膜穿孔和出血。

(2)中耳手术经常涉及面神经周围的分离，为防止术后面神经麻痹，术中需检查面神经的刺激征和对伤害刺激的运动反应。对使用肌松剂的患者，应监测肌松效果并至少仍存有 10%～20%的肌反应。

(3)中耳的显微手术要求术野无血，即使少量出血也可使解剖结构模糊不清。头部抬高 15°可以增加静脉回流减少出血。使用挥发性麻醉药，辅用麻醉性镇痛药，必要时表面使用肾上腺素，均能提供令人满意的手术野。一般不用控制性降压来减少出血。

(4)平稳拔管很重要。尽量避免咳嗽，可预注利多卡因及在较深麻醉状态下拔管。术后给予镇痛药、止吐药。

(二)鼻咽部手术的麻醉

1.鼻息肉

鼻息肉常见于有胰纤维性囊肿病的小儿，可引起完全性鼻阻塞。胰纤维性囊肿病是一种外分泌腺的全身性疾病，可以导致胰腺功能不全、肝硬化，以及由于气管支气管分泌物黏度增加导致慢性阻塞性呼吸功能不全，可能伴维生素缺乏，在术前要予以纠正(肌内注射维生素 K_1)。

术前避免使用阿托品，只在需要时手术中使用。由于通气/血流比例异常，吸入麻醉药诱导延迟，因此最好用静脉诱导。术中使用的药物，应该能使患儿迅速苏醒、且无镇静药或肌松药的残余作用，以便得到患儿的早期合作，进行有效的咳嗽和呼吸运动疗法。应该保证良好的静脉补液，麻醉气体应湿化，插管后及拔管前要吸尽气管支气管内分泌物。

2.功能性内窥镜鼻窦手术

功能性内窥镜鼻窦手术(Functional Endoscopic Sinus Surgery，FESS)已经成为治疗慢性鼻窦炎最重要的手术，FESS 可以精确地去除病变组织和解除梗阻，使鼻窦开口扩大，恢复鼻窦的正常生理功能。适应证主要有：①窦口鼻道复合体阻塞：如筛泡肥大、中鼻道黏膜肥厚、息肉样变、中鼻甲息肉样变等；②慢性鼻窦炎，包括保守治疗无效的单组或多组鼻窦炎；③鼻息肉；④鼻咽纤维血管瘤；⑤脑脊液漏等。

FESS 均需在全麻下实施，术前用药物收缩鼻腔黏膜，麻醉可采用静脉诱导，吸入维持。术中患儿躁动将可能造成内镜进入颅内、失明和颈内动脉的损伤。

鼻腔黏膜血管丰富，易导致大量的出血，不仅影响操作，还可能危及生命。术前开放静脉通路，动脉穿刺置管连续监测直接动脉压，有条件时进行中心静脉压、尿量、血气分析监测。局部使用血管收缩剂、头高位 15°～20°和控制性降压可以减少出血，术中放置咽喉填塞物可以减少血液进入声门。

血管收缩剂的最大剂量为 1∶200 000 肾上腺素 10 μg/kg。如果发生高血压，可加深麻醉或用血管舒张药，注意不要使用 β 受体阻滞剂或钙通道阻滞剂。

拔管时患儿口咽部残存的血液可能引起患儿咳嗽或者喉痉挛，应特别注意软腭后方积聚的血液，拔管后该部位的血凝块可能会脱落进入声门导致完全性气道阻塞，应在完全吸尽残血待清醒后拔除气管导管，确保经口呼吸通畅。

3.扁桃体切除和腺样体刮除术

扁桃体切除术和腺样体刮除术可能是耳鼻喉科最常见的手术。手术适应证主要是扁桃体反复或慢性感染、扁桃体窝脓肿、扁桃体和腺样体增生所致的上呼吸道阻塞。通常施行全身麻醉防止患儿术中挣扎、咳嗽和用力，术后应迅速恢复患儿的意识和保护性气道反射。

阻塞性睡眠呼吸暂停综合征(obstructive sleep apnea syndrome，OSAS)是以睡眠时出现上呼吸道塌陷、阻塞而引起严重打鼾甚至呼吸暂停为特征的综合征。呼吸暂停的定义为：通气停止幼儿和儿童 10 秒以上，孕后年龄(post conceptual age，CPA)<52 周的婴儿 15 秒以上。通气停止由听诊确定或氧饱和度

<92%。睡眠性呼吸暂停的类型包括中枢型(缺乏通气气流,呼吸运动弱);阻塞型(缺乏通气气流,上气道梗阻,肋骨和腹肌的反常运动);混合型(中枢神经系统和梗阻问题均存在)。OSAS 诊断依靠临床评估(打鼾病史和无休息的睡眠)、夜间脉搏氧饱和度测定或多功能睡眠记录仪(Polysomnogram,PSG)。对睡眠的观测所做出的定量结果可以表述如下:每小时睡眠中发生呼吸暂停或呼吸不足的次数称为呼吸暂停低通气指数(apnea hypopnea index,AHI),可用来区分 OSAS 的严重程度:AHI 1~5、6~10、>10 分别表示儿童轻度、中度、重度 OSAS。

OSAS 的体征是无时无刻地嗜睡(包括日间嗜睡);扁桃体肥大导致咽腔狭小引起通气障碍;语言交流障碍;矮小(快动眼睡眠期受打扰会使生长激素释放减少)。由于长期慢性缺氧,OSAS 可引起严重心血管、肺和中枢神经系统的功能不全,肺源性心脏病患儿肺血管收缩引起肺循环阻力增加导致心排血量下降。解除扁桃体/腺样体的阻塞能够逆转大多数这些问题,并且还能够预防其他的一些问题,如肺动脉高压和肺源性心脏病。

睡眠呼吸暂停发病机制归因于解剖学和生理学两种因素。儿童常见的病因为扁桃体和(或)腺样体肥大。肿大的扁桃体阻吸气时阻塞上呼吸道导致呼吸困难,睡眠时发生气道梗阻和呼吸暂停。66%的患者存在肥胖症,颈部的脂肪浸润限制下颌的正常运动,导致睡眠时舌下坠。鼻咽气道的解剖学畸形(例如腭裂修复、小下颌、Pierre-Robin 综合征)也导致易感个体气道阻塞。近半数伴有梗阻性睡眠呼吸暂停综合征的患者被发现存在神经学功能障碍,中枢神经系统疾病影响控制上呼吸道肌肉系统的脑干区域,当负吸气压的塌陷力量超过咽部肌肉收缩的膨胀力量时,导致口咽部的阻塞,导致阻塞性的呼吸暂停。

阻塞性睡眠呼吸暂停综合征患儿通常伴随的表现有低氧血症、高碳酸血症和清醒时部分气道梗阻。治疗的目的是缓解气道梗阻和增加咽部的横断层面区域。因为扁桃体肿大通常是引起上气道梗阻的常见原因,最为常见的治疗措施是腺样体扁桃体切除术,66%的患儿扁桃体切除术后有效缓解睡眠呼吸暂停综合征。

OSAS 围术期的呼吸系统问题包括:插管失败,拔管后气道梗阻以及使用镇静药、阿片类镇痛药后出现呼吸停止。

在全麻诱导期间,所有未治疗的患儿都会表现出部分或全部上呼吸道梗阻,在意识消失后置入口咽通气道可以解除梗阻。合并气道解剖畸形患儿可能存在气管插管困难。

行扁桃体切除术和(或)腺样体切除术的 OSAS 的患儿发生术后上呼吸道梗阻的高危因素,包括<2 岁的患儿、颅面异常、发育停滞、张力减退、病态性肥胖、上气道创伤史、肺源性心脏病、多睡眠图显示呼吸性窘迫指数(RDI)>40 或最低氧饱和度<70%或悬雍垂腭咽成形术(UPPP)后的患儿,建议术后第一晚监测脉搏氧饱和度。如果这些患儿术后发生上气道梗阻可以考虑使用经鼻持续气道正压通气(continuous positive airway pressure,CPAP)或双水平气道正压(bilevel positive airway pressure,BiPAP)。

相对于正常儿童,大多数 OSAS 患儿可能有通气量减少和 CO_2 潴留。围术期对于这些易感的患儿要慎用那些已知可引起通气量降低的药物:镇静安眠药、抗焦虑药和麻醉药。幼儿或术前氧饱和度<85%的患儿应减少吗啡用量,因为可能会由于中枢阿片类受体的增量调节而再次出现低氧血症。扁桃体切除术和(或)腺样体切除术后静脉给予氯胺酮 0.5 mg/kg 与 0.1 mg/kg 的吗啡的镇痛效果类似。

(1)术前准备:慢性咽痛患儿常服用水杨酸类药物,应在术前 1 周停用,如近期服用且出血时间延长,手术最好推迟至血小板功能正常,否则易造成术中、术后出血。有显著气道梗阻的患儿,最好不用术前镇静剂,阿托品应在术前或诱导前给药。

(2)麻醉管理:①婴幼儿可用 N_2O、氧气、七氟烷诱导,儿童可静脉快速诱导。使用挥发性吸入麻醉药、瑞芬太尼和短效肌松药通常可以达到满意的麻醉效果。②选择带套囊气管导管插管并固定于口唇中部,插管后仔细听诊双肺,避免插入一侧支气管。上开口器时应注意气管导管是否移位或受压,并适当加深麻醉抑制这一强刺激下的机体应激反应。③吸入或静脉复合维持麻醉,术中给予中短效肌松剂。阿片类药可以减少麻醉剂的用量并提供术后镇痛。④术中应使用晶体液充分补液[3~5 mL/(kg·h)],因为扁桃体切除术中的出血量难以估计。

(3)术后处理:①手术结束时,仔细检查咽喉部,防止残留的出血导致喉痉挛。尽量避免用吸引管盲目地经口或经鼻吸引,因为刺激扁桃体窝或鼻咽部创面会引起新鲜出血。在患儿清醒且保护性气道反射恢复后拔管。麻醉恢复期应保持侧卧头略低位,以便于血液和分泌物排出口腔而不是反流进入声门内。②扁桃体切除术后呕吐很常见,可在手术结束前预防性给抗呕吐药物,但是应用止吐药物(如昂丹司琼)时要注意,可能会掩盖出血。③有阻塞性睡眠呼吸暂停病史的患儿必须清醒后才能拔管,镇静药或气道梗阻很容易诱发呼吸暂停,在恢复室应密切观察有无呼吸功能抑制。④对烦躁的小儿要慎用麻醉镇痛药,尤其是有气道不畅的迹象时。烦躁有时候是梗阻引起缺氧的症状,麻醉药的使用可导致呼吸暂停。禁忌使用水杨酸镇痛,因为会诱发出血。对乙酰氨基酚(泰诺 10~20 mg/kg 口服)或泰诺复合可待因常可提供足够的镇痛,尤其是已给麻醉镇痛药或丁哌卡因浸润麻醉的患儿。

4.扁桃体切除术后出血再手术

扁桃体切除术后出血发生在术后 6 个小时内,持续渗血比急性出血多见。因血液被吞咽或血凝块积滞在口咽部,故出血量常被低估。明显的活动性出血必须在麻醉下缝合或填塞出血部位。

(1)术前准备:①胃内有积血,诱导时可能发生反流误吸,插入大号胃管行胃肠降压。②因大部分出血被咽下,仅看到很少的出血,可能对低血容量估计不足。补足丢失的血容量,纠正贫血,恢复正常的循环指标,一般先用晶体液补充,然后根据血细胞比积考虑是否输血。③检查凝血功能。术前服用水杨酸类制剂导致的术后出血,可考虑输入血小板以利止血。④不给术前用药。

(2)麻醉管理:①静脉麻醉药加阿托品推注及琥珀胆碱快速诱导气管插管,同时压迫环状软骨。②麻醉诱导时由助手吸尽口咽部的血液,并确认丢失的血容量已补足。③麻醉维持同扁桃体切除手术。

(3)术后管理:①患儿完全清醒、咳嗽和吞咽反射恢复完全后拔管。②警惕再出血的可能性,检查血色素水平以确定是否需输血。③适当镇痛(不用阿司匹林),如果是纱布压迫止血,还要注意:过度镇静可能导致气道完全梗阻;烦躁可能提示缺氧而不是镇静不够。

(三)喉、气管、食管手术的麻醉

1.喉乳头状瘤切除术

本病由病毒引起,菜花状的乳头状瘤可引起严重通气障碍。人们试过各种治疗方法,包括冷冻、超声和免疫疗法,目前比较推崇的是激光切除。小儿常于 2~4 岁时发病,以后反复再发反复切除,青少年时期可自愈。日益加重的声音嘶哑和呼吸困难是再次手术的指征,喉镜检查前无法确定肿瘤的生长程度,有时肿瘤甚至会堵塞整个声门,手术时必须注意。术后给予雾化。

肿瘤生长在声门或气道的任何部位,且多部位生长。声带及声门上肿瘤使气道梗阻,给气道重建带来困难;根部在气管内的带蒂的肿瘤,诱导时面罩加压给氧,瘤体受蒂的牵引堵塞气管,造成严重窒息。多次手术可造成咽喉局部解剖不清,加上瘤休的遮挡,常难以窥视声门,气管插管难度极大。小儿术前检查较困难,难以对肿瘤范围,特别是气管内情况做出准确评估。婴幼儿难以清醒气管插管,镇静、睡眠又可加重气道梗阻,诱导处理很棘手。术前多存在明显呼吸困难,家长通常不接受气管切开,且气管切开有引起乳头瘤沿气管、支气管树播散的倾向。

(1)术前准备:①术前评估,呼吸道梗阻的程度?通气方式,睡眠状态中有无呼吸道梗阻?鼾声?呼吸暂停?咽喉镜检查的结果,气管插管是否可行?气道附近有无损伤?是否存在可能威胁生命的气道梗阻?②术前行 CT 和电子喉镜或纤维喉镜检查有助于了解肿瘤侵犯的范围。③适度的镇静药对患儿有利,但要注意防止对呼吸的抑制及对呼吸道的影响,有气道梗阻者避免使用。④准备不同尺寸的喉镜片、气管导管备用,并备纤维喉镜或支气管镜。

(2)术中管理:①诱导前应用阿托品以减少腺体分泌、减少心动过缓和减少喉部操作对自主神经的强烈刺激引起的心律失常。②如果患者无气道梗阻,吸入或静脉麻醉均可应用。③对气道梗阻患者应采用慢诱导,用氟烷或七氟烷保持自主呼吸下缓慢诱导,在给肌肉松弛药前必须先证明手控呼吸是有效的。④对上呼吸道完全梗阻的患者应采用清醒插管,在气道保证之后再行麻醉诱导。⑤不主张经口或经鼻盲插管,以防止损伤肿瘤致呼吸道完全梗阻。⑥如遇插管困难,患儿因缺氧而发绀,应立即面罩加压通气,同时助手用双手挤压患儿胸壁辅助通气，此法多可缓解缺氧。严重缺氧不缓解者，应紧急气管切开。⑦由于小儿喉腔组织疏松，淋巴管和血管丰富，术中极易造成组织水肿和出血，静脉给地塞米松 0.5～1 mg/kg 预防。

(3)术后处理：患儿完全清醒、咳嗽和吞咽反射恢复完全后拔管。术后呕吐很常见，可在手术结束前预防性给抗呕吐药物。

2.气管切开术

气管切开适用于上呼吸道梗阻的患儿或者其他需要做较长时间的气管吸引和机械通气呼吸支持的患儿。如作紧急气管切开而患儿缺氧严重，最好先将气道阻塞缓解或稳定后，再行切开操作。例如，用粗针头(14 号或至少 16 号针头)在环甲膜穿刺。

局麻下行气管切开虽然安全，但是患儿通常不能合作。全麻时患儿合作不会躁动，能尽快改善患儿全身情况及缺氧。术前不给镇静剂或麻醉性止痛药，入手术室后予面罩吸氧，开放静脉后给予阿托品，予吸入麻醉诱导，静脉给予利多卡因以减少自主呼吸时的喉反射，确保有效通气的前提下给肌松药。吸入麻醉诱导需预防吸入药物浓度过大，使患儿不能耐受，出现屏气、挣扎，加重缺氧症状；静脉麻醉对呼吸抑制明显，不易控制麻醉深度，在气管插管困难情况下(如急性喉炎)易加重缺氧，一般不使用。

气管切开的早期主要并发症是套管位置不正确，置入套管后必须检查呼气末二氧化碳浓度，双肺呼吸音和氧饱和度。

3.食管镜

小儿的食管镜常用于取食管异物和食管狭窄扩张。

术前应仔细查看胸片，确定是食管扩张还是异物存留以及异物的位置，患儿无窒息可禁食以等待胃排空。

通常选择全身麻醉行气管内插管，术中最好应用肌松药并维持合适的麻醉深度以防因为操作中咳嗽或其他任何的活动导致食管穿孔。咽部的异物易滑向喉或气道，患儿要较深的镇静，入睡后进行诱导，避免兴奋、咳嗽。一旦开放静脉，先给阿托品，七氟烷吸入麻醉或琥珀胆碱辅助气管插管，辅助或控制呼吸，操作要轻柔，避免压迫环状软骨，以免激惹上气道或使异物移位。食管镜检中，环状软骨处的黏膜可能因前方有气管导管后方有硬的食管镜，两者的压迫造成损伤，应该用小 1 或 2 号的气管导管，减轻声门下水肿。患儿应预防性使用皮质激素，并在恢复室密切观察术后声嘶的症状。

术后观察患儿直到完全清醒。警惕食管穿孔，尤其是手术不顺利的患儿，穿孔的征象包括：心动过速、发热、气胸的体征及 X 片显示气胸或纵隔气肿。如咽喉部用利多卡因喷雾则术后禁食 2 小时。

(四)内窥镜检查术的麻醉

支气管镜检查术及呼吸道异物取出术

支气管镜检查术包括呼吸道异物取出、呼吸疾病的诊断、吸引分泌物、肺膨胀不全的治疗等。

呼吸道异物多发生于 1～5 岁儿童，异物进入气管后，刺激气管黏膜引起剧烈呛咳。因异物大小不同，停留在呼吸道不同部位而产生不同症状，严重者可以出现呼吸困难。异物较大，嵌顿于喉头时可以立即窒息；而小的异物嵌顿于喉头时会出现吸气性呼吸困难、喉鸣、声音嘶哑、失声；异物停留在气管内随呼吸移动刺激气道可引起剧烈咳嗽；支气管异物时患儿咳嗽、呼吸困难的症状较轻，约 95%异物位于右主支气管。

呼吸道异物操作与麻醉通气共用一气道，且取异物操作要求开放气道。如何选择安全的麻醉方法，维持良好的通气功能是气道异物取出术麻醉处理的关键。因此气管异物取出术麻醉有较高的风险性。

1.术前评估与准备

(1)术前评估应重点了解气道梗阻的位置和程度及气体交换情况。胸片有利于确定异物位置及一些继发性的病变，如肺膨胀不全、气肿、肺炎。

(2)术前要求禁食 6 小时，禁水 2 小时。无法确定气道是否通畅时，不给大剂量的镇静药。静脉注射阿托品以减少呼吸道分泌和减轻迷走神经紧张性。

2.麻醉管理

(1)由于气管异物患儿术前有不同程度的缺氧,麻醉前须经面罩吸纯氧或加压辅助呼吸,提高吸入氧浓度和通气量,使患儿术前缺氧得到纠正,为进一步实施麻醉、手术提供安全(基)。除非患儿已有呼吸功能不全,否则推荐保留自主呼吸。

2.吸入麻醉诱导用 N_2O、氧气、七氟烷/氟烷,如果 X 线胸片提示肺气肿,应避免使用 N_2O,因 N_2O 引起患肺膨胀,或者静脉使用丙泊酚 3 mg/kg,利多卡因 1 mg/kg 诱导。

(3)麻醉深度足够时,移开面罩置入喉镜,用利多卡因(最大剂量 5 mg/kg)喷雾咽喉部、气管和支气管。完善的表面麻醉不仅可以消除反射,使手术操作时患儿更易于平稳,还可减少麻醉药物应用量,利于患儿尽快清醒。面罩吸氧到利多卡因起效(2～3 分钟)后进行支气管镜检查。

(4)通过支气管镜的侧孔吸入氧气(5 L/min),保留自主呼吸。气管镜置入后气道变窄,气道阻力增大,无效腔量也增大,患儿的自主呼吸难以维持氧供。在术前充分吸氧的情况下,患儿可耐受在 3～4 分钟之内取出异物,当患儿出现呼吸抑制时,可用手堵住气管镜的窥视孔进行辅助呼吸。

(5)监测心电图、观察胸廓抬动或用听诊器监测呼吸情况,连续监测氧饱和度。浅麻醉,低通气,缺氧及迷走神经的紧张性增加可引起心律失常,包括结性节律、室性早搏、室性心动过速。可用手控过度通气,充分供氧及加深麻醉来治疗。

3.术后处理

禁食 2 小时(利多卡因喷雾后),密切观察患儿是否有喘鸣、呼吸窘迫或声门下水肿的隐性体征,吸入湿化氧气和雾化消旋肾上腺素常能改善呼吸道梗阻的体征。

(文婷婷)

第七节　小儿麻醉的并发症与处理

小儿对麻醉的代偿能力有限,麻醉期间必须严密观察。小儿麻醉并发症的发生与下列因素有关:①手术前准备不足,如对脱水、酸中毒等,未经充分准备即行麻醉和手术。②麻醉器械准备不足或无适合小儿应用的麻醉器械。③对小儿麻醉特点了解不够,对术中出现的一些表现不能做出正确判断。④输血补液错误。⑤误吸呕吐物。

一、呼吸系统并发症

(一)呼吸抑制

麻醉前用药或麻醉药过量均可引起呼吸抑制,术后全麻药或肌松药的残余作用是术后呼吸抑制的主要因素。应针对原因进行处理。

(二)呼吸道梗阻

舌后坠及分泌物过多是上呼吸道梗阻的常见原因;小儿即使施行气管内麻醉,也可因导管扭曲、导管腔被稠厚分泌物结痂阻塞而发生梗阻。胃内容物误吸。

(三)支气管痉挛

是下呼吸道梗阻的常见原因,临床表现呼吸困难,有喘鸣音,呼吸道阻力增大,可试用氨茶碱、地塞米松静脉注射。

(四)喉痉挛

分泌物刺激、拔除气管导管时可出现喉痉挛,处理清除分泌物,给氧(但忌加压给氧),必要时静脉注射琥珀胆碱后重新气管插管。

二、循环系统并发症

(1)小儿麻醉时心率增快可因术前药阿托品或某些麻醉药如S-氯胺酮造成，一般情况下并无不良后果。

(2)心动过缓在小儿麻醉时提示有危险因素存在，可见于低氧血症、迷走神经刺激或心肌直接抑制引起，应针对原因及时治疗：术前应用足量阿托品，充足供氧，及时补充血容量等。

三、体温改变

(一)麻醉期间体温下降的原因

(1)病儿年龄：年龄越小，体温越易下降。新生儿基础代谢率低，汗腺调节机制不健全，体表面积与体重之比相对较大，每分通气量与体重之比较高，因此，麻醉期间体温易降低。

(2)手术室温度：室温越低，手术范围越广，越易引起体温下降。

(3)手术种类：胸腹腔手术热量丧失多，四肢小手术热量丧失小，前者体温易下降。

(4)麻醉：椎管内麻醉时麻醉支配区域内周围血管扩张，散热增加；肌松药使肌肉松弛，产热减少，同时又消除寒战反应；控制呼吸时呼吸肌做功减少，产热也少；吸入冷而干燥的麻醉气体，也增加热量丧失，使体温下降。

预防方法包括手术时使用加温毯，输血、输液时先加温，吸入气加温加湿。

(5)输注冷溶液可降低体温。

(二)麻醉期间体温增高的原因

(1)环境温度过高。

(2)呼吸道梗阻时呼吸用力，产热增加。

(3)术前有脱水、发热、感染等均易引起体温升高

(4)输血反应。

(5)恶性高热。

治疗包括降低室温，体表物理降温，解除呼吸道梗阻(必要时控制呼吸)，也可以冰盐水灌肠，或胃内冰盐水灌注，使体温下降，同时纠正代谢性酸中毒。

(文婷婷)

第十二章　骨科手术麻醉操作

第一节　骨科手术麻醉的特点

一、骨科手术体位影响

骨科手术常要求多种体位，常用的体位有仰卧位、侧卧位、俯卧位、侧俯卧位、沙滩椅体位等。若体位不合适、卧位垫放置不合理或术中管理不当，都有可能导致术后相关并发症发生。

（一）呼吸系统并发症

随着近年来骨科手术采用俯卧位的增加，给麻醉管理带来一定的困难，也增加了呼吸系统并发症的发生概率。俯卧位时患者的胸廓活动受到限制，潮气量、肺活量、功能残气量及胸廓-肺顺应性均显著降低，易造成肺通气不足。因此安置俯卧位时，应取锁骨和髂骨为支点，胸腹离开手术台，以减轻体位对呼吸功能的影响。麻醉选择气管内插管全身麻醉较为安全。麻醉期间适当增加通气量，同时监测呼末二氧化碳以避免通气不足的发生。

全身麻醉气管内插管后由于体位的变化，比如当患者头转向一侧，或经后路颈椎手术安置头位时，均可能发生气管导管扭曲、梗阻、脱管等意外，因此，气管导管插入的深度应适当，固定要牢固可靠，导管选择有螺纹钢丝的加强气管导管，在翻身及手术体位固定后需立即检查导管的位置，以确保人工气道通畅。

（二）循环系统并发症

血压下降最为常见。麻醉患者术前禁食，麻醉后血管扩张等导致血容量相对不足。当体位突然变化时，可能引起血流动力学的改变，出现血压骤降，严重者可导致心搏骤停。因此，在改变体位前，尽可能补足患者的血容量，并密切观察血流动力学的变化，及时给予正确处理。此外，俯卧位手术时，因支垫物放置不当，压迫腔静脉、肝脏及心、肺，影响静脉回流及心排血量，引起血压下降或静脉回流不畅造成术野出血。截石位膝部约束过紧，支架长时间压迫动脉、静脉，可致血栓形成及肢体缺血性改变。

（三）神经及眼部损伤

上肢过度外展、外旋或托手臂支架较硬，长时间牵拉压迫神经均可造成颈丛、臂丛或尺、桡神经的损伤，这种损伤大多是暂时的，经休息可恢复。颈椎手术时，麻醉操作或安置体位不当，也可造成颈髓损伤。俯卧位手术因头部辅垫可能压迫眼球软组织造成眼部软组织损伤，压迫眼球可诱发眼心反射，使心率减慢，或发生急性青光眼、失明等。因此，安置骨科手术体位时，需考虑周全，既便于术野显露及操作，又要避免并发症的发生。

二、出血与止血带影响

(一)出血对患者的影响

骨组织的血运丰富,创面渗血较多,尤以骨断面和骨髓腔往往渗血难止。影响出血的其他因素,如手术部位、术中操作、手术时间长短、患者体质和术中血压调控等,术前需综合考虑。机体对失血有一定的代偿能力,失血量小于全身血容量的15%~20%时,可输电解质溶液及血浆代用品等,失血量超过血容量的30%时,应给予输血。如短时间内失血超过血容量的10%,即可出现微循环灌注不足,细胞代谢功能障碍,如不及时纠正,可能会发展为多器官的功能障碍或衰竭。因此,维持血流动力学稳定是手术麻醉的安全保障。输血虽是一种有效的治疗措施,但也会引起一定的并发症,如输血反应、感染、传染疾病、凝血障碍等,必须引起临床医师足够重视。

(二)止血带的应用

四肢手术应用气囊充气止血带可减少术中出血并为术者提供清晰的手术视野。止血带使用不当可产生严重的并发症,首先放置止血带的部位应正确,上肢患者应放置在上臂中上1/3处,下肢患者应放置在大腿根部近腹股沟处。使用前须对止血带仔细检查,观察气囊接触皮肤的面是否平整,否则充气后可引起皮肤水泡,其次检查充气囊是否漏气等,充气前应先抬高肢体,并用驱血带驱血,再充气到一个适合的压力,一般上肢需高于收缩压4~6.7 kPa(30~50 mmHg),下肢须高于6.7~9.3 kPa(50~70 mmHg)。止血带充气时间上肢为1小时,下肢以1.5小时为限,若须继续使用,应先松气5~10分钟再充气,以免发生神经并发症或肌球蛋白血症。若止血带充气压力过大,时间过久,尤其在麻醉作用不够完善时,极易出现止血带反应,系肢体缺血引起,多数患者难以忍受,烦躁不安,即使使用全身麻醉药物也难以控制。另外松止血带时由于驱血肢体血管床突然扩大及无氧代谢产物经静脉回流循环,抑制心肌收缩,偶出现“止血带休克”,临床表现出汗、恶心、血压降低、脉搏增快,周围血管阻力降低、血钾升高和代谢性酸中毒,此时除补充血容量外,必要时给予缩血管药物。

三、骨水泥影响

骨黏合剂(又称骨水泥)为高分子聚合物,由粉剂聚甲基丙烯酸甲酯与液状甲基丙烯酸甲酯单体构成,在人工关节置换术时为加强人工关节的稳定性,增加关节的负重力和促进患者术后早期活动,在人工假体置入前常先将骨黏合剂填入骨髓腔内。在使用时将粉剂与液状单体相混合成面团状,置入骨髓腔及髋臼内,10分钟左右即能凝固而起固定作用。单体成分复杂,给动物静脉注射单体时,可出现周围血管扩张、低血压和心动过速,剂量较大时可引起肺水肿和出血,甚至死亡。在手术中截除的骨面使一些静脉窦开放,髓腔被骨水泥封闭,加之热效应,髓内压急剧上升,使得髓腔内脂肪,气体或髓颗粒被挤入静脉进入肺循环,引起肺栓塞。目前临床上用骨水泥枪高压冲洗以去除碎屑,骨水泥从底层开始分层填满髓腔,这样易使空气从髓内逸出以减少空气栓塞的发生率,也可以从下位的骨皮质钻孔,并插入吸引管,以解除髓内压的上升,以期降低并发症的发生。

临床上应用骨黏合剂时,有部分患者出现一过性低血压,但能很快恢复。对于血容量不足或心血管功能较差、高龄的患者,血压降低则更为显著,须提高警惕,采用预防措施,防止出现严重低血压甚至心搏骤停。在填塞骨黏合剂前应常规补充血容量,给予小剂量血管活性药物使血压调整到术前水平,在填塞骨黏合剂前尽量避免追加麻醉药以免引起血压下降与骨黏合剂的不良反应协同,采取以上措施多数患者能够安全度过骨水泥期。一旦发生明显的低血压状态,要及时使用缩血管药物纠正低血压,必要时联合用药,低血压状态持续较久将出现不可逆转的改变或意外发生。

四、脂肪栓塞综合征和深静脉血栓

(一)脂肪栓塞综合征

脂肪栓塞综合征是外伤、骨折等严重外伤的并发症。自1882年Zenker首次从严重外伤死亡病例肺血管床发现脂肪小滴和1887年Bergmann首次临床诊断脂肪栓塞以来，虽然已经一个世纪，并有不少人从不同角度进行过研究，但因其临床表现差异很大，有的病例来势凶猛，发病急骤，甚至在典型症状出现之前即很快死亡，有的可以没有明显的临床症状，只是在死后尸检发现。因此直至近20年对其病理生理才有进一步的认识。Bagg(1979)等认为该综合征是骨折创伤后72小时内发生的创伤后呼吸窘迫综合征。创伤早期如出现心动过速，体温升高超过38℃，动脉氧分压下降以及肺部出现“暴风雪”阴影等特殊征象，可以确诊。

脂肪栓塞定义为在肺实质或周围循环中出现脂肪滴。主要病因是伤后骨髓暴露，骨折部位移动促使脂肪细胞释放出脂肪滴，进入血液循环，使脏器和组织发生脂肪栓塞。主要表现在肺或脑血管的栓塞，导致低氧血症，脑水肿，可出现中枢神经症状：意识不清，神志障碍甚至昏迷。

在髋和膝的人工关节置换术中，由于髓内压骤升，可使脂肪滴进入静脉，因此在手术期间也有发生脂肪栓塞的可能，必须予以高度重视。一旦患者出现原因不明的胸痛、胸闷、呼吸困难、气促及心动过速、血压下降、低氧血症或神志障碍、嗜睡及昏迷，并拍摄胸片，发现“云雾状”或“暴风雪状”典型肺部影像，就可以确诊脂肪栓塞，应尽早治疗。

脂肪栓塞的治疗主要是纠正低氧血症和维持血流动力学的稳定，抑肽酶或大剂量肾上腺皮质激素有一定疗效。

1.呼吸支持

可以经鼻管或面罩给氧，使氧分压维持在70～80 mmHg即可，创伤后3～5天内应定时血气分析和胸部X线检查。如有呼吸困难可先行气管内插管，病程长应气管切开。进行性呼吸困难，低氧血症患者应尽早行呼吸机机械辅助通气。

2.维持有效循环血容量

补充有效循环容量纠正休克，有条件应补充红细胞和清蛋白，保障血液携氧能力和维持血液胶体渗透压，减少肺间质水肿。如果血压正常，无休克状态，液体出入量应保持负平衡。

3.药物治疗

(1)激素：主要作用是保持活性膜的稳定性，减轻或消除游离脂肪酸对呼吸膜的毒性作用，从而降低毛细血管通透性，减轻肺间质水肿，稳定肺泡表面活性物质的作用。因此在有效的呼吸支持治疗下血氧分压仍不能维持在8 kPa(60 mmHg)以上时，可使用激素。一般采用大剂量氢化可的松，每日1.0～1.5 g；或每日地塞米松10～20 mg，用2～3天后逐渐减量。

(2)抑肽酶：主要作用是降低骨折创伤后一过性高脂血症，防止脂栓对毛细血管的毒性作用，抑制骨折血肿内激肽释放和组织蛋白分解，减慢脂滴进入血流速度，治疗剂量，每日抑肽酶100万U。

(3)高渗葡萄糖：单纯高渗葡萄糖，葡萄糖加氨基酸，或葡萄糖加胰岛素，对降低儿茶酚胺的分泌，减少体内脂肪动员，缓解游离脂肪酸毒性均有一定效果。

(4)清蛋白：能与游离脂肪酸结合，使其毒性降低，有条件者可以应用。

(5)其他药物：如肝素、右旋糖酐、乙醇、去脂己酚等，但作用尚未肯定。

4.辅助治疗

(1)脑缺氧的预防：保护脑功能，减少脑组织和全身耗氧量，降低颅内压，防止高温反应等，给予头部降温或进行冬眠疗法。更重要的是纠正低氧血症。

(2)预防感染：可按常规用量，选用适当抗生素。

(3)骨折的治疗：需根据骨折的类型和患者的一般情况而定，对严重创伤患者可做临时外固定，对病情许可者可早期行内固定。

(二)肺血栓栓塞症(PTE)与深静脉血栓形成(DVT)

PTE与DVT实际上是一个疾病的两个方面，因为肺血栓栓塞症的血栓主要来源于深静脉血栓，近来人们倾向将两者合称为静脉血栓栓塞症。肺血栓栓塞主要发生在关节置换术后，术后7天内是深静脉血栓形成的高危阶段，深静脉血栓形成主要发生在下肢，在髋部手术后深静脉血栓形成高达45%～70%，其中3.6%～12.9%可引起致命的肺血栓栓塞症，但也偶有发生在麻醉期间。下肢骨折或手术后因活动受限，患者常须卧床休息，特别是老年及肥胖患者，其下肢血流缓慢而致静脉血淤滞，深静脉炎及创伤后的应激反应引起血液高凝状态，易使下肢深静脉血栓形成。

肺血栓栓塞所致病情的严重程度取决于以上机制的综合作用，栓子的大小和数量、多个栓子的递次栓塞间隔时间、是否同时存在其他心肺疾病、个体反应的差异及血栓溶解的快慢，对发病过程和预后有重要影响。

1.常见症状

呼吸困难、胸痛、晕厥、烦躁、咯血、咳嗽、心悸，临床上有时出现所谓的“三联征”，即同时出现呼吸困难、胸痛及咯血。

2.常见体征

(1)呼吸系统：呼吸频率快，发绀，双肺可闻哮鸣音，湿啰音，偶有胸膜摩擦音或胸腔积液的相应体征。

(2)心脏体征：心率快，P_2亢进及收缩期杂音，三尖瓣反流性杂音，心包摩擦音或胸膜心包摩擦音，可有右心衰竭表现。

(3)下肢静脉炎或栓塞的体征：不对称性肢体肿胀，局部压痛及皮温升高。

3.辅助检查

(1)血气分析：常提示D-二聚体强阳性(＞500 mg/L)，PaO_2下降。

(2)胸片：典型的改变是呈叶段分布的三角形影，也可表现为斑片状影、盘状肺不张、阻塞远端局限性肺纹理减少等，小的梗死者X线片完全正常。可合并胸腔积液和肺动脉高压出现相应的影像学改变。

(3)心电图检查：急性肺栓塞的典型ECG改变是QRS电轴右偏，肺型P波，Ⅰ导联S波加深，Ⅲ导联有小q波和T波倒置。但典型改变的阳性率低，仅见于大块或广泛的栓塞。多于发病后5～24小时内出现，数天至3周后恢复，动态观察有助于对本病的诊断。

(4)超声心动图：可见心室增大，了解肺动脉主干及其左右分支有无阻塞。

(5)快速螺旋CT或超高速CT增强扫描：可显示段以上的大血管栓塞的情况。

(6)磁共振：可显示肺动脉或左右分支的血管栓塞。

(7)放射性核素肺通气/灌注(V/Q)扫描：是目前常用的无创性诊断PTE的首选方法。典型的改变是肺通气扫描正常，而灌注呈典型缺损(按叶段分布的V/Q不匹配)，对亚段以上的病变阳性率＞95%。

(8)肺动脉造影(CPA)：CPA是目前诊断PTE最可靠的方法，可以确定阻塞的部位及范围程度，有一定创伤性。适应临床症状高度可疑，肺通气灌注扫描不能确诊又不能排除，准备做肺栓子摘除或下腔静脉手术者。

(9)下肢深静脉检查：血管超声多普勒检查和放射性核素静脉造影可发现下肢血栓形成。

4.鉴别诊断

由于PTE的临床表现缺乏特异性，易与其他疾病相混淆，以至临床上漏诊与误诊率极高。做好PTE的鉴别诊断，对及时检出、诊断和治疗有重要意义。

(1)冠状动脉粥样硬化性心脏病：一部分PTE患者因血流动力学变化，可出现冠状动脉供血不足，心肌缺氧，表现为胸闷、心绞痛样胸痛，心电图有心肌缺血样改变，易误诊为冠心病所致心绞痛或心肌梗死。冠心病有其自身发病特点，冠脉造影可见冠状动脉粥样硬化、管腔阻塞证据，心肌梗死时心电图和心肌酶水平有相应的特征性动态变化，PTE与冠心病有时可合并存在。

(2)肺炎：当PTE有咳嗽、咯血、呼吸困难、胸膜炎样胸痛，出现肺不张、肺部阴影，尤其同时合并发热时，易被误诊为肺炎。肺炎有相应肺部和全身感染的表现，如咳脓性痰、寒战、高热、外周血白细胞显著增高、中性粒细胞比例增加等，抗菌治疗可获疗效。

(3)特发性肺动脉高压等非血栓栓塞性肺动脉高压：特发性肺动脉高压则无肺动脉腔内占位征，放射性核素肺灌注扫描正常或呈普遍放射性稀疏。

(4)主动脉夹层：PTE可表现胸痛，部分患者可出现休克，需与主动脉夹层相鉴别，后者多有高血压，疼痛较剧烈，胸片常显示纵隔增宽，心血管超声和胸部CT造影检查可见主动脉夹层征象。

(5)其他原因所致的胸腔积液：PTE患者可出现胸膜炎样胸痛，合并胸腔积液，需与结核、肺炎、肿瘤、心力衰竭等其他原因所致的胸腔积液相鉴别。其他疾病有其各自临床特点，胸腔积液检查常有助于做出鉴别。

(6)其他原因所致的晕厥：PTE有晕厥时，需与迷走反射性、脑血管性晕厥及心律失常等其他原因所致的晕厥相鉴别。

(7)其他原因所致的休克：PTE所致的休克属心外梗阻性休克，表现为动脉血压低而静脉压升高，需与心源性、低血容量性、血容量重新分布性休克等相鉴别。

5.治疗措施

(1)急救措施：宜进行重症监护卧床1～2周，剧烈胸痛者给止痛剂、镇静剂。纠正急性右心衰竭，防治休克。改善氧合和通气功能，吸氧或无创面罩通气，必要时气管插管人工机械通气。

(2)溶栓治疗：大面积PTE在2周内可以行溶栓治疗。活动性内出血、近期自发性颅内出血禁忌行溶栓治疗，手术、分娩、妊娠、活检、出血疾病、细菌性心内膜炎、严重高血压、近期的神经外科或眼科手术、近期曾行心肺脑复苏、严重的肝、肾功能不全等患者行溶栓治疗需慎重。

6.栓塞与麻醉

尽管麻醉期间肺栓塞颇为罕见，但在骨科手术麻醉期间仍有报道。施行椎管内麻醉时，可能由于椎管内麻醉神经根受阻滞，使下肢肌肉松弛、血管扩张，使存在于静脉内原先比较固定的栓子松动和脱落进入血液循环。另外，麻醉后因手术野消毒和手术操作等原因，增加肢体活动，有可能使血管内松动的栓子脱落。

临床表现为突然发作呼吸困难、气促、发绀，经吸氧后低氧血症无明显改善，大汗淋漓，四肢厥冷，烦躁不安，意识不清，血压下降，心率加快，甚至心搏骤停。尽管肺血栓栓塞的发生与麻醉无直接关系，一旦在术中发生，发病突然，病情极其凶险，大多数病例常因抢救无效可在数分钟或1～2小时内死亡。因此常常被误诊为麻醉意外，对麻醉医师来说，对术中可能发生肺血栓栓塞症应有足够的警惕，术前应告知患者及家属可能存在的风险。

也有学者认为硬膜外阻滞和蛛网膜下腔阻滞后的患者，其术后深静脉血栓形成的发生率显著低于全麻患者，其原因可能是椎管内麻醉使交感阻滞，血管扩张，不仅动脉血流增加，而且静脉排空率也增加，减少血液黏滞度，局麻药可抑制血小板吸附、聚集和释放，并可抑制白细胞的移动和聚集，可能有利于防止静脉血栓的形成。

五、高龄老年患者麻醉特点

随着社会老龄化的到来，高龄患者逐年增多，老年人全身各系统器官功能逐渐衰退，易于合并其他疾病，对麻醉手术耐受性差，危险性增加。术前要全面评估，治疗并发症，以期降低围术期并发症的发生。术前访视除常规体检外，对心电图、胸片、心肺肝肾功能、电解质酸碱平衡和特殊检查的结果都要仔细分析掌握，制订周密切实可行的麻醉方案并积极与患者及患者家属沟通，告知利害关系，以免产生医疗纠纷。

(一)循环系统

研究表明，高龄人通过Frank-Starling机制，利用其储备功能来维持其心排血量，故很容易失代偿。此外心肌对β-肾上腺素能反应、心率对异丙肾上腺素反应也随年龄增加而减弱。压力感受器敏感性也随年龄降低，且易出现直立性低血压，如果迅速扩容易造成较大风险。

大多数老年患者心血管系统发生退行性改变，易患许多心血管系统疾病，围术期应全面评估，特别要注意发生心功能不全的风险。

(二)神经系统

中枢神经系统随着患者年龄的增加，脑神经元、体积和重量均减少萎缩，能够合成递质的神经元减少或丧失，失去了突触联系，加之各种递质的受体增加很慢和分解酶活性增加，使脑功能降低，记忆力和智力均下降,老年患者术后易出现认知功能障碍。老年患者神经纤维的数量减少和排列也发生变化,传导速度缓慢,视、听、触、味、位置、温、痛等感觉均减退,运动反应延迟,咽喉反射渐渐迟钝,易发生误吸意外。皮肤痛觉感受器和中枢吗啡样受体减少,使得对麻醉性镇痛药及吸入麻药更敏感。自主神经系统也发生类似退行性改变,功能减退,肾上腺缩小,α、β肾上腺素能受体兴奋反应减弱,往往对血管活性药物的敏感性降低。

(三)呼吸系统

随年龄增加肺纤维组织增多,顺应性降低,换气面积减少。胸廓及脊柱变形,肋间肌和膈肌收缩力下降,肺活量减少、残气量增多,因此导致呼吸做功增加,呼吸储备能力显著减少。围术期必须重视呼吸功能的评价和呼吸功能锻炼,预防或减少呼吸系统并发症及呼吸衰竭。

(四)内分泌与代谢

老年患者内分泌腺,如肾上腺、甲状腺纤维化萎缩,甲状腺素减少,代谢率降低,在围术期易出现低体温。胰岛功能受损,糖耐量降低,围术期不主张输大量含糖溶液。肝脏功能降低,其酶的活性亦降低,显著影响药物降解和排泄,使得苏醒期延长。

(五)泌尿系统

老年患者肾脏皮质、肾小管、肾小球均萎缩并减少,肾小球滤过率、肾小管重吸收、肾浓缩、稀释的功能都明显减退,对调控细胞外液、循环容量和电解质酸碱平衡能力均下降,术中应严格控制输液量,注意观察尿量,准确判断容量负荷。

(六)其他

老年牙齿松动和(或)脱落、下颌松弛、舌后坠,易造成上呼吸道梗阻。由于颈椎曲度的改变常致气管插管困难,插管时易致牙齿脱落、气道损伤。脊椎椎间孔闭锁,使硬膜外麻醉药所需容积明显减少,椎管内麻醉局麻药可使麻醉平面意外增宽,带来较大风险。黄韧带钙化使脊椎穿刺常常遇到困难,多次穿刺易造成脊神经损伤。目前国内外大型医疗机构对老年骨科患者的麻醉越来越多的选择外周神经阻滞和全身麻醉,或两者结合,有利于循环稳定和术后镇痛。

(韩丰阳)

第二节 骨科手术麻醉的选择

骨科麻醉具有很强的专科特点,且各亚专科之间差异非常显著。所以,从事骨科麻醉应掌握骨科各亚专科疾病特点、手术方式内容以及对麻醉选择的影响。骨科手术麻醉方式可选用区域阻滞、全身麻醉或两者联合的方法。主要取决于患者的健康状况、手术医师和患者的要求、手术时间及方式以及麻醉医师的技能和习惯。以下是几种主要骨科手术的麻醉选择。

一、四肢手术麻醉

(一)上肢手术

大多数上肢手术可在不同路径的臂丛神经阻滞下完成。肩部手术可在颈丛-臂丛联合神经阻滞麻醉下完成,若切口延伸到腋窝须辅助皮下局部浸润麻醉。肘部手术可采用肌间沟或腋路臂丛神经阻滞。手和前臂内侧为 $C_{7\text{-}8}$ 和 T_1 支配,肌间沟法有时阻滞不全,最好采用经腋路臂丛神经阻滞。长时间手术如多指断指再植可选择连续臂丛神经阻滞。双上肢同时手术的患者尽量选用全身麻醉,禁忌行双侧肌间沟法臂丛神经阻滞麻醉。

(二)下肢手术

下肢手术在纠正低血容量休克后,使用止血带情况下,可选用蛛网膜下腔阻滞、硬膜外阻滞或蛛网膜下腔-硬膜外联合阻滞下完成，但应注意控制麻醉平面，并严密监测循环状况。也可采用神经阻滞或神经阻滞与全身麻醉联合应用的方法。单纯足部手术可采用踝关节处神经阻滞或联合坐骨神经阻滞。由于踝部深层结构几乎均为坐骨神经分支支配，因此采用坐骨神经阻滞即可满足踝关节手术麻醉和术后镇痛要求，如需要在大腿上使用气囊止血带则必须同时做股神经、闭孔神经阻滞和股外侧皮神经阻滞。长时间手术也可在连续神经阻滞下完成，利于术后镇痛和康复功能锻炼。

（三）髋、膝关节置换手术

髋、膝关节置换手术可以选择硬膜外-腰麻联合麻醉，具有起效快，肌松好等优点。但以下患者则须采用全身麻醉：高龄椎管有退行性改变；不能完全配合；伴有多个脏器并发症。同时可辅助外周神经阻滞，有利于减少全身麻醉用药量，维持良好术后镇痛，有助于术后功能锻炼和早期康复。

二、脊柱手术麻醉

（一）所有颈、胸、腰椎减压固定术及脊柱矫形术

所有这类手术均应采用全身麻醉，可选用静吸复合全麻、静脉全麻和靶控输注全凭静脉全麻（TCI）等方法。TCI具有操作简便、镇痛完善、可控制血压、苏醒迅速等优点，还具有脊髓保护作用，故近年在脊柱手术中应用广泛。

（二）不稳定颈椎骨折

此类手术宜在健忘镇痛慢诱导下行气管插管全身麻醉，也可在有效支撑保护下行快速诱导视频喉镜辅助强迫位气管插管全身麻醉，也可在纤维支气管镜辅助下完成。颈椎后路手术翻身过程中要求保持颈、胸部“同轴位”翻身，避免脊髓二次损害，甚至心搏骤停的发生。脊柱后路手术为保证呼吸道通畅，防止气管导管脱出，必须采取有效的措施保护气管导管，并于术中连续监测呼气末二氧化碳，定时检查导管位置，以防发生意外。

（三）腰椎手术

腰椎手术包括小切口椎间盘摘除到大范围的椎板融合术，此类手术时间长、失血多，麻醉选择应依据手术方法而定，单纯椎间盘髓核摘除术可选用局部浸润麻醉和单次硬膜外麻醉，复杂手术则选用全身麻醉，也可联合使用硬膜外麻醉和全身麻醉。选择硬膜外麻醉需慎重，虽然硬膜外麻醉可提供良好的术后镇痛，但可能影响腰椎手术后感觉运动功能异常的早期诊断。

（四）椎体成形术

椎体成形术属于微创手术，在G形臂透视下行球囊膨胀，骨水泥植入，可用全身麻醉或局部浸润麻醉。术中常规监测ECG、BP、SPO_2，面罩吸氧3～5 L/min，确保呼吸道通畅。

三、骨盆手术麻醉

骨盆骨折为松质骨骨折，本身出血较多，加之盆壁静脉丛多无静脉瓣阻挡回流，以及中小动脉损伤，严重的骨盆骨折往往有大量出血，选择全身麻醉更利于术中循环管理，维持循环稳定，保证重要脏器的血供。部分骨盆手术需要侧卧或俯卧位，普通气管导管易打折、扭曲，所以全麻插管时应选择螺纹钢丝气管导管，并且固定牢靠。

四、骨肿瘤手术麻醉

骨肿瘤多发于下肢、盆腔和脊柱。下肢主要为原发肿瘤、神经纤维瘤，体积大，血运丰富。脊柱肿瘤中，椎管内肿瘤多为良性的神经鞘膜瘤和神经纤维瘤，术中出血少；椎体、附件肿瘤常为恶性转移瘤，多来源肺癌、肾髓样癌，血运丰富，麻醉方式均选择全身麻醉。预期出血少的上、下肢的骨肿瘤切除重建手术，可选用椎管内、臂丛及坐骨-股神经阻滞麻醉。但股骨上段骨肿瘤无法使用止血带、术中出血多、手术时间长者，为保障患者安全，建议选择全身麻醉。

全身麻醉适应于肱骨头及肩胛骨肿瘤、骨盆肿瘤、骶尾部肿瘤、脊柱肿瘤切除、内固定或重建术。出血

多、手术时间长者，除常规监测外，还应做动、静脉置管，监测有创动脉血压，中心静脉压等，定期检测血气分析、血糖，术中需维持体温和有效循环血量。

（韩丰阳）

第三节 脊柱手术的麻醉

一、脊柱急症手术

（一）概述

随着汽车的逐渐普及，交通事故也在上升，它是造成脊柱创伤的主要原因之一，另一主要原因是工伤事故。脊柱创伤最常见的是脊柱骨折、椎体脱位和脊髓损伤。脊柱创伤后常因骨折、脱位、血肿导致脊髓损伤，一旦出现脊髓损伤，后果极为严重，可致终身残疾，甚至死亡。据统计脊髓损伤的发病率为(8.1～16.6)/100 万人，其中 80%的患者年龄在 11～30 岁。因此，对此类患者的早期诊断和早期治疗至关重要。

（二）麻醉应考虑的问题

1.脊髓损伤可以给其他器官带来严重的影响

麻醉医师对脊髓损伤的病理生理改变应有充分认识，以利正确的麻醉选择和合理的麻醉管理，减少继发损伤和围术期可能发生的并发症。

2.应兼顾伴发伤

脊柱损伤常合并其他脏器的损伤，麻醉过程中应全面考虑，尤其是伴有颅脑胸腹严重损伤者。

3.困难气道

颈椎损伤后，尤其是高位颈椎伤患者常伴有呼吸和循环问题，其中气道处理是最棘手的问题，全身麻醉选择何种气管插管方式方可最大限度地减少或避免因头颈部伸曲活动可能带来的加重脊髓损伤情况，是麻醉医师需必须考虑的至关重要的问题。高位脊髓伤患者可出现气管反射异常，系交感与副交感神经平衡失调所致，表现刺激气管时易出现心动过缓，如并存缺氧，可致心搏骤停，因此，对该类患者在吸痰时要特别小心。

（三）麻醉用药选择

1.麻醉选择

大部分脊柱损伤需行椎管减压和(或)内固定手术，手术本身较复杂，而且组织常有充血水肿，术中出血较多；另外，硬脊膜外和蛛网膜下腔阻滞麻醉均因穿刺及维持平面方面有一定的困难，体位变动也常列为禁忌，如伴有脊髓损伤，病情常较复杂，术中常有呼吸及循环不稳等情况发生，故一般均应采取气管插管全身麻醉。

鉴于脊髓损伤有较高的发病率，并常有复合损伤，特别是颈段和(或)上胸段损伤者，麻醉手术的危险性较大，任何的操作技术都有可能产生不良后果，甚至加重原发损伤，故在诊断之始及至麻醉后手术期间，对此类患者，麻醉医师均应仔细观察处理，特别是对那些身体其他部位合并有致命创伤的患者尤然。

麻醉选择足够深的全身麻醉和神经阻滞麻醉均可有效的预防副交感神经的过度反射，消除这一过度反射是血流动力学稳定的基础；仔细的决定麻醉药用量和认真细致注意血容量的变化并加以处理是血流动力学稳定的重要因素。

2.麻醉用药

脊髓损伤后，由于肌纤维失去神经支配致使接头外肌膜胆碱能受体增加，这些异常的受体遍布肌膜表面，产生对去极化肌松药的超敏感现象，注入琥珀胆碱后会产生肌肉同步去极化，大量的细胞内钾转移到细胞外，从而大量的钾进入血液循环，产生严重的高血钾，易发生心搏骤停。一般脊髓损伤后 6 个月内不宜使用琥珀胆碱，均应选用非去极化肌松药。鉴于脊髓损伤的病理生理改变，在选择麻醉前用药时应慎用或不用有抑制呼吸功能和可导致睡眠后呼吸暂停的药物。麻醉诱导时宜选用依托醚酯、咪达唑仑等对循环影响较小的药物，并注意用药剂量及给药速度，同时准备好多巴胺及阿托品等药物。各种吸入和非吸入麻醉药虽然对脊髓损伤并无治疗作用，但氟烷、芬太尼、笑气和蛛网膜下腔使用的利多卡因均能延长从脊髓缺血到脊髓损伤的时间，这种保护作用的可能机制如下。

(1)抑制了脊髓代谢。

(2)对脊髓血流的影响。

(3)内源性儿茶酚胺的改变。

(4)阿片受体活性的改变。

(5)与继发损伤的介质如前列腺素相互作用的结果。

麻醉维持多采用静吸复合的方法。

(四)麻醉操作和管理

1.麻醉操作

脊柱骨折可为单纯损伤和(或)合并其他部位的损伤，在脊髓损伤的急性期任何操作都可能加重或造成新的脊髓损伤。麻醉医师术前应仔细检查、轻微操作。需要强调的是麻醉诱导插管时，不应为了插管方便而随意伸曲头颈部，应尽量使头部保持在中位，以免造成脊髓的进一步损伤。另外，在体位变动时同样要非常小心。

2.麻醉管理

脊柱骨折常可合并其他部位的损伤，尤其对其他部位的致命损伤如闭合性颅脑损伤等须及时诊断和处理，若有休克须鉴别是失血性休克还是脊髓休克，这是合理安全麻醉的基础。

(1)术中监测：脊柱创伤患者病情复杂，故术中应加强对该类患者中枢、循环、呼吸、肾功能、电解质及酸碱平衡的综合的动态监测，以便及时发现并予以相应的处理，只有这样才能提高创伤患者的救治成功率。其实，对该类患者的监护不应只局限于术中，而是在整个围术期均应加强监护，唯此才能降低死亡率。

(2)呼吸管理：术中应根据血气指标选择合适的通气参数，以维持正常的酸碱平衡和适当的脊髓灌注压是至关重要的。动物实验表明高或低碳酸血症均对脊髓功能恢复不利，但创伤后低碳酸血症比高碳酸血症对组织的危害小，一般维持 $PaCO_2$ 4.7～5.3 kPa(35～40 mmHg)为宜，如合并闭合性颅脑损伤，伴有颅内压增高 $PaCO_2$ 应维持在较低水平(25～30 mmHg)为佳。如围术期出现突发不能解释的低氧血症及二氧化碳分压升高，应考虑有肺栓塞、肺水肿或急化呼吸窘迫综合征的可能，缓慢进展的或突发的肺顺应性下降，预示有肺水肿的发生，常表现为肺间质水肿，肺部听诊时湿啰音可不清楚。机械通气时可加用呼气末正压通气。对高位脊髓损伤患者，术后拔除气管导管时应特别慎重，最好保留气管导管直至呼吸循环稳定后再拔，如估计短时间内呼吸功能不能稳定者，可做气管切开，以便于气道管理。

(3)循环管理：对脊柱创伤伴有休克的患者，首先应分清是失血性休克还是脊髓休克，以便做出正确处理。前者以补充血容量为主，而对脊髓休克者可采用适当补液和 α 受体兴奋药(去氧肾上腺素或多巴胺)治疗，且不可盲目补液，特别是四肢瘫痪的患者已存在心功能不全和血管张力的改变，在此基础上如再过量输液，增加循环负荷可导致心力衰竭及肺水肿。其次脊髓损伤患者麻醉时既不可过浅致高血压，也不可过深致低血压。麻醉诱导时常出现低血压，尤其体位变动时可出现严重的低血压，甚至心搏骤停，多见于脊髓高位损伤者。为预防脊髓损伤的自主神经反射引起的心血管并发症，应选择相应的血管活性药物治疗。对脊髓损伤早期出现的严重高血压可选用直接作用到小动脉的硝普钠，α 受体阻滞剂(酚妥拉明)；对抗心律失常可用 β 受体阻滞剂、利多卡因和艾司洛尔等药，对窦性心动过缓、室性逸搏可选用阿托品对抗；也可适当加深麻醉来预防和治疗脊髓损伤患者的自主神经反射亢进。对慢性脊髓损伤合并贫血和营养不良的患者，麻醉时应注意补充红细胞和血浆，必要时可输清蛋白。

在脊髓休克期间，一般是脊髓损伤后的 3 天至定 6 周，为维持血流动力学的稳定和防止肺水肿，监测 CVP 和肺动脉楔压(PAWP)，尤其是 PAWP 不仅可直接监测心肺功能，而且还能估计分流量。

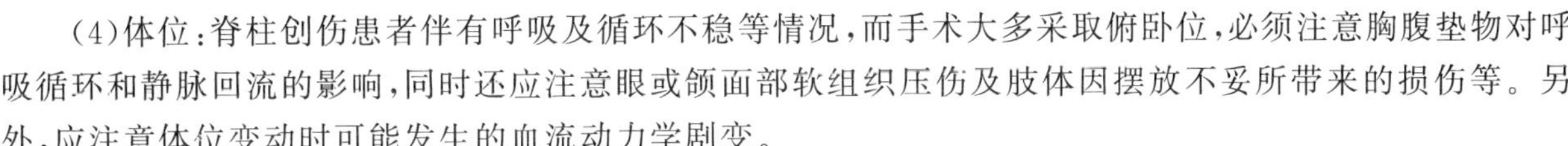

(4)体位:脊柱创伤患者伴有呼吸及循环不稳等情况,而手术大多采取俯卧位,必须注意胸腹垫物对呼吸循环和静脉回流的影响,同时还应注意眼或颌面部软组织压伤及肢体因摆放不妥所带来的损伤等。另外,应注意体位变动时可能发生的血流动力学剧变。

3.术中输血补液

术中应详细记录出入量,输液不可过量,并注意晶胶体比例,一般维持尿量在25~30 mL/h,必要时可予以利尿。已有许多研究表明围术期的高血糖可加重对脊髓神经功能的损害作用,因此,术中一般不补充葡萄糖。根据患者术前的血色素和出血情况而决定是否输血。

(五)颈椎损伤的气道处理

对颈椎损伤患者的进展性创伤生命支持(advanced trauma life support,ATLS)方案已由美国创伤学会提出,方案如下:①无自主呼吸又未行X线检查者,如施行经口插管失败,应改行气管切开。②有自主呼吸,经X经排除颈椎损伤可采用经口插管,如有颈椎损伤,应施行经鼻盲探插管,若不成功再行经口或造口插管。③虽有自主呼吸,但无时间行X线检查施行经鼻盲探插管,若不成功再行经口或造口插管。

ATLS方案有它的局限性,到目前为止对颈椎损伤的呼吸道处理尚无权威性和可行性的方案。对麻醉医师来说重要的是意识到气道处理与颈椎进一步损伤有密切关系的同时,采用麻醉医师最为娴熟的插管技术,具体患者具体对待,把不因行气管插管而带来副损伤或使病变加重作为指导原则。必要时可借助纤维支气管镜引导插管。颈椎制动是治疗可疑颈椎损伤的首要问题,所以,任何操作时均应保持颈椎处于相对固定的脊柱轴线位置。

1.各种气道处理方法对颈椎损伤的影响

常用的气管插管的方法有:经口、经鼻及纤维支气管镜引导插管等三种。其他插管方法,如逆行插管、环甲膜切开插管及Bullard喉镜下插管等目前仍较少应用。

(1)经口插管。颈椎损伤多发生在C_3~C_7,健康志愿者在放射线监测下可见,取标准喉镜插管体位时,可引起颈椎的曲度改变,其中尤以C_3~C_4的改变更为明显。

(2)经鼻气管插管。虽然在发达国家施行经鼻盲探插管以控制患者的气道已经比较普及,但对存在自主呼吸的颈椎损伤患者,仍无有力证据表明采用这种插管技术是安全的,原因在于:①插管时间较长。②如表面麻醉不充分,患者在插管过程中常有呛咳,从而导致颈椎活动,可能加重脊髓损伤。③易造成咽喉部黏膜损伤和呕吐误吸而致气道的进一步不畅;插管时心血管反应较大,易出现心血管方面意外情况。

有学者对大量颈椎创伤合并脊髓损伤的患者采用全身麻醉,快速诱导经鼻或口插管的方法收到良好的临床效果。在此,要强调的是插管操作必须由有经验的麻醉医师来完成,而不应由实习生或不熟练的进修生来操作。

(3)纤维支气管镜引导下插管。纤维支气管镜是一种可弯曲的细管,远端带有光源,操作者可通过光源看到远端的情况,并可调节使其能顺利通过声门。与气管插管同时使用时,先将气管导管套在纤维支气管镜外面,再将纤维支气管镜经鼻插至咽喉部,调节光源使其通过声门,然后再将气管导管顺着纤维支气管镜送人气管内。纤维支气管镜插管和经鼻盲探插管比较,具有试插次数明显减少,完成插管迅速,可保持头颈部固定不动,并发症少等优点,纤维支气管镜插管的成功率几乎可达100%,比经鼻盲探明显增高,且插管的咳嗽躁动发生率低。

2.颈椎损伤患者气管插管方式的选择

如上所述,为了减少脊柱创伤后的继发损伤,选用何种插管方法是比较困难的,但有一点是肯定的,有条件者首选纤维支气管镜插管引导下插管;其次,要判断患者的插管条件,如属困难插管,千万别勉强,可借助纤维支气管镜插管或行气管切开;另外,要选麻醉者最熟练的插管方法插管。只有这样才能将插管可能带来的并发症降到最低。

二、择期类手术

(一)概述

脊柱外科发展很快,尤其最近十来年,新的手术方法不断涌现,许多国际上普遍使用的脊柱外科手术及内固定方法,在国内也已逐渐推广使用,开展脊柱外科新手术的医院也越来越多,在这方面做得较好的是上海长征医院,已有手术患者8 000多例,手术方法及内固定材料等方面基本上与国际接轨。脊柱外科手术大多比较精细和复杂,而且一旦发生脊髓神经损伤,将造成患者的严重损害,甚至残废。因此,在手术前做好充分准备,选择恰当的手术方案及麻醉方法,以确保麻醉和手术的顺利进行显得尤为重要。

(二)脊柱择期手术的特点

脊柱外科手术同胸腹和颅脑手术相比,虽然对重要脏器的直接影响较小,但仍有其特点,麻醉和手术医师对此应有足够的认识,以保证患者围术期的安全。

1.病情差异较大

脊柱手术及接受手术的患者是千变万化和参差不齐的,患者可以是健壮的,也可以是伴有多系统疾病的,年龄从婴儿到老年;疾病种类繁多,既有先天性疾病,如先天性脊柱侧凸,又有后天性疾病,如脊柱的退行性变;既可以是颈椎病,也可以是骶尾部肿瘤等。手术方法多种多样,既可以经前方、侧前方减压,也可以经后路减压,有的需要内固定,有的则不需要,即使是同一种疾病,由于严重程度不等,其治疗方法也可完全两样。因此,麻醉医师术前应该准确了解病情及手术方式,以便采取恰当的麻醉方法,保证手术顺利地进行。

2.手术体位对麻醉的要求

脊柱外科手术患者的正确体位可以减少术中出血,易于手术野的暴露和预防体位相关的损伤。根据脊柱手术进路的不同,常采取不同的体位,仰卧位和侧卧位对循环和呼吸功能影响不大,麻醉管理也相对较为简单。当采用俯卧位时可造成胸部和腹部活动受限,胸廓受压可引起限制性通气障碍,使潮气量减少,如果麻醉深度掌握不好使呼吸中枢受到抑制,患者则有缺氧的危险;而腹部受压可导致静脉回流障碍,使静脉血逆流至椎静脉丛,加重术中出血。另外,如果头部位置过低或颈部过分扭曲等都可造成颈内静脉回流障碍,而致球结膜水肿甚至脑水肿。因此,俯卧位时应取锁骨和髂骨为支撑点,尽量使胸腹部与手术台之间保持一定空隙,同样要将头部放在合适的位置上,最好使用软的带钢丝的气管导管,这样可以避免气管导管打折和牙垫可能造成的搁伤。较长时间的手术,建议采用气管内麻醉。如果采用区域阻滞麻醉,则应加强呼吸和循环功能的监测,特别是无创血氧饱和度的监测,以便及时发现患者的氧合情况。患者良好体位的获得要靠手术医师、麻醉医师和手术护士的一起努力。

3.充分认识出血量大

脊柱手术,由于部位特殊,止血常较困难,尤其是骶尾部的恶性肿瘤手术,失血量常可达数千毫升,因此术前必须备好血源,术中要正确估计失血量,及时补充血浆成分或者全血。估计术中有可能发生大量失血时,为减少大量输血带来的一些并发症,有时可采取血液稀释、自体输血及血液回收技术,也可采用术中控制性降压,但这些措施可使麻醉管理更加复杂,麻醉医师在术前应该有足够的认识,并做好必要的准备,以减少其相关的并发症。

(三)术前麻醉访视和病情估计

1.术前麻醉访视

(1)思想工作:通过麻醉前访视应尽量减少患者术前的焦虑和不安情绪,力争做到减轻或消除对手术和麻醉的顾虑和紧张,使患者在心理和生理上均能较好地耐受手术。麻醉医师术前还应向患者及其家属交代病情,说明手术的目的和大致程序,拟采用的麻醉方式,以减少患者及其家属的顾虑。对于情绪过度紧张的患者手术前晚可给予适量的镇静药,如地西泮5～10 mg,以保证患者睡眠充足。

(2)病史回顾:详细询问病史,包括常规资料(如身高、体重、血压、内外科疾病、相关系统回顾、用药情况、过敏史、本人或家族中的麻醉或手术的意外情况、异常或过分出血史)和气道情况估计,以便正确诊断和评价患者的疾病严重程度以及全身状况，选择适当的麻醉方法以保证手术得以顺利进行。虽然脊柱手术的术后并发症和死亡率都较低，但也应同样重视术前的准备工作，包括病史采集工作。特别是对于脊柱畸形手术患者，要注意畸形或症状出现的时间及进展情况，畸形对其他器官和系统功能的影响，特别要注意是否有呼吸和循环系统并发症，如心悸、气短、咳嗽和咳痰。

(3)体格检查：对于麻醉医师来说，在进行体格检查时，除了对脊柱进行详细的检查外，对患者进行系统的全身状况的检查也非常重要，特别是跟麻醉相关项目的检查，如气管插管困难程度的判断及腰麻、硬膜外穿刺部位有无畸形和感染等，以便为麻醉方式的选择做好准备。另外，对脊柱侧凸的患者，要注意心、肺的物理检查。

(4)了解实验室检查和其他检查情况：麻醉医师在术前访视时，对已做的各项实验室检查和其他检查情况应作详细了解，必要时可做一些补充检查。对于要施行脊柱手术的患者，国内除了要进行血、尿常规和肝、肾功能、凝血功能、电解质检查等以外，还应进行心电图检查。如疑有心功能异常的患者，术前可做超声心动图检查，有助于对心功能的进一步评价，从而估计对手术的耐受性。但近年来国外的趋势是在许多患者中已减少了一些常规检查，术前实验室检查、胸片、心电图和B超等应根据患者的年龄、健康情况及手术的大小而定，对健康人的筛选试验如表12-1所示。

表12-1 手术、麻醉前常规检查

年龄(岁)	胸片	ECG	血液化验
<40	−	−	
40～59	−	+	肌酐、血糖
≥60	+	+	肌酐、血糖及全血常规

2.病情估计

在评价患者对麻醉和手术的耐受性时，首先要注意的是患者的心肺功能状态。在脊柱手术中，脊柱侧凸对患者的心肺功能影响最大，因此，严重脊柱侧凸和胸廓畸形的患者术前对心肺功能的估计特别重要，由于心肺可以直接受到影响，如机械性肺损害或者作为一些综合征(如马方综合征，它可有二尖瓣脱垂、主动脉根部扩张和主动脉瓣关闭不全)的一部分而受到影响，可表现为气体交换功能的障碍，肺活量、肺总量和功能残气量常减少，机体内环境处于相对缺氧状态，术中和术后易出现缺氧、呼吸困难甚至呼吸衰竭，因此术前应进行血气分析和肺功能测定，以评价患者的肺功能状态，这对判断其能否耐受手术和预后有重要意义。一般肺功能检查显示轻度损害的患者，只要在术中加强监护一般可耐受麻醉和手术，对中度以上损害的患者，则应在术前根据病因采取针对性的处理。另外，根据病史情况，必要时应行彩色超声心动图检查及心功能测定。

一般认为脊柱侧凸程度越重，则影响越大，预后也越差。任何原因导致的胸部脊柱侧凸，均有可能导致呼吸和循环衰竭。据报道许多这种病例在45岁以前死亡，而在尸检中右心室肥厚并肺动脉高压的发生率很高。特发性脊柱侧凸常于学龄前后起病，如得不到正确治疗，其病死率可比一般人群高2倍，其原因可能是由于胸廓畸形使肺血管床的发育受到影响，单位肺组织的血管数量比正常人少，从而导致血管阻力的增加。另外由于胸廓畸形使肺泡被压迫，肺泡的容量变小，导致通气血流比率异常，使肺血管收缩，最后导致肺动脉高压。术前心电图检查P波大于2.5 mm示右房增大，如果V_1和V_2导联上R波大于S波，则提示有右心室肥厚，这些患者对麻醉的耐受性降低，在围术期应注意避免缺氧和增加右心室负荷。

对于脊柱畸形的患者，还应注意是否同时患有神经肌肉疾患，如脊髓空洞症、肌营养不良、运动失调等，这些疾患将影响麻醉药的体内代谢过程。

有些脊柱手术患者，由于病变本身造成截瘫，患者长期卧床，活动少，加上胃肠道功能紊乱，常发生营养不良，降低对麻醉和手术的耐受力。对这类患者术前应鼓励其进食，必要时可以采取鼻饲或静脉高营养，以尽可能改善其营养状况。高位截瘫患者易合并呼吸道和泌尿道感染，术前应积极处理，另外，截瘫患者由于瘫痪部位血管舒缩功能障碍，变动体位时易出现直立性低血压，应引起麻醉医师注意。部分患者可合并有水、电解质和酸碱平衡紊乱，也必须在术前予以纠正。长期卧床患者因血流缓慢和血液浓缩可引起下肢深静脉血栓形成，活动或输液时可引起血栓脱落，一旦造成肺动脉栓塞可产生致命性后果，围术期前后应引起重视并予以妥善处理。

(四)麻醉方法的选择和术中监测

1.麻醉方法的选择

以前，脊柱手术通常选用局部浸润麻醉，由于麻醉效果常不理想，术中患者常有疼痛感觉，因此，近年来已逐渐被全身麻醉和连续硬膜外麻醉所取代。腰段简单的脊柱手术可以选用连续硬膜外麻醉，但如果手术时间较长，患者一般不易耐受，必须给予辅助用药，而后者可以抑制呼吸中枢，有发生缺氧的危险，处于俯卧位时又不易建立人工通气，一旦发生危险抢救起来也非常困难，因此对于时间较长的脊柱手术。只要条件允许，应尽量采用气管内麻醉。对于高位颈椎手术或俯卧位手术者应选择带加强钢丝的软气管导管做经鼻插管，前者可避免经口插管时放置牙垫而影响手术操作，后者是为便于固定和头部的摆放而气管导管不打折。

大部分脊柱手术的患者术前可以给予苯巴比妥钠 0.1 g、阿托品 0.5 mg 肌内注射，使患者达到一定程度的镇静。如果使用区域阻滞麻醉，术前也可以只使用镇静药，特殊病例，可根据情况适当调整术前用药。

2.术中监测

术中监测是保证患者安全及手术顺利进行的必不可少的措施，血压、心电图、SpO_2 以及呼吸功能(呼吸频率、潮气量等)的监测应列为常规，有条件的可监测 $ETCO_2$。

在脊柱畸形矫正术及脊柱肿瘤等手术时，由于创面大，失血多，加上采用俯卧位时，无创血压的监测可能更困难，因此在有条件的情况下，应行桡动脉穿刺直接测压，如有必要还应行 CVP 的监测，以便指导输血和输液，对术前有心脏疾病者或老年人可放置漂浮导管，监测心功能及血管阻力等情况。在行控制性降压时 ABP 和 CVP 的监测更是十分必要。

在行唤醒试验前，应了解肌松的程度，可用加速度仪进行监测，如果 T_4/T_1 恢复到 0.7 以上，此时可行唤醒试验。如果用周围神经刺激器进行监测，则 4 个成串刺激均应出现，否则在唤醒前应先拮抗非去极化肌松药。目前有的医院已用体表诱发电位等方法来监测脊髓功能。

(五)常见脊柱手术的麻醉

脊柱外科手术种类很多，其麻醉方法也各有其特点，以下仅介绍几种复杂且较常见手术的麻醉处理。

1.脊柱畸形矫正术的麻醉

脊柱畸形的种类很多，病因也非常复杂，其手术方式也不相同，其麻醉方法虽不完全相同，但一般均采用气管内麻醉，下面以脊柱侧凸畸形矫正的麻醉为例作详细介绍。

(1)术前常规心肺功能检查：特发性脊柱侧凸是危害青少年和儿童健康的常见病，可影响胸廓和肺的发育，使胸肺顺应性降低，肺活量减少，甚至可引起肺不张和肺动脉高压，进而影响右心，导致右心肥大和右心衰竭。限制性通气障碍和肺动脉高压所导致的肺心病是严重脊柱侧凸患者的主要死因。因此，术前除做常规检查外，必要时应做心肺功能检查。

(2)备血与输血：脊柱侧凸矫形手术涉及脊柱的范围很广，有时可超过 10 个节段，有的需经前路开胸、开腹或胸腹联合切口手术，有的经后路手术，即使经后路手术，没有大血管，但因切口长，手术创伤大，尤其是骨创面出血多，常可达 2 000～3 000 mL，甚至更多，发生休克的可能性很大，术前必须做好输血的准备。估计术中的失血量，一般备血 1 500～2 000 mL。近年来，不少学者主张采用自体输血法，即在术前采集患者的血液，在术中回输给患者自己。一般在术前 2～3 周的时间内，可采血 1 000 mL 左右，但应注意使患者的血红蛋白水平保持在 100 g/L 以上，血浆总蛋白在 60 g/L 左右。另外，可采用血液回收技术，回收术中的失血，经血液回收机处理后回输给患者，一般患者术中不需再输异体血。采用这两种方法可明显减少异体输血反应和并发症。

(3)麻醉选择：脊柱侧凸手术一般选择全身麻醉，经前路开胸手术者，必要时可插双腔气管导管，术中可行单肺通气，按双腔管麻醉管理；经后路手术者，可选择带加强钢丝的气管导管经鼻插管，并妥善固定气管导管，以防止术中导管脱落。诱导用药可使用芬太尼 1～2 μg/kg、异丙酚 1.5～2.0 mg/kg 和维库溴铵 0.1 mg/kg。也可用硫喷妥钠 6～8 mg/kg 和其他肌松药，但对截瘫患者或先天性畸形的患者使用琥珀胆碱时，易引起高钾（从而有可能导致心室颤动甚至心搏骤停）或发生恶性高热，应特别注意。对全身情况较差或心功能受损的患者也可以选择依托咪酯 0.1～0.3 mg/kg。麻醉的维持有几种不同的方式：吸入麻醉（如安氟醚、异氟醚或地氟醚＋笑气＋氧气）＋非去极化肌松药，中长效的肌松药的使用在临近唤醒试验时应特别注意，最好在临近唤醒试验 1 小时左右停用，以免影响唤醒试验。静脉麻醉（如静脉普鲁卡因复合麻醉和静脉吸入复合麻醉），各种麻醉药的组合方式很多，一般认为以吸入麻醉为佳，因为使用吸入麻醉时麻醉深度容易控制，有利于术中做唤醒试验。

（4）控制性降压的应用：由于脊柱侧凸手术切口长，创伤大，手术时间长，术中出血较多，为减少大量异体输血的不良反应，可在术中采用控制性降压术。但应掌握好适应证，对于心功能不全、明显低氧血症或高碳酸血症的患者，不要使用控制性降压，以免发生危险。用于控制性降压的措施有加深麻醉（加大吸入麻醉药浓度）和给血管扩张药（如 α-受体阻滞药、血管平滑肌扩张药或钙通道阻滞剂）等，但因高浓度的吸入麻醉药影响唤醒试验，且部分患者的血压也不易得到良好控制，所以临床上最常用的药物是血管平滑肌扩张药（硝普钠和硝酸甘油）及钙通道阻滞剂（佩尔地平）。控制性降压时健康状况良好的患者可较长时间耐受 8～9.33 kPa（60～70 mmHg）的平均动脉压（MAP）水平，但对血管硬化、高血压和老年患者则应注意降压程度不要超过原来血压水平的 30%～40%，并要及时补充血容量。

（5）术中脊髓功能的监测：在脊柱侧凸矫形手术中，既要最大限度地矫正脊柱畸形，又要避免医源性脊髓功能损伤。因此，在术中进行脊髓功能监测以便术中尽可能早地发现各种脊髓功能受损情况并使其恢复是必需的。其方法有唤醒试验和其他神经功能监测。唤醒试验多年来在临床广泛应用，因其不需要特殊的仪器和设备，使用起来也较为简单，但是受麻醉深度的影响较大，且只有在脊髓神经损伤后才能做出反应，对术后迟发性神经损伤不能做出判断，正因为唤醒试验具有上述缺点，有许多新的脊髓功能监测方法用于临床，这些方法各有其优缺点，下面仅作简要的介绍。

1）唤醒试验：即在脊柱畸形矫正后，如放置好 TSRH 支架后，麻醉医师停用麻醉药，并使患者迅速苏醒后，令其活动足部，观察有无因矫形手术时过度牵拉或内固定器械放置不当而致脊髓损伤而出现的下肢神经并发症甚至是截瘫。要做好唤醒试验，首先在术前要把唤醒试验的详细过程向患者解释清楚，以取得配合。其次，手术医师应在做唤醒试验前 30 分钟通知麻醉医师，以便让麻醉医师开始停止静脉麻醉药的输注和麻醉药的吸入。如使用了非去极化肌松药，应使用加速度仪或周围神经刺激器以及其他方法了解肌肉松弛的程度，如果肌松没有恢复，应在唤醒试验前 5 分钟左右使用阿托品和新斯的明拮抗。唤醒时，先让患者活动其手指，表示患者已能被唤醒，然后再让患者活动其双脚或脚趾，确认双下肢活动正常后，立即加深麻醉。如有双手指令动作，而无双足指令动作，应视为异常，有脊髓损伤可能，应重新调整矫形的程度，然后再行唤醒试验，如长时间无指令动作，应手术探查。在减浅麻醉过程中，患者的血压会逐渐升高，心率也会逐渐增快，因此手术和麻醉医师应尽量配合好，缩短唤醒试验的时间。有报道以地氟醚、笑气和小剂量阿曲库铵维持麻醉时，其唤醒试验的时间平均只有 8.4 分钟，可明显缩短应激反应时间。另外，唤醒试验时应防止气管导管及静脉留置针脱出。目前神经生理监测（SEP 和 MEP）正在逐渐取代唤醒试验。

2）体表诱发电位（SEP）：是应用神经电生理方法，采用脉冲电刺激周围神经的感觉支，而将记录电极放置在刺激电极近端的周围神经上或放置在外科操作远端的脊髓表面或其他位置，连接在具有叠加功能的肌电图上，接受和记录电位变化。刺激电极常置于胫后神经，颈段手术时可用正中神经。SEP 记录电极可置于硬脊膜外（SSEP）或头皮（皮层体表诱发电位，CSEP），其他还有硬膜下记录、棘突记录及皮肤记录等。测定 CSEP 值，很多因素可影响测定结果，SSEP 受麻醉药的影响比 CSEP 小，得到的 SEP 的图形稳定且质量好。CSEP 是在电极无法置于硬膜外或硬膜下时的选择，如严重畸形时。CSEP 的监测结果可能只反映了脊髓后束的活动。应用 SEP 做脊髓功能监测时，需在手术对脊髓造成影响前导出标准电位，再将手术过程中得到的电位与其进行比较，根据振幅和潜伏期的变化来判断脊髓的功能。振幅反映脊髓电位的强度，潜伏期反映传导速度，两者结合起来可作为判断脊髓功能的重要测量标志。通常以第一个向下的波峰称第一阳性波，第一个向上的波峰称为第一阴性波，依此类推。目前多数人以第一阴性波峰作为测量振幅和潜伏期的标准。在脊柱外科手术中，脊髓体表诱发电位 SSEP 波幅偶然减少30%～50%时，与临床后遗症无关，总波幅减少 50%或者一个阴性波峰完全消失才提示有脊髓损伤。皮层体感诱发电位 CSEP 若完全消失，则脊髓完全性损伤的可能性极大；若可记录到异常的 CSEP，则提示脊髓上传的神经纤维功能尚存在或部分存在，并可依据潜伏期延长的多少及波幅下降的幅度判断脊髓受损伤的严重程度；脊柱畸形及肿瘤等无神经症状者，CSEP 可正常或仅有波幅降低，若伴有神经症状，则可见潜伏期延长及波幅降低约为正常的 1/2，此时提示脊柱畸形对脊髓产生压迫或牵拉，手术中应仔细操作；手术中牵拉脊髓后，若潜伏期延长大于 12.5 ms 或波幅低于正常 1/2，10 分钟后仍未恢复至术前水平，则术后将出现皮肤感觉异常及二便障碍或加重原发损伤。影响 CSEP 的因素有：麻醉过深、高碳酸血症、低氧血症、低血压和低体温等，SSEP 则不易受上述因素影响。

3)运动诱发电位(MEP)：在脊髓功能障碍中，感觉和运动功能常同时受损。SEP 仅能监测脊髓中上传通道活动，而不能对运动通道进行监测。有报道 SEP 没有任何变化，但患者术后发生运动功能障碍。动物实验表明，用 MEP 观察脊髓损害比 SEP 更敏感，且运动通道刺激反应与脊髓损害相关。MEP 监测时，刺激可用电或磁，经颅、皮质或脊柱，记录可在肌肉、周围神经或脊柱。MEP 永久地消失与术后神经损害有关，波幅和潜伏期的变化并不一定提示神经功能损害。MEP 监测时受全麻和肌肉松弛药的影响比 SEP 大，MEP 波幅随刺激强度的变化而变化。高强度电刺激引起肌肉收缩难以被患者接受，临床上取得成功的 MEP 较困难，尤其是在没有正常基础记录的患者。因头皮刺激可引起疼痛，故使运动诱发电位的术前应用受到限制。Barker 等用经颅磁刺激诱发 MEP(tcMEP)监测，具有安全可靠、不产生疼痛并可用于清醒状态的优点，更便于手术前后对照观察。MEP 和 SEP 反应各自脊髓通道功能状态，理论上可互补用于临床脊髓功能监测，然而联合应用 SEP 和 MEP 还需要更多的临床研究。在脊柱外科手术中，各种监测脊髓功能的方法都有其优缺点，需正确掌握使用方法，仔细分析所得结果。一旦脊髓监测证实有脊髓损伤，应立即取出内固定器械及采取其他措施，取出器械的时间与术后神经损害恢复直接相关，有人认为若脊髓损伤后 3 小时取出内固定物，则脊髓功能难以在短期内恢复。术中脊髓功能损伤可分为直接损伤和间接损伤，其最终结果都引起脊髓微循环的改变。动物实验发现 MEP 潜伏期延长或波形消失是运动通道缺血的显著标志。但仅通过特殊诱发电位精确预测脊髓缺血、评价神经损害还有困难。

2.颈椎手术的麻醉

常见的颈椎外科疾病有颈椎病、颈椎间盘突出症、后纵韧带骨化、颈椎管狭窄症及颈椎肿瘤等，多数经非手术治疗可使症状减轻或明显好转，甚至痊越。但对经非手术治疗无效且症状严重的患者可选择手术治疗，以期治越、减轻症状或防止症状的进一步发展。由于在颈髓周围进行手术，有危及患者生命安全或者造成患者严重残废的可能，故麻醉和手术应全面考虑，慎重对待。

(1)颈椎手术的麻醉选择：颈椎手术的常见方法有经前路减压植骨内固定、单纯后路减压或加内固定等，根据不同的入路，麻醉方式也有所不同。后路手术可选用局部浸润麻醉，但手术时间较长者，患者常难以坚持，而且局麻效果常不够确切，故应宜选择气管内插管全身麻醉为佳。前路手术较少采用局部浸润麻醉，主要采用颈神经深、浅丛阻滞，这种方法较为简单，且患者术中处于清醒状态，有利于与术者合作，但颈前路手术中常需牵拉气管，患者有不舒服感觉，这是颈丛阻滞难以达到的，因此，近年来颈前路手术已逐渐被气管内插管全麻所取代。上海长征医院骨科在全麻下行颈椎手术已有数千例，取得了良好的效果。

在行颈前路手术时需将气管和食管推向对侧，方可显露椎体前缘，故在术前常需做气管、食管推移训练，即让患者用自己的 2～4 指插入手术侧(常选右侧)的气管、食管和血管神经鞘之间，持续地向非手术侧(左侧)推移。这种动作易刺激气管引起干咳，术中反复牵拉还易引起气管黏膜、喉头水肿，以至患者术后常有喉咙痛及声音嘶哑，麻醉医师在选择和实施麻醉时应注意到这一点，并向患者解释。

(2)局部浸润麻醉：常选用 0.5%～1%的普鲁卡因，成人一次最大剂量 1.0 g，也可选用 0.25%～0.5%的利多卡因，一次最大剂量不超过 500 mg，两者都可加或不加肾上腺素。一般使用 24～25 G 皮内注射针沿手术切口分层注射。先行皮内浸润麻醉，于切口上下两端之间推注 5～6 mL，然后行皮下及颈阔肌浸润麻醉，可沿切口向皮下及颈阔肌推注局麻药 4～8 mL，切开颈阔肌后，可用0.3%的丁卡因涂布至术野表面直至椎体前方，总量一般不超过 2 mL。到达横突后，可用1%的普鲁卡因 8 mL 行横突局部封闭。行浸润麻醉注药时宜加压，以使局麻药与神经末梢广泛接触，增强麻醉效果。到达肌膜下或骨膜等神经末梢分布较多的地方时，应加大局麻药的剂量，在有较大神经通过的地方，可使用浓度较高的局麻药行局部浸润。须注意的是每次注药前都应回抽，以防止局麻药注入血管内，并且每次注药总量不要超过极量。

(3)颈神经深、浅丛阻滞：多采用 2%利多卡因和 0.3%的丁卡因等量混合液 10～20 mL，也可以采用 2%的利多卡因和 0.5%的丁哌卡因等量混合液 10～20 mL，一般不需加入肾上腺素。

因颈前路手术一般选择右侧切口，故麻醉也以右侧为主，必要时对侧可行颈浅丛阻滞。麻醉穿刺定位如下：患者自然仰卧，头偏向对侧，先找到胸锁乳突肌后缘中点，在其下方加压即可显示出颈外静脉，两者交叉处下方即颈神经浅丛经过处，相当于第 4 及第 5 颈椎横突处，选定此处为穿刺点，第 4 颈椎横突，常为颈神经深丛阻滞点。穿刺时穿刺针先经皮丘垂直于皮肤刺入，当针头自颈外静脉内侧穿过颈浅筋膜时，此时可有落空感，即可推注局麻药 4～6 mL，然后在颈浅筋膜深处寻找横突，若穿刺针碰到有坚实的骨质感，而进针深度又在 2～3 cm 之间，此时退针 2 mm 使针尖退至横突骨膜表面，可再推药 3～4 mL 以阻滞颈神经深丛。每次推药前均应回抽，确定无回血和脑脊液后再推药。如有必要，对侧也可行颈浅丛阻滞。

(4)气管内插管全身麻醉：颈椎手术时全麻药物的选择没有什么特殊要求，但是在麻醉诱导特别是插管时应注意切勿使颈部向后过伸，以防止引起脊髓过伸性损伤。最好在术前测试患者的颈部后伸活动的最大限度。颈前路手术时，为方便行气管、食管推移应首选经鼻气管内插管麻醉。颈椎病患者常有颈髓受压而伴有心率减慢，诱导时常需先给予阿托品以提升心率，另外，术中牵拉气管时也引起心率减慢，需加以处理。还有前路手术时，反复或过度牵拉气管有可能引起气管黏膜和喉头水肿，如果术毕过早拔除气管导管，有可能引起呼吸困难，而此时再行紧急气管插管也比较困难。其预防措施如下：①术前向对侧退松气管。②术中给予地塞米松 20 mg，一方面可以预防和减轻因气管插管和术中牵拉气管可能造成的气管黏膜和喉头水肿，另一方面可预防和减轻手术可能造成的脊髓水肿。③术后待患者完全清醒后，度过喉头水肿的高峰期时拔除气管导管。

3.脊柱肿瘤手术的麻醉

脊柱肿瘤在临床上并不少见，一般分为原发性和转移性两大类，临床上脊柱肿瘤以转移性为多见，而其中又以恶性肿瘤占多数，故及时发现及时治疗十分重要。过去对脊柱恶性肿瘤，特别是转移性肿瘤多不主张手术治疗，现在随着脊柱内固定技术的发展和肿瘤化疗的进步，手术治疗可以治越、部分治越或缓解疼痛而使部分患者生活质量明显提高。

(1)术前病情估计和准备：脊柱良性肿瘤病程长，发展慢，一般无全身症状，局部疼痛也较轻微。恶性肿瘤的病程则较短，发展快，可伴随有低热、盗汗、消瘦、贫血、食欲减退等症状，局部疼痛也较明显，并可出现肌力减弱、下肢麻木和感觉减退，脊柱活动也受限。无论良性或恶性肿瘤，随着病程的进展，椎骨破坏的加重，常造成椎体病理性压缩骨折或肿瘤侵入椎管，压迫或浸润脊髓或神经根，引起四肢或肋间神经的放射痛，出现大小便困难。颈胸椎部位的肿瘤晚期还引起病变平面以下部位的截瘫和大小便失禁。由于脊柱的部位深，而脊柱肿瘤的早期症状多无特殊性且体征也不明显，因此拟行手术治疗的患者病程常已有一段时间，多呈慢性消耗病容，部分患者呈恶病质状态。化验检查会发现贫血、低蛋白血症、血沉增快等。术前除应积极进行检查，还应加强支持治疗，纠正贫血和低蛋白血症等异常情况，提高患者对手术和麻醉的耐受力。

脊柱肿瘤的手术包括瘤体切除和椎体重建术，手术创伤大，失血多，尤其是骶骨肿瘤切除术，由于骶椎为骨盆后壁，血液循环十分丰富，止血也很困难，失血可达数千毫升甚至更多，故术前须根据拟手术范围备足血源，为减少术中出血可于术前行 DSA 检查，并栓塞肿瘤供血动脉。

(2)麻醉选择和实施：脊柱肿瘤手术一般选择气管内插管全身麻醉，较小的肿瘤可以选择连续硬膜外麻醉。估计术中出血可能较多时，应行深静脉穿刺和有创动脉侧压，可以在术中施行控制性降压术，骶尾部巨大肿瘤患者术中可先行一侧髂内动脉结扎。

全身麻醉一般采用静吸复合方式，药物的选择根据患者的情况而定。如果患者的一般情况好，ASA 分级在Ⅰ～Ⅱ级，麻醉药物的选择没有什么特殊要求，但如果患者的全身情况较差，则应选择对心血管功能抑制作用较小的药物，如静脉麻醉药可选择依托咪酯，吸入麻醉药可选择异氟醚，而且麻醉诱导时药物剂量要适当，注药速度不要过快。对行骶骨全切除术或次全切除术的患者，术中可实施轻度低温和控制性降压术，一方面降低患者的代谢和氧需求量，另一方面可减少失血量，从而减少大量输入异体血所带来的并发症。

4.胸椎疾病手术麻醉

胸椎疾病以后纵韧带骨化症和椎体肿瘤为多见，而肿瘤又以转移性为多见。前者常需经后路减压或加内固定术，一般采用行经鼻气管插管全身麻醉，后者常需经前路开胸行肿瘤切除减压内固定术，也采用全身麻醉，必要时需插双腔气管导管，术中可行单肺通气，以便于手术操作，此时麻醉维持不宜用笑气，以免造成术中 SpO_2 难以维持。术中出血常较多，需做深静脉穿刺，以便术中快速输血输液用。开胸患者需放置胸腔引流管，麻醉苏醒拔管前应充分吸痰，然后进行鼓肺，使萎陷的肺泡重新张开，并尽可能排除胸膜腔内残余气体。

5.脊柱结核手术的麻醉

脊柱结核为一种继发性病变，95％继发于肺结核。脊柱结核发病年龄以 10 岁以下儿童最多，其次是 11～30 岁的青少年，30 岁以后则明显减少。发病部位以腰椎最多，其次是胸椎，而其中 99％是椎体结核。

(1)麻醉前病情估计：脊柱结核多继发于全身其他脏器结核，所以患者的一般情况较差，多合并有营养不良，如合并有截瘫，则全身情况更差，可出现心肺功能减退。患者可有血容量不足，呼吸功能障碍以及水、电解质平衡紊乱。因此，术前应加强支持治疗，纠正生理紊乱。对消瘦和贫血患者，除了积极进行支持治疗外，应在术前适当予以输血，以纠正贫血。合并截瘫者围术期要积极预防和治疗压疮、尿路感染和肺炎。术前尤其要注意的是应仔细检查其他器官如肺、淋巴结或其他部位有无结核病变，若其他部位结核病变处于活动期，则应先进行抗结核治疗，然后择期行手术治疗。

一般脊柱结核患者手术前均应进行抗结核治疗。长期使用抗结核药治疗的患者，应注意其肝功能情况，如肝功能差，应于术前 3 天开始肌内注射维生素 K_3，每天 5 mg。

(2)麻醉的选择和实施：脊柱结核常见的手术方式有病灶清除术、病灶清除脊髓减压术、脊柱融合术和脊柱畸形矫正术。手术宜在全身麻醉下进行，由于脊柱结核患者全身情况较差，因此，对麻醉和手术的耐受力也较差，全身麻醉一般选择静吸复合麻醉，并选择对心血管系统影响较小的麻醉药物，如依托咪酯而不选择硫喷妥钠和异丙酚。麻醉过程中应注意即时补充血容量。颈椎结核可合并咽后壁脓肿，施行病灶清除的径路。①经颈前路切口：可选用局麻或全麻下进行手术。②经口腔径路：适用于高位颈椎结核，采用全身麻醉加经鼻气管插管或气管切开，术中和术后要注意呼吸管理，必要时可暂保留气管导管。

6.腰椎手术的麻醉

腰椎常见疾病有腰椎间盘突出症、腰椎管狭窄及腰椎滑脱等。椎间盘突出可发生在脊柱的各个节段，但以腰部椎间盘突出为多见，而且常为 L_5/S_1 节段。由于椎间盘的纤维环破裂和髓核组织突出，压迫和刺激神经根可引起一系列症状和体征。

椎间盘突出症一般经过保守治疗大部分患者的症状可减轻或消失，只有极少数患者须手术治疗。常规手术方法是经后路椎间盘摘除术。近来出现了显微椎间盘摘除术和经皮椎间盘摘除术等方法，麻醉医师应根据不同的手术方式来选择适当的麻醉方法。行前路椎间盘手术时可选择气管内插管全麻或连续硬膜外麻醉，其他手术方式可选择全身麻醉、连续硬膜外麻醉、腰麻或局部麻醉。连续硬膜外麻醉和局麻对患者的全身影响小，术后恢复也较快，但有时麻醉可能不完全，在暴露和分离神经根时须行神经根封闭，而采用俯卧位时如果手术时间较长患者常不能很好耐受，须加用适量的镇静安定药或静脉麻醉药。腰椎管狭窄的手术方式为后路减压术，可采用连续硬膜外麻醉或全身麻醉。腰椎滑脱常伴有椎间盘突出或椎管狭窄，术式常为经后路椎管减压加椎体复位内固定，由于手术比较大，而且时间也较长，故一般首选气管插管全身麻醉。

（韩丰阳）

第四节 骨癌手术的麻醉

原发性骨骼与软组织肿瘤并不常见，而最为常见的大多是骨转移瘤。每年全美国恶性骨癌与软组织肿瘤的新发病例不到每百万人口的 20 例。由此估计，每年的新发骨癌与软组织肿瘤病例全国还不到 6 000 例，而转移的骨癌病例则要比原发骨癌高两倍。原发性骨癌与软组织肿瘤多种多样，可发生于人体的任何部位，但原发性骨癌常常好发于下肢及骶骨，而转移性骨癌常好发于肋骨、骨盆、脊椎以及下肢的长骨干。一些已发生骨转移的肿瘤患者，常常因转移部位的疼痛或活动受限或病理性骨折而求助于骨科医师，经检查才发现原发肿瘤。

过去，人们认为患有骨癌的患者，实施手术意味着必然会截肢，从而给患者及家属带来巨大的心理恐惧，并给患者日后的生活和行动带来极大的不便。今天，随着辅助治疗方式如放疗、化疗，以及骨科技术水平的提高，在切除骨癌的同时，更注重保留患者的肢体或骨盆的功能，如肢体骨癌切除、瘤细胞灭活再移植术和半骨盆肿瘤切除、肿瘤细胞灭活再移植术，或者在切除骨癌后，实施假体植入，这种假体可以是整块类似长骨干型的假体植入，也可以是简单的部分假体植入。大部分假体均采用金属合金假体，部分假体则采用骨水泥与金属杆的再塑体。从而大大改善了患者的肢体功能与生活质量，同时患者的存活率并没有因此而降低。对于软组织肿瘤，则根据肿瘤组织的恶性特点，采用局部或局部扩大切除，而对于脊椎的原发或转移瘤以及骶骨瘤，多采用瘤细胞刮除术，如果瘤细胞刮除损害了脊柱的稳定性，则还需实施椎体内固定术。

骨癌手术由过去简单的手术操作，向提高患者术后生活质量发展，在过去被视为手术禁区的部位开展高难度手术，以及手术所引起的巨大创伤与大量出血对患者生命造成的威胁，这些都给麻醉的实施与管理带来了很多的困难。麻醉医师在实施每一例骨癌手术前应有充分的准备并对术中可能出现的各种问题做出充分的估计和提出相应的处理措施。

骨癌患者，由于术前已存在的血液高凝状态，使得术中因大量输血而导致的凝血功能紊乱以及使其诊断与治疗复杂化。在骨癌手术中，70%以上的患者均需输血，部分手术如骶骨与半骨盆部位的骨癌手术，由于出血迅猛且止血困难，常常因大量出血导致严重的失血性休克，即使输血输液充分，顽固性低血压也在所难免，从而给麻醉医师在持久性低血压期间对全身脏器的保护提出了新的挑战。

针对骨癌手术的这一特点，应加强患者的术前准备和对术中易发生凝血功能障碍或 DIC 的高危患者的筛选以及术中采用适当深度的麻醉以降低巨大的外科创伤所引起的应激反应。使用控制性降压技术，特别是新型钙通道阻滞药尼卡地平控制性降压用于骨癌手术，不但能减少术中的出血量，而且还具有全身脏器特别是心肾的保护作用，以及抑制血小板聚集和血栓素（TXA_2）分泌的特点，将其用于易发生失血性休克的骨癌患者有其特殊的适应证。

一、骨癌的病理生理特点及其全身影响

骨癌的患者因局部包块及疼痛，甚至发生病理性骨折才去求治。难以忍受的疼痛常常驱使患者使用大量的镇痛药，其中包括阿片类的镇痛药，这些镇痛药长期使用，患者可产生耐受性或成瘾性。外科手术治疗是解决患者病痛的有效措施。短期使用大量镇痛药，会导致患者的神志恍惚，正常的饮食习惯紊乱，摄水及摄食减少，导致身体的过度消耗及体液负平衡，部分患者在术前可有明显的发热现象，体温可超过

39 ℃，常常给麻醉的实施带来许多困难，因此，可增加麻醉药的毒性反应以及对循环系统的严重干扰。另外，长期服用阿片类的镇痛药，增加了患者对此类药物的耐受性，从而使实施手术时所使用的阿片类药物和其他麻醉药的用量增加，因此会造成患者在术毕时的拔管困难。不论是原发性的脊椎骨癌或转移瘤，均会造成患者的活动困难，一些患者甚至有神经系统的功能障碍，此类患者由于长期卧床，会导致全身血管张力的下降以及疼痛导致的长期摄水不足，在实施全麻或部位麻醉时，应注意由于严重的低血压可导致循环衰竭，以及由于原发肿瘤和并存的骨转移瘤所致的全身应激力下降，使术中循环紊乱（低血压、心律失常、止血带休克等）的发生率增加。

骨癌的全身转移，以肺部转移为多见，这种转移大多为周围性，初期对患者的肺功能及氧合功能不会造成多大影响。一旦发生肺转移，实施开胸手术切除转移的肺叶，可以改善患者的生活质量并提高患者的近期存活率。

最近的研究发现，肿瘤患者，特别是实体肿瘤如骨癌和白血病，患者血浆中的组织因子有明显升高，组织因子作为一种凝血系统的启动剂，它的表达将导致凝血酶的产生和纤维蛋白形成，从而导致血液的内稳态异常以及凝血系统紊乱，使得患者的凝血系统术前就处于高凝状态，以及外科创伤性治疗与大量出血，极易导致术中 DIC 的发生。

高钙血症多见于骨转移癌，其发生的机制并不是由于癌灶对骨质的破坏，而是由原发癌所分泌的类甲状旁腺激素介质所介导的。伴有高钙血症的骨转移癌，多由乳癌所致，当疼痛性骨损害导致患者活动能力减低时，高钙血症可能发生较早或加重。如果患者应用阿片类强止痛药消除癌性疼痛，患者可因不能活动、呕吐或脱水等，进一步加重高钙血症。高钙血症的结果是骨质的吸收增加，使全身的骨质疏松，导致术中肿瘤切除后植入假体困难；而且由于在高钙血症下，受血液 pH 的影响，钙离子极易在肾小管内沉积，导致潜在的肾功能损害，进而影响经肾代谢和排泄的麻醉药，易引起麻醉药的作用延迟。

二、骨癌手术麻醉的特殊问题

（一）骨癌手术的特点

（1）创伤大、出血多、出血迅猛且失血性休克发生率高是骨癌手术的最大特点。创伤大，组织损伤严重是骨癌手术一大特点。由于骨癌的好发部位大多在富含肌肉、血管及神经的骨骼，切除癌瘤常常需剥离和切断骨骼部位的肌肉，导致大量的软组织和小血管的严重损伤；特别是需要实施骨癌切除、瘤细胞灭活再移植术，这种手术常常需将大块骨骼从肌肉、血管及神经组织中剥离出来，并将肿瘤组织从该骨骼上剔除，在特制的溶液中浸泡以灭活残余的肿瘤细胞，然后再将骨骼植入原来部位。因此这种损伤不但造成大量肌肉和小血管的撕裂，而且耗时长，使得机体在长时间内处于过高的应激状态下，导致凝血系统、神经内分泌系统和循环系统的严重失调。进而引发一系列的术中及术后并发症。

（2）出血量大、迅猛且失血性休克发生率高是骨癌手术的又一特点。据北京医科大学人民医院麻醉科近两年对 100 余例骨癌以及软组织肿瘤手术的不完全统计，术中输血率高达 70%以上。出血量多的骨癌手术依次为，骶骨癌刮除术，半骨盆肿瘤切除，脊椎肿瘤刮除术以及股骨、肱骨部位的骨癌切除等。这些手术的出血量一般均在 2 000 mL 以上，特别是骶骨癌刮除术，出血量可高达 4 000 mL 以上，最多的可高达 10 000 mL 以上，而且这种手术的出血迅猛，在肿瘤刮除时，常在短短的 5 分钟内，出血量可高达 2 000～4 000 mL，造成严重的低血压，大部分患者的平均动脉压可降至 4.0 kPa（30 mmHg），如果不及时、快速大量输血和补充体液，由于较长时间的低血压，导致全身脏器低灌注，进而造成脏器功能损害甚至衰竭。

（二）凝血功能障碍与 DIC 的发生

骨癌手术中易出现凝血功能障碍和 DIC 的发生，造成严重的大范围的组织细胞缺血、缺氧性损害。因此，DIC 不仅是术中的严重并发症，而且是多系统器官功能衰竭的重要发病环节。这是麻醉医师在围术期要非常重视的一个问题。

（1）癌瘤所致的凝血功能障碍：许多肿瘤包括骨癌，由于细胞内含有大量类似组织凝血活酶物质，当受到术前化疗药物、放射治疗或手术治疗的影响时，细胞常被破坏而致此类物质释放入血循环，引起体内凝血系统激活。此外，恶性肿瘤晚期可并有各种感染，而感染本身又可通过许多途径促发DIC。肿瘤侵犯血管系统引起内皮损伤，激活内源性凝血系统等，都可以使患者处于高凝状态。通过术前的血凝分析，可筛选出此类患者。

(2)手术创伤所致的凝血功能异常：由于骨癌手术本身对大量的肌肉及血管系统造成的严重创伤，导致广泛血管内皮损伤。使大量组织凝血活酶由损伤的细胞内质网释放入血循环并导致外源性凝血系统激活。手术损伤对血管完整性的破坏，使基膜的胶原纤维暴露，激活内源性凝血系统，同时损伤的内皮细胞也可释放组织凝血活酶而引起外源性凝血系统的反应。

手术及创伤时，机体出现反应性血小板增多和多种凝血因子含量增加，血液呈暂时性高凝状态，在手术后1～3天尤为明显。最近Boisclair等的研究表明，外科手术可使血液的凝血酶原片段(F_{1+2})和凝血因子Ⅸ激活肽的水平明显增加。因此认为，手术创伤可能也是血液处于高凝状态的原因之一，手术创伤越大，其所引起的血液内稳态失衡越严重。

如何减轻外科创伤所导致的血液高凝状态和凝血因子的消耗，保持手术期间血液内稳态稳定是麻醉医师所要解决的问题之一。

(3)大量失血、输血所造成的凝血功能异常：最近的研究表明，在癌瘤患者，外科手术创伤所致的大量失血是严重的血凝与抗凝系统紊乱并导致恶性凝血病性出血的主要因素。凝血病性出血最常见于急性大量失血的患者，临床表现为急性DIC早期的消耗性凝血病，有大量凝血因子消耗造成的凝血障碍，或者手术创伤后大量输入晶体液和库血所引起的血液稀释性凝血病，凝血因子浓度降低。急性大量失血严重损害了维持血液凝血系统的血小板成分，使血小板数目减少，凝聚力降低，这些因素均可促进广泛而严重出血倾向的发生。

由于骨癌手术出血迅猛所造成的血小板及凝血因子的丢失，以及急性大量失血时组织间液向血管内转移以补充血容量的丢失与大量输血补液后造成的凝血因子的稀释作用(输血量超过4 000 mL以上)，使得临床上持续时间甚短的DIC的高凝血期之后，DIC进入消耗性低凝血期或继发性纤溶亢进期，临床上出现广泛而严重的渗血或出血不止。骶骨癌患者发生DIC的临床表现只是到手术后期或近结束时，才发现手术部位广泛渗血和引流袋内血量的迅速增加及出血不止，此时查血凝分析，证实已发生了DIC。这种患者出血量可高达15 000 mL，连同术后出血，输血量可超过20 000 mL。所以骨癌患者一旦出现DIC，则病情极其凶险，应引起麻醉医师的高度警惕，要及时做出诊断和处理。

(三)术前放疗、化疗对机体的影响

术前予用骨癌的化疗药物包括阿霉素、长春新碱、环磷酰胺及氨甲蝶呤等，这些药物会对骨髓、心肺、肝、肾功能造成不同程度的毒性损害，使心肺储备能力低下，肝肾功能欠佳。由于术前使用化疗药常常对麻醉药的代谢造成影响，而导致麻醉药的使用超量以及麻醉药作用延迟的机会增加。

阿霉素在使用早期即可出现各种心律失常，积累量大时可致心肌损害，产生严重的心肌病变，导致充血性心力衰竭，它所引起的急性心脏毒性的主要表现为ECG急性改变，如非特异性ST-T改变、QRS低电压、房性或室性期前收缩，发生率超过30%，与剂量相关，大多数为暂时性、可逆性；也可引起亚急性心脏毒性，表现为心肌炎和心包炎，多于用药后数天或数周后发生。慢性心脏毒性的表现为渐近性心肌细胞损伤、心肌病变，最终可发展为充血性心力衰竭，给麻醉的实施与管理带来很大困难。而长春新碱主要引起骨髓抑制、白细胞及血小板减少，另外该药还具有中枢和外周神经系统毒性作用，最早的征象是外周感觉异常，继而发展为肌无力和(或)四肢麻痹。术前化疗后出现心脑毒性的患者，吸入麻醉药可能对心肌收缩力的抑制更加严重，术中应注意患者心功能的保护，选用对心功能抑制轻的麻醉药，并合理选用肌松药。

环磷酰胺经过肝脏转化后才具有抗癌活性，较长时间用药后对肝脏会产生一定影响。因此术前使用此类药物的患者，可能对麻醉药或镇静镇痛药特别敏感，麻醉过程中即使应用常规剂量也可能发生严重反应，所以术前用药及术中用药要减量，以确保患者的安全。另外，它可引起慢性肺炎伴进行性肺纤维性变，应充分估计呼吸功能减损的程度。

许多抗癌药化疗后会导致患者的血清胆碱酯酶的活性减低，骨癌患者也不例外。因此，对术前使用化疗的患者，麻醉中慎用去极化肌松药。由于环磷酰胺和氨甲蝶呤经肾排泄。有引起肾毒性的可能，所以非去极化肌松药最好选择不经肾脏排泄的药物，即使选择，其用量也需减量，以防止其作用延迟影响术毕拔管。

几乎所有的化疗药物都具有骨髓抑制作用，因此，可加重癌瘤患者原已存在的血液不良情况。化疗后，血小板减少出现较早，于用药后6～7天即可发生；白细胞减少的出现则更早，可于用药后4～6小时发生。其常见的血液学障碍包括：DIC、纤维蛋白溶解及血小板功能障碍。DIC出现于癌肿晚期，特别易见于肝转移患者，血小板功能障碍可因化疗药物引起，但也可能是骨髓癌肿伴发的原发性改变，大多数出血是化疗药物引起骨髓消融导致血小板减少的继发结果。

术前化疗药的消化道反应常常造成患者食欲下降与腹泻，导致患者的抵抗力下降和水电平衡紊乱，在术前应给予足够的重视并应及时纠治。

放疗可使血小板生成减少，特别是有活力的骨髓包括在照射野之内时。另外，术前放疗虽然使肿瘤的体积缩小和瘤细胞的活性减弱，但是照射时放射性损伤造成照射野内组织的纤维性粘连、毛细血管增生和脆性增加，将会增加手术的出血量以及止血困难，还会造成术后伤口的越合延迟。麻醉医师术前应了解放疗的部位、照射野的大小以及照射量。

胸椎部位原发性或转移性骨癌，常常会因术前胸部的放射治疗导致急性放射性肺损伤(80%)，这种肺损伤尽管较少出现症状，但却会使肺的储备功能下降，肺间质血管内皮细胞的通透性改变，术中易发生低氧血症、肺水增多以及术后的肺感染率上升。麻醉医师应注意对此类患者呼吸的监测，同时应给予抗生素预防肺部及伤口感染。

总之，术前接受化疗或放疗的骨癌患者，面临化疗药物的代谢毒性和细胞破坏，器官结构及其功能可能已受变性损害。麻醉医师必须注意化疗药物与麻醉药之间的相互不良影响，围术期尽量避免重要器官的再损害和生命器官的保护。

（四）大量输血与体液补充

手术期间急性大量失血是骨癌手术的特点之一。术中急性大量失血后必然有细胞外液(ECF)的转移和丢失，此时机体有一个代偿过程，中等量失血时ECF能以每10分钟500 mL的速度转移到血管内以补充有效的循环容量而不产生休克症状。此外骨癌手术的严重、大面积的组织损伤使大量的功能性ECF转移到“第三间隙”，成为非功能性ECF。由于ECF是毛细血管和细胞间运送氧气和养料的媒介，是维持细胞功能的保证，所以在大量输血的同时必须大量补充ECF的转移和第三间隙体液的丢失，尤其长时间、严重低血容量时应大量补充功能性细胞外液，是保证细胞功能的重要措施。因此，在急性大量失血时，则需输入平衡液和浓缩红细胞，或输入平衡液和胶体液与浓缩红细胞。在失血性休克或术中大出血时，输入平衡液与失血量的比例为3∶1。血容量丢失更多时，还需适当增加液量。

（五）骨黏合剂（骨水泥）

(1)骨黏合剂的不良反应：由于骨黏合剂植入骨髓腔后，髓腔内压急剧升高，可使髓腔内容包括脂肪颗粒、骨髓颗粒和气体挤入静脉而到达肺循环，可导致肺栓塞；骨水泥经静脉吸收人血后会引起血管扩张和心肌抑制，导致低血压和心律失常。若肺栓塞和骨水泥造成心血管严重反应，轻者可导致肺内分流增加，心排血量减少和严重低血压以及低氧血症，重者可致心搏骤停，须提高警惕，采取预防措施。

(2)骨黏合剂与抗生素的联合使用：过去一直认为，抗生素与肌松药具有协同作用，可引起肌松作用延迟，影响患者术毕拔管。现骨科医师在实施假体植入时，通常在骨水泥中添加庆大霉素粉剂，以预防假体植入后髓腔感染和导致假体的松动。临床观察到这些患者虽然加用庆大霉素粉剂，而未发现有肌松药的作用延迟现象。其原因可能与加入骨水泥中的抗生素与骨质的接触面积较小，吸收入血的剂量很少，使得与肌松药的协同作用不甚明显，所以将庆大霉素粉剂加入骨黏合剂中是否安全，仍需进一步观察。

三、骨癌手术的麻醉

(一)麻醉前准备与麻醉前用药

1.麻醉前准备

骨癌患者术前疼痛并由此导致的体液和电解质紊乱,以及术前发热是部分患者的常见表现。此类患者,住院后应给予足够的镇痛药,必要时经静脉通路补液、输血,改善患者的全身状况。

估计术中出血量大的患者,术前需准备足够量的库血,一般骶骨瘤刮除术需准备 5 000～10 000 mL 血,半骨盆切除需准备 3 000～5 000 mL 血,股骨和肱骨骨癌切除并实施假体植入的手术需准备 2 000～4 000 mL血。椎体肿瘤切除需准备 2 000～3 000 mL 血。输血量超过3 000～4 000 mL 的还应准备血小板、新鲜冷冻血浆(FFP)、纤维蛋白原以及凝血酶原复合物,以防凝血功能障碍,出现 DIC。

除常规的实验室检查外,血凝分析是骨癌患者的特殊检查,通过此项检查可筛选部分处于高凝血状态且有可能术中发生 DIC 的高危患者,以便为麻醉管理提供指导。

术前接受化疗和放疗的患者,应特别重视了解化疗或放疗是否已经引起生命器官毒性改变及改变程度,以便对器官采取保护性措施。对此类患者需行血常规和生化检查。如果发现血小板计数少于 10×10^{9}/L,对术中出血量大的骨癌手术,术前需准备血小板;血色素低于 8 g/dL 的患者,术前需输入库血,使血色素至少达到 10 g/dL 或以上;若生化检查发现多项肝功能异常,应考虑化疗药对肝功能已造成损害,此类患者麻醉时,应尽量选择不经肝代谢的麻醉药,若使用应减少剂量。

至少开放两条或三条粗大周围静脉和中心静脉通路,以保证术中急性大量失血时快速加压输血和大量补液,维持有效循环血容量和血流动力学的稳定。三条开放静脉分别用于输血、输液和静脉给药,因为输血通路不能往血中加入任何药物和液体,以防溶血和产生不良反应。准备加压输血器和血液加温装置,以便快速加压输血和血液加温。

骨癌麻醉前,除准备常规的麻醉器械、监护仪器,还应准备微量泵、以持续输注药物。对出血量巨大、高龄以及全身应激性低下有可能发生心搏骤停的患者,还应做好心肺复苏的准备。

2.麻醉前用药

成人术前用药与其他全麻患者无异,但应注意患骨转移癌的患者,机体对术前用药的耐受性降低,因而术前用药应适当减量或只给东莨菪碱。因癌性疼痛不能平卧但应激力低下的患者,除给予东莨菪碱外,可肌内注射赖氨比林 0.9～1.8 g,以减轻患者麻醉前的痛苦。

部分患者特别是儿童,术前常常会体温升高,这可能与骨癌坏死、液化、瘤细胞释放毒性物质有关,以及患者心理性伤害导致下丘脑温度调节功能紊乱所致。对此类患者,术前可不用阿托品,只给东莨菪碱或给予解热镇痛药赖氨比林,一次肌内注射 10～25 mg/kg,成人 0.9～1.8 g 肌内注射或静脉注射,以缓解癌性发热和疼痛。

(二)麻醉选择

1.肢体手术的麻醉选择

上肢骨癌手术,如果瘤体较小,臂丛阻滞是比较理想的麻醉方式。如果肿瘤体积较大或者肿瘤位于肩部且可能与深层组织粘连,选择全麻为宜。对于实施肿瘤切除、瘤细胞灭活再移植术,以及需要行假体植入的手术,应选择全麻。

实施部位麻醉,会减少术野的血液丢失。Modig 和 Karlstrom 测定不同麻醉方法对血液丢失的影响,发现硬膜外麻醉组的血液丢失量较机械通气组少 38%。有学者将这种血液丢失量的减少归结于较低的动脉压、较低的中心静脉压和外周静脉压,因此,使用硬膜外麻醉可减少患者的出血量,硬膜外麻醉对机体的生理干扰小,麻醉费用低,所以对手术范围不大、手术时间较短、出血量少的下肢骨癌手术,硬膜外麻醉是较佳的选择。

对于创伤大、耗时长而且出血量大或者需植入假体的下肢骨癌手术,考虑到止血带与骨黏合剂的并发症以及截肢或假体植入对患者造成的心理创伤和对患者循环和呼吸的管理,全麻应是较合理的选择,从麻醉方式与假体植入后的稳定性和术后深静脉血栓的发生率以及失血量的关系看，选择部位阻滞(硬膜外麻醉或脊麻)有其优点，而且与全麻相比，硬膜外麻醉在减轻机体的分解代谢和抑制机体应激反应方面，均优于全麻。基于这方面的考虑，采用全麻结合控制性降压或全麻复合硬膜外阻滞较为合理。

2.脊柱与骨盆骨癌手术的麻醉选择

骨盆和肩胛骨部位的骨癌手术，手术范围大，组织损伤严重，出血量和输血量都很多，为了便于循环管理和减少出血量，选择全麻加控制性降压是比较理想的麻醉方法；肩胛部位的骨癌手术，如果肿瘤侵犯胸壁，甚至侵入胸腔，此时为减轻开胸对呼吸和循环的生理影响，应加强呼吸、循环的监测与管理。

脊柱部位的骨癌包括椎体与骶骨的手术均应选择全麻并实行控制性降压。胸椎手术有可能损伤胸膜，造成气胸，应及时发现并做好呼吸管理。骶骨癌是出血最多的手术，应采用全身麻醉，可行一侧髂内动脉阻滞和控制性降压，以减少术中出血。

(三)麻醉的实施

1.硬膜外麻醉

下肢骨癌手术采用硬膜外麻醉及其管理和一般手术基本是一致的。但在实施时应注意以下问题：其一，硬膜外穿刺间隙的选择应考虑是否使用止血带，如使用止血带，麻醉阻滞范围应包括到 $T_{10}\sim S_5$，否则如穿刺间隙过低、麻醉平面若低于 T_{10} 或不到 S_5，会使止血带疼痛的发生率增加，导致患者术中不配合而影响手术的完成。对上止血带的患者，一般选择 $L_{1\sim2}$ 或 $L_{2\sim3}$，间隙，向上置管。其二，在松止血带后，有发生低血压的可能，对心肺功能正常的患者，这种低血压多为一过性，只需在松止血带前补足液体即可避免，但对高龄、恶病质以及心功能异常的患者，松止血带有导致严重低血压甚至发生止血带休克的可能，对此类患者，术前应准备好抢救药品，同时准备麻醉机和气管插管盘，并保证其处于可用状态。

硬膜外麻醉常选用的局麻药为2%盐酸利多卡因或碳酸利多卡因，后者起效快、作用强，可以选用，但应注意剂量。局麻药首次用量应根据患者的年龄、体质以及所要达到的麻醉平面而定，一般成人15 mL左右。以后每次给药，给首次剂量的一半即可，或根据患者对药物的反应做适当调整，既维持一定的麻醉平面与效果，又使血流动力学稳定。

2.全身麻醉

(1)麻醉诱导：骨癌患者的麻醉诱导与一般类型手术的麻醉诱导方法没有多少差异。但对于原发或转移的脊柱肿瘤和由于肢体的病理性骨折卧床较久，和由于肿瘤本身引起的剧烈疼痛使患者的交感神经系统处于亢进状态同时存在液体摄入不足的患者，前者由于卧床使患者全身血管的交感神经张力下降，后者则存在血管内容量的相对不足，这些患者在麻醉诱导时一定需选用对循环影响较轻的静脉麻醉药，如咪达唑仑(0.15～0.35 mg/kg)、依托咪酯(0.15～0.3 mg/kg)等，应坚持小量、分次、缓慢给药的原则，麻醉诱导时还要密切观察患者对药物的反应，否则会导致意外发生。阿片类镇痛药可能需要量较大，因为这类患者术前已使用过大量镇痛药，可能对此类药物已产生了耐受性，但考虑到术后的拔管问题，诱导时芬太尼用量为2～5 μg/kg；肌松药最好选用非去极化类肌松药维库溴铵或派库溴铵(阿端)。

部分患者可由于癌性剧痛不能平卧，会给麻醉诱导带来一些麻烦，对此类患者，可先给镇静药，待其入睡后，可将患者放平，再给肌松药和镇痛药。

(2)麻醉维持：骨癌手术采用静吸复合麻醉是最佳选择，这种方法的益处在于减少单纯使用某一种麻醉药的剂量，同时减轻对心血管功能的抑制。因为大部分骨癌手术患者的应激力均较低，而且术中出血量也较大，单纯使用吸入麻醉维持或单纯静脉麻醉药维持，都会在产生有效的麻醉作用时对患者的循环功能造成明显抑制，不利于对患者循环功能的维护以及大量失血后低血压的防治。但对体质状况较好的患者，也可使用单纯吸入麻醉维持。吸入麻醉药对循环功能抑制的轻重依次为地氟醚、七氟醚、异氟醚、安氟醚，静脉麻醉药依次为依托咪酯、咪达唑仑、异丙酚等。为不影响术毕清醒与拔管，麻醉性镇痛药的用量应减少，如果患者术后要回ICU，则麻醉性镇痛药的用量可增加，以保持麻醉的平稳。具体做法是经微量泵输注或间断多次推注静脉麻醉药，同时给予吸入麻醉药，并根据手术刺激的强度以及术中的出血情况调整麻醉药的用量。

考虑到巨大的手术创伤及大量输血引起的输血性免疫抑制，在切皮前给予抗生素可预防患者术中术后感染。是否给予地塞米松（氟美松），需根据手术创伤的大小及术中的输血量来决定，术中出血量大的骨癌手术，可预先给予氟美松 10～20 mg，以预防输血引起的变态反应及由此导致的输血后低血压。

麻醉医师与骨科医师术中的密切配合是保证患者生命安全的重要措施，特别是出血量迅猛的骨癌手术，外科医师在切除或刮除肿瘤以前，必须告知麻醉医师，以便提前做好取血、输血的准备，同时加强对循环指标的监测。在刮除肿瘤过程中，如果循环指标变化剧烈，麻醉医师应及时告知外科医师，或暂停手术操作并压迫止血，或阻滞血管，待循环稳定后再继续手术。

（四）术中患者的管理

1.减少术中出血

(1)控制性降压：目前控制性降压是在全身麻醉状态下，并用血管扩张药达到控制性降低血压的方法。控制性降压确实可以减少手术失血量，有人认为减少约 50%，而且比术中血液稀释更为有效。硝酸酯类药物如硝普钠和硝酸甘油是目前最常用的降压药物，最近研究证明，这类药物在体内通过与半胱氨酸发生非酶促反应而生成的一氧化氮(NO)来发挥其扩张血管的作用。钙通道阻滞药，特别是第二代二羟吡啶类钙通道阻滞药如尼卡地平，对外周阻力血管具有高度亲和力（与维拉帕米相比，其对外周阻力血管与心肌作用的效能比为 11.1，而异搏定仅为 0.1），而且对心脏无变时性与变力性作用，停药后无血压反跳。因而近几年被用于急重症高血压的控制与控制性降压。钙通道阻滞药不但具有降压的特性，而且还具有脏器的保护作用，特别是对心肾的保护作用，用于有发生失血性休克可能以及术前有心肾功能障碍的患者，尤具有适应证。有学者将钙通道阻滞药尼卡地平用于 40 余例的骨癌手术，发现其降压迅速，可控性强，停药后没有血压的反跳现象；在部分患者，尽管遭受急性大量失血所致的严重低血压而引起全身脏器的低血流灌注，但术后这些患者均恢复良好，无脏器并发症。尼卡地平控制性降压的具体方法是，手术开始后，经中心静脉通路连续泵入，初始输注速率为 4～10 μg/(kg · min)，当平均动脉压降至 8.0 kPa(60 mmHg)时，将输注速率降至 1～2 μg/(kg · min)，或停用尼卡地平，以利于输血后血压恢复和重要脏器的保护。

应当强调，控制性降压时平均动脉压不应低于 7.33 kPa(55 mmHg)，高血压患者的降压幅度（收缩压）不应超过降压前的 30%。同时应根据心电图、心率、脉压、中心静脉压、动脉压、失血量、尿量等监测做全面评估，来调节降压幅度。在满足手术要求的前提下尽可能维持较高水平的血压，不可一味追求低血压，而使血压失去控制，并注意防止降压速度过快，以便使机体有一个调整适应过程。降压过程中若发现心电图有心肌缺血性改变，应立即停止降压，并使血压提升，以保证患者安全。适当的麻醉深度和维持足够的血容量是保证控制性降压可控性及平稳的前提。

(2)血液稀释法：包括手术前血液稀释（等量血液稀释）与血液稀释性扩容。等量血液稀释是指，在麻醉诱导完成后，经动脉或静脉系统放血，同时按一定比例输入晶体液和（或）胶体液，其目的是降低 Hct 而不是血管内容量。待术中大出血控制后再将所采血液输还给患者。对术前心肺功能正常的患者，放血量可按 10～15 mL/kg 或者以血细胞比容不低于 30%为标准，采血量也可参照以下公式：

采血量＝BV×(Hi-He)/Hdv

式中，BV＝患者血容量，Hi＝患者原来的 Hct，He＝要求达到的 Hct，Hdv＝Hi 和 He 的平均值。放血的速度以 5 分钟内不超过 200 mL 为宜。在放血的同时，若输入晶体液，可按 3∶1 的比例输入。若输入胶体液，可按 1∶1 的比例输入；或输入晶体液和胶体液，其比例为 2∶1，其效果可能更好。晶体液以平衡液为最佳选择，其电解质成分近似于血浆，输注后既可补充血容量，又可补充功能性细胞外液。胶体液宜选择新一代明胶溶液琥珀明胶，商品名血定安和尿联明胶，也称海脉素，商品名血代，两者是较理想的胶体溶液，已广泛应用于临床。琥珀明胶输注后，血胶体渗透压峰值可达 4.6 kPa(34.5 mmHg)，血管内消除半衰期为4 小时，主要经肾小球滤过排出，输入后 24 小时大部分从尿中排出。琥珀明胶无剂量限制，对交叉配血、凝血机制和肾功能均无不良影响。大剂量（24 小时输 10～15 L）输入也不影响手术止血功能。尿联明胶扩容性能与琥珀明胶相似，唯其含钙离子、钾离子较高，应用时需加以注意。

血液稀释性扩容是指：在麻醉诱导后，经静脉系统输入一定量的晶体液与胶体液(1∶1)，使中心静脉压(CVP)达到正常值的高限(10～12 cmH_2O),提高全身血管内与细胞外液的容量,并可通过稀释血液,Hct以不低于0.3为限,以减少失血时血液有形成分的丢失,从而增强机体在大量失血时抵御失血性休克的能力。在临床上使用这种方法,既减少了等量血液稀释法带来的许多麻烦,同时又简便易行。据北京医科大学人民医院麻醉科在有大量出血可能的骨癌手术患者使用此法,获得了有益的效果。

(3)充分止血:减少外科出血的有效方法是充分止血。但在出血量大且迅猛的骨癌手术,由于一部分患者的出血是来自于撕裂的肌肉小血管的渗血,另一部分患者的出血则是来自于肿瘤刮除时静脉丛的出血,因而给实施有效止血带来了很大困难。所以在实施出血量大的骨癌手术时,加快肿瘤切除或刮除的速度以及有效的压迫止血是减少骨癌手术时出血的最有效措施。对骶骨癌以及骨盆肿瘤的手术,切除或刮除肿瘤前,经盆腔内暂时阻滞一侧的髂内动脉,也是降低术野出血的有效方法。

(4)维持血流动力学稳定,防治失血性休克:术中应根据外科手术创伤的大小、部位以及出血量的多少对输血、输液的类型做出合理的选择,以保持血流动力学的稳定。对失血量≤20%,Hct>35%的患者,只需输入平衡液即可,对失血量≤20%,Hct<35%的患者,可在输入平衡液的同时,输入胶体液;对失血量超过30%(1 500 mL～2 500 mL)的患者,在输入平衡液与胶体液的同时,需输入浓缩红细胞与全血,平衡液与失血量的比例可按3∶1给予,输血后的最终目标至少应保持Hct在30%,Hb在8 g/dL以上,以保证全身组织有充分的氧供以及细胞功能的正常,为全身血流动力学的稳定提供保证。

另外,手术创伤导致大量功能性细胞外液进入新形成的急性分隔性水肿间隙,又称“第三间隙”,功能性细胞外液转为非功能性细胞外液,这部分细胞外液被封存起来,形成新的水肿区,因此,围术期必须考虑“第三间隙”体液丢失的补充。补充“第三间隙”丢失的体液宜用近似血浆电解质成分的平衡液,以保证机体内环境的稳定。严重手术、创伤的“第三间隙”体液丢失的补液量为8 mL/(kg·h)或更多。

急性大量出血的骨癌手术,术中失血性休克在所难免,防治失血性休克是围术期的一项重要任务。治疗失血性休克的措施,一方面要快速加压输血、大量补液,另一方面要求骨科医师及时有效地止血。因为骨癌手术的台上止血只能是用纱垫或纱布压迫出血部位,常常给有效止血带来一定困难。如骶骨癌刮除术在几分钟之内出血量可达2 000 mL以上,使血压和CVP急剧下降,即使快速输血、输液也不能在短时间内输入这么多的容量,此时即使肿瘤仍未完全刮除,常常需让外科医师行局部压迫,暂停手术操作,待平均动脉压回升至8.0 kPa以上时再行刮除。由于出血量大,除大量的血纱布和血纱垫以及手术部位手术单以外,地上以及手术者的身上均是患者的血液,给对失血量的准确估计带来困难,往往估计的失血量均低于实际的出血量,因而在大量输血的过程中,应多次检测设备动脉血气、HB、Hct,以指导输血补液,使血色素不低于8 g/dL和Hct不低于30%为宜。

为了保证输血的有效及快速,除了麻醉前建立粗大静脉通路(三路外周静脉)以外,在大量出血前,应用加压输血器(进口)是行之有效的方法,因为此装置可将200 mL的血液在不到1分钟的时间内输入患者体内。在输血的同时,也必须输入晶体液及胶体液,以迅速补充丢失的血容量和细胞外液,以保持内环境的稳定和恢复血容量,提高血压,满足全身脏器的灌注。

当骨癌手术急性大量失血时,在快速大量输血和补液治疗过程中,要注意心脏功能评估,才能维持血流动力学的稳定。此时大部分患者CVP已恢复正常,而血压仍然较低,在此情况下,需考虑到心肌功能障碍的问题,其原因如下。

酸碱平衡失调:ACD血库存10～14天,pH可下降至6.77,主要由于葡萄糖分解和红细胞代谢产生乳酸和丙酮酸所致,当大量快速输库血给严重低血压患者时,必将加重代谢性酸中毒。pH的降低直接影响心肌有效收缩,所以当大量输血或存在长时间低血压、枸橼酸和乳酸代谢降低时,可用碱性药物来纠正酸中毒,并依血气分析调整剂量,以改善心肌功能。

高血钾症:骨癌手术急性大量失血定会导致失血性休克,休克可引起肾上腺皮质功能亢进,肝糖原分解增加,使钾离子从肝内释出,可使血钾增高。而库血保存7天后,血钾为12 mmol/L,21天可达35 mmol/L,因此大量输入库血后,会引起高血钾的危险。高血钾可加重低血钙对心肌的抑制,引起心律失常,甚至心跳停搏。此时要密切监测血气、血电解质及ECG的变化。应适当补充钙剂,以恢复血钾钙的正常比例。或给予胰岛素.葡萄糖溶液治疗。近来研究观察到大量输血后有12%的患者出现低血钾，这是因为机体对钾代谢能力很强，库血输入后血钾可迅速返回红细胞内，如患者有代谢性或呼吸性碱中毒，更可促进血清钾的下降，而出现低血钾。

枸橼酸中毒：枸橼酸中毒并不是枸橼酸本身引起的中毒，而是枸橼酸与血清游离钙结合，使血钙浓度下降，出现低血钙症体征：心肌乏力、低血压、脉压变窄、左室舒张末压及CVP升高，甚而心脏停搏。ECG出现Q-T间期延长。正常机体对枸橼酸的代谢能力很强，枸橼酸入血后迅速被肝脏和肌肉代谢，少量分布至细胞外液，还有20%从尿排出，不会出现枸橼酸在体内的蓄积，同时机体还能有效地动员体内储存的钙以补充血钙的不足。大量输ACD血通常并不引起低钙血症的发生。但当大量输血后出现心肌抑制、低血压或ECG有低血钙表现时才给予补钙；骨癌急性大量失血需以100 mL/min的速度快速输血时，应同时补钙剂为妥，以维护心功能的稳定。

低体温：大量输入冷藏库血可引起体温的下降。体温低于30%时，容易造成心功能紊乱，可出现血压下降或心室纤颤、心动过缓甚至心跳停止。低温还使氧解离曲线左移，促进低血钙症和酸中毒，并对钾离子敏感性增加，易引起心律失常。因此大量输血时应通过输血管道加温的方法使输入血加温，避免上述并发症的发生。

2.术中维护凝血功能和DIC的防治

(1)术中凝血功能异常的预测与预防：骨癌患者，术前应把血凝分析作为常规检查项目，包括凝血酶原时间(PT)及其活动度(AT)、部分凝血酶原时间(APTT)，纤维蛋白原(FIB)、纤维蛋白(原)降解产物(FDP)，*D*-二聚体(D-dimer)以及血小板计数(BPC)等。通过这些检查来筛选术前已有凝血功能异常的患者或诊断术中DIC的发生。对术前已有凝血功能障碍或术中可能发生DIC的高危患者，术前应充分准备血小板、新鲜冷冻血浆(FFP)以及凝血酶原复合物和纤维蛋白原及凝血因子等。术中应维持适当的麻醉深度，以避免增加纤溶活性，同时应避免缺氧、酸中毒使微循环淤血而增加创面渗血。术中大量输入库血时，应输一定比例的新鲜血，输入库血要加温，为防止枸橼酸中毒致低血钙症，应补钙剂，或输注大量的晶体液或胶体液会导致血液过度稀释而引起的稀释性凝血病，此时，要补充浓缩红细胞和凝血因子，以维持血液的携氧能力和凝血功能，减少创面的广泛渗血和减轻组织缺氧。此外，应用具有降压作用同时对血小板聚集和血栓形成具有抑制作用的钙通道阻滞剂尼卡地平，以保护血液的凝血功能。及时纠正低血压和防治失血性休克。

(2)术中凝血功能异常或DIC的诊断与治疗：由于骨癌手术的出血量大，又大量输血、输液，导致严重的凝血因子和血小板的稀释，造成渗血增加，给凝血异常和DIC的临床诊断带来一定的困难。然而术中手术部位渗血不止，血不凝，注射部位或穿刺部位的持续渗血，首先应考虑DIC的可能；随之行血凝分析检查，若血小板计数低于 100×10^9/L 或进行性下降，PT(正常13秒左右)延长3秒以上，FIB低于1.5 g/L或进行性下降，以及FDP高于20 μg/mL(正常值<6 μg/mL)即可诊断为DIC。此时应及时去除病因，纠正诱发因素，积极治疗DIC。输新鲜血，输注血小板、新鲜血浆、凝血酶原复合物或纤维蛋白原。大型手术中所发生的DIC应慎用肝素。

3.保护重要脏器，预防多系统器官衰竭

急性大量失血的骨癌手术，常常引起严重低血压，导致全身脏器低灌注。因此，低血压期间，全身重要脏器的保护是麻醉医师的又一项重要任务。

在急性大量失血过程中，迅速而有效的输血补液，及早纠正血容量的丢失和体液的补充，是防治持续性低血压和改善组织低灌注与缺氧状态的根本措施。

(1)利用新型钙通道阻滞药——尼卡地平控制性降压，在控制性降压的同时，该药还具有脏器的保护性药理作用，能增强脏器抵抗缺血能力，避免低血压期间的脏器损害。实践表明，这一措施可明显减轻低血压后的全身脏器损害以及并发症的发生。

(2)骨癌手术中通过等容血液稀释和血液稀释性预扩容以及失血后血液代偿性稀释，使血液黏滞性明显下降，红细胞在血液中保持混悬，不易发生聚集，使血液更容易通过微循环；血液稀释后血液黏度降低，使外周血管阻力下降，在同样灌注压力下，血流速度增加，有利于组织营养血流增加和代谢产物的排出，血流分布趋于均衡，便于组织对氧的摄取和利用。同时失血后血液稀释可以明显改善由于大量输入 2,3-DPG 含量低的库血，使氧解离曲线左移，血红蛋白和氧的亲和力增加而引起的严重组织缺氧现象。因此血液稀释后外周血管阻力降低，微循环血流增加，心排血量增加，组织氧摄取和利用增加，必然使组织器官的血流灌注得以改善。

（3）ACD 保存 5 天后即开始有血小板聚集物，保存 10 天后才形成纤维蛋白原-白细胞-血小板聚集物。这种聚集物可通过普通滤网于大量输血时进入患者血循环到达重要器官如脑、肺、肾等，影响其功能。最易受累的器官是肺，引起肺毛细血管阻塞和肺栓塞，进而导致肺功能不全或成人呼吸窘迫综合征（ARDS）。为避免或减少聚集物引起的重要器官功能障碍，于大量输血时使用微孔滤网，以阻止聚集物的滤过。

骨癌手术的严重创伤、大量失血、导致失血性休克，持续低血压，又大量输血，使肾血流灌注明显减少，并有肾小动脉的收缩，因而使肾小球滤过率减少，患者出现少尿。此时绝不要一开始即作为肾衰竭而限制补液来处理，通过中心静脉压和动脉血压监测，来判断血容量不足，应及时纠正低血容量、低血压以防止肾由功能性损害而转变为器质性病变。使平均动脉压在 6.67 kPa(50 mmHg)以上时，肾实质血流可满足肾代谢需要，同时保持充分供氧和肾血管充分扩张，一般不致引起肾小球和肾小管上皮细胞永久性损害。只有当血容量确已补足而尿量仍不增加时才有使用利尿药的指征。因此必须警惕急性肾衰竭的发生。保护肾功能，预防肾缺血至关重要。积极预防脑损害，在骨癌手术急性大量失血时，如低血容量、低血压得不到及时纠正，持续时间过久，将会损害脑血管的自身调节功能，而出现脑缺血缺氧，为此，应选用降低脑代谢率的麻醉药，同时充分提供高浓度氧，以增加脑组织氧的摄取；亦可头部冰袋降温行脑保护。

（五）麻醉监测

（1）呼吸监测：除常规的呼吸监测项目如气道压（Paw）、潮气量、分钟通气量、呼吸次数、吸入氧浓度以外，$ETCO_2$ 监测和麻醉气体监测对早期发现呼吸异常、合理追加肌松药以及较为准确地判断麻醉深度将起到重要作用。

（2）血流动力学监测：对于手术损伤小、出血量不多的骨癌手术，监测 ECG、HR、无创血压（NIBP）以及 SpO_2 即可满足要求。对创伤范围广、出血量大、手术时间长、容量不易调控的骨癌手术，还需行有创的桡动脉测压、CVP 监测，以利于准确、及时反映血流动力学的变化。对术前患有心血管疾患特别是冠心病患者以及创伤巨大的骨癌手术，也可考虑经右颈内静脉插入 Swan-Ganz 漂浮导管，监测 PCWP、CO、CI、SV、SVI、SVRI、PVRI 以及 $S\bar{v}O_2$ 等监测，以便合理地对患者的血流动力学状态做出准确判断和给予正确的处理。

有创监测下，应将压力传感器正确放置在零点水平。平卧位患者，零点水平应在左侧腋中线与第四肋间的交叉点；侧卧位患者的零点水平则在胸骨右缘第四肋间。准确的零点放置与校准对保证数值的准确可靠十分重要。

（3）凝血功能监测：凝血功能监测的主要项目是血凝分析，其中包括血小板计数、PT、APTT、FIB、FDP 等，通过血凝分析可以准确判断凝血功能异常和诊断 DIC，并对治疗起指导作用。

（4）血气与血乳酸监测：血气与血乳酸监测对于易发生失血性休克的骨癌患者特别重要。因为血乳酸含量和血气结果不但可反映全身组织是否发生缺血性的无氧代谢、是否存在全身氧债，而且可以结合 CI、$S\bar{v}O_2$ 判断造成全身氧债的原因，依此拟订出合理治疗方案，并对治疗效果做出判断，以指导麻醉医师围术期对患者的处理。动脉血乳酸正常值为 0.3～1.5 mmol/dL，静脉血可稍高，为 1.8 mmol/dL。

（5）肾功能监测：尿量是反映肾血流灌注的重要指标，亦可反映生命器官的血流灌注的情况。围术期宜保持尿量不少于每小时 1.0 mL/kg。如果尿量少于每小时 0.5 mL/kg，提示有显著的低血容量或（和）低血压，而且组织器官灌流不足，或有显著体液负平衡存在。对于血压恢复正常、血容量已补足的患者，若尿量仍少，应考虑以下几方面原因，其一，由于术前患者的过度紧张，导致抗利尿激素分泌过多，导致肾小管对原尿的重吸收增多引起少尿。对此类患者，只需给予小量呋塞米 5 mg（静推），即可在 10～15 分钟后尿量有明显增加。其二，机械因素，骨科手术大多在不同的体位下进行，易造成尿管的压迫、打折，甚至尿管插入位置异常。所以在给予呋塞米以前，应首先检查尿管是否通畅，否则会因给予大量呋塞米后导致大量尿液潴留在膀胱内，引起逼尿肌麻痹。其三，尿量仍少，比重降低，则有可能已发生急性肾衰竭。

输液利尿试验：对少尿或无尿患者，静脉注射甘露醇 12.5～25 g，3～5 分钟内注完，如尿量增加到 400 mL/h以上，表示肾功能良好，属于肾前性少尿；如无反应，可再静脉注射 25 g 甘露醇加呋塞米 80 mg，如仍无反应，可考虑已有肾性肾衰竭。

(6)电解质监测：血钾和血钙是术中常用的电解质指标，特别是对于大量输血的骨癌手术，更是必不可少。虽然从理论上看，输入大量库存血易致高血钾，但临床观察发现，低血钾在大量输血后亦较为多见，因此在大量输血后，不可过于强调高血钾而忽视低血钾的存在，导致处理失误。输血后低血钙比较少见，但在短时间内大量快速输血，仍应注意到有发生低血钙的可能。应根据电解质的检测结果给予及时纠正与合理治疗。

（韩丰阳）

第五节 复杂性创伤的麻醉

一、复杂性创伤的临床特点

复杂性创伤一般指对机体功能状态影响较大，引起严重的病理生理改变，且危及生命的创伤。多因休克、大出血、脑干损伤、脑疝、呼吸衰竭等而致生命垂危，即使抢救及时和成功，后期也可能发生其他并发症，如成人呼吸窘迫综合征（ARDS）、多器官功能衰竭（MSOF）、全身感染等而危及生命。其创伤范围往往涉及两个或两个以上的解剖部位或脏器，其抢救和治疗需要多学科协作。

二、麻醉前估计

虽然急诊科医师会对患者进行全面的检查，麻醉科医师仍需依据麻醉学的原则对患者的伤情程度迅速做出判断，这样才能采取正确的急救措施和麻醉处理方法。

（一）一般情况

通过检查患者的神志、面色、呼吸、血压。脉搏、体位、伤肢的姿态、大小便失禁、血迹、呕吐物等，初步了解患者的全身情况及危及生命的创伤部位。昏迷、半昏迷多由脑外伤引起；烦躁不安、面色苍白、血压下降、脉搏增快多为休克的表现；昏迷患者伴有呕吐应考虑有误吸的可能；大小便失禁患者可能有脊髓的损伤。

（二）呼吸

1.呼吸道

检查呼吸道是否通畅，如果不通畅应当立即找出原因并予以紧急处理。

2.氧合功能

根据患者的呼吸方式包括频率、节律、辅助呼吸肌的运动等，判断是否存在呼吸困难及缺氧，应及时监测 SpO_2，并尽早行动脉血气分析，以便早期做出判断和及时处理。

3.呼吸系统创伤

口腔、颈部创伤应尽早行气管内插管或行紧急气管切开术，否则待病情加重（例如水肿、血肿形成），将会使气管内插管或气管切开极为困难。气胸和多发肋骨骨折（连枷胸）引起的矛盾呼吸、反常呼吸及纵隔摆动，严重影响患者的呼吸功能和循环功能，应先行胸腔闭式引流或胸壁固定，必要时应进行机械通气支持治疗。

（三）循环

复杂性创伤患者必然存在较大量的失血。临床判断失血量的方法很多，如创伤部位，可见的失血量等。但是对复杂性创伤患者比较可行的方法是根据患者的一般情况进行判断。

三、呼吸道管理的特殊问题

(一)颈髓的保护

对于颈部损伤及颈椎骨折者要采用适当的方法保护脊髓。气管插管过程中应避免颈部过度活动,头部过度后伸属于绝对禁忌。插管时应进行颈部的牵引和制动。气管插管困难者可借助于纤维支气管镜辅助插管。

(二)反流和误吸

所有创伤患者皆应视为“饱胃”患者。饱胃的患者在进行全身麻醉诱导和气管插管过程中会出现胃内容物的反流,有引起误吸的危险,是引起所有急诊手术患者术中或术后死亡的一个重要原因,应当予以高度重视。复杂性创伤患者麻醉诱导和气管内插管中预防反流与误吸的唯一可行的有效方法为环状软骨压迫法。

(三)牙齿的损伤和脱落

麻醉医师应当在麻醉前对患者的牙齿进行详细的检查,如果发现可能引起牙齿脱落的因素应当在病例中记录并向患者家属交代清楚。预防插管过程中牙齿脱落主要应强调采用正确的操作方法,插管时要用肘部、腕部的力量上提喉镜,显露声门,绝不能以牙齿为喉镜的支点。如果插管困难或牙齿松动者,可用纱布或专用牙托保护牙齿。如果发现牙齿丢失,应行胸部X线检查,以除外牙齿被吸入肺内,预防由此引起的肺不张及肺部感染。

(四)支气管损伤和出血

支气管损伤、出血或气管断裂可给人工机械通气带来困难,血液流入对侧肺可影响健肺的通气和氧合功能。因此,在手术麻醉时为保护非损伤肺及进行正压通气,必须将双肺分隔开。行双腔支气管插管可以很快地解决此问题。但双腔支气管插管的操作技术较为复杂,导管的插入及插入后的位置判断也需要一定的经验。因此应由有经验者完成,有时可能需要借助纤维支气管镜来完成。

四、血容量补充

(一)静脉通路的建立

由于复杂伤患者常伴有大出血,因此,建立多条静脉通路是必要的,应同时开放外周及中心静脉。

(二)抗休克治疗

根据患者的失血情况,应尽快予以补充有效循环血容量,可补充平衡液及胶体液,有血时应尽早输血。衡量输液的效果一般都以血流动力学参数是否稳定为标准,但影响因素较多,平时常用的指标可能变得很不敏感。由于创伤性休克的基本病理生理改变是组织灌注不足和缺氧,即氧供和氧需要的失平衡。因此,休克患者的预后主要取决于:因血流灌注降低引起组织缺氧的程度;患者对氧耗(VO_2)增加引起CI和氧供(DO_2)增加的代偿能力。

五、复杂性创伤患者的监测

呼吸方面应监测SPO_2、$ETCO_2$、动脉血气分析及呼吸功能的监测,如呼吸频率(RR)、潮气量(VT)、顺应性(C)、呼吸道压力(P)、每分通气量(MV)等对于判断呼吸功能状态都具有重要意义。血流动力学方面应监测BP、ABP、CVP、PAWP、ECG及尿量等,根据这些指标综合判断患者的血流动力学情况。

六、麻醉处理

(一)麻醉前用药

复杂性创伤患者的麻醉前用药应当根据患者的具体情况而定,其原则如下。

1.一般情况较好者

一般情况较好者指神志清醒,呼吸、循环功能稳定的病例,可以在患者进入手术室后经静脉给予镇痛、镇静及抗胆碱药。

2.一般情况较差的患者

此类病例一般只给镇痛药,剂量应减小,给药过程中应小心观察患者的反应。

3.意识不清、怀疑有脑外伤的患者

禁忌给予镇静药和麻醉性镇痛药,以免抑制呼吸,而引起颅内压升高。

4.不应单独使用镇静药

为防止不良反应,麻醉前不宜单独使用;否则由于疼痛会引发烦躁与不安,这种现象一般称为镇静剂的“抗镇痛效应”。

5.抗胆碱药

一般在麻醉前经静脉给予。

(二)麻醉诱导

严重创伤患者的麻醉诱导是麻醉过程中最危险、最困难,也是最重要的步骤。应根据患者的不同状态选择不同药物和采用不同的诱导方法。麻醉诱导期常用的药物有:镇静药如依托咪酯、异丙酚等,肌松药如维库溴铵、琥珀胆碱等,麻醉性镇痛药如芬太尼、吗啡、哌替啶等。麻醉方法及药物的选用应对血流动力学影响最小为原则。根据患者病情的轻重程度,可选用下列诱导给药方案。

1.心跳停止

直接插管,不需任何药物。

2.深度昏迷

深度昏迷指对刺激无反应者,对此种病例应直接插管,不需任何药物。

3.休克

收缩压低于 10.7 kPa(80 mmHg)时,可用 S-氯胺酮 0.5～1.0 mg/kg＋琥珀胆碱 1～2 mg/kg 静脉注射或维库溴铵 0.1 mg/kg 诱导插管。

4.低血压

对收缩压 10.7～13.3 kPa(80～100 mmHg)之患者可选用芬太尼＋咪达唑仑＋肌松药诱导插管。

5.血压正常或升高

可用芬太尼＋咪达唑仑或异丙酚＋肌松药诱导插管。

(三)麻醉维持

临床麻醉的基本任务是既要保证患者镇痛、催眠、遗忘及肌松,又要保持血流动力学稳定。其原则仍然要根据患者的情况选择麻醉维持的方法和用药。

一般情况较好的患者麻醉的维持无特殊。一般情况较差的患者可采用芬太尼、氧化亚氮辅以肌松剂的浅全麻维持,情况好转后可辅以低浓度的吸入性麻醉剂。有些创伤严重患者的心血管系统对麻醉药的耐受能力很低,这部分患者可能在极浅或甚至在无麻醉条件下即可完成手术。因此,严重创伤患者诱导及手术早期“术中知晓”的发生率较高。“术中知晓”对患者心理是一个恶性刺激,可造成严重的心理障碍。但是如果将麻醉药剂量增加到足以使所有患者不发生“术中知晓”,则必然导致麻醉过深,其代价是患者的生命安全。在这种情况下,麻醉应当以保持循环稳定,保证生命安全为原则,待患者病情稳定后逐渐加深麻醉。

(四)术后早期恢复

术后常见的问题为呕吐与误吸、恢复延迟、恢复期谵妄、体温过低。

创伤前饱食的患者由于胃排空延迟,手术后可能仍然处于饱胃状态,麻醉恢复过程中发生呕吐的可能性极大。所以,术后拔管应当严格遵守拔管指征,即患者应当意识完全清醒,呛咳反射及吞咽反射恢复,心血管功能稳定,通气及氧合功能正常,无水、电解质及酸碱平衡失调,无麻醉剂及肌松剂残余作用。严重创伤的患者多数无法手术后即刻拔除气管内导管，需要保留气管导管一段时间。影响术后拔管的因素包括麻醉后的苏醒延迟、肺功能损害、心血管功能损害、过度肥胖、严重的胸腹部创伤及脑外伤造成意识不清等。保留气管导管的患者术后需要呼吸支持治疗，在ICU进行机械通气是比较好的选择。

（文婷婷）

第六节　关节置换术的麻醉

人工关节的材料和工艺越来越先进，接受人工关节置换的患者也越来越多。此类手术确实使患者解除了疼痛，改善了关节活动功能，提高了生活质量。人工关节置换术的不断发展给麻醉带来了新的课题，提出了更高的要求，因为该类患者往往有许多特殊的方面，对此麻醉医师需要有较深的认识，做好充分的术前准备，严密的术中监测和良好管理以及术后并发症的防治工作。

一、关节置换术麻醉的特殊问题

（一）气管插管困难和气道管理困难

类风湿性关节炎和强直性脊柱炎的患者常有全身多个关节受累，前者可累及寰枢关节、环杓关节及颞下颌关节等，可使寰枢关节脱位、声带活动受限、声门狭窄、呼吸困难及张口困难等；后者主要累及脊柱周围的结缔组织，使其发生骨化，脊柱强直呈板块状，颈屈曲前倾不能后仰，颞下颌关节强直不能张口。患者平卧时常呈“元宝状”，去枕头仍保持前屈，如果头部着床，下身会翘起。这两种患者行气管插管非常困难，因为声门完全不能暴露，且患者骨质疏松，有的患者还有寰枢关节半脱位，如果插管用力不当可造成颈椎骨折，反复插管会造成喉头水肿和咽喉部黏膜损伤、出血，气道管理更加困难。一些患者合并有肺纤维化病变，胸壁僵硬，致肺顺应性下降，通气和弥散能力均降低，可致 SpO_2 下降。对此类患者，麻醉医师在术前访视时，如估计气管插管会有困难者，应事先准备好纤维支气管镜以便帮助插管。合并肺部感染致呼吸道分泌物增多，且易发生支气管痉挛，给呼吸道的管理更增加了难度。

（二）骨黏合剂

为了提高人工关节的稳定性，避免松动和松动引起的疼痛，利于患者早期活动和功能恢复，在人工关节置换术中常需应用骨黏合剂（骨水泥），通常是在骨髓腔内填入骨水泥，再将人工假体插入。骨黏合剂为一高分子聚合物，又称丙烯酸类黏合剂，包括聚甲基丙烯酸甲酯粉剂和甲基丙烯酸甲酯液态单体两种成分，使用时将粉剂和液态单体混合成面团状，然后置入髓腔，自凝成固体而起作用。在聚合过程中可引起产热反应，温度可高达 80～90 ℃，这一产热反应使骨水泥更牢固。单体具有挥发性，易燃，有刺激性气味和毒性，因此，房间内空气流通要好。未被聚合的单体对皮肤有刺激和毒性，可被局部组织吸收引起“骨水泥综合征”。单体被吸收后大约 3 分钟达峰值血液浓度，在血中达到一定浓度后可致血管扩张并对心脏有直接毒性，体循环阻力下降，组织释放血栓素致血小板聚集，肺微血栓形成，因而患者可感胸闷、心悸，心电图可显示有心肌损害和心律失常（包括传导阻滞和窦性停搏），还可有肺分流增加而致低氧血症、肺动脉高压、低血压及心排血量减少等。单体进入血液后可以从患者的呼气中闻到刺激性气味。肺脏是单体的清除器官，清除速度很快，故一般不会受到损害，只有当单体的量达到全髋关节置换时所释放的单体量的 35 倍以上时，肺功能才会受到损害。因此，对肺功能而言，骨水泥的使用一般是安全的。为减少单体的吸收量，混合物必须做充分搅拌。

除单体吸收引起的对心脏、血管和肺脏的毒性反应外，当骨黏合剂填入骨髓腔后，髓腔内压急剧上升，使得髓腔内容物包括脂肪、空气微栓子及骨髓颗粒进入肺循环，引起肺栓塞，致肺血管收缩，肺循环阻力增加和通气灌流比例失调，导致肺分流增加、心排血量减少和低氧血症。为了减少髓腔内压上升所致的并发症，用骨水泥枪高压冲洗以去除碎屑，从底层开始分层填满髓腔，这可使空气从髓腔内逸出以减少空气栓塞的发病率,也可从下位的骨皮质钻孔,并插入塑料管以解除髓内压的上升。

对骨黏合剂使用时对心肺可能造成的影响,必须高度重视,采取预防措施。应当在用骨水泥时严密监测 PaO_2、$PaCO_2$、$ETCO_2$、SPO_2、血压、心律及心电图等。补足血容量,必要时给予升压药,保证气道通畅,并予充分吸氧。下肢关节置换的手术,在松止血带时,要注意松止血带后所致的局部单体吸收,骨髓、空气微栓子或脂肪栓等进入肺循环而引起的心血管反应,甚至有可能出现心搏骤停的意外。

(三)止血带

四肢手术一般都需在止血带下进行,以达到术野无血的目的。但是止血带使用不当时也会出现一些并发症。

(四)激素的应用

1.概述

行人工关节置换的患者常因其原发病而长期服用激素,因此,可有肾上腺皮质萎缩和功能减退,在围术期如不及时补充皮质激素,会造成急性肾上腺皮质功能不全(危象)。对此类患者应详细询问服用激素的时间、剂量和停用时间,必要时做 ACTH 试验检查肾上腺皮质功能。对考虑可能发生肾上腺皮质功能不全的患者,可在术前补充激素,可提前 3 天起口服泼尼松,5 mg,每日 3 次,或于术前一日上午和下午各肌内注射醋酸可的松 100 mg,在诱导之前及术后给予氢化可的松 100 mg 静脉滴注。

2.急性肾上腺皮质功能不全的判定

如果麻醉和手术中出现下列情况,则应考虑发生了急性肾上腺皮质功能不全。

(1)原因不明的低血压休克,脉搏增快,指趾、颜面苍白。

(2)在补充血容量后仍持续低血压,甚至对升压药物也不敏感。

(3)不明原因的高热或低体温。

(4)全麻患者苏醒异常。

(5)异常出汗、口渴。

(6)血清钾升高或钠、氯降低。

(7)肾区痛(腰疼)和胀感、蛋白尿。

(8)在上述症状的同时,可出现精神不安或神志淡漠,继而昏迷。

3.处理

如果考虑为肾上腺皮质功能不全,立即给予氢化可的松 100 mg 静脉推注,然后用氢化可的松 200 mg 静脉滴注。

(五)深静脉血栓和肺栓塞

骨关节手术有许多患者为长期卧床或老年人,静脉血流瘀滞,而手术创伤或肿瘤又使凝血功能改变,皆为静脉血栓的高危因素,在手术操作时有可能致深静脉血栓进入循环。长骨干骨折患者有发生脂肪栓塞的危险性,使用骨水泥时有可能发生空气栓塞。对麻醉医师来说,对术中发生的肺栓塞有足够的警惕非常重要,因为术中肺栓塞发病极其凶险,患者死亡率高,而且容易与其他原因引起的心搏骤停相混淆。因此,术中应密切观察手术操作步骤及患者的反应,严密监测心率、血压、SpO_2、$ETCO_2$ 等。心前区或经食管超声心动对肺栓塞诊断有一定帮助。如果患者术中突然出现不明原因的气促、胸骨后疼痛、$ETCO_2$ 下降、PaO_2 下降、肺动脉高压、血压下降而用缩血管药纠正效果不好等表现时,应考虑有肺栓塞的可能。

为了预防和及时发现因静脉血栓脱落而致肺栓塞,术中须维持血流动力学稳定,补充适当的血容量,并在放骨水泥和松止血带时需严密监测生命体征的变化。

对严重肺栓塞的治疗是进行有效的呼吸支持及循环衰竭的纠正与维持。主要方法包括吸氧、镇痛、纠正心力衰竭和心律失常及抗休克。空气栓塞时,应立即置患者于左侧卧头低位,使空气滞留于右心房内,防止气栓阻塞肺动脉及肺毛细血管,也可通过经上肢或颈内静脉插入右心导管来抽吸右心内空气。对血栓性肺栓塞,如无应用抗凝药的禁忌,可用肝素抗凝治疗,或给予链激酶、尿激酶进行溶栓治疗。高压氧舱可促进气体尽快吸收并改善症状。

二、术前准备及麻醉选择与管理

虽然有许多青壮年患者需行关节置换术，但以老年人多见。老年人常伴有各系统器官的功能减退和许多并存疾病，致围术期和麻醉中并发症增多，其死亡率也比年轻人为高。术前需对高龄患者并存的疾病及麻醉的危险因素进行正确评估，对并存疾病应给予积极的治疗。如对于高血压和冠心病患者，术前应给予有效的控制血压及改善心肌缺血，维持心肌氧供需平衡，以减少围术期心脑血管的并发症；慢性气管炎患者应积极治疗，训练深呼吸及咳嗽，以减少术后肺部感染。老年人心肺肝肾功能减退，药物代谢慢，诱导和术中用药应尽量选用短效、代谢快及对循环影响小的药物，如用依托咪酯诱导，以异氟醚、七氟醚、地氟醚等吸入麻醉药为主维持麻醉，尽量减少静脉用药。

（一）术前准备

1.麻醉前访视与病情估计

关节置换的患者，老年人较多，他们常合并有心血管疾病、肺部疾病、高血压及糖尿病等。类风湿性关节炎和强直性脊柱炎患者累及心脏瓣膜、心包及心脏传导系统者，须详细检查及对症处理。术前一定要了解高血压的程度，是否规律用药（抗高血压药可用至手术日早晨），是否累及其他器官，有无合并心功能不全。对合并房室传导阻滞和病态窦房结综合征的患者应详细询问病史，必要时安置临时起搏器。慢性肺疾患患者，要注意有无合并肺部感染，术前需做肺功能和血气检查。类风湿性关节炎和强直性脊柱炎要检查脊柱活动受限程度，判断气管插管是否困难，胸廓活动受限的程度如何。合并糖尿病的患者，要详细询问病史，服药的类型，检测术前血糖和尿糖值，必要时给予短效胰岛素控制血糖。有服用激素病史的患者，应根据服药史及术前的临床表现、化验结果决定围术期是否需要补充激素。

2.麻醉前用药

一般患者术前常规用药，有严重的循环和呼吸功能障碍的患者，镇静药或镇痛药慎用或不用。有肾上腺皮质功能不全倾向的患者，诱导前给予氢化可的松 100 mg，加入 100 mL 液体中滴注。

3.术前备血

估计术中出血较多的患者，术前要准备好充分的血源。为了节约血源和防止血源性疾病传播和输血并发症，可采用术中血液回收技术或术前备自体血在术中使用。血红蛋白在 10 g 或红细胞比积在 30%以下，不宜采集自体血。最后一次采血至少在术前 72 小时前，以允许血容量的恢复。拟做纤维支气管镜引导气管插管时，要准备好必备用品，如喷雾器、支气管镜等。

4.维持气道困难的预测与气管插管困难的评估

对类风湿性关节炎和强直性脊柱炎影响到颈椎寰枢关节、颞下颌关节致头不能后仰和/或张口困难的患者，应当仔细检查，估计气管插管的难易程度，以决定麻醉诱导和插管方式。目前，预测气道困难的方法很多，现介绍几种方法。

(1)张口度：是指最大张口时上下门牙间的距离，正常应≥3 指（患者的示指、中指和无名指并拢），2～3 指，有插管困难的可能，<2 指，插管困难。不能张口或张口受限的患者，多置入喉镜困难，即使能够置入喉镜，声门暴露也不佳，因此可造成插管困难。

(2)甲颏间距：是指患者颈部后仰至最大限度时，甲状软骨切迹至下颏间的距离，以此间距来预测插管的难度。甲颏间距≥3 指（患者的示、中及无名指），插管无困难，在 2～3 指间，插管可能有困难，但可在喉镜暴露下插管；<2 指，则无法用喉镜暴露下插管。

(3)颈部活动度：是指仰卧位下做最大限度仰颈，上门牙前端至枕骨粗隆的连线与身体纵轴相交的角度，正常值>90°；<80°为颈部活动受限，直接喉镜下插管可能遇到困难。

(4)寰枕关节伸展度：当颈部向前中度屈曲（25°～35°），而头部后仰，寰枕关节伸展最佳。口、咽和喉三条轴线最接近为一直线（亦称“嗅花位”或称 Magill 位），在此位置，舌遮住咽部较少，喉镜上提舌根所需用力也较小。寰枕关节正常时，可以伸展 35°。寰枕关节伸展度检查方法；患者端坐，两眼向前平视，上牙的咬颌面与地面平行，然后患者尽力头后仰，伸展寰枕关节，测量上牙咬颌面旋转的角度。上牙旋转角度可用量角器准确地测量,也可用目测法进行估计分级:1 级为寰枕关节伸展度无降低;2 级为降低 1/3;3 级为降低 2/3;4 级为完全降低。

(二)麻醉方法的选择

1.腰麻和硬膜外麻醉

只要患者无明显的腰麻或硬膜外麻醉禁忌证及强直性脊柱炎导致椎间隙骨化而使穿刺困难,都可选用腰麻或硬膜外麻醉,我院近年来在腰麻或硬膜外麻醉下进行了大量的髋、膝关节置换术,包括>80 岁的高龄患者,均取得了良好效果。而且有研究表明选用腰麻和硬膜外麻醉对下肢关节置换术有如下优点。

(1)深静脉血栓率发生率降低,因硬膜外麻醉引起的交感神经阻滞导致下肢动静脉扩张,血流灌注增加。

(2)血压和 CVP 轻度降低,可减少手术野出血。

(3)可减轻机体应激反应,从而减轻患者因应激反应所引起的心肺负荷增加和血小板激活导致的高凝状态等。

(4)局麻药可降低血小板在微血管伤后的聚集和黏附能力,对血栓形成不利。

(5)可通过硬膜外导管行术后椎管内镇痛。

2.全身麻醉

对有严重心肺并发症的患者、硬膜外或腰麻穿刺困难者以及其他禁忌证的患者,宜采用气管插管全身麻醉。

(1)注意要点:①选用对心血管功能影响小的诱导和维持药物。②尽量选用中短效肌松药,术中严密监测生命体征,术后严格掌握拔管指征。③强直性脊柱炎等气管插管困难者,应在纤维支气管镜帮助下插管,以免造成不必要的插管损伤;必要时可行控制性降压,以减少出血。

总之,在满足手术要求和保证患者安全的前提条件下,根据患者的病情,手术的范围,设备条件和麻醉医师自身的经验与技术条件来决定麻醉方法。

(2)全麻诱导。对年老体弱者,全麻诱导时给药速度要慢,并密切观察患者的反应,如心血管反应,药物变态反应等。常用静脉药物及其诱导剂量如下。①异丙酚:成人 2~2.5 mg/kg,在 30 秒内给完,年老体弱者宜减量和减慢给药速度。②咪达唑仑:未用术前药的患者:<55 岁,0.3~0.35 mg/kg;>55 岁,0.30 mg/kg,ASA Ⅲ ~ Ⅳ 级,0.2 ~ 0.25 mg/kg。已用术前药的患者,适当减量。③依托咪酯:0.2~0.6 mg/kg,常用量 0.3 mg/kg,小儿、老弱、重危患者应减量,注药时间在 30 秒以上。④硫喷妥钠:4~8 mg/kg,常用量 6 mg/kg。⑤常用肌松药及插管剂量:琥珀胆碱 1 ~ 2 mg/kg;泮库溴铵 0.10~0.15 mg/kg;维库溴铵 0.08~0.10 mg/kg,哌库溴铵 0.1 mg/kg。

(3)麻醉维持。一般用静吸复合全麻,特别是以异氟醚、七氟醚为主的静吸复合全麻,对患者心血管功能抑制小,苏醒快,是理想的麻醉维持方法,因此,尽量减少静脉用药,而以吸入麻醉为主。

(4)预知气道困难患者的插管处理。预知气道困难的患者,应根据患者情况选择插管方式,切忌粗暴强行插管,特别是有颈椎半脱位,骨质疏松,全身脱钙的患者。气管插管技术的选择如下。①直接喉镜:一般插管无困难的患者,可快速诱导、直接喉镜下气管插管。估计可能有困难,不宜快速诱导,而应咽喉表面麻醉和环甲膜穿刺气管内表面麻醉或强化麻醉下行清醒气管插管。②盲探经鼻插管:用于插管困难的患者。患者清醒,多采用头部后仰、肩部垫高的体位,并可根据管口外气流的强弱进行适当的头位调整,气流最大时,表明导管正对声门,待患者吸气时将导管送入气管内。③纤维光导喉镜引导气管插管:患者有明显困难插管指征时,应直接选择在纤维支气管镜帮助下插管;④喉罩:有条件者可选用喉罩处理气道困难和插管困难。

(三)术中麻醉管理

(1)术中严密监测患者的生命体征,维持循环功能的稳定和充分供氧。监测包括血压、心率、ECG、SpO_2、$ETCO_2$ 等项目。

(2)对术前有冠心病或可疑冠心病的患者,应予充分给氧,以保证心肌的氧供需平衡。

(3)硬膜外麻醉要注意掌握好阻滞平面,特别是用止血带的患者,如果阻滞范围不够,时间长则会使患者不易耐受。

(4)对老年或高血压患者,局麻药用量要酌减,掌握少量分次注药原则,防止阻滞平面过广导致血压过低,要及时补充血容量。

(5)注意体位摆放,避免皮肤压伤,搬动体位要轻柔,要注意保持患者的体温。

(6)在一些重要步骤如体位变动、放骨水泥、松止血带前要补足血容量,密切观察这些步骤对机体的影响并做好记录。

(7)体液平衡很重要,既要补足禁食禁水及手术中的丢失,满足生理需要量,又要注意不可过多过快而造成肺水肿。

(8)心血功能代偿差的患者,在总量控制的前提下,胶体液比例可适当加大,可用血定安、海脉素、中分子羟乙基淀粉及血浆等。

术中失血量要精确计算,给予适量补充,备有自体血的患者需要输血时,先输自体血,有条件者可采用自体血回收技术回收术中失血。

(四)特殊手术的麻醉

1.强直性脊柱炎和类风湿关节炎患者的麻醉

(1)病情估计。术前患者访视应注意如下事项:①了解病情进展情况,是否合并心脏瓣膜、传导系统、心包等病变,应作心电图检查及判断心功能分级。②判断胸廓活动受限情况,决定是否作肺功能和血气检查。③了解颈、腰椎有无强直,颈活动度及张口度,依此考虑诱导和气管插管以何种方式进行。④水电解质平衡情况,是否有脱钙。⑤是否有激素服用史,服用时间长短,剂量,何时停用,考虑是否用激素准备。⑥术前用药剂量宜小,呼吸受限者术前可免用镇静镇痛药,入室后再酌情给予。

(2)麻醉方式和术中管理。此类患者的腰麻和硬膜外麻醉穿刺常有困难,而且硬脊膜与蛛网膜常有粘连,易误入蛛网膜下腔,且椎管硬化,容积变小,硬膜外隙很窄,剂量不易掌握,过大致平面意外升高,有时又因硬膜外腔有粘连致局麻药扩散差,麻醉效果不好,追加镇静药又顾虑呼吸和循环抑制,颇为棘手。因此,从患者安全出发,一般采用全麻更为合适。全麻可根据患者颈部活动度和张口程度决定诱导和插管方式。估计有困难者,行清醒经鼻盲探气管插管。对脊柱前屈>60°、颈屈曲>20°患者,行快速诱导全麻是危险的。此外,反复不成功的插管可发生咽喉软组织损伤、出血、水肿,以致气道难以保持通畅,而出现缺氧、CO_2 蓄积,甚至心搏骤停等严重后果。因此,行纤维支气管镜引导下气管插管是安全可靠的方式。如果条件不具备,可考虑逆行插管术,也可考虑使用喉罩。

有近期或长期服用激素病史者,诱导前给予 100 mg 氢化可的松溶于 100 mL 液体中,输入后开始诱导。全麻忌过深,因此类患者对麻醉药耐量低,用药量应减少,尤其是静脉麻醉药。术中充分供氧,避免低氧血症,并注意液体量和失血量的补充。颈椎强直者,术后需完全清醒后再拔管。

2.髋关节置换术的麻醉

人工髋关节置换术的主要问题是患者多为老年人,长期卧床的强直性脊柱炎、类风湿性关节炎及创伤骨折患者,手术创伤大,失血多,易发生骨黏合剂综合征及肺栓塞。

术前访视患者时,要注意其全身并发症及重要脏器功能情况,如高血压、心脏病、慢性阻塞性肺疾病、糖尿病等,术前应控制血压,改善心肺功能,控制血糖。术前应检查心肺功能。要询问过敏史,服药史,服用激素史等。长期卧床患者要注意心血管代偿功能和警惕深静脉血栓和肺栓塞的危险。术前需准备充分的血源,如备自体血。术前用药需选用对呼吸和循环无抑制的药物。

麻醉方式可根据患者情况和麻醉条件及麻醉医师自身经验来决定。有的医院多采用腰麻或硬膜外麻醉。

当手术截除股骨头颈部,扩大股骨髓腔和修整髋臼时,出血较多。为减少大量输血的并发症,减少输血性疾病的危险可采用一些措施。

(1)术前备自体血。

(2)术中失血回收。

(3)术前进行血液稀释。

(4)术中控制性降压。

(5)注意体位摆放,避免静脉回流不畅而增加出血。

(6)术前、术中用抑肽酶可减少出血。

在用骨黏合剂时应警惕骨水泥综合征的发生,充分供氧,保持血容量正常,减浅麻醉,必要时给予升压药。同时要警惕脂肪栓塞综合征,以防意外发生。

3.膝关节置换术的麻醉

膝关节置换术主要注意松止血带后呼吸血压的变化、骨水泥问题及术后镇痛。膝关节手术一般用止血带减少出血,但要注意由此带来的并发症。少数高血压,心脏病患者在驱血充气后可产生高血压,甚至心力衰竭。在松止血带时可产生“止血带休克”及肺栓塞综合征。在双膝关节同时置换时,要先放松一侧后,观察生命体征的变化,使循环对血液重新分布有一个代偿的时间,再放另一侧止血带。

膝关节置换术后疼痛可能比髋关节置换术后更明显,可行各种方法的术后镇痛,有利于早期活动和功能锻炼。

(韦钦胜)

第十三章　眼科手术麻醉操作

第一节　眼科手术麻醉的特点

一、概述

(一)眼部解剖

眼球近似于球形，直径约 24 mm，位于锥形骨性眼眶内。眼球壁分为巩膜、葡萄膜和视网膜 3 层。巩膜层是最外层的坚韧纤维组织，葡萄膜包括虹膜、睫状体和脉络膜 3 部分。虹膜肌纤维控制瞳孔的大小，调节进入眼内的光线。交感神经兴奋时，瞳孔开大肌收缩，瞳孔扩大；与之相反副交感神经兴奋时，瞳孔括约肌收缩，瞳孔缩小。最内层是视网膜层。视网膜的光感受器接受光刺激，产生神经冲动，经视神经传递入脑产生视觉。视网膜不含毛细血管，氧供是由脉络膜提供。视网膜与脉络膜分离，会损害视网膜的血供，是失明的一个主要原因。

眼外肌是决定眼球运动的肌肉，起自眶尖部的纤维环(总腱环)，止于巩膜。6 条眼外肌包括 4 条直肌，2 条斜肌，围绕视神经、眼动静脉和睫状神经节形成肌椎。眼动脉是颈内动脉的分支，紧邻 Willis 环，给大多数眶内结构提供血供。上、下眼静脉直接汇入海绵窦。

眼部的神经分布较丰富，涉及第Ⅱ至第Ⅵ对脑神经和自主神经系统。其中眶内睫状神经节传递角膜、巩膜和睫状体的感觉。动眼神经发出副交感神经纤维，经睫状神经节支配瞳孔括约肌和睫状肌。颈动脉神经丛发出交感神经纤维，经睫状神经节支配瞳孔开大肌。因此局部麻醉药物可以通过阻滞睫状神经节，维持瞳孔中度扩大并固定。

(二)眼内压

眼球内容物、房水作用于眼球内壁的压力称为眼内压(IOP)。维持稳定较高的眼内压对于眼球折射面的完整性很重要。房水和脉络膜血容量是形成 IOP 的两大主要因素。房水总量为 250 μL，大部分的房水通过主动分泌以 2.5 μL/min 的速率产生。房水经后房，越过瞳孔、晶状体进入前房，营养角膜内皮。房水经前房和虹膜角间隙内的小梁网进入 Schlemm 管，汇入巩膜外静脉系统(正常压力为 8～11 mmHg)。因此，从眼到右心的任何部位引流管道堵塞或静脉回流出现问题都可能升高眼内压。正常 IOP 是 11～21 mmHg，平均为 16 mmHg。高于 25 mmHg 则认为是不正常的。平均动脉压与 IOP 的差值为眼灌注压，决定视网膜和视神经的血液供应。IOP 过高或过低都可以导致严重后果。IOP 过高引起视网膜血供减少，导致视神经功能受损。

影响眼内压的主要因素有：①来自眼轮匝肌的收缩和眼外肌张力施加在眼球的外在压力；②随着年龄的增加巩膜硬度的增加；③半固体状眼内容物(晶状体和玻璃体)变硬。外在压力可通过眼眶静脉充血升高眼内压,特别是紧闭口鼻用力呼气和咳嗽、呕吐时会加剧。麻醉过程中的体位和胸膜腔内压也可通过影响静脉压力而影响 IOP。头部升高 15°可以显著降低 IOP。每个心动周期眼内压有 1～2 mmHg 的波动,每天有 2～5 mmHg 的波动。外伤造成的眼球充血也会升高眼内压。过度通气和低温可以降低眼内压,相反,动脉低氧血症和通气不足会升高眼内压。动脉二氧化碳的增高与 IOP 增高成线性相关。眼球无开放性损伤时,上述原因引起 IOP 增高是一过性的不会引起后遗症。如果存在开放性眼球损伤,如外伤后或白内障等眼球开放性手术中,IOP 增高可导致眼内容物脱出、眼部出血,甚至失明。

大部分吸入和静脉麻醉药物可以降低眼内压(氯胺酮除外),虽然降低眼内压的机制不清,但目前认为与以下因素有关:①中枢神经系统抑制造成眼内压的降低;②眶外肌松弛,房水产生减少;③引流增加。吸入麻醉和硫喷妥钠麻醉可以引起剂量相关性 IOP 降低,降低幅度可达 30%～40%。阿片类药物对 IOP 影响较小。常规剂量的阿托品,即使在开角型青光眼患者,目前也没有证据证明会增高 IOP。氯胺酮可以引起中度的 IOP 增高。

琥珀酰胆碱会引起 IOP 一过性地增高 6～12 mmHg,持续 5～10 分钟。其机制可能与其增加眼外肌肉张力和扩张眼内血管有关。即使使用非去极化肌肉松弛药物进行预处理,也不一定能抑制琥珀酰胆碱的增加 IOP 作用。乙酰唑胺及普萘洛尔可以降低琥珀酰胆碱引起的眼内压升高。虽然目前尚无使用琥珀酰胆碱发生玻璃体脱出的报道,但在开放性眼球损伤患者伴饱胃时,能否使用琥珀酰胆碱进行麻醉诱导仍存在争议。

(三)眼心反射

眼心反射(OCR)是三叉-迷走神经反射,传入神经是三叉神经(分布在眼内容物上的神经末梢产生神经冲动,经睫状神经节,传入三叉神经眼支,再到达近第四脑室三叉神经感觉核),传出神经是迷走神经。压迫、刺激眼球或眼眶、牵拉眼外肌等操作都可诱发,表现为心动过缓,房室传导阻滞,室性二联律,多源性室性期前收缩,心室自主节律甚至心搏骤停,可伴有低血压。眼心反射最常发生于眼肌手术,小儿多见,特别是儿童的斜视手术。在视网膜脱离修复术和眼球摘除术中也时有发生。全麻不能抑制眼心反射,但眼心反射容易耐受,反复刺激后可减弱眼心反射,动脉低氧血症和高二氧化碳会加重眼心反射。

发生眼心反射应立即停止手术刺激,同时保证足够的通气、氧合和麻醉深度。通常停止手术刺激后可终止眼心反射的临床表现。若手术刺激消除后相应的临床表现仍然存在,则应给予 10～20 μg/kg 阿托品。对于儿童、有传导阻滞、血管迷走性反射病史,或曾使用 β 阻滞剂的患者,应考虑在相应的手术刺激前预防性使用抗胆碱能药物(阿托品或格隆溴铵)。

(四)眼科用药

眼科的滴眼药虽为局部用药,但吸收后可产生全身反应。一些眼科用药如乙酰胆碱、抗胆碱能药、可卡因、环戊通、肾上腺素、去氧肾上腺素以及噻吗洛尔等可以明显影响眼内压,并对麻醉过程中使用的一些药物产生不良反应。另外一些眼科的全身用药如甘油、甘露醇、乙酰唑胺也会产生不良反应而影响麻醉管理(表 13-1)。

表 13-1　眼科手术患者的常用药

眼科指征	药物	作用机制	全身反应
缩瞳	乙酰胆碱	胆碱能激动剂	支气管痉挛,心动过缓,低血压
	乙酰唑胺	碳酸酐酶抑制剂	利尿,低钾性代谢性酸中毒
青光眼(眼内压增高)	乙膦硫胆碱	不可逆的胆碱酯酶抑制剂	延长琥珀酰胆碱的作用时间,停药后血浆胆碱活性降低最长可达 3～7 周,心动过缓,支气管痉挛
	噻吗洛尔	β-肾上腺素能阻滞剂	阿托品对抗的心动过缓,支气管痉挛,加重充血性心力衰竭,可能加重重症肌无力

续表

眼科指征	药物	作用机制	全身反应
散瞳，减轻眼毛细血管的充血管的充血	阿托品	抗胆碱能	中枢性抗胆碱能综合征（极度疯狂，谵妄，兴奋，高热，狂热，面红，激动，口渴，口干，无汗症），视力模糊（睫状肌麻痹，畏光）
	环戊通	抗胆碱能	定向障碍，精神错乱，惊厥，构音困难
	肾上腺素	α、β-肾上腺素能激动剂	高血压，心动过速，心律失常，肾上腺素似乎可以降低眼内压而用于青光眼
	去氧肾上腺素	α-肾上腺素能激动剂，直接作用的血管加压药	高血压（一滴或 0.05 mL 的 10%溶液含有 5 mg 去氧肾上腺素）
	东莨菪碱	抗胆碱能	中枢性抗胆碱能综合征（见阿托品）

二、眼科手术麻醉

眼科手术大体可以分为眼外手术和眼内手术。由于眼科手术患者的配合是必需的，因此，手术方式、患者的基础情况以及对手术的配合程度是选择麻醉方式的重要因素。婴幼儿应使用全身麻醉。成人大部分的手术可以在局麻（如球后和球周阻滞）监护下完成。但无论选用何种麻醉方式，都需要达到以下的麻醉管理目标：①控制眼内压；②充分镇痛；③眼球静止；④避免眼心反射；⑤警惕可能的药物交叉反应；⑥苏醒期无呛咳、恶心、呕吐。

（一）麻醉前准备

大多数眼科手术患者对手术和麻醉感到焦虑，他们在关心手术效果的同时，担心手术过程中无意的眼球活动可能造成的后果以及围术期的疼痛，因此，术前麻醉医师和患者之间的交流非常关键。尽管眼科手术本身相对安全，但多数眼科手术患者的年龄偏大并有并发症，因此无论是表面麻醉、局麻监护还是全身麻醉，系统的麻醉前访视是必需的。

绝大多数的术前处理原则都适用于眼科患者，但有几点需要注意：糖尿病是眼科患者的常见伴随疾病。糖尿病和外科手术是相互影响的。此类患者的手术应尽量安排在上午进行以免干扰患者的日常治疗和饮食常规。术前应检测患者空腹血糖值，避免严重高血糖或低血糖。年龄＞65 岁、糖尿病病程超过 5 年、空腹血糖＞13.9 mmol/L、合并心脑血管疾病或糖尿病肾病、手术时间＞90 分钟及全身麻醉等均是增加手术风险的危险因素。对于接受眼科手术的患者，血糖的要求严格，应控制在 5.8～6.7 mmol/L。如空腹血糖＞10 μmmol/L、随机血糖＞13.9 mmol/L 或糖化血红蛋白（HbA1c）水平＞9%，应推迟非急诊手术。另外需要注意的是此类患者可能存在潜在的自主神经病变，当患者从卧位变坐位或直立位时需特别小心直立性的低血压。

（1）收缩压＞180 mmHg 和（或）舒张压＞110 mmHg 的高血压患者，建议延迟择期手术。

（2）口服抗血小板或抗凝药物，如阿司匹林、华法林等的患者，目前还没有循证医学的证据表明应该停药或者无须停药。除了要考虑围术期出血的风险，还要考虑到停药可能导致的栓塞风险，特别是重要器官的栓塞风险。因此应该根据患者的具体情况来决定是否停药。目前认为服用华法林治疗的患者行白内障手术是安全的。在中危手术，如青光眼手术，需要术前停用华法林治疗 4 天。对于出血或血栓形成高危的患者，需要将华法林改为肝素治疗。同时此类患者应以全身麻醉为主。如果选择局部麻醉，应考虑筋膜下阻滞或球周阻滞。

至于术前用药，虽然常规剂量的阿托品并不会增加青光眼患者的 IOP，但由于目前常规使用的吸入或静脉麻醉药并不影响上呼吸道腺体的分泌，因此不建议术前常规使用抑制唾液腺分泌的药物，避免由于口干而导致的患者焦虑。如果患者术前特别紧张，可以考虑使用苯二氮䓬类药物。

在局麻或表面麻醉下实施手术的患者，术前需要进行眼球活动的训练以便术中更好地配合。

（二）局部麻醉

局部麻醉适用于多数眼科手术，相对于全身麻醉而言，局部麻醉的优点在于：可以提供完善的术后镇痛；术后意识障碍、恶心呕吐的发生率低；患者可迅速下床活动，多数患者术后当天就可以出院。局麻应在完善的监测[动脉血压、心电图、脉搏氧饱和度和（或）呼吸末二氧化碳]下进行，同时局麻前所有患者必须建立静脉通道，以便抢救局麻药中毒以及术中给予辅助药物。大部分的眼科局麻是由手术医师完成，但麻醉医师需要了解相关技术及并发症并准备相应的全麻插管用品。常用的局麻技术如下。

球后或球周阻滞，适用于不超过2小时的角膜、前房或晶状体手术，需要患者的配合。

1.球后阻滞

球后神经阻滞可以提供充分的眼部麻醉与制动作用。操作时，眼球直视前方，保持中间凝视位，用细针经外下象限沿眶下缘刺入，穿过下眼睑或结膜，沿眼球壁缓慢进针约1.5 cm。当深度超过眼球赤道后，针尖转向内上方，朝眶尖再进针3.5 cm，当针尖进入肌锥时，有落空感。回抽无血后将局部麻醉药物[常用2%利多卡因和0.75%丁哌卡因等容量混合液，含透明质酸酶和肾上腺素1∶（200 000～400 000）]4～6 mL注入。注射后压迫眼眶数分钟，5～7分钟后检查麻醉效果。约有5%的患者需要再次注射。

球后阻滞相对安全，偶有并发症，如球后出血、刺激眼心反射、眼球后壁穿孔、局麻药注入静脉、眼内注射、视网膜中央动脉栓塞、硬膜下注射、局麻药弥散进入脑干由于呼吸抑制导致的迟发性意识消失（球后阻滞后窒息综合征）、失明、视神经穿透、角膜葡萄肿、局麻药弥散入中脑导致对侧眼外肌麻痹。球后出血是最常见的并发症，眼突出和结膜下瘀斑也可发生。必须监测IOP，如果眼压升高，需行眦侧切术以降低眼压。近视患者球后阻滞时应特别注意。因为眼球轴长超过25 mm，则眼球较大，巩膜较薄，增加了眼球穿孔的风险。此类患者宜选用其他麻醉方法。

2.球周阻滞

球周阻滞的麻醉方法是让患者直视正前方，以细针（25～27G）沿眶下壁进针，小心刺入眼球外下象限的外侧面，针头进入不超过25 mm，检查无回血，缓慢注入麻醉药物。局部麻醉药物多由2%利多卡因和0.75%丁哌卡因混合组成。添加透明质酸酶（5 U/mL）可以帮助药液更快扩散入肌锥内。添加肾上腺素（终浓度1∶400 000）可以减少出血，促进血管收缩，延长眼球制动作用。

球周阻滞可以达到有效的镇痛及眼球固定的目的。与球后阻滞相比，球周阻滞不易损伤眼外肌及视神经等附近组织，较少发生脑干麻醉、球后出血、视神经萎缩以及麻醉药物扩散至对侧眼等并发症。球周阻滞的缺点：注射剂量相对较大（6～8 mL），可能引起IOP增高；起效较缓慢（5～10分钟）；有潜在眼球穿孔的可能以及局部麻醉药物对下直肌毒性作用导致垂直性复视。选择使用钝性小针头可以最大程度减少出血和眼球穿孔的危险。

3.面神经阻滞

需要眼睑完全制动时，可加用面神经阻滞。方法如下。

（1）改良的Van Lint阻滞：距眶缘外侧1 cm，分别向眶下缘和眶上缘进针至骨膜，注入2～4 mL局麻药物。缺点：不适感，与眼部接近，术后常见瘀斑。

（2）O'Brien阻滞：在患者张口、闭口动作时，在耳郭的前方，颧弓的后下方触及下颌骨髁突，针尖垂直皮肤进针至骨膜，回抽无血后注入麻醉药物3 mL。

（3）Nadbath-Rehman阻滞：乳突和下颌后缘间垂直于皮肤进针约12 mm，回抽无血后注入3 mL麻醉药物。由于该方法阻滞面神经主干，应告知患者术后数小时内可能存在面瘫。其他的主要缺点：邻近重要结构，如舌咽神经等。

4.眼筋膜下阻滞

眼筋膜下阻滞技术，避免了锐性针头穿刺导致的并发症。并可以达到充分镇痛的效果。在局麻镇静下，使用开睑器分开眼睑。在内下或外下象限角巩膜缘外5 mm使用电刀钝性分离出长约2 mm眼筋膜。于眼筋膜下向后置入钝性导管（泪腺套管），深度不超过眼球赤道，注入局麻药物1～3 mL。其缺点是可能出现结膜水肿。

5.眼球表面麻醉

表面麻醉时患者的选择是关键。通常患者需耐受开睑器和手术显微镜灯光的刺激，并在术中配合医师的指令。高度紧张、敏感的患者应考虑其他的麻醉方法。实施表面麻醉时要将麻醉药物滴在上、下结膜穹隆部。麻醉药可以选择0.5%丁卡因或4%利多卡因。表面麻醉只能够麻醉结膜、角膜和前部巩膜，而不能麻醉眼睑、后部巩膜、眼内组织和眼外肌。因此要尽量避免对眼球、虹膜和晶状体的过度操作，缝线以及电刀的使用。随着小切口和超声乳化技术的开展，白内障手术可以只在表面麻醉下进行。

表面麻醉避免了球后和球周麻醉的潜在并发症。手术后不需要放置辅料进行遮盖，避免了术眼在术后的暂时性视力丧失，患者能最快地感受到视力的恢复。缺点：术中患者可能有眼球转动，且患者能感受到开睑器和手术显微镜灯光的刺激，眼内操作和眼压的波动也容易引起患者的不适或疼痛。

（三）全身麻醉

相对于局麻，全身麻醉在眼科手术并不常见，但对于婴幼儿、不能合作的成人以及某些类型的手术，全身麻醉是必需的。适应证包括：①婴幼儿。②患者自身要求。目的在于避免手术过程中的眼球活动造成的眼外伤。所以麻醉应有足够的深度，避免术中躁动。③患有慢性阻塞性肺部疾病，不能平卧的患者。④由于智力、听力、语言等各方面障碍，无法与医护人员合作的成人，如帕金森病、阿尔茨海默病、幽闭恐惧症等。⑤长时间的手术（超过3～4小时），或体位要求特殊估计在局部麻醉下患者难以支持的手术。⑥手术部位不能被区域、局部和表面麻醉所完全麻醉的患者。⑦区域阻滞麻醉操作困难或有禁忌（如近视患者的长眼轴，凝血功能异常的患者）。⑧局部麻醉药物意外注入鞘内或血管内，或局部麻醉药过敏者。

与局部麻醉相比，实施全身麻醉特别需要注意：①避免麻醉诱导和苏醒期间的躁动、咳嗽以及血流动力学剧烈波动导致的眼内压的变化；②维持足够的麻醉深度，保证患者充分的镇静、镇痛，避免手术操作过程中出现咳嗽或眼球活动；③术后恶心呕吐可导致眼内压的剧增而影响手术的成功率，同时也会延缓患者术后的恢复，防治措施可参考相关的指南。全麻的维持多选择机械通气而不是患者自主呼吸，以便术中调整动脉二氧化碳分压，维持稳定的IOP。然而对于老年以及脑血管病变的患者，二氧化碳分压的调整应权衡维持脑灌注和维持IOP之间的利弊。

眼科手术时麻醉医师远离气道，因此脉搏氧饱和度和呼气末二氧化碳监测十分重要。注意可能出现的气管导管打折，呼吸环路断开，气管导管意外脱出等情况。为避免气管导管打折或阻塞，可使用经口异型管或加强型气管导管。

喉罩替代气管插管在眼科手术中使用，在维持有效气道通畅的同时具有刺激小、患者耐受性好的优点，诱导和苏醒期平顺，咳嗽发生率低。但需要注意以下几点：①严格筛选患者，避免反流误吸的风险；②术中密切注意患者气道压的变化，及早发现可能的喉罩移位；③诱导和苏醒期，注意防范喉痉挛的发生，特别是在婴幼儿。

（徐　璟）

第二节　眼科手术麻醉的选择

一、术前访视

眼科患者因视力障碍或已失明，术前多紧张焦虑，术前访视应认真解释，取得患者的信任和合作。术前访视还应注意和眼科医师相互沟通，做好必要的术前准备。

眼科麻醉应注意患者的全身情况以及先天性或代谢性的合并症，有些眼科疾病实质上是全身性疾病在眼部的病理表现，如高半胱氨酸尿、Marfan综合征、重症肌无力、甲状腺功能亢进、糖尿病和高血压等。眼科患者中，老年和小儿患者所占的比例大，老年患者常合并呼吸循环或内分泌系统疾病，小儿患者常伴有先天性疾病。术前访视应掌握这些眼部疾病和全身疾病的用药情况,充分估计这些药物的药理特性和可能发生的药物相互作用。麻醉医师应在充分掌握眼科疾病病理生理、解剖和药理等特点的基础上,结合全身状况,全面考虑麻醉方案。

二、麻醉前用药

眼科麻醉前用药目的是为了消除患者的焦虑,抑制呼吸道黏膜腺体和唾液分泌,还要考虑减少麻醉中自主神经反射,减少恶心呕吐,维持稳定的眼内压。眼科术前用药包括抗胆碱药、镇静镇吐药、麻醉性镇痛药和神经安定药,麻醉前用药的种类应根据患者的具体病情需要而定。

麻醉前用药剂量的抗胆碱药不会对眼压产生明显影响。阿托品不仅可有效地抑制呼吸道分泌物,还可预防和治疗眼心反射引起的心动过缓,肌内注射阿托品的维持时间大概为60分钟。安定具有良好的抗焦虑、遗忘和中枢性肌松作用,并能对抗氯胺酮的兴奋作用,尽管可引起瞳孔扩大,如控制其用量在10 mg以内,一般不会使眼压升高。咪哒唑仑起效快,半衰期短,肌内注射剂量0.07～0.1 mg/kg,效果满意。麻醉性镇痛药哌替啶、吗啡有良好的镇静镇痛作用,但易致恶心呕吐,仅适用于疼痛剧烈的患者,使用时可与镇吐药物合用,以减少恶心呕吐的发生。1岁以内婴儿可只用阿托品。

三、麻醉选择

(一)局部麻醉

眼部神经支配涉及第Ⅱ～Ⅵ对颅神经和自主神经系统。眼肌由第Ⅱ、Ⅳ、Ⅵ对颅神经支配。眼球的感觉神经来自三叉神经,传导疼痛等躯体感觉。副交感神经节后纤维(源于动眼神经内脏运动纤维)支配瞳孔括约肌和睫状肌,交感神经节后纤维支配瞳孔开大肌。

局部麻醉包括表面麻醉、结膜下浸润、球后阻滞和球周阻滞。成人外眼手术和简单的内眼手术均可在局部麻醉下进行,如眼睑成形术、晶体摘除、脉络膜角膜移植、周围性虹膜切除等,均可在局部浸润和球后视神经阻滞下完成。

1.表面麻醉

角膜化学烧伤处理、角膜或结膜表面的异物取出、结膜裂伤缝合,均可选用表面麻醉,间或辅助神经阻滞麻醉。常用0.25%～1%盐酸丁卡因溶液滴入结膜囊,1～3分钟内起效,效果可持续1～2小时。给药后30秒内出现轻度球结膜充血,无扩大瞳孔与收缩血管作用,对角膜无明显影响,但高浓度的丁卡因可引起角膜上皮脱落。角膜损伤后,丁卡因吸收迅速,虑及该药毒性较大,可使用2%利多卡因溶液。手术中不宜用表面麻醉剂湿润角膜,以免损伤角膜上皮。

2.上直肌鞘浸润麻醉

在做上直肌牵引线时,用于防止疼痛反应。方法:患者向下注视,暴露上半部眼球,针尖于角膜缘后7～8 mm穿过结膜和筋膜囊旁注射0.5～1 mL局麻药。注意不可穿通肌肉,以免发生血肿。

3.球后阻滞麻醉

球后麻醉是将麻醉药物直接注入肌椎内,以阻滞睫状神经节和睫状神经的麻醉方法。此方法可使眼球完全麻醉,眼外肌松弛,并降低眼内压。睫状神经节位于眶尖,距视神经孔约10 mm处,在眼动脉外侧,外直肌和视神经之间,紧贴视神经。睫状神经节节后有三个根:长根为感觉根;短根为运动根,含有至虹膜括约肌、括约肌、睫状肌的纤维;交感根来自颈内动脉的交感神经丛,并与长根合并,含有至瞳孔开大肌与收缩眼血管的纤维。睫状神经节向前发出睫状短神经,为6～10支,在视神经周围穿过巩膜,在巩膜与脉络膜之间向前分布于虹膜、睫状体和角膜。

(1)球后阻滞方法:患者平卧,嘱其向鼻上方注视,皮肤消毒后,用5号针头(不能过于尖锐),由眶下缘中外1/3交界处先平行眶底垂直向后进针至赤道部,然后转向球后,从外直肌与下直肌之间缓缓推进,在肌椎内直达球后。针尖斜面朝向眼球,进针深度不得超过35 mm,使针尖恰好位于睫状神经节和眼球后壁之间,回抽无血时,注入局麻药2.5～3 mL。出针后,嘱患者闭合眼睑,并轻轻下压眼球片刻,以预防出血，也有利于局麻药物扩散及降低眼压。

(2)球后阻滞成功的体征：上睑下垂，眼球固定，轻度外斜，角膜知觉消失，瞳孔扩大，虹膜、睫状体及眼球深部组织均无痛觉，由于眼外肌张力的减低，眼压也相应地降低。

(3)球后麻醉的并发症。①球后血肿：其发生率多报道为1%～3%，因球后注射损伤血管所致。如刺破静脉则出血比较缓慢，应立即用手掌压迫眼球，一般压迫1分钟后放松10秒钟，直到出血停止。继续压迫5分钟左右，待眼睑松弛后，仍可继续手术。如为动脉出血，则眼眶压力迅速增高，眼球突出，眼睑紧闭，必须暂停手术，压迫止血并用绷带包扎，待2～3天后根据情况再行手术。最严重者可因眼眶压力增高导致视网膜动脉阻塞，最后发生视神经萎缩。为避免球后出血，必须熟练掌握球后注射技巧，同时不宜选用过细、过锐的穿刺针头。②局麻药所致暂时性黑矇：可发生于球后注射局麻药后即刻或数分钟内。先出现眼前发黑，然后黑矇。眼部可见上睑下垂，瞳孔开大，眼底正常或出现视网膜中央动脉痉挛，视神经、视网膜缺血等表现。发生的原因可能是局麻药的直接作用，造成视网膜中央动脉或视神经动脉分支痉挛。对于青光眼晚期视野已呈管状者，更易出现以上症状。一旦发生黑矇应立即按视网膜中央动脉阻塞处理，吸入亚硝酸异戊酯0.2 mL，3～5分钟后便可出现光感。若不加处理，30～60分钟也可出现光感，约数小时后随麻醉作用消失，视力逐渐恢复。③局麻药引起呼吸抑制：局麻药注入后快速渗入视神经周围硬膜下间隙，进入脑桥及中脑部，因此在循环系统受累之前就可出现呼吸停止和意识丧失。该并发症虽然很少发生，但病情紧急。关键是及时发现，控制气道，进行人工呼吸，直至恢复。④刺破眼球引起视网膜剥离和玻璃体积血。⑤严重心律失常和眼心反射。

4.球周麻醉

20世纪80年代以来，球周麻醉被推广应用。

(1)球周麻醉方法：嘱患者睁眼不动，用25 mm长的针头，分别于眶上缘内1/3与中外2/3交界处及眶下缘外1/3与中内2/3交界处为注射点。先作皮下注射0.5 mL局麻药浅表浸润，以防进一步操作引起疼痛，然后将针尖斜面朝向眼球，从注射点垂直进针，沿眶缘刺入25 mm，接近眶底，回吸无血，上下分别缓慢注入局麻药2～4 mL，注药后10～15分钟，可阻滞第Ⅲ～Ⅵ对颅神经末梢及睫状神经节，使眼外肌麻痹，产生与球后麻醉相同甚至更完善的镇痛。

(2)球周麻醉的优点：①不易损伤眼外肌及附近组织，注射针距离眼球、视神经、视神经鞘膜及视神经孔较远，较球后麻醉更安全。②减少刺破血管出血的机会。③注射时疼痛不适较轻。④不易引起后部眶压增高。⑤一般不会发生黑矇现象。

(3)球周麻醉的并发症：尚未发现有严重的并发症。由于注入的局麻药量较大，可引起球结膜水肿、皮肤瘀血、早期上睑下垂、眼外肌麻痹等。

5.面神经阻滞麻醉

面神经阻滞麻醉是一种对面神经眼睑分支的阻滞麻醉。可消除眼轮匝肌和其他面部肌肉的运动，抑制由于瞬目反应引起的眼内压升高。

(1)VanLint法：是对眶缘部面神经的末梢分支(额支和颧支)阻滞的麻醉方法。具体操作是距外眦部1 cm眶缘侧皮肤进针达眶骨骨面，注入少量局麻药，然后沿眶外上缘推进到略越过眶上缘中央部，在进针和退针时注入局麻药2 mL。退针到原刺入点皮下时，将针转向眶外下缘，沿骨面推进直到眶下缘中央处，同样注入局麻药2 mL，出针后加压按摩。注意在注射局麻药时，针尖需深达骨膜，勿接近睑缘。否则麻醉剂会扩散至眼睑皮下，引起弥漫性肿胀，使睑裂变窄，不仅影响麻醉效果，而且影响手术操作。

(2)O'Brien法：是在下颌骨髁状突处对面神经主干的上支进行阻滞的方法，可达到麻醉眼轮匝肌的目的。具体操作为，首先确定准确的注射点。嘱患者张口、闭口动作，此时在耳屏前可触到下颌骨髁状突滑动，从髁状突和颧弓的交角处垂直刺入1 cm深至骨面，回吸无血，注入局麻药2 mL，不可将局麻药注入关节腔内。

(3)Atkinson法：本法主要是对面神经主干和部分末梢阻滞的方法。具体操作为，于经过外眦稍后的垂直线与颧骨下缘交界(即眶下角)处进针，深达骨膜后向顶端方向平行于眶外缘，越过颧骨弓，直达耳郭

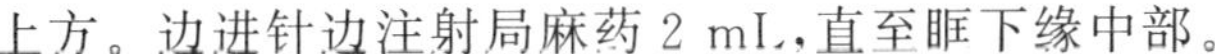

上方。边进针边注射局麻药 2 mL，直至眶下缘中部。

（二）静吸复合全麻

手术中患者头部被无菌单覆盖，麻醉医师很难直接接近面部。因而，术中应维持呼吸道通畅；气管插管应妥善固定，麻醉机和气管导管的连接必须可靠；术中应密切监测患者的 ECG、血氧饱和度、脉搏、血压等指标，发现状况及时处理。

常用的麻醉诱导药物为起效迅速地静脉麻醉药、强效止痛药和肌肉松弛剂。巴比妥类镇静催眠药、麻醉性镇痛药均可使眼内压下降 10%～15%。异丙酚降低眼压的效果明显大于硫喷妥钠，尤其对已有眼压增高的患者，降眼压的效果更为明显。肌肉松弛剂首选非去极化类，如维库溴铵、阿曲库铵等。去极化肌松剂琥珀胆碱会升高眼内压，注射前使用小量非去极化肌松剂防止或减轻肌颤的效果并不确切。挥发性吸入麻醉药氟烷、安氟醚、异氟醚及七氟醚均有降低眼压作用。

静吸复合全麻的可控性较强，诱导及苏醒迅速。麻醉诱导及维持时均应力求眼内压平稳，避免呛咳和躁动，使用氧气面罩时位置应得当，不得压迫眼球。麻醉管理中应注意全麻深度要足够，术中要维持眼眶肌、眼外肌群松弛，避免缺氧和二氧化碳蓄积，以及静脉淤血。

（三）异丙酚全凭静脉麻醉

异丙酚静脉注射 1.5～2.5 mg/kg，2 分钟后血药浓度达峰值。异丙酚代谢迅速，即使连续静脉注射 6 小时，停药后 15 分钟血药浓度即可降低 50%，这一快速的代谢清除率使之具有十分突出的清醒迅速而完全的优点。异丙酚降低眼内压的作用明显大于硫喷妥钠，尤其对于已有眼内压增高的患者。其不良反应表现在该药快速大剂量静脉注射时（大于 2.5 mg/kg）可引起血压下降和呼吸抑制，对心率影响则不明显。

异丙酚与瑞芬太尼及中短效非去极化肌松剂如维库溴铵或阿曲库铵联合应用，构成一组比较理想的全凭静脉麻醉药物组合，配合气管插管或喉罩通气，适用于手术时间较短的内眼手术。

麻醉维持可用异丙酚分次注射和微量泵持续静脉给药法。分次注药法血药浓度波动较大。目前多用静脉持续输注法。根据其药代动力学和药效学设计出的立计算机管理给药系统，即为靶控输注（TCI）技术，可实现血药浓度与效应室浓度的动态平衡。TCI 系统通过药代动力学模型及其参数控制药物的输注速率，维持过程中，不断计算维持中央室浓度所需的维持速率，以补偿药物的清除和再分布。能快速达到并维持于目标血药浓度，维持稳定的麻醉状态。增加脑电 BIS 值或 EEG 监测，可以更好地维持患者的麻醉深度在所需的水平。对于短小眼科手术，异丙酚靶控镇静和局部阻滞的结合，无须气管插管，通过 EEG 的反馈调节麻醉深度，即可满足手术需要。

（四）氯胺酮静脉麻醉

氯胺酮具有良好的镇痛作用，咽部的保护性反射依然大部分存在，对自主呼吸基本不抑制，特别适用于手术时间较短，要求镇痛良好，又不需控制呼吸的病例，所以较常用于小儿的眼科全身麻醉，而无须气管插管。麻醉过程中，必须保持呼吸道通畅，加强呼吸管理，密切观察患者的通气和氧供，及时排除潜在问题。应用氯胺酮时首次剂量 1～2 mg/kg，术中要注意临床体征的多样化和清醒期的并发症。

氯胺酮麻醉的缺点是升高眼压、颅内压和血压及精神症状，目前已较少单独应用。禁忌单纯使用氯胺酮用于内眼手术。为克服氯胺酮的缺点，近年来常将异丙酚与氯胺酮合用，后者仅使用亚临床麻醉剂量（0.5 mg/kg），可以有效抑制眼压升高，减少精神症状的发生。此外，氯胺酮与利多卡因合用或与咪哒唑仑合用的临床应用也有报道。

（五）眼科麻醉进展

1.喉罩的应用

大多数眼科浅表手术如白内障吸取、人工晶体植入、青光眼手术、角膜移植、眼睑成形、眼肌和虹膜等常见手术，不需要术中使用肌松剂控制呼吸，但要求麻醉清醒迅速完全。眼底手术恢复期尤其需要尽量平顺，手术后需要尽快改为特殊体位（如俯卧位），以提高视网膜复位手术的成功率。气管内插管操作刺激较大，术中需维持较深的麻醉，而术毕时减浅麻醉、拔管时呛咳和头部运动均会导致眼内压升高，不利于内眼手术。喉罩则可在保留自主呼吸时插入，操作简便，也不会发生气管插管所致的明显血流动力学改变。浅麻醉下患者即可良好耐受，轻度变换体位时也不会诱发咳嗽反射。

近年来，喉罩为临床麻醉吸入给药和呼吸管理提供了新的手段。与面罩相比，喉罩更接近声门，不受上呼吸道解剖特点的影响，因此对通气的管理更加确实可靠。与气管插管相比，喉罩不会对喉头、气管造成损伤，操作简便。无论患者自主呼吸还是行辅助或控制呼吸均能经喉罩施行。由于对咽喉部刺激轻，因此对循环功能的影响也很小。

通过喉罩维持通气时，仍需注意检查通气效果，监测 $PETCO_2$、SpO_2 或血气，必要时给予辅助通气。气管插管时，呼吸道可完全隔离，而喉罩依靠充气后在喉头形成不耐压的密封圈与周围组织相隔离，因而通气时气道内压不宜超过 20 cmH_2O，否则易发生漏气以及气体进入胃内。

使用喉罩时要注意下列问题：①饱胃或胃内容物残余的患者禁忌使用。②严重肥胖或肺顺应性低的患者，应用喉罩行辅助或控制呼吸时，由于需要较高（>20 cmH_2O）的气道压，易发生漏气和气体入胃，诱发呕吐，故应列为禁忌。③存在潜在呼吸道梗阻的患者，如气管受压、气管软化、咽喉部肿瘤、脓肿、血肿等禁忌使用喉罩。特殊体位，如俯卧位手术患者不宜使用。④浅麻醉下置入喉罩易发生喉痉挛，应予避免。⑤置入喉罩后不得做托下颌的操作，否则将导致喉痉挛或位置移动，术中应密切注意有无呼吸道梗阻。⑥呼吸道分泌物多的患者，不易经喉罩清除。

2.监测下麻醉管理（MAC）与镇静术的应用

复杂的内眼手术过去均需在气管插管下完成。术毕清醒时间长，潜在风险较大。近年来，激光、玻璃体切割等技术的应用和完善使眼科手术的时间大大缩短，手术刺激也相应减少。因此，相当种类的手术可在局麻下完成。局部麻醉虽可完成手术，但不能消除患者的恐惧和焦虑。局麻辅以镇静术可以减轻患者的恐惧和焦虑，镇痛良好而相对安全。目前，ASA 将麻醉科医师参加的从术前评估、制订麻醉计划到指导给药达到所需程度的镇静或对局麻患者监护，随时处理紧急情况称为监测下麻醉管理（monitored anesthesia care，MAC），以强调麻醉安全。

镇静镇痛给药必须是渐进性的，在患者舒适和安全之间获得满意的平衡，防止镇静过深，同时对呼吸、循环系统的变化持续监护，否则难以保证患者安全。如需逆转过深镇静，可用相应拮抗药。

部分眼科手术操作在局麻完善的基础上，MAC 可获得满意效果。成年人可用氟哌利多 10 μg/kg 加芬太尼 1 μg/kg 静脉注射为首次量，此后不再应用氟哌利多，仅以芬太尼 0.008～0.01 μg/(kg·min)静脉注射维持。这一方法镇静镇痛效果较好，但顺行性遗忘欠佳。咪哒唑仑首次量 25～60 μg/kg 静脉注射，0.25～1.0 μg/(kg·min)静脉注射维持，或异丙酚首剂量 0.5～1 mg/kg 静脉注射，10～50 μg/(kg·min)静脉注射维持，可维持良好镇静。术中与患者保持语言联系，随时了解镇静程度，调整注药速度，可取得完善的镇静遗忘和心理保护作用。如果给予 EEG 监测，能更好地判断患者的镇静程度。

3.七氟烷的应用

婴幼儿由于解剖生理特点，胸廓小，胸骨软，深吸气或哭泣时，下胸部易呈凹陷。尤其 6 个月以内婴儿牙齿尚未长出，上下颌缺乏支架，舌大而厚，常紧贴上腭。麻醉过程中，其鼻咽部易为舌所阻，加重呼吸道阻塞。婴幼儿颈部短而软，扁桃体及腺样体常较肥大，而鼻腔、喉及气管较细小，呼吸道分泌旺盛，易发生呼吸道梗阻。婴儿的外周静脉穿刺和固定较困难。若选用基础麻醉，常发生术中麻醉偏浅，术后镇静过度等情况。

选用七氟烷-氧化亚氮-氧半紧闭吸入麻醉诱导，通过喉罩辅助通气，以吸入麻醉维持，可使麻醉的安全性和可靠性得到很大提高。一般经口盲探插入 1 号或 2 号喉罩，置入困难者可用喉镜辅助，到位后套囊充气，妥善固定。继续吸入七氟烷-氧化亚氮-氧以维持麻醉，根据患者及手术情况调节流量和七氟烷吸入浓度。术毕停用吸入麻醉药物，以纯氧大流量冲洗，患者在数分钟内即可清醒，拔出喉罩。这一麻醉方法中，应注意氧化亚氮易进入体内任何含气腔隙的特性，某些内眼手术会在玻璃体内注入气体，氧化亚氮的吸入和排出会影响眼内压。这时通常也可单纯吸入七氟烷，镇痛药物则给予亚麻醉剂量的氯胺酮或者麻醉性镇痛药物。

（徐　璟）

第三节 眼科常见手术的麻醉

成年人外眼手术一般均可在局麻下完成。斜视矫正术和眼睑成形术是小儿眼科最常见的外眼手术，需行全麻，对于合作的大龄儿童可在镇静止痛和局麻下施行。

一、斜视矫正术

现认为斜视患儿接受手术的年龄越早越好。通常手术时间均在1个小时内。气管插管或喉罩通气，静吸复合全麻或全凭静脉麻醉均可。在呼吸道管理有保障的情况下，也可选用氯胺酮间断静脉注射，不做气管内插管或喉罩通气。采用氯胺酮辅以利多卡因或丙泊酚则可获得更平稳的效果。实施此类手术的麻醉需注意以下问题：①斜视患儿可合并其他先天性疾病。②斜视矫正术由于牵拉眼肌，特别是内直肌时易引起眼心反射，术前应用足量阿托品有预防作用。术中监测心电图，一旦发生严重的心动过缓或心律失常，应暂停手术并作相应处理。③施行眼肌手术的患者发生恶性高热的比例大。如术中出现心动过速，呼吸频率加快，呼气末 CO_2 分压增高，但不能用麻醉浅解释者，应测体温。对于体温上升迅速，于15分钟内增高0.5 ℃以上者，必须警惕恶性高热。④眼肌手术后易发生恶心呕吐，是由于眼胃反射所致，氟哌利多和胃复安有预防作用。

术后通常不需要眼罩，因此要限制小儿手臂运动或用夹板固定，患儿虽然清醒了，但因眼部肿胀或眼药膏影响而造成视力不佳，使患儿很烦躁。斜视术后患儿的疼痛轻微，特别是小的儿童，通常非麻醉性镇痛药或可待因1.0～1.5 mg/kg口服可以缓解患儿的不适。眼肌手术的小儿术后恶心呕吐的发生率较其他眼部手术为高，在个别因长时间呕吐不能离院的患儿，要制止这一并发症的发生。采取的措施有，避免术前用麻醉性镇痛剂，麻醉前使用抗呕吐药。氟哌利多是很有效的抗呕吐药，术前0.4 mg/kg口服还可起到镇静的作用。

二、眼外伤

眼睛是人体组织中最精密的器官，但同时又相当脆弱。其他部位的外伤可以直接或间接地波及眼，例如颅脑外伤。另一方面眼外伤患者又常合并其他部位损伤，尤其是颌面部外伤。

随着科学技术进步，有关眼外伤的观点和治疗在不断改进，治疗效果取得了明显的进步。医师们已经不满足于单纯保存眼球，而是争取进一步恢复视力。20世纪80年代以来最重要的技术进步是早期控制感染、显微手术的普及和玻璃体切割术的临床应用。这些技术进步使眼外伤急诊手术较以前更为精细和多样。麻醉科专业技术的发展与之相结合，促进了整体治疗水平的提高。

眼外伤急诊手术依手术大小，手术是否进入眼球，其麻醉处理有一定差异。局部麻醉以表面麻醉、结膜下浸润、球后麻醉、球周麻醉较常用。常用药为0.25%～0.5%丁哌卡因、2%利多卡因。球后阻滞注意不可加用肾上腺素，因为视网膜中央动脉为一终末动脉，痉挛后会引起视网膜缺血而损害视力，尤其对于青光眼已成管状视野患者会使视力突然丧失。复杂的眼外伤手术刺激强，单纯局麻止痛不全，在局麻完善的基础上镇静止痛术可获得较满意效果。对于局麻和镇静止痛术难以完成的手术及不合作的儿童均选择全身麻醉。小儿简单的浅表外伤手术可采用以氯胺酮为主的静脉麻醉。

(一)小儿眼外伤合并上呼吸道感染的麻醉处理

小儿眼科急诊手术以眼外伤最常见。发病突然，病情急。为使创伤得到及时处理，减少继发感染，宜及早手术。然而据统计，小儿眼外伤合并上呼吸道感染者约占半数以上。其中5岁以下的儿童及转诊待手术时间1天以上者，合并上呼吸道感染者达80%。其原因为：①小儿全身免疫功能和呼吸道局部免疫功能不足，1岁时IgA仅为成人的5%，IgG与呼吸道分泌的其他抗微生物物质也较成人低。而眼外伤可致机体暂时性免疫抑制，使患儿更易发生呼吸道感染。②小儿呼吸系统发育尚不完全，鼻道狭窄，缺乏鼻毛，局部黏膜的屏障作用弱。气管、支气管黏膜腺体分泌不足，表面干燥，影响纤毛运动，分泌物清除困难，使呼吸道感染容易发生。③眼部伤口未及时处理而发生感染。病原菌随分泌物从鼻泪管流入眼部引发上呼吸道感染。国外一组报告认为合并上呼吸道感染的小儿若行气管内麻醉，呼吸道并发症比不行插管者高 11 倍。在麻醉期间出现与呼吸道有关的异常情况者要比呼吸道无感染者多 2～7 倍。婴幼儿由于气管内径增生速度快于支气管和细支气管，当上呼吸道感染使黏膜充血肿胀容易发生气道梗阻。为了早期处理控制感染，手术不宜拖延，要综合眼局部和全身的情况决定麻醉时机。此类患儿麻醉前用药阿托品不宜减量，剂量 0.02 mg/kg 肌内注射或静脉注射。麻醉诱导力求平顺，避免患儿哭闹。术中注意气道管理，及时清除分泌物，避免频繁吞咽。若行气管内麻醉，术后应在恢复室或病房看护，不宜早离院。

（二）饱胃患者的麻醉处理

眼外伤急诊与其他外伤急诊一样，患者多为饱胃。全麻诱导前至少禁食 6 小时，禁饮 4 小时，而创伤、疼痛、焦虑、孕妇胃排空时间还要延长。眼外伤急诊患者多未禁食，如病情许可，可延迟数小时再行全麻手术。即便如此，仍不能保证胃内容全部排空。而婴幼儿禁食时间不宜过长，否则易发生酮症。全麻诱导仍要注意防呕吐和误吸。呕吐还可使眼压增高，对眼球穿通伤合并眼球内容物脱出病例极其危险。

饱胃患者麻醉行快速诱导气管内插管需由富有经验的麻醉科医师实施。术前 1 小时肌内注射或静脉注射甲氧氯普胺 10 mg 促进胃排空，但阿托品可拮抗甲氧氯普胺作用，不可同时使用。减少胃液量和提高胃液 pH 可用竞争性 H_2 组胺受体拮抗剂雷尼替丁等。预计无气道困难时，诱导前静脉推注阿托品减少分泌，减轻迷走神经张力。充分去氮给氧，静脉注射维库溴铵 0.2 mg/kg。当患者眼睑下垂时，表明肌松作用已发生，此时助手持续压环状软骨，以防胃内容反流。同时立即静脉快速注入硫喷妥钠 8 mg/kg 或异丙酚2.5 mg/kg，起效后插入带套囊气管导管。术毕拔管时仍要防止呕吐和误吸。

（三）麻醉中呼吸管理

眼科急诊手术患者的头面部及颈部均被无菌巾覆盖，短小手术有时不做气管插管亦不用喉罩通气，维持呼吸道通畅尤为重要。麻醉机和负压吸引器必须在手边备好，随时可用。放置合适的头颈部位置，密切观察患者的呼吸运动，可及时发现呼吸道轻微的梗阻情况。无创脉搏血氧饱和度监测很有必要。用喉罩通气时，头位改变或喉罩固定不牢也可发生通气不畅。

（四）小儿全麻时体温监测

小儿体表面积相对较大，其体温易受环境温度的影响，所以麻醉期间体温变化大。尤其小儿眼科急诊合并上呼吸道感染时，由于感染发展、手术创伤，可引发高热，所以必须重视体温监测。术中如出现心动过速，呼吸频率加快，但不能用浅麻醉解释者，应立即测量鼻咽温或肛温。确诊高热后要积极采用降温治疗，以物理降温为主，使体温降至 38.5 ℃以下。对于体温上升迅速于 15 分钟内增高 0.5 ℃以上者，必须高度警惕恶性高热。恶性高热越早诊断越好，并立即治疗。首先立即停用所有触发恶性高热药物，用纯氧过度换气，更换麻醉机和钠石灰，立即应用坦屈洛林（dantrolene），该药是逆转恶性高热关键性用药。如 10 mg/kg无反应，可用到 20 mg/kg，直到病情稳定，再加上强有力降温措施，$NaHCO_3$ 纠正酸中毒，治疗高血钾，维持尿量不少于每小时 1 mL/kg。待病情稳定后转送 ICU 继续治疗。

三、眼内容物剜出术

眼球摘除术需完善的止痛和预防眼心反射。眶内肿瘤摘除术也会发生眼心反射。术中出血可沿鼻泪管进入呼吸道，应选择气管内全麻，做好气道保护。

四、急性闭角型青光眼急性发作患者的麻醉问题

该病是眼科急诊之一，需要在最短的时间内降低眼压，开放房角，挽救患病眼的视功能。降眼压药可同时应用，但也不必被动等待眼压下降，特别是反复用药效果不佳者。必要时需做前房穿刺术，有条件者行周边虹膜成形术，开放房角，缓解急性发作过程。或行小梁切除术等滤过手术，降低眼压。

在手术前及术后，均需积极用药控制高眼压。根据药物的化学结构和药理性质，抗青光眼药可分为五

大类，即拟副交感神经药、拟肾上腺素能药、肾上腺素能阻断药，碳酸酐酶抑制剂和高渗脱水剂。对于眼压顽固不降的难治性青光眼急诊手术，在术前 1.5 小时给予静脉点滴 20%甘露醇 250～500 mL，或口服 50%甘油盐水 2.5 mL/kg。麻醉前需注意局部用药如频繁点药过量，经鼻泪道吸收可引起全身性不良反应，如低血压、心动过缓、低血钾、代谢性酸中毒、高血糖等。

未经手术的闭角型青光眼禁用肾上腺素、胆碱能阻断药、安定类镇静药，以上药物均可散瞳，于闭角型青光眼不利。氯胺酮可升高眼压和颅内压，琥珀酰胆碱致眼外肌成束收缩，使眼内压急剧升高，以上药物对急性青光眼患者单独使用时属禁忌。青光眼手术局麻多采用球后阻滞及上直肌浸润。

五、白内障、角膜移植或角膜、巩膜修复术

对于合作的成年人均可选择局麻或镇静止痛术，对不合作的儿童及复杂内眼手术则选择全麻。双侧先天性白内障越早手术越好，因为它严重阻碍了对视网膜的刺激，妨碍视力的正常发展。单侧完全性先天性白内障也应在出生后头几个月内摘除，以防止剥夺性弱视。许多行先天性白内障摘除术的小儿，在出生后几天或几个星期即应接受手术。麻醉科医师要注意高氧引起的成熟前视网膜病变，因为直至出生后协同视网膜血管才长全。尽管视网膜病变是多因素的，但观察者仍建议吸入 O_2 浓度控制在维持氧分压于 60～80 mmHg。保持眼内压稳定，避免眼内容被挤出，因此必须保持足够深度的麻醉，直到伤口完全关闭。

六、眼底手术

视网膜脱离修补术、玻璃体切割术等眼底手术通常需 1～3 小时，对于合作的成年人一般局部麻醉加镇静术即可，复杂的网脱及玻璃体切除手术则需气管插管吸入麻醉。网脱术中牵拉眼外肌转动眼球是必需的操作，可引起眼-心反射。通常采用玻璃体内注气的方法作为辅助的治疗手段，当吸入 70% N_2O 时，玻璃体注入 1 mL 空气，30 分钟时会变成 2.4 mL，60 分钟时会变成 2.85 mL，因 N_2O 较氮气在血中溶解性更高，因而 N_2O 可更快地占据有空腔的地方。增大的气泡可导致眼压急剧、显著增高，影响视网膜的血循环。当停止吸入 N_2O 时，气泡会因 N_2O 快速消失而迅速缩小，这也将干扰手术的效果。因此，在注气前 15～30 分钟应停吸氧化亚氮。以注入硅油代替注入惰性气体，可避免使用氧化亚氮的顾虑。难度高的视网膜脱离修补术，常要求术后即刻改成俯卧位，以提高复位的成功率。全身麻醉难以做到，而镇静止痛术加局麻常可达到此要求。

（徐　璟）

第四节　眼科手术的并发症与处理

一、眼科手术常见并发症

（一）出血

出血是眼科麻醉的一个严重并发症，多发生于既往有血管疾病的患者。眼科出血分为动脉性和静脉性两种。静脉性出血常表现为出血性球结膜水肿，伴 IOP 增高。动脉性出血则是非常严重的并发症，需紧急止血和降 IOP，避免视网膜的血供受阻。内眦切开术，经静脉乙酰唑胺、甘露醇注射，或前房穿刺放液都可以降低 IOP。手指持续压迫眼球有利于止血。

预防出血的措施包括：高血压患者术前应经过内科的正规治疗并将血压控制在理想状态；需行局部神经阻滞的患者，应尽量选择球周神经阻滞；对需行球后神经阻滞的患者，应在穿刺后手指压迫眼球一段时间；术中避免患者及眼球的活动。

（二）眼球穿孔

眼内手术和眼外手术都可能出现眼球穿孔。多见于高度近视、既往有视网膜粘连或眼眶狭窄凹陷的患者。正常眼球的前后径平均为 24 cm。高度近视患者的眼球的前后径可达 25～33 cm，从而增加了眼球穿孔的可能。通常眼球穿孔在术中可被发现并给予处理。

（三）视神经损伤

视神经损伤的并发症很少见，多是由于视网膜中央动脉阻塞引起，IOP 升高压迫视网膜，是造成视网膜中央动脉阻塞的常见原因。眼内静脉压增高导致灌注压降低，以及视神经鞘内动脉出血也可导致视神经损伤。早期发现和及时治疗是关键，包括静脉给予乙酰唑胺、呋塞米、甘露醇、激素类，或经视神经外科减压等。

二、麻醉过程中的眼损伤

麻醉过程中的眼损伤主要表现为术后眼痛，通常有以下几种原因。

（一）角膜磨损

角膜磨损主要是由于麻醉中闭眼反射减少，基础及反射性眼泪生成减少。暴露在外的角膜特别容易磨损。主要的临床表现为眼的异物感、流泪、结膜炎、畏光。眨眼时疼痛加重。可采用涂抹眼膏，麻醉中用胶带闭合眼睑，麻醉苏醒期不让患者揉眼等措施以减少角膜磨损。

荧光染色可诊断角膜磨损，治疗措施包括使用抗生素软膏并用眼罩遮住眼睛至少 48 小时。

（二）急性青光眼

急性青光眼可能由于散瞳药物的使用造成，表现为术后眼周钝痛。甘露醇和乙酰唑胺可以迅速缓解急性眼内压升高和相关疼痛。

（三）缺血性眼损伤

当患者俯卧，又未被及时发现，外在压力作用于眼球时易引起缺血性眼损伤。若加在眼球上的外来压力超过静脉压，则静脉闭锁，动脉血继续流入易引起动脉出血。若外来压力超过动脉压，则造成视网膜缺血。因此，手术及麻醉过程中使用合适的头圈以避免外来压力对眼球的压迫，同时手术过程中要经常检查患者眼睛以确定头在头圈上的位置没有改变。建议将此观察记录在麻醉单上。

（四）患者意外活动

眼科手术过程中患者意外的活动多由于咳嗽或对气管导管的反应所引起，易造成眼的损伤。因此，眼科手术过程中用外周神经刺激器监测肌松药的作用，便于将肌松维持在需要的水平。

总之，随着显微外科手术的普及和发展，眼科手术越发表现出其精细准确的特点。多数眼科手术可以在神经阻滞和局部麻醉下完成，但需要患者的良好配合。对于不能合作的患者或小儿，实施全身麻醉时应注意麻醉的平稳和眼压的稳定，减少患者躁动，防止眼心反射以及其他并发症的发生。

（徐　璟）

第十四章 耳鼻咽喉科手术麻醉操作

第一节 耳鼻咽喉科手术麻醉的特点

(1)耳鼻喉科疾病大部分局限于头颈部,各部分系为黏膜组织覆盖,因而部分手术可采用表面麻醉或神经阻滞麻醉来完成。

(2)气道管理的难度很大。鼻咽喉手术气道管理是一个突出问题,许多因素造成气道管理上的困难,如手术部位血供丰富,且不易止血,不利于维持气道通畅;麻醉医师离手术野相对较远,鼻咽喉和气管内手术又直接在呼吸道上操作,管理上有一定的难度;患喉癌、会厌肿瘤的成年患者,围术期已有不同程度的呼吸困难;已做喉部分切除,复发需再次行激光局部肿瘤切除术,而又未做气管造口者,气管插管难度增大;儿童喉乳头状瘤拟行激光切除者已有部分呼吸道梗阻,因顾虑气管狭窄不宜气管造口,气管插管和气道管理难度大;气管异物取出术和气管镜检查,麻醉与手术共用一个气道,临床有时反复多次将气管镜进入左右总支气管甚至达叶、段支气管,影响通气功能。

(3)鼻咽部纤维血管瘤和上颌骨摘除手术出血多且急,常需控制性降压术。

(4)控制中耳及鼻旁窦压力改变。中耳的鼓室通过咽鼓管与大气连通,鼻窦开口于鼻腔,当这些腔隙的开口阻塞时,其压力便不能与外界大气平衡。此时若吸入氧化亚氮麻醉,由于氧化亚氮的血/气分配系数是氮气的 34 倍,氧化亚氮便大量进入这些腔隙,使腔内压急剧升高,甚至使鼓膜穿破。而当术毕停用氧化亚氮时,腔隙内的氧化亚氮又很快进入血液内,使中耳腔内压力下降,这种压力改变将影响中耳成形手术的效果,甚至使手术失败。

(5)全麻苏醒期患者由麻醉状态转至清醒,但仍存在不同程度镇静,应加强呼吸道管理,尤其对鼾症和鼻咽部手术、肥胖患者及儿童,最好先送术后恢复室,以防转送过程中发生意外。

(徐 璟)

第二节 耳鼻咽喉科手术麻醉的处理

一、麻醉前准备和术前用药

术前除检查耳鼻喉科情况外,还要了解全身状态。对伴上感者施行全麻时,麻醉并发症发生率较正常明显增高,择期手术应暂停。老年患者常并存呼吸、循环及内分泌系统病变,应了解病变的进展情况,尽量改善全身情况。鼾症、肿瘤、再次手术者,发育畸形者应进行气道困难程度估计,做好技术和设备上的准备。拟经鼻气管插管者行术前鼻道检查。拟行气管异物取出术者明确气管异物的性质，有无肺不张、气胸。扁桃体手术出血再手术患者出血量、有无凝血功能障碍等均应考虑。

术前用药常选颠茄类以抑制腺体分泌，保持呼吸道干燥，小儿肌内注射阿托品 0.02 mg/kg。对于情绪紧张患者给予地西泮肌内注射或用少许水口服，有抗焦虑和顺行性遗忘作用。1 周岁以内婴儿和已有气道阻塞的患者一般不用阿片类术前药。严重气道梗阻或扁桃体出血再次手术者暂不给术前药，送至手术室后视病情给予颠茄类药。

二、麻醉选择

单纯乳突根治术，成年人扁桃体摘除术，范围较局限、表浅的鼻内手术及咽喉部手术，气管造口及上颌窦手术等，可采用局麻。常用的局部麻醉为表面麻醉、局部浸润麻醉和神经阻滞麻醉。力求阻滞完善，消除患者疼痛等不适。耳郭和外耳道口手术可用 1%利多卡因局部浸润。耳道和中耳手术，如乳突根治术、鼓室成形术等需阻滞三叉神经的耳颞神经、耳大神经及迷走神经耳支。耳颞神经鼓室支的阻滞可在外耳道前壁用 1%利多卡因 2 mL 浸润；耳大神经阻滞可在耳后的乳突区用 1%利多卡因作数点浸润，需深达颅骨骨膜；耳颞神经耳支阻滞一般在外耳道外上方的耳轮，耳的最高附着点穿刺深达骨膜，注入 1%利多卡因 1 mL；迷走神经耳支阻滞在耳道上三角区棘，乳突前缘浸润深达骨膜。鼻腔内手术可用 1%丁卡因和1∶100 000肾上腺素棉片，分别置入中鼻甲后 1/3 与鼻中隔之间以阻滞蝶腭神经节，中鼻甲前端与鼻中隔之间以阻滞鼻睫神经，以及下鼻甲以阻滞鼻腭神经。外鼻手术需阻滞鼻外神经、滑车神经和眶下神经。上颌窦手术需表面麻醉及蝶腭神经节阻滞。咽喉部手术可用 1%丁卡因或 2%～4%利多卡因表面麻醉，在舌骨大角与甲状软骨上角之间阻滞喉上神经。要严格控制局麻药剂量，防止逾量中毒。

凡手术范围较广，局麻难以完成，或手术在呼吸道操作，有误吸危险，需行气道隔离或必须充分抑制咽喉部反射，使声带保持静止的气管内手术和喉显微手术，以及不能合作的儿童则必须全麻。全麻常选用气管内麻醉。术前查体除全身一般情况外，应对气管插管的困难程度和原因做出评估。如：①声门暴露困难：舌体大、颈短、颈部活动受限、张口受限、小下颌、下颌间距小等解剖异常，会厌或气道内肿物外突遮挡声门；②插管困难：喉乳头状瘤等脆性肿物占据或遮挡声门、喉头狭窄、声门下狭窄、颌下蜂窝织炎致喉头水肿；③经鼻插管困难：鼻甲肥厚、后鼻孔闭锁；极度肥胖。

对预测气管插管困难者，可在镇静表面麻醉状态下用直接喉镜轻柔快速观察喉部，对于轻易窥视到会厌者可用快速诱导，经窥视不能轻易显露会厌者可用慢诱导或清醒镇静下完成插管。少数困难插管需借助喉罩、纤维气管镜引导。声门或声门下阻塞者不宜快诱导，表面麻醉下准备中空管芯引导气管导管进入气管内，备好金属气管镜和喷射呼吸机，应急处理气道梗阻。

呼吸道外伤、声门部巨大肿物、经口、鼻插管可能造成严重损伤或插管失败者应行气管造口。

为减少局部出血，术中应用肾上腺素可致心律失常，应注意监测，且不宜选用氟烷吸入。颈动脉窦反射可致血压下降和心动过缓。气管镜检查和气管异物取出术较常见的并发症也是心律失常，以窦性心动过速常见，麻醉不宜过浅。

三、喷射通气

支气管镜检查和异物取出术经常遇到的问题是麻醉者与术者如何在气道这一狭小空间内既能做好呼吸管理，又要完成手术。以往的方法难以预防和纠正术中低氧血症和高碳酸血症，时有紧急情况出现。自喷射通气应用于临床后，支气管镜检查和异物取出术的呼吸管理即呈现出全新的变化。这种通气只占很小的气道空间，而且气道可以完全开放，不影响窥镜操作，且能维持充分的供氧和有效的肺泡通气。

喉显微手术包括声带和喉室肿物、息肉、囊肿的切除或激光切除术，要求麻醉不但保持呼吸道通畅又不妨碍操作，术野清晰，声带完全静止不动。喷射通气由于气道完全开放，故可选用内径更小的气管内导管置于声带后联合部，使声带或喉室肿物暴露更加清晰，易于手术操作。

高频喷射通气常用频率为 60～120 次/分，常频喷射通气较常用的频率为 18～22 次/分。驱动压于成年人控制呼吸时 0.8～1.2 kg/cm^2，辅助呼吸时 0.5～0.6 kg/cm^2，儿童控制呼吸时 0.6～1.0 kg/cm^2，辅助呼吸时 0.3～0.5 kg/cm^2，吸呼比为 1∶2。

喷射通气的途径基本上有两种，即直接通过支气管镜或经镜外气管内置细吹氧管进行。后者成人用内径为 2～3 mm，小儿用内径为 1.5～2.0 mm，管子硬度适中。经气管镜外法的优点是通气不依赖气管镜独立进行，灵活性大，其缺点则是占据气道内一定空间以及管理不当，易于滑脱。

四、控制性降压

头面部血运丰富，上颌窦恶性肿瘤行上颌骨切除术出血量大且猛；鼻腔内镜手术视野小，止血困难，出血使术野不清，影响手术进行；中耳及内耳手术术野内极少量出血也会影响手术操作。

控制性降压可明显减少出血，使术野清晰，缩短手术时间，减少手术并发症而受到欢迎。选择控制性降压应注意其禁忌证。

常用药物为硝普钠。如吸入麻醉维持，可选用异氟烷，有浓度依赖性降压作用，可与硝普钠合用，减少硝普钠用量。

（徐 璟）

第三节 耳鼻咽喉科常见手术的麻醉

一、耳科手术

多数耳科手术不涉及呼吸道，但术中头部被消毒巾覆盖，麻醉者远离患者头部，应重视气道及呼吸管理。时间短暂简单的耳部手术多在局麻下完成。涉及前庭的某些手术，由于对平衡功能的影响，患者术中可出现失平衡感，应防止发生意外。中耳及内耳手术（包括电子耳蜗植入术）手术时间长，应在全麻下施行。

在用筋膜移植物行鼓室成形术时，在放置移植物过程中及之后，要避免用 N_2O，因为 N_2O 会在密闭的腔隙中弥散，并增加腔内的压力，这样会使移植物移位。而在咽鼓管不通的患者，吸入 N_2O 会使鼓膜穿孔和出血。儿童接受较长时间的手术时，应监测体温。常用静吸复合全麻。在关闭中耳前应停止吸入 N_2O 15 分钟以上，并用空气冲洗中耳腔。某些病例术中行面神经诱发电位监测，肌松剂的用量应控制在测定时 $T_4/T_1>20\%$。一般情况下耳科手术出血量不多，但出血使显微手术野不清，可取头高位 10°～15°，以利静脉回流。术者常局部使用肾上腺素，应注意其全身作用。

中耳手术经常涉及面神经周围的分离，为防止术后面神经麻痹，术中需检查面神经的刺激征和对伤害刺激的运动反应。长效肌松剂明显使外科神经刺激变得迟钝，使用时应注意。也有报道，面肌对潘库溴铵的敏感性较骨骼肌稍差，肌松监测 T_4/T_1 在 18%～98%范围内，均可诱发面肌动作电位。且面神经监测均在手术中、后期进行，此时神经肌肉阻滞处于不同程度的恢复期，术中行面神经诱发电位监测是可行的。

有些耳科病变涉及颅腔，需开颅手术，可参照脑外科麻醉。

二、鼻腔及鼻旁窦手术

多数鼻腔及鼻旁窦手术可在局麻下完成。随着鼻内镜手术的开展，鼻腔手术范围扩大。全麻下控制性降压可减少术中出血，保持术野清晰。异氟烷吸入全麻有降压作用，可控性好。为避免麻醉过深，可合用硝普钠降压，术中保持出入量恒定。降压期间最好停吸氧化亚氮，以增加吸入氧浓度。气管导管套囊除充气外，应在下咽部填塞纱布。为减少术野渗血，可取头高位 10°～20°。术中常用肾上腺素棉片止血，应注意对心血管系统的影响。术毕鼻腔填塞止血，应在完全吸尽残血待清醒后拔除气管导管，确保经口呼吸通畅。需术中监测尿量者，术前应留置尿管。

鼻腔及鼻旁窦手术后，多在术后两天将镇塞的纱条自鼻腔及鼻窦中取出，取纱条时患者常疼痛难忍。有的医院开展氯胺酮-咪达唑仑镇静止痛术用于鼻腔术后的换药，首先静脉注射咪达唑仑 0.03 mg/kg，3 分钟后静脉注射氯胺酮 0.3 mg/kg，待患者神志淡漠时便可开始换药。术中与患者保持语言联系，必要时追加首量 1/3～1/2 的氯胺酮，不使患者意识消失。镇静过深可抑制吞咽反射，术中发生呛咳。年老体弱者应酌情减少用药量。

三、扁桃体切除术的麻醉

扁桃体切除术是常见的耳鼻喉科手术，多见于儿童。儿童扁桃体手术应选用全身麻醉，成人扁桃体切除术可选用局部麻醉。

(一)术前估计

仔细询问有无出血倾向的个人史和家族史。有时候通过询问病史可发现一些不常见的疾病，如 Von Willebrand 病。术前实验室检查应包括凝血酶原时间、部分促凝血酶原时间、血小板计数和出血时间。检查口咽部，了解扁桃体的肿大程度，估计是否影响面罩通气及气管插管。若双侧扁桃体增大至几乎相连接，麻醉诱导后可能发生严重的呼吸道梗阻，而且经口气管插管难度极大。对于儿童还应检查有无松动的牙齿，避免手术放置张口器引起牙齿脱落。

(二)麻醉管理要点

全身麻醉患者应行气管内插管，而且气管导管必须带完好的套囊，以防止血液流入气管。

对于有气道阻塞的患者，麻醉前避免使用镇静剂、麻醉性镇痛剂或安定类药物，仅给予阿托品即可。合并阻塞性睡眠呼吸暂停综合征的患者，若术前在睡眠时发生严重的呼吸道梗阻，全身麻醉诱导可引起类似睡眠状态的咽部肌肉松弛，导致面罩通气困难，过多的咽部组织也使喉镜难以暴露声门。唐氏综合征患者有巨大舌和不稳定的寰枕关节。对于此类患者麻醉诱导应保留自主呼吸或在清醒表面麻醉下进行气管内插管。对于不合作的儿童，可选用吸入麻醉诱导。无气道梗阻的患者可选用静脉麻醉诱导。气管插管前在声门和声门上部使用 2%的利多卡因进行表面麻醉可降低术后喘息和喉痉挛的发生。麻醉维持可选用吸入麻醉、静脉麻醉或静吸复合麻醉，使用肌肉松弛剂以防止患者术中挣扎、咳嗽或用力。麻醉深度要达到松弛下颌肌肉和咽部肌肉，并能抑制喉反射。

开口器放置不当或手术操作可引起气管导管受压、扭曲、移位或脱出，因此在整个手术过程中必须严密监测呼吸音和气道压力，以了解气道是否通畅。

扁桃体切除术的患者手术结束后在麻醉恢复期间应保持“扁桃体体位”(侧卧头略低位)，以便于血液和分泌物排出口腔。待患者完全清醒，肌力及气道反射完全恢复，并彻底吸除咽部残余血液和分泌物后方可拔除气管导管。拔除气管导管后，继续保持患者的侧卧头低位，以防血液或分泌物流入声门引起喉痉挛，吸入 100%氧气，并观察呼吸是否通畅。在麻醉后监护室，患者经面罩吸入湿化的氧气。转出麻醉后监护室之前应检查患者口咽部是否干净。

(三)扁桃体术后出血的麻醉处理

小儿扁桃体切除术后出血多发生在术后 6 小时内，通常是慢性渗血，这是扁桃体切除术后最常见的并发症。在出血未被发现之前，患者一般可吞入大量的血液。此时患者可出现呕血、心动过速、频繁吞咽、皮肤苍白和呼吸道梗阻。由于患者将血液吞至胃内，因此，往往低估了出血量。

对于低血容量的患儿，麻醉诱导可引起低血压甚至心搏骤停。避免应用术前药，术前备足血液成分，并且开放足够大的静脉通路以保证复苏的需要。对于出血和低血容量的患儿，麻醉诱导可导致严重低血压，甚至心搏骤停，所以麻醉药用量宜减少。麻醉诱导前备好两台吸引器和一根比拟用气管导管小一号的带管芯的气管导管。麻醉诱导时助手应吸尽口咽部的血液，将患者置轻度头低位，快速诱导时须压迫环状软骨，以防止血液和胃液被误吸至气管，诱导时手术医师也应在场。诱导完毕后经鼻放置胃管。手术结束后在患者完全清醒状态下拔管是最安全的。

四、喉镜、支气管镜检查术的麻醉

喉镜、支气管镜检查术全身麻醉的目的是防止患者体动，减轻喉和气管反射，松弛颌肌，便于气道的器械操作。术后要求苏醒迅速，恢复气道反射，维持足够的通气和氧合，减轻心血管反应。对于老年患者，尤其是合并高血压、冠心病者，行喉镜、支气管镜检查时，由于器械严重刺激气道，可引起高血压、心动过速、心肌缺血，甚至心肌梗死。此外，在浅麻醉下，刺激喉部可引起心动过缓和心律失常。

采用多种麻醉技术和麻醉药物可以达到上述目的。为了获得良好的手术环境，可静脉使用肌肉松弛剂，可选用顺式阿曲库铵、罗库溴铵、维库溴铵或琥珀胆碱。持续静脉注射琥珀胆碱的优点是可使患者术后迅速恢复气道反射。如果怀疑气道存在通气困难，必须在清醒下对患者做直接喉镜检查，以评估插管困难程度。全麻醉时加用喉头、气管内表面麻醉，可减少全身麻醉药的用量，并易于维持麻醉的平稳。术中可因器械刺激气道出现高血压、心动过速和心律不齐，经加深麻醉仍无改善时，静脉注射或局部使用利多卡因，并静脉注射小剂量芬太尼（1～2 μg/kg）或瑞芬太尼可缓解上述交感反应，必要时还可使用β受体阻断药。

喉镜、支气管镜检查麻醉管理的关键在于通气模式的选择。对于喉镜检查术，呼吸道管理的常用方法之一是插入大套囊小管径的气管导管，如于成人可插入内径为 5.0～6.0 mm 的气管导管。气管插管的优点是易于控制呼吸，便于监测呼气末 CO_2，并可预防组织碎片进入下呼吸道。气管插管的缺点是在激光手术期间可导致气道烧伤或干扰术野。对于多数喉镜检查术来说，气管插管通气安全可靠。喉镜检查通气方式还可选用喷射通气。喷射气体可经声门下或声门上途径进入肺内。声门下喷射通气时，可将喷射针或柔软的管子插至声门下方。这种通气方式的缺点是当较大的气道异物位于喷射气体的上方时，可发生球形活瓣现象，即在吸气时气体可进入气管内，呼气时气体呼出受阻，气道压力增加，可引起皮下气肿或气胸。声门上喷射通气的方法是将 14G 的钝针插入直喉镜的侧孔进行喷射通气。由于喷射通气不能监测呼吸气体，因此，主要通过观察胸廓运动以判断通气是否足够。脉搏血氧饱和度监测对氧合功能的判断很有帮助。利用血气分析也有助于估计喉镜检查时喷射通气状况。

支气管镜检查术与喉镜检查术的麻醉有许多相同之处。在全身麻醉诱导后可用 4%利多卡因喷布喉头、气管及支气管，充分显效后即可置入支气管镜。支气管镜通过声门后，将喷射通气装置或 Jackson-ReesT管装置与支气管镜侧孔相连接，作喷射通气或辅助呼吸。在支气管镜检查术中，保留自主呼吸较为安全。但在喷射通气或以其他方式控制呼吸有效的前提下，也可使用短效肌肉松弛剂，以获得良好的手术环境，并可减少全麻药的用量。术后注意监护，警惕显微喉镜术后心肌梗死或缺血的发生。

五、气道异物取出术的麻醉

气道异物以 1～3 岁小儿多见，异物多为花生米和瓜子。多发生在右侧支气管，较大异物嵌在气管或两侧支气管均有异物时可造成严重的呼吸道梗阻。气道异物取出术的麻醉要求是有效地抑制气管、支气管反射，防止患者剧烈咳嗽和支气管痉挛，同时又要保证患者足够的通气，防止术中严重缺氧。

（一）全身麻醉药物的选择

1.氯胺酮复合羟丁酸钠

氯胺酮复合羟丁酸钠使用的优点是对气管、支气管反射抑制作用肯定，缺点是气道分泌物增多，苏醒延迟，故这两种药已很少用于此类手术的麻醉。

2.丙泊酚复合芬太尼或瑞芬太尼

丙泊酚复合芬太尼或瑞芬太尼的优点是起效快、作用时间短、苏醒迅速。缺点为对呼吸、循环仍有一定的抑制作用，应加强呼吸循环系统的管理。

3.吸入麻醉药

吸入麻醉药如氟烷、七氟烷，优点是起效快，对呼吸抑制轻，苏醒迅速。麻醉方法通常为经面罩通气吸入麻醉药，麻醉达到一定深度后置入支气管镜。缺点为术中吸入麻醉药难以通过支气管镜吸入而加深麻醉。

（二）麻醉管理要点

（1）饱胃小儿注意预防误吸。麻醉诱导时轻压环状软骨，插入气管导管后放置粗胃管，充分抽空胃内容物。之后，将气管导管拔出，插入硬支气管镜进行手术。手术医师必须做好紧急气管切开术或环甲膜切开的准备，以防部分气道阻塞突然转变成完全阻塞。

（2）为减少全身麻醉用药，更有效地抑制气道反射，在置入支气管镜前，应用2%～4%利多卡因（最大量4 mg/kg）充分表面麻醉口咽、喉、气管及支气管。

（3）术中通气模式多采用保留自主呼吸并辅以高频喷射通气。但应该注意，经支气管镜通气时，由于支气管镜管腔狭窄，不能进行有效的气体交换，加之支气管镜周围大量漏气，可引起通气不足，导致缺氧和高碳酸血症。上述情况一旦出现，应立即将支气管镜退至气管进行有效的通气。

（4）在检查气道过程中一旦发生支气管痉挛，应加深麻醉，雾化吸入沙丁胺醇（舒喘灵）或静脉注射支气管扩张药。若术中病情突然恶化，严重缺氧，应怀疑并发气胸。

（5）取出异物后检查所有气管支气管树，以明确有无其他异物或碎片。为了预防术后肺不张，需要反复刺激和吸引梗阻部位的分泌物。术后应给予类固醇激素（地塞米松0.1 mg/kg）和抗生素，并吸入湿化的氧气。术后严密观察病情，及时处理呼吸抑制和喉头水肿等并发症。

六、气道激光手术的麻醉

激光是受激辐射产生的一束波长相同、光子相同、同一方向运动的单色光。激光产生的能量可被生物组织吸收并转变为热能。由某种激光媒质产生的特定波长的激光对组织产生不同的作用。波长越长，组织对激光能量的吸收就越多；相反，短波长的光束容易发生散射。例如，在电磁光谱的红外部分中，CO_2激光波长相对较长。CO_2激光束几乎被组织表面全部吸收，并通过气化细胞水分而破坏组织，因而适用于喉及声带病变的表浅手术。钕-钇-铝-石榴红激光其波长仅为CO_2激光波长的1/10，其能量可被深处的含有色素的组织所吸收，故适用于深部肿瘤的热切除。此外，钕-钇-铝-石榴红激光可在柔软的纤维光学仪器中传播，而CO_2激光则必须直接瞄准目标。气道激光手术麻醉的关键是如何防止激光引起的气道燃烧及其对正常组织的损伤。

（一）激光的危险

激光手术确实为手术医师提供了许多方便，如手术切除精确，术野无器械妨碍，并可减轻组织水肿和出血。然而，使用激光也有一定的缺点和危险。激光可损害其他组织，如眼睛。使用激光有增加手术室火灾的危险，燃烧时可产生有害的烟雾。因此，气道激光手术的麻醉关键是如何处理激光所造成的意外事故。

1.眼睛损伤

CO_2激光最初被角膜的含水组织吸收，而钕-钇-铝-石榴红激光则可达含有色素的视网膜，从而引起眼睛损伤。除此之外，激光可灼伤皮肤，因此，所有毗邻术野的皮肤应使用湿纱布或毛巾加以保护。

2.燃烧

气道内燃烧是激光手术威胁患者生命安全的并发症。国外已有大量的气道燃烧的病例报道，气道燃烧的最大危险是点燃气管导管，所有非金属的气管导管均有被激光点燃的可能。采用非插管技术如喷射通气或间歇呼吸暂停可以预防气管导管的燃烧。喷射通气去除了激光通道中的可燃物质，但同时也增加了将烟雾和碎片吹入气管和下呼吸道的危险，激光束仍可击穿气管和支气管。金属导管可免除燃烧的危险，但金属导管也有一些缺点，如没有套囊、导管笨重、柔软性差，还可能损伤声带。此外，激光束可被金属导管反射出管外，引起导管毗邻气道组织的损伤。

防止非金属导管燃烧的方法是在导管外包裹箔片，可防止激光击穿和点燃导管。使用箔片保护导管时应注意：①如包裹太紧时可使柔软的导管扭结。②粗糙的箔片边缘可损伤黏膜表面，箔片可能碎裂并被吸入呼吸道。

气管导管的套囊极薄，易被激光击穿，可用盐水浸湿的纱布包裹套囊或将套囊充以盐水以保护套囊。套囊中的液体可吸收热量。套囊一旦被击穿，流出的液体将有助于熄灭火焰。在套囊中加入亚甲蓝，有助于及时发现激光击穿套囊。使用专门用于 CO_2 激光手术的特殊气管导管，可有效地预防气道燃烧。

除此之外，还应采取如下措施预防气道燃烧：①尽可能使用最低的吸入氧浓度（FIO_2）。②使用水溶性软膏。③纸制品应远离术野。④使用最低有效的能量设置。⑤尽量避免持续使用激光。⑥手术野应保持潮湿。

一旦发生气道燃烧事故，应采取如下措施处理：①立即终止通气，阻止火焰向气管支气管树蔓延。②钳夹气管导管，断开与呼吸回路的连接，关闭氧源。③拔除气管导管。④如果在气道内的气管导管仍有残余燃烧，立即用盐水或水熄灭。⑤面罩通气。⑥重新插入气管导管或直型支气管镜。⑦用支气管镜检查气道并清除碎片。⑧用湿化氧气通气。⑨送 ICU 密切观察。

3.有毒烟雾

激光引起组织燃烧产生的烟雾主要由炭化的细胞碎片、水蒸气和碳氢化合物组成。

（二）钕-钇-铝-石榴红激光手术

钕-钇-铝-石榴红激光手术主要用于姑息性切除可引起气道梗阻、塌陷和感染的支气管肿瘤。此类手术除了可引燃气道外，还可引起气管、支气管穿孔和支气管痉挛。气道穿孔可导致大血管穿孔，招致难以控制的致命性出血。

七、阻塞性睡眠呼吸暂停综合征手术的麻醉

阻塞性睡眠呼吸暂停综合征（obstructive sleep apnea syndrome，OSAS）是指睡眠时因上呼吸道塌陷或阻塞而引发阵发性呼吸暂停或低通气，并由此引起血氧饱和度下降和频繁觉醒，从而导致日间的不适症状。OSAS 患者睡眠时上气道狭窄、软组织松弛、舌根松弛后坠，吸气时在胸腔负压的作用下，软腭、舌根坠入咽腔紧贴咽后壁，造成上呼吸道阻塞，这是引起阻塞性睡眠呼吸暂停的主要原因。OSAS 可见于多种疾患，如肥胖、鼻部疾患、扁桃体肥大、肢端肥大症、甲状腺功能减退症等。

（一）OSAS 主要病理生理及并发症

OSAS 患者睡眠时反复的呼吸暂停及低通气，导致低氧血症和高碳酸血症，严重者可导致神经调节功能失衡，儿茶酚胺、肾素-血管紧张素、内皮素分泌增加，内分泌功能紊乱及血流动力学改变等，造成组织器官缺血、缺氧，多系统多器官功能障碍。由于个体差异，器官功能损害的临床表现及严重程度也有很大的不同。心、肺、脑血管严重损害可导致肺动脉高压、高血压、夜间心律失常、心肌缺血或心绞痛、心力衰竭和记忆力衰退。

（二）OSAS 手术的麻醉管理

OSAS 患者内科治疗效果不佳时需行手术治疗。手术疗法目前多采用腭垂腭咽成形术（uvulo palato pharyngo plasty，UPPP）。此法经口摘除扁桃体，切除部分扁桃体的前后弓、包括腭垂在内的部分软腭后缘，增大口咽和鼻咽入口直径，减少腭咽括约肌的容积，以防止睡眠时的上气道阻塞。成人 UPPP 麻醉方式可选用局部麻醉或全身麻醉。但肥胖的 OSAS 患者因舌肥厚、腭垂粗大以及软腭宽松，采用局部麻醉效果较差，患者痛苦难以配合手术。全身麻醉则克服了局部麻醉的缺点。但是，不管是采用局部麻醉还是全身麻醉，UPPP 术并非绝对安全。部分 OSAS 患者可因镇静镇痛药、肌肉松弛剂的使用而致上呼吸道塌陷，或因术中、术后局部水肿，分泌物潴留等因素而导致呼吸道严重梗阻，甚至因严重缺氧而死亡。因此，OSAS 患者麻醉时必须注意以下几个方面。

1.麻醉前访视与评估

对 OSAS 患者的病情进行全面评估，详细了解上呼吸道阻塞的严重程度，明确其全身状况和重要器官功能损害的程度，并充分做好处理困难气道的准备。一般情况下，OSAS 患者麻醉前不宜使用镇静镇痛类药物，以免引起严重呼吸道梗阻。若需要使用时，也应在严密监测下谨慎使用。为减少麻醉诱导后发生反流误吸，肥胖患者麻醉前还可服用 H_2 受体阻滞剂（如雷尼替丁）和甲氧氯普胺。

2.麻醉诱导

由于麻醉诱导后可能出现呼吸道阻塞、通气功能下降和插管时间延长，OSAS 患者在插管过程中更易发生低氧血症，对已伴有低氧血症和并发肺疾病的患者更为危险。因此，术前估计有严重困难气道的患者，宜采用清醒气管内插管。已有心肺功能损害的患者，清醒插管前须谨慎给予镇静镇痛药物，插管前应充分表面麻醉咽喉及气管黏膜以减轻插管反应。为了预防术中或术后早期发生急性呼吸道梗阻，国内有学者建议有下列情况的重症 OSAS 患者，手术麻醉前应在局麻下行预防性气管造口术：①患者睡眠期最低 SaO_2 低于 50%。②每小时呼吸暂停和低通气次数大于 50 次/小时。③合并较严重的心、肺和脑并发症。④有严重的缺氧表现。⑤体胖、颈粗短、舌根肥厚后坠者。

3.术中麻醉管理

为了保证足够的通气，避免发生低氧血症和二氧化碳潴留，术中应控制呼吸。术中口内操作可引起导管扭曲、折叠、滑脱等异常情况，因此，必须严密监测呼吸音、SpO_2，有条件者还应监测呼气末二氧化碳，间断性进行血气分析。对于术前合并高血压、心肌缺血、心力衰竭或心律失常的患者，充分做好循环功能的监测，术中应尽力维持血流动力学的稳定。持续监测心电图有助于及早发现和治疗心律失常及心肌缺血、梗死等并发症。病情严重者或极度肥胖患者袖带测压难以进行时，应考虑持续监测动脉压。

4.麻醉后处理

OSAS 患者术后必须严格掌握拔管指征。待患者完全清醒、气道反射和肌力恢复正常、呼吸功能恢复良好后方可拔管。部分患者拔管后可因麻醉药或肌松药的残余作用、伤口局部出血或水肿而造成急性呼吸道梗阻，甚至窒息死亡。因此，拔管前必须做好紧急通气的准备。拔管后严密观察呼吸是否通畅、氧合是否良好、创面有无出血以及循环功能是否稳定。患者返回病房后仍需严密监测呼吸和循环情况，常规给氧，及时清除口腔内分泌物或血液。如果条件许可，病情严重者术后当晚应在麻醉监护室度过。

UPPP 术后咽喉部疼痛剧烈，在严密监护下可使用 PCA。但 PCA 可引起或加重呼吸道梗阻，应高度警惕。上述情况一旦出现应立即停用 PCA。对于伴有神经系统疾病、低氧血症、心肺功能不全或仍有严重气道阻塞症状的 OSAS 患者，不宜使用 PCA。

八、全喉或部分喉切除术

喉切除创伤大，范围广，刺激强。部分患者伴有气道梗阻和喉解剖上的异常，给气管插管带来困难。术前应做纤维喉镜或间接喉镜检查。对预计插管困难者不宜快速诱导，有些病例麻醉前无气道梗阻，但使用镇静及诱导药物后，可立即出现明显梗阻，应有所准备。对于有气道梗阻的病例，全麻前先于局麻下气管造口，经造口气管插管，采用静吸复合全麻。导管妥善固定。术毕需更换用于气管造口的专用导管，但因这种导管多不能与麻醉机相接，故更换前呼吸功能应恢复完全，必要时拮抗残余肌松作用。喉切除患者多长期吸烟或患有慢性支气管炎，术中应及时吸除气道分泌物，换管前应吸净残血，注意吸引时间不宜过长。

九、耳部手术

耳部手术因麻醉者远离患者头部，呼吸管理仍然是麻醉的重点。由于耳部手术的特殊性，因此，耳部手术麻醉也有其特点。耳部手术多数可在局麻下完成。估计手术超过 2 小时，操作较困难，尤其显微外科手术，则多在全麻下进行，常气管内麻醉。

对于耳部手术麻醉，麻醉医师首先要考虑的问题包括氧化亚氮对中耳的影响、面神经的保护以及控制出血。

耳部手术术中常需要辨认面神经，并加以保护。手术医师术中需要分离出面神经并通过监测脑干听觉诱发电位和耳蜗电图来确认其功能。如果选用阿片类药物复合肌肉松弛剂，将掩盖 30% 的肌肉反应，但也有证据显示，在使用肌松剂完全消除鱼际肌电刺激反应时，此时电刺激面神经，仍可产生明显的肌肉收缩反应。因此，对于需要监测面神经功能的手术，肌松剂并非绝对不能使用。

精细的中耳手术应尽可能减少术野出血。减少出血的有效方法是维持相对低血压(平均动脉压比基础值低 25%)。鼓室管内注射 1∶1 000 的肾上腺素可收缩血管,但必须严格抑制肾上腺素的用量,防止肾上腺素用量过多引起的心律失常和血压的剧烈波动。

中耳和耳窦是充满空气的不可扩张的腔隙,腔内气体一旦增多将引起腔内压力升高。氧化亚氮可顺着浓度梯度扩散到充满空气的中耳,其进入中耳的速度比氮气从中耳逸出的速度快。当中耳内部压力达到 20～30 cmH_2O 时,咽鼓管被动打开。使用氧化亚氮 5 分钟,即可使中耳压力升高,而且超过咽鼓管自动减压的能力,从而导致中耳压力急剧上升。在鼓膜置换或鼓膜穿孔修补的手术过程中,应停用氧化亚氮。若不能停用氧化亚氮者,在植入鼓膜移植片之前,应限制氧化亚氮的浓度在 50%以下,以防中耳压力过高引起移植片的移位。

停用氧化亚氮之后,中耳内的氧化亚氮迅速减少,并形成近似真空状态而产生负压。中耳负压可导致严重的中耳炎、中耳小骨尤其是镫骨脱落和听力损害,这些并发症可持续 6 周以上。氧化亚氮可增加术后恶心呕吐的发生率,这是由中耳负压所引起的。小于 8 岁的患儿术后呕吐更为常见,术后应使用抗吐剂。

(徐　璟)

第十五章 口腔科手术麻醉操作

第一节 唇腭裂手术的麻醉

唇腭裂是常见的颅颌面先天性畸形，而这种畸形还和喂养困难、发声不清、牙槽发育不全及自卑心理有关，国内发病率约为0.16%。唇裂常与腭裂和牙槽突裂等并发，只有对各个部位的畸形采取序列手术治疗才能获得满意的效果。一般主张唇裂修复术在出生3～6个月施行(欧美国家报道唇裂修复术提前到产后4周内)、腭裂修复术通常在出生12～18个月进行，而牙槽裂修复术通常在8～9岁施行。

一、一般准备

(一)心理准备

一般而言，6个月的小儿会因离开父母进入陌生环境等而感到害怕，1岁的小儿则已开始有一些简单的心理活动。唇腭裂患儿因外观丑陋和语言功能异常，在与人交往中有意无意地遭到排斥，会造成自卑、敏感等心理障碍。有一部分已接受了早期手术治疗的患儿，手术麻醉的痛苦体验与不良回忆常使其对再次手术存在恐惧、焦虑甚至拒绝的心理。术前麻醉医师与患儿之间的接触有助于减轻患儿的紧张感。

(二)病史准备

1.有关的先天疾病

研究表明唇腭裂和近200多种综合征有关，而其中很多会影响到麻醉的处理，这些综合征中颅颌面畸形综合征最常见，其次伴有智力发育迟缓，再次是合并先天性心脏病，以及肾脏和腹腔缺陷的。一般而言单纯的腭裂较之单纯的唇裂，有更大的概率合并有其他综合征联系在一起的。唇腭裂的患者中合并先天性心脏病的比例在5%～10%。

2.慢性鼻溢

对于腭裂的患儿，鼻溢是很常见的。在喂养时液体经裂开处反流到鼻腔，造成鼻溢，而这种反流也容易引起上呼吸道感染。术前鉴别慢性的鼻溢和急性的上呼吸道感染对于选择手术时机相当重要，因为明确的上呼吸道感染需要推迟手术。对于疑有呼吸道感染的患儿，选择性手术应延期至明确诊断。通常处于感染前驱期的患儿会表现出间断性不适、烦躁、胃口差、伴有或不伴咽部充血红肿、血白细胞计数升高或正常，胸部摄片大多正常。体格检查和实验室检查有助于诊断，但若结果正常也并不能排除呼吸道早期感染的可能。对于没有明确上呼吸道感染的患儿，围术期预防性的应用低级别的抗生素有利于减少术后呼吸道的感染的可能。

3.慢性气道梗阻和睡眠窒息

有些患儿因睡眠时出现明显的气道梗阻而打鼾。严重的呼吸道梗阻、低氧还可导致右心室肥大、肺心

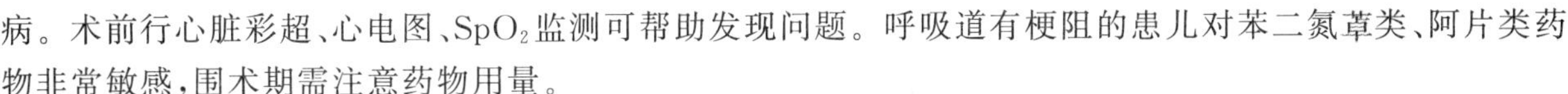

病。术前行心脏彩超、心电图、SpO_2监测可帮助发现问题。呼吸道有梗阻的患儿对苯二氮䓬类、阿片类药物非常敏感，围术期需注意药物用量。

4.营养问题

术前需评估患儿的营养状态。由于喂食困难营养性的贫血很常见。在3～6月龄时，由于胎儿血红蛋白和成人血红蛋白之间的转换，会有一段生理性的血红蛋白下降。术前血红蛋白大于100 g/L，比较理想。

对于唇腭裂患儿病情的复杂性，麻醉医师和手术医师在术前都要有清楚的认识。完善麻醉前准备可将患儿调整至最佳生理状态，以提高其对麻醉手术的耐受力。麻醉前访视时，应仔细复习病史资料、体格检查和实验室检查，了解患儿是否合并其他的先天性畸形，评估有无气道困难存在、有无呼吸和循环代偿功能减退、有无营养不良和发育不全，是否存在呼吸道感染和严重贫血等。

二、术前气道评估

术前准确预测患儿是否插管困难十分重要，一般情况下＜6月龄的患儿并伴有下颌退缩或双侧唇裂的，插管困难的发生率较高。而＞5岁，不属于颅颌面综合征的患儿，很少出现气道困难。正常情况下，使用适当的小儿喉镜暴露能见到会厌和声门，但下颌退缩使得舌体移动的潜在空间明显减少因而暴露不佳。舌体的移位和声门的可视度在一定程度上取决于下颌的位置、舌体的大小以及颈椎和颞下颌关节的伸展度。疑有气道问题的患儿禁用肌肉松弛药。

镇静类术前药物可加重气道梗阻，也需避免使用，术前给予阿托品可保持气道干燥，有利于气管插管，一般0.01 mg/kg，术前30分钟肌内注射。

三、气管插管

对于唇腭裂小儿麻醉而言，挑战在于气道管理、并发症和年龄三大障碍。小儿一般不会主动配合麻醉，所以清醒状态下抱离父母或开放静脉通路几乎无法做到。可在父母的监护下行七氟烷吸入麻醉诱导或肌内注射氯胺酮(剂量为8～10 mg/kg)，入睡后马上抱离父母进入手术房间，开放静脉，并进一步诱导插管。

(一)无气道困难

腭裂患儿插管时，喉镜凸缘叶常会嵌入裂缝中，使喉镜在喉部移动困难，并可能对咽喉组织造成损伤、出血。采用低凸缘的弯镜片有助于解决这一问题。但多数情况下，标准的直型MiLLer镜片也能满足需要。

(二)伴有或可能有气道困难

唇腭裂并不是一种危及生命的疾病，如果术前评估认为气道安全很难保障的话，可延迟手术，等患儿长大，气道易管理时再做手术。

ASA分级Ⅰ级的唇腭裂患儿，喉镜暴露困难的发生率为10%，而伴有先天性颅颌面畸形的患儿，其喉镜暴露困难的发生率还要高。此类患儿在肌松药给药后可出现气道危象如Pierre-Robin综合征患儿，小下颌和高喉头的解剖结构使得喉镜下无法暴露会厌和声带，较大的舌体嵌于腭部裂隙中还可导致气道完全性梗阻，遇到这种情况，让患儿俯卧或侧卧使其舌、下颌前移可获得暂时的通气。而慢性气道不全梗阻的患儿，耐缺氧能力极差，短时间内会发生去氧饱和。所以术前正确的评估、慎用肌松药非常重要。

对疑有气道困难的小儿常选择保留自主呼吸的前提下施行气管插管。插管的方法可以是喉镜暴露或盲探插管，也可以是纤支镜插管，但无论何种方法，完善的表面麻醉都是相当重要的，咽喉部用利多卡因(利舒卡)喷雾有助于减少插管时的刺激，如若麻醉过浅而表面麻醉又不完全，此时强行插管会出现屏气、SpO_2、心率迅速下降。应立即停止操作，加深麻醉，插管操作仍需轻柔，以减少心动过缓的发生。

经鼻盲探插管在成人较易完成，但在婴幼儿中较难。婴儿的喉头位置($C_{2\sim4}$)和成人($C_{4\sim6}$)相比，更向前和向头侧，新生儿的声门下腔偏向后和向下，这些解剖不同使得经鼻盲探时气管导管难以调整到位。另外，婴幼儿咽喉组织受机械刺激后易引起水肿，1 mm 的水肿能使气道横截面积减少 50%以上，严重水肿可致通气完全梗阻。因此，对婴幼儿应尽可能采用明视下气管插管，喉镜暴露不佳的，调整头位仍不行的，可选择纤支镜插管。小儿纤维支气管镜的外径约 3.5 mm，可插入 4.5 mm 的气管导管。对>1 岁的小儿可用纤支镜作直接引导插管，<1 岁的小儿可利用其可视性，经另一鼻孔插入纤支镜至喉部间接引导插管。

四、术中的麻醉管理和监测

（一）导管固定及术中呼吸管理

多数的唇腭裂修复术，选择经口气管插管，导管固定在下唇中间偏左一侧，这样不影响手术操作也有助于手术中观察和改进修复效果。行唇裂修复术时取仰卧位或肩下垫一薄枕即可，而腭裂修复则需在肩下垫一高枕，头极度后仰以方便手术，放置体位时一定要注意导管的位置，避免滑进或滑出，体位放好后需两侧听诊，确认导管的深度，确认胶带固定是否牢固，螺纹管有无折叠，也可用缝线将导管固定于口唇或牙齿上。

手术时，患儿头部周围被手术医师占据，头位常因手术操作而变动，麻醉医师应严密观察，及时发现导管的扭曲、折叠、滑脱及接口脱落等异常情况。术中可保持自主呼吸，也可控制呼吸，过去常保留自主呼吸，这样在意外术中拔管或导管接头脱落时，安全性相对高一些，但要注意避免呼吸过浅过慢，缺氧和 CO_2 蓄积。现在多采纳控制呼吸，$PETCO_2$ 保持在 30～40 mmHg。$PaCO_2$ 稍低可减少术中出血，而给予肌松药和吸入麻醉药有助于减少其他静脉麻醉药的应用，患儿苏醒更快。

（二）麻醉维持及术中循环管理

手术开始时，手术医师会在局部注射局麻药加肾上腺素，这有助于减少术中的出血并保持术野清晰，而就麻醉而言可提供部分术中镇痛，但肾上腺素给药可导致心率显著上升，因此剂量需限定在 5 μg/kg 以下，同时注意循环的监测。对于适龄患儿的唇裂手术，一般诱导后只需给予吸入麻醉药维持，常用的吸入麻醉药是七氟烷和异氟烷。对于某些复杂的腭裂、牙槽裂手术则需要辅以阿片类镇痛，芬太尼 1～2 μg/kg 可提供术中及术后早期的镇痛。研究资料表明，阿片类药物还可减少拔管时的哭闹，使得苏醒更加平稳。对于腭裂患儿，术中给予双侧眶下神经阻滞可提供最佳的术中和术后镇痛且没有呼吸抑制的不良反应，这种技术对于婴幼儿保持自主呼吸的麻醉尤为有利。

大多数的唇腭裂手术历时 0.5～2 小时，多数情况下不需要输血。唇腭裂患儿的循环监测包括心电图、无创动脉压、尿量等。婴幼儿心肌顺应性差，迅速改变每搏量的能力小，一旦发生心动过缓则心排血量将明显减少，术中应根据患儿年龄设定适当的报警范围。无创动脉血压的测定有助于判断麻醉深度和循环容量等，特别是使用吸入麻醉的患儿术中低血压并不少见。血压计的袖套过宽则测出血压偏低，袖套过窄则测出血压偏高。如果使用上肢血压计，其袖套气囊应能包裹上臂长度的 2/3 才能测出较为准确的数据。正常情况下尿量和循环容量有直接的相关性，是判断循环容量和心排血量的一个重要依据，在出血较多的患儿可以作为一个辅助判断的手段。新生儿尿液浓缩和稀释功能有限，直至 2 岁时才能接近成人水平。除新生儿外，尿量达到 0.5～1 mL/(kg·h)说明肾脏灌流充足。

（三）体温监测与管理

婴幼儿调节体温的能力有限，容易受环境因素影响，麻醉状态下尤甚。患儿体温<36 ℃称为体温过低，低温易导致苏醒延迟、呼吸抑制、凝血障碍等问题，严重者可致室颤和心搏骤停，故唇腭裂手术中需给予体温的监测和保暖的措施。对于婴幼儿，直肠测温较易耐受，可使用直肠电子温度计连续监测术中体温变化。保暖的措施主要是避免非手术区域的裸露和使用加温毯。

婴幼儿手术中也有发生体温升高的。引起体温升高的原因有使用颠茄类药物、手术室室温过高、多层手术巾覆盖、灯光照射、轻度脱水和术前存在感染等。对一般的体温升高，多以物理降温为主。若出现高热，需积极查找病因，及早排除恶性高热的可能。

（张　杨）

第二节 口腔颌面血管瘤和血管畸形手术的麻醉

血管发育异常包括血管瘤和血管畸形，虽然都是良性的，但很多需要早期干预治疗。血管瘤是由内皮细胞快速增长形成，在小儿中发病率较高，分为婴幼儿型和先天型。文献报道，新生儿的发病率为1.1%～2.6%，1岁时的发病率高达10%，其中35%～60%发生在头颈、颌面部。部分患儿的瘤体到3～5岁时可自动消退，但仍有一部分不能消退，或消退后遗留瘢痕，这些患儿和声门下血管瘤患儿需要接受包括激素瘤体内注射、硬化剂注射、激光、手术翻瓣在内的综合性治疗。而血管畸形是由进行性扩张、杂乱的血管网组成的，又可进一步分为高流速和低流速的病变，低流速病变如静脉畸形、淋巴畸形等，高流速的病变如动静脉畸形、动静脉瘘等。血管畸形和血管瘤相比，发生率较低，但治疗更困难。

发生在颌面部的血管异常，根据其大小、深度和位置的不同，可产生功能和美观上的影响，出血、疼痛、功能障碍非常常见。位于颏下、颈前、喉咽部的病灶还可引起气道阻塞，发声、进食障碍、瘤体破裂出血时甚至造成气道窒息，危及生命。血管瘤的增殖期以密切随访和促进其消退的药物治疗为主，而消退后所遗留的畸形则以手术整形为主；早期较小的静脉畸形以硬化剂治疗为主，而巨大淋巴管、静脉畸形影响上呼吸道时，则需手术切除。术前行硬化剂、激光等治疗有助于减少手术出血，使瘤体边界更清晰。无论选择手术治疗还是非手术治疗，均需要麻醉医师为气道的完整、通畅保驾护航。

一、气道评估

颌面部血管瘤和血管畸形从形态学上可分为局灶性的和节段性的。节段性血管瘤往往边界不清，呈胡须样分布，涉及下唇、下颌、颊、耳周等部位，其中大约64%的节段性血管瘤侵犯声门下气道，术前必须进行完全的气道评估。静脉畸形好发于咬肌、颞肌、舌体及咽腔的黏膜和肌层；淋巴畸形有局灶性的也有弥漫性的，有大囊的也有小囊的。颈部巨大淋巴管畸形伴有气管受压移位。位于舌体的淋巴管畸形可形成巨舌而堵塞上呼吸道，在某些特定的情况下，如上呼吸道炎、中耳炎以及青春期激素水平改变时需警惕淋巴回流增加，局部迅速肿胀、增大，危及气道。动静脉畸形常可导致大出血而危及生命，好发的部位如颊、唇、颈、头皮、耳、舌及下颌等处，对于此类患儿要早诊断早干预。

术前的MRI检查是诊断颌面血管瘤和评估气道的主要手段，有助于分析血管异常的分布范围（是否侵及软、硬腭和会厌等）及对气道的威胁。此外病史的准备也相当重要，要询问家长患儿是否有睡眠打鼾等气道不完全梗阻的症状，在剧烈哭闹、体位改变或感染后瘤体是否会迅速增大，以及之前做过哪些治疗如无水乙醇、硬化剂注射等。既往的麻醉史以及是否进行过气管切开等均需记录在案。对于有气道梗阻症状的患者，术前必须反复与手术医师沟通、讨论，做好备选方案。

围术期气道的风险不局限于诱导插管的过程，它贯穿于术中气道管理及术后的拔管等各个环节，故术前气道评估时必须考虑术后气道的安全，对于邻近气道的手术，术后可延迟拔管或气管切开。

二、气管插管

颌面部血管瘤或血管畸形患者气管插管的风险较大。对气管插管有潜在困难者，表面麻醉后在纤支镜引导下清醒插管。纤支镜引导有助于看清气道被侵犯的部分，避免摩擦出血等发生。若气道受压，选择气管导管的口径应与气管最狭窄处相当，而且导管插入深度要超过气管受压部位，这样才能保证安全。若瘤体已广泛侵犯软腭、硬腭和会厌，或纤支镜检查发现瘤体侵犯气管，气管切开后麻醉是比较明智的选择。

三、循环监测管理

头颈部血管瘤、血管畸形有些可与颈总动脉、颈静脉包绕粘连。颈部血管神经丰富，手术时可发生反射性循环功能紊乱以及大出血。术中加强循环监护，常规行中心静脉置管及动脉穿刺置管测压。手术操作刺激颈动脉窦或迷走神经可引起心率减慢甚至心搏骤停。发现心率减慢时，应暂停手术操作，必要时给予阿托品，也用局部浸润麻醉以阻滞迷走神经反射。此类手术创面渗血量大，出血不易控制，术前要备血，术中要加强液体管理。控制性降压联合血液稀释可以减少术中失血，但用于小儿仍需谨慎。

(张　杨)

第三节　口腔颌面肿瘤手术的麻醉

对口腔颌面部恶性肿瘤患者，只要其全身情况许可，通常行根治手术。涉及颅前凹或颅中凹的手术即是颅颌面联合手术，兼有口腔颌面外科和神经外科之特点。

一、一般准备

(一)心理准备

实施肿瘤手术的患者，常会因大面积组织切除后头面部外观畸形而存在明显的心理障碍。对已接受多次手术治疗的患者而言，手术麻醉的痛苦体验与不良回忆会使其在再次手术时产生恐惧而不合作。有些患者对病情发展和健康状况过分关注而引起其焦虑、抑郁等情绪改变。对于诸多心理问题，麻醉医师应予以高度重视，术前应做好耐心细致的解释工作，与患者及家属建立良好的医患关系，尽可能地取得他们的配合。不良心理活动的抑制与阻断，无疑对配合清醒插管、维持生理状态稳定和减少术后并发症都有重要意义。

(二)病史准备

口腔颌面患者，尤其是肿瘤患者，年龄大、进食困难、肿瘤转移等致营养状况差。再加上多次的放疗或化疗，往往伴有不同程度的低蛋白血症、水电解质紊乱，术前应加以纠正。适当补充清蛋白或给予输血治疗，积极改善患者营养状况，纠正贫血或血小板过低，使血细胞比容＞30％，血小板计数＞100×10^9/L。合并凝血功能障碍还需给予凝血因子或血浆治疗。合并心肺等脏器疾病时应积极控制症状，改善脏器功能并提高手术耐受力。

在术前访视时应了解患者的既往头颈手术史及放疗和化疗史，既往的治疗(手术、放疗、化疗)对围术期的麻醉管理有很大的影响，化疗药物可加强肿瘤细胞对放疗的反应性，但随着药物的积聚，均有一定的毒副作用。

除了评估化疗药物对各器官系统的影响，放射治疗的影响也不能小觑，局部放疗致局部组织纤维化，进而导致颌下间隙固定、下颌活动受限、颈椎僵硬，造成困难气道。放疗后的急性炎症反应如表皮炎、口腔黏膜炎等，在插管等操作后容易出现继发感染或出血。既往头颈部的手术改变了口咽腔的局部解剖，可造成再次插管或气管切开困难。

二、术前气道评估

口腔颌面部的肿瘤，影响到气道的完整性，同时由于病变及手术区域邻近或覆盖气道，所以困难气道的发生率很高。术前必须对气道做出正确的评估，对潜在的或明显的面罩通气困难或气管插管困难均需评估后记录在案。完整的评估包括病史、体格检查、实验室和影像学检查。

提示气道困难的病史资料包括：声音的改变、吞咽困难、体位改变时呼吸困难、运动耐受下降、头颈部放疗史、头颈部手术史及咽腔和咽腔以下的肿瘤。病史中某些特殊的症状可提示肿块的位置，如患者主诉仰卧位时感觉呼吸困难而侧卧位或俯卧位时缓解，通常提示肿块位于咽、颈或纵隔的前部，此类患者麻醉诱导后仰卧位插管有可能导致严重的气道梗阻。有些患者术前有喘鸣音，则需事先经纤维支气管镜对气道进行检查。有些患者术前有声音的变化，如患者的声音变得粗且刺耳常常提示肿块位于会厌部，而声音变得低沉常提示肿块位于声门上。问诊时必须注意声音改变持续的时间、可能的原因和体位的关系。还需引起重视的症状包括:有无喘息、青紫、胸闷、夜间呼吸睡眠暂停等,这些对判断气道是否有梗阻及梗阻的程度有很大的帮助。放疗及既往的手术史对困难气道的评估也是非常重要的。放疗所造成的局部纤维化,下颌及颈部运动障碍,增加了插管的难度。既往颌面部的手术可因为局部解剖的改变而导致再次插管或气管切开困难。

预测气道困难的体检指标包括:张口度和伸舌、甲颏间距、颈部屈伸度等。正常的张口度大于 3 cm,张口受限可导致咽喉镜的放置及暴露困难。张口受限有两种情况:一种是由于疼痛而拒绝张口,此种类型通常在全麻诱导后张口度可较前增大;另一种是由于肌群或颞下颌关节被肿瘤侵犯而不能张口,此种类型全麻诱导后张口度并不能增大,反而导致气道危象,术前必须有充分估计。成人中号咽喉镜镜片长度为 12.5 cm,最厚处为 2.5 cm,张口度必须在 2.5 cm 以上才能暴露出声门。大号咽喉镜长度是 15 cm,最厚处达 3 cm。儿童咽喉镜长度是10 cm,最厚处是 2 cm。了解这些数据有助于判断是否能放置咽喉镜并选择合适的工具来插管。此外有些肿块可通过口内或颌面的视诊直接观察到,如唇癌、硬腭的肿瘤、牙龈癌、舌腹肿瘤、头皮和面颈部的皮肤癌、颌面部的血管瘤等。而颈部的触诊可判断气管有无移位、环甲膜穿刺有无困难,这对于紧急气道的处理非常重要。

影像学可客观的评估气道,在 X 线投影测量图上,下颌骨舌骨间距过长、后鼻嵴至咽后壁距离过短的患者易发生插管困难。另外,颅面角和线(如前颅底长度,上、下颌骨与颅底的关系角,上下颌骨的关系角)的异常也会导致鼻咽腔、口咽腔气道容积的变化而造成插管困难。借助 CT 和 MRI 能了解肿瘤侵犯的范围以及是否有气道狭窄,由 CT 三维构象构筑的仿真内镜可以更直观的模拟插管的径路,从而判断有无插管困难。

制订围术期气道管理的方案,必须先了解肿瘤的生长部位,不同部位的肿瘤对气道有不同的影响,不同的手术方案需要选择不同的插管径路。一般颅底、眼眶、鼻部、上颌骨、上颌窦手术宜经口插管,而下颌骨、腮腺区、口腔内手术宜经鼻插管。如果肿瘤生长正好在导管必经之路,则必须放弃经口或经鼻气管插管而改为气管造口。如考虑不周,强行置管,轻者将瘤体碰伤,重者可致大出血,如舌根会厌附近的肿瘤。麻醉医师应当与手术医师共同商讨这方面的问题,求得正确的解决方案。

各种口腔颌面常见肿瘤对气道的影响如下。

(一)上唇部位肿瘤

生长在这个部位的实质性肿瘤,常见的有血管瘤或上唇癌肿。虽然并不影响张口度,但若瘤体过分向前突出时,咽喉镜操作过程中视线往往受阻,有时需将瘤体拉开才能暴露。若是血管瘤,因瘤体软,尚有一定的活动度;若是硬实质瘤,移动范围很小,事先要有估计。

(二)颊部癌瘤

口腔颊部癌瘤较多见,占口腔癌的 20%～30%。因部位在口腔侧面,一般不至于妨碍气管导管的径路。发病早期可无张口限制,但如侵犯颊肌、咬肌,则逐渐出现张口受限,严重者甚至牙关紧闭,麻醉前应评估张口度。张口困难者选择清醒插管。

(三)腮腺区肿瘤

腮腺区良性肿瘤不影响张口度。晚期腮腺恶性肿瘤,有广泛浸润及颊肌受累时,会造成张口受限,需加以重视。

(四)上腭肿瘤

从解剖学上看,鼻道的底部即是上腭,其前部为硬腭,后部为软腭。如果是上腭骨良性肿瘤向鼻腔隆起,则鼻道受侵犯,经鼻插管径路受阻;如肿瘤生长在一侧,可选择另一侧鼻腔插管。上腭骨恶性肿瘤可破坏鼻腔底部骨质,导致一侧或双侧鼻腔径路狭窄甚至完全封闭,此时经鼻插管极易出血,不可勉强为之。另外手术中凿开上颌骨时,手术操作可误伤经鼻的气管导管。曾有将经鼻气管导管当场切断的案例,所以建议上腭肿瘤根治手术(上颌全切术)采用经口气管插管。软腭癌恶性程度较高,常累及翼腭凹,此类患者有张口受限的表现。而上腭前部的巨大肿瘤往往致面部变形,从而导致面罩通气困难。

（五）舌根、咽壁肿瘤

视诊难以观察的口腔深部肿瘤侵犯范围。口底肿瘤常侵犯口底肌群，导致伸舌困难，咽喉镜暴露困难。咽壁的肿瘤极易造成气道梗阻。术前须与口腔外科医师认真商讨，以制订麻醉和气道管理方案。如肿瘤靠近会厌或声门，则气管导管会干扰手术进行，同时也会影响拔管后呼吸道的管理。遇此情况，需和手术医师商讨合理的解决方案，可在术前行气管切开以保障气道安全。

（六）舌部肿瘤

舌的肿瘤特别是舌癌，在口腔肿瘤中最为常见，其发生率相当于口腔其他癌瘤的总和。舌部肿瘤向后可侵犯舌根、咽壁，用咽喉镜暴露时应小心，避免损伤。舌癌侵犯到咽腭弓时，患者会有张口困难。舌的巨大肿瘤有时可占据整个口腔，致气道梗阻。若是血管瘤或有溃疡面的肿瘤，摩擦后容易出血，使用面罩和咽喉镜时应加以警惕。

（七）颏颈部肿瘤

颏颈部肿瘤，瘤体挤压可使声门、气管向对侧移位，咽喉镜暴露时应向肿瘤对侧探查声门，插管容易成功。颈部肿瘤可导致颈部活动受限，声门"抬高"，咽喉镜暴露困难。肿瘤组织也可压迫上呼吸道，患者出现慢性缺氧、高碳酸血症的症状，此类患者即使仅给予小量麻醉性镇痛药亦可引起窒息。

（八）牙龈肿瘤

牙龈癌多溃疡型，易溃破出血。上牙龈癌侵犯鼻腔，可影响经鼻插管。侵犯磨牙后区或侵犯肌腱和翼内肌时，可有张口受限。

（九）肿瘤患者再次手术

尽可能选择与上次手术时同侧的鼻腔插管，这样可以避免许多新的麻烦。须注意手术瘢痕对张口度及头后仰的影响。如下颌骨手术后的患者，一侧下颌骨已部分切除，原来附着于此处的口底肌肉包括颏舌骨肌、下颌舌骨肌和颏舌肌已经失去固有依附点，左右两侧肌肉收缩不平衡，导致舌根移位，咽腔变窄，此时咽喉镜很难暴露声门。托下颌骨残端也难以将畸形完全纠正，给肌松药后可能会导致组织塌陷，进而窒息，建议这类患者选择清醒插管。双侧下颌骨全切术后的患者，口底暴露在外，也建议清醒插管。

三、气管插管

（一）插管路径

插管路径有包括：①经鼻气管插管；②经口气管内插管；③颏下气管内插管；④气管切开处插入气管导管。插管路径的选择主要由肿瘤所在部位和手术的方案决定。

最常用的是经鼻气管内插管，其优点是：①鼻插管固定较好，不会左右移动，便于术中管理；②鼻导管的耐受性较好，适合术后保留导管；③鼻导管紧贴咽腔后壁，对舌、颊、龈等部位的手术，干扰相对要小；④非创伤性，在进行鼻插管时，习惯选择肿瘤病灶对侧的鼻孔进行插管，插管前要了解操作侧鼻腔是否通畅。

（二）鼻导管的选择

成人男性经鼻腔导管用 ID 7.0～7.5，女性用 ID 6.5～7.0。插管前评估鼻腔的通畅情况，并给予血管收缩剂如麻黄碱、润滑剂以及局麻药等进行鼻腔气管插管前准备。对于插管侧鼻腔狭窄的患者或疑难气管插管患者可选用较细一号的导管，插管更易成功。

（三）诱导和插管

在诱导前必须了解以下问题：①有没有必要气管插管？有些不影响气道的小手术是否可通过局部麻醉解决？有些肿瘤如咽侧壁、颈前区的巨大血管瘤等，易导致气道危象，即使手术短小也必需气管插管。②有无声门上通气困难？紧急情况下是否可通过面罩或喉罩通气？③是喉镜暴露困难还是气管插管困难？④患者是否有高反流风险？⑤患者的耐缺氧程度如何？对于声门上通气困难的患者建议保留自主呼吸，能合作的患者建议清醒状态下插管。对于高反流风险及耐缺氧差的患者，必须是有经验的麻醉医师来操作，选择熟悉的清醒插管方法以保障气道的安全。

疑有困难气道的患者,可根据美国麻醉医师协会分级(ASA 分级)困难气道的指南选择是否需要诱导,是否需要保留自主呼吸。对于多数疑有困难气道且能合作的成年人,清醒插管是最常见的选择,可使用:①适量的镇静、镇痛药;②完善的表面麻醉;③局部神经阻滞。在工具选择方面,纤维支气管镜是首选,可经鼻或经口操作,因能看到气道的部分结构,对患者的刺激又小,成功率较高。不足的地方是咽喉部有明显出血和分泌物时,视野不清,可致插管失败,操作者技术经验不足时也会影响其成功率。

(四)术中气管导管的维护

在口腔颌面手术时,麻醉医师往往需要远距离操作,必需确保所有的接口均紧密连接,不至松动脱落。同时使用轻质的长螺纹管,避免牵拉气管导管。由于手术中会经常移动头部,气管导管必须加以固定以免导管在手术过程中滑出,固定的方法可选择缝线或贴膜固定,根据个人习惯而定。围术期的监测如呼末 CO_2、P-V 环、气道压力等可帮助判断导管是否过深或过浅,导管有无折叠、移位,套囊有无漏气等,严密的监测是安全的保障。

(五)经鼻气管插管的并发症

1.大量鼻出血

发生严重鼻腔出血时,处理原则首先保持气道通畅,其次才是止血。具体操作包括留置已插入鼻腔的导管,不要向外拔,并撑开套囊,能起到压迫出血点的作用。设法通过吸引清理口咽腔内的血液,同时行经口插管,完成插管后马上撑开套囊避免血液向下流入气道,待气道有安全保障后,再设法止血。

2.导管进入咽后间隙

导管进入咽后间隙发生率约为 1‰。咽后间隙位于咽后壁黏膜与椎前筋膜之间,上起颅底,下延至后纵隔;咽旁间隙左右各一,位置在咽上缩肌,翼内肌和腮腺之间,上起颅底,下至舌骨大角,是一个潜在的蜂窝组织间隙。两间隙之间只有较薄的结缔组织膜相隔,间隙与咽腔也只有一层黏膜相隔,这两间隙起点处相当于导管出后鼻孔附近。经鼻插管时,导管虽已插入较深,且能继续向下推进,但咽喉镜下未见导管,仔细观察可见咽后壁黏膜下层有隆起,拉动导管时,隔着黏膜可见到导管移动的"迹象",此种情况,通常需拔出导管,选对侧鼻腔重新插管。

3.鼻甲切除

导管将部分鼻甲组织切削下来是极罕见的并发症。下鼻甲是最容易受损伤的,因为体积大,且紧靠导管。而中鼻甲由于其底部与颅底筛骨相连,损伤后可引起脑脊液渗漏。附近还有蝶腭动脉、鼻后动脉、前筛状动脉等,有大出血的可能。选择适当的导管、使用管芯、充分的鼻腔准备、避免粗暴的操作可减少此类并发症。

4.鼻翼坏死

此类并发症较少见。可能与衔接的螺纹管过重,牵拉压迫该处鼻翼组织,或导管放置固定不当,以及长时间的手术等有一定关系。在手术过程中,转动头位时须确保螺纹管没有牵拉鼻翼、使用轻质螺纹管、并经常提醒手术医师注意鼻翼保护,有助于减少此类并发症。

5.导管在咽腭部被切断

行上颌根治手术,切凿上颌骨时,粗暴的手术操作可将气管导管整个割破,在手术过程中给予严密的监测并关注手术步骤,应及时发现问题并加以处理。

四、减少术中出血的措施

(一)术前给予促凝药物

手术前肌内注射凝血药物,会增加血液的凝固性,减少手术渗血,特别对某些肝功能不正常的患者有效。手术前 3 天开始,每天肌内注射维生素 K_3 2 次,每次 4 mL,有助于减少手术出血。

(二)术中控制性降压

控制性降压可减少组织渗血并提供一个干燥的手术野,这对于某些精细的操作如血管吻合术是非常重要的,故目前在口腔颌面手术中运用非常普遍。而过度的降压会影响脑血管的自主调节,影响组织器官的灌注，故降压是有限度的，一般降压幅度不超过原有血压的 1/4，时间也不宜过长，仅在肿瘤切除、截骨等重要操作时使用控制性降压。其次，控制性降压是否适用因人而异，对于有严重心、脑血管疾病的患者是不适宜的。再者，降压的前提是有充足的容量保障，通常的做法是在诱导后即利用羧甲淀粉(代血浆)如羟乙基淀粉、明胶等进行扩容，保证循环血量充足。

(三)术中给予凝血药物

凝血酶的作用是促进纤维蛋白原转化为纤维蛋白，使用时使药物与创面广泛接触。当骨膜或骨松质、牙压槽骨板、黏膜等处有广泛渗血时，用凝血酶止血效果确切可靠。静脉注射用的凝血酶原复合物效果也很好，其他一些临床用药包括氨基醋酸和氨甲苯酸等。

(四)颈外动脉结扎术

颈外动脉有 8 个分支，主要供应颌面部。左右颈外动脉吻合支丰富，所以结扎一侧颈外动脉后，减少出血的效果并不一定很理想。在特定手术中根据需要可结扎其分支，例如在上颌窦癌扩大根反应治术时，可结扎上颌动脉。

五、颈淋巴清扫术的麻醉处理

颈部淋巴结清扫术是颌面恶性肿瘤手术的一部分，须切除一侧椎前筋膜浅面的所有组织包括颈内静脉。可分根治性、改良根治性、广泛及选择性颈淋巴清扫术。颈部分为颌下、颈前肩胛舌骨上及锁骨上等 6 个区域，根据肿瘤的位置和分类选择相应的区域进行清扫，范围可以是一个或多个淋巴分区。颈淋巴清扫通常和肿瘤切除术同期进行，需要气管内全身麻醉。手术处理颈内静脉下端时要求保持麻醉平稳，防止有呛咳和体动反应，以避免颈内静脉被撕破造成空气栓塞，或手术误伤胸膜顶，致空气侵入纵隔，造成纵隔气胸。另外颈总动脉周围有压力感受器，颈部手术操作时不慎挤压颈动脉窦可引起迷走反射并造成血流动力学的波动，术中需给予严密监测。一旦出现心率变慢、血压降低，应立即提醒术者暂停操作，或给予 1%利多卡因局部封闭和对症处理。

双侧颈淋巴清扫术分为同期清扫与分期清扫两种。分期手术是切除一侧颈内静脉后，隔一段时间(1 个月至数年)，再切除另外一侧颈内静脉。而同期清扫由于两侧颈内静脉同时切除，头部静脉回流受阻，椎静脉侧支循环需要 24～48 小时才能建立。在此期间，患者的颅内压力会有暂时性升高，因此需采取包括降低颅内压在内的脑保护措施，术中低温并连续监测脑脊液压力是有效的方法。

颅内压与腰部蛛网膜下腔压力系处于同一封闭系统，因此测量腰部蛛网膜下腔的压力即可代表颅内压。在麻醉前先做 $L_{3\sim4}$ 蛛网膜下腔穿刺留置导管，将之引出到测量管内，定下零点水平并记录基础值。在颅内静脉切除前，脑脊液压力还会有些变动，例如抬起患者头部、转动其头位、呛咳等，均可使压力液柱短暂但明显升高，有时可达 40 cmH_2O 以上。手术者常在切断第二侧颈内静脉之前先暂时加以结扎以观察压力升高的幅度。脑脊液压力监测应当注意与患者的基础脑压相比较，如果测得的数值较基础值成倍升高，甚或高于咳嗽时短暂上升的数值，患者出现发绀、眼结膜水肿、眼球凸出等症状时应采取紧急措施。最有效的措施是立即引流出一定量的脑脊液，使压力迅速降低。少量多次引流比一次大量引流要安全。监测系统应在手术后带回病房并留置 1～4 天，直至患者的脑脊液压力完全稳定时拔除。术中快速静脉滴注甘露醇和地塞米松，充分给氧，颈椎尽量舒展，这些措施有利于椎静脉的回流，可帮助降低颅内压力。手术后给患者采取头高斜坡 15°～30°的体位，也有利于颅内静脉回流。

六、显微外科操作的麻醉处理

显微外科技术使肿瘤切除后的缺损得以修复，已在颅颌面肿瘤联合根治手术中广泛应用。

(一)游离皮瓣移植手术的麻醉要点

(1)维持血流动力学稳定：较高心排血量能维持好的灌注压。通常不使用升压药，因为多数升压药会引起血管收缩，影响皮瓣供血。

(2)降低血液的黏滞度：通常稀释至血细胞比容在 30%～35%。

(3)合适的麻醉深度:良好镇痛和制动。

(4)液体的管理:适当补液,维持 CVP 比基础高 2 cmH_2O,维持充足的有效循环血量。尿量 1~2 mL/(kg·h),是微循环灌注满意的指标。

(5)避免低温和过度通气。

(6)注意移植皮瓣的保暖,但也要避免高压灌注的继发损害。

(二)显微手术麻醉处理要点

(1)要绝对制动,防止麻醉变浅:在血管吻合这一精细操作中,强烈的手术刺激引起头部活动,干扰手术操作。

(2)术后也要保持患者绝对安静,保持合适的头位,防止患者因躁动而致血管蒂扭曲,皮瓣坏死。

(3)术后给予止吐药以防止剧烈呕吐而污染创面。

七、气管切开

气管切开的指征依据肿瘤的部位和气道的关系、手术的范围及患者的术前情况而定。

(一)肿瘤阻挡气管插管径路

若肿瘤生长的部位正好在气管导管的必经之路,经鼻腔或口腔插管均无法绕开肿瘤,导致无法插管。这些患者必须在术前切开气管进行麻醉。

(二)呼吸功能不全

常为老年患者,如最大通气量占预计值 50%以下,又不能避免长时间手术时,应考虑做气管切开以减少呼吸无效腔量,也有利于术后气道管理。

(三)术后威胁气道通畅

颌面部肿瘤手术对气道的影响可分为四个部分。

(1)肿瘤的位置及切除的范围。肿瘤的位置越是接近下咽腔和气管,术后上呼吸道梗死的可能性越大。

(2)是否行颈淋巴清扫,根据肿瘤的淋巴转移的特点,对相应区域的淋巴和软组织进行清扫,清扫后可导致淋巴回流障碍,术后明显的肿胀,清扫的范围越大则肿胀越明显,对术后通气的影响也越大,双侧颈淋巴清扫可同时影响两侧的淋巴回流。

(3)是否涉及下颌骨的切除。当下颌骨部分或者全部切除时,舌骨就缺少悬吊,颏舌肌、颏舌骨肌、下颌舌骨肌、二腹肌等附着丧失,使舌体后移后坠,组织塌陷易导致上呼吸道梗阻。

(4)肿瘤切除后是否进行皮瓣的修复。小的缺损可以通过邻近瓣、胸锁乳突肌瓣等局部皮瓣加以修复,而大的缺损则需要游离皮瓣的修复,包括前臂皮瓣、股前外侧皮瓣、胸大肌皮瓣、腓骨肌皮瓣、背阔肌皮瓣等,一般来说,皮瓣越大越厚,堵塞上呼吸道的可能性也越大,同时皮瓣本身早期的肿胀和渗出也影响到气道的通畅。

根据这四个部分来进行总体评估,若患者术后上呼吸道梗阻风险高,通常建议术后预防性气管切开。

(张 杨)

第四节 口腔手术麻醉后的恢复

一、恢复期气道评估

临床上人们往往对麻醉诱导插管时困难气道的处理较为谨慎,而在麻醉苏醒拔管时相对重视不够。事实上由于手术操作影响、麻醉药物残留以及患者自身气道解剖改变等多种影响因素存在,患儿在麻醉苏醒拔管后可出现呼吸道梗阻，处理不当会危及生命。麻醉苏醒期气道评估有助于选择合适的拔管策略，降低拔管后窒息的风险。恢复室医师应参与术前的麻醉和手术的讨论，掌握第一手资料，在交接班时要就麻醉诱导、插管、手术过程、术后的去向等有详细的交代。并在入苏醒室即刻对患者进行呼吸、循环的监护。

一些术前没有插管困难的患者在苏醒期也可出现拔管困难。口腔颌面、颈部和气道手术操作是造成苏醒期困难拔管的最常见原因。口腔颌面部或气管手术破坏了正常的气道解剖结构，术后放置外固定支架及颌间结扎等影响了气道的管理，下颌骨截骨或甲状腺手术可引起舌、口底软组织、气管塌陷，口周和颈部创面加压包扎，人为造成后仰或张口受限。阿片类药物以及肌松剂的残余作用抑制了上呼吸道神经肌肉的活性和张力，也抑制保护性觉醒反应，增加了患者麻醉苏醒期气道梗阻发生的概率。喉水肿、喉痉挛等紧急情况在小儿苏醒拔管时也较多见。此外，口内手术患者吞咽下大量血液，在麻醉恢复期易引起反流也使拔管的风险增大。

二、恢复期拔管策略

（一）预计可能发生困难拔管

1.困难拔管策略

(1)拔管准备：麻醉苏醒室至少有两名麻醉专业人员在场，并做好气道应急的准备，如环甲膜切开或气管切开的器械、通气道、纤支镜、抢救药物等。困难气道手推车包含所有紧急气道处理所需的器械和药物，应放在苏醒室醒目的位置，随手可得，苏醒室的所有成员应熟悉困难气道手推车。

(2)拔管方法：充分供氧并清除患者的气道分泌物及胃内容物。监测呼吸和循环稳定，潮气量和分钟通气量在正常范围内，确认患者完全清醒，无残留肌松剂，气道反射完全恢复，吸空气时 SpO_2 达到术前水平可考虑拔管。拔管前可静脉注射地塞米松并抬高头位以减轻气道水肿，必要时可给予少量气管扩张剂或短效 $β_1$ 受体阻滞剂如艾司洛尔，保持气道通畅。

拔管时头位抬高，这样能最大限度增加功能残气量和减少气道梗阻。如担心拔管后舌后坠的，可预先在舌体上悬吊一针，缝线留在口外作牵拉用。拔管时应用到纤支镜等，这样拔管后保留的导管既可供氧，紧急时还能引导再次插管。用鼻胃管或光索做引导导管也可起到相同效果。拔管动作要轻柔，先试将气管导管退至声门上，观察有无气急、气促等气管狭窄或塌陷的征兆，随后再将气管导管缓慢拔除。若无特殊问题则最后将通气引导导管一起拔出。拔管过程中如出现舌后坠等可尝试给予口咽通气道、鼻咽通气道或喉罩。少数患者可出现喉水肿或喉痉挛，经加压供氧，肾上腺素雾化吸入等处理后，症状一般都能缓解。如症状持续加重甚至出现呼吸困难时，应考虑再次插管或紧急气管切开。

2.保留气管导管或预防性气管切开

口底、咽后壁的手术，术后局部回流障碍、水肿明显，有气道梗阻风险的，术后常常留置气管导管。鼻导管留置，耐受性较好，故临床较常见，若护理得当，可保留 3 天左右，拔管时仍应遵循苏醒期困难气道拔管原则。如手术范围较大造成气道解剖改变明显，而短期内又无法保证气道通畅的，最好行预防性气管切开术。

（二）未预料苏醒期困难气道

未预料的苏醒期困难气道是十分紧急的临床事件，其危险性甚至超过了麻醉诱导时未预料困难插管。麻醉诱导时患者一般情况好于术后苏醒时，并且诱导时整个医疗团队力量也较强。处理原则基本与麻醉诱导时未预料困难气道处理一样，但也有些不同。麻醉诱导期未预料困难气道的处理原则是尽可能完成气管插管进行手术，而麻醉苏醒期的处理主要是保证通气和供氧。

（张　杨）

第十六章 器官移植手术麻醉操作

第一节 肝脏移植手术的麻醉

目前，全世界肝移植的患者最长存活时间已超过 30 年，截止 2011 年 10 月，我国累计施行肝移植手术约 20 900 例，术后疗效已接近国际先进水平。全国有 80 家医院开展肝移植，其中规模较大的有 20 余家。肝移植 1 年生存率达 80%以上，5 年生存率为 50%左右。需要移植手术的疾病多数是终末期慢性肝病、急性暴发性肝衰竭、早期恶性肝肿瘤以及某些肝代谢疾病如肝豆状核变性和 α_1-抗胰蛋白酶缺陷。手术禁忌证包括急性肝外感染和肝外恶性肿瘤。移植术用于治疗病毒性肝炎、乙醇性肝病和肝肿瘤仍然是有争议的。目前我国肝移植存在的主要问题包括：供肝的来源和供体质量，手术适应证和时机、手术方式和围术期管理水平不一。其中缺乏合适的供体是限制移植规模的主要因素，因此越来越多的边缘供体被采用。肝移植手术中，考验麻醉医师和手术人员的关键环节是要将供者器官的冷缺血时间降到最低。

对待肝移植患者的管理，团队合作是手术成功的重要因素，实施肝脏移植手术时，麻醉医师的任务十分繁重，需要对每一例移植患者高度重视，术前应尽可能全面仔细评估患者，术中及时发现并妥善处理各种问题，力争在术毕时使患者达到最佳的生理状态。此外，外科医师、肝脏专家、肺病专家、心脏病专家、肾病专家和麻醉医师之间良好的沟通为优化治疗团队的建立和手术成功提供了保障。

一、肝移植受体麻醉的术前评估

肝脏移植患者术前情况差别很大，跨度可以从 ASA Ⅰ级（如某些肿瘤患者）至 ASA Ⅴ级（如急性重症肝炎、肝性脑病伴多脏器衰竭患者）。肝移植受体的麻醉管理可涉及患有多器官系统功能障碍的极度衰弱患者。突发状况下可能会出现生理学和药理学的变化、严重的凝血紊乱、脑病、心肌病、呼吸衰竭、大量腹腔积液、胸腔积液、肾功能障碍和严重血电解质紊乱。而且由于供肝原因，受体选择后至送达手术的时间较短，留给麻醉医师的术前评估时间有限。因此，麻醉医师在接到受体确认的通知后应尽快到达病房访视患者以获得患者的一般情况资料，并重点检查相关脏器功能，进行围术期风险评估。

（一）中枢神经系统

肝硬化和不同程度的脑病有关。84%的慢性肝衰竭患者都患有轻度脑病。肝性脑病是指由肝功能严重障碍所致，以代谢紊乱为主要特征的中枢神经系统功能失调综合征。有肝功能障碍的患者，在排除其他大脑疾病后，若出现神经、精神症状，就可诊断为肝性脑病。依据临床表现的严重程度肝性脑病可以分为 4 期（表 16-1）。肝性脑病的发病机制与脑内 γ-氨基丁酸（GABA）神经传递增加有关。这种 GABA 的神经传递可由苯二氮䓬类药物如地西泮诱发并发生肝性脑病，拮抗药物氟马西尼可改善肝性脑病患者的精神状态。

突发肝衰竭的患者会出现重度昏迷、严重脑水肿和颅内压的明显升高。随着脑病的恶化，患者变得迟钝，应及早维持和保护气道和氧合。极小的血流动力学改变可能造成脑灌注压的极大变化。麻醉管理要求保证颅内压<20 mmHg，脑灌注压超过 50 mmHg，平均动脉压>60 mmHg。采用持续的静脉-静脉血透析能预防容量超负荷和中心静脉压力过高，其他的保护大脑的措施还包括渗透利尿剂和巴比妥酸盐麻醉剂。

表 16-1 肝性脑病分期

分期	临床表现
1 期	行为改变，睡眠障碍，书写改变，语言不清
2 期	嗜睡，定向障碍，躁动，肌力增强，阵挛
3 期	浅睡但可以唤醒，明显神志不清，语言障碍，反射亢进，缩瞳
4 期	昏迷，瞳孔散大，反射减弱或消失，对疼痛刺激无反应

（二）肝功能评估

尽管病肝即将移除，术前受体的肝功能状况仍然需要进行评估。目前国际上普遍应用的改良的 Child-Pugh 肝功能分级法，根据评分高低依次分为 A（5～6 分）、B（7～9 分）和 C（10～15 分）3 级（表 16-2），评分越高表示肝脏损害越严重。但更为客观地评估为终末期肝病模型评分法（model for end stage liver disease，MELD），以反映肝硬化患者肝脏疾病严重程度。MELD 计算公式为：9.6×Log（肌酐 mg/dL）+3.8×Log（胆红素 mg/dL）+11.2×Log（INR）+6.4×（病因：胆汁性和乙醇性肝硬化为 0；其他肝硬化为 1）。其数值范围为 6～40，>40 时与 40 同等对待。MELD 评分在美国已取代 Child-Pugh 评分，用于成人肝脏移植供肝分配标准，根据 MELD 分数大小来预测等待肝脏移植的患者在未来 3 个月内对肝脏移植需要的紧迫程度。

表 16-2 改良 Child-Pugh 评分

变量	分值		
	1	2	3
脑病	没有	1 到 2 级	3 到 4 级
腹腔积液	无	轻到中度	重度
白蛋白（g/L）	>35	28～35	<28
凝血酶原时间延长秒数（>对照）	1～4 秒	4～6 秒	6 秒
胆红素（mg/dL）	<2	2～3	>3
如为原发性胆汁肝硬化	<4	4～10	>10

（三）心血管系统

肝脏移植受体术前的心功能评估可以参考普通手术患者的术前心功能评估方法。终末期肝硬化的典型心血管表现为心排血量过高伴随全身血管阻力（SVR）过低。此外，严重的心肌病也可能与肝硬化有关，而由于长期使用 β 受体阻滞剂可使该受体功能下降，因此可出现对 β 肾上腺素受体激动剂的反应减弱。乙醇性心肌病可能使乙醇中毒患者的心肌病进一步恶化。

由于肝移植术的普及，许多中心正在放宽接受肝移植的年龄上限。冠状动脉疾病患病率会随年龄有所增长，研究证实在年龄>50 岁的肝移植患者中，有近 16%的患者患有严重的冠状动脉疾病。在接受肝移植患者中，患冠状动脉疾病的患者比普通患者要多，因此，对特别危重的肝移植候选人应密切检查其冠状动脉疾病，必要时行冠状动脉造影。心血管系统的监测应包括动脉和中心静脉压力。肺动脉导管的作用是有争议的，经食管超声心动图（TEE）可以综合评估左、右室功能以及容量状况。在患有肺动脉高压的肝移植患者中，TEE 能提供关于右室功能的很重要的信息。

（四）呼吸系统

据报道约 47％的终末期肝病患者伴有肝肺综合征（HPS），而其中约两成患者有低氧症状。诊断依据包括肺泡氧分压（PaO_2）＜70 mmHg 或动脉肺泡氧分压梯度＞20 mmHg。肝病患者中还存在许多低氧的原因，包括缺氧性肺血管收缩不良、胸腔积液和大量腹腔积液所致的肺不张、肺炎、低氧性肺血管收缩反应降低、成年呼吸窘迫综合征、肺泡通气不足和弥散异常等。大量胸腔积液在肝脏移植患者中并不常见，胸腔积液是肝源性的，常位于右侧，患者多不合并心肺疾病，而可能与腹腔积液有关。术前评估主要是要排除引起胸腔积液的其他原因如感染等，少量胸腔积液常不需要处理，胸腔积液量较多致患者胸闷和呼吸困难时可进行胸腔穿刺放置引流管，患者症状可立即得到明显改善。慢性阻塞性肺疾患（COPD）患者可通过术前进行支气管扩张剂治疗，而吸烟的患者术前必须戒烟，戒烟时间最好达两周以上，以减少术后肺部感染的发生，后者是增加肝脏移植术后并发症发生率和死亡率的一个主要因素。

（五）泌尿系统

急性肾衰竭是终末期肝病患者常见的并发症，12％～67％的急性肝衰竭患者会发生肾衰竭。对受体肾脏功能的评估主要是为了了解有无肾功能不全、24 小时尿量和利尿药使用情况，有助于预测机体对再灌注后利尿药应用的反应。绝大部分术前肾功能正常、对利尿剂反应良好的患者于新肝期均可获得足够的尿量，小部分肾功能不全、全身情况差且尿量偏少或已在持续肾脏替代治疗的患者手术前应该考虑（继续）应用持续肾脏来替代治疗，便于术中液体管理，术后也应该根据术中情况考虑是否继续应用。

二、肝移植手术的麻醉管理

（一）麻醉前准备

受体麻醉实施前需充分镇静，可采用短效苯二氮草如咪达唑仑口服或静脉注射。使用质子泵抑制剂如奥美拉唑抑制胃酸分泌。充分的麻醉前准备是保证手术顺利进行的前提，所有的抢救药物、麻醉诱导和用于保温的水毯等设备也应该事先在手术床旁放置好。患者入手术室后首先给予开放外周静脉，外周静脉条件好的患者可以使用 16G 的套管针，开放两路（或以上）上肢静脉，最好先行桡动脉穿刺并在吸空气下做动脉血气分析和常规实验室检查，而后予吸氧。术中除需常规检测心电（ECG）、有创血压（ABP）、脉搏血氧饱和度（SpO_2）、中心静脉压（CVP）、体温（鼻咽温或肛温）、动脉血气分析、血糖及尿量等外，有条件的单位尚可开展 Swan-Ganz 监测 CO、PCWP、SVR、PVR、SVO_2 等参数，或采用 PICCO、Flow Trac 等新一代血流动力学监测、麻醉深度监测如脑电双频指数（BIS），经食管超声心动图（TEE）等高级监测。肝脏移植术中加强监测十分重要，因为麻醉医师需要根据各种监测结果及时调控患者的生理功能状态及内环境的稳定。当患者出现紧急或意外情况时，上述监测可帮助麻醉医师快速准确判断病情和及时处理。输血管道加温系统有助于维持术中正常体温，在手术分离困难、出血多或大量输注血液制品时应考虑使用。要准备适当的血液制品，包括浓缩红细胞、新鲜血浆和血小板等，应在术前就与血库联系并准备好这些血液制品。尤其入室时，若患者的血红蛋白水平＜10 g/dL 者应事先准备少量红细胞悬液。实验室检查项目包括血常规、肝肾功能和凝血功能，在无肝前期、无肝期和新肝期至少检测一次。有明显凝血功能障碍的患者需行血栓弹力图（TEG）及有关其他特殊凝血功能测定。

（二）麻醉选择

肝移植麻醉的前提是安全有效，因此也需从镇静、镇痛和肌松 3 个方面考虑。麻醉方法一般选用全身麻醉或硬膜外复合全身麻醉，后者因会有潜在的硬膜外血肿的发生，尚有待商榷。可使用镇静药中的咪达唑仑、依托咪酯和丙泊酚，镇痛药中的芬太尼、舒芬太尼以及各种肌松药如非去极化类肌松药，而麻醉维持多在非去极化类肌松药的基础上以吸入麻醉药或辅以阿片类镇痛药为主。丙泊酚（TCI）技术维持麻醉在肝移植中也不乏报道。

快通道麻醉在 20 世纪 90 年代开始应用于肝脏移植患者并逐渐被国际上的许多大型移植中心所接受。该法中咪达唑仑和芬太尼的应用趋于减少，不经肝脏代谢的药如瑞芬太尼和顺阿曲库铵的应用增多。有学者建议采用七氟烷吸入，瑞芬太尼和顺阿曲库铵维持的麻醉方法，可以达到术毕时患者能快速清醒和给予拔管的效果，这也是目前国际上采用的主流肝移植快通道的麻醉方法。

（三）术中麻醉管理

肝脏移植手术一般可分为3个阶段，即无肝前期（病肝分离期）、无肝期和新肝期。无肝期以受体门静脉阻断，病肝血供停止为开始，以门静脉开放，新肝再灌注作为结束。针对手术各个阶段的特点，麻醉管理的侧重点有所不同，但共同点都在于维持机体呼吸循环和内环境的稳定。整个肝移植中最显著的循环改变莫过于短时间大量的出血，因此快速扩容是常规的处理方法，开放充足的静脉通路在麻醉中是不可或缺的先决条件。建议成人应使用14G套针开放1～2条外周静脉。麻醉诱导后于中央静脉置入双腔、三腔或Swan-Ganz导管鞘以满足需求。

1.无肝前期的处理

手术开始至门静脉阻断前称为无肝前期或病肝分离期。此时需注意3个方面：①麻醉深度；②放腹腔积液的影响；③术中出血。因为手术刺激在不同阶段的差异，如切皮和腹腔探查刺激较大，应加深麻醉。麻醉诱导后患者有可能出现低血压，但也应维持足够的麻醉深度，以避免手术开始后，尤其是进腹腔后麻醉深度不足引起机体的过度应激反应。大量腹腔积液的患者有可能在快速放腹腔积液时出现低血压，需及时补充容量或使用血管活性药。大部分患者在放完腹腔积液后肺部氧合通常明显改善。在这一阶段，肝脏将被完全游离，包括肝动脉和部分肝静脉分支离断，门静脉和肝后段下腔静脉解剖直至可以钳夹阻断。此时应注意术中大出血的可能，及早纠正低血容量状态，如限制晶体液输入，应用白蛋白、血制品以及凝血因子补足血容量，并尽可能维持白蛋白在正常水平、血红蛋白在80 g/L以及较好的机体凝血功能。目前国内外较推荐采用低中心静脉压技术（LCVP）以减少肝静脉回流而致的出血。可应用扩血管药将CVP控制在3～5 cmH_2O，此时应注意LCVP技术的前提是前述的具备快速扩容条件，以便在大量失血的情况下能够及时有效维持血容量。但也有学者认为肝脏移植患者的手术是接受全肝切除，低中心静脉压技术并不适合肝脏移植患者。同时，低中心静脉压技术对降低门静脉系统压力的作用有限，低中心静脉压技术增加大出血时的血流动力学的不稳定性，围术期风险增加，且有文献报道低中心静脉压会增加肝脏移植患者术后肾衰竭的发生率。因此，不推荐在肝脏移植患者中实施该技术。相反地，建议在无肝前期适当补充血容量至相对高容量状态，有利于整个手术期间的血流动力学稳定。病肝分离期还应维持中心体温＞36 ℃，可采用的保温措施包括使用水温毯，输液加温管道和热风机等。

2.无肝期的处理

无肝期是指从门静脉阻断至重新开放，新肝血流再灌注前的手术时期。手术方式分为经典原位肝脏移植和背驮式肝脏移植，前者需完全阻断下腔静脉，而后者可不阻断或部分阻断下腔静脉。下腔静脉阻断时心脏回心血量骤减，心排血量下降50%左右，需要预先适度扩容结合血管活性药物支持以维持血流动力学的稳定。国外很多中心采用体外静脉-静脉转流技术（venvenous bypass，VVB）来应对无肝期下腔被阻断对全身循环和肾灌注的影响，但同时也带来凝血紊乱及血液成分破坏等不利影响，因此国内大多数中心不常采用VVB技术，这就给麻醉医师提出了更高的要求。无肝期供肝血管重建的顺序依次为肝上下腔静脉，门静脉和肝动脉，在少部分情况极差的患者，肝动脉也可以在门静脉开放后重建。在维持循环稳定后，麻醉医师应再次对患者的血容量状态、血气电解质和凝血功能等进行重新评估，尤其是血钾浓度应尽量维持在4 mmol/L以下，根据血气结果应用碳酸氢钠纠正酸中毒，并至少在门静脉开放前10分钟左右复查一次血气和电解质。在门静脉开放前数分钟准备好各种药物，包括去氧肾上腺素、肾上腺素、钙剂和降压药，调高血管活性药的泵注速率或单次静脉注射以提升血压至较高值。在临床实践中有人建议术者在开放门静脉前，先将淤滞于门静脉系统的血液经下腔静脉放出200 mL左右，这样做的目的是减轻这部分淤滞的血液快速通过肝脏进入体循环而致的高钾血症和酸中毒。此外，此部分血液淤滞于门脉系统常产生微血栓，对移植肝功能的恢复非常不利。无肝期由于缺乏肝脏产热，即使有保温措施往往也不能有效维持正常体温，体温可快速下降2 ℃以上，在瘦弱患者以及快速输入大量低于体温的液体和血制品时更明显，下降幅度甚至可能超过3 ℃，这必须引起充分重视。

3.新肝期的处理

当门静脉、腔静脉吻合完毕供肝血流恢复即进入新肝期。新肝期在的最初 5 分钟内许多患者会出现短暂低血压和再灌注综合征(PRS),定义为移植肝再灌注即刻就可出现血流动力学的显著变化,包括动脉压下降、心动过缓、室性和室上性心律失常,严重者引起心搏骤停。文献报道再灌注后综合征发生率可高达 30%,如果再灌注前机体处于较高的容量状态,则再灌注后综合征发生率较低。目前对移植肝再灌注后低血压仍没有明确的解释,PRS 可能的常见原因为血液再分布、酸中毒、低钙血症和低温等,该阶段使用血管活性药物可能会出现短暂的不敏感的现象。预防再灌注综合征的处理要点包括:①无肝期结束前尽量纠正低钙及高钾血症;②充分防止血容量过低;③尽量减少无肝期时间;④供肝血流恢复前弃去门脉系统淤积的部分血液;⑤如出现明显低血压,即予以强心药物,如肾上腺素静注;⑥过度通气,降低 $PaCO_2$。

移植肝再灌注后血流动力学恢复稳定,新肝期剩余部分时间所发生的问题就基本是可预期的,处理也相对简单。在这一阶段,机体仍处于高排低阻状态,有时仍需要持续应用血管活性药物来维持血压,以保证机体良好的灌注。注意调整机体酸碱平衡和内环境稳定,及时输注红细胞悬液保证血红蛋白浓度在 80～100 g/L,根据实验室检查结果和临床出凝血情况及时补充各种凝血物质、血浆和血小板以维持良好的凝血功能,密切监测血糖变化,及时应用胰岛素的同时防止低钾血症的发生。在腹腔冲洗和手术邻近结束时给予一定剂量的强效镇痛药如芬太尼,同时在合适时机停止肌松药的使用,为术毕后患者的苏醒和拔管做准备。

(四)术后 ICU 处理

肝移植后患者一般转移到 ICU 进行术后监护。常规监护生命体征、液体平衡、凝血和肝功能,患者需要行机械通气直到完全从麻醉状态清醒过来才能拔管。术后早期原发性的移植物功能失常主要是由于受到缺血再灌注损伤或者急性排斥,表现为凝血紊乱,肝性脑病和血清转氨酶水平显著提高。应先通过多普勒超声波检查法以确保肝动脉通畅。如果检查不到动脉血液流动,患者必须立刻进行剖腹探查和重建肝脏动脉。如果这种情况能够及早处理,移植物就可以有补救的机会,患者则不需要进行再一次移植。

肝肾综合征患者在成功地进行肝移植后,肾脏功能将逐渐恢复。此时应当根据患者肾脏功能仔细考虑使用抗排异药物如 FK506 的剂量。肝脏移植后死亡的主要原因是感染,抗生素和抗真菌药物的合理应用非常重要。败血症和重新移植是成年人呼吸窘迫综合征形成的主要危险因素,如发生全身感染和移植物功能的丧失。多器官功能障碍也是导致死亡的一个重要原因。

手术后出血可能是因外科出血或围术期凝血紊乱而致。尽早地预防应保证避免大量的凝血块滞留腹腔,从而导致进一步的血凝障碍、病灶感染或纤溶蛋白溶解。移植后的患者部分可能发生高血压,需要应用 α 受体阻滞剂,钙通道阻滞剂,血管紧张素转换酶抑制剂和利尿剂。在手术后的早期因为存在某种程度的出血倾向使得脑血管出血的发病危险增高。

手术后的止痛也是一项重要的术后处理,考虑到新的移植物功能不健全,不能给予过量的止痛药物治疗。止痛药应该保持低剂量,直到通过评估肝脏的功能恢复到一定程度。患者自控的止痛即 PCA,可根据患者需求提供小剂量的止痛药从而确保安全。

三、肝脏移植术中一些特殊问题的考虑

(一)凝血功能的维持

人体正常的凝血功能由凝血系统和纤溶系统构成并处于平衡状态,慢性终末期肝病患者术前通常有凝血功能异常,且凝血异常问题常见于肝移植手术各期,在新肝期尤为突出。肝脏移植术中凝血功能的变化经历了一个动态的、复杂的过程,凝血异常可能导致术中及术后难以控制的出血和大量输血且呈恶性循环,是决定肝移植成败的一个关键问题。无肝前期凝血系统的问题以原有存在或稀释性的凝血病为主,常表现为凝血因子Ⅱ、Ⅴ、Ⅶ、Ⅸ不足,纤维蛋白原缺乏且激活凝血物质能力下降,因此肝移植术前即应积极纠正治疗凝血因子不足。无肝期肝脏完全缺乏产生和清除各种凝血相关因子的作用,因此凝血因子迅速

减少,可能会发生血管内凝血,血小板计数下降(部分由于稀释和门静脉阻断后脾中血小板积聚),这种低凝状态可以导致手术出血。新肝期供肝再灌注伴随严重凝血病和纤溶,主要变化是低凝状态,凝血酶原时间(PT)、激活部分凝血酶原时间(APTT)、凝血酶时间(TT)延长、凝血因子Ⅱ、Ⅴ、Ⅶ、Ⅸ等普遍减少,组织纤溶酶原激活剂突然增高、血小板数量减少、功能障碍,优球蛋白溶解时间缩短,纤维蛋白降解产物中度增加,这些变化可以由多种原因引起,如稀释、出血、肝脏保护液、组织因子释放、氧自由基、白细胞介质、血小板活化因子、蛋白酶释放。另外,低温、低钙血症和酸中毒也是产生凝血病的原因。肝移植术中积极维持凝血应采取综合措施,包括维持体温,补充钙离子,根据凝血检查结果输入促凝和抗纤溶因子。常用的补充含凝血成分的血制品包括:①新鲜冰冻血浆(FFP);②冷沉淀;③血小板。血小板低于 30×10^9/L 的患者需输入血小板,以进一步改善止血功能。钙离子在凝血过程中起重要作用,术中应加强监测血钙浓度,尤其是离子钙浓度,及时补充。由于低温可以加重凝血功能的障碍,故整个围术期应使用温毯,加温输血仪等保温措施,尽量维持患者的体温在 36 ℃以上。肝脏移植期间应用小剂量抗纤溶剂,可安全地控制纤溶并减少血制品的输入。无肝期后期和新肝期的早期,纤溶酶原激活因子的血浆浓度增加而纤溶酶原激活抑制因子的浓度降低;而蛋白 C 中和了纤溶酶原激活物抑制因子,上述因素抑制了内源性凝血途径,这在促纤溶过程中可能是个重要因素,与术中凝血因子Ⅱ、Ⅶ、Ⅸ、Ⅹ、Ⅺ、Ⅻ血浆浓度逐渐降低相对应的是Ⅷ因子浓度急剧下降。因此,在无肝后期及新肝期需予富含凝血因子的新鲜冰冻血浆、含有纤维蛋白原与Ⅷ因子的冷沉淀及凝血酶原复合物等。

术中定期监测凝血系统有助于血流动力学的处理和适时、有效地输入血制品。由于凝血系统的变化是复杂和难以预期的,到目前为止肝脏移植术中除常规监测凝血酶原时间(PT)、国际标准化比值(INR)、活化部分凝血酶原时间(APTT)、纤维蛋白原浓度和血小板计数外,有条件的中心还使用血栓弹力图仪(TEG)和 Sonoclot 凝血和血小板功能分析仪。

(二)围术期体液管理

肝移植围术期体液管理是重要环节,肝移植围术期体液治疗应有针对性,分别处理才可能达到较为有效治疗效果。针对前述该类患者人体的体液变化特点,麻醉手术期间的液体治疗可分成 5 个部分:①围术期每天生理需要量;②手术前禁食缺失量;③额外体液再分布需要量或第三间隙补充;④麻醉药物导致血管扩张补充量;⑤手术期间失血量。Flow Trac 是目前监测血容量的有效方法之一。围术期失血和血管扩张主要考虑 3 个方面:①红细胞丢失以及对症处理;②凝血因子丢失以及对症处理;③血容量减少以及对症处理。肝移植在病肝分离阶段和新肝期初期都可能有明显失血。维持正常组织的氧供和氧耗就需要维持血管内一定的红细胞浓度(血红蛋白)。目前多数学者认为肝移植围术期 Hb 应维持在 70~80 g/L,而在心肌缺血、冠状血管疾病和危重症患者应维持在 100 g/L 或 Hct 30%以上。因此肝移植围术期应及时监测动脉血气或血红蛋白,及时了解 Hb 和 Hct 变化,针对性补充浓缩红细胞(PREC)或全血,避免滥用血液制品。有人认为一般情况尚可的移植患者可以耐受的最低 Hct 可以到 23%~24%,此时在基本保证机体携氧的前提下,可以减少吻合口血栓形成的概率。由于麻醉方法、麻醉药物作用以及手术操作等因素,肝移植围术期血容量需要及时监测和有针对性补充。这部分血容量补充主要参考胶体液。术中若患者的血浆白蛋白低于 25 g/L,则考虑输入白蛋白,手术当天白蛋白输入量可为 2 g/kg。低蛋白血症患者采用血浆容量治疗也是较为有利的处理。

(三)术中体温的变化

肝脏移植手术耗时长且步骤复杂,术中液体出入量多,因此,患者术中低体温很常见。低温会(<34 ℃)减缓氧传输,加剧代谢性酸中毒、低钙、高钾和凝血异常,还可引起心血管抑制和心律失常。低温还导致内脏血流减少,肾浓缩功能下降。在无肝前期和新肝期,患者中心温度下降常发生于大量出血和随后输入大量冷的液体时。无肝期主要是由于吻合移植肝血管时,腹腔内大量使用碎冰屑。尽管使用多种措施包括保温毯、加热所有输入的液体和提高室内温度等,患者的体温仍可能下降,尤其是大出血和在无肝期时。有人观察到,绝大多数的患者在无肝期体温下降 1~2 ℃属于正常现象,因此需事先做好准备,防止新肝开放时体温过低。在新肝期后期,患者中心温度可逐渐恢复正常水平,目前认为新肝期体温回升

也是供肝功能良好地一个有力证据，若体温持续不升，应注意移植物功能和急性排斥反应的可能。

四、特殊肝脏移植患者的麻醉考虑

近年来，国内活体肝脏移植和小儿肝脏移植的数量也明显增加，心脏死亡患者器官捐赠也呈逐年上升趋势，活体肝移植和小儿肝脏移植麻醉有其特殊性，下面简单介绍其管理的注意事项。

（一）活体（亲体）肝移植供体的麻醉

供体一般都是无器质性疾病的健康人，全身情况良好，麻醉管理与同类的肝切除术相同。但供体是健康人，必须保证绝对安全。在供肝麻醉期间，主要是手术时间长和术中失血的处理，应重视肝创面的妥善止血。强调对供肝者术后的完善镇痛减少应激和人文关怀。

（二）活体（亲体）肝移植成人受体的麻醉

活体（亲体）肝脏移植成人受体接受的是右半肝脏移植，麻醉管理的重点和原则与原位肝移植基本一致，但部分肝体积小于整肝，吻合的血管系统也较细小，相比之下更易于形成血栓。因此，应特别注意：①控制无肝期容量，以血管活性药维持血流动力学稳定为主，防止新肝开放后容量过多。②移植肝再灌注综合征发生率低，肝功能发挥较全肝早，新肝期应保持凝血功能在一定的范围，不能要求纠正至正常，以防止移植肝血管血栓形成。

（三）小儿肝脏移植麻醉

小儿肝移植已成为治疗儿童终末期肝病的有效手段，与成人比较，小儿肝移植有自身的以下特点：①手术适应证不同，多数患儿为先天性肝病失代偿者。②手术方法不同，目前常见的为减体积、原位劈离肝、活体（亲体）等术式以适合小儿的体型。③手术复杂性和不可预见的事件相对成人肝移植要多。④原发病对术后远期存活影响较小，远期预后较好。

术前麻醉医师应访谈患儿的父母或法定监护人，谈论和告知手术与麻醉的进程方案和风险，其中包括术中相关动静脉穿刺置管，神经系统的损伤，血液制品的使用和外科手术本身风险。同时麻醉医师应尽可能与患儿做良好的沟通以争取配合。

麻醉前患儿的警觉和焦虑可以通过静注或口服苯二氮䓬类药物如咪达唑仑缓解，也可通过吸入七氟烷直接诱导。患儿常有胃排空延迟和胃内压增高等风险，在麻醉诱导插管时除应选择合适导管之外，尚应有效防止反流误吸。要求在气管插管操作时动作轻柔迅速，并时刻关注氧饱和度的变化。气管导管的深度可参照小儿麻醉。①＞1 岁：经口插管深度（cm）＝1/2 年龄＋13；②＜1 岁：插管深度（cm）＝1/2 体重＋8；管径以年龄÷4＋4＝插管型号为宜。有学者介绍小儿颈内静脉置入深度可按公式：深度（cm）＝患儿身高/10－2 计算。术中应酸碱平衡与低钾血症、低血糖：即使在无肝期以前，患儿术中代谢性酸中毒的发生率也较高，因此麻醉期间的血气分析检查非常重要。气管插管后、手术开始后、无肝期前、无肝期开始、门静脉开放前、门静脉开放后、术毕时等时间点的血气分析，对患儿的术中评估和治疗很有必要。术中低钾血症的原因往往和小儿术中的尿量多少有关。无肝期以前和新肝期以后的低钾血症应及时纠正。小儿肝移植期间低血糖的发生率较高，术中必须注意血糖的监测，及时适量地补充葡萄糖同时也有利于循环的管理。

小儿术中容量管理以液体治疗为主，极少使用血管活性药物。不管理论上术中补液分几个部分，但必须以临床状况为依据，尤其对于 10 kg 以下的低体重儿，保持稳定的心率和 CVP 是基础，尿量在 1～2 mL/kg体重是一种理想状态。小儿 CVP 的测量比成年人更有意义，是一项良好的容量指标。小儿全身情况一般比成人好，手术期间出血一般很少，对失血耐受性差，应引起注意。但不宜过量输血，小儿大量快速输血的常见并发症是枸橼酸中毒，原因是后者不能被代谢，从而与血浆钙离子和镁离子螯合，会导致心肌收缩力下降和低血压，严重时甚至导致心电机械分离危及生命。因此建议术中血红蛋白控制在 70～90 g/L为宜。术中温度维持很重要，因为婴儿体表面积与体重比例较高，易产生低温。所以需要温暖的手术环境，加热和湿化装置的麻醉回路，静脉输液加温器、电热毯和辐射加温装置。一般而言，小儿比成人能更好地耐受下腔静脉阻断。文献报道显示，手术结束时小儿患者在手术室内拔除气管插管的成功率也较成人高。

总之,小儿并非缩小的成人,小儿肝移植期间要注重全身状况的再评估。麻醉科医师在麻醉期间除了及时处理术中可能出现的各种情况意外,很有必要对患儿的氧合功能、循环功能、体温等进行综合的评估,以及时调整治疗方案。

(张　杨)

第二节　脾脏移植手术的麻醉

脾脏能产生多种免疫成分,如抗血友病球蛋白(AHG)、某些抗恶性肿瘤因子及各种免疫球蛋白、补体、调理素等。脾切除后由于上述免疫成分缺乏,脾切除后的急性暴发感染和败血症的发病率明显高于正常人。由此引起了人们对脾脏或脾组织移植的兴趣,自 1910 年 Carrel 首次报道带血管蒂全脾移植以来,临床发展较快。目前脾移植包括自体脾移植、脾细胞输注和同种异体脾移植。本节仅扼要介绍同种异体脾移植术的麻醉处理。

一、概述

(一)供体的选择

年轻、健康、无脾脏病变,血型及免疫学与受者相配。供脾取自脑死亡者,应尽量使热缺血时间不超过 5 分钟。供脾取自亲属者,取脾应在气管内全麻下进行,保证组织血流充分,氧合良好。

(二)适应证

目前脾移植术的主要适应证为重型血友病甲患者;此外,晚期肝癌患者、免疫球蛋白缺陷病、戈谢病等亦可试行脾移植治疗。

(三)手术特点

脾移植术与肾移植相似,一般移植于左侧腹膜外或腹股沟区的腹膜内,将患者的髂内动脉或其分支与供脾的脾动脉行端端吻合;髂总静脉与供脾的脾静脉行端侧吻合。

二、麻醉前准备

术前 3 天开始进行免疫抑制治疗,口服环孢菌素 A 5 mg/(kg・d),硫唑嘌呤 1～2 mg/(kg・d)。血友病患者术前 1 天输注外源性 AHG 400～800 单位或冷沉淀 300～400 单位,剂量按体重(kg)×0.4×所需Ⅷ因子浓度计算,间隔 12 小时再输 1 次,将Ⅷ因子凝血活度(Ⅷ:C)提高到 0.40 以上。少量输入新鲜血,可使患者的血浆 AHG 水平维持在保证手术安全的范围内。肿瘤患者可输冻干血浆,复方氨基酸和高渗葡萄糖液等,以增强患者对手术的耐受力。术前应检测 PT、部分激活 APTT 及血常规和血液生化,并要求控制在正常范围。

三、麻醉管理

(1)应以防止麻醉操作导致损伤出血和严格无菌操作为原则。宜选用气管内插管静吸复合麻醉。气管导管要柔软、稍细,操作应轻巧。对肝癌患者应选用对肝功能影响小的药物。麻醉诱导和维持与肝移植术相同。尽量避免选用连续硬膜外阻滞麻醉。

(2)术中应严密监测心率、血压、心电图、中心静脉压、尿量,并重点监测凝血功能。保持呼吸道通畅,及时补充血容量,维持循环稳定。血友病甲患者术中可输注 AHG 400～800 单位及一定量的新鲜血。开放吻合血管前静脉滴注甲泼尼龙 500 mg 及环磷酰胺 200 mg。

(3)术毕拔管时应防止患者呛咳,吸引呼吸道分泌物时,负压不宜过高。

四、术后管理

(一)一般处理

(1)抗生素:常规选用强效的抗生素,临床上一般使用第三代头孢菌素3～5天,另外要求严格消毒隔离,加强呼吸道管理。

(2)止血药物:使用一般止血药物如酚磺乙胺、氨甲苯酸、维生素K;若术中渗血较多则可用巴曲酶、纤维蛋白原和去氨加压素等。

(3)肛门排气进食前,要注意水、电解质的补充,视病情用静脉营养支持治疗。

(4)严密监测Ⅷ因子凝血活性,血友病甲患者脾移植术后3～5天,移植脾产生Ⅷ:C可能不高,须补充外源性Ⅷ:C因子或冷沉淀,以防止创面出血。

(二)免疫抑制治疗

恢复进食前应用甲泼尼龙500 mg/d,加环磷酰胺100 mg/d,静脉注射。开始饮食后口服免疫三联:泼尼松50～100 mg/d,硫唑嘌呤50～75 mg/d,环孢菌素A 8～10 mg/(kg·d)。

(三)术后并发症的处理

术后并发症主要有:①血管吻合口血栓形成;②腹腔内出血与感染;③移植脾功能亢进;④移植脾蒂扭转;⑤排斥反应:主要表现为发热,移植脾区疼痛、压痛,AHG水平降低。一旦出现排斥反应,应立即采取免疫冲击治疗:甲泼尼龙500 mg/d,连用3～5天;抗T_3单克隆抗体OKT_3 5～10 mg/d,连用8～10天。术后排斥反应不能阻抑时,应及时切除移植脾。

(张 杨)

第三节 胰腺移植手术的麻醉

自1966年Kolly和Lillehei首次进行胰腺移植以来,这项技术发展迅速,目前国外约有3/4患者施行胰肾联合移植,1/4患者在肾移植后再行胰移植或仅施行胰移植。近两年移植胰腺1年存活率已由初期的5%提高到68%,并开始出现有移植功能存活10年以上的病例。胰腺移植治疗胰岛素依赖型糖尿病已经过临床试用阶段,在肾、肝和心脏移植之后,也进入了临床应用阶段。

一、术前准备与用药

(一)病情评估

胰岛素依赖型糖尿病的病变常累及机体许多重要器官,如患者常伴有糖尿病肾病、心冠状动脉疾病、脑血管损害及神经损害等并发症,这些均为麻醉和手术的危险因素。因此术前应根据患者糖尿病的严重程度和重要器官损害程度及伴随疾病,全面予以病情评估。术前检查应包括血糖和电解质测定、心血管功能及肾功能,并详细检查患者有无自主神经病变。同时注意判断胰腺移植的手术指征(表16-3)。

表16-3 胰腺移植的手术指征

病情	移植种类	病情	移植种类
合并终末期肾衰竭	1.胰肾同期联合移植	1.高度不稳定性糖尿病	
(肾小球滤过率<30 ml/min)	2.先期移植肾,二期移植胰	2.无法察觉的低血糖	
尿毒症前期肾病	单纯胰腺移植	3.耐受皮下注射胰岛素	
(肾小球滤过率>30 ml/min)		4.严重神经性疼痛	
视网膜病	单纯胰腺移植	慢性胰腺炎全胰切除后	肠内引流式单纯胰腺移植

（二）术前准备

术前应改善全身状况，控制血糖，治疗合并症，尤其要纠正酮症酸中毒和改善心血管及肾功能。如果术前血糖能控制在正常水平，则术中经过较平稳，生化及代谢不会发生紊乱，手术效果也比较好。否则术中循环代偿功能较差，血压不稳定，血糖持续升高，即使加大胰岛素剂量亦难以控制，最后导致酮症酸中毒死亡，因此，术前准备十分重要。在全身情况没有改善、血糖没有控制好，尤其酮症未完全纠正以前，最好不要急于施行胰腺移植手术。

（三）术前用药

胰岛素依赖型糖尿病患者中，胃轻度麻痹是一个经常被忽略的并发症，这些患者麻醉诱导时容易发生误吸。Reissell-E 等在麻醉诱导时测量胃液量和胃液 pH 时发现，糖尿病患者分泌量明显多于非糖尿病患者。与对照组相比，胃肠动力药西沙必利对胃液分泌量和术后胃肠运动并无明显作用，而术前使用 H_2 受体拮抗剂（如法莫替丁）、质子泵抑制剂（如奥美拉唑）、制酸药（如复方氢氧化铝）等可防止误吸。

术前使用镇静药应持谨慎态度，咪达唑仑、阿片类制剂在尿毒症患者血浆中游离浓度增加，可能导致严重的中枢抑制，同时阿片类制剂可引起胃排空延迟，使误吸的发生率增加。但阿托品或东莨菪碱宜常规应用，它可降低迷走神经张力，减少呼吸道分泌物，有利于保持气道通畅。同时术前用药应尽量不使用肌肉注射，因为糖尿病终末期肾衰竭患者出凝血机制存在障碍，使注射部位易发生血肿，可由静脉途径给药。

二、麻醉管理

（一）麻醉选择和管理

依据患者情况，选择气管内插管静脉复合麻醉或连续硬膜外阻滞均可。术中麻醉管理原则在于镇痛要完善，尽可能减少刺激所引起的代谢紊乱；正确使用胰岛素，合理选用电解质溶液，防止酮症酸中毒。

硬膜外阻滞麻醉时，部分交感-肾上腺系统处于阻滞范围内，肾上腺素分泌减少，对控制高血糖有利。此类患者常合并有脱水和血管硬化，硬膜外阻滞麻醉时用药比常人要小，如药量稍大，易致阻滞范围过广，引起血压下降。局麻药可选择丁哌卡因和利多卡因，但尽量不加肾上腺素，必要时可加适量麻黄碱。

对不适合选用硬膜外阻滞麻醉者，当选用全身麻醉。有些药物可刺激交感神经使儿茶酚胺分泌增加，肝糖原和肌糖原分解增加，导致血糖升高。以前常用的挥发性麻醉药如乙醚，可使血糖明显升高，现已淘汰。目前常用的氟烷、恩氟烷使血糖轻度升高，可以考虑应用。氧化亚氮对血糖无影响，宜当首选。一般静脉诱导药、镇痛药和肌松药对血糖无影响，因此麻醉诱导可选用芬太尼、硫喷妥钠、依托咪酯、异丙酚、琥珀胆碱、维库溴铵等。麻醉维持可用氧化亚氮-氧、芬太尼和非去极化类肌松药，必要时加吸恩氟烷或异氟烷。

（二）术中监测

患者入手术室后，在局麻下经前臂静脉置入套管针，供采血行血糖和血电解质测定；经左侧桡动脉穿刺置入套管针备取血作血气分析和持续桡动脉压监测，有条件可用手指微量法测定。麻醉过程持续监测血压、脉搏血氧饱和度、心电图和尿量，间断测定血糖及尿糖。

三、术中管理

（1）术中影响血糖的因素很多，若不能控制术中血糖水平则可导致酮血症、酸血症、电解质紊乱及渗透性利尿引起的血容量减少等。因此，术中对血糖的监测十分重要。麻醉诱导前应常规测定血糖，建立循环前每 30 分钟测定 1 次，建立循环后每 10 分钟测定 1 次，1 小时后改为每 30 分钟测定 1 次。根据血糖水平调整胰岛素剂量（表 16-4）。

表 16-4 血糖水平和胰岛素的用量

血糖(mmol/L)	胰岛素用量(u/h)	血糖(mmol/L)	胰岛素用量(u/h)
>13.9	3	5.6～6.6	1.0
11.1～13.8	2.5	3.9～5.5	1.5
8.3～11.0	2.0	<3.9	0.2
6.7～8.2	1.5		

(2)术中除非血糖低于 3.3 mmol/L,一般输不含糖的平衡液。有些学者提出每小时输注 10 g 葡萄糖,但临床上大多主张每小时输 5 g 葡萄糖[2.4 mg/(kg・min)]。

(3)术中钾的补充必须根据血钾的测定值来决定是否补钾和补的量。糖尿病大多合并低血钾,术中输注胰岛素后可使之加重。但手术创伤和术中输血等又可使血钾浓度增高,加之此时肾功能多失代偿,钾不易从尿中排出。因此术中补钾要谨慎。

(4)保持血流动力学及呼吸功能稳定。

(5)术中开始免疫抑制剂治疗,用甲泼尼龙、硫唑嘌呤静脉注射。

四、术后处理

(一)ICU 监测

ICU 监测包括:①严格消毒隔离;②吸氧 48 小时;③观察患者的精神状态;④持续胃引流减压,注意引流量及出血情况,每 6 小时测定胃液 pH,应>4;⑤ECG 监测,警惕静息状态心肌缺血,维持心率在60～130 bpm;⑥呼吸监测;⑦中心静脉压;⑧SpO_2;⑨尿量监测,若<20 mL/h,应停用环孢霉素 A 直至改善;⑩伤口引流管引流量应<100 mL/h;⑪收缩压>180 mmHg 或<100 mmHg,均应积极处理;⑫动脉血气;⑬血糖;⑭胸片,每 24 小时 1 次。

(二)免疫抑制治疗

目前倾向于使用较小剂量的多种免疫抑制剂联合用药方案:术前口服硫唑嘌呤 100 mg 或环孢霉素 A 5 mg/kg;术中静脉注射甲泼尼龙 200～500 mg,环磷酰胺 200 mg;术后早期即免疫抑制诱导期用抗淋巴细胞球蛋白 10 mg/(kg・d)共 7～14 天,环孢素 A 4～8 mg/(kg・d)(若同时移植肾,待血清肌酐值<260 μmol/L 后使用),甲泼尼龙由 200 mg/d 开始,每天递减,1 周改为口服甲泼尼龙30 mg/d,硫唑嘌呤 2 mg/(kg・d)。术后维持期环孢素 A 4～8 mg/(kg・d)(根据环孢素 A 血药浓度调整剂量)维持血中环孢素 A 谷值在 200～400 ng/mL,硫唑嘌呤 12 mg/(kg・d)(控制白细胞计数>4×10^9/L),甲泼尼龙 10～20 mg/d。如患者使用硫唑嘌呤出现骨髓抑制可用霉酚酸酯取代硫唑嘌呤。

(三)排斥反应的诊断与处理

定期检查血糖、尿 pH,尿淀粉酶。尿 pH 如降低 1 个单位(如 pH 由 8 降到 7),则应收集尿液测定尿淀粉酶,如测定值降至其基础值的一半左右,即可考虑发生排斥反应的可能。临床研究表明尿淀粉酶的改变可早于血糖值的升高,一般在血糖值升高前 3～4 天可见尿淀粉酶明显下降。发生排斥反应时胰腺受损可产生细胞内生物活性物质的释放,如用放免法测定血清胰腺特效蛋白和胰蛋白酶分泌抑制因子等显著升高。此外,测定血清中正电极胰蛋白酶原水平则比排斥反应前明显提高(2.6 倍),经抗排斥反应治疗后明显下降,因此可用于判断抗排斥反应治疗的效果。术后 10、21 天及第 1 年每 3 个月做 1 次胰腺活检,以后每年做 1 次,有助于发现排斥反应,但有引起出血或产生瘘道的顾虑,故尚未成为常规。联合移植时,排斥反应的早期还可表现为血清肌酐浓度升高;如出现血糖增高,C 肽水平下降及血管炎,则已至排斥反应晚期。

一旦出现排斥反应,应立即分别或联合采用下述 3 种方案:①甲泼尼龙静脉注射每天 500～1 000 mg 共 3 天,因该药有血糖增高的不良反应,应在治疗期间加用适量胰岛素;②抗淋巴细胞球蛋白 10 mg/(kg・d),共 7～14 天;③单克隆抗体 OKT_3、OKT_4 每天各 5 mg,共 10～14 天。单独使用抗淋巴

细胞球蛋白或 OKT_3、OKT_4 抗排斥反应的优点是无激素增高血糖的不良反应。注意上述的治疗方案并不是一成不变的，而要根据受者的病情不同采用个体化的方案。

（四）其他

（1）抗感染治疗：重点防治下尿路感染。

（2）预防和治疗高凝、血栓形成等术后并发症。警惕免疫抑制药所致的严重损害反应。

（3）术后给予硬膜外或静脉内患者自控镇痛。

（张　杨）

第四节　肾移植手术的麻醉

一、终末期肾病的病理生理

各种原发性或继发性慢性肾脏疾病将导致的肾功能进行性减退，体内代谢废物的潴留，水电解质酸碱平衡失调等内环境紊乱和内分泌异常，进而出现一系列症状的临床综合征，最终会发展为慢性肾衰竭。近年来，慢性肾脏病患者的发病率、住院率均明显升高，严重威胁人类的健康与生命。慢性肾衰竭是一个缓慢而渐进的过程，根据肾功能损害的程度，我国学者将慢性肾衰竭分为 4 个阶段。

（一）肾功能不全代偿期

此阶段患者虽肾脏储备能力已降低，但通常无临床症状。实验室检查：肌酐清除率（Ccr）＞50％，血肌酐（Scr）＜133 μmol/L。

（二）肾衰竭期

肾衰竭期又称尿毒症早期，临床上多会出现明显的贫血及恶心呕吐等消化道症状，出现轻、中度代谢性酸中毒和水钠潴留、钙磷代谢紊乱。可伴有乏力、精神不振等神经系统症状。实验室检查：Ccr 10～25％，Scr 211～422 μmol/L。

（三）肾功能不全失代偿期

此阶段患者可出现轻度贫血、乏力、夜尿增多等临床表现。实验室检查：Ccr 25％～50％，Scr 133～211 μmol/L。

（四）尿毒症期

尿毒症期又称尿毒症晚期，临床上表现出各种尿毒症的症状，如严重贫血、恶心呕吐、水钠潴留、低钙血症、高钾等，并因全身多器官受累而出现相应的临床表现。患者通常需要接受透析治疗。实验室检查：Ccr＜10％，Scr＞422 μmol/L。

慢性肾衰竭患者早期通常无明显的临床症状，而仅仅表现为蛋白尿、夜尿增多等基础疾病的症状。终末期才会出现一系列的临床症状，最终引起全身多个器官系统的功能异常。终末期肾病常见的全身各脏器并发症见表 16-5。

（1）代谢的改变：肾衰竭患者由于其排泄功能障碍，常引起不同程度的水钠潴留，而水钠潴留又会进一步造成细胞外液增多和低钠血症。低钠血症是指血清钠低于 135 mmol/L。按体内钠的情况及引起低钠血症的原因可以分为稀释性低钠血症和缺钠性低钠血症两种常见类型。高钾血症是慢性肾衰竭患者最致命的电解质紊乱。慢性肾衰竭患者由于肾单位减少，机体对钾的排泄减少，当摄入量超过排泄速度时可迅速出现高钾血症。其他离子如钙、镁、磷的紊乱也十分常见。此外，患者主要表现为代谢性酸中毒。酸中毒可引起心肌收缩力降低以及儿茶酚胺反应性降低。酸中毒亦可导致氧离曲线左移，组织的氧供减少。

表 16-5 终末期肾病常见并发症

系统	并发症
心血管病变	心肌疾病、动脉粥样硬化、小动脉硬化、高血压、慢性心力衰竭等
血液系统损害	贫血、血小板功能异常、血栓
神经系统损害	尿毒症脑病、外周神经病变、自主神经病变、透析相关性脑病
矿物质代谢紊乱及骨代谢异常	钙磷代谢紊乱、甲状旁腺功能亢进、肾性骨营养不良、血管钙化
免疫缺陷与感染	免疫功能低下,各种感染的发生率明显高于一般人群
胃肠道系统	胃排空延迟、恶心、呕吐、消化性溃疡、胃瘫
肝脏	低蛋白血症、肝炎

(2)心血管疾病是引起终末期肾病患者死亡的首要原因。高血压、高血容量、酸中毒、贫血及血液透析引起的大量动静脉瘘等均可导致心包炎、心脏向心性肥大、心功能不全和充血性心力衰竭。

(3)慢性肾衰竭患者水钠潴留可引起肺水肿,导致限制性通气功能障碍和氧弥散功能降低,造成低氧血症。

(4)绝大多数慢性肾衰竭患者都伴有贫血,主要与患者促红细胞生成素减少及红细胞寿命缩短有关。其他造成慢性肾衰竭患者贫血的因素包括消化道出血、叶酸和维生素摄入不足及尿毒症毒素对骨髓的抑制等。此类患者还常伴随白细胞功能受损,免疫力低下及血小板功能异常和凝血缺陷。

(5)慢性肾衰竭患者神经系统病变可分为中枢神经系统病变和周围神经系统病变。中枢神经系统病变早期可表现为淡漠、记忆力减退、扑翼样震颤、嗜睡昏迷等。周围神经病变主要表现为下肢远端感觉异常。伴有自主神经病变的患者常出现直立性低血压、发汗障碍等,全麻诱导时易出现低血压。

二、麻醉前评估和准备

(一)麻醉前评估

肾移植术受体绝大多数为慢性肾衰竭患者,病情复杂,存在高血压、贫血、电解质酸碱平衡紊乱等严重并发症。因此,麻醉医师需在术前对接受肾移植手术的患者进行全面的医学回顾及评估,从而制订相应的防治措施。终末期肾病常合并多器官和系统的病变,并且这些潜在的病变通常与肾衰竭之间存在协同作用,可增加麻醉和手术后的死亡率。因此,在术前评估时因对每一器官、系统进行仔细的评价。

终末期肾病患者多数有各种心血管疾病的危险因素,因此,肾移植术前仔细检查患者是否患有心血管疾病是至关重要的。心血管疾病严重程度的初步评价包括仔细的临床检查、心电图、胸片等。中度或重度心肌缺血表现的患者则要接受冠状动脉造影检查。在许多肾移植中心,如果 ESRD 患者合并糖尿病,并且糖尿病病史超过 25 年的话,则倾向于接受冠状动脉造影检查,因为积极地干预可改善患者的预后。拟接受肾移植手术的患者通常正在接受透析治疗,其液体状况很难评估。麻醉医师应根据透析的类型、透析频率及最后一次透析的间隔时间判断患者是高容量还是低容量。体格检查中应观察患者动静脉瘘的位置,术中避免在动静脉瘘的上肢行血压监测、静脉穿刺等操作,以防止血栓形成。实验室检查应该在手术前进行。如果术前血钾超过 6 mmol/L,应推迟手术,采取透析等治疗方式。由于患者术前常合并严重的贫血,术前应明确血红蛋白的水平。如果有出血史或者其他可能患有的凝血疾病,应进行凝血检查。所有心脏疾病风险的患者都应做心电图检查,必要时需做 24 小时动态心电图检查。

(二)术前准备

良好的术前准备是肾移植后长期存活的重要因素之一。近年来研究发现,在改善患者全身基本状况的前提下,患者接受透析治疗的时间越短,越有利于移植肾的长期存活。拟接收肾移植手术的患者,必须经过充分的透析治疗,使患者的病情得到改善,有利于麻醉实施和术中管理。肾衰竭患者尤其是尿毒症患者胃排空时间明显延长,并且可能存在消化系统的其他病变。因此,慢性肾衰竭患者肾移植术前禁食时间至少 20 小时。肾衰竭患者常合并严重贫血,术前可使用叶酸、促红细胞生成素改善贫血,使血红蛋白升至

70 g/L 以上。慢性肾衰竭合并高血压患者应积极进行抗高血压治疗。心功能不全的患者手术危险大，术前应积极治疗，减轻心脏前后负荷，加强心肌收缩力。

三、肾移植受体的麻醉管理

（一）椎管内麻醉

肾移植麻醉的方法包括椎管内麻醉和全身麻醉。近年来，也有采用硬膜外麻醉与全身麻醉同时应用的复合麻醉。椎管内麻醉主要包括蛛网膜下腔麻醉（腰麻）、硬膜外腔阻滞和腰麻-硬膜外联合阻滞。对于拟接受肾移植的患者，只要无明显凝血功能障碍及其他椎管内麻醉禁忌证，均可选用椎管内麻醉。椎管内麻醉用药少，对机体生理干扰较小，局麻药中不应添加肾上腺素，以防止肾血流较少导致肾损害。椎管内麻醉术后肺部并发症较全身麻醉少，并且能够提供满意的术后镇痛。不足之处在于其难以应对术中出现的突发状况，导致术中管理较为被动。全身麻醉能够完善地控制呼吸，确保患者术中氧供，提供良好的肌松以满足各种手术条件，相对椎管内麻醉来说较为安全，但需根据患者的状况选择对循环、代谢等影响较小的全身麻醉药。此外，肾衰竭患者由于低蛋白血症和贫血，易导致药物使用过量。

由于药物作用时间的限制及术中不能追加药物，单纯蛛网膜下腔麻醉现在已经很少应用于肾移植麻醉。连续硬膜外阻滞是目前国内肾移植术首选的麻醉方法。操作时多采用“双管法”，即取 $T_{11、12}$ 间隙穿刺并向头侧置管；$L_{2、3}$ 穿刺向尾侧置管。麻醉范围应覆盖下腹部和盆腔，阻滞平面不宜超过 T_8。液体补充应当以维持血流动力学稳定为原则，避免麻醉药引起血管扩张而导致血压明显下降。脊麻-硬膜外联合阻滞也是临床上常用的麻醉方法，该法起效迅速，效果确切，不仅可避免全身麻醉对患者的影响，又可减少单纯硬膜外阻滞的局麻药用量，还便于术后通过硬膜外给予镇痛治疗，当手术时间长脊麻局麻药作用减弱或消失时，可通过硬膜外导管追加局麻药。

（二）全身麻醉

静脉麻醉药诱导药的选择取决于患者的整体健康状态、容量状态及心血管功能等，可选用对血流动力学影响较小的药物组合进行快诱导插管。为减轻气管插管时的应激反应，可用 1%丁卡因 1～2 mL 行气管表面麻醉。纠正术前低血容量可避免诱导时低血压。对于胃轻瘫和反酸患者可能出现胃排空延迟，应警惕胃内容物反流误吸。此外，诱导时给药速度不宜太快，用药剂量不宜过大。全麻维持全麻多采用吸入麻醉剂地氟烷或异氟烷。这两种药物都没有肾毒性，而且无论是否合并肾脏疾病，这两种药物都不会使肾功能进一步恶化。七氟烷很少用于肾移植手术的麻醉。因为七氟烷经肝脏代谢后会产生一种无机氟化物，已经被证明具有肾脏毒性。麻醉过程中应给予芬太尼等麻醉镇痛药物，减少吸入麻醉剂的用量。在肾脏疾病的患者中，芬太尼、舒芬太尼、瑞芬太尼及阿芬太尼的药代动力学不会发生明显的改变，都可以应用于肾移植手术的麻醉。顺阿曲库铵代谢方式为不依赖肝肾功能的血浆霍夫曼消除，不会延长肾衰竭患者的作用时间。

（三）术中管理主要事项

维持血流动力学稳定：慢性肾衰竭患者均伴有高血压，术中既要控制高血压，又应避免发生低血压。一般情况下宜维持血压在正常较高水平，特别是血管吻合完毕开放血流前扩充血容量可增加移植肾血流，提高移植肾的即时功能，从而提高移植肾的成活率和患者的生存率。血压偏低时，给予少量多巴胺静脉持续输注。液体疗法：接受肾移植的患者通常正在接受长期的透析治疗，其液体状况很难评价。患者进入手术室时是高容量还是低容量取决于透析的类型及末次透析后的时间间隔。必须监测中心静脉压，以判断体内血容量是否充足。贫血的患者需及时输血。利尿剂通常用于促进移植肾生成尿液。渗透性利尿剂，如甘露醇通常用于增加尿量和减少多余的体液，因渗透性利尿剂并不依赖于肾的浓缩功能而达到有效利尿。并且研究表明甘露醇的渗透效应能够减少肾小管的肿胀，降低急性肾小管坏死及移植肾功能恢复延迟的发生率。术中由于药物、输血以及移植肾的含钾保存液都会使血清钾升高，因此应监测钾离子浓度，避免高钾血症。

尿量监测：移植肾再灌注后，应重新记录尿量。低血容量、低血压、急性肾小管坏死、急性排斥反应或

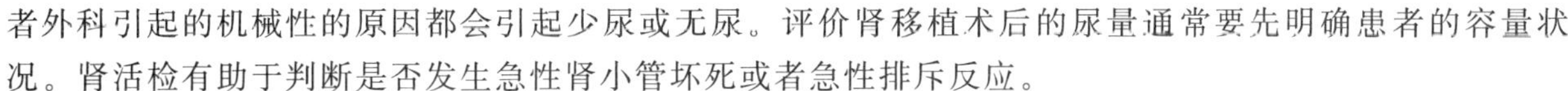

者外科引起的机械性的原因都会引起少尿或无尿。评价肾移植术后的尿量通常要先明确患者的容量状况。肾活检有助于判断是否发生急性肾小管坏死或者急性排斥反应。

四、儿童肾移植的麻醉管理

近年来随着外科技术的进步及新型免疫抑制剂的应用，儿童肾移植的成功率及移植肾的5年存活率已明显提高，已经成为儿童终末期肾病的首选治疗。由于生理发育和心理成长的特点，儿童肾移植在临床特点、围术期处理及术后随访等诸多环节中与成人肾移植不完全相同。儿童终末期的主要原因是各种原发性肾小球肾炎、先天性泌尿系统畸形及遗传性疾病。一般＜5岁的患者通常为先天性的泌尿系统疾病，而＞5岁的患者多为获得性肾脏疾病或者遗传性疾病。

儿童肾移植通常接受的肾源是成人肾脏而不是年龄相似的儿童肾脏，因此存在移植物大小和髂窝空隙不成比例的情况，通常将移植肾置于后腹膜。随着受者年龄减小，外科手术技术的难度逐渐增高，尤其是两岁以下的受者，术后病死率较高。若引起患儿肾衰竭的原因是尿道先天畸形，则必须在移植前或移植的同时进行相应的处理，以恢复尿道的正常解剖和功能。一般认为两岁以下儿童肾移植的围术期麻醉管理则十分复杂。儿童的有效血容量较少，接受成人肾脏移植的儿童术中应密切监测血流动力学。在开放移植肾血流时应考虑小儿心搏量难以满足成人供肾血流动力学要求以及成人供肾将储存大量血液的情况，因此移植肾再灌注前应充分扩充容量以防止突然出现低血压。通常使用白蛋白等胶体将中心静脉压提高至16～20 mmHg。此外，由于在进行血管吻合时需钳夹大动脉，再灌注时由于远端肢体缺血可引起酸中毒。再灌注时大量器官保存液进入血液也会引起高钾血症。

儿童免疫防御能力强，更容易发生急性排斥，并且年龄越小，免疫反应性越强。儿童对免疫抑制剂的耐受性不强，因此需要同时兼顾移植肾排斥反应和药物的肾毒性。目前主要使用钙调神经抑制剂（CNI）和吗替麦考酚酯（MMF）等强效免疫抑制剂。儿童肾移植术后是否应完全停用激素，目前仍存在较大争议。

五、肾移植术后注意事项

（一）肾功能的恢复情况

术后患者宜送监护病房专人护理，早期应持续吸氧，防止低氧血症对移植肾的损害。故术后应严格记录液体出入量，防止严重脱水、低钾血症、低钠血症和代谢性酸中毒等电解质紊乱及酸碱失衡的发生。对于术后无尿或者少尿患者，首先应明确原因，排除移植肾血管的问题，然后鉴别诊断是急性肾小管坏死引起的肾衰竭还是移植肾的排斥反应。移植肾的排斥反应是移植肾功能丧失的主要原因之一，可分为超急性排斥、加速性排斥、急性排斥和慢性排斥。而肾移植术后急性肾小管坏死主要是由于肾缺血缺氧引起，早期出现少尿或无尿，当移植肾无功能时，应及时进行血液透析治疗。

（二）防治感染

肾移植患者免疫力低下，术后放置导尿管、引流管以及免疫抑制剂的应用等易导致尿路、切口及肺部感染，故应早日拔除不必要的引流管。术后4～5天可用抗生素预防感染，拔去导尿管、引流管后停用。免疫力低下最易发生在术后1～2个月，国外报道发生巨细胞病毒（CMV）感染最高可达60%～70%，发病率20%～30%。预防性应用更昔洛韦和阿昔洛韦可有效减少CMV感染率和发病率。肾移植术后患者需长期使用免疫抑制剂，因此，接受其他手术时应考虑到免疫抑制剂的作用，特别注意药物之间的相互影响及预防感染。

总之，对于肾衰竭的患者，肾移植既能提高生存率，又能改善生活质量。但肾移植患者全身情况差，对麻醉管理者来讲是一个挑战。因此，麻醉医师对肾衰竭及相关疾病的病理生理变化应该有完整的认识，对移植肾再灌注的生理改变充分理解，才能对肾移植患者进行正确的麻醉和围术期处理。

（钱玉茹）

第十七章 心脏病患者施行非心脏手术的麻醉

第一节 术前评估

心脏病患者能否承受麻醉与手术，主要取决于心血管病变的严重程度和代偿功能，以及其他器官受累情况和需要手术治疗的疾病等。因此情况较为复杂，需要对患者作全面了解与评估。病史、体格检查、实验室资料和各项必要的特殊检查应该完全。至于心功能方面检查项目可按患者心脏病变情况和具体条件拟订，并结合各项检查所需价格与对患者有否价值全面评估，应避免对病情处理无益的过多检查，花费医疗资源。

一、手术前评估简史

早在1950年就发现围术期心肌梗死是造成不良结局的重要问题，随着冠心病发病率不断增长，此问题显得更为突出。经过几十年的努力，主要集中研究心脏病严重程度与手术结局的关系，术前哪些临床和实验室检查结果与患者预后有关，以及在围术期如何设法降低患者的并发症与死亡率。表17-1总结了多年来的主要研究成果，对临床实践有帮助，尤其是1996年美国心脏病协会对心脏病患者进行非心脏外科手术提出了围术期心血管评价指南，可作为当今临床麻醉工作者的参考和依据。

表17-1 术前评估与围术期并发症发生主要研究成果

年代	主要研究成果
1952	ASA确定围术期心肌梗死是一个重要问题
1961－1976	术前评估近期心肌梗死是围术期死亡的主要危险因素
1977－1982	多因素分析评估术前危险因素
1982－1984	特殊手术前试验，如EST、RN、DT用于评判手术危险性
1985－1986	围术期动态ECG、TEE监测确定危险因素
1987	术后危险因素动态观察研究
1990	术后心肌缺血对不良结局预示作用
1991	常规应用双嘧达莫-铊闪烁照相术
1992	术后心肌缺血对患者长期存活预示作用
1995	β阻断剂和肾上腺能α_2-激动剂缓解术后心肌缺血
1996	围术期用β阻断剂可提高患者长期存活率
1997	美国医师协会新临床指南建议围术期用β阻断剂

注：EST：心电图应激试验；RN：核素扫描；DT：双嘧达莫-铊闪烁照相术；TEE：经食管超声心动图

二、心功能分级

依据患者活动能力和耐受性估价心脏病的严重程度，从而预计对麻醉和手术的耐受情况在临床实际工作中有价值。目前多采用纽约心脏病协会（NYHA）四级分类法，对心脏病患者心功能进行分级：Ⅰ级为体力活动不受限，无症状，日常活动不引起疲乏、心悸和呼吸困难等；Ⅱ级为日常活动轻度受限，且可出现疲劳、心悸、呼吸困难或心绞痛，但休息后感舒适；Ⅲ级为体力活动显著受限，轻度活动即出现症状，但休息后尚感舒适；Ⅳ级为休息时也出现心功能不全症状或心绞痛综合征，任何体力活动将会增加不适感。此是多年来传统分级，就原则而论仍有实用价值。若心功能为Ⅰ～Ⅱ级患者进行一般麻醉与手术安全性应有保障。Ⅳ级患者则属高危患者，麻醉和手术的危险性很大。Ⅲ级患者经术前准备与积极治疗，可使心功能获得改善，增加安全性。由于心功能分级参差太大，量化程度不够，许多有关因素无法概括，因此目前以采用多因素分析法作为补充。

三、心脏危险指数

Goldman 等在临床实际工作中把患者术前各项相关危险因素与手术期间发生心脏合并症及结局相互联系起来，依据各项因素对结局影响程度的大小分别用数量值表示，从而对心脏病患者尤其是冠心病患者行非心脏手术提供了术前评估指标，并可用于预示围术期患者的危险性、心脏并发症和死亡率。虽然有些学者如 Detsky 对此做了更改和补充了心绞痛内容，但原则上仍大同小异。表 17-2 为 Goldman 等提出的多因素心脏危险指数(cardiacriskindex，CRI)，共计 9 项，累计 53 分。此外，传统认为心脏危险因素如吸烟、高血脂、高血压、糖尿病、周围血管病变、心绞痛、心肌梗死时间超过 6 个月等均未包括在内，可能认为这些均是非直接相关因素，以及病例数不足，相当一部分的心肌缺血，心绞痛为无痛性，因此未达到统计上有意义的程度。由于此分类法简单方便，目前仍有临床参考价值。其后，Zeldin 等作了前瞻性研究，证实多因素心脏危险指数的实用价值，且阐明了心功能分级与心脏危险因素记分对围术期心脏并发症与死亡之间的相关性，两者联合评估可有更大的预示价值。从表17-3中可看出累计分数 13～25 分，相当临床心功能Ⅲ级，术前若进行充分准备，病情获得改善，心脏代偿功能有所好转，心功能改善成Ⅱ级或早Ⅲ级，麻醉和手术安全性就可提高。若累计值超过 26 分，心功能Ⅳ级，麻醉和手术必然存在较大危险，围术期死亡的患者中半数以上发生于此组。值得注意的是在总计数值 53 分中有 28 分如第 3、5、6、7 项(表 17-2)通过适当的术前准备或暂缓手术，等待病情获得改善后就可减少麻醉和手术危险性。

表 17-2 Goldman 多因素心脏危险指数

项目	内容	记分
病史	心肌梗死＜6 个月	10
	年龄＞70 岁	5
体检	第三心音、颈静脉怒张等心力衰竭表现	11
	主动脉瓣狭窄	3
心电图	非窦性节律，术前有房早	7
	持续室性早搏＞5 次/分	7
一般内科情况差	PaO_2 ＜ 60 mmHg，$PaCO_2$ ＞ 50 mmHg，K_+ ＜ 3 mmol/L，Bun＞18 mmol/L，Cr＞260 mmol/L，SGOT 升高，慢性肝病征及非心脏原因卧床	3
腹内、胸外或主动脉手术		3
急诊手术		4
总计		53

表 17-3 心功能分级与心脏危险因素积分对围术期心脏并发症及心脏原因死亡之关系

心功能分级	总分数	心因死亡(%)	危及生命的并发症*(%)
Ⅰ	0～5	0.2	0.7
Ⅱ	6～12	2.0	5.0
Ⅲ	13～25	2.0	11.0
Ⅳ	≥26	56.0	22.0

注：*非致命心肌梗死、充血性心力衰竭和室速

四、常规与特殊检查

(一)心电图

1.常规心电图

心脏病患者术前常规心电图检查可以正常，如冠心病患者休息时常规心电图至少有15%在正常范围。但多数患者存在不同程度的异常，如节律改变、传导异常和心肌缺血表现等，不仅可作为术前准备与治疗的依据，且有助于术中、术后处理和鉴别因代谢、电解质紊乱以及其他系统病变引起心电图改变的参考。

2.运动试验

心电图运动试验可用做判断冠状动脉病变，部分冠心病患者常规心电图虽可以正常，但通过运动试验心电图就会显示异常。运动增加心率、每搏容量、心肌收缩性和血压，共同引起心肌氧需量增加。因此，可作为围术期患者对应激反应承受能力的估计。最大心率与收缩压乘积(RPP)可粗略反映患者围术期的耐受程度。Gutler等在血管外科手术患者中发现，术前运动试验心电图阳性者，术后心肌梗死发生率高。在心电图平板运动试验，若患者不能达到最大预计心率的85%即出现明显ST段压低，围术期心脏并发症发生率高达24.3%。而患者运动可达预计心率，且无ST段改变者，心脏并发症发生机会仅6.6%。心电图运动试验时出现ST段压低，反映心内膜下心肌缺血，而ST段升高则提示跨壁心肌缺血或原心肌梗死区室壁运动异常。血压下降常表示存在严重心脏病应立即终止试验。运动试验心电图阳性定义为ST段压低大于1 mm伴典型心前区疼痛或ST段压低大于2 mm，常可帮助临床冠心病的诊断，但试验阴性并不能完全排除冠心病的可能，尤其是存在典型冠心病病史者。若患者存在左心室肥厚、二尖瓣脱垂、预激综合征以及服用洋地黄类药等常会出现假阳性。若患者无法达到预计心率，运动耐受差，血压下降，以及服用β阻断剂会引起判断困难和假阴性。运动试验虽然有用，但在危重患者、血管外科患者由于无法达到必要的运动量而使应用受限。

3.动态心电图

连续心电图监测不仅用于术前24小时动态心电图检查，判断是否存在潜在的心肌缺血、心率变化和有否心律失常，且可应用于术中和术后连续监测。最近有学者对176例外周血管手术患者术前作24小时动态心电图检查，发现有静止缺血表现的32例中的12例(37.5%)发生术后心脏并发症。相反，术前动态心电图未见静止缺血表现的144例，仅1例发生心脏并发症。表明24小时动态心电图检查无心肌缺血和心律异常发现，围术期发生心脏并发症机会不多。对于运动受限患者，休息时心电图正常，采用动态心电图检查有其价值。因为此项检查可了解患者心肌有否静止缺血，一旦存在可及早进行药物处理。一般认为此项检查心肌缺血敏感性可达92%，特异性88%，阴性预示值99%，且由于是非创伤性检查可较多采用。

(二)超声心动图

1.常规超声心动图

目前一般医疗单位均已开展此项技术，观察心脏搏动时声波反射，了解心室腔二维图形，可了解室壁运动情况、心肌收缩和室壁厚度、有无室壁瘤和收缩时共济失调、瓣膜功能是否良好、跨瓣压差程度以及左

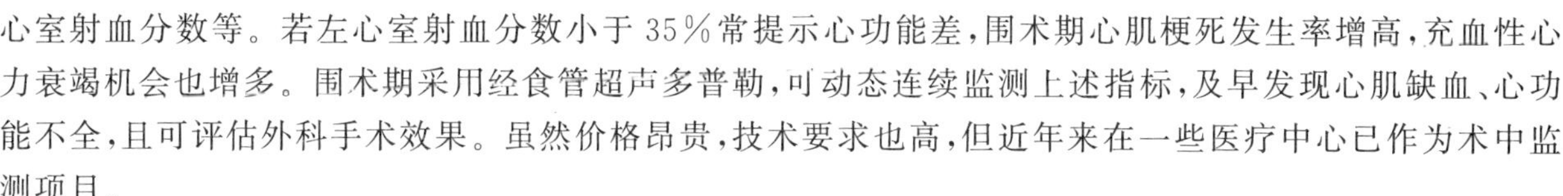

心室射血分数等。若左心室射血分数小于35%常提示心功能差，围术期心肌梗死发生率增高，充血性心力衰竭机会也增多。围术期采用经食管超声多普勒，可动态连续监测上述指标，及早发现心肌缺血、心功能不全，且可评估外科手术效果。虽然价格昂贵，技术要求也高，但近年来在一些医疗中心已作为术中监测项目。

2.超声心动图

应激试验在进行超声心动图检查时，采用药物使患者心脏产生应激，心率增快，观察心室壁是否出现异常或原有壁活动异常有否加重，从而判断心肌缺血及其严重程度。常用药物为多巴酚丁胺，每分钟10～40 μg/kg或阿托品0.25～1.0 mg静脉注射，使心率增快到预计目标。此项检查适用于不能进行运动耐量试验、休息时ECG正常的患者，其结果对预示围术期并发症发生有帮助。检查结果若心室壁异常活动范围越大，围术期发生心脏原因的并发症机会也越多，具有一定的量化价值。

（三）双嘧达莫-铊闪烁照相

静脉注射放射性物质^{201}Tl，随血流进入心肌细胞，分布程度与供应心肌细胞血流成比例。在心脏^{201}Tl闪烁照相时，缺血区的心肌血流灌注不足将表现为放射性物质减少或缺失。双嘧达莫（潘生丁）是一个血管扩张剂，引起正常冠状动脉、周围血管扩张和血流增加，并反射性引起心动过速。粥样硬化的冠状动脉由于狭窄不能扩张，使供应该区域血管的血流降低而发生冠状动脉窃血现象，使相应的心肌血供减少。因此，当双嘧达莫与^{201}Tl联合应用时，缺血区心肌摄取^{201}Tl将比正常心肌为少，表现为充盈缺损，然后停止注射双嘧达莫，数小时后再行闪烁摄片观察双嘧达莫是否存在再分布，判断^{201}Tl分布缺损是否可逆。若不可逆，提示以往曾发生心肌梗死，冠状血管阻塞造成固定缺损。相反，若存在可逆性缺损，常提示心肌缺血。该方法用于判断冠状动脉病变敏感性和特异性均胜过运动试验心电图，但不能提供心脏功能情况信息。双嘧达莫-^{201}Tl闪烁照相显示有再分布以及左心室腔明显增大，围术期心脏事件并发症明显增加。若检查正常，无灌注缺损，则围术期并发症机会很少。问题是此项检查的阳性特异性较低（10%～25%），且发现再分布缺损与不良结局并无绝对绝对相关。有许多严重不良结局可出现在无再分布缺损的患者。再分布缺损与围术期缺血也无相关，严重缺血意外可发生在并无再分布缺损的患者。有学者在457例随机腹主动脉外科手术患者也证实^{201}Tl再分布与围术期心肌梗死、较长时间心肌缺血和其他不良结局并无显著相关。因此提出避免常规使用^{201}Tl闪烁照相术。

（四）冠状动脉造影

冠状动脉造影是判断冠状动脉病变的金标准，可观察到冠状动脉精确的解剖结构，冠状动脉粥样硬化的部位与程度。同样可进行左心室造影，了解左心室收缩功能，射血分数和左心室舒张末充盈压。进行冠状动脉造影指征有：①药物难以控制的心绞痛或休息时也有严重的心绞痛发作。②近期心绞痛症状加重。③运动试验心电图阳性。④双嘧达莫-^{201}Tl闪烁照相存在可逆性缺损。⑤超声心动图应激试验有异常，提示缺血。通过冠状动脉造影可判断患者是否需作冠状动脉旁路手术。

五、术前评估指南

心脏病患者进行非心脏手术，传统的术前评估方法常依据病史、体格检查、临床表现以及各项常规与特殊检查结果进行评估，存在一定的局限性。如许多血管外科手术患者常可伴有冠状动脉病变，但仅有少数在围术期发生心脏原因的并发症。目前各项检查对发现冠状动脉病变的敏感性相对较高，而特异性较低。若试验结果为阴性，一般表示情况良好，预计发生心脏并发症的机会很少。

（一）心血管危险因素临床预示

根据病史、体格检查、各项常规和特殊试验结果估计患者围术期发生心脏原因的并发症的机会而分成高危、中危和低危。

1.高危

（1）近期心肌梗死病史（心肌梗死后7～30天）伴严重或不稳定心绞痛。

（2）充血性心力衰竭失代偿。

(3)严重心律失常(高度房室传导阻滞、病理性有症状的心律失常、室上性心动过速心室率未得到控制)。

(4)严重瓣膜病变。

2.中危

(1)心绞痛不严重。

(2)有心肌梗死病史。

(3)曾有充血性心力衰竭史或目前存在代偿性心力衰竭。

(4)糖尿病(需治疗)。

3.低危

(1)老年。

(2)心电图异常(左心室肥厚、束支传导阻滞、ST-T 段异常)。

(3)非窦性节律(房颤)。

(4)有脑血管意外史。

(5)高血压未得到控制。

(二)体能状态

患者的体能状态也是很重要的指标,通过对患者日常活动能力的了解,从而估计患者的最大活动能力。现用代谢当量水平(metabolic equivalen tlevels,$METs_S$)表示。1 MET 是休息时的氧消耗,如 40 岁男性、体重 60 kg,分钟氧耗约相当于 3.5 mL/kg,依此为基础单位,对不同的体力活动就可计算出不同的 MET。良好的体能状态,体能活动一般可大于 7 MET_S;中等体能状态为 4～7 MET_S。若 MET_S 小于 4 则提示患者体能状态差。由于 METS 与患者体力活动时氧消耗密切相关,目前已有不同的体力活动测试出的 MET_S 值(表 17-4)。

表 17-4 不同体力活动时的能量需要(METs)

体力活动	METs
休息	1.00
户内行走	1.75
吃、穿、洗漱	2.75
平地行走 100～200 m	2.75
轻体力活动,如用吸尘器清洁房间等	3.50
整理园林,如耙草、锄草等	4.50
性生活	5.25
上楼或登山	5.50
参加娱乐活动如 、高尔夫、保龄球、双打网球、投掷垒球、足球	6.0
参加剧烈体育活动,如游泳、单打网球、足球、篮球	7.5
重体力活动如搬运重家具、擦洗地板	8.0
短跑	8.0

(三)外科手术危险性

不同的外科手术类型会对患者产生不同的应激反应而产生不同的影响。如老年急诊患者行胸、腹腔内手术可能伴有大出血或体液丢失,因此属高危。而血管外科手术不仅对患者血流动力学影响大,且常伴有冠心病或术前存在心肌梗死。根据不同类型的非心脏外科手术操作与围术期发生心脏原因并发症或死亡的机会而分为高、中、低危。

(1)高危手术预计心脏意外危险、心源性死亡发生率大于 5%。如:①急诊大手术,特别是老年患者。②主动脉或其他大血管手术。③周围血管手术。④预计长时间的外科操作,伴大量体液或(和)血液流失。

(2)中危手术心脏意外危险发生率小于5%。如:①颈动脉内膜剥脱术。②头、颈部手术。③胸、腹腔内手术。④矫形外科手术。⑤前列腺手术。

(3)低危手术心脏意外危险发生率小于1%。如:①内镜操作。②体表手术。③白内障手术。④乳房手术。

因此,根据患者的危险因素、体能状况和外科手术的危险性,1996年美国心脏学会/美国心脏协会(American College of Cardiology/American Heart Association,ACC/AHA)对非心脏手术患者围术期心血管评价提出了指南(图17-1),可作为判断和处理患者的流程。

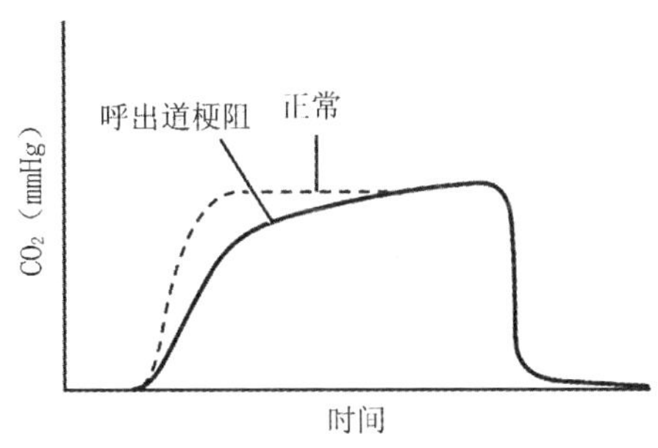

图17-1 心脏病患者进行非心脏手术围术期心血管评估指南ACC/AHA

(刘 宁)

第二节 麻醉前准备与用药

一、调整心血管用药

心脏病患者一般需药物治疗,术前应对常用的药物品种进行调整。抗心律失常药、抗高血压药应继续应用至手术日。突然停用β受体阻断药、中枢作用的抗高血压药(甲基多巴、可乐定)、硝酸甘油或钙通道阻滞剂会引起心肌缺血、高血压意外和心律失常。因此,原则上均不能随便停药。

(一)洋地黄类药

洋地黄药用于充血性心力衰竭、房颤或房扑等,以改善心功能和控制心室率,目前多用地高辛。洋地黄类药由于治疗窗小,逾量会引起心律失常如室性早搏、不同程度的房室传导阻滞、房性心动过速甚至室颤。术前可按需测定地高辛血药浓度以便结合临床实际情况调整药量。低钾会加重洋地黄引起心律失常作用,因此要注意血钾水平,尤其是急性低钾影响更大。目前一般主张在术前1天或手术当天停止服用地高辛,然后术中、术后按具体情况经静脉用药。

(二)利尿药

常用吩噻嗪类药治疗心功能不全、充血性心力衰竭,纠正体液负荷过度。因为利尿药缓解心力衰竭症状最为迅速而确切,所有有症状的心力衰竭患者,均需应用。但较长时间应用会引起低钾。通常用药两周以上,即使血钾在正常范围,体内总钾量常会下降30%~50%,应重视术前补钾并维持血钾在3.5 mmol/L以上。此外,血容量不足也不能忽视,过度利尿会使血容量减少,心排血量降低,组织灌注不足,造成麻醉期间低血压,因此应适当纠正血容量。目前,已有大量证据表明,神经内分泌的激活在慢性心力衰竭的发生发展中起关键作用。国际心力衰竭治疗指南的综合意见是:全部心力衰竭患者,均需应用血管紧张素转化酶抑制剂(ACE抑制剂),并建议与利尿剂合用。ACE抑制剂可抑制利尿剂引起的神经内分泌激活,而利尿剂可加强ACE抑制剂缓解心力衰竭症状的作用。轻度心力衰竭选择利尿剂吩噻嗪类,中度以上一般均需应用襻利尿剂,必要时可合用,二者有协同作用。此外,保钾利尿剂纠正低钾血症,优于补充钾盐。螺内酯是醛固酮受体拮抗剂,对抑制心肌间质纤维化可能有作用,因而,优于其他的保钾利尿剂。小剂量螺内酯(25 mg/d)与ACE抑制剂以及襻利尿剂合用,可作为严重充血性心力衰竭患者的术前准备。

(三)β受体阻断药和钙通道阻滞药

β受体包括主要分布于心肌的β_1受体和分布于支气管及血管平滑肌的β_2受体。心肌上的β受体中有20%～25%为β_2受体。β受体阻断剂具有抑制窦房结、房室结及心肌收缩力的功能,即所谓负性频率、负性传导和负性肌力作用。其中负性频率和负性肌力效应可明显地降低心肌耗氧量而与心绞痛的治疗作用相关。对房室结的抑制作用主要用于室上性心动过速的治疗,或在心房纤颤时控制心室率。β受体阻断剂对于除变异性心绞痛以外的缺血性心脏病所有阶段都是一项有效的治疗方法,可降低心肌梗死急性期及梗死后的死亡率。

不同的β受体阻断剂的一个显著差异在于药代动力学。药物的半衰期从10分钟左右到30小时以上不等,脂溶性或水溶性也不同,不同制剂的不良反应也有差异。应根据药物的特性和患者的具体情况选择合适的β受体阻断剂,以求将不良反应减至最小。例如:对于有慢性阻塞性肺疾病的患者应使用具有心脏选择性的制剂;伴凌晨发作心绞痛的患者则需要超长效的β受体阻断剂;而对于一个四肢发凉或休息时心动过缓的患者,具有扩血管特性的β受体阻断剂可能更有益。

β受体阻断剂的不良反应有三种主要机制:①平滑肌痉挛(导致支气管痉挛和肢体发凉)。②过度的心脏抑制作用(导致心动过缓、心脏传导阻滞、过度负性肌力作用)。③穿过血-脑屏障(导致失眠、抑郁)。因此,β受体阻断剂的使用有其禁忌证。

其绝对禁忌证有:①严重心动过缓、高度心脏传导阻滞、明显左心衰竭。②严重哮喘或支气管痉挛。对于任何患者在给予β受体阻断剂治疗前应询问过去或现在有无哮喘。若忽视这条规则,可能产生致命后果。③严重抑郁。④坏疽、皮肤坏死、严重或恶化的间歇跛行、休息痛等外周血管疾病、雷诺现象。

通常认为β受体阻断剂对变异性心绞痛无效甚至有害。变异型心绞痛的性质与卧位型心绞痛相似,也常在夜间发作,但发作时心电图表现不同,显示有关导联的ST段抬高,而与之相对应的导联中则ST段压低(其他类型心绞痛则除aVR及V_1外各导联ST段普遍压低)。目前已有充分资料证明,变异型心绞痛是由于在冠状动脉狭窄的基础上,该支血管发生痉挛,引起一片心肌缺血所致。但冠状动脉造影正常的患者,也可由于该动脉痉挛而引起本型心绞痛。冠状动脉的痉挛可能与α肾上腺素能受体受到刺激有关,患者迟早会发生心肌梗死。β受体阻断后,α受体活性增强,可能导致冠脉痉挛。钙拮抗剂是变异性心绞痛的标准治疗药物,具有非常好的临床效果。

β受体阻断剂主要用于治疗缺血性心脏病、频发性心绞痛、室性和(或)房性心律失常以及中、重度高血压。尤其适用于高血压并发心绞痛、心肌梗死后患者以及心率较快者。文献报道在心肌梗死后合并心力衰竭,同时有糖尿病患者最适合使用美托洛尔(倍他洛克),可使心脏猝死率下降40%～50%。此外,使用β受体阻断剂能改善患者心功能、运动能力和生活质量,降低患者住院率和各种病残发生率。目前对心脏病患者使用β受体阻断剂已有了新的认识:①这类制剂可能是有效的抗室性心律失常药物。②低剂量的β受体阻断剂可用于充血性心力衰竭,以对抗心力衰竭时增强的肾上腺素能活性及β受体下调。β受体阻断剂单独使用或与其他药物联合,对于70%～80%的典型心绞痛患者是非常有效的治疗方法。对于轻至中度的高血压患者治疗有效率为50%～70%。在缺血性心脏病变患者,术中心肌缺血大多与心动过速有关,术前应用β受体阻断剂有预防作用,对患者有益。

钙通道阻滞剂一般对围术期心肌缺血无保护作用,由于其对交感肾上腺素无抑制作用,因此对麻醉与外科引起的伤害性刺激无保护作用。遇有患者用β受体阻断剂治疗效果欠佳,则联合应用钙通道阻滞剂,如硝苯地平、尼卡地平可有效地控制顽固性胸痛。由于硝苯地平对心脏传导、节律和心肌收缩的抑制作用不及维拉帕米显著,因此在心功能正常或左心室功能轻度抑制患者,硝苯地平与β受体阻滞剂联合应用仍属安全。但要注意硝苯地平的降压作用会被β受体阻滞剂加强而造成不良结果。在所有的钙通道阻滞剂中,维拉帕米一般不主张与β受体阻断剂联合应用,尤其是存在传导异常或左心室功能受损者。

(四)抗高血压药

高血压患者术前应该用抗高血压药,控制血压于适当水平,否则术中、术后心肌缺血的机会增多。目前对高血压患者术前血压应控制于何水平、控制多长时间才能手术，尚无定论，但理想的血压应控制在140/90 mmHg。Prys-Roberts发现若舒张压大于110 mmHg，围术期心肌缺血、心肌梗死、心律失常、神经并发症和肾功能不全机会明显增加；而舒张压低于110 mmHg，其结果与非高血压患者相似。抗高血压药物有中枢肾上腺素能神经阻滞剂、神经节阻滞剂、肾上腺素受体阻断剂、扩血管药、ACE抑制剂、钙拮抗剂和利尿药等，种类繁多。但目前仍以β受体阻断剂和吩噻嗪类利尿药为一线药物，然后按需选用ACE抑制剂、钙通道阻滞剂和α受体阻断剂等。若患者有心功能不全，使用ACE抑制剂显然优于β受体阻断剂。高血压患者术前控制高血压的药物一般不必停用，而可用至术日晨。患者术前口服可乐定后，血压控制良好，则连续用药或暂时改为贴片。因骤停可乐定会引起急性高血压反跳，而改用可乐定贴片替代口服用药，高血压反跳就相对少见，且对术后暂时不能进食的患者有利。至于常用量的硝酸甘油类的扩血管药、钙通道阻滞药硝苯地平、ACE转化酶抑制剂如卡托普利、依那普利等原则上也不必提早停药。

二、麻醉前用药

麻醉前用药的主要目的是解除患者对手术的焦虑、紧张情绪，做好术前对患者的解释工作。一般术前用药以略重为宜。由于苯二氮䓬类药对呼吸循环影响较小，可用咪达唑仑7.5 mg术前两小时口服或0.05～0.075 mg/kg术前30分钟肌内注射。阿托品可由常规改成选择性应用，冠心病、高血压以及存在房颤的患者原则上不使用。一般心功能良好、心率不快患者可用阿托品0.3 mg加苯巴比妥钠0.1 g肌内注射，心率大于80 bpm可用东莨菪碱0.3 mg替代阿托品；也可用哌替啶1 mg/kg(50 mg为限)加阿托品或东莨菪碱。高血压、冠心病患者应酌量增加手术前用药量，哌替啶1 mg/kg(或吗啡0.1 mg/kg)加氟哌利多2.5～5 mg肌内注射，并按需加用小剂量β受体阻断剂，如普萘洛尔10 mg或美托洛尔12.5～25 mg，术前2小时口服，以缓和气管插管时的应激反应。心动过缓患者若心率小于55 bpm，阿托品用量可增至0.5 mg。中枢作用的α_2-肾上腺能受体激动剂，如可乐定具有抗焦虑、镇静、镇痛、止吐、减少唾液腺分泌和稳定血流动力学作用，常用5 μg/kg术前1.5小时口服。但心力衰竭、低血容量、房室传导阻滞或窦房结功能不全患者则不宜使用。

三、术前准备和监测

心脏病患者进行非心脏手术，术中和术后监测应该依据患者心脏病变状况、手术类型、创伤大小及时间、急诊或择期手术、监测装备、技术水平、有否SICU供术后监测治疗以及价格和效果分析而采取不同的监测项目。一般心脏病患者心功能良好，进行中、低危择期手术，常规监测可采用非创伤性测血压、脉搏、血氧饱和度，听诊器听心音、呼吸音以及连续心电图监测心率、心律。较重患者或一般心脏病患者施行大手术，术中预计血流动力学波动较大时，除上述监测外应经皮作动脉和中心静脉置管直接连续监测动脉压和中心静脉压，并插入导尿管监测尿量和进行体温监测。严重心功能不全或心脏病变严重，特别是左、右侧心脏功能可能不一致时，除上述监测外，应作肺动脉压、肺毛细血管楔压和心排血量的监测，从而对血流动力学的评判提供较全面的依据，有利于调整麻醉和指导临床治疗用药。所有患者均应随时按需作血气、pH、血液生化和电解质测定。备好各种抢救药物及装备，建立良好的静脉通路。通过很好的训练，经食管超声心动图(TEE)监测是一个比较有用的监测技术，可监测心室大小改变、收缩效能、新旧心肌异常活动区和急性、慢性瓣膜病变。目前认为用TEE可较ECG和血压监测更早地发现心肌缺血。

（刘　宁）

第三节　麻醉原则与选择

无论先天性或后天性心脏病，麻醉时首先应该避免心肌缺氧，保持心肌氧供/需之间的平衡。影响心肌氧供需的主要因素见表 17-5。

在明确上述关系的基础上，麻醉实施时应特别注意以下问题：①心动过速不仅增加心肌氧需要，且会使心肌氧供减少，对有病变心脏甚为不利，应力求预防和积极针对病因处理。②避免心律失常，心律失常可使心排血量降低，并使心肌氧需增加。③保持适当的前负荷是维持血流动力学和血压稳定的基础。血压显著的升高或下降均应避免。因此，升压药与降压药的应用要及时，并注意适应证和用法用量。④避免缺氧和二氧化碳蓄积，或 $PaCO_2$ 长时间低于 30 mmHg。⑤及时纠正电解质和酸碱紊乱。⑥避免输血、输液过多引起心脏前负荷增加造成氧供/需失平衡和肺间质体液潴留过多影响气体交换，同时也要防止输血、输液不足造成低循环动力。⑦加强监测，及早处理循环功能不全的先兆和各种并发症。⑧尽可能缩短手术时间并减少手术创伤。

表 17-5 影响心肌氧供需的因素

心肌氧供降低	心肌氧需增加
1.冠脉血流量降低	1.心动过速
心动过速	2.心肌壁张力增加
舒张压过低	前负荷增加
低碳酸血症	后负荷增加
冠状动脉痉挛	3.心肌收缩力增加
2.血液氧含量降低	
贫血	
低氧血症	
2,3-DPG 降低	

心脏病患者手术麻醉选择应依据手术部位、类型、手术大小以及对血流动力学影响等全面考虑。不论选用何种麻醉方式虽不会影响患者结局但均应达到：①止痛完善。②不明显影响心血管系统的代偿能力。③对心肌收缩力无明显的抑制。④保持循环稳定，各重要脏器如心、肺、脑、肝、肾的血流量不低于正常生理限度。⑤不促使心律失常和增加心肌氧耗量。

一、局部麻醉

适合上述要求的局麻神经阻滞，仅能完成体表、肢体小手术。注意局麻药的用量和用法，局麻药中加入肾上腺素可使局麻药安全剂量增加，但应避免逾量而引起心动过速。为提高局麻效果，可于术前半小时肌内注射哌替啶 1 mg/kg 和氟哌利多 2.5～5 mg，并按需静脉注射芬太尼 0.05～0.1 mg 辅助局麻，应指出，心脏病患者手术，若不适当地选用局麻而导致完成手术有困难时，会陡增心脏负担和危险性。

二、椎管内阻滞

心脏病患者进行非心脏外科手术，椎管内阻滞是否优于全麻一直有争论。有人认为椎管内阻滞患者麻醉过程中，可基本保持清醒，遇有胸、颈、腭等部位疼痛常是心绞痛开始，提示心肌缺血。但最近证明术中心肌缺血 70%以上为无痛、静止型，因此认为心肌缺血指标可靠性很差。但有证明在曾发生过心肌梗死的患者，在蛛网膜下腔阻滞下手术，再次心肌梗死发生率小于 1%，而全麻下手术为 2%～8%，并在全髋置换患者得到同样证明。究其原因可能此项麻醉使术中出血减少，降低了血栓形成和栓塞机会，对肺功能影响较小以及术后良好镇痛。

骶麻对血流动力学无显著影响，阻滞完全可适应肛门、会阴区手术和膀胱镜检查等。蛛网膜下腔阻滞，若阻滞平面控制欠妥，对血流动力学影响大，会引起血压急剧下降，用于心脏病患者有一定危险，因此仅适用于会阴、肛门和下肢手术，且平面必须控制在 T_{10} 左右，但蛛网膜下腔阻滞用药量小，阻滞完全是其优点。连续硬膜外阻滞可分次小量经导管注入局麻药液，阻滞范围可以适当控制，对血压影响也

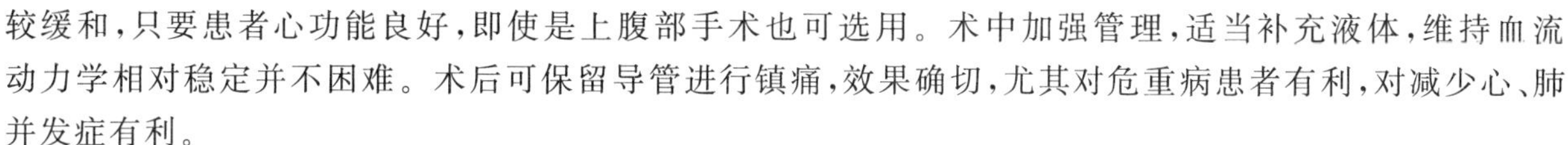

较缓和，只要患者心功能良好，即使是上腹部手术也可选用。术中加强管理，适当补充液体，维持血流动力学相对稳定并不困难。术后可保留导管进行镇痛，效果确切，尤其对危重病患者有利，对减少心、肺并发症有利。

三、全身麻醉

心脏病患者进行非心脏手术，全麻是经常采用的麻醉方法。对病情严重、心功能储备差、手术复杂、术中会引起显著的血流动力学不稳定以及预计手术时间冗长的患者均主张采用气管内全麻，可维持呼吸道畅通，有效的给氧和通气，术中遇有意外事件发生，抢救复苏均较方便。全麻诱导应充分给氧，理想的全麻诱导应该是迅速、平稳而无兴奋，使患者从清醒状态进入适当的麻醉深度，对交感和副交感神经系统不发生过分的兴奋或抑制，尽量减小对血流动力学影响。因此，要注意由于气管插管所造成强烈应激反应的不良后果，常用的静脉诱导药如咪达唑仑、硫喷妥钠、依托咪酯、异丙酚和氯胺酮均各有利弊，优劣也是相对而言，重要在于麻醉者能根据患者不同情况灵活掌握达到扬长避短。为了缓和气管插管时的应激反应，应该加用适量的阿片类药如芬太尼 2～4 μg/kg 并按需加小量 β 受体阻断药艾司洛尔 0.25～0.5 mg/kg 或拉贝洛尔 2.5～5 mg 以及利多卡因 1 mg/kg。肌松药可用琥珀胆碱或短效非去极化肌松药。麻醉维持用强效吸入全麻药如氟烷、恩氟烷和异氟烷等，通过调节吸入麻醉药浓度可迅速、方便地调整麻醉深浅。但所有强效吸入全麻药当吸入浓度超过 1.0 MAC 均会抑制心肌，扩张动静脉血管和抑制交感活动，使心肌氧耗减少，对患者有益。问题是这些药同样会抑制心血管功能，特别是心血管功能储备有限的患者，往往在未达到适当的麻醉深度之前就可引起心血管系统的抑制。目前已较少地单独应用强效吸入全麻药，而大多采用与静脉镇痛药复合应用的方式。大剂量镇痛药如芬太尼镇静镇痛作用强，对血流动力学影响小，无组胺释放，作用时效相对较短，易于掌握。芬太尼可使心率缓慢，减少心肌氧耗，与肌松药潘库溴铵合用既可调整心率同时避免胸壁僵直，一度曾被认为是心脏病患者手术麻醉较理想的麻醉方式与药物。但芬太尼用量即使高达 40～50 μg/kg，术中遇有强烈刺激，血流动力学仍会引起波动，进一步追加用量也未必完全有效，少数患者麻醉期间意识并不能保证完全消失，且用量大，在心脏病患者进行非心脏手术，术后发生长时间呼吸抑制而需机械通气机会多，陡增术后呼吸管理的麻烦。为此可采用以芬太尼为基础，通常用量控制在 0.5～0.7 mg(8～12 μg/kg)之内，术中可按麻醉深浅，血流动力学变化情况随时调整吸入全麻药，显然较单纯采用大剂量芬太尼全麻更为理想。近年有在心脏病患者进行非心脏手术采用阿芬太尼、苏芬太尼和雷米芬太尼替代芬太尼，临床实践提示只不过是时效和效能方面有所差别，本质上并无多大异同。以往曾对异氟烷会引起冠状动脉窃血问题的争论，但至今临床尚无可信赖的证据。事实上异氟烷用于血管外科或心脏外科患者麻醉，围术期心脏并发症或心肌缺血意外发牛率并无增加。曾认为氧化亚氮用于心脏病患者特别在心力衰竭患者可增加肺血管阻力和局部心肌缺血，目前看来并不重要。

四、联合麻醉

在硬膜外阻滞基础上加用全麻而形成的联合麻醉于 20 世纪 80 年代中期在复旦大学附属中山医院就已开展，近年来已广泛应用于临床。硬膜外阻滞加全麻，气管插管和机械通气用于上腹部手术、大血管手术和胸科手术在欧洲同样获得了普遍采用，而美国使用则比较少，最近有增加的趋势。由于此种联合麻醉技术会增加手术期间处理的复杂性，因此要求麻醉工作者有一定的技术与经验。心脏病患者进行胸腹部手术，包括胸腹主动脉瘤手术，采用联合麻醉只要配合恰当，用药合理，并注意容量调整，确有优点可取。对缓和术中应激反应，稳定心率和血流动力学有益，麻醉操作并不困难，且术后可保留硬膜外导管供术后镇痛，可降低危重病患者术后呼吸和循环系统并发症。已知，支配心脏的交感神经激活引起冠状血管收缩是引起心肌缺血的主要因素。硬膜外阻滞，尤其是高位硬膜外阻滞不仅可消除外科手术带来的伤害性刺激引起的交感肾上腺系应激反应，且可不同程度的阻滞支配心脏的交感活动，消除冠状动脉反射性的血管收缩。在高血压和冠心病患者采用联合麻醉，虽然麻醉和手术期间低血压机会增多，但血压波动尤其是高血压机会少见，只要及时补充、调整容量，采用血管活性药预防和处理，麻醉管理一般并不困难。文献报道，在清醒有严重冠状动脉病变患者，行冠状动脉造影，硬膜外阻滞可增加狭窄段冠状动脉内径，而对非狭窄区冠状动脉则无影响，同时不改变冠状动脉灌注压，心肌血流，氧消耗和乳酸摄取。同样在血管外科手术患者，硬膜外阻滞联合全麻与单纯全麻(芬太尼/咪达唑仑/N_2O)相比，前者对心室收缩时壁活动异常并无增加。Yeager 等在高危患者术中、术后采用硬膜外阻滞比单纯全麻术后用阿片类药静脉镇痛围术期并发症显著降低。联合麻醉，术后采用硬膜外镇痛，患者苏醒质量好，可早期拔管，发生心肌缺血、心律失常和高血压机会也少。有学者在冠状动脉旁路手术患者进行了随机研究，胸部硬膜外阻滞用丁哌卡因(0.375% 8 mL)加苏芬太尼联合麻醉与苏芬太尼/咪达唑仑/N_2O 全麻比较，联合麻醉术中、术后血流动力学不稳定和心肌缺血机会明显减少。当然联合麻醉对患者结局并无多大影响，是否有广泛采用价值，仍需更多的临床实践验证。

(刘　宁)

第四节　麻醉和手术期间常见并发症处理

一、低血压

麻醉与手术期间多见低血压，主要原因有：①失血，血容量绝对或相对不足。②全麻过深或麻醉药对心血管的抑制作用。③心律失常。④体位改变。⑤缺氧或(和)二氧化碳蓄积。⑥椎管内麻醉阻滞平面过高。⑦心力衰竭或心肌梗死等。原则上应该预防为主，然后针对原因加以纠正。参照中心静脉压或PCWP补足血容量，调整麻醉深度和维持良好通气。至于由于外周血管阻力降低(全麻药的血管扩张作用、脊麻、硬膜外阻滞)所引起的低血压，可在积极扩容的基础上，应用 α 肾上腺素受体激动药如去氧肾上腺素 0.1～0.2 mg 或甲氧明 2～3 mg 静脉注射以维持血压于安全水平上，由于剂量小、作用时效短，可按需重复使用。若同时伴有心率减慢可加用阿托品 0.15～0.2 mg 或麻黄素 5～8 mg 静脉注射，疗效不够理想可改用多巴胺 1.0～1.5 mg 静脉注射。低血压因心功能不全引起时，常伴有血管阻力增加、心排血量低，除强心外，合理调整血容量后，应及早使用血管扩张药。

二、高血压

引起高血压的原因：①患者精神紧张、术前用药量不足，入手术室时血压增高，尤其是高血压患者术前降压治疗不满意。②全身麻醉深度不够或部位麻醉止痛不全。③气管插管或外科操作引起强烈的交感应激反应。④早期缺氧、二氧化碳蓄积。⑤输血、输液过量等。

针对高血压的处理：①针对原因预防为主。②调整麻醉深度，保证完全止痛。全凭静脉麻醉时，常有麻醉深度不足，止痛不全，理应及时加用吸入全麻药。部位阻滞不完善时，应按需辅以镇痛药。③保持良好的通气，使动脉血气 pH 在正常范围。④经上述处理血压仍高且伴心率快速时可静脉注射普萘洛尔 0.25～0.5 mg，需要时可重复，总量一般不宜超过 2 mg；或静脉注射拉贝洛尔 5 mg，效果不明显时可追加 10 mg；亦可用短效 β 受体阻断药艾司洛尔 0.25～0.5 mg/kg 并可按需重复使用，尤适用于交感肾上腺能应激引起的血压增高。如果舒张压升高为主则可采用肼苯达嗪或双氢肼苯达嗪静脉注射，初量 5 mg，必要时可追加 10 mg，此药起效较缓，持续时间较长，由于具有直接血管扩张作用可降低外周血管阻力。乌拉地尔具有外周和中枢双重的作用机制，在外周阻断突触后 α 受体，扩张血管；同时作用于中枢 5-HT_{1A}受体，降低延髓心血管中枢的反馈调节而起降压作用。此药降压作用缓和，降低血压的同时对心率影响甚小，自限性降压，极少将血压降至较低水平，无血压反跳，使用相对比较安全，静脉注射初量 25 mg，需要时 5 分钟重复，或以 9～30 mg/h 静脉滴注维持。

三、心功能不全

心功能不全主要指左心衰竭和心排血量减少伴急性肺水肿，常见于严重高血压、冠心病患者。至于右心衰竭相对少见，以中心静脉压升高为主要表现，但临床症状与体征常不够明确而容易忽略。心脏病患者进行非心脏手术，麻醉处理得当一般发生机会不多。治疗原则以改善心肌收缩力、降低心室射血阻力、减轻肺充血。改善氧合和预防严重的心律失常。一般采用强心、利尿和改善心脏负荷等措施。具体步骤：①建立良好的通气，充分供氧，使用气道持续正压或呼气末正压，一般为 3.75～7.5 mmHg。②静脉注射吗啡 10 mg(非全麻患者)。③心率快呈室上性心动过速或快速房颤等可应用洋地黄类药，如近期未服用过此类药时采用地高辛 0.5 mg 静脉注射，以后隔 2～4 小时追加 0.25 mg；或用去乙酰毛花苷丙 C 0.4～0.6 mg，以后隔 1～2 小时追加 0.2 mg。④肺水肿伴可疑容量过荷时静脉注射呋塞米(速尿) 10～20 mg。⑤应用增强心肌收缩力的药物。异丙肾上腺素适用于心率过缓、心排血量低下的患者，每 100 mL液体内加 0.1～0.2 mg，开始以1～2.5 μg/min滴注，依据效应及是否出现室性早搏而调节用量。肾上腺素同样可增加心肌收缩力和心率，小量时扩张外周血管(β 作用)，较大量时收缩血管(α 作用)，适用于心功能损害、动脉压降低和心排血量不足患者，常用 1～5 μg/min 试探，依据效应调节用量。多巴胺除增加心肌收缩力和心率外，小剂量2～4 μg/(kg · min)使肾血管阻力降低，肾小球滤过率增加，外周血管阻力降低或不变；用量超过10 μg/(kg · min)时外周 α 受体作用占优势，引起外周和肺血管阻力均增高。⑥应用血管扩张药减轻心脏前、后负荷和心肌耗氧量。硝普钠可使动静脉血管均扩张，作用迅速，效果确切，开始 20～50 μg/min，依据效应逐渐调节直至达到理想的血流动力学状态，逾量会发生血压显著下降，尤其血容量不足的患者。硝酸甘油扩张静脉、降低心脏前负荷为主，由于较少引起动脉舒张压下降，特别适用于冠心病患者，可舌下含 0.3～0.6 mg，2～3 分钟显效，持续约 30 分钟；或每分钟 0.2～1.0 μg/kg 静脉滴注；硝酸甘油贴片则可起预防和维持治疗作用。酚妥拉明以扩张动脉为主，能兴奋心脏 β 受体，出现正性肌力作用和心率加速。常以每分钟 1.5～2.0 μg/kg 静脉滴注，超量会引起心动过速及低血压。临床上心功能不全常属多种因素的综合表现，应按具体情况选用或联合选用上述各种方法与药物。低血容量常常也是循环功能不全的重要原因，治疗时必须注意血管内容量是否足够，特别是外科手术患者，不得忽视。

四、心律失常

心律失常是麻醉期间常见并发症。手术前有心律失常者，麻醉和手术期间常易再发。反之，经过适当的麻醉处理也常可使之消失。

(一)窦性心动过速

心率达 120～160 bpm，主要不是心脏本身异常，常反映其他病因。首先应纠治病因如低血容量、发热、焦虑、低氧血症、充血性心力衰竭、全麻过浅、部位麻醉止痛不全或范围不够等。因此，药物治疗直接减慢心率常非恰当之举，应该纠正基本原因。当窦性心动过速发生心肌缺血，损害心脏功能时则在心电图和动脉压监测下缓慢静脉注射普萘洛尔 0.25～0.5 mg，可渐增至总量达 5 mg；或拉贝洛尔 5 mg；短效艾司洛尔 0.25～0.5 mg/kg 静脉注射，必要时行连续点滴，效果确切。

(二)窦性心动过缓

首先解除原因，循环良好，心率在 50 bpm 以上可不必处理；若心率慢伴血压下降，可用阿托品 0.2～0.3 mg 静脉注射，并加用麻黄碱 5～6 mg 静脉注射；或用多巴胺 0.5～1.0 mg 静脉注射。窦房结功能低下伴有症状，术前应考虑装起搏器。

(三)室上性心动过速

可使用各种方法刺激迷走神经，常可终止室上性心动过速，或用去氧肾上腺素0.1～0.2 mg静脉注射使血压升高，亦可酌用洋地黄类药，尤其是联合应用地高辛和 β 受体阻断药可显著降低术中和术后室上性心律失常。钙通道阻滞药如维拉帕米、地尔硫䓬(硫氮䓬酮)亦有效，若同时用 β 受体阻断药会增加心肌抑制作用。若患者血压低、升压药作用不显著，上述药物作用效果不良时可采用电复律或超速心脏起搏。

（四）室性早搏

室性早搏偶然发生可不必治疗，若每分钟期前收缩超过 4～5 bmp、多源性、连续 3 次以上或期前收缩发生在前一个 QRS 综合波接近 T 波峰值时则应处理，室性期前收缩由于洋地黄类药逾量引起，可用苯妥英钠 100 mg 静脉注射，必要时可每 5 分钟 1 次重复使用，直至早搏消失。通常室性早搏首选利多卡因 50～75 mg静脉注射，隔 20 分钟可重复 1 次，维持用 1～4 mg/min。普鲁卡因胺作用类似于利多卡因，首次静脉注射100 mg，每 4～5 分钟重复，直至控制室早或总量 15 mg/kg，维持用 2～6 mg/min。β受体阻断药艾司洛尔单独应用并不一定有效，但在围术期由于交感肾上腺素能活性增加而引起室性早搏则特别有效。溴苄胺静脉注射负荷量 5 mg/kg，然后用 1～10 mg/min 静脉滴注维持，特别当室早对利多卡因或普鲁卡因胺无效时可能有效，但伴低血压患者应慎用或禁用。室性早搏患者除注意血钾外，血镁也要注意，低镁使钠钾泵活动受限而增加钠钙交换，细胞内钙升高，降低细胞内钾。慢性缺镁常见于用利尿药、嗜酒、胃肠道吸收差等情况，此时血镁并不反映细胞内镁。因此，临床上对洋地黄中毒心律失常、顽固性室性心律失常，用利多卡因和普鲁卡因胺无效时，即使血镁正常，仍可试用镁治疗。可用硫酸镁每 2～3 分钟静脉注射 2 g，然后 10 g/10 h 静脉滴注；控制良好则再 10 g/5 h 维持，以恢复细胞内镁。常见不良反应为低血压，用小量钙即可逆转。

（刘　宁）

第五节　术后处理

心脏病患者进行非心脏手术，虽手术完成但麻醉药的作用并未消失，机体的各项代偿功能并未恢复，因此麻醉工作者应对具体情况作全面评估。重点应注意以下几方面。

(1)依据病情与手术情况，选择适当的拔管时间。若患者情况良好，手术创伤不大，术后可早期拔管，拮抗残余肌松药作用可用新斯的明 30 μg/kg，静脉注射后 15 秒再注阿托品 15 μg/kg 以减少拮抗药对心率的影响。若病情较重，手术范围广，创伤大，术中血流动力学不稳定以及出血，体液丧失较多，患者则应带气管导管入 PACU 或 SICU 进行数小时机械通气，待患者完全清醒，血流动力学稳定，氧合良好才拔除气管导管。拔管前若需进行气道吸引，则应在血压、心率稳定的条件下进行，避免强烈的应激反应。

(2)对疑有术中阿片类药用量过多、术后通气功能恢复不全的患者，均不主张用纳洛酮拮抗阿片类药物的作用，以防引起患者剧痛、循环亢进、心率血压骤然上升甚至心力衰竭等不良后果。

(3)椎管内阻滞术后原则上应待阻滞平面开始消退，血流动力学稳定，才能搬动。否则，直立性低血压的危险依然存在，应注意预防。

(4)术后注意血容量及体液容量调整，保持血流动力学稳定，并按需及时应用血管活性药和正性肌力药，保持足够的尿量与电解质平衡。

(5)提供良好的镇痛，尤其是硬膜外阿片类药与低浓度的局部麻醉药联合镇痛对重症患者有帮助。

(6)维持体温于正常范围。手术后低体温常引起患者寒战，机体氧耗可增加 2～3 倍，造成氧供需失衡，尤其对冠心病患者不利，常由此而引起心肌缺血。若体温＜35 ℃，ECG 显示心肌缺血的机会增加 3 倍。并有证明中度低温(34 ℃)会引起心脏收缩与舒张功能异常。

(7)加强监测及早发现病情变化，以便及时处理。连续监测 ECG 不仅可了解心率与节律的变化，对发现心肌缺血仍是目前临床上最方便且有用的手段。冠心病患者术后心肌缺血常是心肌梗死的先兆，因此在术后 12 小时及 1～3 天每天做 12 导联心电图检查、记录，对及早预防心肌梗死有帮助。

(8)加强呼吸管理，注意肺水肿发生先兆。术后和拔除气管导管后 2～3 小时常是肺充血和肺水肿好发时期。可由于麻醉与手术期间输血、输液过量，尤其是伴有肾功能不全、患者气道不畅，术后镇痛不全，外周血管收缩，血压升高，心率增快，心肌缺血，引起左房压、肺动脉压和肺血管滤过压增加，以及术中出血而过多地输注晶体液造成胶体渗透压下降。早期临床表现为呼吸频率增加，呼吸困难和肺底部啰音，并常伴有动脉低氧血症。处理原则首先应及时发现，解除病因。对症处理使患者镇静，并静脉注射呋塞米 10～20 mg，但必须注意血清钾浓度。按需应用血管扩张药如硝酸甘油、硝普钠、转换酶抑制剂或(和)正性肌力药物如小剂量多巴胺、多巴酚丁胺，同时面罩吸氧、正压气道通气。经采用上述措施 1～2 小时后，病情未得到控制与改善，则应进一步作创伤性血流动力学监测，并考虑行正压机械通气。

(刘　宁)

第十八章　神经阻滞镇痛疗法

第一节　神经阻滞镇痛疗法的简要概述

神经阻滞用于镇痛效果好，临床上广泛使用于急性疼痛、晚期顽固性癌痛和慢性疼痛的患者治疗。神经阻滞在镇痛领域正发挥着独特的治疗作用。

一、机制

神经阻滞疗法在疼痛医学中起着重要作用，是疼痛治疗中主要方法之一。具体操作是指在神经干、丛和节的周围注入药物等，阻断神经传导功能。神经阻滞镇痛的治疗机制：①阻断痛觉刺激向中枢的传导；②消除血管痉挛，缓解血管阻塞，改善血液循环；③消除骨骼肌肌紧张、挛缩和内脏器官的痉挛；④阻断疼痛恶性循环，解除炎性物质对神经的刺激，促进局部水肿和炎性物质的吸收，以及神经功能的恢复；⑤营养神经，局部注射维生素等营养神经药，减轻神经水肿，提高神经功能，从而达到缓解和解除疼痛的目的。

二、用途

神经阻滞术是麻醉科医师的最基本的技术专长，治疗的用途如下。

(一)手术麻醉

如臂丛麻醉或硬膜外麻醉；也用在鉴别某些疼痛的部位或疾病。

(二)消除疼痛

改善局部或全身情况。如对始终未能控制的疼痛，采用局麻药阻断神经传导功能，可缓解疼痛。

(三)判断某些治疗手段的预期效果

如舌咽神经痛用舌咽神经阻滞确诊。

(四)预防

术后疼痛引起的并发症。

三、特点

(一)镇痛效果可靠

对于癌症晚期癌痛、三叉神经痛或带状疱疹后遗神经痛等恶性疼痛，效果确切，能获得较满意的疗效，使患者从痛苦中解放出来，全面提高患者的生活质量。

(二)对疾病的诊断有重要意义

既可治疗又可诊断。

（三）可控性高

个体化原则，用药灵活，筛选理想的配方，可用局麻药、激素和神经营养药，也可用神经破坏药，治疗范围可选择性强。

（四）不良反应少

不良反应少，对神经破坏类药，如乙醇、苯酚等药物用法得当，则少有不良反应。

（五）简便

操作简便易学，不需要特殊的器具、装置，操作简便。

（六）疗效与操作技巧关系密切

神经阻滞效果的好坏对镇痛疗效关系密切，阻滞若运用得当，可充分发挥其治疗作用；预防因操作不当可引起的并发症。以星状神经节阻滞为例，操作准确，可取得良好的效果；而操作不正确时，不仅无效，反而成为刺激，增加痛苦，应做好急救准备。

（七）高度重视术前心理疗法

安慰患者，减轻患者的恐惧感，打消患者以往对“麻醉”的恐惧心理，需行耐心的心理疗法把心理负担降到最低。

（八）理想的镇痛法之一

神经阻滞疗法是介于药物疗法与手术疗法之间的第 3 种疼痛疗法，是一种较理想的非手术疗法。减少了药物疗法导致的胃肠功能紊乱、耐药性及其他不良反应；避免侵袭大的镇痛性手术疗法的创伤，不适于全身情况差者、易致并发症等缺点。对机体影响小、损伤小、不像手术侵袭那样大，对周围组织刺激小等优点。

（九）减少了临床对激素的应用

神经阻滞疗法可取代类固醇疗法，因类固醇疗法不良反应大、适应证受限制。

四、适应证

神经阻滞疗法的适应证非常广泛，包括各种性质的急性和慢性疼痛。

（一）全身各类疼痛

癌性疼痛、外伤性疼痛、术后痛、带状疱疹，带状疱疹后遗疼痛。变形性脊椎症（颈、胸、腰部），反射交感神经萎缩症，后者是最难治的疾病等。

（二）头痛

神经性头痛、偏头痛、肌收缩性头痛、群发性头痛、颞动脉炎、枕后神经痛、脑外伤后头痛，其他头痛等。

（三）颌面痛

三叉神经痛、舌咽神经痛、非定型面部痛、下颌关节紊乱症，面部其他部位痛等。

（四）四肢痛

灼痛、断端痛、幻肢痛，白蜡病、血栓闭塞性脉管炎、急慢性动脉闭塞症、末梢神经损伤、风湿性关节炎、类风湿关节炎、神经炎等。

（五）颈肩及上肢痛

颈肩手综合征、胸廓出口综合征、肩周炎、变形性颈椎病、上髁炎、腕管综合征、肩手综合征等。

（六）胸背痛

心绞痛、心肌梗死、肺栓塞、动脉瘤、肋软骨炎、肋间神经痛、胸膜痛等。

（七）腹部内脏痛

急慢性胰腺炎、胆石症、胆道运动障碍、消化性溃疡、输尿管结石症、慢性内脏痛、麻痹性肠梗阻、月经困难、肠系膜血栓形成栓塞。

（八）腰及下肢痛

腰痛症、椎间盘突出症、椎管狭窄症、脊椎分离移位症、肌筋膜性腰痛症、椎间关节症、坐骨神经痛等。

(九)会阴部痛

尾骨痛、痔、睾丸痛、阴茎异常勃起、肛门痛、阴部溃疡等。

(十)非疼痛性疾病

面神经麻痹、喉返神经麻痹、末梢神经麻痹、面部痉挛、抽搐症、痉挛性麻痹、眼睑痉挛;雷诺(综合征)病、硬皮症、冻伤(疮)、梅尼埃综合征、突然性聋、鼻过敏症、青光眼、视神经炎、网膜血管闭塞症、角膜溃疡、多汗症、下肢溃疡、压疮、骨髓炎、肝炎、脑血管痉挛、脑血栓、脑梗死、外伤后水肿、外伤性骨萎缩症、乳房切除后水肿、郁乳、烫伤、创部瘢痕痛、变应性鼻炎、鼻窦炎、扁桃体炎、痛风、自主神经失调症等。

五、禁忌证

神经阻滞疼痛治疗要掌握适应证,更要严格掌握禁忌证,保证治疗的良好效果和安全。

(一)绝对禁忌证

穿刺部位皮肤或深层组织内有细菌感染,活动性结核;全身化脓症及脓毒性感染,如菌血症、毒血症、败血症等。

(二)相对禁忌证

全身情况不佳、身体极度衰弱、严重心力衰竭慎用;对原因不明的疼痛,如肿瘤早期疼痛不宜采用,以免延误病情,待确诊后,再应用;并有活动性消化性溃疡、重症高血压,糖尿病,妊娠初期等慎用。

(三)椎管内阻滞禁忌证

除上述禁忌证外,还有:①中枢神经肿瘤;②中枢神经系统炎症,如脑脊髓膜炎、梅毒、小儿麻痹、乙醇中毒等;③出血性素质者,因蛛网膜下腔大量出血易造成神经损伤或硬膜外血肿;④施行蛛网膜下腔阻滞时,穿刺多次有出血或多次发生异感者,应当放弃。

六、规范化治疗管理

必须由经过正规培训且临床经验丰富的麻醉科医师行神经阻滞操作。操作不当会引起严重并发症,甚至有生命危险。

(一)药物毒性反应预防治疗

在注药前,必须回抽注射器芯,证明无血、无脑脊液和无气体后,可缓慢注药,严禁注入局麻药过快,或过量,或浓度过高出现局麻醉药中毒。并注意注药后患者的反应。一旦出现局麻药毒性反应,应积极处理。阻滞前给予镇静和抗胆碱药物,以提高镇痛效果,预防局麻药的毒性反应。

(二)防治神经麻痹与损伤

应注意防治由操作不慎或穿刺伤及神经干、根或马尾等引起的神经炎,出现出血、血肿、邻近器官损伤,如气胸、血气胸、空气栓塞、穿刺针或导管破损、折断、残留体内等情况。目前硬膜外阻滞的应用有所减少,而椎间孔阻滞逐渐增多,以减少前者的并发症。

(三)药物不良反应的防治

对可能发生的药物不良反应应加强预防,早期发现,及时处理。

(1)阻滞中所用镇痛药会引起呼吸抑制、排尿困难、恶心呕吐、皮肤瘙痒、头昏头痛、嗜睡、疲乏、血压下降、寒战、耐药性和成瘾等。

(2)变态反应或过敏性休克。如维生素 B_1 变态反应应做药物过敏试验。

(3)乙醇的一过性烧灼性痛和剧痛,运动神经麻痹、脊髓炎、神经炎、恶心呕吐、软组织坏死、纤维化。

(4)糖皮质激素不良反应:长期应用引起类肾上腺皮质功能亢进症,表现为向心性水肿、满月脸、水肿、糖尿病、高血压、多毛、痤疮等;类肾上腺皮质功能不全,一旦突然停药,出现类肾上腺皮质功能不全的症状,如肌无力、低血压、低血糖等;也可诱发或加重感染,使化脓性、结核性潜在病灶扩散或蔓延;还可诱发或加重溃疡病的穿孔或出血。不良反应一旦发生,立即停药,积极处理。

（四）注药部位要准确

深部神经阻滞应在 X 线导引下施术，才能在用乙醇或苯酚行神经干或神经节阻滞时，将药液准确地注入神经组织，才能保证有好的阻滞效果。患者有触电感时，并将针头左右拨动，仍反复出现触电感，证实确属刺中神经，方可注药。对一般性神经阻滞，为避免造成局部神经损害，宜在刺中神经有异感后退针1～3 mm，使针尖处于神经的附近或神经鞘内，所注入的药物即沿着神经周围扩散而发挥作用。

（五）治疗前应签知情同意书

阻滞前应做好心理治疗，在采用乙醇、苯酚阻滞时，有可能继发局部感觉、运动障碍；用于肢体、会阴、肛门的癌痛治疗，有可能发生暂时性肢体轻瘫或马尾综合征等。应事先做好谈话，须使患者与家属知情理解，同意签字后方进行治疗为宜。

（六）掌握正确操作方法

应持严谨的科学态度，以高度责任心集中精力，行神经阻滞均应选患侧进行，硬膜外阻滞宜选患侧向下穿刺与注药，注药时应注意先注入 5～10 mL 已配制液，观察 5～10 分钟，无不良反应后再注入所余的配制药液。观察 20～30 分钟后离去。并要严格执行无菌操作规程，预防感染。

（七）神经阻滞用药量因人而异

坚持用药个体化原则，对老年、体弱者，神经阻滞用药量应酌减，注药后注意观察患者的反应。

七、常用药物

（一）神经阻滞药

主要采用局麻药和破坏神经的药物。局麻药有普鲁卡因、利多卡因、丁哌卡因、罗哌卡因等。神经破坏药用乙醇和苯酚，阻滞相应的神经干、神经根或神经节，达到使神经纤维完全变性，失去功能，称为“化学性神经切断术”“神经松解术”或“持久性神经阻滞”，达到治疗顽固性疼痛的目的。

1.乙醇

95%以上浓度乙醇注入神经干后，破坏神经纤维，包括交感、感觉及运动神经。因其使用时的灭菌对芽孢不起作用，杀菌力仅是 75%乙醇的一半。因纯乙醇注入神经干内，可使神经纤维完全变性，而失去作用，故被称为“化学性神经切断术”，或称“持久性神经阻滞”。按注入部位的不同，其浓度与体积应有差异。蛛网膜下腔注入无水乙醇；硬膜外阻滞用 30%～50%乙醇；腹腔神经丛阻滞用 50%～100%乙醇；交感神经节阻滞用 50%～100%；神经根阻滞用 30%～100%乙醇；末梢神经阻滞用 50%乙醇。脑垂体阻滞用无水乙醇。

2.苯酚

借苯酚腐蚀性的化学作用，使神经纤维变性，阻断神经传导而达到止痛的目的，称之为“化学切断术”。治疗顽固性疼痛时常与乙醇合用，阻断感觉根或脊髓束传导、止痛时间较久。而阻断周围支的传导，因神经再生，则疼痛在一定时间后复发。复发后重复神经阻滞。如阻断神经节，神经细胞被破坏，不发生再生，可达长期止痛效果。一般用 95%或无水乙醇＋5%～7%苯酚，剂量 0.5～3 mL。苯酚的破坏作用强于乙醇。蛛网膜下腔阻滞用 5%～15%酚甘油；硬膜外阻滞用 10%～15%酚甘油或 7%苯酚溶液；交感神经节阻滞用 10%酚甘油或 7%苯酚溶液；神经根阻滞用 7%苯酚溶液或酚甘油；末梢神经阻滞用 5%酚甘油或 3%～5%苯酚溶液。

（二）镇痛药

在神经阻滞疼痛治疗中占有重要地位。

1.吗啡

2 mg 加入生理盐水 10 mL，注入硬膜外或骶管。镇痛显效时间 10～30 分钟；作用持续时间 6～48 小时。

2.哌替啶

20～30 mg，加入 10 mL 生理盐水，注入硬膜外或骶管内，镇痛显效时间为 2～5 分钟，作用持续时间为4.5～20小时。

3.芬太尼

0.05 mg加入生理盐水10 mL，注入硬膜外或骶管内，镇痛显效时间2～5分钟，作用持续时间为2～8小时。

4.氯胺酮

20～40 mg，加入生理盐水10 mL，注入硬膜外或低管内，其镇痛显效时间2～10分钟，作用持续时间2～96小时。其机制是直接或间接作用于脊髓后角阿片受体，以出现节段性镇痛区域。

（三）激素

泼尼松龙、地塞米松、曲安奈德等为神经阻滞的常用药之一。有抗感染、抗毒素、抗过敏、降低毛细血管渗透性、增加肾血流量和肾小球滤过率，有助于利尿和减轻神经组织水肿等作用。

（四）维生素

1.B族维生素

促进糖类代谢，辅助神经营养，增强神经代谢功能，维持神经、心脏的正常功能，为神经细胞功能的恢复起支持保证作用。

2.维生素C

保持细胞间质结构的完整性，改善神经细胞对氧的利用。增加毛细血管的致密性，降低其渗透性及脆性，改善循环系统功能，能刺激造血功能，促进抗体的形成，增强机体对感染的抵抗力。

（五）神经细胞功能恢复药

1.三磷腺苷（ATP）

能促进人体蛋白核酸核苷合成，以利神经细胞功能恢复。同时可扩张血管，改善冠状动脉及其外周血液循环，并能给组织细胞功能活动所需的能量。因而，除适用于神经功能障碍之疾病外，还适用于神经性聋、肌肉萎缩、心肌病等。

2.辅酶A

加速受损神经细胞功能的恢复，对糖、蛋白质及脂肪代谢起重要作用。

（李鹏飞）

第二节　星状神经节阻滞镇痛疗法

星状神经节阻滞（SGB）是将局麻药注射在含有星状神经节的疏松结缔组织内而阻滞支配头面部、上肢及上胸部交感神经，适用范围广，是疼痛治疗最常用的重要的一种方法。被推荐为21世纪治疗疼痛的主要方法。

一、适应证

（一）交感神经过度兴奋所致心身疾病

受星状神经节支配的头、面、颈、肩、上肢、气管、心、上胸部等组织器官，因交感神经过度兴奋引起的循环障碍、痛觉过敏、异常出汗等。

1.头部疾病

头痛、脑供血不全、脑血管痉挛、脑梗死、椎-基底动脉供血不足、颞动脉炎及两侧头痛性癫痫等。

2.面部疾病

末梢性面神经麻痹及炎症、面部痛、面部黄褐斑、眼及耳鼻咽喉科疾病（如过敏性鼻炎、视神经炎、脉络膜炎、急性闭角型青光眼、眼底血管痉挛性疾病）。

3.头颈上胸部疾病

癌痛、带状疱疹、反射性交感性神经萎缩症、颈椎病、肩周炎、胸廓出口综合征、臂丛神经炎及麻痹等。

4.颈及肩胛上肢疾病

循环障碍、雷诺病、顽固性上肢血管痉挛性疾病及疼痛等。

5.心胸疾病

心绞痛、支气管哮喘疾病等。

6.腹部疾病

顽固性呕吐、胃及十二指肠溃疡、结肠综合征等。

(二)全身性疾病

全身的自主神经系统、免疫系统、内分泌系统疾病等治疗。

1.自主神经系统疾病

自主神经失调症、高血压与低血压、微热与低体温、多汗症与无汗症、不定陈述综合征和过眠症与失眠症等。

2.免疫系统疾病

肢端红痛症与肢端发绀症、周围血循环障碍及易疲劳等。

3.内分泌系统疾病

痛经、更年期障碍及综合征等。

二、禁忌证

SGB应用范围越来越扩大,但应注意其禁忌证:出、凝血时间延长或正施行抗凝治疗者;高度恐惧不合作者;局部炎症、肿瘤、气管造口者;持续咳嗽不止者。

三、阻滞技术

(一)C_7-SGB

即第7颈椎横突前结节法,是气管旁入路法。也是前入路(和C_6-SGB均为前方入路)法,易操作、并发症少,目前应用广泛。C_7靠近星状神经节,不易触之,只有个别上肢疾病选C_7-SGB。患者仰卧,用左手示指和中指的指腹触及环状软骨水平的颈总动脉,在其内侧与矢状面平行进针,当针尖触及骨面时,用左手保持针尖不动,回抽针管确认无回血,边观察患者,边分次注入局麻药1%甲哌卡因1~3 mL或0.5%利多卡因或0.25%丁哌卡因5~10 mL,位置准确时,患者感到同侧肩胛背部有闷胀感。拔针后用纱布压住按压>5分钟,进行监测。初次安静卧床40分钟,第2次拔针后卧床30分钟。并发症为局麻药误注入血管内引起意识消失、痉挛,若误注入蛛网膜下腔出现高位腰麻,术后血肿致呼吸困难、窒息等,应注意观察、处理。

(二)C_6-SGB

即第6颈椎横突前结节法,气管旁入路的前方入路法,因C_6横突表浅、易触之,操作简便、效果好、节省麻药及并发症少、安全,目前应用广泛。以C_6前结节为穿刺点,术者位于阻滞同侧,将左手示指、中指尖弯曲,与患者矢状面平行置于胸锁乳突肌和气管之间,适当用力,平行将胸锁乳突肌、颈动脉、颈内静脉及其他软组织一并向外分离,在分离过程中,左手指尖向下触摸到的骨性标志即为C_6横突前结节,在手指的内侧垂直进针,深度为0.5~1 cm,针尖可触及C_6横突骨质,左手固定针头,右手持注射器回抽无异常,即可注药,注药过程中反复回抽多次。SGB首先选C_6-SGB。C_6-SGB的优点如下。

1.效果好

因其C_6横突表浅、易触之,阻滞有效率99.1%,治疗有效率达91.3%。

2.安全性高

并发症发生率低,仅占1.78%。

3.操作易掌握

容易扪及 C_6 横突，不需垫高双肩、患者无不适感，损伤也最少，术后恢复快。

（三）肌间沟侧入法

肌间沟侧入法的特点：C_6 横突结节在肌间沟处较表浅，容易触及，为阻滞穿刺时的明显解剖标记；此处远离大血管，穿刺不易伤及，穿刺针触及 C_6 横突后，向内、后、下方再刺入 2.5 cm 左右即可触及 C_7 横突，注射药物即能阻滞其下方的星状神经节。方法：患者仰卧位，头偏向对侧，充分显露阻滞侧颈部，以前、中斜角肌之间的肌间沟为穿刺点。以 7 cm 长 7 号穿刺针，用右手持注射器，左手固定针体，与皮肤成垂直方向，朝内后下方刺入，触及 C_6 横突后，退针皮下，调转方向与脊柱成 30°左右夹角向 C_7 横突跨越，针尖触及该横突后，固定针体，回抽无血、无气泡，无液体，即注射药物。注药时观察患者表情，并不断询问其感受，注射完毕，拔针后按压针眼，无菌纱布包盖。如穿刺中出现臂丛神经刺激时，退针，适当调整方向，重新穿刺。SGB 的后方入路、侧方入路等因操作困难、并发症多、效果不确切等，故已弃用。

（四）复合用药

SGB 用药原则，应以效果确切、种类越少越好，复合用药有以下几种。

（1）局麻药：利多卡因或甲哌卡因（卡波卡因）为佳，酰胺类和酯类局麻药均可应用。利多卡因起效快、弥散广、效果确切，临床用 0.5%～2%浓度行 SGB。单纯用局麻药即可达到目的。

（2）局麻药＋B 族维生素（维生素 B_1、维生素 B_{12}、维生素 B_6）。

（3）局麻药＋激素（氟美松、泼尼松龙、地塞米松或曲安奈德）：激素有强大的抗感染作用。

（4）局麻药＋B 族维生素＋激素：维生素 B_1、维生素 B_6 和维生素 B_{12} 均用于神经炎、神经萎缩和神经痛。

（5）局麻药＋镇痛药（芬太尼、氯胺酮、吗啡、哌替啶）：星状神经节内含有阿片受体，作用时间长，阻滞效果等待研究。

（6）局麻药＋B 族维生素＋激素＋ ATP、中药丹参液等：不能用或不宜用的药物尽量不用。

（五）向神经素注入法

向神经素是从经过病毒处理后的家兔外皮组织中分离出来的物质，属于抗过敏药，将其注入到星状神经节周围的治疗方法，称为星状神经节向神经素注入法（SGNT），是一种新疗法，并发症少、效果理想。

（六）疗程

要达到满意的治疗效果，需要一定的治疗次数和时间。多数疾病，每日 1 次，10 次为 1 个疗程。面瘫患者 SGB 每日 1 或 2 次，2～3 周为 1 个疗程；重症及发病＞7 天者，每日 1 次，30 次为 1 个疗程，总共需 1～4 个疗程。每个疗程的间歇时间等于治疗时间。特殊病例，如自主神经功能紊乱、不定陈述综合征、高血压或低血压、免疫功能改变、带状疱疹后遗神经痛，常需 60～70 次才有效。SGB 1 或 2 次即可使某一种疾病痊愈是不可能的。

四、注意并发症防治

（1）喉返神经阻滞：最常见，针尖过于向内引起。

（2）臂丛阻滞：以肌沟法最多见，约 10%，针尖过于偏外引起。

（3）膈神经阻滞。

（4）气胸或血气胸。

（5）硬膜外阻滞。

（6）蛛网膜下腔阻滞。

（7）药物注入椎动脉或颈动脉内：这一严重并发症，在注药前、注药中，以回抽注射器芯，可预防注入动脉内，发生局麻药毒性反应后，需紧急行呼吸、循环支持疗法。

（8）血肿或硬结：穿刺针损伤颈部血管后引起，出现后影响药物扩散而影响疗效。SGB 后的压迫止血，应引起充分注意。在同一患者需要多至数十次的反复穿刺注药中，硬结的形成很难避免。近年来，对

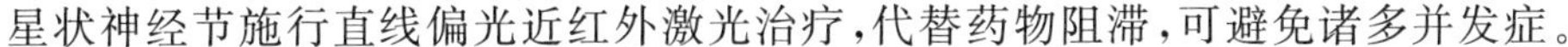

星状神经节施行直线偏光近红外激光治疗，代替药物阻滞，可避免诸多并发症。

(9)局麻药毒性反应。

（李鹏飞）

第三节 三叉神经阻滞镇痛疗法

一、适应证

如前所述，是治疗原发性三叉神经痛主要方法之一。

二、阻滞技术

(一)眶上神经阻滞

患者仰卧位，术者位于其头侧，在眉毛上缘距正中线 2.5～3 cm 的耳侧，用 25G 1 mL 结核菌素皮试针或 25G 2.5 cm 长的针刺入，针从眉毛上缘垂直刺入眶上切迹的上缘，不一定有放散痛。回抽无血，注入 0.5%丁哌卡因或 2%利多卡因 0.5 mL，5 分钟后眶上神经支配区域出现麻醉效果，15～20 分钟后注入 0.5 mL无水乙醇，拔出针后用纱布压迫穿刺点 5 分钟，床上安静休息 30 分钟，观察。常见并发症有眼睑水肿、血肿，注药后用左手示指压迫眶上切迹皮肤可预防；眼睑下垂，为药物阻滞动眼神经上支所致，可自行恢复。

(二)眶下神经阻滞

患者仰卧位，术者位于其右侧，眶下孔位于距正中线 2.5 cm 的耳侧、眶下缘下方 0.7 cm、牙槽上缘上方 3 cm 处。左手示指压迫眶下孔，用 22G 5 cm 针头，从鼻翼上端外缘 0.3～0.5 cm 耳侧刺入，向外侧上方与额面成 46°进针，针头刺入 0.2～0.3 cm 时，患者上口唇及鼻翼出现放射痛。刺入深度＜0.5 cm。回抽无血，缓慢注入 0.5%丁哌卡因或 2%利多卡因 0.3～0.5 mL，左手示指压迫穿刺部位与眶下孔，注药可感到有粗大阻力，5 分钟后出现上唇与鼻翼镇痛效果，且无并发症，注入无水乙醇 0.3～0.5 mL。拔针后用纱布压迫 5 分钟，床上安静休息，观察 30 分钟。并发症有面部水肿、皮下出血、血肿、视力障碍等。无须特殊处理。

(三)颏神经阻滞

颏孔位于距正中线 2.5～3 cm 的外侧，第 2 臼齿根部下方 1 cm、下唇下方 1 cm、下颌骨上下缘的中点处。患者仰卧，头转向健侧；术者位于患者头侧(右患侧)或左侧(左患侧)。用 22G 5 cm 针头，左手示指压在颏孔处以引导进针方向，针与下颌骨骨体表面约成 60°向内下方刺入，当针尖滑到颏孔时，下唇、下颌部有放射痛，深约 0.5 cm。回吸注射器无血液回流，注入局麻药 2%利多卡因 0.3～0.5 mL，5 分钟后，下唇与颏部触觉消失，有镇痛效果，无并发症时，注入 0.3～0.5 mL 无水乙醇。有效时间约 14 个月。拔针后用纱布压迫刺入点 5 分钟，安静卧床休息 30 分钟。

(四)上颌神经阻滞

从操作技术与并发症的发生来看，以三叉神经末梢支阻滞中最为困难。操作方法有外侧口腔外法和颧骨弓上法。

1.外侧口腔外法

患者仰卧位头稍转向健侧。术者位于病侧，左手示指放在耳屏向鼻侧 3 cm 处，即颧弓下缘，穿刺针与皮肤表面成 60°～80°向外眼角刺入，当针尖触到上颌神经时，鼻翼、上唇出现强烈的放射痛，这时应 X 线照相确定针尖的位置，刺入深度为 4.5～5 cm。如判断针尖触及蝶骨的翼突外侧板的翼腭窝，确认无血液回流时，注入局麻药 0.3～0.5 mL，5 分钟后上唇、鼻翼、眶下部位、上颌牙龈触觉消失。注入 0.3～0.5 mL

无水乙醇。有出血、血肿、视力障碍、复视、面神经麻痹和三叉神经全支阻滞等并发症。

2.颧骨弓上法

从侧面看在颧骨下缘和下颌骨的冠突相交处为刺入点进针，针尖向前上方眼眶的顶端刺入，为 5～5.5 cm的深度，可触及上颌神经，在上颌神经支配区域可出现放射痛。回吸无血液后，注入局麻药 2%利多卡因 0.5 mL，5 分钟后上颌神经支配区域感觉消失，注入无水乙醇等神经破坏药 0.5 mL。此部位在外侧口腔外法阻滞部位的末梢侧，安全性大，操作容易，但个别患者因形态学差异，穿刺针有时碰不到上颌神经。

（五）下颌神经阻滞

从卵圆孔该神经出颅部位阻滞，穿刺点在耳屏前 2 cm 鼻侧，颧骨弓下缘与下颌骨髁突与冠突之间，比上颌神经阻滞操作容易，并发症少，安全，是应用较多的方法。患者仰卧于 X 线透视台上，头偏向健侧。术者在患者患侧，消毒后用 22G 7 cm 带有记号或带有刻度的穿刺针，从刺入点，先用局麻药 1～2 mL 浸润穿刺点，用左手示指放在穿刺点下方固定穿刺针，针尖的斜面向着鼻侧，于颧骨弓和左手示指尖端之间与皮肤成垂直刺入，进针 4～4.5 cm 深度，如碰到骨质则为蝶骨翼突外侧板，应设法使针尖滑过外侧板的后缘，向后、向上 0.5 cm 可碰到下颌神经。也可将针拔到皮下，向后向上向卵圆孔方向刺入，如碰到骨质说明向后向，上角度还不够，进针约 5 cm 可碰到下颌神经。下唇及舌前端有强烈放射痛。可行颏顶位与前后斜位两个方向的摄影，前者针尖位于接近卵圆孔外侧后缘有良好效果，后者针尖在卵圆孔中央接近下端时位置正确。回吸无血液后，注入局麻药 2%利多卡因 0.5 mL，5 分钟后下颌神经支配区域出现镇痛效果，注入无水乙醇等神经破坏药 0.5 mL，拔针后压迫穿刺点 5 分钟，床上安静休息 30 分钟，观察治疗效果与并发症。并发症有出血、血肿、咽鼓管穿刺、面神经麻痹、咀嚼肌麻痹及乙醇性神经炎等。

（六）三叉神经节阻滞镇痛疗法

穿刺针通过卵圆孔直接达三叉神经节，注入局麻药或神经破坏药消除面部疼痛。主要用于治疗三叉神经痛与面部癌性疼痛。三叉神经痛的治疗，原则上是首先阻滞末梢支，最后须行三叉神经节阻滞。三叉神经节阻滞有前入法与侧入法。

1.前入法

眶外缘向下垂直线与口角外水平线的交叉点，在口角外侧 3 cm、上颌第 2 臼齿高度，穿刺点局麻后，用 22G 10 cm 穿刺针刺入，进针约 7 cm 深碰到骨质时，行 X 线引导下照相。针尖再向前进，面部出现剧烈的放射痛，针管内无血液及脑脊液回流，注入 2%甲哌卡因 0.1 mL，如出现三叉神经全支或第 2、3 支感觉麻痹、第 1 支感觉迟钝时，其针尖位于神经节中枢侧的神经节窦，非常缓慢地注入无水乙醇 0.1 mL。有脑脊液流出时，针尖已位于三叉神经池或在更深的中枢侧，此时绝对不能注药，可改日再行阻滞，或改换三叉神经池内注入甘油阻滞。

2.侧入法

当前入法因解剖异常或有肿瘤等而不能穿刺时，可选侧入法。在下颌神经阻滞的前方，即耳屏前方 3～4 cm 鼻侧、颧骨弓的末梢侧 2～3 cm 处，用 22 G 7 cm 的穿刺针，与皮肤成垂直刺入，可触及下颌骨，穿刺针与前额面约成 30°，后方稍倾向头侧，继续前进可能下颌神经而有强烈放射痛。深约 4.5 cm，深到 5～5.5 cm 可进入卵圆孔内。注入 2%甲哌卡因 0.1 mL，出现感觉消失，非常缓慢注入无水乙醇 0.1 mL，安静休息到第 2 天。并发症有脑神经炎、血压升高、脊髓膜炎、角膜溃疡、角膜炎和幻痛等。

（七）三叉神经池注入甘油法镇痛疗法

脑外科手术治疗法侵袭大，而神经阻滞对患者的侵袭很轻微，但三叉神经阻滞法达不到永久性治疗的目的，故用三叉神经池内甘油注入法。患者半卧位，用 22G 10 cm 穿刺针刺入卵圆孔，深约 7 cm，再进针 1～1.5 cm，有脑脊液流出后，坐位，三叉神经池造影，造影后用注射器将池内的造影剂吸引出来，之后注入无水甘油 0.1～0.2 mL，保持坐位 45～60 分钟，使其固定。甘油注入时有刺激痛，术前可给少量术前药。并发症有心率缓慢、恶心、呕吐、一过性血压变动、嚼肌肌力降低、脊髓膜炎、一过性剧痛和单纯疱疹等。

(八)卵圆孔穿刺半月神经节射热凝术治疗三叉神经痛

射频热凝技术治疗三叉神经痛,近年来得到了更多的应用。单纯第 1 支、第 2 支、第 3 支痛者分别采用眶上孔、眶下孔或侧入卵圆孔穿刺;对第 2 支合并第 3 支疼痛者,应用改良的 Harte 前入路卵圆孔穿刺法进行温控神经靶点毁损;对定位困难的三叉神经痛患者在穿刺术中应用 X 线、三维 CT 或导航(引导)进行卵圆孔定位,或在术中验证靶点的结果,可弥补穿刺困难的缺陷,提高穿刺成功率,与传统的化学毁损法比,具有定位准确、毁损范围可控性好、并发症少等优点。

(李鹏飞)

第四节　CT 引导下经皮腹腔神经丛阻滞镇痛疗法

一、适应证

腹腔脏器,特别是中、上腹部癌性疼痛的治疗。

二、优点

该神经丛是最大的内脏神经丛,位于 T_{12}～L_1 椎体高度,腹主动脉前方,围绕腹腔动脉和肠系膜上动脉根部周围,在横膈与肾动脉之间的腹膜后的结缔组织中,既往在 X 线透视引导下进行,目前在 CT 引导下施行,CT 引导下经皮腹腔神经丛阻滞是解除或缓解中、上腹部顽固性疼痛的有效方法,有效率可达 80%～94%,有以下优点。

(一)定位准确

神经、血管、脏器清晰可见,能清楚该神经丛及附近的腹主动脉、下腔静脉等大血管、动脉裂孔、横膈脚、肾、胰等重要脏器的位置关系。

(二)安全性高

病变范围清楚,可了解该处肿瘤的大小及向该神经丛周围淋巴结浸润的范围。

(三)并发症少

在明视下进针,避免副损伤、减少或避免并发症,提高阻滞成功率。

(四)确定最佳穿刺路径

患者及家属易于接受。

三、阻滞技术

(一)阻滞方法

患者侧卧位或俯卧位于 CT 台上,以 T_{12}～L_1 为摄影中心行薄层横断面扫描;分辨腹腔动脉、肠系膜上动脉、动脉裂孔;引一条不接触邻近脏器且可达到该神经丛的预定线,并计算其深度;将划定的预定线的 CT 影像位置,返回到患者的皮肤上,定出穿刺点标记(此点旁开棘突 3 cm);用 22G 12 cm 穿刺针从穿刺点进入,进针不离开椎体,CT 引导下确认针尖位置,深约 9 cm,当针尖进入膈脚背部或穿过膈脚至腹腔动脉侧面时,即可注入 1%利多卡因 7 mL 加造影剂 1 mL 混合液;如立即出现腹痛或背部疼痛消失,且无感觉和运动神经阻滞,15 分钟后可注入无水乙醇 15 mL 或 6%酚甘油 5～10 mL。以左侧垂直入路好,误伤小,右侧有损伤肺、肝、肾和下腔静脉的可能。

(二)阻滞范围

CT 引导下横膈脚、腹主动脉与椎体三者围成左、右间隙、通过内脏神经,将此称为膈脚后间隙,穿刺针尖进入此间隙阻滞叫 RSB;主动脉裂孔上方,通过膈脚与腹腔动脉或肠系膜上动脉侧形成的间隙,称经膈脚间隙，阻滞此间隙称 TCB。

1.RSB

阻滞该侧内脏神经，也向对侧扩散，扩散范围 T_8～L_2 椎体上缘；阻滞内脏神经同时也阻滞腹腔神经丛。

2.TCB

可阻滞腹腔神经丛，扩散范围 T_{12}～L_1，若造影剂向肾周围等部位扩散，则阻滞效果不佳。持续 ECG、BP、SpO_2 监测；操作后留观 0.5～1 小时，血压正常后送回病房。

（李鹏飞）

参考文献

[1] 左明章.麻醉科诊疗常规[M].北京:中国医药科技出版社,2020.

[2] 杨在启.新编麻醉学[M].北京:科学技术文献出版社,2018.

[3] 郭正安,胡格吉胡,王艳冰.实用临床麻醉学[M].南昌:江西科学技术出版社,2018.

[4] 方向明,王英伟.麻醉学[M].北京:中国医药科技出版社,2019.

[5] 齐英花.外科手术麻醉及高危患者麻醉[M].北京:科学技术文献出版社,2019.

[6] 麦振江.实用麻醉技术及并发症处置[M].开封:河南大学出版社有限责任公司,2020.

[7] 董传珍,罗民,程庆钦.临床麻醉与疼痛[M].南昌:江西科学技术出版社,2018.

[8] 孙增勤.实用麻醉手册[M].郑州:河南科学技术出版社,2019.

[9] 邹小华,史静,谭立.现代临床麻醉学[M].天津:天津科学技术出版社,2018.

[10] 唐小平.麻醉技术应用与临床[M].北京:科学技术文献出版社,2018.

[11] 种朋贵.现代临床麻醉学[M].昆明:云南科技出版社,2020.

[12] 李东白,张亚军.临床麻醉实用手册[M].郑州:河南科学技术出版社,2018.

[13] 王红雷.临床麻醉学[M].长春:吉林科学技术出版社,2019.

[14] 孙进武.实用临床麻醉学[M].上海:上海交通大学出版社,2018.

[15] 冯斌.麻醉学新进展[M].天津:天津科学技术出版社,2020.

[16] 叶洁.现代麻醉学临床精要[M].北京:科学技术文献出版社,2018.

[17] 翟欣荣.实用麻醉基础与临床[M].长春:吉林科学技术出版社,2019.

[18] 董慧领.医学麻醉技术与临床应用[M].武汉:湖北科学技术出版社,2018.

[19] 曹海军.麻醉医学与眼科学[M].长春:吉林科学技术出版社,2019.

[20] 时鹏飞.新编麻醉临床指南[M].昆明:云南科技出版社,2020.

[21] 王庆东.麻醉科临床精要[M].长春:吉林科学技术出版社,2020.

[22] 王艳萍.临床麻醉与应用[M].长春:吉林科学技术出版社,2019.

[23] 宋光明.现代麻醉基础与临床[M].青岛:中国海洋大学出版社,2019.

[24] 韩永彬.临床手术麻醉及并发症处理[M].北京:科学技术文献出版社,2018.

[25] 李玉梅.实用麻醉学[M].北京:科学出版社,2020.

[26] 常猛.麻醉技术与临床应用[M].武汉:湖北科学技术出版社,2018.

[27] 李静静.新编麻醉学[M].北京:中国纺织出版社有限公司,2019.

[28] 张仁生,徐义国,贾新权.麻醉学[M].天津:天津科学技术出版社,2018.

[29] 郑利民.少见病的麻醉[M].北京:人民卫生出版社,2020.

[30] 田崴.实用外科与麻醉[M].长春:吉林科学技术出版社,2020.

[31] 赵英花,牛亮,董礼.当代麻醉学[M].天津:天津科学技术翻译出版公司,2018.

[32] 姚洪霞.麻醉技术与临床实践[M].长春:吉林科学技术出版社,2019.

[33] 彭新姣.现代麻醉基础与手术麻醉精要[M].武汉:湖北科学技术出版社,2018.

[34] 叶建荣.临床麻醉技术与应用[M].北京:科学技术文献出版社,2020.

[35]李文志,姚尚龙.麻醉学[M].北京:人民卫生出版社,2018.

[36] 姜再彬.甲状腺切除手术中瑞芬太尼的麻醉效果研究[J].世界最新医学信息文摘,2020(97):209-210.

[37] 李维国,李俊岭,张子栋.不同麻醉方法在经皮肾镜取石术治疗鹿角肾结石中的应用比较[J].国际泌尿系统杂志,2020,40(4):636-639.

[38] 胡春晓,王志萍,许波,等.肺移植术中肺动脉高压的麻醉管理[J].中华器官移植杂志,2019,40(3):189-192.

[39] 汪鹏,刘娟.快速通道麻醉对先天性心脏病手术患儿麻醉效果的影响[J].实用临床医药杂志,2020,24(3):72-74.

[40] 张璐璐,饶丽华,纪玮玮,等.静吸复合麻醉与全凭静脉麻醉在妇科腹腔镜手术患者中的麻醉效果对比[J].中外医疗,2020,39(33):42-44.